Expert Techniques in Ophthalmic Surgery

2nd Edition

原书第 2 版

眼科手术专家技巧

原著　[印] Parul Ichhpujani
　　　[美] George L. Spaeth
　　　[美] Myron Yanoff

主审　孙兴怀

主译　陈君毅

中国科学技术出版社
·北 京·

图书在版编目（CIP）数据

眼科手术专家技巧：原书第 2 版 /（印）帕鲁尔·伊什普贾尼 (Parul Ichhpujani)，（美）乔治·L. 斯佩斯 (George L. Spaeth)，（美）迈伦·亚诺夫 (Myron Yanoff) 原著；陈君毅主译 . — 北京：中国科学技术出版社，2022.1

书名原文：Expert Techniques in Ophthalmic Surgery, 2e

ISBN 978-7-5046-9178-1

Ⅰ . ①眼… Ⅱ . ①帕… ②乔… ③迈… ④陈… Ⅲ . ①眼外科手术 Ⅳ . ① R779.6

中国版本图书馆 CIP 数据核字 (2021) 第 183131 号

著作权合同登记号：01-2021-5585

策划编辑	王久红　焦健姿
责任编辑	黄维佳　常　昆
装帧设计	佳木水轩
责任印制	李晓霖

出　　版	中国科学技术出版社
发　　行	中国科学技术出版社有限公司发行部
地　　址	北京市海淀区中关村南大街 16 号
邮　　编	100081
发行电话	010-62173865
传　　真	010-62179148
网　　址	http://www.cspbooks.com.cn

开　　本	889mm×1194mm　1/16
字　　数	1468 千字
印　　张	62
版　　次	2022 年 1 月第 1 版
印　　次	2022 年 1 月第 1 次印刷
印　　刷	天津翔远印刷有限公司
书　　号	ISBN 978-7-5046-9178-1 / R · 2780
定　　价	598.00 元

版权声明

Parul Ichhpujani, George L. Spaeth, Myron Yanoff

Expert Techniques in Ophthalmic Surgery, 2e

ISBN: 978–93–5270–974–8

内容提要

本书引进自 JAPEE 出版社，是一部眼科实用手术技术经典著作，由 Parul Ichhpujani、George L. Spaeth、Myron Yanoff 三位国际知名眼科教授联合众多眼科不同领域顶级专家倾力编著。本书为全新第 2 版，共十篇 115 章，分别从眼科手术的基本原则、白内障手术、角膜手术、玻璃体视网膜手术、青光眼手术、眼整形、眼眶和泪道手术、眼肿瘤手术、眼外肌手术、开放性眼外伤、眼科手术的实践等方面进行了细致阐释，内容全面系统，并包含大量精美高清图片，部分手术还配有手术录像，方便广大眼科医师深入了解各类眼科手术的原理、操作技巧、术后并发症处理、经验与教训等，是一部不可多得的眼科手术参考工具书。

补充说明：本书配套视频已更新至网络，读者可通过扫描右侧二维码，关注出版社"焦点医学"官方微信，后台回复"眼科手术专家技巧"，即可获得视频下载观看。

译者名单

主　审　孙兴怀

主　译　陈君毅

副主译（以姓氏笔画为序）

任　慧　刘　睿　张　婷　张艳青

陈雪莉　郑天玉　洪佳旭

译　者（以姓氏笔画为序）

孙　杨　杨　晋　邱晓頔　邹蕾蕾

张　旻　陈佳惠　陈荟宇　季樱红

岳　晗　顾瑞平　徐　婕　蒋永祥

韩宜男　蔡　蕾　翟子萌　薛　康

原书编者名单

Jean-Paul Abboud MD PhD
Ophthalmologist
San Diego, California, USA

Nathan Abraham MS
Cornea Fellow
Ronald Reagan UCLA Medical Center
UCLA Medical Center
Santa Monica, CA, USA

Isabelle Aerts MD
Consultant
Pediatric Oncology Department
Institut Curie
26 rue d'Ulm 75248 Paris Cedex 05
France

Armin Afshar MD MBA MAS
Consultant
UCSF Ocular Oncology and Retina Clinic
San Francisco, CA, USA

Rupesh Agrawal FRCS FAMS MMed
Associate Consultant
National Healthcare Group Eye Institute
Tan Tock Seng Hospital
Singapore

Mary Anne Ahluwalia DO
Glaucoma Specialist
Triad Eye Institute
Tulsa, Oklahoma, USA

Baseer U. Ahmad MD
Vitreoretinal Fellow
The Retina Institute
St Louis, Missouri, USA

Iqbal Ike K. Ahmed MD
Professor
Department of Ophthalmology and
Vision Sciences
University of Utah
Utah, USA
Assistant Professor
Department of Ophthalmology and
Vision Science
University of Toronto
Toronto, Ontario, Canada

Oscar Albis-Donado MD
Professor
Department of Glaucoma
Instituto Mexicano de Oftalmolgia
Queretaro, Queretaro, Mexico

Ferhina S. Ali MD
Fellow
Retina Service
Wills Eye Hospital
Philadelphia, Pennsylvania, USA

Marcus Ang MBBS MCI FRCS (Ed)
Consultant
Cornea and External Eye
Diseases Service
Singapore National Eye Centre
Singapore

Tin Aung FRCS (Ed) PhD
Professor
Department of Ophthalmology
Yong Loo Lin School of Medicine
National University of Singapore
Singapore

Augusto Azuara-Blanco PhD FRCS(Ed) FRCOphth
Professor
School of Medicine
Dentistry and Biomedical Sciences
Queen's University Belfast
Belfast, UK

Samuel Baharestani MD
Attending Oculoplastic Surgeon
North Shore Eye Care
Smithtown, New York, USA

Sally L. Baxter MD
Postdoctoral Scholar
University of California
San Diego, USA

Walter E. Beebe MD
Consultant
Cornea Associates of Texas
Dallas, TX, USA

Nicholas P. Bell MD
AG McNeese
Junior Professor of Ophthalmology
Clinical Associate Professor
Ruiz Department of Ophthalmology and
Visual Sciences
The University of Texas Medical School
Houston
Robert Cizik Eye Clinic
Chief of Ophthalmology Service
Lyndon B Johnson General Hospital
Houston, Texas, USA

Jesse Lee Berry MD
Weill Cornell Medicine
Assistant Director of Ocular Oncology
USC Gayle and Edward Roski Eye
Institute and Children's Hospital
Los Angeles, CA, USA

Shibal Bhartiya MD
Senior Consultant
Glaucoma Service
Fortis Memorial Research Institute
Gurugram, Haryana, India

Christopher J. Brady MD
Assistant Professor
University of Vermont
Burlington, VT, USA

Cat Nguyen Burkat MD FACS
Faculty
University of Wisconsin School of
Medicine and Public Health
Madison, Wisconsin, USA

Sonia Callejo MD PhD
Consultant
Ocular Oncology
Montreal General Hospital
Montreal, Quebec, Canada

Giovanna Casale-Vargas MD
Asociacion Para Evitar La Ceguera
En Mexico
Guadalupe, Zacatecas
Mexico

Nathalie Cassoux PhD
Head
Department of Ocular Oncology
Institut Curie
26 rue d'ulm, Paris, 75005

Clara C. Chan MD FRSC FACS
Faculty
Department of Ophthalmology and
Vision Sciences
University of Toronto
Toronto, Ontario, Canada

Anny Cheng MD
Assistant Professor
Ocular Surface Center and Tissue Tech
Miami, Florida, USA

James Chodosh MD MPH
David G Cogan Professor
Department of Ophthalmology
Harvard Medical School
Boston, Massachusetts, USA

Kelvin KL. Chong MBChB (Hon) FCOphth FHKAM
(Ophth)
Assistant Professor
Department of Ophthalmology and
Visual Sciences
The Chinese University of Hong Kong
Hong Kong

Eileen Choudhury MD
Ophthalmology Resident
Icahn School of Medicine
Mount Sinai, New York, USA

Jocelyn L. Chua MBBS (S'pore) MRCS (Ed) MMed
(Ophth) FRCS (Ed)
Consultant
Glaucoma Service
Singapore National Eye Centre
Singapore

Robert J. Cionni MD
Medical Director
The Eye Institute of Utah
Adjunct Associate Professor
Ophthalmology and Visual Sciences
University of Utah
Salt Lake City, Utah, USA

Colin I. Clement BSc (Hon) MBBS PhD FRANZCO
Clinical Senior Lecturer and
Staff Specialist
Glaucoma Unit, Sydney Eye Hospital
The University of Sydney
Sydney, Australia

Marcus Colyer MD
Walter Reed National Military
Medical Center
8901 Rockville Pike
Bethesda, Maryland, USA

Steven M. Couch MD
Assistant Professor
Ophthalmology and Visual Sciences
Center for Advanced Medicine
St Louis, Missouri, USA

Sarah E. Coupland MBBS PhD FRCPath
George Holt Chair in Pathology
Department of Molecular and Clinical
Cancer Medicine
University of Liverpool
Institute of Translational Medicine
Liverpool, UK

Alan S. Crandall MD
Professor
Department of Ophthalmology
Moran Eye Center
University of Utah
Salt Lake City, Utah, USA

Philip L. Custer MD
Professor
Department of Ophthalmology and
Visual Sciences
Washington University School
of Medicine
St Louis, Missouri, USA

Bertil Damato MD PhD FRCOphth
Director
Ocular Oncology Service Professor of
Ophthalmology and Radiation Oncology
Department of Ophthalmology
University of California
San Francisco, California, USA

Erika Marie Damato MBBS (Lon) BA MA (Cantab)
MRCP MRCOphth
Consultant
Birmingham and Midland Eye Centre
City Hospital, Sandwell and West
Birmingham Hospitals
NHS Trust, Birmingham, B18 7QH, UK

Sima Das MS
Consultant
Oculoplasty and Ocular Oncology
Services
Dr Shroff's Charity Eye Hispital
New Delhi, India

Laurence Desjardins MD
Chief of Service
Department d'Ophtalmologie
Institut Curie
Paris, France

Sorcha Ní Dhubhghaill MB PhD FEBO
Anterior Segment Fellow
Department of Ophthalmology
University of Antwerp
Edegem, Antwerp, Belgium

Mary-Magdalene Ugo Dodd FRCSC (University of
Saskatchewan, Canada)
Pediatric Ophthalmology and
Strabismus Fellow
Boston Children's Hospital and
Massachusetts Eye and Ear
Boston, USA

Michael Dollin MD
Assistant Professor
Department of Ophthalmology
University of Ottawa
Ottawa, Ontario, Canada

Jonathan J. Dutton MD PhD
Professor Emeritus
Department of Ophthalmology
University of North Carolina
Chapel Hill, North Carolina, USA

Nicholas Engelbrecht MD
Consultant
The Retina Institute
Saint Louis, Missouri, USA

Ghasem Fakhraie MD
Director
Glaucoma Service
Department of Ophthalmology
Farabi Eye Hospital
Tehran University of Medical Sciences
Tehran, Iran
Associate Professor of Ophthalmology
Wills Eye Hospital, Thomas Jefferson
University, Philadelphia, PA, USA

Christopher M. Fecarotta MD
Clinical Assistant Professor
Department of Ophthalmology
SUNY Downstate Medical Center
Brooklyn, New York, USA

Ronald Leigh Fellman MD
Clinical Associate Professor Emeritus
Department of Ophthalmology
University of Texas Southwestern
Medical Center

Dallas, Texas, USA

Michael Feilmeier MD
Medical Director
International Division of Ophthalmology
University of Nebraska Medical Center
Omaha, Nebraska, USA

Mitchell S. Fineman MD
Associate Professor
Department of Ophthalmology
Thomas Jefferson University
Philadelphia, Pennsylvania, USA

Alexander Foster MD
Consultant Ophthalmologist
Morris Eye Group
Torrance, California, USA

Brian A. Francis MD MS
Professor
Doheny Eye Institute
UCLA Department of Ophthalmology
Los Angeles, California, USA

Lucy Eakle Franklin MD
Resident Physician
Department of Ophthalmology
University of Kentucky
Lexington, Kentucky, USA

Adrian T. Fung MBBS MMed FRANZCO
Australian School of Advanced Medicine
Macquarie University Hospital
Save Sight Institute
Central Clinical School
University of Sydney, Sydney, Australia

Sunir J. Garg MD FACS
Professor of Ophthalmology
The Retina Service of Wills Eye Hospital
Thomas Jefferson University
Philadelphia, Pennsylvania, USA

Steven J. Gedde MD
Professor
Department of Ophthalmology
University of Miami
Miller School of Medicine
Miami, Florida, USA

Shubhra Goel MD
Ophthalmic and Facial Plastic Surgeon
Ocular Oncology Service
Apollo Hospitals, Jubilee Hills
Hyderabad, Telangana, India

Robert A. Goldberg MD
Professor
Ronald Reagan UCLA Medical Center

Los Angeles, CA, USA

Roger A. Goldberg MD MBA
Vitreorethal Surgeon
Walnut Creek, California, USA

Patrick Gooi MD FRCSC
Assistant Professor
Clodbreak Eye Care
Canadian Cataract Institute
University of Calgary
Calgary, Canada

Carl Groenewald MD
Consultant Ophthalmologist
St Paul's Eye Unit
Royal Liverpool University Hospital
Liverpool, UK

Davinder S. Grover MD MPH
Attending Clinician and Surgeon
Glaucoma Associates of Texas
Clinical Assistant Professor
Department of Ophthalmology
University of Texas, Southwestern
Medical School, Dallas, Texas, USA

Omesh Gupta MD MBA
Assistant Professor
Department of Ophthalmology
Thomas Jefferson University and Wills
Eye Hospital Retina Service
Philadelphia, PA, USA

Roshmi Gupta FRCS
Consultant and Head
Ophthalmic Plastics, Orbital Surgery
Ocular Oncology
Narayana Nethralaya Eye Hospital
Bengaluru, Karnataka, India

Doris Hadjistilianou MD
Head, Unit of Ophthalmic Oncology
Santa Maria alle Scotte Clinic
Siena, Italy

Mark S. Hansen MD
Consultant
Minnesota Eye Consultants
Minneapolis, MN, USA

Aravind Haripriya MD
Chief, Cataract and IOL Services
Aravind Eye Hospital
Madurai, Tamil Nadu, India

Heinrich Heimann MD
Professor
Liverpool Ocular Oncology Centre
The Royal Liverpool Hospital

Liverpool, UK

Steven Hetts MD
Professor in Residence of Interventional
Neuroradiology
UCSF Medical Centre
San Francisco Bay Area
California, USA

Christoph Hintschich MD
Head of Oculoplastic and
Orbital Service
Munich University Eye Hospital
Munich, Germany

Allen Ho
Professor of Ophthalmology
Sidney Kimmel Medical College
Thomas Jefferson University
Philadelphia, PA, USA

Edward J. Holland MD
Director
Cornea Services
Cincinnati Eye Institute
Professor of Clinical Ophthalmology
University of Cincinnati
Cincinnati, Ohio, USA

Santosh G. Honavar MD FACS
Ocular Oncology Service
Centre for Sight Superspecialty
Eye Hospital
Hyderabad, Telangana, India

Jason Hsu MD
Assistant Professor of Ophthalmology
Thomas Jefferson University
The Retina Service of
Wills Eye Hospital
Philadelphia, Pennsylvania, USA

Parul Ichhpujani MD MBA (HA)
Associate Professor
Department of Ophthalmology
Government Medical College
and Hospital
Chandigarh, India

Andrew G. Iwach MD
Associate Clinical Professor of
Ophthalmology
University of California, San Francisco
San Francisco, California, USA

Richard Jennelle MD
Associate Professor of Clinical Radiation
Oncology
Keck School of Medicine of USC
GNH 1100 N, State Street

Health Sciences Campus
Los Angeles, CA, USA

Richard S. Kaiser MD
Mid Atlantic Retina
Lansdale, Pennsylvania, USA

Ahmed Kassem MD
Pediatric Ophthalmologist
University of Louisville
Louisville, KY, USA

Douglas I. Katz MD
Professor of Neurology
Braintree Rehabilitation Hospital
Braintree, Massachusetts, USA
Department of Neurology
Boston University Medical Center
Boston, Massachusetts, USA

Melanie Kazlas MD
Instructor
Department of Ophthalmology
Harvard Medical School
Boston, Massachusetts, USA

Nihal Kenawy MD FRCOphth
Doctor
Liverpool Ocular Oncology Centre
Royal Liverpool University Hospital
Liverpool, UK

Don O. Kikkawa MD
Professor of Clinical Ophthalmology
Vice-Chairman
Department of Ophthalmology
Chief, Division of Oculofacial
Plastic and Reconstructive Surgery
Shiley Eye Center
University of California
San Diego, California, USA

Charles Kim MD
Fellow, Ophthalmic Plastic and
Reconstructive Surgery
Wills Eye Hospital
Philadelphia, Pennsylvania, USA

Jonathan Kim MD
Director
Retinoblastoma Program
Attending Physician
Associate Professor of Clinical Surgery
Keck School of Medicine of USC
Los Angeles, CA, USA

Terry Kim MD
Cornea Specialist
Duke Medicine

Durham, North Carolina, USA

Michael A. Klufas MD
Assistant Professor of Ophthalmology
The Retina Service of Wills Eye Hospital
Thomas Jefferson University
840 Walnut Street, Suite 1020
Philadelphia, PA 19107, USA

Lazaros Konstantinidis MD
Consultant Ophthalmic Surgeon
Jules Gonin University Eye Hospital
Lausanne, Switzerland

Bobby S. Korn MD PhD FACS
Associate Professor of Clinical
Ophthalmology
Board Certification in Ophthalmology
Fellowship in Ophthalmic Plastic and
Reconstructive Surgery
Shiley Eye Center
University of California San Diego
San Diego, California, USA

Livia Lumbroso Le-Rouic MD
Consultant
Department of Ocular Oncology
Institut Curie
Paris, France

Bradford W. Lee MD
Assistant Professor
University of Miami
Miller School of Medicine
Miami, USA

Thomas C. Lee MD
Associate Professor
Clinical Ophthalmology and
Director
Vision Center Children's Hospital
Los Angeles (CHLA)
Los Angeles, CA, USA

Richard A. Lehrer MD
Assistant Clinical Professor
Department of Ophthalmology
NE Ohio College of Medicine
Rootstown, Ohio, USA

Gary J. Lelli Jr MD
Ophthalmologist
Weill Cornell Medicine Ophthalmology
1305 York Avenue, 12th Floor
New York, NY 10021, USA

Richard L. Levy MD
Assistant Professor
Department of Ophthalmology

Weill Cornell Medical College
New York, USA

Christine Levy-Gabriel MD
Professor
Department of Ophthalmology
Institut Curie
Paris, France

Andre S. Litwin FRCOphth
Consultant
Corneoplastic Unit
Queen Victoria Hospital
NHS Foundation Trust
East Grinstead, West Sussex, UK

Nikolas JS. London MD
Consultant
San Diego
La Jolla, California, USA

Taylor Lukasik
Medical Student
School of Medicine
RCSI School of Medicine
Dublin D02VN51, Ireland

Ashley Lundin MD
Consultant
Sanford Bemidji Medical Center
Bemidji, MN, USA

Marissa H. Lynn MD Candidate
Harvard School of Medicine
HMS Makerspace Prototyping Lab
Boston, USA

Joseph I. Maguire MD
Assistant Professor
Department of Ophthalmology
Wills Eye Hospital
Thomas Jefferson University Hospital
Philadelphia, Pennsylvania, USA

Raman Malhotra FRCOphth
Corneoplastic Unit
Queen Victoria Hospital
East Grinstead, West Sussex, UK

Ashwin Mallipatna MBBS MS DNB
Consultant
Department of Pediatric Ophthalmology
and Strabismus
Narayana Nethralaya
Bengaluru, Karnataka, India

Fairooz P. Manjanadavida MD
Consultant
Ophthalmic Plastic Surgery Orbit and

Ocular Oncology
C-MER (Shenzhen) Dennis Lam
Eye Hospital, Shenzhen, China

Kimberly A. Mankiewicz PhD
Technical Writer III
Ruiz Department of
Ophthalmology and Visual Science
The University of Texas Medical School
Houston, Texas, USA

Vikas Menon DNB
Consultant
Department of Oculoplasty and
Ocular Oncology
Center for Sight
New Delhi, India

John R. Minarcik MD
Commander, Medical Corps, USN
Department of Ophthalmology
Vitreoretinal Service
Fort Belvoir Community Hospital
Fort Belvoir, Virginia, USA

Kavita Mishra MD MPH
Associate Professor
Department of Radiation Oncology
University of California, San Francisco
Helen Diller Family Comprehensive
Cancer Center
Box 1708,1600 Divisadero St, H1031
San Francisco, CA 94115, USA

Marlene R. Moster MD
Professor of Ophthalmology
Thomas Jefferson University
School of Medicine
Wills Eye Hospital
Philadelphia, Pennsylvania, USA

Francis Munier MD
Head of Retinoblastoma and
Oculogenetics Unit
Jules-Gonin Eye Hospital
Lausanne, France

Sudha Nallasamy MD
Assistant Professor of
Clinical Ophthalmology
USC Roski Eye Institute
South California, USA

Jeffrey Nerad MD
Consultant
Ophthalmic Plastic and
Reconstructive Surgery
Cincinnati Eye Institute
Cincinnati, Ohio, USA

Christine V. Nguyen MD
Clinical Instructor
Department of Pediatrics
Jefferson Hospitals
Philadelphia, PA, USA

Donna Nguyen MD
Consultant
South Texas Veterans Health Care
System
San Antonio, TX, USA

Bharti Nihalani-Gangwani MD
Staff Physician
Department of Pediatric
Ophthalmology and Strabismus
Boston Children's Hospital
Harvard Medical School
Boston, Massachusetts, USA

Monisha E. Nongpiur MD
Assistant Professor
Clinician Scientist
Singapore Eye Research Institute
Singapore

Mohammad Hosein Nowroozzadeh MD
Assistant Professor
Penstchi Eye Research Center
Department of Ophthalmology
Shiraz University of Medical Sciences
Shiraz, Iran

Alexander K. Nugent MD
Glaucoma Fellow
Doheny Eye Institute
UCLA Department of Ophthalmology
Los Angeles, California, USA

Brett O'Donnell MD
Ophthalmic Plastic and
Reconstructive Surgeon
North Shore Medical Centre
Leonards, Australia

Julius Oatts MD
Assistant Professor
UCSF Benioffs Children's Hospital
San Francisco, CA, USA

Erica L. Oltra MD
Assistant Professor
Department of Ophthalmology
Weill Cornell Medicine
New York, USA

Jane Olver MD
Consultant Ophthalmic Surgeon
Oculoplastic Eyelid and

Lacrimal Specialist
London, UK

Sotiria Palioura MD PhD
Ophthalmology Resident
Department of Ophthalmology
Massachusetts Eye and
Ear Infirmary
Harvard Medical School
Boston, Massachusetts, USA

Joseph F. Panarelli MD
Assistant Professor
Department of Ophthalmology
Icahn School of Medicine
Mount Sinai, New York, USA

Jonathan Pargament MD
Oculofacial Plastic Surgeon
Cincinnati Eye Institute
Cincinnati, Ohio, USA

Carl Park MD
Assistant Surgeon, Retina Service
Wills Eye Hospital
Clinical Assistant
Professor of Ophthalmology
Thomas Jefferson University
Philadelphia, Pennsylvania, USA

Manoj V. Parulekar MS FRCS FRCOphth
Consultant Ophthalmologist and
Honorary Senior Lecturer
Birmingham Children's Hospital
University of Birmingham
Birmingham, West Midlands, UK

Rakesh M. Patel MD
Assistant Professor of Ophthalmology
University of South Carolina
School of Medicine
Oculofacial and
Plastic Reconstructive Surgeon
Palmetto Health-USC Ophthalmology
Columbia, SC, USA

Sumita Phatak MD
Medical Retina and Uveitis Fellow
Moorefield Eye Hospital
London, UK

John D. Pitcher III MD
Ophthalmologist
Wills Eye Hospital Retina Services
Philadelphia, Pennsylvania, USA

Salman Porbandarwalla MD
Retina Fellow
Department of Ophthalmology

University of Washington
Seattle, Washington, USA

Christina R. Prescott MD PhD
Assistant Professor
Department of Ophthalmology
Johns Hopkins University
Baltimore, Maryland, USA

Allen M. Putterman MD FACS
Professor of Ophthalmology and
Co-director of Oculofacial Plastic Surgery
Department of Ophthalmology
University of Illinois College of Medicine
Chicago, Illinois, USA

Sunita Radhakrishnan MD
Research Director
Glaucoma Center of San Francisco
San Francisco, California, USA

Aparna Ramasubramanian MD
Assistant Professor
Pediatric Ophthalmology/Oncology
Department of Ophthalmology and
Visual Sciences
University of Louisville Louisville,
Kentucky-40202, USA

Naz Raoof BA BM ChB
Consultant
Department of Ophthalmology
Royal Hallamshire Hospital
Sheffield, UK

M. Reza Razeghinejad MD
Professor
Department of Ophthalmology
Shiraz University of Medical Sciences
Shiraz, Iran

Carl D. Regillo MD FACS
Professor of Ophthalmology
Director, Wills Eye Hospital Retina Service
Thomas Jefferson University
Philadelphia, Pennsylvania, USA

Daniel B. Rootman MD MS
UCLA Faculty
Doheny Eye Center University of
California Los Angeles
Pasadena, California, USA

Geoffrey E. Rose BSc MBBS MS DSc MRCP FRCS
FRCOphth
Professor
Orbital and Adnexal Service
Moorfields Eye Hospital
London, UK

Iwona Rospond-Kubiak MD PhD
Ocular Oncology Service
Department of Ophthalmology
Poznań University of Medical Sciences
Poznań, Poland

Sanduk Ruit MD
Professor
Tilganga Institute of Ophthalmology
Gaushala, Bagmati Bridge
Kathmandu, Nepal

Andrea Russo MD
Professor
University Cardiology Group
Cherry Hill
New Jersey, USA

Steven J. Ryder MD
Vitreretina Consultant
Horizon Eye Care
South Sharon Amity Road
Charlotte, NC, USA

Mohammad Ali A Sadiq MD
Assistant Professor
Ophthalmology
King Edward Medical University
Lahore, Pakistan

Sachin Salvi FRCOphth
Consultant Ophthalmologist
Royal Hallamshire Hospital
Sheffield, UK
Honorary Senior Clinical Lecturer
Academic Unit of Ophthalmology
and Orthoptics
University of Sheffield, UK

Jonathan H. Salvin MD
Nemours Pediatric Specialists
Alfred I duPont Hospital for Children
Wilmington, Delaware, USA

Louis Savar MD
General Surgeon
Beverly Hills, California, USA

Emil Anthony T. Say MD
Consultant
Medical University of South Carolina
Mount Pleasant, SC, USA

Richard L Scawn MBBS
Specialist Registrar
Moorfields Eye Hospital NHS Trust
London, UK

Michael Seider MD
Clinical Instructor and

Fellow in Ocular Oncology
Department of Ophthalmology
University of California
San Francisco, California, USA

Stuart R. Seiff MD
Pacific Eye Associates
San Francisco, California, USA

Ankoor S. Shah MD PhD
Instructor
Department of Ophthalmology
Harvard Medical School and Boston
Children's Hospital
Boston, Massachusetts, USA

Chirag P. Shah MD MPH
Attending Vitreoretinal Surgeon
Ophthalmic Consultants of Boston
Boston, Massachusetts, USA

Gaurav Shah MD
Fellowship Director and
Attending Surgeon
The Retina Institute
St Louis, Missouri, USA

Rajiv Shah MD
Assistant Professor
Department of Ophthalmology
Wayne State University School of
Medicine
Kresge Eye Institute
Detroit, Michigan, USA

Sajani Shah MD
Assistant Professor
Tufts University School of Medicine
Boston, Massachusetts, USA

Hosam Sheha MD PhD
Director
Clinical Research Ocular Surface Center
Vice President
Medical Affairs at Tissuetech Inc
Miami, Florida, USA

Fabiana Q. Silva MD
Consultant
Cole Eye Institute
Cleveland Clinic
Cleveland, Ohio, USA

Bradley Smith MD
Consultant
Center for Advanced Medicine
Barnes Jewish Hospital
St Louis, Missouri, USA

Scott D. Smith MD
Ophthalmologist
Cleveland Clinic
Cleveland, Ohio, USA

Abhilasha Solanki MD
Consultant Anesthesiologist
Batesville, AR, USA

Marc J. Spirn MD
Ophthalmologist
Thomas Jefferson University
Wills Eye Hospital
Philadelphia, Pennsylvania, USA

Christina Stathopoulos MD
Associate Faculty
Retinoblastoma and Oculogenetics Unit
Jules-Gonin Eye Hospital
Fondation Asile des Aveugles
University of Lausanne
Lausanne, Switzerland

Paul J. Stewart MD
Vitreoretina Consultant
Eye Center of Texas
Pasadena, Texas, USA

Michael D. Straiko MD
Associate Director of Corneal Services
Dever's Eye Institute
Portland, Oregon, USA

Oana Stirbu MD FEBO
Consultant Ophthalmologist
Glaucoma Service
Institut Comtal d'Óftalmologia ICO
Barcelona, Spain

Philip P. Storey MD
Fellow
Retina Service
Wills Eye Hospital
Philadelphia, Pennsylvania, USA

George L. Spaeth MD
Louis J Esposito Research Professor
Wills Eye Hospital/Jefferson
Medical College
Director, Medical Research and
Education
Glaucoma Service, Wills Eye Hospital
Philadelphia, Pennsylvania, USA

Daniel Su MD
Fellow
Retina Service
Wills Eye Hospital
Philadelphia, Pennsylvania, USA

Gangadhara Sundar DO FRCSEd FAMS
Head and Senior Consultant for
Oculoplastic Services
Assistant Professor
Department of Ophthalmology
National University of Singapore
Singapore

Geoffrey Tabin MD
Professor of Ophthalmology and
Visual Sciences, and Co-Director
The Outreach Division at
the John A Moran Eye Center
University of Utah
Utah, USA

Julia C. Talajic MDCM
Clinical Associate Professor
Department of Ophthalmology
University of Montreal
Montreal, Quebec, Canada

Donald TH. Tan FRCS(G) FRCS(Ed) FRCOphth FAMS
Professor and Medical Director
Singapore National Eye Centre
Singapore

Marie-José Tassignon MD Phd Febo
Professor
Department of Ophthalmology
University of Antwerp and
Antwerp University Hospital
Edegam, Antwerp, Belgium

Mark A. Terry MD
Consultant
Corneal Services
Devers Eye Institute
Portland, Oregon, USA

Sahil Thakur MS
Research Associate
Department of Ocular Epidemiology
Singapore Eye Research Institute
Singapore

Aristomenis Thanos MD
Resident in Ophthalmology
Department of Ophthalmology
Harvard University
Boston, Massachusetts, USA

Benjamin Thomas MD
General Adult Neurologist
Board Certified in Neurology
Wilson Neurology
Wilson, North Carolina, USA

Matthew Thomas MD
Vitreoretina Consultant
The Retina Institute
St Louis, Missouri, USA

Sean Tighe MS
Scientist
Tissue Tech Inc
Miami, Florida, USA

Paul E. Tornambe MD
Director
San Diego Retina Research Foundation
La Jolla, California, USA

Andrew Tsai MBBS MMed (Ophth)
Associate Consultant
Singapore National Eye Centre
Singapore

Scheffer CG. Tseng MD PhD
Director
Ocular Surface Center
Miami, Florida, USA

Nicole C. Tsim MD MBBS
Faculty
Department of Ophthalmology and
Visual Sciences
Chinese University of Hong Kong
Hong Kong

James Vander MD
Clinical Professor of Ophthalmology
Thomas Jefferson University
School of Medicine
Attending Surgeon
Wills Eye Hospital
Philadelphia, Pennsylvania, USA

Deborah K. Vanderveen MD
Associate Professor
Department of Ophthalmology
Harvard Medical School
Boston, Massachusetts, USA

Woodford S. Van Meter MD
Faculty
University of Kentucky
Albert B Chandler Hospital
Lexington, Kentucky, USA

Abhay R. Vasavada MD MS FRCS (England)
Director
Iladevi Cataract and
IOL Research Centre
Raghudeep Eye Hospital
Ahmedabad, Gujarat, India

G. Atma Vemulakonda MD
Associate Professor
Department of Ophthalmology
University of Washington
Seattle, Washington, USA

Rengaraj Venkatesh MD
Chief Medical Officer
Aravind Eye Hospital
Puducherry, India

David H. Verity MD
Consultant Ophthalmic Surgeon
Adnexal Service Director
Moorfields Eye Hospital, London
Honorary Senior Clinical Lecturer
University College London
London, UK

Steven D. Vold MD
Director
Vold Vision
Fayetteville, Arkansas, USA

Kevin J. Warrian BA (Hons) BSc MD MA FRCSC
Faculty
University of Calgary

Calgary, Canada

Charles H. Weber MD
Glaucoma Consultant
Eye Health Northwest
Volunteer Clinical Faculty
Moran Eye Center
Portland, Oregon, USA

Eric Weichel MD
Assistant Clinical Professor
Georgetown University
Washington, DC, USA

Andre J. Witkin MD
Assistant Professor
Department of Ophthalmology
Tufts University School of Medicine
Boston, Massachusetts, USA

S. Chien Wong MD
Consultant
Department of Vitreoretinal Surgery
Moorefields Eye Hospital NHS
Foundation Trust
London, UK

David Xu MD
Fellow
Retina Service
Wills Eye Hospital
Philadelphia, Pennsylvania, USA

Marielle P. Young MD
Assistant Professor
Department of Ophthalmology
University of Utah
Moran Eye Center
Salt Lake City, Utah, USA

Martin Zehetmayer MD
Professor
Department of Ophthalmology
University of Vienna
Währinger Gürtel 18-20
Vienna, Austria

Christopher I. Zoumalan MD FACS
Clinical Assistant Professor
Department of Ophthalmology
Keck School of Medicine of USC
Los Angeles, California, USA

译者前言

人类有 80%～90% 的信息来自视觉系统。在人类寿命普遍延长、科技高速发展的当下，作为"心灵之窗"的眼睛却显得越发脆弱。根据世界卫生组织于 2019 年 10 月发布的首份《世界视力报告》，眼部疾患和视力损伤的患病率随年龄增长而上升。而受人口增长和老龄化等综合因素影响，未来患有眼部疾患和视力损伤的总人数将显著升高。中国是全世界盲人最多的国家，每年在我国约有 45 万人失明，这意味着几乎每分钟会出现 1 名新的盲人。因此，我国眼科工作者的责任担当是巨大的。

手术一直是各种眼科疾病的最主要治疗方式之一。随着人类科技的不断发展，眼科手术也取得了长足进步。从 1824 年 Reisinger 首次设计出角膜移植术，到今天的角膜成分移植、人工角膜；从公元前 600 年印度 Susruta 首创"金针拨障术"，到今天微创白内障手术、屈光性白内障手术时代；从 1857 年 Von Graefe 率先提出虹膜切除术治疗青光眼，到今天的微小切口青光眼手术；从 1968 年 Daviol Kasner 应用"开天窗"技术首次打开了玻璃体手术禁区，到今天 25G 微创玻璃体视网膜手术、黄斑手术……现代眼科手术已经是毫米级甚至微米级的精细操作，先进的精密制造技术为手术提供了设备、器械的保障，但最终手术的成功还有赖于临床医生对于疾病的理解、生理病理过程的熟悉及对手术技巧的精准把握。

此次翻译的 *Expert Techniques in Ophthalmic Surgery, 2e* 几乎涵盖了眼科临床手术的各方面，包括眼科手术基本原则、白内障、角膜、玻璃体视网膜、青光眼、眼眶整形泪道、眼肿瘤和眼外肌手术等。由 Parul Ichhpujani、George L. Spaeth、Myron Yanoff 三位国际知名眼科教授联合众多眼科不同领域顶级专家倾力编著。翻译本书的过程对我们各位译者来说也是一个深入学习的机会。相信本书的出版将对我国广大眼科医生的临床工作起到一定的指导和推动作用。

最后，我们要特别感谢中国科学技术出版社对本书引进出版所做的巨大贡献。

复旦大学附属眼耳鼻喉科医院

原书前言

最早关于常见的眼部手术和白内障手术的文献记载，是在公元前5世纪的梵文手稿中被发现。这是印度外科医生 Sushruta 的功劳。根据古希腊历史学家 Herodotus 的说法，外科手术是由"chirorgos"来施行的，这个词结合了"手"（hand）和"工作"（work）两个词，意思是"外科医生"。公元前17世纪早期，Edwin Smith 的纸莎草文献中也提到了埃及人施行的高超眼科手术。19世纪中期，人们见证了从古代大师那里继承下来的外科手术的重大发展。20世纪是一个突飞猛进的世纪。世界各地的外科医生不断地将他们的创造性思维付诸行动，设计出新的方法来切开、重塑、改造和修复各种眼部疾病。

本书是一部综合性的教科书，包括大量插图和图像，并且与当前眼科培训内容相匹配。与传统教科书相比，本书的编排形式更有利于读者快速获取信息，表格丰富，图文互参。有关手术技术和手术策略的阐述都是逐步解释的，便于读者了解外科和解剖知识。此外，外科手术的伦理和法医学方面的内容是本书一个额外的亮点。

本书由来自全球的国际知名专家撰写，包含读者感兴趣的各种主题，以及在资源有限的领域开展手术。很荣幸能与本书的编辑和作者一起工作。

新的外科技术进步对现有的模式提出了挑战。眼科手术的未来似乎和它的历史一样充满活力。我们感谢过去所有伟大的眼科医生，并期待未来的外科医生通过学习新技术，理解和适应新技术，保持手术技能，并应用于实践。

自从第1版出版以来，我收到了无数读者的电子邮件，对这本书表示赞赏。我衷心感谢所有选择阅读前一版的读者，并希望这个新版本能赋予不断发展和有趣的眼科手术一个更新的见解。我们增加了1章，并更新了许多现有的章节，参考文献也已更新。

如果您有任何意见，请按下面的电子邮件地址发给我。

Parul Ichhpujani

parul77@rediffmail.com

致　谢

编写本书的新版本，比我想象得要难，也比我想象得更有意义。在重新审视选题的过程中，我体会到了技术、时间日新月异的步伐。

与我联合撰写本书的 George L. Spaeth 和 Myron Yanoff，是伟大的学界领导者，更是伟大的导师。我真诚地尊重你们对我的信任，相信我能完成编撰这本书的艰巨任务。我将永远珍惜代表你们的机会。

我要感谢"每一个人"，是他们教会了我很多东西。父母、老师、朋友、学生，还有最后但并非最不重要的，我的患者。

如果没有印度新德里的 M/s Jaypee Brothers Medical Publishers (P) Ltd 团队的经验和支持，本书就不可能出版。特别感谢 Chetna Malhotra Vohra 女士（内容战略副总裁）和 Prerna Bajaj 女士（开发编辑）。

Parul Ichhpujani

谨以本书献给所有为本书做出贡献的编者，感谢他们分享自己的临床智慧与实用技巧。

目 录

第一篇 眼科手术的基本原则

第二篇 白内障手术

第三篇 角膜手术

第四篇　玻璃体视网膜手术

第五篇　青光眼手术

第六篇　眼整形、眼眶和泪道手术

第七篇　眼肿瘤手术

第八篇　眼外肌手术

第九篇 开放性眼外伤

第十篇 眼科手术的实践

眼科手术的基本原则

Basic Principles of Ophthalmic Surgeries

第 1 章　手术室的无菌
Asepsis in the Operating Room

Oana Stirbu　著

陈君毅　译

一、概述

无菌过程遵循约束理论，即一条链的强度不超过其最弱的一环。因此，严格的纪律和每个团队成员的持续努力是尽可能减少感染发生的重要保障[1]。这种系统的预防感染的努力包括定期检查，必须进行定期检查，以确保现行做法继续有效。病原微生物存在于两个不同的环境中：有生命的环境（受感染的人员和患者）和无生命的环境（手术室空气、设备、麻醉和手术器械）。

二、患者护理

结膜主要被眼睑边缘的微生物污染，构成了潜在感染源的储存库，患者自身存在于结膜、眼睑或鼻子的外部菌群是术后感染的主要来源[2]。高龄、具有局部危险因素（长期使用眼药水、佩戴隐形眼镜、睑缘炎、慢性眼睑或结膜炎症）和全身危险因素（免疫抑制、糖尿病、酒渣鼻、自身免疫性疾病和哮喘）的患者，在内眼手术前结膜细菌污染的发生率较高[3]。

根据目前的临床证据，最强烈推荐的预防技术是聚维酮碘灌洗[4, 5]。具体预防方法包括：用5% 或 10% 聚维酮碘对眼周的皮肤擦拭，包括睫毛、眼睑、内眼角和周围区域，并至少作用3min；此外，在术前滴 1 滴 5% 聚维酮碘在角膜表面和结膜囊内[6-8]。不建议使用低于 5% 浓度的聚维酮碘及翻转眼睑去消毒结膜[9, 10]。其他预防性干预措施，如术后结膜下抗生素注射、术前睫毛修剪、术前生理盐水冲洗、术前抗生素点眼或含抗生素溶液冲洗，并没有得到现有文献的支持[4]。患者术前用洗必泰或其他洗涤产品淋浴或沐浴，未发现可减少手术部位感染[11]。

三、手术室人员的纪律

（一）手术服装

在手术环境中，穿着手术服是为了促进清洁、手术意识和专业精神，进入手术室的人员应严格遵守着装规范，因为人体是微生物污染的主要来源[12]。在手术室工作的人员应无明显的、活动性的感染。手术服装，包括刷手衣、手术帽、面罩、护目镜和其他防护服，可以防止污染从医护人员传染给患者，也可以防止从患者传染给医护人员[13]。所有人必须换上清洗过的衣服，并在进入手术室前彻底洗手。手术衣的正面从肩膀到腰部之间，从袖口到肘部以下约 5cm 处都是无菌的。

家庭洗涤的刷手衣是一个有争议的问题[14]。头、头发和胡须都要用帽子和面罩完全覆盖。外科口罩应完全覆盖口鼻[15]。如果正在进行手术或无菌器械包已经打开，手术室的其他人员也应戴外科口罩。接触患者之前及任何手弄脏时，都需要洗手或使用医院批准的消毒剂。指甲应该保持干净和足够短。一般认为，涂指甲油和有人造的、天然的长指甲的手是不允许直接护理患者的。目前，还没有足够的证据来确定涂指甲油或戴戒指是否会影响刷手后皮肤上细菌的数量[16]。

（二）外科洗手

与无菌区直接接触的手术团队成员，应使用海绵或指甲刷，将手和手臂用聚维酮碘或氯己定溶液擦洗至肘部以上各 2 次，每次 1～2 分钟。用氯己定刷洗似乎比聚维酮碘更能控制手上的细菌菌落，刺激性更少，而且有更持久的效果[17, 18]。另一种替代传统刷手的方法是用含酒精的消毒剂擦手[19-21]。在一些国家，这种方法被认为与传统刷手方法在预防手术部位感染方面效果相当。这种手消毒的过程，首先用肥皂和自来水清洗手和前臂 1 分钟并用自来水冲洗，用非消毒纸巾仔细擦干，随后用足够量的酒精水溶液擦拭手和前臂两次，每次 2 分 30 秒（总共 5 分钟），期间不要让手和前臂皮肤干燥[22]。大多数用于外科消毒的含酒精消毒剂都含有异丙醇、正丙醇、不同浓度的乙醇或这些制剂的组合，有或没有添加剂，如季铵盐化合物、辛替宁、三氯生或氯己定。

（三）外科手套

洗手后，应戴无菌手套。该技术的重点在于手术团队成员的皮肤必须只能与手套的内表面接触，如果不慎皮肤接触了手套外表面则需要更换手套[23]。在手术之间，应使用平衡盐溶液或林格

尔乳酸盐溶液洗手以除去手上的滑石粉，因为在术中手套穿破的情况并不少见，在白内障和人工晶状体手术中发生率最低，而在眼整形手术中发生率最高[24]。

（四）戴手套

1. 闭合式戴法

● 撕开手套的外包装，手指隔着手术衣袖子打开手套包装纸。

● 保持手术衣袖子覆盖手指，左手掌心向上，手指伸直。右手将左手套置于左手手腕处，左手大拇指抓住手套翻边。

● 右手拇指伸到手套翻边内侧，抓住翻边将手套拉向左手手指。

● 左手手指保持伸直，将手套完全戴上。

● 重复上述步骤戴上右手手套。也就是左手将右手套置于右手腕上，左手拇指伸到手套翻边内侧，抓住翻边，将手套戴在右手上，手套包裹袖口（图 1-1）。

2. 开放式戴法

● 用左手提起右手套的翻边，将右手滑入手套中，确保手套与拇指和指关节相吻合。裸露的左手只能触摸手套的翻边（内表面）。

● 然后，右手指尖伸入左手套翻边的反折内，将手套戴到左手上。

● 翻转手套翻边包裹手术衣袖口，确保戴手套的指尖不要碰到裸露的前臂或手腕（图 1-2）。

四、手术室综合体

虽然引起感染的病菌最常见的来源是患者和外科工作人员[25]，但环境污染也在外科感染中起着重要作用。手术室综合体需要满足洁净房间的

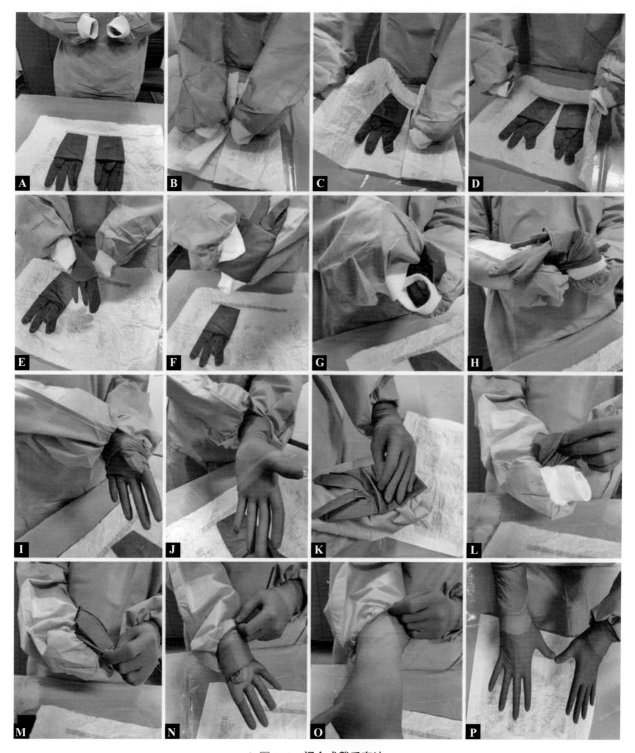

▲ 图 1-1 闭合式戴手套法

标准，房间环境的污染水平需要得到控制（灰尘、空气中的微生物、颗粒、化学蒸汽等），需要通过缜密的设计、建筑、通风和清洁程序，以及仪器的维护来达成。

（一）设计和架构

手术室的无菌处理早在手术开始之前就已经开始了，事实上从设置手术室严格的规程和建筑

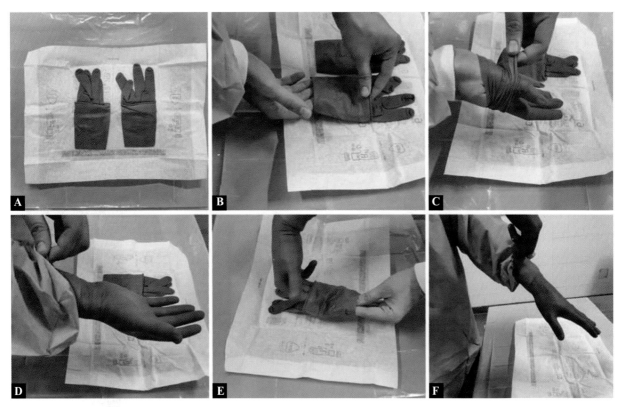

▲ 图 1-2 开放式戴手套法

设计标准的那一刻就开始执行了。手术室综合体的功能之一是通过科学规划的交通流和差压递减的正压通风梯度来控制不同程度的洁净度。手术区域与医院的其他部分隔离，手术室又与手术区域的其他部分进一步隔离。手术室综合体应该位于建筑物的顶层或底层，最好是在一个单独的区域内，并由四个模块（区域）组成：外部、清洁（限制区）、无菌区和处置区。从外区到内区，细菌学计数逐渐减少 [27]。

- 外区：具有行政功能的接待区、患者家属候诊室、所有人员和用品均可进入的卫生间。

- 清洁（限制）区：员工更衣室、患者转接区、员工休息室、麻醉/苏醒室。更衣室位于手术室综合体的入口处，应该有一个单独的入口（普通服装）和出口（手术服装），有储物柜和洗手池，并不强制要求

在更衣室淋浴。患者转送区包括患者换衣间和走廊，在走廊上，患者从外面的手推车转移到里面的手推车上。

- 无菌区：刷手区、手术室、用于器械包装和灭菌的区域。刷手区域应恰好位于手术室的外侧，宽度足以让两人同时洗手而不触及对方的肘部。刷手区域的水龙头应该是由脚或肘部操作的，最好是红外线感应电子控制的水龙头。手术室是手术室综合体中最关键的区域，下列所有的设计方案都应恰当遵守 [28]。

➢ 房间大小：建议最小尺寸约 $30mm^2$，矩形。

➢ 地板：防滑、适当硬度、无孔、防火材料、最小接缝、不能安装地漏。

➢ 门：最小宽度 1.2m，密封表面滑动门（不嵌入墙内），以消除旋转门造成的空

气扰动。除患者及必要设备和人员通行外，始终保持关闭状态。

> 手术台：手术台头端远离入口，四周有足够的循环空间。

> 墙壁和天花板：无孔耐火材料、无缝，耐污，易清洁；非人造天花板，最低约3.05m。

> 灯：嵌入天花板，防止灰尘聚集。

● 处置区：清理使用过的设备、器械和处置有害生物废物的区域。

定期清洗手术室是环境无菌中一个经常被忽视但却很重要的步骤。清洗的过程包括使用水、擦洗和洗涤剂的方式，机械地清除特定表面上的异物。如果表面没有经过清洁，接下来的消毒步骤是有问题的，因为灰尘、泥土和有机碎片会阻止被消毒的表面和去污剂之间的彻底接触。建议在每位患者术后都进行清洁，包括：手术台表面和侧面、地板、垃圾桶和器械架，手术室墙壁应每周清洗1次，并在直接溅有污染物质的时候随时进行清洗。

（二）通风及清洁程序

手术室内及周围的适当通风是阻止感染传播的基础[29]。通风标准确保了良好的室内空气质量，并对以下方面设定了限制，包括气流、空气过滤器、空气变化率、温度、与相邻区域的压力关系和相对湿度[30]。

推荐的通风系统类型为一级湍流度小于5%的层流单向垂直气流和高效微粒空气（high-efficiency particulate air，HEPA）过滤器[31]。空气过滤器由一块随机排列的玻璃增强塑料纤维组成，应该放置在天花板上，并提供一个恒定的垂直流向地面的气流。

换气速率决定了稀释污染物浓度的能力。手术室空气换气的最低要求为每小时20～25次，室外空气每小时4次。手术室必须保持对所有相邻空间的正压力。

建议空气温度为21±3℃，并可进行控制，以提高手术团队的舒适度。21℃以下的温度会使患者面临体温过低的风险，增加术后感染的机会，而23℃以上的温度对手术团队来说通常是无法忍受的。

相对湿度标准在30%～60%，最好是在50%～55%，考虑到较低的相对湿度可能会导致皮肤和黏膜感觉干燥和刺激，增加人体的电导率，而较高的相对湿度与微生物生长有关，尤其是真菌属。

在空的手术室内进行的空气采样，要求细菌菌落数小于10CFU/m³；具有层流气流的，正在手术中的手术室内，细菌菌落数小于35CFU/m³，这被认为是可以接受的。

（三）器械保养

器械要经过一系列处理程序，以确保手术无菌，包括清洗、消毒和灭菌，在严格的指导方针下执行[32]。

1. 清洁

在高度消毒和灭菌之前，必须进行彻底清洁，因为器械表面的无机和有机残留物会影响消毒和灭菌的效果。清洗也是检查每一个器械的正常功能和状况的好时机。手术器械使用后应尽快清洗。将精细器械从常规器械中分拣出来后，进行超声波或人工清洗。超声波清洗剂使声波可以破坏将颗粒物质附着在表面上的化学键，从而清洁器械的每个部分，包括套管腔。不同的金属（如铝和不锈钢）不应在同一消毒器内混合，以防止交叉镀。镀铬的仪器不能用超声波清洗机清洗。在清洗程序完成后，器械应立即取出冲洗，并彻底干燥，因为滞留的水分会产生腐蚀。手工清洗精密器械需要经过浸泡、擦拭和流水冲洗。器械在 pH 为 7 的中性洗涤剂中浸泡半小时，因为低 pH 洗涤剂会破坏不锈钢保护表面，高 pH 洗涤剂会在表面沉积棕色污渍，影响器械的正常使用。然后用软毛刷擦洗被弄脏的地方，最后用流水清除碎片。清洗器械时必须戴手套，以避免感染物质和割伤。其他形式的清洗包括去污器、消毒器和杀菌器。

2. 消毒和灭菌

消毒是指除去表面和物体上的大多数病原微生物（不包括细菌孢子），杀菌是指摧毁包括孢子在内的所有活微生物。手术室有效使用消毒剂和消毒程序是预防术后感染的关键。接触无菌身体组织或体液的医疗器械被认为是关键，使用时应无菌，因为任何微生物污染都可能导致疾病传播。

消毒：消毒是通过使用醇（乙醇、异丙醇、甲醇）、醛（甲醛、戊二醛）、酚类（5% 的苯酚、六氯酚、洗必泰、氯二甲苯酚）、卤素（氯、漂白粉、次氯酸盐、酊碘、碘载体）、重金属（硫酸氯化汞、硝酸银、铜、有机汞盐）、表面活性剂（阴离子和阳离子洗涤剂）、过氧化氢、染料（苯胺和吖啶染料）等达到。

杀菌：杀菌可以通过物理或化学方法来完成。在所有可用的杀菌方法中，高压加热是使用最广泛的，因为它无毒、可靠、廉价。

- 物理方法：高压釜中饱和蒸汽在所需的温度和压力下，在规定的时间内杀菌和杀死孢子，使酶和结构蛋白发生不可逆的凝固和变性。
- 两种常见的蒸汽灭菌温度分别为 121℃ 和 132℃。对于热稳定的器械的灭菌，公认的最小灭菌时间，在重力置换灭菌器中为 121℃，30min；在预温灭菌器中为 132℃，4min [33]。通过将压力从 15psi 增加

到 30psi，可以加速该过程。

- 化学方法：用于热不稳定材料灭菌的化学方法包括：环氧乙烷（ETO）、2% 戊二醛、丙酮和等离子体灭菌。ETO 是一种无色易燃易爆气体。四个操作步骤是：气体浓度（450～1200mg/L）、温度（37～63℃）、相对湿度（40%～80%）和作用时间（1～6h）。ETO 消毒的主要缺点是周期长、成本高，以及对患者和工作人员的潜在危害。

3. 灭菌控制

这可以通过物理、化学或生物方法来实现。物理监测包括独立的温度、压力和真空测量，由灭菌器、仪表和数据记录器在整个循环过程中自动执行。在灭菌周期中，温度和压力读数应至少测量 3 次，并保存记录直到所有检测完成。仪表和记录器应定期按标准仪器进行校准。蒸汽灭菌用的化学指示剂是在灭菌的包装材料上印上油墨或在包装内放置印上化学指示剂的纸条。生物指标是监测灭菌过程最广泛接受的方法，因为该方法直接确定最顽固微生物（如高压蒸汽灭菌中的芽孢杆菌孢子和在环氧乙烷灭菌中的枯草芽孢杆菌孢子）是否存在，而不是仅仅确定灭菌所需的物理和化学条件是否满足。

（四）手术推车

在操作台上打开包装前，应检查包装的完整性、干燥度和无菌使用期限。无菌物品只能用无菌器械或无菌手套接触。建立无菌托盘 / 小车应尽可能接近手术开始的时间，因为无菌物品可能由于长时间暴露于空气中的微生物而变成非无菌的。手术托盘 / 手术推车上的所有物品必须放在无菌区内，至少远离边界约 2.54cm。任何物体都不能翻转或掉落在无菌托盘上，因为翻转会造成空气湍流。当怀疑某物的无菌性时，就认为它不

是无菌的。在所有时间点，无菌器械和无菌手套必须保持在腰部以上。手术操作人员和辅助人员不得在无菌场所打喷嚏、咳嗽、大笑或交谈。未经过消毒的人不应越过消毒区域。已经完成洗手的人员应始终面对无菌区，如需经过其他洗手人员，应以背靠背或面对面的方式通过。

因为流体沿重力方向流动。因此，在手术区域消毒操作过程中，必须将消毒钳尖端朝下，以防止液体在整个消毒钳流动，可能污染无菌区域。

倾倒液体时，灌液容器不能接触无菌区的任何部位，并避免泼溅。接液体的手术助手必须持容器远离托盘 / 推车，或将容器放置在手术铺巾的边缘，从而避免巡回护士进入无菌区。

手术室复合体的无菌是受地方卫生当局管理的，在国家之间甚至在同一国家的不同地区之间可能有轻微的差异。虽然手术室复合体的设计和建筑遵循一般的准则，但不同国家的通风标准有不同的限制值，因此，很难得到某个手术室的理想限值。

手术室的无菌不是一个静态的概念 [34]。首先需要遵循地方法规，此外通过护士、外科医生和麻醉师的不懈努力，并不断认真地进行定期监测和教育，以加强无菌技术 [35]。

参考文献

[1] Allen HF. Aseptic technique in ophthalmology. Trans Am Ophthalmol Soc. 1959;57:377–472.

[2] Speaker MG, Milch FA, Shah MK, Eisner W, Kreisworth BN. Role of external bacterial flora in the pathogenesis of acute postoperative endophthalmitis. Ophthalmology. 1991;98:639–49.

[3] Miño De Kaspar H, Ta CN, Froehlich SJ, et al. Prospective study of risk factors for conjunctival bacterial contamination in patients undergoing intraocular surgery. Eur J Ophthalmol. 2009;19:717–22.

[4] Ciulla TA, Starr MB, Masket S. Bacterial endophthalmitis prophylaxis for cataract surgery: an evidence–based update. Ophthalmology. 2002;109:13–24.

[5] Speaker MG, Menikoff JA. Prophylaxis of endophthalmitis with topical povidone–iodine. Ophthalmology. 1991; 98:1769–75.

[6] Endophthalmitis Study Group, European Society of Cataract & Refractive Surgeons. Prophylaxis of postoperative endophthalmitis following cataract surgery: results of the ESCRS multicenter study and identification of risk factors. J Cataract Refract Surg. 2007;33:978–88.

[7] Wu PC, Li M, Chang SJ, et al. Risk of endophthalmitis after cataract surgery using different protocols for povidoneiodine preoperative disinfection. J Ocul Pharmacol Ther. 2006;22:54–61.

[8] Isenberg SJ. The ocular application of povidone–iodine. Community Eye Health. 2003;16:30–1.

[9] Ferguson AW, Scott JA, McGavigan J, et al. Comparison of 5% povidone–iodine solution against 1% povidoneiodine solution in preoperative cataract surgery antisepsis: a prospective randomised double blind study. Br J Ophthalmol. 2003;87:163–7.

[10] Inagaki K, Yamaguchi T, Ohde S, Deshpande GA, Kakinoki K, Ohkoshi K. Bacterial culture after three sterilization methods for cataract surgery. Jpn J Ophthalmol. 2013;57:74–9.

[11] Webster J, Osborne S. Preoperative bathing or showering with skin antiseptics to prevent surgical site infection. Cochrane Database of Systematic Reviews 2015, Issue 2. Art. No.: CD004985. DOI: 10.1002/14651858.CD004985. pub5.

[12] Ritter MA, Eitzen H, French ML, Hart JB. The operating room environment as affected by people and the surgical face mask. Clin Orthop Relat Res. 1975;111:147–50.

[13] Bell RM. Surgical procedures, techniques and skills. In: Lawrence PF, Bell RM, Dayton MT (Eds). Essentials of General Surgery, 4th edn. Philadelphia, PA: Lippincott Williams &Wilkins; 2006.

[14] Belkin NL. Home laundering of soiled surgical scrubs: surgical site infections and the home environment. Am J Infect Control. 2001;29:58–64.

[15] Doshi RR, Leng T, Fung AE. Reducing oral flora contamination of intravitreal injections with face mask or silence. Retina. 2012;32:473–6.

[16] Arrowsmith VA, Taylor R. Removal of nail polish and finger rings to prevent surgical infection. Cochrane Database of Systematic Reviews 2014, Issue 8. Art. No.: CD003325. DOI: 10.1002/14651858.CD003325.pub3

[17] Jarral OA, McCormack DJ, Ibrahim S, Shipolini AR. Should surgeons scrub with chlorhexidine or iodine prior to surgery? Interact Cardiovasc Thorac Surg. 2011;12: 1017–21.

[18] Tanner J, Dumville JC, Norman G, Fortnam M. Surgical hand antisepsis to reduce surgical site infection. Cochrane Database of Systematic Reviews 2016, Issue 1. Art. No.: CD004288. DOI: 10.1002/14651858.CD004288. pub3

[19] Boyce JM, Pittet D. Guideline for hand hygiene in healthcare settings. Recommendations of the healthcare infection control practices advisory committee and the HICPAC/ SHEA/APIC/ IDSA hand hygiene task force. MMWR. 2002;51:1–45.

[20] Lai KW, Foo TL, Low W, Naidu G. Surgical hand antisepsis— a pilot study comparing povidone iodine hand scrub and alcohol–based chlorhexidine gluconate hand rub. Ann Acad Med Singapore. 2012;41:12–6.

[21]　Widmer AF. Surgical hand hygiene: scrub or rub? J Hosp Infect. 2013;83:S35–9.

[22]　Parienti JJ, Thibon P, Heller R, et al. Hand–rubbing with an aqueous alcoholic solution vs traditional surgical hand–scrubbing and 30–day surgical site infection rates: a randomized equivalence study. JAMA. 2002;288:722–7.

[23]　Pittet D, Allegranzi B, Boyce J. The World Health Organization guidelines on hand hygiene in health care and their consensus recommendations. Infect Control Hosp Epidemiol. 2009;30:611–22.

[24]　Miller KM, Apt L. Unsuspected glove perforation during ophthalmic surgery. Arch Ophthalmol. 1993;111: 186–93.

[25]　Drake CT, Goldman E, Nichols RL, Piatriszka K, Nyhus LM. Environmental air and airborne infections. Ann Surg. 1977;185:219–23.

[26]　Ram J, Kaushik S, Brar GS, Taneja N, Gupta A. Prevention of postoperative infections in ophthalmic surgery. Indian J Ophthalmol. 2001;49:59–69.

[27]　Harsoor SS, Bashkar SB. Designing an ideal operating room complex. Indian J Anaesth. 2007;51:193–9.

[28]　Sharma S, Bansal AK, Gyanchand R. Asepsis in ophthalmic operating room. Indian J Ophthalmol. 1996;44:173–7.

[29]　Allo MD, Tedesco M. Operating room management: operative suite considerations, infection control. Surg Clin North Am. 2005;85:1291–7.

[30]　Melhado MA, Jensen JLM, Loomans M, Forejt L. Review of operating room ventilation standards. Proceedings of the 17th International Air–conditioning and Ventilation Conference. Prague 2006.

[31]　Center for Disease Control (CDC) and the Healthcare Infection Control Practices Advisory Committee (HICPAC). Guidelines for Environmental Infection Control in Health– Care Facilities. Atlanta, GA; 2003. http://www.cdc.gov/ hicpac/pubs.html.

[32]　Recommended practices for the care and cleaning of surgical instruments and powered equipment. AORN J. 1997;6:124–8.

[33]　Rutala WA, Weber DJ, Healthcare Infection Control Practices Advisory Committee (HICPAC). Guideline for Disinfection and Sterilization in Healthcare Facilities. Atlanta, GA; 2008. http://www.cdc.gov/hicpac/pubs.html.

[34]　McWilliams RM. Divided responsibilities for operating room asepsis: the dilemma of technology. Med Instrum. 1976;10:300–1.

[35]　Roesler R, Halowell CC, Elias G, Peters J. Chasing zero: our journey to preventing surgical site infection. AORN J. 2010;91:224–35.

第2章 眼科手术麻醉
Anesthesia for Ophthalmic Surgery

Abhilasha Solanki 著

陈君毅 译

一、概述

眼科手术对麻醉师提出了一套独特的挑战。患者人群不同于儿科患者，通常是具有多种先天性畸形的早产儿，也不同于具有常见疾病的老年患者。视力不佳的患者在手术前通常特别焦虑，因此对麻醉方案和预期的详细讨论在他们的护理中是非常有价值的。

在本章中，我们将讨论以下内容。

- 相关的解剖学、生理学和药理学问题。
- 术前评估和准备。
- 局部和全身麻醉的选择。
- 特定儿科和成人眼科手术的麻醉考虑。

眼科麻醉已经走过了很长的路。19世纪中期在眼科手术中引入了全身麻醉。1884年，Koller发明了局部可卡因麻醉，Knapp发明了球后麻醉。19世纪初，van Lint、O'Beriens和Alkinson发明了眼轮匝肌麻醉。最近25年的发展中，局部麻醉技术从球后、球周技术发展到白内障手术的"无麻醉"技术。

二、相关的解剖学、生理学和药理学问题

麻醉师应具备良好的眼解剖知识，以便能够实施眼科局部神经阻滞，并评估和处理由此产生的任何并发症。

（一）解剖学相关问题

脂肪组织占据了大部分的眼眶空间，眼球悬浮在眼眶前部。球后锥体有四条直肌（无肌间膜）。眼球的感觉神经来源于眼神经，眼神经是三叉神经的第一个分支，它穿过肌锥（图2-1）。除滑车神经外，支配眼球运动的神经都通过肌锥。因此，在肌锥内注射局部麻醉药可以麻醉眼球并减少眼外肌的运动。支配眼睑轮匝肌的神经

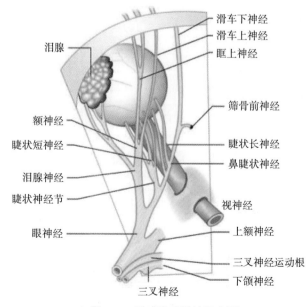

▲ 图2-1 眼球的感觉神经支配

在眼眶外走行，因为它起源于面神经的上分支。视神经及其脑膜鞘，眼眶内的大部分动脉，眼球的自主神经、感觉神经和运动神经都位于肌锥内，因此容易在麻醉时发生针刺伤。

眼球筋膜层（Tenon 囊）是一层弹性纤维，包绕着眼球的整个巩膜部分，形成了巩膜上间隙或 Tenon 囊下间隙，这是一个体积很小的潜在腔隙。

在眼球赤道部附近，斜肌和直肌的肌腱在插入巩膜之前会穿过 Tenon 囊。此处，Tenon 囊和肌肉筋膜鞘间相延续。在眼球前部，Tenon 囊与球结膜相融合，然后共同附着于角膜缘。

除此之外，一些生理学概念的知识在眼科麻醉中也是必要的。

（二）麻醉诱导的眼部反射

与局麻相比，眼心反射（oculocardiac reflex，OCR）更常见于全身麻醉。它是由牵拉眼外肌、眼球手术操纵和眼压升高引起。在斜视手术中它最常被提到，另外，它也普遍发生在视网膜脱离手术和眼球摘除术中。OCR 表现为心律失常，如心动过缓、异位心率、二联律、结性心率、房室传导阻滞和心搏停止。只要刺激持续，这些症状就会持续，并且经常重复的刺激会导致疲劳，迷走神经的影响也会减弱。与氟烷相比，使用七氟烷的儿童出现 OCR 的概率较低。同样，阿曲库铵 OCR 发生率比泮库溴铵高，但阿曲库铵较短的作用时间使其成为更合适的肌松药物。

- OCR 的神经通路：其传入途径是经睫状神经节至三叉神经眼支，再经半月神经节至第四脑室三叉神经核。传出途径经迷走神经（图 2-2）。
- OCR 的诊断：需要持续的心电图监测。

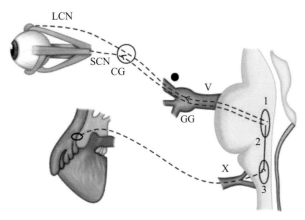

▲ 图 2-2　眼心反射通路

LCN. 睫状长神经；SCN. 睫状短神经；CG. 睫状神经节；GG. 膝状神经节；Ⅴ. 第 V 对脑神经；Ⅹ. 第 X 对脑神经；1. 三叉神经感觉主核；2. 网状结构中的短核间纤维；3. 迷走神经运动核

- OCR 的治疗：OCR 的严重程度决定了需要什么样的治疗。如果患者虽然有心动过缓或其他节律异常，但血流动力学稳定，则不需要治疗。然而，如果患者由于心律失常而变得状态不稳定，就必须进行治疗。首先，必须停止手术刺激。如果症状仍然存在，则建议使用阿托品或格隆溴铵等抗胆碱能药物治疗。使用大剂量阿托品时必须谨慎，因为这在极少数情况下可能导致长期严重的快速心律失常。

（三）其他眼 – 延髓反射

- 眼 – 呼吸反射：这可能导致呼吸变浅，呼吸频率降低，甚至完全呼吸停止。传入途径与 OCR 相似，认为三叉神经感觉核与脑桥的肺控制中心和延髓呼吸中枢之间存在联系。这种反射在斜视手术中也很常见，阿托品治疗无效。
- 眼 – 呕吐反射：该反射可能是斜视手术后呕吐高发的原因（60%～90%）。使用 Faden 眼肌固定术矫正斜视的呕吐发生率明显高于简单的肌肉后退 / 切除技术。这也是由牵拉眼外肌引起的三叉迷走神经反射弧。虽然止吐药可以降低其发生率，但局部阻滞技术提供了最好的预防效果。5-HT$_3$ 拮抗药可以显著降低术后呕吐的发生率。

（四）麻醉和眼压

眼压（intraocular pressure, IOP）是眼内容物所形成的压力，主要由房水和血管，特别是脉络膜血管决定。脉络膜血管因过度通气或低碳酸血症而收缩，从而降低眼压。相反，脉络膜血管由于低通气或高碳酸血症而扩张，从而增加眼压。同样，缺氧引起脉络膜血管扩张，导致眼压升高。

正常的 IOP 在坐位时为 16±5mmHg，一般维持在这个范围内。由于以下原因，眼压会略有波动。

- 体位变化（仰卧 +1mmHg）。
- 昼夜节律（2～3mmHg）。
- 血压波动：高血压升高眼压，低血压降低眼压。
- 呼吸（深吸气可使 IOP 下降至 5mmHg）。

麻醉过程中 IOP 升高的可能原因如下。

- 急性静脉充血阻塞房水流出（在全麻苏醒时紧张、呛咳、憋气或气道阻塞）。
- Valsalva 动作。
- 气管插管。
- 面罩、手指、肿瘤和出血对眼球的外部压力。
- 麻醉药物的不良反应：吸入和静脉麻醉药物对眼压的影响最显著。较深的吸入麻醉或硫喷妥钠和异丙酚，都会以剂量相关的方式降低眼压 30%～40% [1]。镇痛药

品会导致眼压轻微下降。氯胺酮可能会由于血压升高而导致眼压升高 [2]。琥珀酰胆碱可使 IOP 升高 6～12mmHg，并持续 5～10min [3]。这种眼压升高是由眼外肌肉收缩压迫眼球所致。这可导致开放性眼外伤患者眼内容物受到挤压。因此，开放性眼外伤患者应避免使用琥珀酰胆碱。

（五）眼科药物对麻醉的影响

局部使用的眼科药物从结膜囊吸收缓慢，但它们通过鼻泪管的黏膜表面被迅速吸收，从而表现出全身效应。

- 局部 β 受体阻滞药：如噻吗洛尔等药物常用于青光眼的治疗。全身影响包括心血管症状，如心悸、晕厥或充血性心力衰竭等迹象 [4]。它们还可能导致中枢神经系统抑制，并表现为头晕和疲劳。使用这些眼药水的新生儿有罕见的呼吸暂停的病例报道。
- 局部 α$_2$ 受体激动药：阿伯拉可乐定（apraclonidine）的全身性作用包括镇静、嗜睡和低血压。与其他 α$_2$ 受体激动药一样，该药物迅速停药可能导致严重的高血压。
- 局部肾上腺素能受体激动药：如苯肾上腺素和肾上腺素的药物用于青光眼的治疗可能产生全身作用，如高血压、心律失常、心肌梗死和晕厥 [4]。
- 局部抗胆碱酯酶药物：碘依可酯（用于治疗青光眼）的药物作用时间长，一般在 4～6 周。停药 3 周后，血浆胆碱酯酶活性仅为正常的 50%。因此，如果使用通常剂量的由血浆胆碱酯酶代谢的药物（琥珀酰胆碱、酯类局部麻醉药，如普鲁卡因、氯

普鲁卡因、可卡因）会导致过量和延长作用时间。因此，酰胺类局部麻醉药将是区域神经阻滞的一个更好的选择。

- 局部毒蕈碱类药物：阿托品和东莨菪碱用于散瞳和睫状体麻痹。这些药物的全身不良反应包括心动过速，口、眼、皮肤干燥和潮红。老年患者可能出现中枢神经系统的不良反应，包括中枢神经兴奋和躁动，需要使用毒扁豆碱进行治疗。

- 碳酸酐酶抑制药（CAI）：如乙酰唑胺等用于治疗青光眼，可能引起碱性尿，而导致低钾。因此，这些患者术前应检查血清电解质。

（六）麻醉前评估

所有患者必须提供完整的病史，并在手术前进行完整的体格检查。眼科手术虽然被认为是低风险的手术也不例外（框 2-1）。

框 2-1　基本术前评估

- 病史及手术指征
- 既往史：高血压、糖尿病、慢性阻塞性肺疾病、冠心病等
- 既往手术史
- 家族史
- 社会历史：吸烟和饮酒
- 过敏史
- 正在使用药物一览表
- 体格检查：生命体征、心音、呼吸音

理想情况下，这种评估应由麻醉师或有资质的医生进行，并应在手术前 1~2d 进行复查。世界上最常见的眼科手术是白内障手术。正在服用抗高血压药物的患者必须继续服药，直到手术当天。在血压较高的情况下，不建议在手术前立即使用舌下硝酸甘油等药物迅速降低血压。对糖尿病患者，如果手术计划在无镇静局

部麻醉下进行，则应继续保持他们日常的药物和饮食。

当患者接受球周和球后阻滞及术中使用镇静时，开放静脉通路是必需的。对于较长手术时间 / 复杂病例、Tenon 囊下麻醉及患者的一般健康较差时，也推荐开放静脉通路。

因肾脏疾病接受透析的患者，应尽量优化血液生化指标，并注意血流动力学指标。血压计袖带不应绑在有动静脉瘘的一侧肢体。建立静脉通路应在远离动静脉瘘的地方进行。

如果患者在局部麻醉下进行手术，并且没有其他医疗问题，则不需要进行实验室检测。但是，有一些标准是应该满足的（框 2-2）。

框 2-2　患者在局部麻醉下进行白内障手术前要满足的标准

- 能够平躺 45min
- 无胃食管反流病史
- 无神经精神障碍，如痴呆和幽闭恐惧症
- 无头颈震颤
- 无慢性咳嗽
- 能用英语或其他语言进行良好的沟通

换句话说，以下情况应考虑全身麻醉。

- 患者不配合。
- 局部脓肿。
- 眼球穿孔。
- 严重凝血异常。
- 严重反应、过敏或其他与局部麻醉相关的并发症。
- 无法沟通或无法遵守指示。
- 不受控制的颤抖。
- 无法采用手术所需的体位。

一个众所周知的事实是，常规的实验室检查没有价值，除非有明确指征。美国麻醉师学会术前评估工作组提出了一些建议（框 2-3）[5]。

框 2-3　术前评估

- 心电图：新发或不稳定心脏病征象；去年 1 年内糖尿病、高血压、心绞痛、心力衰竭、吸烟、功能低下和周围血管疾病
- 血清电解质：使用长效利尿药、地高辛、利尿药或腹泻
- 血糖：多饮、多尿或体重减轻
- 血细胞比容：有出血、贫血、疲劳或进食不良史
- 凝血检查：凝血障碍病史或抗凝剂使用史

（七）眼科手术局部麻醉的种类

- 结膜下阻滞也称角膜缘周围阻滞。这种阻滞不太常用，因为该麻醉没有眼球制动作用。

- Tenon 囊下阻滞是目前眼科手术中最常用的局部麻醉技术。这种阻滞也称为球旁阻滞、定位麻醉或巩膜上阻滞。在表面麻醉下，在距角膜缘后 5～10mm 的结膜和 Tenon 囊处作一个切口，然后将钝性针头插入巩膜上间隙，将麻醉剂注入[6]。文献显示，鼻下象限是最常用的注射部位。在该部位注射，可使液体向上分布，并避免影响手术入路及对涡静脉的损伤。注射时患者被要求向上、向外看。玻璃体切除术也会采用两个象限的 Tenon 囊下麻醉。

- 在 Tenon 囊下注射局麻药物，可以作用于 Tenon 囊下的睫状短神经，起到眼球麻醉的作用。进入眼外肌的前运动神经纤维直接被麻醉药物阻断，从而达到眼球制动。当麻醉药液沿视神经前部扩散时，对视神经的直接作用可能会影响患者视力。

- 眼部瘢痕性疾病如眼天疱疮或 Stevens-Johnson 综合征，需要尽量保护结膜以防止进展为睑球粘连，应避免使用 Tenon 囊下麻醉。

- 球周麻醉（肌锥外阻滞）适用于对 Tenon 囊下麻醉相对禁忌的患者。这些患者包括曾经因视网膜脱离做过巩膜扣带术、内直肌或翼状胬肉手术的患者，此外对高度近视眼也必须非常小心，因为可能出现巩膜葡萄肿和（或）巩膜变薄[7]。最常见的进针部位是内眦、泪阜和下颞方球周。

- 表面麻醉和前房内麻醉，表面麻醉仅适用于合作的患者和由经验丰富的外科医生进行的简单手术。

- 球后麻醉（肌锥内阻滞）过时。

麻醉技术的选择将取决于患者的意愿、外科医生、麻醉师的手术需要和手术地点之间的平衡。

在一次手术做双侧的眼科手术中，不建议双眼同时进行局部麻醉。如果需要在一次手术中进行双眼手术，则应交替进行麻醉，以便发现和处理任何并发症。

根据传统的教学理念，所有的开放性眼外伤都应考虑全身麻醉。但许多与全麻相关的因素都可能导致 IOP 的升高，如人工通气时对眼球的直接压力、喉镜检查、气管插管、咳嗽、气管插管受压、呕吐或 Valsalva 视网膜病变。由于这些原因，对于开放性眼外伤的首选麻醉方式尚存在争议。近年来，区域阻滞麻醉与监护下的麻醉控制被认为是替代常规麻醉的方法，用于部分成人 1 区和 2 区损伤的开放性眼外伤的修复。对于 3 区受伤的眼睛，全身麻醉仍然是推荐的麻醉方式。

（八）原始记录保存

每个患者必须记录以下数据。

- 实施麻醉的医生（眼科医生 / 麻醉师）的姓名。

- 采用的详细技术细节，包括以下内容。
  - ➢ 消毒方法。
  - ➢ 进针位置。
  - ➢ 使用的针 / 套管的长度和类型。
  - ➢ 局麻药物和辅助剂的体积和浓度。
  - ➢ 辅助麻醉剂的要求。
  - ➢ 是否使用眼部加压装置。
  - ➢ 全身镇痛或镇静药。
  - ➢ 麻醉效果。
  - ➢ 并发症。
- 监护技术、频率和系统参数的记录。
- 任何并发症、干预措施或提供给患者的建议的细节。

此外，许多种类的手术铺巾都会产生二氧化碳蓄积。这可能导致焦虑、高血压和脉络膜血流增加。因此，为了减少二氧化碳的蓄积，应该使用开放式的手术铺巾或在铺巾下方使用高流量富氧空气系统。

（九）区域阻滞麻醉的并发症

并发症可能来自使用的药物或阻滞技术本身[8]。

- 血管内注射和过敏反应：虽然罕见，但存在发生这种并发症的可能性，因此，复苏设施必须随时在可用状态。
- 球后出血：其特点是眼眶迅速肿胀和突出，眼压突然升高，通常需要推迟手术。应立即通知外科医生并评估视网膜中央动脉的搏动，可以行外眦切开术以缓解眼压升高。
- 眼球穿孔（ < 0.1% ）：在近视眼更容易发生。当注射时出现剧烈疼痛、突然视力丧失、眼球活动减弱、瞳孔红光反射不良或

玻璃体积血时，应诊断为眼球穿孔。对于眼眶注射，避免将麻醉药注入血管丰富的眶尖可以减少并发症的风险，通常使用细（25G 或 26G）和短（不超过 25mm）的针头。从眼球切线方向小心地进针，直到针尖通过眼球赤道部以后再向上、向内转[9, 10]。

- 局麻药向中枢神经系统扩散：其原因或是由于直接注射到了硬脑膜下（随视神经与巩膜相延续），或经动脉逆行扩散。症状包括嗜睡、呕吐、麻醉药反流到视交叉所引起的偏盲、抽搐、呼吸抑制或呼吸停止、神经功能障碍，甚至心搏骤停。
- 视神经或视网膜中央动脉损伤：应在血管较少的眼眶区域进行注射，如颞下或鼻侧部位，并保持眼球向前直视。
- 过敏：尽管不常见，但在鉴别诊断中，对于术后眼眶出现急性肿胀和炎症的患者，应考虑注射透明质酸酶引起的过敏。
- 眼球活动度过大：表面麻醉时常见，可能导致手术操作困难。通过谨慎的术前选择及适当的术前和术中措施，可以将这种情况减少到最低程度。

三、结论

麻醉在眼科领域的应用范围不断扩大。眼科手术时间的缩短和手术复杂性的增加依赖于良好的麻醉管理。因此，在麻醉药物和技术方面需要不断创新。推荐的做法是在任何情况下都要开放静脉，以便在紧急情况下立即静脉干预。最终目标是提供高质量、安全和全面的患者护理。

参考文献

[1] Deramoudt V, Gaudon M, Malledant Y, et al. Effect of propofol on IOP in strabismus surgery in children. Ann Fr Anesth Reanim. 1990;9:1.

[2] Nagdeve NG, Yaddanapudi S, Pandav SS. The effect of different doses of ketamine on intraocular pressure in anesthetized children. J Pediatr Ophthalmol Strabismus. 2006;43:219–23.

[3] Khosravi MB, Lahsaee M, Azemati S, Eghbal MH. Intraocular pressure changes after succinylcholine and endotracheal intubation: a comparison of thiopental and propofol on IOP. Indian J Ophthalmol. 2007;55:164.

[4] Coppens G, Stalmans I, Zeyen T, Casteels I. The safety and efficacy of glaucoma medication in the pediatric population. J Pediatr Ophthalmol Strabismus. 2009;46:12–8.

[5] American Society of Anesthesiologists Task Force on Preanesthesia Evaluation: practice advisory for preanesthesia evaluation: a report by the American Society of Anesthesiologists Task Force on Preanesthesia Evaluation. Anesthesiology. 2002;96:485–96.

[6] Davison M, Padroni S, Bunce C, Rüschen H. Sub-Tenon's anaesthesia versus topical anaesthesia for cataract surgery. Cochrane Database Syst Rev. 2007;18:CD006291.

[7] Ryu JH, Kim M, Bahk JH, Do SH, Cheong IY, Kim YC. A comparison of retrobulbar block, sub-Tenon block, and topical anesthesia during cataract surgery. Eur J Ophthalmol. 2009;19:240–6.

[8] Eke T, Thompson JR. The National Survey of Local Anaesthesia for Ocular Surgery. II. Safety profiles of local anaesthesia techniques. Eye. 1999;13:196–204.

[9] Edge R, Navon S. Scleral perforation during retrobulbar and peribulbar anesthesia: risk factors and outcome in 50,000 consecutive injections. J Cataract Refract Surg. 1999;25:1237–44.

[10] Kumar CM, Eke T, Dodds C, et al. Local anaesthesia for ophthalmic surgery. Joint Guidelines from the Royal College of Anaesthetists and the Royal College of Ophthalmologists London; 2012.

第3章 手术显微镜和放大镜
Operating Microscopes and Surgical Loupes

Mohammad Hosein Nowroozzadeh   M. Reza Razeghinejad   著

陈君毅 译

一、概述

手术显微镜已成为眼科手术必不可少的工具。它们的发展使眼科手术发生了革命性的变化，从历史上的囊内白内障手术（过去不需要放大）转变为目前的小切口乳化手术。显微镜还提供高倍放大和细节识别，这是最复杂的玻璃体视网膜手术的基础。现代手术显微镜在光学上是一流的，提供有效的照明光源，并高度适应外科医生的人体工程学[1, 2]。手术用放大镜使用频率较低，与手术显微镜相比有其优缺点，使其适用于不同的情况。

二、手术显微镜

手术显微镜要么安装在天花板上，要么安装在地板上[3]。当手术室用于眼科显微手术时，更推荐安装在天花板上的显微镜。它们在手术室中不会构成物理障碍，而且很容易放置在患者的头上。另外，安装在地板上的显微镜有一个很大的优点，那就是它们可以从一个房间移动到另一个房间。这两种类型显微镜各有许多其他的技术特点[1]。

（一）光学组件

操作显微镜由以下光学部件组成：天文望远镜被装置在目镜内，是放大作用的主要来源；用来补偿天文望远镜产生的倒立像的倒棱镜（如Porro–Abbe棱镜）；伽利略望远镜是一种放大率转换器，可以引入不同的镜头；变焦镜头，大多数显微镜中都有变焦镜头，在不改变焦点的情况下平滑地改变放大率；物镜用来调节工作距离；双目观察系统，由两个平行的光学系统组成，每一个都是另一个的镜像，提供患者眼睛的立体视觉[4]。照明光源将在下面的章节中讨论。

（二）光学特性

1. 复消色差

现代的手术显微镜采用消色差透镜来校正色差和球面像差，使其具有卓越的光学性能和优秀的图像质量[3]。另外，暴露镜片（如物镜和目镜）都具有防污迹和防水涂层，以保证光学质量的一致性和耐用性[5]。

2. 放大和视场

一个特定系统的总放大率是其光学子系统放大率的乘积[4]。目镜通常有8.33倍、10倍和12.5倍的放大率[6]。眼科手术显微镜最常用的目镜是

12.5 倍[4]。在手术显微镜其他光学元件的基础上，12.5 倍的目镜可达到 6~40 倍的总放大率[4]。变焦伽利略望远镜（平滑可变放大倍数调节器）被整合到许多手术显微镜中，允许放大倍数的连续变化[4]。变焦比通常设置在 1:6 左右[3, 6]，聚焦范围约 50mm[3, 6]。

为了实现良好的聚焦，可以在 z 轴上使用显微镜定位手柄（粗聚焦）或电动系统（细聚焦）进行对焦。机动 X–Y 耦合系统允许焦点在 X–Y 轴的中心移动，一般范围从 25mm×25mm 到 61mm×61mm[3, 6]。由此，补偿患者的微小运动和改变操作轴向，使不同的目标组织成像在高放大倍率手术视野中。

放大倍数的增大必然伴随着视场的减小，反之亦然。根据所选择的放大倍数不同，手术显微镜的视野直径在 7~80mm[6]。高放大倍数可以更好地辨别细节，而大的视野可以更好地从整体上观察手术野。因此，外科医生应该在这两个参数之间选择一种最佳的平衡，以达到手术特定步骤的最佳条件。最舒适的位置是目标组织在视场的中心并良好聚焦。

3. 景深

景深是指相对聚焦的范围。换句话说，景深是聚焦图像中最近的和最远的物体平面之间的距离。位于景深之外的物体是模糊的[4]。在手术显微镜中，景深主要由放大率决定。景深随着放大率的增加而变浅，反之亦然。除了放大效应外，景深还受到外科医生的调节储备和光通过的孔径的影响[4]。在给定放大倍率下，年轻外科医生通常有更好的调节储备和更宽的视野深度，而高年资医生在高放大条件下进行手术时经常需要多次调整聚焦。然而，年轻的初级外科医生通常倾向于使用自身调节来看显微镜。通过自身调节来看显微镜并不推荐，因为这会导致疲劳。这可以通

过离焦 / 再聚焦的方法部分克服[1]。减小光通过的孔径会通过针孔效应增加景深，代价是光透过率降低而导致的对比度减小[4]。一些显微镜中使用的视野深度管理系统允许外科医生在最大视野深度和最佳光线透射之间进行选择[3]。

从实用的角度，当手术仅在一个平面进行时，景深是不太重要的（如撕囊或内界膜剥除）；但当涉及一个相对厚手术平面时（如晶状体刻槽或切除玻璃体条索），景深又显得至关重要。因此，前一种手术最好在高倍放大下进行，而后一种手术则需要更好的景深，因此应采用相对较低的放大倍数。

4. 工作距离

工作距离是物镜到患者眼睛的距离。它等于物镜的焦距[4]。眼科手术显微镜的工作距离通常设置为 150mm、175mm、200mm 或 225mm[3, 4, 6]。需要注意的是，即使不同显微镜之间的工作距离相差仅 25mm，也会极大地影响手术医生的操作感受[4]。

（三）组成部件

每一种现代手术显微镜都是由几种复杂的部件组成的，这些部件为各种眼手术提供了最佳的功能。手术显微镜通常由一个显微镜头（包括光学部件）（图 3-1）、主干（通常带有交互式触摸屏）、定位臂和支架（天花板支架或地板支架）。在这里讨论一下对操作人员正确使用有重要影响的部件。

1. 定位臂和手柄

显微镜的头部被放置在一个可以摆动的定位臂上。该臂具有各种可释放或收紧的枢轴点，使其在定位显微镜头时具有灵活性和稳定性[1]。配重设置是显微镜臂上的一项重要控制，它决定了显微镜头在放置和释放时的垂直偏移。每台显微

镜有两个定位手柄，通常套有可消毒的手柄罩（图 3-1）[3, 5, 6]。在某些系统中，装有磁性制动器，使得手术显微镜在松开时很容易定位[3, 6]。

2. 脚踏板

脚踏板（图 3-2）通常由控制 X-Y 轴范围移动的操纵杆、控制放大倍率的按钮和控制精细聚焦的按钮组成。有些还带有按钮控制照明开关，甚至还有测量照明强度的按钮。这些部件可以减少手术过程中不必要的干扰（如手工聚焦），并

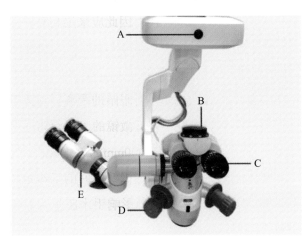

▲ 图 3-1　显微镜头

A. 居中按钮；B. 用于调节目镜瞳距的旋钮；C. 可以调节屈光力的目镜，用于矫正外科医生的屈光不正；D. 带有高压灭菌罩的定位手柄；E. 助手镜

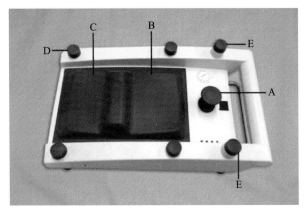

▲ 图 3-2　一个典型的显微镜无线脚踏板

A. X-Y 操纵杆；B. 聚焦按钮；C. 缩放按钮；D. 光源的开 / 关按钮；E. 照明强度调节按钮。按钮可以根据外科医生的偏好重新编程

增强显微镜的通用性。一些新型的设备有一个可编程的脚踏板，其中的按钮可以根据外科医生的个人要求或喜好定制[1-3, 5, 6]。

3. 居中按钮

居中按钮位于显微镜头部，用于使 X-Y 轴居中、放大率和聚焦回到初始状态。每次手术开始时应按下，使操作过程中各方向有充分的偏移能力[2, 3, 5, 6]。

4. 目镜

显微镜目镜（望远镜）在手术开始时有三个重要的参数需要设置。瞳距（pupil distance，PD）需要根据外科医生的瞳距进行调整。大多数目镜的屈光度调整范围为 ±5.00D，每只目镜都可以独立设置以适应外科医生的屈光参差[1, 6]。或者，外科医生可以戴上眼镜，把目镜调到零点[1]。此外，具有对称、低屈光不正（如双眼屈光度为 -1.00D）的外科医生可摘除眼镜，将目镜调至零，并在手术开始时通过改变显微镜工作距离来补偿屈光不正，或在手术中对焦。后面这种方法，只有当外科医生的助手镜上没有助手 / 受训人员时可以使用，否则正视眼的助手会因离焦而看不清。第三个参数是倾斜度。传统显微镜的目镜大约倾斜 45°，较新的设备提供可倾斜高达 180° 的目镜[3]，为不同的外科医生提供最佳的人体工程学（图 3-3）。对于长时间的手术，如玻璃体视网膜手术，接近平行的目镜位置通常是首选[3]。在矮或高的外科医生中，目镜可能会从平行位置略微下降或上升，以帮助达到最佳位置。

5. 光源

传统的光源是卤素灯。虽然卤素灯泡（单个或两个）仍然经常使用[3, 5, 6]，一些较新的系统提供氙气或发光二极管（LED）光源作为它们的主要照明系统[3, 6]。氙灯可以让外科医生看到眼睛自然颜色的解剖结构和非常精确的细节[3]。

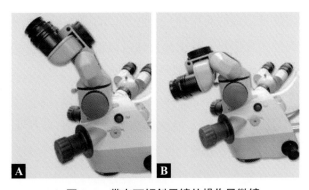

▲ 图 3-3　带有可倾斜目镜的操作显微镜

A. 目镜在倾斜位置（约 45°）；B. 目镜向下降，呈近似平行的位置（约 -10°）

LED 光源具有较低的能耗和较长的寿命（约 60 000h）[6]。如一些现代设备所提供的那样，将多种光源集成在一个系统中，当几个对光源有不同偏好的外科医生使用一个显微镜时，效果尤其明显 [3, 6]。另外，其他设备只使用一种光源（氙气或 LED），但集成的专用滤光片在翻转时可以提供类似卤素的照明 [3, 6]。现代手术显微镜使用由光纤传输的冷光，减少了显微镜头部的热量，并使手术期间更换灯泡更容易 [3, 4]。使用卤素灯泡的新系统可以自动更换烧坏的灯泡和备用的灯泡，这样手术就可以不间断了 [3]。

复杂的光学照明系统提供了灵活性，以不同的方向投射光线到术眼 [3, 5, 6]。最著名的照明系统是同轴照明，显微镜的光垂直射向眼睛，通过后照明（红光反射）突出眼内结构 [4]。这种照明方式对观察眼内难以看到的结构，如后囊、玻璃体和液体界面，如残留的黏弹性，特别有用 [3, 4, 7]。传统的显微镜使用近同轴照明（如与真正的同轴光线有大约 2° 的偏差）提供了后照明和足够的倾斜照明角度来产生周围结构的轻微阴影，这对于突出深度和对比度很重要 [7]。更新的系统有两个不同的照明光束角度，可以分别开启或关闭，是一个斜场照明（4°～6° 偏离）[3, 5] 和一个真正的同轴照明光束 [3, 5, 7]。提供单独的照明路径提供

了倾斜照明和后照明的全部好处。所谓的立体同轴照明（stereo coaxial illumination，SCI）系统使用两个单独的同轴光路，分别与每个目镜对齐，即使是色素较多、偏中心和屈光不正的术眼，也能最大限度地提供后照明 [3]。SCI 声称可以在极低的光照下得到红光反射，这样可以降低长时间手术中视网膜光毒性的风险 [3]。

同轴照明是特别有用的，尤其当撕囊步骤或检查后囊破裂时 [7]。在角膜混浊的情况下，斜场照明可以渲染大量的背向散射光，在视觉上减弱红色反射，此时关闭斜场照明增强红光反射是有帮助的 [7]。几乎在晶状体乳化手术的所有步骤中（包括刻槽、劈核和核块吸除），同轴和斜向照明的组合选择将提供最佳的照明，以突出对比度和深度感。斜场照明可单独用于眼表手术（如角膜缝合），以减少光线投射到视网膜。

除上述特点外，照明系统应在最大功率下有足够的强度，可调节，并有专门的滤光器，以吸收不必要的紫外线（UV）和红外线（IR）光，从而保护患者和外科医生免受光毒性损伤 [3, 5, 6]。

最近的进展可见，由 Alcon 公司提供的 Luxor LX3 与 Q-VUE 眼科显微镜提供了一个大而稳定的红光反射。稳定的红光反射区不受瞳孔大小、居中性、眼睛倾斜或患者运动的影响，这是一种名为 ILLUMIN-i 的技术。Luxor 是 Alcon 白内障屈光手术套件的一部分，这是一组相互连接的设备，包括 Verion 图像引导系统、Centurion 超声乳化仪、LenSx 飞秒白内障激光、ORA VerifEye+ 像差计，以及一个集成的高清视频系统 [8]。

6. 视网膜光毒性

如今，随着现代显微镜的不断发展，视网膜光毒性的问题很少遇到。更新的带消色差透镜的显微镜提供了先进的光学特性，减少了对高照度

的需要，以实现良好的视觉效果。但重要的是要知道，某些情况会增加视网膜光毒性的风险，而一些此类情况的巧合可能会带来显著的风险。

产生视网膜光毒性最重要的危险因素如下：①透明的屈光介质，白内障的存在在某种程度上能在白内障手术开始时防止光毒性，但白内障切除后的风险就增加了（无晶状体眼）。植入人工晶状体后光毒性的风险最大（正视眼加上清晰的屈光介质）。②充分散大的瞳孔。③长时间操作。④持续的光照射。⑤设置显微镜最大光强度，很多年轻外科医生这样做[7, 9]。在巩膜或结膜上手术时，通过覆盖瞳孔或使用中心黑斑的光照，可使视网膜光透射最小化。

（四）附件

眼科手术显微镜有多种附件。根据附件类型不同，它们可以用于特定的目的，如教学、眼前段手术、白内障手术或玻璃体视网膜手术[6]。

1. 立体助手（教学）镜

立体助手（教学）镜帮助助手准确地看到手术过程中发生了什么，当助手需要进行手术操作时，如巩膜顶压，助手镜是必不可少的[2]。大多数显微镜使用分光器，在外科医生和助手之间以 70/30 的比例将光线分开[6]。然而，较新的系统为外科医生和助手使用独立的光源，为两者提供 100% 的立体效果和 100% 的照明。一些系统为助手镜提供了单独聚焦的能力，这在老视眼外科医生和年轻实习生（有更多调节力）共同手术时非常有用[2, 3]。

2. 摄像头和监视器

与记录设备相连的高质量摄像头有助于记录手术过程（图像或视频）。有些设备还可以在内置监视器上显示视频图像[3]。当学员观摩手术时，这些选择特别有用。有些设备具有脚操作踏板的

优点，可以在手术过程中捕捉图像[2]。

3. 玻璃体视网膜手术观察系统

医生们通常使用一个与手术显微镜同轴对齐的前置放大镜和一个专门集成的逆变器来矫正前置放大镜提供的倒转图像[3, 5, 6]。这种系统将间接检眼镜的原理结合到了手术显微镜中[10]。这个概念类似于使用非接触前置镜通过裂隙灯观察眼底。然而，在手术过程中，倒转的影像是不能接受的，需要用玻璃体视网膜观察系统的相关逆变器进行矫正。这些系统最初被称为双目间接眼显微镜（binocular indirect ophthalmo microscope，BIOM），避免了既往在玻璃体视网膜手术中使用的角膜接触镜[9]。系统通常有多个不同屈光力的镜头，可以同时提供高倍和广角（最高 125°）图像[5, 6, 10]。

一些观察系统配置了 EIBOS（图 3-4）和 EIBOS2（Haag Streit Surgical 公司）和 SDI/BIOM®5（Oculus Surgical 公司）[11, 12]。在进行眼外手术期间，BIOM5 可以移出光路，这样 SDI 的图像翻转作用就被取消了。BIOM5c 具有电子对焦功能，当与 SDI4c 一起使用时，它提供了电子脚踏对焦和自动图像翻转的便利。

4. 机动光纤裂隙光照明器

这是一个理想的照明系统，为双手操作玻璃体视网膜手术提供了很大便利，使膜和玻璃体条索可视性大大提高。在标准的广角照明系统，很

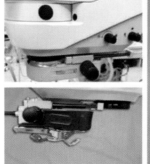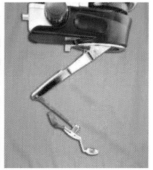

▲ 图 3-4　非接触、广角眼底观察系统（EIBOS）

难清楚观察到透明玻璃体或操作视网膜上的膜。裂隙照明提供直接和间接照明，也扩散了眼内结构和仪器的阴影。有了它，复杂的玻璃体视网膜手术可以更容易和安全地进行。事实上，通过裂隙光源，深度感知是最大化的。当使用这一选项作为光源进行玻璃体视网膜手术时，无须内照射光源，这样原来持有光源手被释放，用来持有第二个器械进行复杂的手术操作。光照角度通常为 ±23.00°～30.00°，裂隙光束可以旋转 180°，裂隙宽度范围从 0.01 到最大 15～20.00mm[3, 5, 6]。

5. 滤光片

手术显微镜通常内置吸热，红外线和紫外线滤光片以减少光毒性和提高图像质量。其他辅助滤光片，应用在某些特殊情况下，可以根据需要翻入 / 翻出。最常用的滤光片是：①激光滤光片；②荧光滤光片，用于术中观察荧光素的荧光[3]；③蓝色滤光片[3, 6]；④黄色滤光片，让视网膜充分保护，免受光毒性[5]；⑤卤素模式滤光片，如果外科医生更喜欢传统的卤素光源，通过这个滤光片可以将氙灯的光调整成卤素光的波长[3]；⑥色温滤镜，提高能见度，提供更自然的色调[5]。

6. 新型的数字光学集成

随着技术的不断发展与新型手术技术的新需求相结合，新配件不断发展。有些系统提供的 toric 目镜是内置可旋转刻度的目镜，其图像叠加在显微镜图像上，帮助外科医生找到正确的 toric 人工晶状体定位角度[6]。在一些眼科显微镜上可以安装角膜镜，有助于在手术中评估角膜前表面的形状[6]。

Truevision Systems 公司研制的用于屈光性白内障、青光眼和视网膜手术的立体高清可视化系统在 3D 平板显示器上实时显示手术视野。它使外科医生可以通过观看大屏幕而不是传统的显微镜目镜来进行手术。

另一个数字系统，Callisto Eye 和集成数据注入系统与 OPMI LUMERA 700 显微镜协同工作（图 3-5）。新型的 IOLMaster 可以在计算人工晶状体度数时记录患者眼睛上的标记点，然后通过 Callisto 系统将这些标记传输到手术显微镜上。由于显微镜有这些信息，可以帮助精确地放置角膜缘松弛切口和 toric 人工晶状体[11]。

（五）人体工学

手术开始前，外科医生、助手和患者都应该感到舒适。在局部或表面麻醉的情况下，这是特别重要的。良好的体位对患者和外科医生的安全都至关重要[1, 2]。

1. 患者体位

无论手术入路是颞侧还是上方入路，患者的头部位置应使手术眼角膜表面与地面平行。有独立的头枕（有自己的调节系统）、上半身和下半

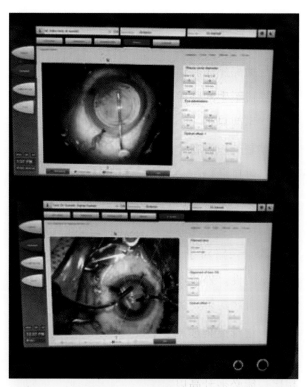

▲ 图 3-5　Callisto Eye 和 OPMI LUMERA 700 集成数据注入系统

身的手术床是最理想的。此外，这些手术床具有灵活性，即使在特殊情况下，如脊柱后凸，也能让患者保持正确的体位。将患者的头悬在头枕上方的半空中，减少了外科医生手术床下的空间，并干扰了控制脚踏的动作。肩膀转动有时是必要的，特别是对婴儿和小孩，以保持头部在一个适当的位置。

2. 外科医生的体位

大多数眼科手术是在眼科显微镜下进行的，外科医生坐在上方或颞侧。在任何一个位置，患者的眼睛都应该与地面平行。外科医生应该坐在离手术台足够近的地方，这样外科医生就不必过于向前或向后倾斜以通过显微镜观察。当外科医生处于最佳位置时，他或她的腿应该很容易滑到手术台下面来控制脚踏板。术者不应感到背部或颈部紧张，手应处于最符合人体工程学的位置（图 3-6）[1]。用抬头的姿势手术可以缓解慢性颈部疼痛和背部问题。

当外科医生坐在患者上方时，将脚踏板放在手术台的两侧，可以在手术台下留出更多的空间进行足部操作。这种方法可以防止在足部动作时，外科医生的膝盖意外地撞到手术台。当外科医生使用两只脚，一只用于控制显微镜，另一只用于控制其他设备，如超声乳化仪或玻璃体切割仪时，将显微镜脚踏板放在非优势腿（右利手者为左腿）下更为方便。当没有其他脚踏板时，可将显微镜脚踏板置于优势腿下。

颞侧入路对于正确和舒适的手术体位来说更具挑战性。外科医生的一条腿（如对患者右眼进行手术的颞侧入路中的右腿）将直接位于手术床下，很难使其远离手术台面。对于身材高大的外科医生来说，这个挑战更为突出。与上方体位相比，床必须升高以容纳外科医生的腿，而椅子应该保持在相同的高度。为了使显微镜有适当的

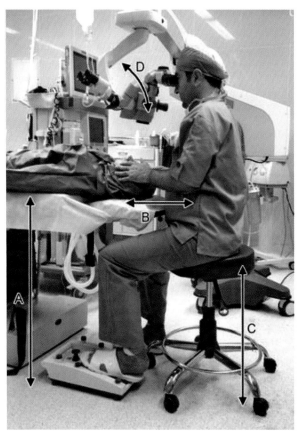

▲ 图 3-6　术者在患者上方时的体位

需要调整的 4 个参数。A. 床的高度；B. 外科医生与患者头部的距离（注意头部置于外科医生的大腿上）；C. 外科医生的椅子高度；D. 显微镜头部倾斜程度。如图所示，在正确的位置上，外科医生舒服地坐着，双腿远离手术床，躯干和头部几乎直立，肩膀和肘部下垂，符合最佳的人体工程学要求

聚焦，必须将显微镜抬高，而且外科医生必须让躯干挺直才能够到目镜。或者，只要手保持在舒适的位置，外科医生可以在不明显改变躯干位置的情况下压下目镜。如果上述所有的操作都不能达到必要的床与腿之间的间隙（通常对于腿较长或躯干较短的外科医生），可以尝试另外两种操作。一种方法是将膝盖稍微向外伸出，用脚的外侧控制脚踏板，另一种方法是将显微镜的两个踏板都放在自由的腿下。对于后者，建议采用超声乳化仪的连续灌注模式，因为外科医生在调整显微镜踏板时脚需要离开超声乳化仪踏板。

（六）优点和缺点

手术显微镜的优点远大于缺点，使其在眼科内眼手术中具有无可比拟的地位。

1. 优点

手术显微镜具有内置的精密的照明系统，精确地适应了它们的光学能力。采用电动系统和足部控制，可在手术过程中双手操作，直观控制显微镜。高度和可调的放大倍率提供了良好的细小组织可见性，并保证了精细的操作。各种有用的附件可以安装在手术显微镜上。

2. 缺点

只有以减小景深为代价，才能获得更高的放大率。手术显微镜的高倍放大对外科医生提出了更高的要求。例如，手的震颤随着手术野的放大而增大。此外，高度放大的视野很容易受到来自邻近房间或楼层的建筑或维修工程的振动干扰；因此，手术室的建造必须符合很高的减震标准[1]。

使用显微镜从不同角度观察手术视野是不易实现的[1]。在一个单一的位置，在光源下连续操作，在高倍镜下高度集中注意力，这些都使外科医生在长时间的手术中感到疲劳。另外，虽然很少见，但对患者和外科医生来说，轻微的光毒性风险是潜在存在的。

三、手术放大镜

手术用放大镜是眼外手术如斜视、眼部整形和巩膜扣带手术的理想选择。放大镜所提供的放大功能满足手术的需要，也为外科医生提供了从多个角度快速观察手术视野的灵活性[1]。手术放大镜多用于老视的高年外科医生，因为他们不能通过缩短工作距离来放大手术视野。

虽然手术用放大镜可以在手术过程中改变

视角，但重要的是要保持恒定的工作距离，保持头部静止以获得适当的焦点。当外科医生要求使用器械时，他 / 她应该保持他 / 她的视野在手术区域内，助手必须将器械交给外科医生[1]。手术区域良好的照明对于使用放大镜进行手术是必不可少的。与手术显微镜不同，手术放大镜不支持内置光源。光源可以由安装在天花板上的光源或头戴的手术灯提供。头灯通常是首选，因为光线总是集中在视线上，在鼻腔或眼眶手术时特别有用[1]。

（一）特点

1. 放大率

与手术显微镜不同，手术用放大镜可以在特定的手术环境下提供固定的放大效果。放大倍数一般为 2～6 倍。大多数手术需要至少 2.5 倍，通常是 3.5 倍放大。随着放大率的增加，视场和景深都会减小[1]。

2. 工作距离

对于给定的放大镜，其工作距离是固定的。对于放大率较低（2.5 倍或以下）的放大镜，制造商通常提供 25.4～50.8cm 不同的工作距离。对于放大率为 3.5 倍或更高的放大镜，其光学要求阻碍了这种灵活性，制造商通常只能提供一个工作距离[1]。

3. 视场

视场受放大倍率和工作距离的影响。放大倍率越高，工作距离越短，视场越小。对于较低放大倍率的镜头，制造商可以提供不同的视场（如 2 倍放大倍率的放大镜可以有 10.16～25.4cm 不同的视场）。然而，对于更高放大倍率镜头，视场通常是固定的[1]。

应根据手术需要和手术舒适度选择放大倍率、视场、工作距离合适的放大镜。由于视野深度在较高的放大倍率下会降低，所以较低调节力的高年外科医生在使用高放大倍率的放大镜时，应使头部保持静止以保持聚焦[1]。

（二）组件

手术放大镜由眼镜框和安装在镜框上的一对目镜组成（图 3-7）。可以在镜框上加上矫正或保护镜片。目镜提供放大功能，瞳距是可调的[13]。

（三）优点和缺点

1. 优点

使用放大镜，可以灵活改变观察角度，让外科医生很容易地在患者周围改变位置。所提供的放大倍率非常适合大多数眼外和眼睑手术[1]。

2. 缺点

外科放大镜有固定的放大率和焦距，因此，外科医生的工作距离是固定的[1]。

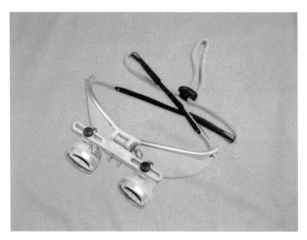

▲ 图 3-7 典型的手术放大镜，由眼镜框和安装在其上的放大镜组成

参 考 文 献

[1] Zabriskie N. The operating microscope and surgical loupes. In: Arnold A (Ed). Basic Principles of Ophthalmic Surgery. San Francisco, CA: American Academy of Ophthalmology; 2006.

[2] Benjamin L. Tools, facilities, and the operating team. In: Benjamin L, ed. Cataract Surgery. Amsterdam, The Netherlands: Saunders, Elsevier; 2007.

[3] Carl Zeiss Meditec. Surgical microscopes. https://www. zeiss. com/meditec/int/products/surgical-microscopesoperating-microscopes.html. Accessed May 14, 2018.

[4] Atebara N, Asbell P, Azar D, et al. Clinical optics. In: Skuta G, Cantor L, Weiss J (Eds). Basic and Clinical Science Corse. Vol. 3. San Francisco, CA: American Academy of Ophthalmology; 2011–2012.

[5] Topcon connecting visions. Operation microscopes. http://www. topcon-medical.eu/eu/categories/42- surgical/#products/eu/categories/42-surgical/65-prepost- operative-diagnostics/. Accessed May 14, 2018.

[6] Leica microsystems. Surgical microscopes. https://www. leica-microsystems.com/products/surgical-microscopes/ophthalmology/. Accessed May 14, 2018.

[7] Cionni RJ, Pei R, Dimalanta R, Lubeck D. Evaluating red reflex and surgeon preference between nearly-collimated and focused beam microscope illumination systems. Transl Vis Sci Technol. 2015;4:7. doi:10.1167/tvst.4.4.7.

[8] Murphy E. Current trends in surgical microscopes. https://www.ophthalmologymanagement.com/supplements/2017/february-2017/current-trends-in-surgical-microscopes/current-trends-in-surgical-microscopes. Accessed May 15, 2018.

[9] Michels M, Sternberg P Jr. Operating microscopeinduced retinal phototoxicity: pathophysiology, clinical manifestations and prevention. Surv Ophthalmol. 1990;34:237–52.

[10] Oculus. SDI 4/BIOM 5. http://www.oculussurgical.com/us/products/oculus-biom-5/highlights/. Accessed May 14, 2018.

[11] Stephenson M. Advancements in surgical microscopes. https://www.reviewofophthalmology.com/article/ advancements-in-surgical-microscopes. Accessed May 15, 2018.

[12] EBIOS 2. https://www.haag-streit.com/haag-streit-surgical/products/ophthalmology/eibos-2/. Accessed May 15, 2018.

[13] Oculus. Binocular loupes. https://www.oculus.de/en/ products/binocular-loupes/easyloupe-titan/highlights/. Accessed May 14, 2018.

第 4 章　眼科缝线及缝针
Sutures and Needles in Ophthalmology

Oscar Albis–Donado　Shibal Bhartiya　Giovanna Casale–Vargas　著

陈君毅　译

一、概述

对缝线材料和使用的针的基本知识是成为一名成功的眼科医生必不可少的一部分。现代眼科手术依赖于使用最合适的仪器和材料来完成手头的任务。

普通眼科用的针是由制造商申请专利的各种合金制成的，这些针应该能够抵抗断裂或弯曲，平滑以减少阻力，并在重复穿过组织时保持锋利。

缝线材料有可吸收和不可吸收两种类型，它们可以是单丝或编织的（表 4-1）。根据我们的不同需要，缝线需要维持几天或永久的张力。我们还需要根据材料的柔韧性、弹性、打结特性和操作性能及可见度来选择，同时还要考虑待缝合组织的生物力学特征（框 4-1）。

二、缝线

缝合线根据粗细进行排列，眼科常用的缝合线尺寸根据美国药典（United States Pharmacopeia, USP）的定义从 5-0 到 11-0，并根据需要缝合的组织和使用的材料进行选择[1]。

材料的选择通常取决于组织，但也可以根据其他标准来选择。例如，结膜缝合通常采用不可吸收缝合线，一旦瘢痕形成，即可将缝线拆除，翼状胬肉手术一般需要 1 周，小梁切除术（水密

框 4-1　缝线材料的特性

- 粗细：直径
- 抗拉强度：衡量材料或组织抵抗断裂的能力。第一个数字越小，强度越大
- 毛细特性：吸收液体沿缝线转移的程度
- 记忆性：缝合线恢复其原始形态的内在能力
- 吸收特性：浸泡后吸收液体的能力
- 摩擦系数：摩擦系数低的缝线很容易穿过组织，但结也很容易解开
- 弹性：衡量材料在变形后恢复其原有形态和长度的能力
- 组织反应：血管化和炎症反应
- 打结强度：使打结打滑所需的力量
- 柔韧性：缝线材料操作方便，可以调整结张力和确保结不散开
- 纤维数量：单丝 / 多丝

表 4-1　缝线材料分类

依据可吸收性	依据来源	依据纤维数量
可吸收：如聚乙醇酸	天然材料：如肠线、铬肠线、筋膜	单丝缝线：如聚乙醇酸
不可吸收：如尼龙、编织丝、不锈钢、聚酯等	合成材料：如聚乙醇酸	多丝缝线：如聚乙醇酸

性很重要）则需要 3～4 周（图 4–1）。但对于儿童，我们希望尽可能避免使用全身麻醉，所以使用细的、可吸收的缝线是合理的（图 4–2）。相比之下，使用可吸收缝线进行角膜移植并不是一个好主意，因为我们希望组织保持无血管并保持缝线张力几个月，可吸收缝线将诱导血管形成以及过早失去其抗拉强度，导致不规则散光或伤口裂开。

（一）可吸收缝线

只有当组织中的缝线仍然保持其张力时，缝

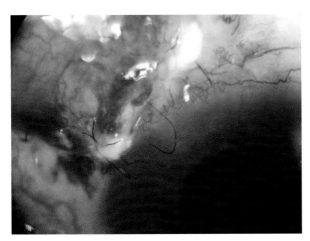

▲ 图 4–1　1 例滤过泡瘘切除后的结膜缝合，使用 10-0 尼龙线，连续褥式缝合将结膜缝合在角膜和表层巩膜

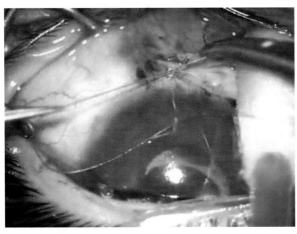

▲ 图 4–2　1 例先天性青光眼患儿结膜缝合，使用 8-0 薇乔缝线，避免术后返回手术室拆线

合的持续时间才有意义。在缝线张力丧失几个月后，剩余的材料可能仍会产生炎症反应，有时，我们有意寻求这种延迟反应，希望组织的最终强度比手术前更大。给定的缝线保持其张力及其随后降解的时间，取决于材料、缝线的直径和组织的血管密度。可吸收缝合线通常由聚乳酸、聚乙醇酸、聚二噁酮或染色肠线制成。外科手术用的肠线是用牛或羊肠道中获得的纯化结缔组织制成的。它们主要由胶原蛋白组成，可以是纯的，也可以是含铬的。铬盐的作用是降低组织中酶的活性，酶会使纯肠线在 1 周内被组织炎症反应所吸收。使用铬盐后，可以缝线维持张力 2～3 周，且炎症反应更少。

- 聚羟基乙酸缝合线：这些缝合线是由编织或单丝乙醇酸制成的，所以它们的吸收依赖于水解。相对于肠线，这是一个优势，因为酶降解往往导致更多的炎症。这两种乙醇酸的张力都可以持续 2～3 周，但是这种物质会在组织中停留 2～3 个月。这些缝线在眼前段手术中很少使用。这些缝合线曾用于斜视手术，但由于它们容易吸引邻近组织，如 Tenon 囊、肌间隔和结膜，导致"组织牵引"，因此不推荐使用。

- polyglactin 910 缝合线：这些（如 Vicryl® Ethicon Inc.）（图 4–2）是由 90% 乙醇酸和 10% 乳酸的共聚物制成。还有一种具有涂层的缝线（聚乳酸 370 和硬脂酸钙）是供眼科使用的。尽管这种缝线是编织的，并安装在铲形针或反切割针上，但它很少产生组织牵引。这种缝线吸收是通过水解降解的[2]。

- 聚二噁烷酮：这种缝线可以在组织中保持张力长达 6 周，所以多用于缝合需要机械支撑的内部组织，如瘢痕形成较差的眼外肌，或用于固定 Ahmed 或 Baerveldt 减压阀直到纤维组织生长并穿过阀体上的孔洞。

（二）不可吸收缝线

用于不可吸收缝合线的常用的材料有：丝绸、尼龙（聚酰胺）、聚丙烯和聚酯。它们都在眼科手术中使用。

- 外科级蚕丝：丝线通常是编织、染色和脱胶的丝素蛋白，去除天然蜡，涂上几种蜡混合物以保持光滑。它被认为是不可吸收的缝合线，因为它能保持张力 3～6 个月，尽管几年后可能会发现缝线仅剩下一点痕迹。它是不可吸收缝合线中最柔韧的一种，这一特点使得它可以理想地将青光眼房水引流装置缝合到巩膜上，而不会豁开（图 4-3）。它编织的特性需要一些习惯，以避免在打结时散开。

- 聚酰胺（尼龙）：它可能是眼科手术中最常用的缝线，它是一种相对柔韧的单丝，基本上是惰性的，每年只损失 10%～15%

的张力。这使它成为理想的缝合无血管，愈合缓慢组织（如角膜）的缝合线，并且很少会切割组织。因为外科医生可以很容易地训练自己估测这种缝线所产生的组织张力，所有它也用来相对可预测地调整角膜曲率或缝合小梁切除的巩膜瓣。

尼龙可引起角膜血管化和上睑滤泡反应。

- 聚丙烯：聚丙烯（Prolene）也是一种单丝缝合线，能够长时间保持其张力（超过 2 年）。这种缝合线相对较硬，所以如果处理不当，它可以很容易把巩膜豁开。但它是最好的将人工晶状体固定在巩膜上、固定 Cionne 张力环、提眉和纠正老年性眼睑外翻或虹膜修补的缝合线（图 4-4）。

- 膨胀聚四氟乙烯（Gore-Tex）：Gore-Tex 是一种不可吸收的聚四氟乙烯单丝缝合线，比聚丙烯缝合线具有更强的抗拉强度，已用于心血管外科手术超过 20 年。它易于操作，可见性高，无炎症。然而，在眼内使用它是超出说明书范围的。它在人工晶状体小切口巩膜固定中越来越受欢

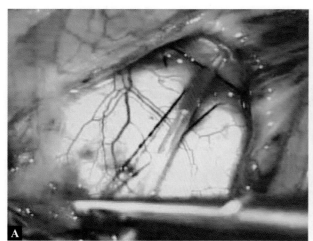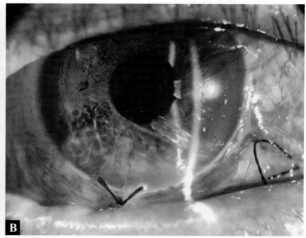

▲ 图 4-3 外科级蚕丝

A. 7-0 丝线用于将 Ahmed 引流阀缝合到巩膜上，其弹性避免了巩膜变形或切割；B. 对于成年患者，缝合结膜使用相同的缝线，并在 8～10 天后拆除

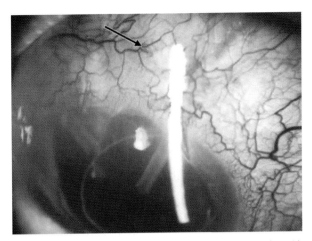

▲ 图 4-4　聚丙烯缝线固定人工晶状体 4 年，未见结膜侵蚀

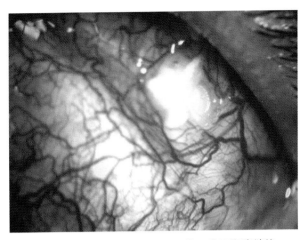

▲ 图 4-5　原手术 8 年后暴露的巩膜及聚酯缝线

迎[3]。一般 15.24cm 左右即可，使用时不需要针。

- 聚酯：聚酯由聚对苯二甲酸乙二醇酯（如 Mersilene）组成，是一种编织的、具有弹性的眼科缝合线。它基本上不会失去抗拉强度，所以适用于固定内眦韧带或固定巩膜条带[3]。虽然缝线本身是惰性的，但它也可能被污染，偶尔引起肉芽肿，或者随着时间的推移，它也会侵蚀结膜（图 4-5）。这就是为什么我们更倾向于在青光眼房水引流器植入中避免它的原因，尤其是当纤维条带穿过阀体生长时，Baerveldt 和新的 Ahmed 引流装置都将能保持原位。

- 钢：金属钢缝合线（30μ）没有弹性，而且已经不用了。它们曾被用于角巩膜愈合。

三、缝针

眼科手术可能是第一个受益于 20 世纪初带缝线针或无创伤针发展的专业。起初，囊内白内障摘除手术的切口用带孔针和丝线缝合，或者不缝合，一旦使用了一体针（图 4-6），缝合就变得更加普遍，患者在手术中和术后出现并发症的风

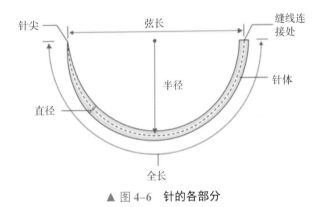

▲ 图 4-6　针的各部分

险也开始降低。

最好的手术用针有以下几个重要的特点。

- 高质量不锈钢。
- 尽可能纤细而又有足够强度。
- 它们需要在持针器中保持稳定，针的一部分需要平贴在持针器表面上，从而避免旋转。
- 能够将缝合线穿过组织，损伤最小。
- 足够尖锐，以最小的阻力进入组织。
- 足够坚硬，以避免弯曲，但有足够弹性，以防止在手术中断裂。
- 无菌和耐腐蚀，避免引入微生物或留下其他物质在伤口。

针是根据形状和针尖的几何形状分类的，每一种变化都有其优点和缺点[4, 5]。

针按形状可分为直针、1/2 圆针、1/4 圆针、3/8 圆针、5/8 圆针和复合曲线针。曲线的选择取决于被缝合的组织。缝合深层组织时，必须选用曲线较弯曲的针，如 1/2 圆针。在缝合皮肤时，使用不太弯曲的切割针，如 3/8 圆的针。当缝合睑板或巩膜板层时，最好使用 1/4 圆形铲针，它足够弯曲度，下表面平整，不太容易穿透全层组织。

复合曲线针被开发用于前段手术，使外科医生可以操作精细而均匀的组织。靠近尖端的曲率半径较小，约为 80°，剩余的 45° 曲线较为平坦。第一个曲率允许反复短、深地刺入组织，剩下的弯曲使针离开组织，使伤口边缘外翻，以便观察伤口内部。这确保了在伤口的两侧有相同长度的缝线，这一点很重要，可以分散力量，以减少角巩膜切口的散光。

眼科手术用针根据针尖形态分为四种主要类型（图 4-7）[6, 7]。

- 切割针：针尖截面为三角形，切割边在顶部，切割边和针的两边都具有切割作用。这种针的缺点是，它可能会在针道形成的过程中带出一些针尖表面的组织。当用于

将植入物固定在巩膜表面时，针道靠近植入物的部分会相对薄弱，这将增加巩膜切割和植入物游离的风险。

- 反切割针：针尖横截面为三角形，切割边在底部，像切割针一样，切割边和两边都具有切割作用。这样针道就比针尖刺入点更深。这一点使得这种针成为缝合全厚表皮和皮肤的理想选择。其缺点是，板层缝合时可能会导致意外穿透，这一点在巩膜缝合时很重要，因为它可能会伤及脉络膜，并可能引起脉络膜上腔出血。

- 圆体针：圆体针在横截面上是圆形的，切削刃只在尖端，因此在所有可用的针中形成的针道最小。相对无创伤性，是虹膜缝合及血管修复的首选。它也可以用于滤过泡修补时的结膜缝合。其缺点是通过组织时阻力大，最纤细的针（如 10-0 尼龙缝线）在缝合几次后就可能弯了。

- 铲形针：铲形针是最常用的，在横截面上有 4～6 个切割边。因此，它在侧边和尖端具有切割作用，与它穿过的组织平面平行，避免了任何意外的穿孔。当穿过角膜和巩膜平行纤维时，它还会为外科医生提供本体感受反馈，这是眼科手术所特有的。

四、替代材料和特殊缝合装置

（一）组织黏合剂

在过去的几十年里，局部组织黏合剂已经被用于闭合伤口（框 4-2）。最常用的一种是氰基丙烯酸酯，它是一种快速作用的化合物，可以用于皮肤创口修复，同时可以形成对外界微生物污染的屏障。它对非皮肤表面不是很有用，但可用于

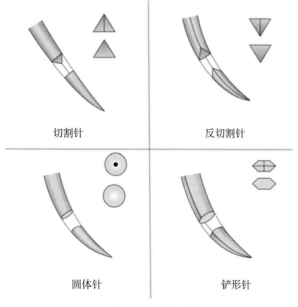

切割针　　　　　　　反切割针

圆体针　　　　　　　铲形针

▲ 图 4-7　针尖形态

闭合眼部小的穿孔，与软性接触镜联合使用，以避免其硬化的表面产生异物感。

框 4-2　外科用黏合剂和密封剂

- 纤维蛋白黏合剂
- 氰基丙烯酸酯
- 明胶和凝血酶产品
- 聚乙二醇聚合物
- 白蛋白和戊二醛产品

纤维蛋白形成黏合剂更常用于眼表，最近已成功用于青光眼房水引流器植入后的结膜闭合或翼状胬肉手术中游离结膜植片的固定。

（二）外科用胶带

像 Steri-srips®（3M，US）这样的胶黏带可用于皮肤伤口愈合时保持两侧的统一。它们有时可以代替浅表小伤口上的缝合，使瘢痕看起来更好，保护伤口，便于拆除。它们还可以帮助覆盖已缝合的伤口，保护它们免受感染，减少缝合线的压力，并避免外部创伤。在使用之前，皮肤需要用酒精湿巾去除表面油脂。

组织黏合剂和胶黏带可作为一种"无针"的选择来关闭儿童眼睑或眼周皮肤裂伤。

- 水凝胶密封胶：ReSure（Ocular Therapeutix）用于关闭白内障手术切口。水凝胶凝固时间为 15～30s，持续 2～3d，直到伤口闭合。

皮肤钉：一些外科医生已经开始在眼科手术中使用皮肤钉，如提眉手术，作为缝合发际线后伤口的替代手段。然而，目前还没有关于眼科手术中皮肤钉和缝合线的比较研究。

参 考 文 献

[1] Speath GL. Ophthalmic Surgery, Principle and Practice. Philadelphia, PA: WB Saunders; 1990:4965.

[2] Hunter P: 10-0 Vicryl suture offers alternative to no stitch, Ocular Surg News 9: August 15, 1991.

[3] Khan MA, Gupta OP, Smith RG, et al. Scleral fixation of intraocular lenses using GoreTex suture: clinical outcomes and safety profile. Br J Ophthalmol. 2016;100:63843.

[4] Kalyansundaram TS, Bearn MA. 11-0 Mersilene alone as a single running suture in corneal grafts. Eye (Lond). 2001; 15:28891.

[5] Bendel L, Reynolds E, Stoffel F. Ophthalmic needles. An engineering analysis. Ophthalmology. 1986; 93:614.

[6] McClung WL, Thacker JG, Edlich RF, Allen RC, Rodeheaver GT. Biomechanical performance of ophthalmic surgical needles. Ophthalmology. 1992;99:2327.

[7] http://www.eophtha.com/eophtha/Gallery/sutures_and_needles. html. Last accessed March 23, 2018.

[8] Tong AY, Gupta PK, Kim T. Wound closure and tissue adhesives in clear corneal incision cataract surgery. Curr Opin Ophthalmol. 2018;29:148. doi:10.1097/ICU.0000000000000431.

第5章 缝合和打结
Suturing and Knot Tying

Ghasem Fakhraie 著

陈君毅 译

一、概述

在这一章中，我们将讨论手术缝合和打结的基本原则，并描述一些基本的和最重要的手术缝合法，特别是在眼科领域。

二、缝合的基本原则

正确用持针器持针是完美缝合的第一步。外科医生用他 / 她的惯用手握持针器。应将针握在持针器的尖端附近，握针的位置在中间 1/3～2/3（连接缝线的地方）（图 5-1）。虽然更靠近持针器近端（铰链）的握针方式（图 5-2）为针穿过组织和缝线提供了更大的力量，但它减少了针穿过伤口的精细度，从而也降低了缝合的精细度。如果持针器夹在针尖附近或针尾处，会对穿刺力产生不利影响，导致断针。同时，如果将握针靠近针尖，可能会导致针的过早和不必要的钝化，并可能无法提供足够的针长度来穿过伤口的两侧。如果握针过于靠近针尾，在针穿过组织的过程中，可能会导致针的旋转或倾斜。

由于缝针通常采用半圆形针，当它们穿过组织时就会形成环形针道。使用这些针应避免线性推入；否则，它们会弯曲和扭曲组织。缝合的

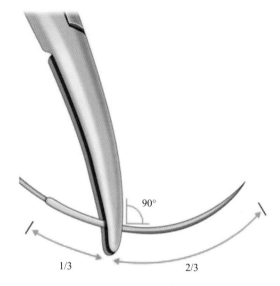

▲ 图 5-1 正确握针方式

用持针器的远端（尖端）附近握针，握针部位应在针的中间至连线端（连线处）1/3 处

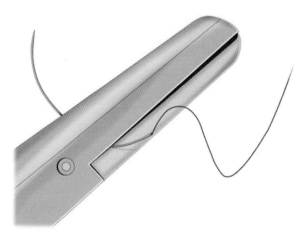

▲ 图 5-2 靠近持针器铰链处夹针

进入角度在决定缝合深度方面起着重要作用。因为针创建了一个圆形针道，如果针的进入角度是90°，那么针的圆形路径将导致缝合深度等于针的曲率半径。进入角＜90°导致更浅缝合，而进入角＞90°导致更深的缝合。因此，建议针垂直于组织进入（图5-3），旋转手腕轻轻向前滑动。因此，外科医生应该把他/她的手保持一个笔直的位置。

当针穿过组织时，应用非惯用手持镊子轻轻夹住伤口，直到针穿过伤口的两侧并从另一侧伸出。持针器应始终夹住针直到针尖从伤口的另一侧伸出，才能用持针器重新夹住针。不要反复夹针尖，因为这样可能导致针过早变钝。外科医生过早地在伤口另一侧重新夹针，这是一个常见的错误。

在大多数情况下，缝合应该在伤口两侧是对称的，也就是伤口两边等量组织被缝线缝合。

钳子或持针器只能夹缝线尾端。因为每夹一次，缝线就会受损——尤其对于单丝线来说，这种情况要严重得多。任何缝线的损伤都会影响缝合的抗拉强度。

在大多数情况下，外科医生都会面临一个矛盾的问题，这个问题必须谨慎处理。一方面，缝线打结应该足够紧，这样就可以适当地拉紧伤口的两个边缘。另一方面，他/她必须避免缝线过紧，否则会导致伤口撕裂、组织坏死或组织变形[1]。

三、简单的方结

方结被认为是最初和基本的缝合技能，所有的外科医生应该熟练地打一个方结。在尝试打方结时，应遵循以下步骤（图5-4）。

- 针穿过伤口的两边，重新抓住针，拉线，直到缝线尾部变得足够短。
- 松开针，用钳子在距出针点3～4cm处将缝线夹住（取决于持针器和钳子的类型及缝线材料）。
- 当持针器尖端远离外科医生并闭合时，持针器与外科医生惯用手握在伤口的同一侧。
- 方结与系鞋带的方式类似：从右向左缠绕，然后从左向右缠绕。对于器械打结，打结镊应保持在绕出的线环内（图5-4A）。绕线2～3次，以提供足够的摩擦力。第一个结完成后，缝线应平铺在创面上，并具有足够的张力使创面边缘对合在一起（图5-4B）。
- 在进行第二次绕线时，持针器松开缝线，持针器在伤口的中心闭合——这次是尖端指向外科医生。持针器闭合后，将用镊子夹住的缝线较长端再次缠绕在持针器尖端。绕线方向与第一个结相反（图5-4C和D），并使线环与缝合平面成直角拉紧。最后的加固线环按原方向拉紧，并与缝合平面成直角拉紧（图5-4E）[2]。

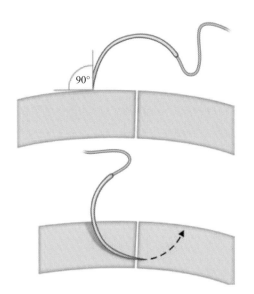

▲ 图5-3 针的入针角度决定了缝合的深度，针尖垂直进入组织的深度等于针的曲率半径

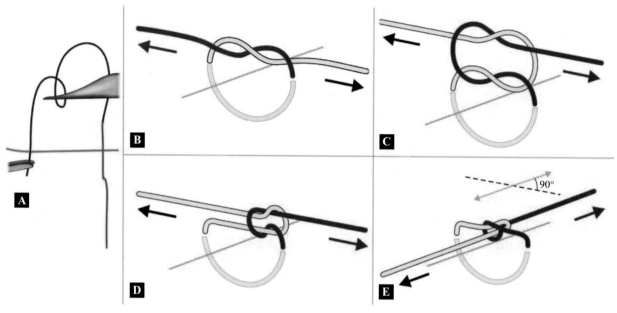

▲ 图 5-4　方结步骤

A. 打结镊应保持在绕出的线环内；B. 缝线应平铺在创面上，并有足够的张力使创面边缘对合在一起；C 和 D. 绕线方向与第一个结相反，并与缝合平面呈直角拉紧；E. 最后的加固线环按原方向拉紧，并与缝合平面成直角拉紧

- 由于打结过紧可能导致切口过度外翻和组织坏死，外科医生必须谨慎处理打结的张力。

外科结

结扎结（也叫外科结或 3-2-1 结）是在方结的接近线环上再加一个半结（图 5-5）[2]。

四、缝合技术

在伤口缝合中有多种缝合技术。外科医生对缝合方式的选择取决于多方面的考虑。缝合技术一般可分为两种基本类型：间断缝合和连续缝合。每一种技术都有其优点和缺点。间断缝合允许非常精确地对合伤口边缘。伤口裂开的风险比连续缝合要小。连续缝合的优点是它可以使伤口的两边更加接近。它们也经常被用于必须防止气体和液体漏过的伤口。

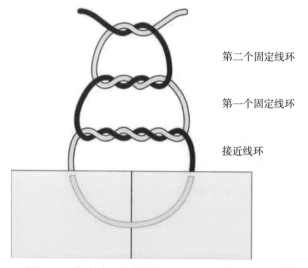

第二个固定线环

第一个固定线环

接近线环

▲ 图 5-5　结扎结、外科结或 3-2-1 结是在方结的接近线环上再加一个半结

（一）简单的间断缝合

- 应用：简单间断缝合是缝合创面的基本方法，也是最常用的缝合技术。
- 方法：首先将伤口长度分成相等的两部分，第一针缝线一般放在伤口的中间。由于这个原因，针从伤口的一边通过下面的组织穿至伤口的另一边。如前所述，为了正确地打结，针应垂直地进入组织，并沿圆形路径在伤口两侧同等深度移动。同样重要的是，缝线的出入口必须与伤口线保持相同的距离。从伤口的另一侧出针后，打一个方结，切断缝线末端。伤口两侧入针点和出针点的距离必须一致，底部缝合宽一点。随后的每次缝合都将伤口的其余部分对半分，直到伤口完全闭合。缝合足够的间断缝线，以创造足够的力量来确保伤口的安全闭合（图 5-6）。

- 优点：通用性强，使用方便。
- 缺点：这项技术的主要缺点是它会留下一系列交叉的线性瘢痕，就像铁路轨道一样。

（二）垂直褥式（远 – 远、近 – 近）缝合

- 应用：这是对于确保伤口外翻和减小张力最好的缝合技术。与简单的间断缝合相比，它为伤口愈合提供了更多的支撑。
- 方法：垂直褥式缝合采用远 – 远、近 – 近的方法。针从伤口的一侧进入并伸入到伤口的深部以关闭死腔，然后针从对侧的伤口边缘穿出，注意出针点与入针点的距离

相等(远 – 远针道)。然后持针器反向持针，从刚穿出的一侧组织入针，但更靠近伤口。在第二针道，针较浅地穿至另一侧，从更接近创面边缘处出针（近 – 近针道）（图 5-7）。伤口两侧两次缝合穿透的距离应相同。最后将缝合端系在创面同侧，切断缝线（图 5-8）。

- 优点：这种缝合技术有助于最大限度地保持伤口外翻，减少死腔，减少伤口的张力。这种特性使垂直褥式缝合术成为修复睑缘裂伤的良好选择。
- 缺点：由于垂直褥式缝合极易导致伤口外翻，应避免对伤口施加过度张力，否则会导致伤口边缘严重外翻，影响伤口愈合。

（三）垂直褥式缝合（近 – 远）

- 应用：这是对标准垂直褥式缝合方法的改进。当组织肿胀时，闭合有张力的伤口时使用。
- 方法：该技术与标准的垂直褥式缝合基本相同，但针会走得更深，第二个针道出针更远，在组织内部形成一个 8 字形图案，然后在伤口的同一侧打结。

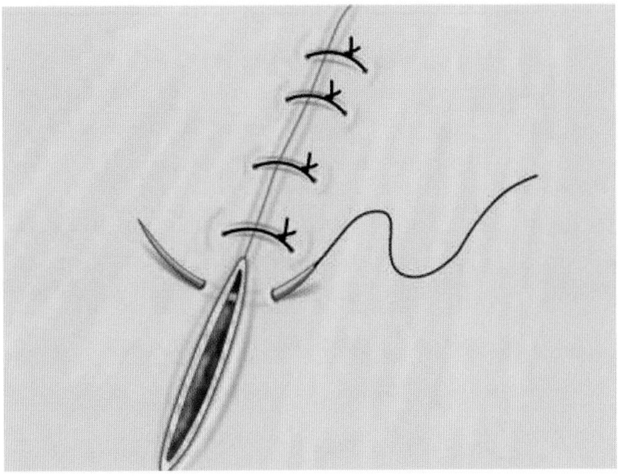

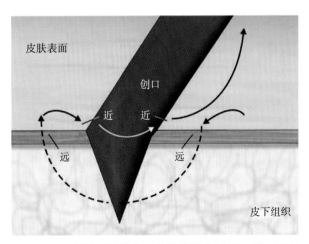

▲ 图 5-6　缝合足够多的间断缝线，以创造足够的力量，确保安全的伤口闭合

▲ 图 5-7　在第二针道上，针较浅地穿至另一侧，离创口更近（近 – 近针道）

- 优点：该技术有助于拉紧伤口深层的组织。

（四）水平褥式缝合

- 应用：水平褥式缝合技术能有效降低伤口张力，关闭死腔，并有利于伤口外翻。它可用于眼睑缝合术中闭合睑裂，在小梁切除术中在角膜或角膜缘固定结膜瓣，在常规白内障手术中关闭巩膜隧道切口。这种缝线也可用作暂时对合伤口边缘的留置缝线。

- 方法：进行水平褥式缝合时，在创面的一侧入针，在与创面等距的另一侧出针。然后再将针从伤口出针侧距伤口相同间距入针。从最初入针侧的相同位置出针，缝线形成一个"矩形"。最后将缝线两端系在伤口的同侧（图 5-8）。

- 优点：这种缝合特别适用于较大伤口分散局部张力，尤其是初次缝合时。

- 缺点：这种缝合的缺点是有组织绞窄、影响伤口血液供应和随后伤口坏死的风险。

（五）简单连续缝合

- 应用：使用连续缝合而不是多次间断缝合，使外科医生能够更快地缝合伤口并显著节省时间。

- 方法：先进行一次简单的间断缝合。然后不用切断缝线的两端，只切断其游离的一端，并保留与针相连的一端。然后将针对角穿过伤口，再从另一边穿过伤口。重复这个循环，直到到达伤口的末端（图 5-9）。使用最后一个线环作为线尾，打一个简单结。重要的是要求缝线间隔均匀。

- 缺点：连续缝合不如间断缝合牢固，更容易绞窄和组织坏死。此外，它还存在缝线断裂后创面裂开的风险。

（六）连续锁边缝合

连续锁边缝合是简单连续缝合的一种变种。在开始每一次新缝合之前，针穿过前一针所形成的线环。此过程重复进行，直到伤口末端，使用最后一个线环作为线尾，打一个简单结（图 5-10）。

（七）连续水平褥式缝合

它是一般的连续缝合和水平褥式缝合的结合。首先缝一个间断水平褥式缝合。然后，线的两端不打结，将针顺着伤口侧向移动一段距离，

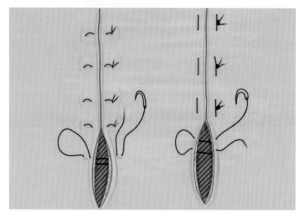

▲ 图 5-8　在伤口进针的同一侧出针，使缝线形成一个"矩形"，然后在伤口的同一侧与线尾打结

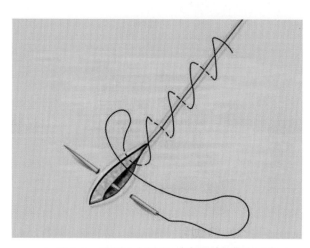

▲ 图 5-9　重复这个循环，直到缝到伤口末端

重新进入出针一侧的组织，再穿回对面的组织，开始第二次褥式缝合线。这个循环不断重复，直到到达伤口的末端。使用最后一个线环作为线尾，打一个简单结。

（八）埋线间断缝合

- 应用：埋线主要用于消除伤口或手术切除产生的死腔，使伤口边缘重新对合。

- 方法：埋线间断缝合时，首先用钳子将伤口边缘外翻。然后，带有可吸收缝线的针进入伤口底部附近较深的组织，垂直向上进针，从伤口边缘下方较浅的组织中出针。然后将针送到另一侧，进入伤口边缘下方的浅表组织，深度与针从对侧出针时的深度相等。然后，针垂直地从更深的组织中穿出，深度就像最初进入伤口的那一侧一样。然后把缝线两端打结。这样，当整个伤口闭合时，所有的结都会埋在深层组织中。

- 优点：相对于连续缝合，使用的缝线会多一些。

- 缺点：相对于连续缝合，使用的缝线稍微多一些。

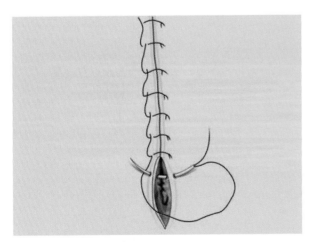

▲ 图 5-10　重复此过程，直到伤口末端，使用最后一个线环作为线尾，打一个简单结

（九）连续皮下缝合

- 应用：这种缝合技术实际上是一种皮下的连续褥式缝合，穿透皮肤表面的只有两个点。这一技术对于提高美容效果和缝合具有同等组织厚度且几乎不存在张力的伤口是比较理想的。

- 方法：皮下连续缝合是通过将针插入距离伤口一端数毫米的皮肤开始的。然后，针被穿向伤口的末端，并从伤口的真皮层中取出。缝线的游离端与自身打结。然后，针进入创面一侧的真皮层，并平行于表面横向穿过，在入针侧以相同的水平出针。然后将针向伤口的另一侧，出针点正对的一点进入真皮层，并横向同一水平出针。需要注意的是，每一边的针道长度要相同。重复这个过程，直到缝合到达创面的另一端，创面闭合完成。然后针进入创面顶端的真皮层，经皮下从离创面末端几毫米的皮肤表面出针。最后，第二个游离端应该像第一个游离端那样打结。如果使用可吸收缝线材料，末端可在皮肤表面下打结（图 5-11）。

- 优点：可吸收和不可吸收缝线都可以使用。由于这项技术只穿过皮肤两个点，在使用不可吸收缝合线的情况下，它可以留在原处较长时间而不用担心过度瘢痕的形成。

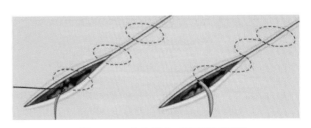

▲ 图 5-11　皮内缝合（间断和连续）

- 缺点：皮下缝合的缺点包括缝合断裂的风险及皮肤表面下形成死腔的可能。

选择正确的缝合方法，在合适的深度处缝合，用正确的拉力来保持对称、间隔和长度既是一门科学，也是一门艺术。

五、结论

- 在伤口上打结可导致伤口凹陷，因此伤口边缘应保持稍微外翻，以避免伤口凹陷（图 5-12）。
- 缝合不应使组织收缩。
- 伤口边缘应松散对合，因为术后总有一些水肿。
- 将薄边缘缝合到厚边缘时，在薄的一边进针要更深，在厚的一边进针要更浅，以达到更好地对齐（图 5-13）。

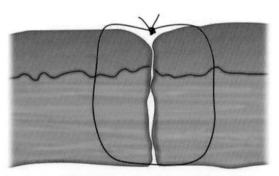

▲ 图 5-12 因为把结打在伤口上会造成伤口的凹陷，所以伤口的边缘要稍微外翻，以避免伤口凹陷

- 当伤口边缘高度不均等时，在高的一侧进针略浅表，然后在低的一侧进针略深。针从高的一侧缝向低的一侧，当第一个结拉紧时，将提升低的伤口边缘与高的伤口边缘相对齐（图 5-14）。
- 应关闭死腔，以减少感染、血肿和伤口凹陷的风险。

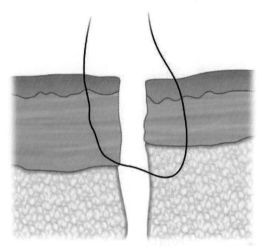

▲ 图 5-13　在较薄的一侧进针较深，在较厚的一侧进针较浅，以便更好地对齐

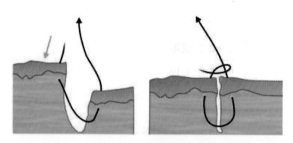

▲ 图 5-14　针从高的一侧缝向低的一侧，当第一个结拉紧时，将提升低的伤口边缘与高的伤口边缘相对齐

参 考 文 献

[1] Roy FH, Arzabe CW. Master Techniques in Ophthalmic Surgery. Thorofare, NJ: SLACK Incorporated; 2004.

[2] Macsai MS. Ophthalmic Microsurgical Suturing Techniques. New York, NY: Springer; 2007.

第6章 止 血
Hemostasis

Colin I. Clement　Adrian T. Fung　Brett O'Donnell **著**

陈君毅 **译**

一、概述

定义：止血是使出血停止的过程，意思是使血液保持在受损的血管内（与止血相反的是出血）。这是伤口愈合的第一个阶段。大多数情况下，这包括血液从液态变为固态。

"止血"一词指的是血管对损伤的正常反应，即形成凝块以抑制出血。流动性、止血和血栓形成的基本要素是由心动周期、血管内皮和血液本身产生的血液流动。血管损伤导致血管收缩、血小板聚集和凝血级联的激活，进而促进稳定血凝块的形成（图6-1）。在没有出血的情况下，这种反应的过度激活会导致血栓形成。相反，缺乏这种反应会导致出血。

术中出血可使术野模糊，延长手术时间，降低手术质量，增加并发症发生的风险，延长住院时间。在严重的情况下，它可能导致贫血，另外输血所用的血液产品，使患者面临进一步的风险。

本章旨在回顾导致术中出血的因素（框6-1），如何计划手术以最大限度减少出血，以及术中出血的处理。青光眼手术、玻璃体视网膜手术和眼眶/眼睑整形手术需要特别的考虑，这些手术出血可能具有特殊的意义或需要特殊的处理。

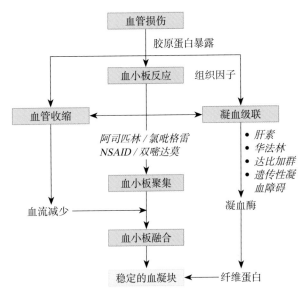

▲ 图6-1 止血因子和形成稳定血凝块的模式图

以斜体字列出的因素表示在止血途径中作用的位置。NSAID. 非甾体抗炎药

框6-1 导致手术出血的因素

- 抗凝药物
- 抗血小板药物
- 高血压
- 血管丰富的组织
- 看不见的来源
- 暴露的骨头
- 炎症组织
- 凝血障碍
- 血小板功能障碍

二、导致术中出血的因素

所有患者都应进行抗血栓药物使用、自发性瘀伤史、已知出血倾向、既往手术问题或易出血因素（血小板减少症、肝病、遗传性凝血障碍）的筛选。明确询问阿司匹林、华法林、氯吡格雷、双嘧达莫、达比加群或全身非甾体抗炎药的使用情况和使用适应证是很重要的。在某些情况下，围术期停止使用这些药物是安全的；然而，停止抗栓治疗的风险必须与手术期间继续使用抗栓治疗的风险进行权衡。在许多情况下，严重不良事件的风险不允许停止抗血栓治疗，而外科医生必须在有此类治疗的情况下计划手术。

了解补充保健产品的使用情况也很重要，因为许多产品与出血风险增加有关（表 6-1）。通常患者不会考虑这些药物，也不会主动提及，除非有针对性地询问。因此，熟悉可能干扰止血的保健品是很重要的。

表 6-1　可能影响止血的保健品

草药 / 维生素 / 营养品	一般适应证
圣约翰草	焦虑、抑郁
银杏叶	记忆、青光眼
大蒜	抗菌、心血管疾病、癌症
姜	消化不良、胃轻瘫、便秘
人参	壮阳药、兴奋剂
维生素 E	免疫、皮肤
菊科植物	头痛、发热、消化问题

如果可能，凝血病应在术前与血液科医生联合处理。偶尔，可能需要使用血液制品，但决定取决于手术类型。例如，Fabian 等[1]已经证明，对有 XI 因子缺乏的个体进行表面麻醉的透明角膜白内障手术是非常安全的，不需要预防性使用抑制性抗体。同样的患者如采用球周 / 球后阻滞或进行创伤性更大的手术（如泪囊鼻腔吻合术）情况就可能较差。

三、计划手术

在计划手术时，与术中出血风险相关的两个关键问题。

- 抗血栓药物应该停止吗？
- 哪种麻醉方式最好？

我们已经提到，应考虑停用抗血栓药物以减轻术中出血，但在许多情况下，这可能是有害的。许多患者服用全身性抗血栓药物是因为他们有生命危险，如肺血栓、冠状动脉血栓或脑血栓。事实上，继续使用抗血栓药物通常是安全的[2]。是否继续使用的决定应根据具体情况做出，并在可能的情况下由治疗医生提供意见。

麻醉的方式可能会影响术中出血的风险，无论是麻醉本身还是手术。应该仔细考虑最好的麻醉方式，以及它是否适合某个患者。一些研究对麻醉和止血问题提供了指导。例如，统计分析显示，与白内障手术的表面麻醉相比，接受球后麻醉或球周麻醉的眼睛更容易发生结膜下出血和眼眶周围血肿。不同麻醉技术的术中并发症无差异。但是，表面麻醉手术期间患者的痛感更明显[3]。同样，在大范围的观察中，在有或没有全身服用氯吡格雷的情况下，接受球周阻滞的眼睛在出血性并发症上没有显著差异。低风险出血并发症（局灶性眼睑或结膜出血）发生率低（2%～3%）[4]。

（一）青光眼滤过性手术

正如前言中所述，在青光眼手术过程中，止

血不仅对手术过程非常重要，而且对手术的成功也有重要的影响。这是因为出血会释放红细胞、白细胞、血清和细胞因子到周围组织中，引发急性炎症反应，最终导致伤口修复。结膜下瘢痕组织的发展会阻碍房水进入滤过泡，导致手术失败。因此，限制这种反应的方法可能会改善手术结果。

两项大小相似的回顾性研究（约 350 例小梁切除术患者）表明，患者使用抗凝剂，而非抗血小板药物，与出血并发症和手术失败的风险增加有关[4, 5]。这些结果提示，应在围术期暂停抗血小板治疗，以减少并发症和改善预后。然而，两项研究都没有提供关于手术同时使用抗凝药物，是否有一个安全治疗范围。此外，两项研究都没有评估暂停抗凝治疗是否与非眼部并发症相关。

尽管有上述发现，有证据表明大多数青光眼外科医生在滤过手术前不会让患者停止使用抗凝剂或抗血小板药物[6]。在一项对英国青光眼专家的调查中，32.8% 和 31.2% 的专家在术前例行停用华法林和阿司匹林。在未停止华法林治疗的患者中，81.25% 的医生只有在患者国际标准化比值（international normalised ratio，INR）< 3.0 时才愿意这样做。剩下 18.75% 的医生愿意接受更高的 INR。

术后出血和术前使用多种青光眼药物之间的相关性已经有报道[7]。这可能是由长期使用溴莫尼定和阿布拉可乐定等药物导致结膜充血所致。在手术前应该考虑减少外用药物，但只有在这样做是安全的情况下才能考虑减少。

对接受青光眼滤过手术的患者，比较了进行球筋膜囊下麻醉和全身麻醉的差异，各组间无显著差异[7]。

（二）玻璃体视网膜手术

大多数玻璃体视网膜手术是在球周或球后麻醉下进行的。对于更容易出血的患者，应避免球后麻醉，以减少肌锥内出血的机会。关于玻璃体视网膜手术与抗血栓治疗间的证据是相互矛盾的。大多数研究表明，尽管围术期维持抗血栓治疗，但出血率没有增加[8-12]。另外一些研究发现，抗血小板治疗伴有更高潜在威胁视力的并发症发生[13]；华法林治疗容易发生术后出血，或者糖尿病玻璃体积血患者玻璃体切除术后发生持续性的玻璃体腔出血[14]。

增殖性糖尿病视网膜病变是玻璃体切除术患者术中出血最重要的预测危险因素[15]。如果可能，术前提前 1 周玻璃体内注射贝伐单抗[16]，可以减少术中和术后早期出血的风险[17]。但如果视网膜新生血管形成伴有纤维血管牵拉，应避免使用贝伐单抗，因为血管退行会加重这种牵引，导致视网膜脱离。如果玻璃体积血致密，则需要 B 超检查以排除牵引存在。

（三）眼眶 / 眼整形手术

手术的益处需要与术中或术后出血的风险及相关的技术困难进行权衡，如眼眶出血导致失明的风险和上睑下垂手术后眼睑水肿导致眼睑抬起高度恢复延迟等的风险。

麻醉和手术技术可能需要根据具体情况加以改进：例如，对于需要继续使用抗凝药物或因血管畸形需要进行眼眶手术的患者，可以使用控制性降压。在眼睑成形术中，当患者需要继续抗凝治疗时，对经华法林化的患者进行脂肪烧灼可能是代替脂肪切除的唯一选择。

一些眼睑手术可以在患者继续使用华法林的情况下进行，如内眦成形术和楔形切除术，术后出血的风险较低。若术后出血风险较大，应避免用游离皮片植皮，皮瓣修复较好。

当有明显出血时，外路或鼻内泪囊鼻腔吻合术（DCR）是困难的。辅助局部麻醉在外路手术中可能对患者的气道更安全；然而，在鼻内手术中，较小的鼻造口可能出血较少。

对于已知有出血倾向的患者，通常需要咨询血液科医生以安排术前给予新鲜的冷冻血小板或去氨加压素，并提前一天入院进行观察。

四、术中管理

在出血部位施加直接压力或压迫通常是外科医生控制出血的首选方法。其他机械方法，如缝线、钉皮钉和结扎夹等，在眼科领域的应用有限（表 6-2）。对于服用抗血小板药或抗凝药的患者发生出血，加压或其他机械方法成功的可能性有限。近年来，如电灼、止血手术刀和激光之类的热技术已成为减少出血的可行手术选择。然而，频繁使用烧灼和其他热技术可能造成不良反应。取决于手术种类和出血位置，有时通过机械止血技术或热止血技术可能是不切实际或不可能的。例如，在骨眶表面、发炎或脆弱的血管或含有较多毛细血管的组织中，用这些方法止血非常困难。

应用药物减少出血已取得良好效果。例如，翼状胬肉手术开始时局部使用苯肾上腺素可显著减少术中止血的需要并缩短手术时间[18]。在青光眼手术和泪囊鼻腔吻合术中局部使用血管收缩剂也能得到类似的结果（见下文）。

（一）青光眼滤过性手术

青光眼手术中控制出血的主要策略是血管收缩、最小组织处理和电灼。

表 6-2　术中止血的技术

技　术	选　择
机械性	直接压迫
	缝扎
	钉皮钉
	结扎夹
	布垫
	纱布
	止血海绵
	血液成分 / 替代疗法
热技术	电灼
	止血手术刀
	激光
药物	控制性降压
	肾上腺素
	维生素 K
	鱼精蛋白
	去氨加压素
	氨基己酸
	氨甲环酸
	局部止血药物
	胶原
	纤维素
	明胶
	凝血酶
	局部密封剂和黏合剂
	纤维蛋白封闭剂
	合成胶

手术前立即局部应用阿可乐定或苯肾上腺素，引起结膜血管收缩，减少出血的风险。在手术部位结膜下注射的利多卡因中加入肾上腺素可以获得额外的好处。

最小限度的组织处理也可以减少出血的风险。尽量减小结膜切口、钝性组织分离、尽量在筋膜囊操作而不是结膜，都是有用的策略。盲目地夹取结膜下抗瘢痕药物的棉片是一种高风险的操作，会导致难以观察和控制的出血。在棉片上预置一针缝线是防止这种情况发生的一种方法。

常用电灼法来控制出血。温和的双极电凝的优点是在不造成过度组织损伤的情况下控制出血。过度烧灼或单极电凝可能导致巩膜胶原收缩，进而导致巩膜瓣关闭不良和术后低眼压。诱导的组织坏死也可能产生更明显的炎症反应，导致结膜下瘢痕化和手术失败。

虹膜切除是术中出血的另一个来源，切除虹膜越大风险可能更大。基于这个原因，对于有危险的眼睛，应做尽量小的虹膜切除；不需要虹膜切除术的手术（如深层巩膜切除术、Express 引流钉植入术、黏小管切开术）也是可以考虑的术式。

在新生血管性青光眼的病例中，可能出现术中前房积血，可通过彻底冲洗后在前房注入气泡加以控制。

（二）玻璃体视网膜手术

巩膜扣带手术可能造成明显的出血。在分离直肌时，必须小心避免弄破其相关血管。缝合时应检查巩膜有无涡静脉，避免穿破。不慎缝线穿透全层巩膜可能导致视网膜下出血。如果发现有视网膜下液体流出或快速眼压降低，则应怀疑巩膜穿孔。如果出现这种情况，应立即用间接检眼镜检查眼底。小的黄斑区以外的出血可以保守处理，特别是下方出血。小的黄斑下出血可通过玻璃体腔注气和 40° 向下凝视姿势处理[19]。大的黄斑下出血可能需要玻璃体切除术、视网膜下使用组织纤溶酶原激活剂、玻璃体腔注气和俯卧姿势等来处理。

在玻璃体切除联合环扎手术中，环扎通常在玻璃体切除术前进行。玻璃体切除术前应行角膜缘血管透热止血。这样可以防止血液渗到角膜表面，阻碍玻璃体手术的视野。

玻璃体切除术期间的止血有两种方法：医源性提高眼压或眼内热凝。在某些情况下，将眼压高到 60mmHg 有助于止血。一旦出血得到控制，就应立即降低眼压，以最大限度地降低医源性视网膜中央静脉阻塞或已有青光眼病情进展的风险。降低眼压应循序渐进，密切注意是否有再次出血。在可能出现大量出血的情况下（如脉络膜视网膜活检），麻醉师可以通过药物降低患者全身血压的方法提供帮助。眼内透热可应用于点状出血。确保透热探针的尖端是干净的，以保证有效的烧灼。在新型的玻璃体切割设备上，脚踏板可以实现线性控制眼内透热止血强度。在出现出血迹象时应采用透热止血，以保持术野清晰可见。一旦玻璃体积血严重，需要进一步玻璃体切除或抽吸以清除，这将降低眼压，并可能导致进一步出血。视网膜裂孔处的桥接血管的透热治疗对预防玻璃体积血很重要。对于术中出血的患者，应该进行巩膜穿刺口缝合，以防止术后发生低眼压和进一步出血。

对于糖尿病患者行玻璃体切除术，一定要造成玻璃体后脱离。这样移除了新生血管在玻璃体中生长的物理支架。糖尿病患者通常有与视网膜粘连的玻璃体，应先在赤道部切断，隔离前后玻璃体，以便更安全地造成玻璃体后脱离。玻璃体腔硅油填塞可以减少术后出血的风险。

（三）眼眶 / 眼整形手术

一般认为术中行凝血性切割可以减少术中及术后出血和肿胀，无论是用电刀、射频还是激光。这些方法在外路鼻腔泪囊吻合手术中应用有限，但在眼睑和眼眶手术中是有用的，应该成为常规方法。如果患者佩戴起搏器，则应避免使用；然而，麻醉师在场，患者在监护状态下，并且患者非起搏器依赖时，可以使用单极电凝。双极电凝对有起搏器的患者是安全的。在某些类型的手术中，必须非常小心地使用烧灼，甚至避免使用，如在视神经鞘开窗术中。

常规的眼睑手术可以用比市售的含肾上腺素的局麻药更高浓度的肾上腺素。对于非上睑下垂或眼睑退缩的手术，我已经用布比卡因联合 1∶80 000 浓度肾上腺素大约 20 年了，没有问题。其他作者有使用 1∶50 000 浓度的。在上睑下垂和眼睑成形术中，也可以使用低温消毒水或生理盐水，这是一种快速、简单的方法来减少一般渗血，且不会影响眼睑的抬起高度。

在鼻腔泪囊吻合手术中，有很多技术可以帮助外科医生，包括抬高床头，在鼻内使用浸润了可卡因的脑棉片而不是纱布，以避免黏膜损伤，也可以直接在鼻腔黏膜下注射含 1∶80 000 肾上腺素的局麻药。可以要求麻醉师采用控制性降压。术中鼻腔黏膜下注射，或使用浸润了含肾上腺素的局麻药的脑棉片，手术结束时使用膨胀性填塞物以防止鼻内粘连，等手段都有利于止血。

FloSeal 是一种双组分（胶原颗粒和凝血酶），局部止血密封胶，已被证明能有效控制泪腺手术患者的出血，并消除术后鼻腔填塞的需要[20]。

部分鼻腔泪囊吻合手术中使用的止血技术，在眼眶手术中应用是有限制的。例如，应避免在接近视神经或视网膜血管的地方使用强效血管收缩剂，以避免发生血管痉挛和局部缺血。骨蜡通常很难应用于鼻腔泪囊吻合手术，但对眶减压术时的眶外侧壁出血非常有用。

在眼眶手术结束时可以留置引流管，且很少需要保留超过 24h。一般来说，仅需一个小的引流管，但 Penrose 引流管是一种替代产品。

五、术后处理

手术出血的处理不会随手术结束而停止，因为术后期间依然可能会出现出血的并发症。了解潜在的并发症和如何控制它们将有助于减少其发生的可能性。

（一）青光眼手术

脉络膜上腔出血是青光眼术后严重的并发症，发生率约为 1%（范围 0.5%～8.3%）。它通常在手术后 7d 内出现，最常发生在无阀青光眼引流器（glaucoma drainage device, GDD）植入后，但也会发生在有阀的 GDD 植入、小梁切除术（使用或不使用抗代谢物）、睫状体破坏性手术和滤过泡针拨技术后[21-23]。眼部的危险因素包括：无晶状体眼、术后低眼压、既往眼内手术史（穿透性角膜移植、玻璃体切除术）。全身方面，高血压、抗凝血药的使用、心血管疾病和呼吸系统疾病也与出血风险增加有关。

识别脉络膜上腔出血的危险因素可能有助于将危险降到最低，但是当临床遇到这种情况时，治疗将取决于严重程度、导致出血的因素及自发性好转的可能性。对于那些凝血功能正常并无低眼压状态下发生的周边性、不迅速增大的脉络膜上腔出血，可密切监测，等待其自行消退。大的或迅速发展的脉络膜上腔出血，在凝血障碍和（或）低眼压状态下，需要及时处理。策略包括凝血功能障碍的治疗、纠正低眼压（如眼内黏弹剂充填、可调节缝线、滤过泡修补等）、脉络膜上腔引流或玻璃体切除术联合或不联合气体、重水或硅油填塞。

（二）玻璃体视网膜手术

术后出血通常与术中止血技术相关。弥漫性玻璃体腔内出血在术后并不少见。如果眼底不可见，则需要 B 超检查以排除视网膜裂孔或脱离。在大多数情况下，可以通过保守治疗得到缓解。对于出血持续超过 1 个月的患者，可能需要行手术冲洗。少见的情况下，巩膜切开内口处的新生血管会导致反复发生的迟发性术后出血。如果怀疑有此情况，可能需要行内镜下玻璃体切除术，以明确诊断并使用眼内激光进行治疗。

（三）眼眶 / 眼整形手术

即使没有少见的危险因素，眼眶内出血仍是任何眼眶手术的危险并发症。目前，大多数眼眶手术为日间手术，如眼眶骨折和眼眶前部活检。除非患者术后住院，否则瞳孔观察或功能性内镜鼻窦手术的观察时间都将大大缩短。对于许多外科医生来说，上睑下垂、眼睑成形和简单的眼眶手术后留观这并不是一种常规做法，因为术后出血导致视力丧失的风险很小。但最好还是建议患者在眼眶手术后每隔几小时定期检查视力。

一般皮肤植片需要加压包扎 4～5d，但应随时检查皮瓣下是否有血肿形成，如果有波动感，则需要进行引流。

虽然很罕见，但术后失明仍时有发生。眼睑成形术后失明的发生率约 1 : 10000。危险因素包括高血压、术前服用阿司匹林、活动过多、限制性头位、非甾体类消炎药，以及并存的血管性疾病等。大多数失明的病例发生在下眼睑成形术后，50% 在术后 6h 内发生。医生需要在术后最初的 24h 内保持联系。应指导患者在眼眶手术后的前 2 周内避免或减少体力活动和刺激性活动，因为这些活动会增加眼眶血管充血，并有可能导致眼眶出血[24]。

任何失明和疼痛的患者都必须立即进行评估。视网膜中央动脉压迫引起的缺血并不会造成疼痛，多发生在术后 90min 左右。如果是眼睑成形术或眼眶手术后，则应开放伤口并放出眼眶内的血液。如果不能做到这一点，那么外眦切开是重要的初始治疗步骤，并抬高患者的头部。其他治疗选择包括静脉注射皮质类固醇。如果眼眶压力持续升高，则可能需要行眼眶内侧壁切开来减压。由于术后发生复视的风险较低，推荐行眼眶底切开。

鼻腔泪囊吻合术后早期出血通常可以通过冰袋、抬高头部和避免弯腰等方法来解决。术后晚期出血，可能需要行鼻腔填塞。填入涂有凡士林的纱布或使用空气或液体膨胀的球囊都有帮助。等待几分钟后，检查喉咙是否还有持续出血，如果出血控制，球囊应放置 24～48h。如果黏膜肿胀明显，应收缩鼻黏膜后，移除初始填充物并重新填塞。手术可以在手术室、病房或急诊室进行。

参考文献

[1] 1. Fabian ID, Sachs D, Moisseiev J, et al. Cataract extraction without prophylactic treatment in patients with severe factor XI deficiency. Am J Ophthalmol. 2009;148:920–4.

[2] Lip GY, Durrani OM, Roldan V, et al. Peri-operative management of ophthalmic patients taking antithrombotic therapy. Int J Clin Pract. 2011;65:361–71.

[3] Zhao LQ, Zhu H, Zhao PQ, et al. Topical anesthesia versus regional anesthesia for cataract surgery: a metaanalysis of randomized controlled trials. Ophthalmology. 2012;119:659–67.

[4] Calenda E, Lamothe L, Genevois O, et al. Peribulbar block in patients scheduled for eye procedures and treated with clopidogrel. J Anesth. 2012;26:779–82.

[5] Cobb CJ, Chakrabarti S, Chadha V, et al. The effect of aspirin and warfarin therapy in trabeculectomy. Eye (Lond). 2007;21:598–603.

[6] Law SK, Song BJ, Yu F, et al. Hemorrhagic complications from glaucoma surgery in patients on anticoagulation therapy or antiplatelet therapy. Am J Ophthalmol. 2008;145:736–46.

[7] Alwitry A, King AJ, Vernon SA. Anticoagulation therapy in glaucoma surgery. Graefes Arch Clin Exp Ophthalmol. 2008;246:891–6.

[8] Dietlein TS, Moalem Y, Schild AM, et al. Subconjunctival or general anesthesia in trabeculectomy—a retrospective analysis of the bleeding risk from a glaucoma surgeon's point of view. Klin Monbl Augenheilkd. 2012;229:826–9.

[9] Dayani PN, Grand MG. Maintenance of warfarin anticoagulation for patients undergoing vitreoretinal surgery. Arch Ophthalmol. 2006;124:1558–65.

[10] Fu AD, McDonald HR, Williams DF, et al. Anticoagulation with warfarin in vitreoretinal surgery. Retina. 2007;27:290–5.

[11] Brown JS, Mahmoud TH. Anticoagulation and clinically significant postoperative vitreous hemorrhage in diabetic vitrectomy. Retina. 2011;31:1983–7.

[12] Oh J, Smiddy WE, Kim SS. Antiplatelet and anticoagulation therapy in vitreoretinal surgery. Am J Ophthalmol. 2011;151:934–9.

[13] Ryan A, Saad T, Kirwan C, et al. Maintenance of perioperative antiplatelet and anticoagulant therapy for vitreoretinal surgery. Clin Exp Ophthalmol. 2013;41(4):387–95.

[14] Fabinyi DCA, O'Neill EC, Connell PP, et al. Vitreous cavity haemorrhage post–vitrectomy for diabetic eye disease: the effect of perioperative anticoagulation and antiplatelet agents. Clin Exp Ophthalmol. 2011;39:878–84.

[15] Passemard M, Koehrer P, Juniot A, et al. Maintenance of anticoagulant and antiplatelet agents for patients undergoing peribulbar anesthesia and vitreoretinal surgery. Retina. 2012;32:1868–73.

[16] Ahmadieh H, Shoeibi N, Entezari M, et al. Intravitreal bevacizumab for prevention of early postvitrectomy hemorrhage in diabetic patients. A randomized clinical trial. Ophthalmology 2009;116:1943–48.

[17] Smith JM, Steel DHW. Anti–vascular endothelial growth factor for prevention of postoperative vitreous cavity haemorrhage after vitrectomy for proliferative diabetic retinopathy. Cochrane Database Syst Rev. 2011; CD008214.

[18] Villegas Becerril E, Pérula de Torres L, Bergillos Arillo M, et al. Evaluation of topical vasoconstrictors in pterygium surgery and their role in reducing intraoperative bleeding. Arch Soc Esp Oftalmol. 2011;86:54–7.

[19] Lincoff H, Kreissig I, Stopa M, et al. 40° Gaze down position for pneumatic displacement of submacular hemorrhage: clinical application and results. Retina. 2008;28:56–9.

[20] Echave M, Oyagüez I, Casado MA. Use of Floseal®, a human gelatine–thrombin matrix sealant, in surgery: a systematic review. BMC Surg. 2014;14:111.

[21] Jeganathan VSE, Ghosh S, Ruddle JB, et al. Risk factors for delayed suprachoroidal haemorrhage following glaucoma surgery. Br J Ophthalmol. 2008;92:1393–6.

[22] Gressel MG, Parrish RK, Heuer DK. Delayed nonexpulsive suprachoroidal hemorrhage. Arch Ophthalmol. 1984;102:1757–60.

[23] Howe LJ, Bloom P. Delayed suprachoroidal haemorrhage following trabeculectomy bleb needling. Br J Ophthalmol. 1999;83:753.

[24] Shaftel SS, Chang SH, Moe KS. Hemostasis in Orbital Surgery. Otolaryngol Clin North Am. 2016;49:763–75.

第7章 术野的消毒与准备
Surgical Field: Asepsis and Preparation

Parul Ichhpujani Shibal Bhartiya Sahil Thakur 著

陈君毅 译

一、概述

术野的消毒和无菌是控制感染的必要条件。消毒是指通过抑制致病微生物的生长来预防感染，而无菌是指没有活的致病微生物的状态。在眼部手术中，感染的主要来源是患者自身的眼部菌群：金黄色葡萄球菌、表皮葡萄球菌、凝固杆菌、大肠杆菌、棒状杆菌、铜绿假单胞菌和链球菌（包括 α– 溶血性和 β– 溶血性)[1]。因此，所有的手术患者都必须对手术野进行细致的准备。不同机构的术前患者准备技术各不相同，但基本原则是相同的。

基本原则

- 减少手术部位常驻和瞬态微生物数量。
- 减少术后微生物的生长。
- 降低术后感染的风险和比例。

二、消毒剂

消毒剂分为水基和酒精基溶液。

（一）水基溶液

1. 聚维酮碘

传统的水基碘伏，聚维酮碘（PVP–I，也被称为 "驯服的碘"），是一种含有碘的络合物，在溶液中释放游离碘[2]。碘通过破坏微生物的蛋白质和 DNA 起到杀菌作用。杀菌作用的机制还未完全弄清楚，但认为是通过氧化和取代 / 碘化氨基酸和脂肪酸起作用。

含有碘伏的产品具有广谱抗菌性能，对任何年龄患者的皮肤表面都具有足够的有效性和安全性。目前尚无微生物对 PVP–I 耐药的报道。研究表明，稀释的 PVP–I 制剂比浓缩制剂具有更强、更快的杀灭效果，同时对黏膜表面的刺激也更小[3]。

通常，10% 的 PVP–I 溶液可生成 1% 的碘和碘化物。游离碘（I_2）的浓度没有表述，而且难以量化，而且批次之间也会发生变化。因其 pH 为 3～5，不应使用在眼球破裂伤或具有眼球破裂风险的患者。角膜上皮细胞对其有良好的耐受性，而角膜内皮细胞则没有[4]。

2. 洗必泰

这种药剂通过破坏细菌细胞膜而起作用。水溶液必须用蒸馏水配制。用生理盐水稀释洗必泰（chlorhexidine gluconate，CHG）会导致洗必泰盐的沉淀，这些盐不仅有刺激性，而且没有任何抗菌活性。已证明细菌对洗必泰的吸收非常迅速，不到 20s 就可达到最大生物利用度。CHG 比碘伏具有更持久的抗菌活性，对血液制品的中和作用更有抵抗力[5]。

（二）酒精基溶液

乙醇和异丙醇是两种最有效的消毒剂。单独使用时，乙醇是快速和短效的，并具有广谱抗菌活性。含有 CHG 或碘伏的乙醇溶液具有持久的抗菌活性，在乙醇蒸发后仍能持续很长时间。在手术室使用乙醇的一个需要注意的问题是，它在蒸发前对皮肤表面的易燃性[6]。

三、术前使用局部抗生素

局部滴用预防性抗生素可减少术后感染[7]。负载剂量的局部抗生素和频繁应用（每 15～30 分钟 1 次）已被证实可延长角膜和房水中药物的治疗浓度水平。手术前 24h 开始使用局部抗生素，白天使用 6～8 次。滴用局部抗生素超过 24h 可能导致患者自身的菌群被毒性更强的微生物所取代。

四、术野的准备

在手术当天或手术前一晚，应向患者强调洗头的重要性[8]。手术当天，用含药物的肥皂彻底清洗面部，进一步确保眼睛和周围区域是干净的，没有污染。现代眼科手术不再修剪睫毛，而是用无菌的粘贴纸隔离的。由于发际线被认为是受污染的区域，头发应该整齐地塞在手术帽或包头巾下。

术野的准备开始于滴入 1 滴 PVP-I 溶液（5%）到下结膜穹窿。PVP-I 可在 30s 内杀菌，手术前无须冲洗眼睛。用 5% 的 PVP-I 清洗眼睑、眼睑边缘及邻近皮肤是一种有效的除菌方法。在此之后，用浸泡了 PVP-I 溶液（10%）的棉签/棉球擦拭术野。在皮肤上画一个逐渐增大的同心圆，从内眼角开始，向外延伸。需要手术的眼睛、同侧脸颊、前额和鼻子都应该包括在半圆形的擦拭范围内（图 7-1）。

一次擦拭时，注意棉签/棉球不要第二次接触之前擦拭过的区域。这个过程重复三次，使用新鲜浸泡过的棉球。然后用无菌毛巾吸干准备区域，而并不擦去 PVP-I，等待其自然干燥。为了防止消毒液进入患者的耳朵，可以暂时用棉球将其塞住。

五、铺巾

铺巾的原理是隔离干净和污染的区域，提供一个屏障，创建一个无菌场所，设备覆盖和液流控制。可以使用各种手术铺巾或毛巾将眼眶周围区域与面部其他部分隔离开来。无论使用何种材料，所有手术铺巾材料应具有以下特点。

- 耐磨性：在正常、潮湿和干燥条件下不应磨损。
- 屏障特性：应能抵抗液体和（或）微生物的渗透。
- 生物相容性：无有毒成分。
- 悬垂性：符合其覆盖物体形状的能力。
- 静电特性：材料接受或驱散电荷的能力。
- 不可燃性：不支持燃烧。
- 不脱屑性：不含或不产生游离纤维或颗粒。
- 拉伸强度：应足够强大，以承受在正常使用过程中遇到的张力，无论是湿或干。

没有一种材料能满足上述全部标准。每一种材料都有其特点，使其或多或少适合于进行特定的外科手术。一种材料的特性使得一种材料成为眼科铺巾的最佳选择，但它也可能成为骨科铺巾的糟糕选择。

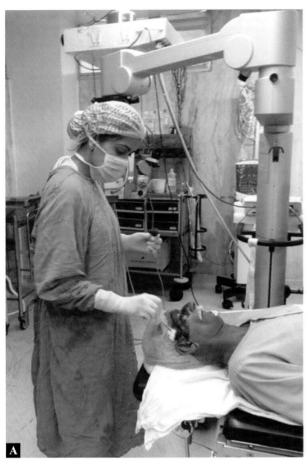
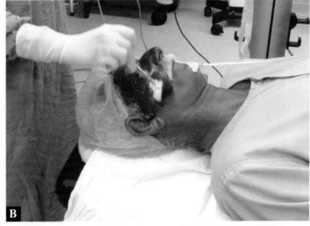
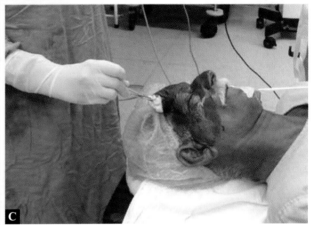

▲ 图 7-1　涂抹聚维酮碘

（一）手术巾类型

1. 非一次性手术巾

最常用的非一次性铺巾是由松散编织的棉布（100cm×100cm）制成的布帘，具有椭圆形开口，允许手术时充分暴露眼睛，同时覆盖头部和颈部。这些棉质铺巾的主要缺点是它们不防水，会被灌注液浸湿。这可能会污染下面的皮肤，导致感染。此外，这种手术巾需要仔细高压灭菌。使用这种织物手术巾，由于织物边缘的厚度，很难使手术巾边缘良好贴合手术部位。在手术过程中，织物铺巾不能很好固定在特定位置，如果使用巾钳将其固定在患者皮肤上，则进一步限制了外科医生的操作区域。这些铺巾的优点是环保、可重复使用、可生物降解，而且经济实惠。

2. 一次性的铺巾

这些手术巾可能是由防水纸或塑料/三聚氰胺织物制成[9]。通常是三层、具有吸水性的，范围从 60cm×60cm 到 150cm×200cm，手术区域是一个完整的椭圆形粘贴纸开窗。开窗的大小从 5cm×7cm 到 10cm×15cm 不等。每个手术巾均带有一个或两个自黏液体收集袋。这些铺巾都已经消毒了。

（二）铺巾技术

用 4 块手术巾完成眼部手术铺巾，以达到暴露手术部位的目的（图 7-2）。

一张无菌的、非一次性手术巾对折并放置到患者的头部下，在手术过程中作为外科医生的手腕休息的区域。再用另一张从长轴折叠的手术

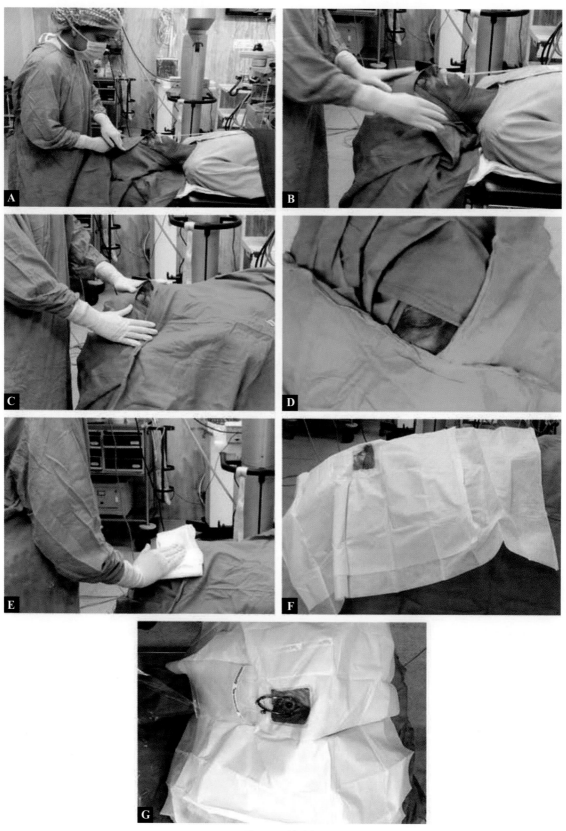

▲ 图 7-2 铺巾技术

巾放置到患者的头部下。然后将铺巾的两端包裹到患者的前额上，以确保所有的头发都被铺巾覆盖。可用巾钳固定手术巾，或将末端掖在患者头部下以确保手术巾不会滑落[2]。如果使用预先开孔的非一次性手术铺巾，请确保开孔的正确位置，以便暴露手术区域。在一些眼科中心，会在非一次性铺巾上方再铺一张一次性塑料手术巾，而其他眼科中心可能选择只使用一次性手术巾。

一次性塑料粘贴纸必须直接粘贴于睁开的眼睛上，以覆盖睫毛和睑板腺开口。在这个过程中，患者被要求把眼睛睁得尽可能大。如果使用了球周 / 面部阻滞，可使用无菌棉签或棉签棒使眼睑保持张开。

然后，塑料手术巾被剪开。切口从内眦开始，向外延伸至外眦。如果需要更多的暴露，可以作减张切口，并将贴纸的切开边缘卷进穹窿。

另外，还可以采用 H 形切开，它包括两个平行的垂直切口，高 10～12mm。随后沿睑裂长度水平切开[10]。

此外，也可以用无菌粘贴纸来暴露手术部位。然后插入开睑器，确保贴纸的边缘位于穹窿

内，任何锯齿状的边缘都可以在此时修整。

然后将液体收集袋粘贴在手术巾的外侧，作为收集灌注液的容器。某些手术巾已经附带一个积液袋。在使用这些手术巾时，要注意遵循正确的使用指南。可在外眦处放置棉条，以防止术野内液体淤积。较长的手术过程可能会导致灌注液在积液袋内积累，这可能会由于眼袋内液体的重量而拉扯手术部位。可使用吸引装置，以便在较长的手术中持续吸引液体。作为最后的手段，可以切开积液袋，将液体排到适当放置的容器中。

（三）铺巾中的改良

如果患者患有幽闭恐惧症或哮喘，以下改良将确保在手术过程中更大的患者舒适度。

可在铺巾下，患者下巴的位置放置连接氧气 / 新鲜气源的鼻插管。在患者的胸部可以放置一个支架，以创建一个"帐篷"，最大限度地减少被隔离的感觉。

另一种方法是在患者的下巴处放置一个小支架，以使手术巾离开患者的面部，从而促进呼吸[11]。

经验与教训

- 使用不会掉屑的手术巾、海绵和棉签。
- 应注意不要将微生物从"不洁净"的部位转移到已消毒的部位。
- 每个手术步骤所用的棉花都应该是新鲜的，以尽量减少灌注液被污染的机会。
- 消毒的区域必须为手术铺巾开口可能发生的移位和可能切口的延长留下足够的空间。
- 涂抹的聚维酮碘不应擦去，而应让其自然风干。
- 如果患者对碘过敏，手术野的消毒程序保持不变。用 2% 的洗必泰代替 PVP-I 作皮肤消毒，但应确保它不会接触结膜或角膜。穹窿部应用平衡盐溶液彻底冲洗。
- LiDrape 开睑器可在术野与眼周皮肤和眼睑之间提供一个恒定的物理屏障（图 7-3）。这种开睑器比传统手术铺巾更可靠，甚至能有效防止丙酸杆菌痤疮的污染。像这样的新型铺巾是预防术后眼内炎的一种很有前途的选择[12]。

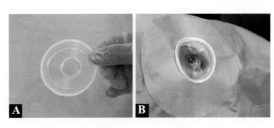

▲ 图 7-3　**LiDrape.**®

引自 *Urano T, Kasaoka M, Yamakawa R, Tamai Y, Nakamura S. Development of a novel disposable lid speculum with a drape. Clin Ophthalmol. 2013;7:1575–80.*

参 考 文 献

[1] Capriotti JA, Pelletier JS, Shah M, Caivano DM, Ritterband DC. Normal ocular flora in healthy eyes from a rural population in Sierra Leone. Int Ophthalmol. 2009;29:81–4.

[2] Digison MB. A review of antiseptic agents for pre–operative skin preparation. Plast Surg Nurs. 2007;27:185–9.

[3] Berkelman RL, Holland BW, Anderson RL. Increased bactericidal activity of dilute preparations of povidoneiodine solutions. J Clin Microbiol. 1982;15:635–9.

[4] Alp BN, Elibol O, Saragon MF, Aslan OS, et al. The effect of povidone–iodine on the corneal endothelium. Cornea. 2000;9:546–50.

[5] Apt L, Isenberg S. Chemical preparation of skin and eye in ophthalmic surgery: an international survey. Ophthalmic Surg. 1982;13:1026–9.

[6] Ram J, Kaushik S, Brar GS, Taneja N, Gupta A. Prevention of postoperative infections in ophthalmic surgery. Indian J Ophthalmol. 2001;49:59–69.

[7] Christy NE, Sommer A. Antibiotic prophylaxis of postoperative endophthalmitis. Ann Ophthalmol 1979;11:1261–5.

[8] Mangram AJ, Horan TC, Pearson ML, Silver LC, Jarvis WR; Hospital Infection Control Practices Advisory Committee. Guideline for prevention of surgical site infection, 1999. Infect Control Hosp Epidemiol. 1999;20:250–78.

[9] Surendran TS, Bhaskaran S, Badrinath SS. Disposable drapes used in ocular surgery. Indian J Ophthalmol. 1983;31:499–501.

[10] Atchoo P, Hionis M, Cinotti AA. A practical drape for eye surgery. Arch Ophthalmol. 1966;75:508–9.

[11] Schlager A. New support for ophthalmic drapes. Arch Ophthalmol. 1999;117:1441–2.

[12] Urano T, Kasaoka M, Yamakawa R, Tamai Y, Nakamura S. Development of a novel disposable lid speculum with a drape. Clin Ophthalmol. 2013;7:1575–80.

第二篇

白内障手术
Cataract Surgeries

第8章 白内障手术简介
Introduction to the Cataract Surgery

Alan S. Crandall **著**

徐 婕 郑天玉 **译**

　　白内障是可治愈的世界首位致盲性眼病。每个人都注定会得白内障，但并不是所有人都需要手术治疗。本部分将介绍一些传统的和最新的白内障手术技巧，包括小儿白内障、"常规"白内障、联合手术、最新的飞秒技术、小切口囊外摘除术，改良囊内摘除术和对悬韧带有问题的眼睛进行手术时辅助器械的使用。

　　大量的创新造就了白内障手术，它是最安全、可靠、经济、有效的重要手术之一。白内障手术改善了人们的生活质量，尤其是在发展中国家。在这些国家，失明使患者和他们的看护人无法创造经济效益。白内障手术非常有效地恢复了他们的视力，使他们能够重新过上充实而有意义的生活。

推荐阅读

[1]　http://one.aao.org/preferred-practice-pattern/cataractin-adulteye-ppp-october-2011. (Accessed on March 28, 2017)

第 9 章　常规白内障手术技巧
Technique for a Routine Cataract Surgery

Alan S. Crandall　**著**

徐　婕　郑天玉　**译**

一、概述

白内障摘除术通常是一种安全的、高满意度的门诊手术。关键的是手术需要根据正确的适应证进行，以达到预期的效果。白内障手术的计划和决策过程包括选择正确的手术方式，使用适当的抗生素和预防性用药，选择人工晶状体（intraocular lens，IOL）和黏弹剂，并预防并发症的发生。本章节讨论了常规白内障手术技巧。

二、适应证

根据美国眼科学会的成人白内障手术临床指南，白内障手术的主要适应证是视力不再满足患者需求。需要询问患者的视物模糊病史及这些症状对患者的相关日常工作，如走路、驾驶、工作和做家务的影响。若视力下降影响了患者参与社会活动和（或）引起患者双眼的不平衡和屈光不正问题也可以考虑进行白内障手术。

三、禁忌证

在下列情况不应考虑手术。

● 患者不愿做手术。

● 通过眼镜或视觉辅助器可以提供满足患者需求的视功能。

● 手术无法提高视功能到满足患者的预期。

● 已知患者在医学上无法安全地进行外科手术。

● 手术可能会影响患者的生活方式。

四、术前评估

必须进行全面的眼科检查以明确患者的视力下降是因为白内障而不是因为其他共存的眼科疾病［青光眼和（或）黄斑变性］或者全身疾病（如神经疾病或糖尿病）。

术前检查应该包括 Snellen 视力检查（包括矫正视力和裸眼视力），还应包括亮环境下视敏度测试（眩光失能）和（或）对比敏感度测试。

一旦确定白内障的严重程度与视功能受损程度相称，就可以进行白内障手术。需要让患者明白，他们对手术时机有最终的决定权很重要。

大部分白内障手术患者都是老年人，他们可能同时并发多种疾病，如冠状动脉疾病、高血压、糖尿病和需要服用抗凝药的血栓栓塞疾病。因此，对所有计划进行白内障手术的患者需要进行全面的术前体格检查和适当的检验/影像学检查。

五、麻醉

白内障手术的麻醉技术也发生了很多变化。微创白内障手术使我们能够使用局部麻醉来进行手术（在 19 世纪，使用可卡因进行局部麻醉是白内障手术的标准做法）。我们将对目前使用的不同麻醉方式进行综述。

（一）全身麻醉

白内障手术中只有在特殊情况下才会使用全身麻醉。全身麻醉的适应证包括以下内容。

- 儿童（先天性白内障 / 小儿白内障）。
- 极度焦虑的患者。
- 无法配合的患者。
- 对局麻药物或表麻药物过敏的患者。
- 智力缺陷患者。
- 有不自主神经运动或心理问题的患者。
- 有严重背部疼痛或姿势问题的患者。现在全身麻醉比以前更安全了，但是仍然存在很大的风险，比如恶性高热，或者如果患者的心脏或呼吸系统有问题那么进行全身麻醉必须慎重考虑。

（二）球后麻醉

在过去的几十年里，球后麻醉在常规白内障手术中的使用变少了，但是在一些医疗中心里它仍然是一项常用技术。在 1998 年，32% 的外科医生使用球后麻醉，27% 使用球周麻醉，37% 使用表面麻醉联合前房内麻醉。最近美国白内障和屈光手术协会的调查表明使用注射麻醉的外科医生比例正在逐步下降。现在大约有 55% 外科医生选择表面麻醉，剩下的则选择其他各种注射麻醉。大多数住院医生培养项目教授的是 Atkinson 技术的改良方式。

首先，让患者看向上方或者鼻侧，把针刺入球后空间；然而，这实际上会把视神经转向针头处，从而增加视神经浸润的风险。现在，大部分外科医生会让患者保持正视位并使用稍短一点的针（31mm）进行注射。

（三）球周麻醉

球周麻醉一般包括 4 次注射。第一针打在下眼睑的外眦内侧几厘米处。将麻药注入皮下和轮匝肌内。沿着眶缘上方将 1～2ml 麻药注射到眼眶前部。然后，将注射针移到上方用同样方法在眶上切迹下打第二针。这两针可以用锐利的短针进行注射。接着使用球后注射针打第三针，在上方或下方将麻药注入更深的眼眶部位。在下方注射时，约在眶下缘中外 1/3 交界处进针（约为外眦内侧 12mm 处），沿着眼球赤道部前进，然后往内上方向深入，注入 2ml 麻药。在上方注射时，将麻药注入眶上切迹下缘的鼻上区域。一般来说，注射 10ml 麻药已足够。不同外科医生使用的方法有所不同。

进行球周麻醉和球后麻醉时应对患者实施适当监测，建立静脉通路，备好氧气面罩。

以下监测技术是必不可少的。

- 心电图。
- 血氧测定。
- 血压监测。
- 呼吸监测。

（四）球旁（Tenon 囊下）麻醉

Tenon 囊在近角膜缘处与结膜紧密融合。因此，它是进入球后空间的通道。Hansen 等[1] 在 1990 年报道了 Tenon 囊下麻醉的使用，自那以后人们设计了多种针头以促进该技术的应用。在这项技术中，需向下分离结膜和 Tenon 囊以暴露巩膜，然后使用钝针头将麻药注入后 Tenon 囊下。

（五）表面麻醉

表面麻醉由 Fichman 在 20 世纪 90 年代重新提出（可卡因滴眼液在 19 世纪曾被广泛使用）[2]。随着利多卡因前房内注射的联合应用，大多数患者觉得只使用表面麻醉也很舒适。使用表面麻醉有一些禁忌证（大部分是与麻醉药相关的）。0.5% 丙美卡因是常用的表麻药。

表面麻醉技巧

- 在候诊室，先用 0.5% 丙美卡因点眼。如果需要的话，扩瞳药也可以开始点起来。
- 通常需要多给两组表麻药（0.75% 布比卡因为首选，它的麻醉效果比丙美卡因更持久）。
- 滴 2~4 滴半效聚维酮碘（Purdue Frederick Co.，Norwalk，CT，USA）到结膜囊。
- 很多医生也喜欢在术前点用抗生素或抗炎药（虽然只有聚维酮碘才被循证医学数据证实可以有效预防感染）。
- 在进入手术室之前，将利多卡因凝胶涂在患者结膜囊内并嘱咐患者闭眼。
- 在完成上述标准的准备工作后，把患者眼睑擦干。嘱患者朝下看，贴上无菌贴膜。需要注意的是贴膜要完整包裹住睫毛，并把开睑器放在令患者舒适的位置。

（六）前房内麻醉

在白内障手术中扩瞳至关重要，标准的扩瞳方法通常包括 3 种扩瞳药（1% 托吡卡胺、1% 环喷托酯和 10% 盐酸去氧肾上腺素），需要在术前 15min 开始点眼。虽然发生概率不高，但是扩瞳药可能会损伤角膜上皮，而且如果患者房角窄，

在开始手术时眼压可能会升高。

为了避免这些问题，Cionni 等[3] 提出通过前房内注射 1% 无防腐剂的利多卡因来麻痹瞳孔括约肌。30s 后瞳孔即可充分散大。为使散瞳速度更快且散瞳效果更好，而我们现在加用 1∶1000 无防腐剂的不含硫酸氢盐的肾上腺素来扩瞳。

使用前房内麻醉具有很多优势。

- 患者的麻醉起效更快。
- 这种方法使用的滴眼液更少，因此角膜可以维持比较透明的状态——适用于有糖尿病或者角膜疾病的患者。
- 术中患者对光线的敏感度下降。
- 医生可以更容易地判断瞳孔中心，适用于高端晶状体的植入。
- 不会引起窄房角患者的眼压急性升高[4]。

六、手术技巧

现代白内障手术有很多不同术式，包括需要大切口的囊内白内障摘除术和同轴微切口白内障超声乳化术，它的切口可以小至 1.8mm。小切口减少了切口裂开的风险，愈合更快且减少了术后散光的产生。

（一）白内障手术切口

白内障手术切口很重要，因为它影响了眼内液流平衡、抗感染能力和术后散光。可以把切口做在周边透明角膜，角膜缘或巩膜上。

- 巩膜隧道切口：巩膜隧道切口可以是线形的，眉弓形的或者平行于角膜的微笑形。首先用刀片制作一个 1/5 巩膜深度的隧道（图 9-1）。再用新月形刀剖切入透明角膜内。然后用类似于文中描述的透明角膜切口的制作方法穿刺入眼内（图 9-2）。

- 透明角膜切口：透明角膜切口的构建极其重要。我们应该明白切口的构建决定切口的强度。由于眼睛天生具有不对称性，上方角膜缘比颞侧角膜缘更接近视轴中心，因此同样尺寸的上方切口的术后散光比颞侧切口大。切口的长度至少应有 1.8mm，且前房的穿刺入口应该和角膜缘平行。切口的宽度取决于所用超乳针头和套管的尺寸，但是必须小心操作避免在超声乳化术中牵拉并损伤切口。靠近角膜缘的透明角膜切口可能会更稳定。

- 近透明角膜切口：近透明角膜切口做在离角膜缘 0.5mm 的角膜区域，这个部位没

有 Tenon 囊，把切口做在这个位置不会发生结膜水肿。在手术结束时需对切口进行水密并仔细检查切口有无渗漏，这点很重要。如果发现有渗漏，应该对切口进行缝合以防止感染。

（二）撕囊

连续环形撕囊术是使术者可以安全进行白内障手术的理想方法。它有利于水分离和转核的进行，并使分而治之碎核操作和劈核操作更简单。撕囊的方法很多，但都是基于对矢量力的理解。一般从囊袋的中心开始撕囊。可以用晶状体囊刀，弯头针或带有尖端的镊子，如 Utrata 撕囊镊（图 9-3）来起瓣。然后抓住囊瓣的边缘并翻转，使内层的上皮面对着角膜。通过观察囊瓣边缘，控制撕囊的矢量方向牵拉囊瓣，将囊瓣沿圆形方向撕开（使用切向撕囊机制）（图 9-4）。初学撕囊的时候，大部分人可使用多次抓取的方法来引导一周的撕囊。一旦理解这种原理后，可以减少抓取的次数，也可以使用向心牵拉技术（从机械学上讲这就是一种撕裂动作），不仅更快而且具有可以通过更小切口利用镊子进行撕囊的优势（图 9-5）。虽然大部分外科医生喜欢用镊子

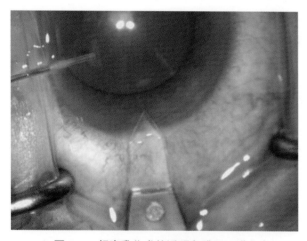

▲ 图 9-1　超声乳化术的透明角膜切口进入点

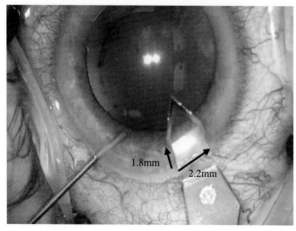

▲ 图 9-2　超声乳化术的透明角膜切口尺寸

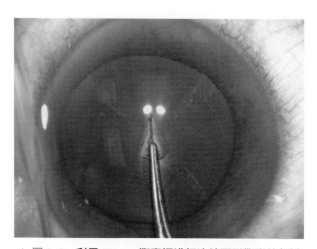

▲ 图 9-3　利用 Utrata 撕囊镊进行连续环形撕囊的起瓣

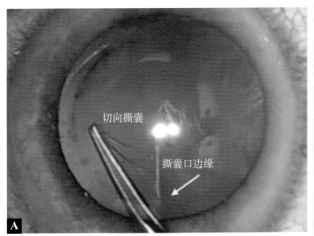 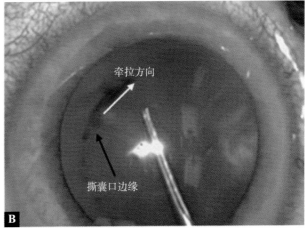

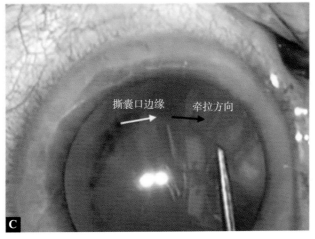

▲ 图 9-4　连续环形撕囊的切向撕囊法

撕囊，但是也可以使用截囊针从主切口或侧切口进行撕囊。撕囊口的大小应该足够大，以使白内障摘除术可以顺利进行，此外，撕囊口还应覆盖住整个人工晶状体的光学区。角膜标记可用来辅助确定撕囊口大小。大多数 IOL 的光学区尺寸为 6mm，因此，大多数情况下居中性好且 360° 覆盖 IOL 光学区的 5.5mm 撕囊口效果好。

（三）水分离和水分层

水分离和水分层是两个用来转核及减少囊袋和悬韧带所承受压力的水合操作。水分离通过形成液波流动，将皮质从囊袋中分离出来，从而更容易进行转核操作，而水分层则在晶状体皮质和核之间形成了一个空隙，可以作为防止后囊撕裂的一个缓冲区域。在这项操作中，使用一个 3cm[3] 的 Luer-Lok 注射器以防止针头脱落甚至撕裂后囊很重要。使用 25G 或 27G 的钝针头，如 Chang 针头，可以确保适当的流速和对液波的控制。将针头插入撕囊口边缘的下方，把液流注入晶状体赤道部（图 9-6）。液流应该缓慢，轻柔并平稳地注入。当液流缓慢流入晶状体后表面，晶状体可能会略微向前移动。我一般会轻柔地把晶状体核向下压使液体向四周分散，并在对侧 180° 方位重复这个过程以确保晶状体核可以在囊袋内自由移动（图 9-6C）。如果使用的是弥散型黏弹剂，如 Healon V［Abbott Medical Optics（AMO），Chicago，IL，USA］或者 Disco Visc（Alcon Laboratories，Dallas，TX，USA），有助于通过

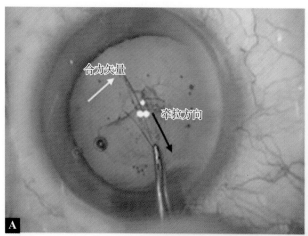
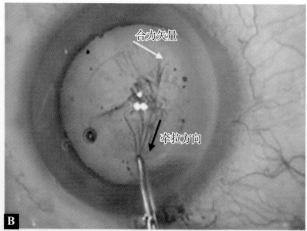
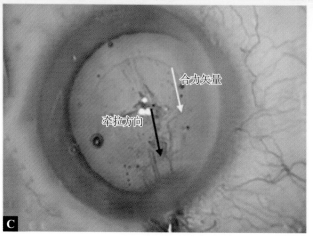

▲ 图 9-5　向心撕囊法（撕裂动作）

排出一点黏弹剂以防止眼压升高和悬韧带断裂或后囊膜破裂的风险。

　　水分层有助于后极型白内障的摘除（以防患者后囊本身就有裂孔），很多术者喜欢分离外核层以形成一个缓冲区域。他们通过将液体稍微向后引流，以分离外核层与致密的内核层。对于这些患者，转核难度更大，因此轻柔地检查及缓慢地转核很重要。

　　如果发现患者有悬韧带问题准备使用囊袋拉钩的时候，我发现使用内聚型黏弹剂有助于在超声乳化手术过程中创造并维持操作空间（有些术者更喜欢使用弥散型黏弹剂来维持黏弹性，特别是在有悬韧带问题，如假性剥脱综合征或者外伤患者中移动核块的时候）。

（四）分核技术

　　分核有很多方法。最常教授且大于 50% 白内障手术医生使用的是"分而治之"的方法，然后是劈核法。

1. 分而治之

在这项技术中，晶状体核一般被分为四份。

● 刻槽：沿着两个正交轴对晶状体核进行十字交叉刻槽。重要的是要理解刻槽是一个非堵塞模式，因此可以在低负压条件下完成，然后缓慢地吸除晶状体组织。理解晶状体的解剖结构很关键，可以从核中央往下深入刻槽（通过 Y 字缝和红光反射可以确保刻槽深度适宜），但是要避免周边刻槽过深。

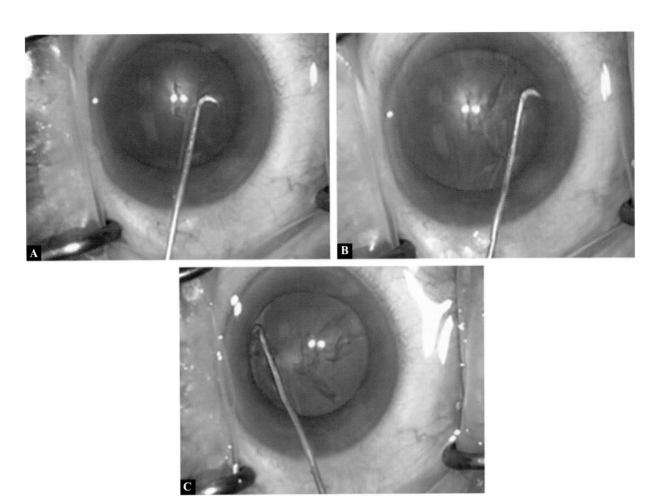

▲ 图 9-6　利用 Chang 针头进行水分离

- 完成中央刻槽后，把脚踏置于第 1 挡，然后用超声乳化头和辅助器械机械性地将核分裂成 4 个核块。
- 然后将模式改成碎核吸除模式，此模式的负压和流速更高，因此碎核块可以被带到虹膜上方的前囊口中央安全区域，不容易损伤虹膜、囊袋和角膜。

这项技术是应用最广泛的方法，因为它可以在囊袋内吸除大部分核块从而减少对角膜内皮的潜在损伤。晶状体核的刻槽技术是一项相对容易掌握的可靠技术。这种方法适用于不同核硬度的白内障患者，但是在软核白内障患者中操作比较困难，而对硬核白内障患者不够高效。当其他碎核方法不奏效的时候可以运用此项技术挽救。

2. 劈核法

劈核法主要可以分成两大类：水平劈核和垂直劈核。它们比分而治之碎核法更有效且不易损伤悬韧带。劈核法适用于硬核，但是应用此方法需要真正理解超声乳化动力学的物理学特性和晶状体本身的解剖结构。

- 垂直劈核。
  - 首先，脚踏板置于第 3 挡，将超声乳化头伸入晶状体核深层，然后脚踏板置于第 2 挡握持住晶状体核（图 9-7）。
  - 一旦建立起负压且抓持住核以后，将第二器械伸入超乳头前端，找到裂开平面，进行劈核。

重复以上操作将晶状体核分成 4 块，甚至 6

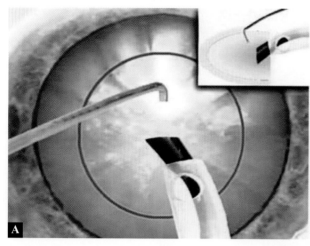
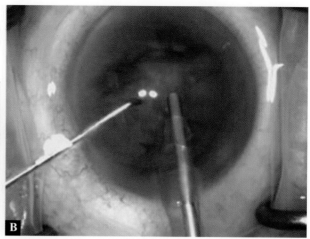

▲ 图 9-7　垂直劈核

块或者更多碎块，从而可以安全地抽吸并乳化核碎块，与分而治之方法类似。

- 水平劈核。
  - 在这项技术中，将超乳头再次插入晶状体核内，然后把劈核器伸入囊膜下方并移向超乳头附近以劈裂晶状体核。
  - 旋转核并重复上述步骤多次。
  - 当核被劈裂成多个碎块之后，将其安全地抽吸到远离角膜和后囊的安全区域进行乳化（图 9-8）。

新的超乳机器在传统纵向超声基础上引入了扭动模式和椭圆模式，因此不太会发生彻底的堵塞从而可以预防浪涌的发生。

- 预劈核：分裂核的方法很多，而预劈核方法适用于分裂核分级在 1～3 的晶状体核。日本的 Taka Akahoshi 医生是这项技术的主要倡导者，而这也成为我最喜欢用的劈核方法。
  - 水分离后，将预劈核器伸入晶状体核内，打开刀片将核一分为二，然后将核旋转 90° 方向后，重新伸入刀片把核分成四个碎块。
  - 一分为四的核碎片可以利用标准的四分

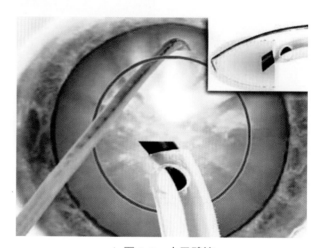

▲ 图 9-8　水平劈核

法吸除乳化。

这项技术的优势在于不需要利用液流和超声能量来碎核。但是，它不适用于软核和更硬的核。

- 超声劈核器：硬核［晶状体混浊程度分级系统（经 Leo Chylacks 许可转载）的核分级≥ 4］仍然很难处理。超声劈核器可以提供额外辅助。它的设计和标准的超乳头很相似，除了它的头端是锋利的且角度类似于 Kelman 头。它适用于所有 Alcon 机器，可以进行纵向超声移动和扭转超声移动。它分裂的块数与分而治之方法类似，用预劈核器完成晶状体核劈裂后吸除核碎块（图 9-9）。

3. 翻转劈核

在这项技术中，利用水分离的波动使核块上浮从而将部分或全部核块从囊袋中游离出来。我一般会倾斜晶状体核，使部分核块留在囊袋内。这项技术适用于软核白内障患者和高度近视患者，也适用于玻璃体切割术后的患者，这些患者前房很深，如果利用常规方法很难将核块吸除。重要的是这项技术需要有足够大的撕囊口以避免囊口的撕裂。

（五）小瞳孔的处理

有很多情况需要在小瞳孔下进行白内障手术。虽然利用现代白内障手术技术尤其是劈核法，可以考虑在不扩大瞳孔的情况下进行白内障摘除手术，但是小瞳孔会增加并发症的发生率且可能导致无法彻底吸除皮质。小瞳孔还会增加炎症、Sommering 环和前囊收缩综合征发生的风险。

小瞳孔可见于以下患者。

- 假性剥脱综合征。
- 葡萄膜炎。
- 窄房角青光眼。
- 糖尿病。
- 老年患者。
- 正在使用 α_1 肾上腺素能受体抑制药治疗的患者［前列腺增生患者常用的经典药物坦索罗辛和含锯棕榈的营养补充剂，这些药物会引起虹膜松弛综合征（intraoperative floppy iris syndrome，IFIS）］。

不同小瞳孔患者的手术方式取决于小瞳孔的成因和并存的疾病（如青光眼）。

假性剥脱综合征患者不仅瞳孔小，而且囊袋脆弱，悬韧带松弛。小瞳孔通常与悬韧带问题相关，因此将瞳孔散到足够大从而可以撕一个合适大小的撕囊口（5.5mm）就很重要，必要的话可以使用囊袋辅助器械（Malyugin 环或者 MacKool 钩），从而减少前囊收缩的风险，前囊收缩可能是导致晚期自发性人工晶状体半脱位的一个因素。

慢性葡萄膜炎患者经常会有虹膜后黏，必须进行机械性分离（可以使用虹膜铲或其他钝性器械）。分离虹膜的后粘连后，瞳孔可能还是无法扩大（这将在接下来的瞳孔处理技术中讨论）。

在使用坦索罗辛的患者中，很显然这种药物不仅会影响瞳孔的散大还会引起虹膜的其他问

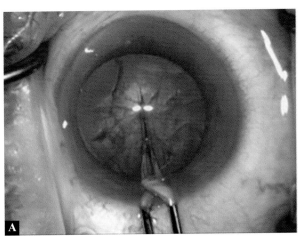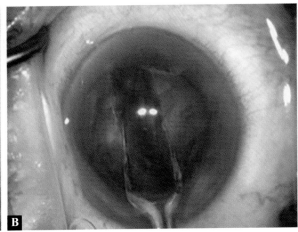

▲ 图 9-9　利用预劈核器来分核

题，那就是 IFIS（这依靠于 Campbell 和 Chang 出色的研究工作而发现）。在发生 IFIS 的患者中，存在虹膜松弛的三联征，包括正常液流下的虹膜浪涌，虹膜容易脱垂入超乳头内或从切口脱出，但最主要的问题还在于瞳孔的进行性缩小。IFIS 为白内障手术带来了一系列新的问题。

与往常一样，手术方案应该包括针对不同病因的备用策略。适用于小瞳孔处理的工具有以下内容。

- 不含防腐剂的前房注射溶液（如 Epi-Shugarcaine）：前房注射这些溶液后一般可以充分地散大瞳孔以进行手术操作，再联合黏弹剂注射，通常可以处理大部分 IFIS 的情况。

- 黏弹剂：术者需要掌握不同黏弹剂的不同特性（聚合性 / 弥散性 / 顺应性）。Healon V（AMO）和 DiscoVisc（Alcon）是针对小瞳孔患者非常有效的两种黏弹剂。IFIS 的主要问题发生在高流速和高流量的情况下。在维持瞳孔的同时，低瓶高和 ≤ 25cm³/min 的低流速可以保持黏弹剂留存于眼内。而这两项要素将继续维持瞳孔的大小。

- 虹膜拉钩和瞳孔扩张环：如果黏弹剂不能维持瞳孔大小或者虹膜极度松弛，那么可以优先考虑使用 Malyugin 环（MicroSurgical Technology），不同于虹膜拉钩只有四个或者五个接触点，Malyugin 环拥有八个接触点，从而可以减少虹膜膨隆或者脱出于切口外的风险。

了解了小瞳孔的危害之后，笔者确实改变了对小瞳孔的处理方式，倾向于使用扩大瞳孔的设备。虽然有很多可用的设备，我更喜欢使用简便的 Malyugin 环。

使用上述的方法需要配合低流速（流速 < 25cm³/min）和低瓶高，以及黏弹剂的使用，如 Healon V（AMO）或 DiscoVisc（Alcon）（表 9-1）。

表 9-1　**Epi-Shugarcaine 制剂**

1∶1000 肾上腺素（American Reagent）	pH3.133
4% 不含防腐剂的利多卡因（Abbott Labs）	pH6.333
BSS Plus（Alcon Laboratories）	pH7.197
Shugarcaine 由 4% 的利多卡因和 BSS 混合配制而成	
配制比例为 1∶3，使利多卡因终浓度为 1%	pH6.97
Shugarcaine 和肾上腺素配制比例为 3∶1	pH6.899

（六）灌注和抽吸

通常，对残余皮质的灌注和抽吸是一个不受重视的步骤（术者认为"复杂的步骤"已经结束了），但是，这是一个非常重要的手术步骤，很容易发生问题。在这一过程中，对细节的重视及选择正确的器械很重要。如果术者选用的是金属注吸头，要确保头端没有破损，否则会造成囊膜撕裂。因此，我更喜欢用硅胶或陶瓷的注吸头，它们不易造成囊膜的损伤。减少牵拉悬韧带的风险也很重要。这需要确保注吸头端吸到的只有皮质，此外，我们现在也知道了从正切方向来剥离皮质可以减少对悬韧带的牵拉，因此，皮质的正切向剥离比径向剥离更受青睐（图 9-10）。

双手灌注抽吸是另一项常用技术，这项技术的灌注和抽吸不在一个手柄中，灌注手柄和抽吸手柄分别从两个小切口（通常 ≤ 1mm）进入。它的优势在于有两个切口，因此在抽吸皮质时没有限制，各个部位如切口下皮质吸除也变得很容易。

（七）植入 IOL

吸除皮质后，前房注满黏弹剂，然后术者可以直接植入 IOL（图 9-11）。但是，先使用抛光

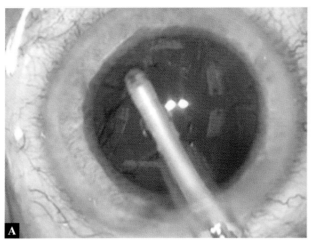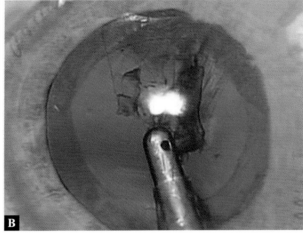

▲ 图 9-10 皮质的切线方向吸除

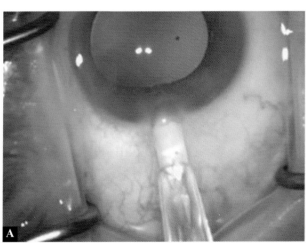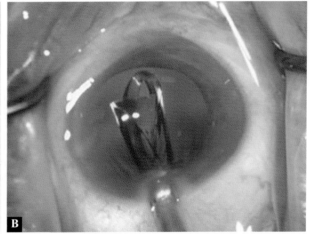

▲ 图 9-11 植入人工晶状体（IOL）

A. 注入 IOL；B. IOL 展开

器（如 Singer 抛光器）来清除前囊的晶状体上皮细胞也很常见，这可能可以减少前囊收缩发生的风险（图 9-12）。

（八）切口关闭

大多数透明角膜切口尺寸≤ 3.0mm。如果切口设计良好（近方形切口），那么可以通过水密切口边缘来闭合切口（图 9-13），并需要检查切口密闭性以确保缺口没有渗漏。如果有渗漏，可以用 10-0 尼龙缝线闭合切口。

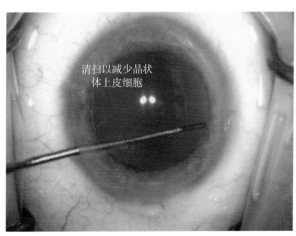

清扫以减少晶状体上皮细胞

▲ 图 9-12 利用抛光器（如 Singer 抛光器 -ASICO）去除前囊上的晶状体上皮细胞以减少囊袋皱缩的发生

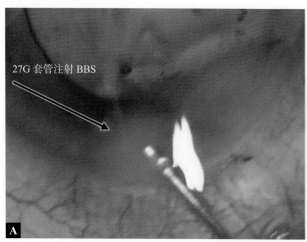
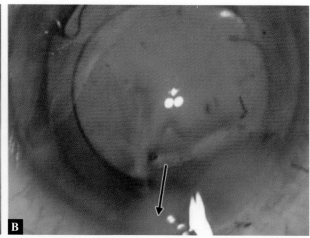

27G 套管注射 BBS

▲ 图 9–13　利用 27G 针头进行透明角膜切口的水密

（九）特殊情况：青光眼白内障联合手术

决定进行青光眼白内障联合手术需要基于很多因素的考虑。总之，这和患者的视神经损害程度及目前眼压的控制情况有关。

大量研究表明简单的超声乳化术联合 IOL 植入可以降低 4～6mmHg 的眼压。因此，如果患者的眼压控制良好且视神经为轻中度损害，可以考虑进行白内障手术并联合药物治疗，从而避免青光眼手术的潜在并发症。如果有必要的话，后期可以再进行青光眼手术。这意味着需要二次手术。

如果决定进行青光眼白内障联合手术，有很多可用的术式以供选择。

- 白内障超声乳化术联合小梁切除术：术者可以通过同一切口进行小梁切除术和白内障手术，但是，大多术者现在更喜欢选择颞侧透明角膜切口进行白内障手术，选择上方切口进行小梁切除术。在这种情况下，术者可以先进行白内障手术，然后将显微镜转向上方进行标准的小梁切除术。必须让患者知道视力恢复可能会因为进行了青光眼手术而延后。

- 白内障超声乳化术联合青光眼 ExPress 引流钉（Alcon）植入术：ExPress 引流钉植入的效果已被证明与标准小梁切除术类似，但是发生低眼压的概率略低于小梁切除术，且术后视力恢复更快，术后复诊次数更少。

- 白内障超声乳化术联合睫状体光凝术：植入 IOL 后，将激光二极管通过白内障手术切口伸入眼内，通过光学探头在直视下找到睫状体，调高激光能量进行光凝使睫状体色素脱失。通常，我喜欢打尽可能多的范围，至少要打到 230°。激光可能导致术后炎症反应加重，眼压需要一定时间后才会下降。

- 白内障超声乳化术联合小梁成形术：小梁成形术在技术上难度更大且更耗时使用，但是这种术式的视力恢复更快且没有滤泡相关并发症。

- 白内障超声乳化术联合微创青光眼手术：目前，只有 I-stent 小梁旁路支架（Glaucos, Irvine, CA, USA）获得了美国食品药品管理局（Food and Drug Administration, FDA）的许可，可在白内障超声乳化术中联合使用。和单纯的白内障超声乳化术相比，它被证明可以额外减少 2～3mmHg 的眼压，因而对青光眼的控制可能很有意义。在 FDA 的临床试验中还有其他很有前景的设备，但目前还没有关于其安全性和有效性的数据。

经验与教训

- 颞侧切口可以使得该子午线上的角膜屈光度变少 0.5D，而上方透明角膜切口可以使得该子午线上的角膜屈光度变少 1D。因此，在选择切口位置时应考虑到术前的角膜曲率。
- 对于术前存在逆规散光的术眼，应做一个较宽且短的颞侧切口。
- Malyugin 环有助于稳定 IFIS 患者的虹膜组织。

参 考 文 献

[1] Hansen EA, Mein CE, Mazzoli R. Ocular anesthesia for cataract surgery: a direct sub-Tenon's approach. Ophthalmic Surg. 1990;21:696–9.

[2] Fichman R. Use of topical anesthesia alone is cataract surgery. J Cataract Refract Surg. 1996;22:612–4.

[3] Cionni RJ, Barrow M, Kaufman AH, et al. Cataract surgery without pre-operative dilation. J Cataract Refract Surg. 2003;29:2281–3.

[4] Nouvellon E, Cuvillon P, Ripart J, et al. Anaesthesia for cataract surgery. Drugs Aging. 2010;27:21–38.

[5] Devgan U. Surgical techniques in phacoemulsification. Curr Opin Ophthalmol. 2007;18:19–22.

第 10 章　手工小切口白内障手术
Manual Small-incision Cataract Surgery

Rengaraj Venkatesh　Geoffrey Tabin　Michael Feilmeier　Benjamin Thomas　Sanduk Ruit **著**

邱晓顿 **译**

一、概述

白内障是全世界范围内导致眼盲的首要原因[根据世界卫生组织的定义，视力较好眼最佳矫正视力（best-corrected visual acuity，BCVA）低于 20/400 时定义为眼盲]，约占盲人的 50%，影响了近 2000 万人。随着这一数字的不断增长，人们对于高质量、更有性价比的白内障手术技术的需求变得越来越明显。

连续环形撕囊（continuous curvilinear capsulorhexis，CCC）联合超声乳化术及人工晶状体囊袋内植入的组合是公认的发达国家中治疗大多数视力丧失白内障的标准治疗方法。超声乳化术可通过较小的（＜3.0mm）自闭切口去除白内障，从而最大限度地减少了手术引起的散光，能够带来迅速的视觉康复。但是，购买和维护超声乳化机的成本很高；对不可靠设施具有依赖性，如电力；目前，对技术人员和外科医生进行适当培训的机会有限，这都是阻碍该技术在发展中国家的广泛应用的主要障碍，而发展中国家的患者有90% 均是由白内障导致的失明。

手工小切口白内障手术（MSICS）是Blumenthal 于 1994 年首次描述的一项非凡技术，它已成为国际上广泛关注的低成本、低技术、高质量的超声乳化术替代方法。MSICS 与囊外白内障摘除术（extracapsular cataract extraction，ECCE）相似，因为手术方法是从眼睛中取出完整的晶状体，同时保持后囊的完整性。但是，与传统的 ECCE 相比，在 MSICS 中晶状体可通过6.0～7.0mm 的楔形多平面自闭性角巩膜隧道摘除，该隧道足够大以允许取出晶状体核并植入硬性后房型 IOL。这种创新技术一个主要的优势在于切口的自闭特性，有效避免了缝合伤口的需要。这样可以减少手术引起的散光，加快视觉恢复速度，并改善长期伤口稳定性。此外，接受过MSICS 培训的外科医生可以在不到 5min 的时间内进行常规手术，其结果与严重白内障的超声乳化术相当。在本章中，我们描述了不同的 MSICS技术及其在世界范围内的使用情况（表 10-1）。

二、手术技术概要

（一）放置牵引缝线

手工小切口白内障手术可以通过上方或颞侧巩膜隧道进行。使用上方巩膜隧道时，可将牵引缝线放置在上直肌肌腱下方，以利于手术野暴露。在采用颞侧入路的情况下，可以使用外侧直肌进行牵引。牵引缝线可通过以下方式使用。

- 在某些手术步骤（如做隧道）中操纵和固定眼球。

- 在手术过程中提供反牵引力，如移除晶状体核和核壳吸除，从而使这些手术操作更容易且创伤更少。

表 10-1 手工小切口白内障手术所需的手术器械列表

• 纱布垫盘	• 黏弹剂
• 纱布垫	• 27G 套管
• 5% 聚维酮碘	• Simcoe I/A 套管
• 开睑器	• 打结钳
• 4-0 丝线	• Vannas 剪刀
• 持针器	• 电凝（低温或水下）
• 上直肌钳	• 25～27G 针
• Westcott 剪刀	• 1ml 注射器
• 齿钳（0.12 或 0.3）	• 3ml 注射器
• 斜面月牙刀片	• Sinskey 钩
• 微角膜刀	• 硬性后房型人工晶状体

（二）制作巩膜隧道

1. 位置

外部切口的大小为 6～7mm，因此比超声乳化术器械所需的切口大得多。由于以下原因，颞侧隧道比上方隧道更有优势。

- 它倾向于抵消主要存在于老年人中的逆规散光。

- 它最大限度地减少了眉弓处的拥挤，尤其是在深眼窝中，并且有利于术中暴露。

- 它可使眼球保持与显微镜轴平行，从而更好地保持红光反射，从而提供更好的可见性。

2. 开始制作切口

制作一个约 7mm 的以穹窿为基底的结膜瓣。分离 Tenon 囊后，进行轻度烧灼。在角膜缘后约 2mm 处制作 30%～50% 厚度的外部巩膜切口，宽度为 6～7mm。切口应与角膜缘相切（或反眉弓状），以限制术后散光并改善切口稳定性。切口的大小由晶状体核的大小决定，核大小的准确估计将随着手术经验的增加而提高。但是，通常初学者应从 7mm 的外部切口开始（图 10-1）。

3. 制作巩膜隧道

使用倾斜的斜月牙形刀片制作巩膜角膜隧道。刀片平行于眼表平缓地前进，在透明角膜上形成均匀厚度约 1.5mm 的单个平面隧道（图 10-2 和图 10-3）。切口的外观应为梯形，隧道的内部从一侧角膜缘延伸至另一侧角膜缘。此时不应进入前房。

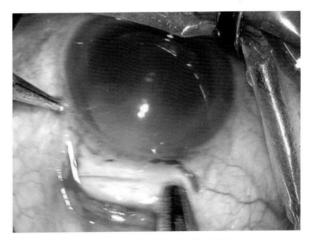

▲ 图 10-1 外部 7mm 宽的巩膜切口

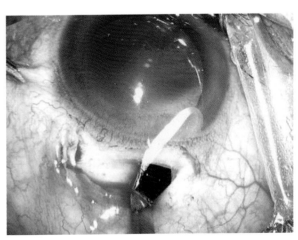

▲ 图 10-2 巩膜角膜隧道

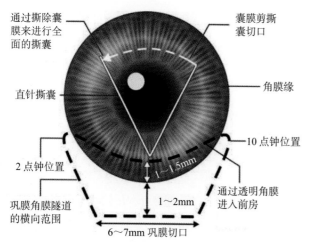

▲ 图 10-3　手工小切口白内障手术的三角形（V 形）撕囊

引自 Ruit S, Paudyal G, Gurung R, Tabin G, Moran D, Brian G. Clin Experiment Ophthalmol. 2000;28(4):274-279.

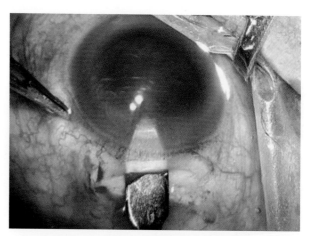

▲ 图 10-4　使用微角膜刀制作内部角膜切口

切口的深度是隧道最重要的方面。太浅的隧道会导致纽扣孔和不稳定的切口。太深的隧道可能导致过早进入前房、前房稳定困难、虹膜脱垂和不稳定的切口。

（三）制作侧切口

制作侧切口时可以使用 15 号侧切刀在 10 点钟位置或垂直于透明角膜隧道的位置。此切口对以下情况很有用（但不是必需的）。

- 注入黏弹剂。
- 切口下皮质抽吸。
- 在手术结束时，将平衡盐溶液（BSS）注入前房，以将眼压调节至生理水平。

（四）制作内部角膜切口

注射黏弹剂后，使用尖锐的 3.2mm 角膜刀进入前房。抬高角膜刀的根部直到刀片变得平行于虹膜平面，从而在角膜表面形成凹痕。然后，将角膜刀在虹膜平面向前推进，直到进入前房，并将内部切口制作为一条直线（图 10-4）。然后，将初始切口从一侧延伸到另一侧，以贯穿整个隧道。在切口的扩展过程中，应注意将内部切口保

持在同一平面上。

（五）撕囊

MSICS 手术有几种不同的撕囊技术。CCC可以提供最佳的 IOL 定位，但由于角膜瘢痕、翼状胬肉和欠佳的手术显微镜，在核较大的成熟期白内障、过熟或核沉降的白内障的情况下，以及在手术可见度不佳的环境中，CCC 都存在一定困难的，上述情况在发展中国家非常常见。在这些欠佳的手术环境中，尤其是在没有囊膜染色技术的情况下，三角形囊切开术和开罐式囊切开术尤其有用（图 10-3）。

如果进行 CCC，则撕囊的大小应基于白内障的核大小和密度。它的最小直径应为 5~6mm，为了更成熟的白内障，直径可能需要达到 7~8mm。如果 CCC 太小，不足以使晶状体脱出进入前房，则外科医生可以进行八个或更多个放射状松解切口，或转换成"开罐式"囊膜切开术。囊膜染色在白色或致密棕色的白内障病例中很有帮助。

但是，如果进行 CCC 不可行，也可以使用"开罐式"或三角形（V 形）囊切开术安全地进行 MSICS。在成熟和过熟期白内障的情况下，实际上开罐式或三角形囊切开术更有优势，因为它

有助于使核脱出进入前房。

如果外科医生使用三角形囊切开术，则可以在创建内部角膜切口并进入前房之前执行此步骤。将 25～27G 直针头连接到装有 BSS 的 1ml 注射器中，将其推进到角膜缘后方的角膜巩膜隧道中，使其平行于虹膜平面成一定角度，然后进入前房。使用针的斜角尖端，在 4 点钟到 12 点钟之间进行线性切割，然后在 8 点钟到 12 点钟之间进行线性切割，因此这两个切口在 12 点钟处相遇（假设有一个位置优越的巩膜角膜隧道）（图 10-3）。因此，形成了晶状体前囊的三角形或 V 形瓣，其基底部仍连在前囊上。V 形的顶点应朝向外科医生，并且囊膜切开术的底部应远离外科医生[1]。三角形的每个点应距瞳孔中心约 3mm。接下来，用针尖将顶点提起并由近及远剥开。这确认了囊膜切开术切口在顶点处连接。

（六）水分离

使用连接 27G 弯针头的装有 BSS 的注射器的进行水分离。在 CCC 后，可通过将液体平稳的注入前囊膜口下方来完成（图 10-5）。但是，在开罐式或三角形囊切开术的情况下，可以在多个区域中注入少量液体，以便从皮层限制区域"分离"晶状体核，但是必须小心不要引起

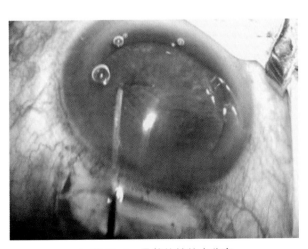

▲ 图 10-5　晶状体核的水分离

扩张所导致的可能的核后脱位。成功进行水分离后，晶状体核应可在囊袋内自由移动。还可选择 Simcoe 套管进行水分离，该低压系统非常适合三角形囊切开术的情况下使用。

（七）将晶状体核脱离入前房

通常，当进行水分离时，晶状体核的一侧将随液流一起脱出进入前房。看到此种晶状体核的脱出时，可以停止进一步的水分离，并在足够量的黏弹剂的保护下，通过用 Sinskey 钩旋转脱垂的晶状体核来脱出核的其余部分。如果仅通过水分离不能使核脱出，则可以结合使用 Simcoe 套管或黏弹剂套管小心注入液体并旋转晶状体。

1. 脱出晶状体核：特定类型白内障的特殊技术

成熟的皮质性白内障：使用 0.1ml 的 0.06% 台盼蓝染料对囊膜染色后，可以通过撕囊治疗全白白内障。如果核与皮质的连接松动，则可以使用 Sinskey 钩将晶状体核从囊袋中取出，通常无须进行液体分离步骤。同样值得做的步骤是，在脱出晶状体核之前，可使用 Simcoe 套管将皮质部分吸除。囊膜染色有助于完成完整的撕囊，使得困难的晶状体核脱出更加容易，因为在整个手术过程中被染色的囊膜边缘都清晰可见。首先使用 Sinskey 钩隔开染色的撕囊口，然后放置于晶状体核的赤道部，并在囊袋外部撬起晶状体核的一侧，然后将其余的核旋转到前房。在此操作过程中，可以很容易地检测到对囊袋的任何损害，并且可以在此过程的任何时候进行切口的松解[2]。

2. 过熟期白内障及晶状体相关性青光眼

使用这种技术，在用台盼蓝将囊膜染色后，使用安装在注射器上的弯曲的 26G 针头在前囊上做一个小切口，然后吸出已经液化的皮质。用黏弹剂填充囊袋，并使用 Utrata 撕囊镊或类似工具完成撕囊术。然后使用 Sinskey 钩在囊袋外部一

侧核的边缘，然后将其余的核旋转到前房[3]。

- 硬核棕色 / 黑色白内障：在这些情况下，最安全的技术是施行开罐式或三角形囊切开术并脱出晶状体核，如前所述。如果外科医生热衷于进行撕囊术，则采用囊膜染色并进行较大的撕囊术（6.0~7.5mm）更安全，然后进行较小吸力压力的水分离是比较安全的。当囊袋被染色时，很容易分开撕囊口边缘并用 Sinskey 钩撬出一部分核（如前所述）。然后将核轻柔地旋转出去，观察整个过程中囊袋的运动。如果囊袋可能受到损害，则制作前囊的松解切口可避免囊袋内吸除晶状体核。还可替代性地尝试双手技术，这将在后面描述。

- 小瞳孔：对于小瞳孔的患者，可以使用 Kuglen 钩或进行瞳孔括约肌切开术等方法进行拉伸瞳孔成形术。这样可以更好地在可视情况下进行囊膜切开术和水分离，并使向前房脱出晶状体核变得更加安全。在某些高风险的情况下，如假性剥脱、瞳孔小合并硬核，那么就需谨慎地行小切口虹膜切除术或"匙孔"虹膜切除术。如果小瞳孔较为顽固，则可以使用另一种更可靠的双手技术。如果无法通过机械方法使核脱出，或者小瞳孔合并硬性白内障，则该技术非常有用。

- 双手技术：在发生悬韧带问题的情况下，可使用双手核脱出技术。在这种技术中，使用睫状体分离器和 Sinskey 钩进行核的脱出。用 Sinskey 钩通过巩膜角膜隧道将核钩向一侧（假定术者为头位的情况下，右眼为颞侧或左眼为鼻侧）（图 10-6）。然后，将分离器通过侧口切口插入并置于核下方。用分离器作为支点，用 Sinskey 钩

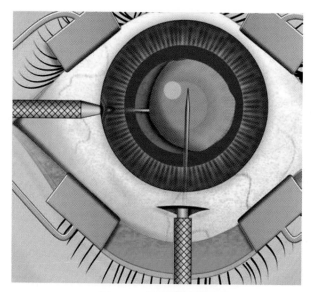

▲ 图 10-6 双手核脱出技术

旋转囊核，使之脱离囊袋。通过适当使用该技术，睫状体分离器可吸收旋转力，从而最大限度地减小悬韧带上的应力[4]。

- 半脱位白内障：MSICS 可以在部分半脱位白内障的情况下进行，当瞳孔散瞳良好、晶状体核不是非常致密时。同样，使用台盼蓝对囊膜进行染色有利于撕囊，有助于植入囊袋张力环（capsular tension ring, CTR），并有助于安全地使核脱出。在评估半脱位的程度和核密度后，将囊膜染色，并进行撕囊术。随后进行皮质层的水分离，并通过切口手动插入 CTR。然后将晶状体核水分离，并继续冲洗直至晶状体核的一极从囊袋中脱出。使用 Sinskey 钩将剩余的晶状体核推入前房[5]。

（八）核的摘除

一旦核脱出前房，就可以通过以下方法之一将其从隧道中取出。

- 灌注技术。

- Phaco 三明治技术。

- Phaco 碎核法。

- 改良的 Blumenthal 技术。
- 鱼钩技术。
- Simcoe 技术。

每个都将在这里依次进行讨论。

1. 灌注技术

该技术结合了机械力和静水力来摘除晶状体核。当然，此过程必须要有灌注维持（图 10-7）。该灌注套管长 8mm，宽 4mm，并具有前后表面。前表面略微凹进并且具有两个末端，该前端带有三个小冲洗口，每个冲洗口尺寸为 0.3mm。后端与灌注管的主体相连，并连接到装有乳酸林格液或 BSS 的注射器上。

在核脱出前房后，首先在核上方、然后在核下方充分注入黏弹剂。上层保护内皮，而下层则向后推动后囊和虹膜。这种操作在前房中创造了足够的空间用于无创核摘除。

良好的上直肌牵引缝线是成功进行下一步操作所必需的条件。首先，将牵引缝线松散地握在左手。在检查切口的通畅性之后，然后将灌注圈套器前壁面朝上插入到晶状体核下方。如果是未成熟的白内障，术者将能够看到晶状体核下方的灌注圈套器边缘。术中始终保持位于虹膜前方灌注圈套器尖端的可见性非常重要，因为如果虹膜组织被夹在晶状体核和灌注圈套器之间，则在试图取出晶状体核时可能会导致较大范围的（或全部的）虹膜根部离断。

随着上直肌牵引缝线被拉紧，灌注圈套器在停止灌注的情况下缓慢撤回，直到核的上极进入隧道。然后开始轻柔灌注，缓慢向下使用圈套器轻轻按压巩膜隧道的后唇。当核的最大直径刚好穿过隧道的内唇时，必须减小灌注压力。这减少了强行将核从前房脱出的可能性。晶状体从前房高压脱出可能导致前房压力突然降低、前房变浅及包括晶状体囊袋和玻璃体在内的眼内容物脱出。

值得注意的是，如果在颞侧制作切口，那么手术助手可通过拉动鼻侧球结膜促进晶状体核的脱出，因为外侧直肌的牵引效应通常是不够的。

表 10-2 列出了用灌注圈套器摘除晶状体核的潜在并发症及其原因。

2. Phaco 三明治技术

在此项技术中，除了灌注圈套器外，还需使用 Sinskey 钩。关键要求是前房必须充满黏弹

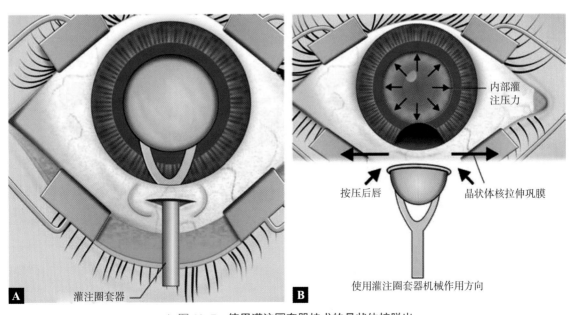

▲ 图 10-7　使用灌注圈套器技术的晶状体核脱出

剂。一旦将灌注圈套器置于晶状体核下方，就将 Sinskey 钩小心地引入并置于晶状体核的顶部，从而有效地将其"夹在"灌注圈套器与 Sinskey 钩之间。Sinskey 钩的尖端位于晶状体核的中央

表 10-2 使用灌注圈套器脱出核的潜在并发症及其原因

潜在并发症	原　因
角膜内皮损伤	• 错误地估计晶状体核的大小导致晶状体核与伤口大小不相称 • 黏弹剂使用不足 • 操作灌注圈套器技术不当 • 医源性：手术医生过于自信导致反复强行脱出晶状体核
核脱出困难	• 不合适的牵引缝线 • 错误地判断晶状体核的大小 • 设计不合理的圈套器，如缺乏充分的凹面 • 操作技术差
虹膜损伤/拉扯/根部离断	• 切口过短导致虹膜在薄弱点脱出 • 过早注入液体 • 圈套器夹住巩膜隧道正对位置的虹膜 • 巩膜后唇未充分按压
后囊破裂伴玻璃体脱出	• 圈套器边缘尖利 • 强行脱出晶状体核 • 之前存在的悬韧带松弛扩大导致晶状体核脱垂

部分之外，通过这种双手技术可以更牢固地握住核。用 Sinskey 钩握在优势手上，而将灌注圈套器握在另一头，将核"夹在中间"并脱出。脱出核时，助手应拉紧直肌上的缝合线，同时用带齿的镊子抓住位于角膜缘附近 6 点钟位置的结膜，同时下拉眼球。用这种技术将分离核的外部、核壳和一部分皮质，并在核脱出后立即用灌注圈套器吸除（图 10-8）。

3. Phaco 碎核技术

这是通过小切口去除较大晶状体核的手动碎核技术。可以使用二等分或三等分代替使用 Sinskey 钩碎核。等分线或三等分线上的恒定压力，加上用灌注圈套器轻轻抬起的后部压力，将使核分裂。后可以使用灌注圈套器一次去除分裂的核碎片。

4. 改良 Blumenthal 技术

在整个过程中，该技术使用"前房保持器"（anterior chamber maintainer，ACM）。ACM 是空心管，外径为 0.9mm，内径为 0.65mm。ACM 的管道固定在一瓶 BSS 上，悬挂在患者眼睛上方 50～60cm。

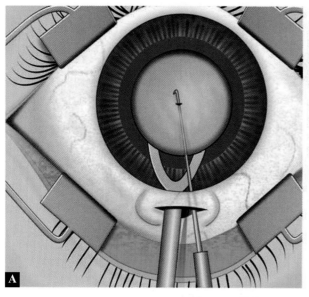
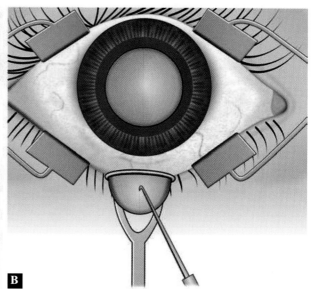

▲ 图 10-8　使用 Phaco 三明治技术的晶状体核脱出

在角膜上制作两个小的斜面切口。第一个长度为 1.5mm，放置在 5 点钟和 7 点钟位置之间（假定切口处于上方位置），用于插入 ACM。第二个切口宽 1mm，位于 11 点钟位置，用于插入各种器械。仅在撕囊期间才停止 ACM 灌注。良好的水分离后，核脱出进入前房。释放的核在深的前房中极度活动，可被 ACM 系统产生的水压推动。

随后将一个 3～4mm 宽、0.3mm 厚、3cm 长的塑料圈套器插入晶状体核下方，位于 1/3～1/2 核宽度的位置。然后，将瓶高提高到患者头部上方 60～70cm，并在靠近巩膜的晶状体上滑动并施加轻微的压力。然后，间歇性压力将核推出角膜巩膜隧道。最后，更多的冲洗可使上皮和皮质更容易从前房流出。

如果尽管 ACM 流量已开足，晶状体核仍未与隧道的内唇相接合，则原因可能如下。

- 隧道较小、不规则或不完整。
- 侧端口设计不当或渗漏。
- 隧道过短。
- 前房存在玻璃体。

5. 鱼钩技术

在此项技术中，将 30G 一次性针头弯曲成鱼钩的形式，并用于晶状体核的脱出。经过彻底的水分离或水分层后，前房充满了黏弹剂，只有核的上极进入前房。黏弹剂再次注入到晶状体核的前面和后面，以保护周围的结构。

然后将 30G "鱼钩" 针向侧面倾斜进入前房，以防止内皮损伤。然后在晶状体核后面操纵针头以钩住晶状体的下表面。此时，如果在穿过鱼钩时有任何困难，可以重新注入黏弹剂。一旦核被钩住，可通过在隧道的后唇上施加轻微的向下压力，将晶状体核脱出眼球。因此，此项技术能够不进行前房大范围操作的情况下脱出晶状体核。

6. Simcoe 技术

Simcoe 技术使用与 Blumenthal 技术相同的原理，结合了机械力和静水力以脱出晶状体核。在将晶状体核送入前房并在晶状体的前后注射黏弹剂后，用 0.12 有齿镊夹住巩膜或 Tenon 囊，然后将眼球旋转远离外科医生。Simcoe 套管通过巩膜角膜隧道进入前房，并位于晶状体后方和虹膜前。然后打开灌注。套管尖端应在晶状体核远端可见。静水压力会将核带到内部切口。一旦核进入隧道，使用套管将轻微的向下压力施加到伤口的外唇上，同时缓慢拔出套管。核脱出后，Simcoe 套管可立即用于皮层清理。

（九）去除核壳、皮质吸除和人工晶状体植入

从前房取出晶状体核后，前房中仍留有核壳和黏弹剂的混合物。尽管可以使用以下两种方法之一，但在灌注圈套器的帮助下，更容易除去这种混合物。

- 通过将 Simcoe 套管插入撕囊口下方，并将核壳举入前房，可以将核壳从囊袋中翻出。然后可以通过用 Simcoe 套管压下下巩膜唇并同时拉动上直肌牵引缝线来吸除脱离的核壳。
- 还可以通过进行黏弹剂分离术来处理核壳。黏弹剂被注入到前囊口下方，在囊和皮质之间，将这种核壳从囊袋中分离并进入前房，可以通过巩膜角膜隧道将其吸除。其余的皮质物质可以使用 Simcoe 套管进行吸除。

然后将 IOL 通过隧道放入完整的囊袋中。当伤口大于 6mm 时，最好放置 6mm 光学直径的硬质聚甲基丙烯酸甲酯［poly（methyl methacrylate），PMMA］IOL，尤其是在 "开罐式"

囊膜切开术的情况下。在进行撕囊术的情况下，可以选择将可折叠 IOL 植入囊袋中。

必须将 IOL 平稳放置，以防止前房塌陷、虹膜损伤和悬韧带离断。如果有玻璃体丢失或先前的悬韧带离断，则这点更为关键。应使用黏弹剂为充分填充囊袋，并应在切口下方的虹膜上注入少量黏弹剂，以有效地形成"黏弹性斜坡"使 IOL 通过，并防止虹膜意外受伤或脱出。（在简单的情况下，一些经验丰富的外科医生使用空气代替黏弹性来维持前房。）然后将 IOL 通过两步操作穿过巩膜角膜隧道植入：使用无齿镊子，插入前襻和 IOL 光学部，确保引导前襻开始进入囊袋。此时，外科医生的另一只手可以使用镊子稳定伤口，并防止 IOL 从前房中脱出。然后，用无齿镊子抓紧后襻并将其推向前房的左侧，将前襻和光学部完全旋转到囊袋中，并随后安全地放置后襻。然后可以用 Simcoe 套管去除任何残留的黏弹剂，并可以测试伤口的稳定性。

在某些情况下，可以将 IOL 提前植入。例如，对于囊袋非常脆弱且易褶皱的过熟期或 morgagnian 白内障，IOL 可以提前植入晶状体核和后囊之间，用作临时 CTR。这样可以安全地从稳定的囊袋中取出过熟的核，而不会撕裂悬韧带或使玻璃体脱出。

（十）确保切口密闭

通过侧切口或如果未制作侧切口时则通过隧道注射 BSS 来重塑前房。如果伤口结构正确，则可以观察到水密闭合，因此无须缝合。术者应该能够适度地向下按压中央角膜，而不会观察到切口变形或前房塌陷。

确保水密闭合后，应放置结膜覆盖巩膜外切口。这可以使用烧灼术在上方切口和颞侧切口上进行。或者，可使用单根缝线缝合线关闭结膜。

三、预后：超声乳化手术与 MSICS 相比较

如前所述，超声乳化手术被认为是发达国家白内障摘除的金标准。但是，毫无疑问，超声乳化术比囊内白内障摘除术、ECCE 或 MSICS 更加昂贵（特别是在发展中国家），其和 MSICS 比较如何呢？

在发展中国家，三项随机对照研究观察并比较了超声乳化术和 MSICS 患者的预后[6-8]。所有这些研究都报道了在 6 周（两项研究）和 6 个月（一项研究）时，两种术式具有相似的术后未矫正视力（uncorrected visual acuity，UCVA）和 BCVA ≥ 20/60。尼泊尔最近进行的一项随机前瞻性研究评估了 108 例接受超声乳化或 MSICS 治疗的晚期白内障（平均 VA ≤ 20/300）患者的 6 个月预后。两种技术在 6 个月时其 UCVA ≥ 20/60 和 BCVA ≥ 20/60 的比例相等（图 10-9 和图 10-10）。在尼泊尔的研究中，超声乳化术的效率较低，完成平均需要 15.5min，而 MSICS 则仅需要 9min。此外，两种手术之间的并发症发生率（包括眼内炎发生率）相似。

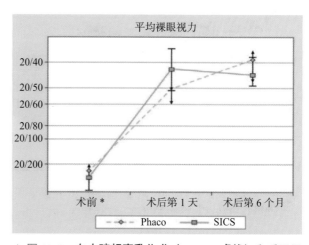

▲ 图 10-9　白内障超声乳化术（Phaco，虚线）和手工无缝合小切口白内障囊外白内障手术组的平均未矫正视力
记录术前和术后第 1 天和第 6 个月的视力，误差线表示 95%CI［引自 Ruit S, Tabin G, Chang D, et al. Am J Ophthalmol. 2007;143(1):32-38.e2.］

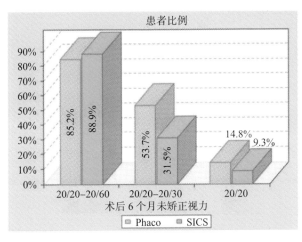

▲ 图 10-10 术后 6 个月的功能水平的未矫正视力

将视力分为 20/20、好于或等于 20/30、好于或等于 20/60 的组，比较手动无缝合小切口白内障囊外白内障手术组（SICS，粉红色）及白内障超声乳化术组（Phaco，绿色）［引自 Ruit S, Tabin G, Chang D, et al. Am J Ophthalmol. 2007;143(1): 32-38.e2.］

因此，总的来说，超声乳化和 MSICS 组在术后 6 个月时的 BCVA 和 UCVA ≥ 20/60 相似。然而，与超声乳化术相比，MSICS 在发展中国家治疗晚期白内障的效率更高、更经济，并且视觉恢复更快。

四、结论

MSICS 技术为发展中国家提供了一种低成本、高效的手术选择，其手术效果可与整个发达国家使用的最先进的手术技术相媲美。即使在非常成熟的白内障手术技术的情况下，此种手术的高速度和低成本使该技术成为减轻发展中国家白内障失明负担的理想工具。

参考文献

[1] Ruit S, Tabin GC, Nissman SA, et al. Low-cost high-volume extracapsular cataract extraction with posterior chamber intraocular lens implantation in Nepal. Ophthalmology. 1999;106:1887-92.

[2] Venkatesh R, Tan CSH, Kumar TT, et al. Safety and efficacy of manual small incision cataract surgery for phacolytic glaucoma. Br J Ophthalmol. 2007;91:279-81.

[3] Venkatesh R, Tan CSH, Singh GP, et al. Safety and efficacy of manual small incision cataract surgery for brunescent and black cataracts. Eye. 2009;23:1155-7.

[4] Venkatesh R, Das MR, Prashanth S, et al. Manual small incision cataract surgery in eyes with white cataracts. Indian J Ophthalmol. 2005;53:173-6.

[5] Venkatesh R. Use of capsular tension ring in phacoemulsification:

indications and technique. Indian J Ophthalmol. 2003;51:197.

[6] Ruit S, Tabin G, Chang D, et al. A prospective randomized clinical trial of phacoemulsification vs. manual sutureless small-incision extracapsular cataract surgery in Nepal. Am J Ophthalmol. 2007;143:32-8.

[7] Gogate PM, Kulkarni SR, Krishnaiah S, et al. Safety and efficacy of phacoemulsification compared with manual small-incision cataract surgery by randomized controlled clinical trial. Ophthalmology. 2005;112:869-74.

[8] Gogate P, Deshpande M, Nirmalan PK. Why do phacoemulsification? Manual small-incision cataract surgery is almost as effective, but less expensive. Ophthalmology. 2007;114:965-8.

第 11 章 囊袋张力带
Capsular Tension Segments

Patrick Gooi Taylor Lukasik Iqbal Ike K. Ahmed **著**

张 旻 陈佳惠 蒋永祥 **译**

一、概述

伴有严重悬韧带病变的白内障手术极具挑战性。导致悬韧带病变的原因有很多，包括外伤、遗传性疾病如马方综合征（图 11-1）和马切山尼综合征[1, 2]。以往在悬韧带病变患者中植入人工晶状体的手术方法包括同时植入囊袋张力环（capsular tension rings，CTR）、改良型囊袋张力环（modified capsular tension rings，MCTR）、晶状体切割术联合巩膜固定后房型人工晶状体（posterior chamber intraocular lens，PC-IOL）和植入前房型人工晶状体（anterior chamber intraocular lens，AC-IOL）[3-5]。2002 年 Ahmed

设计的囊袋张力带（capsular tension segment，CTS）能够有效地保证术中、术后囊袋支撑和 IOL 位置的持续居中（图 11-2）[6]。术中使用 CTS 等囊袋支撑装置能够为超声乳化联合囊袋内植入 PC-IOL 提供条件，后者是现代白内障手术中较为青睐的一种方法。囊袋内植入 PC-IOL 可以降低 IOL 边缘摩擦葡萄膜的风险，从而减少葡萄膜炎 - 青光眼 - 前房积血综合征发生。另外，与植入 AC-IOL 相比，该方法引起角膜内皮和小梁网损伤的风险更小。本章将讨论白内障手术中 CTS 植入的手术技巧。

CTS 是一个由聚甲基丙烯酸甲酯制成的、120° 开环且半径为 5mm 的环形带，含有一个向

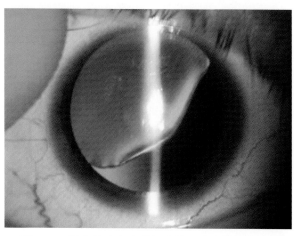

▲ 图 11-1 马方综合征合并晶状体不全脱位患者术前裂隙灯照片

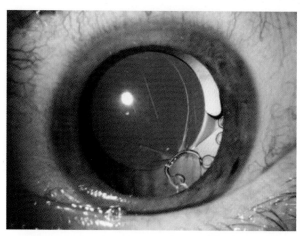

▲ 图 11-2 白内障摘除联合囊袋张力环和囊袋张力带稳定的囊袋内植入后房型人工晶状体的术后裂隙灯照片

前凸出的中央钩，后者可向前置于撕囊口前方
（图 11-3）。在超声乳化之前即可无损伤地植入
CTS，并可通过虹膜拉钩钩住中央孔以保证术中
囊袋的支撑和 CTS 的稳定。中央孔也可通过巩膜
缝线固定来提供长期的囊袋稳定性。根据悬韧带
病变的范围，可选择植入一个或多个 CTS [3-5, 7]。

CTS 能够提供横切面上的张力，而 CTR 则
提供囊袋赤道部的环形支撑，因此 CTS 可以与
CTR 联用 [5]。在囊袋中植入 CTS 可以避免器械与
角膜内皮层和房角结构的干扰。

二、术前评估

对初学者，应选择前房无玻璃体的病例。根据
学习曲线，早期我们建议为 CTS 手术预留约 2h 手
术时间。随着时间推移，术者可在 1h 内完成 CTS
手术。建议手术采用全身麻醉或球后阻滞麻醉。

三、避免玻璃体脱出和玻璃体切割术

在 CTS 手术中，联合玻璃体切割术会大大增
加手术难度。为避免进行玻璃体切割术，可以在
悬韧带拉长的区域注入弥散型黏弹剂（ophthalmic

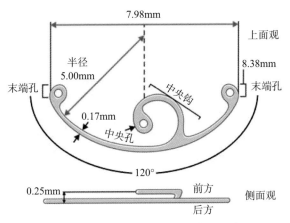

▲ 图 11-3　囊袋张力带的结构和尺寸

viscosurgical devices，OVD）以压平玻璃体。由
于浅前房会导致玻璃体向前脱出，应尽量避免
术中前房变浅。可在手术器械退出前房时用 27G
针头向前房注入平衡盐溶液。如果下一步手术
操作需要用到 OVD，也可以直接向前房注入
OVD。

四、手术技巧

（一）结膜弧形切开和切口制作

结膜下浸润麻醉，以 CTS 巩膜固定处为中心
作 4 个钟点的结膜弧形切开。烧灼止血后，做一
与角膜缘平行的长 3mm 的巩膜沟，位于巩膜突
的解剖学位置后 1mm（图 11-4）。

采用"刀叉"法（"knife and fork" fashion）时，
需要制作两个穿刺口（图 11-5），穿刺口必须可
容纳 23G 显微弯镊和显微虹膜镊通过。其中短、
窄、陡的穿刺口用于放置虹膜拉钩。

（二）使用 OVD/ 虹膜拉钩 / 撕囊以稳定
前房

首先应在悬韧带拉长区域注入弥散型 OVD，
以避免玻璃体向前脱出；接着应用弥散性 OVD
覆盖角膜内皮细胞；然后按照"软壳技术"，使
用内聚型 OVD 保持前房稳定 [8]。撕囊前，通常
使用亮蓝对前囊膜进行染色。不应将染料随意地
注入前房，否则染料会通过悬韧带向后扩散，造
成视网膜染色和红光反射消失。开始撕囊时，需
要用 27G 针头刺破囊膜，或者需要用显微虹膜镊
抵住前囊膜以提供对抗牵引力。在悬韧带薄弱区
域，可用虹膜拉钩拉撕囊口达到稳定囊袋的目的
（图 11-6），但要注意在撕囊结束前应适当放松拉
钩，以防止撕囊口发生放射状裂开。

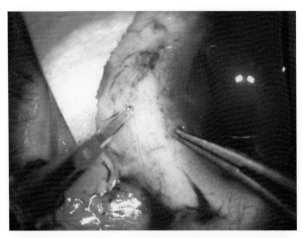

▲ 图 11-4　术中照片示巩膜沟，囊袋张力带将于此处缝于巩膜上

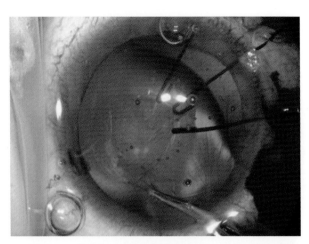

▲ 图 11-6　撕囊时虹膜拉钩钩住撕囊口边缘以稳定囊袋

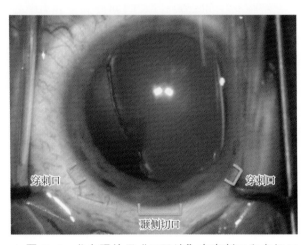

▲ 图 11-5　术中照片示"刀叉法"中穿刺口和主切口的布局

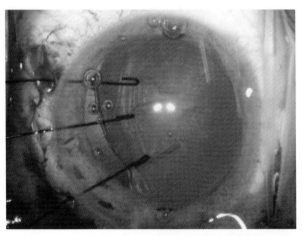

▲ 图 11-7　用虹膜拉钩钩起囊袋，为植入囊袋张力带提供足够空间

（三）植入 CTS

通过虹膜拉钩在撕囊口边缘拉起囊袋，为 CTS 提供足够的植入空间（图 11-7）。另外，通过内聚型 OVD 分离囊膜与皮质，为 CTS 植入提供一个口袋样区域（图 11-8）。在这些操作中，避免皮质的扰动十分重要。可将一个虹膜拉钩置于 CTS 预定巩膜固定位置的同一径线上，拉钩钩住 CTS 的小孔，在超声乳化过程中起到稳定作用。

术者一手用弯镊夹住 CTS 的中央部，另一手持 Colibri 镊打开主切口，以植入 CTS。可通

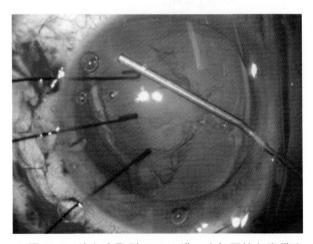

▲ 图 11-8　注入内聚型 OVD，进一步打开植入囊袋张力带所需的口袋样区域

过 Sinskey 钩钩拉 CTS 的小孔在前房操控 CTS（图 11-9）。然后可用显微虹膜镊夹持 CTS 的中央钩，将 CTS 引导入囊袋。虹膜拉钩可钩拉 CTS 的中央孔以稳定囊袋，为后续的超声乳化操作做好准备（图 11-10）。

（四）先于 CTS 之前植入 CTR

是否先植入 CTR 需要谨慎决定。先植入 CTR 的优点在于它可以稳定囊袋使超声乳化更方便，同时可以扩张囊袋以防止玻璃体向前脱出。缺点是皮质很容易被困在 CTR 的后面。此外，用 CTR 扩张囊袋后，将 CTS 缝合到巩膜上将有

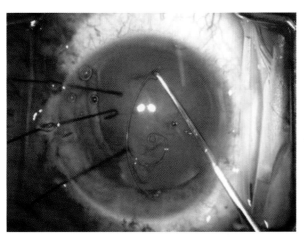

▲ 图 11-9　**Sinskey** 拉钩在前房中调整囊袋张力带的位置

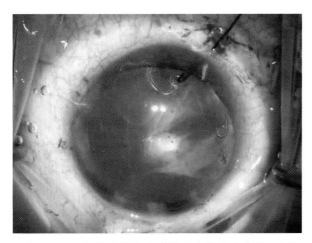

▲ 图 11-10　虹膜拉钩钩拉囊袋张力带的中央孔，以期在超声乳化过程中提供囊袋稳定性

可能变得更加困难，因为缝针有可能刺破囊袋。

（五）超声乳化

用平衡盐溶液进行水分离。可以先通过一个虹膜拉钩固定 CTS 稳定囊袋，然后以常规的方式完成超声乳化手术。使用灌注 / 抽吸手柄首先吸除 CTS 附近的皮质，然后吸除切口下方的皮质。

（六）CTS 缝合

首先，在悬韧带离断区域注入弥散型 OVD，然后在囊袋内注满内聚性 OVD。如有必要，在巩膜沟对侧做一个穿刺口便于穿线。将虹膜拉钩从 CTS 上撤离，然后虹膜拉钩在后续巩膜缝线区域最大限度地钩住虹膜。显微虹膜镊重新调整 CTS 在囊袋中位置，使囊袋避免被针头穿过。CTS 位于前房中央呈垂直平面，大致垂直于缝线通过的轴向放置（图 11-11）。带 7-0 GORE-TEX® 缝线的双弯针用两把锁定持针器采用双手技术拉直。将 7-0 GORE-TEX® 缝线双弯针针尖在穿刺口内左右摆动使其刚好经过，这可以确保缝线不穿过角膜基质纤维，双弯针尖端保持在前房内。

图 11-12 展示了 25G 针头与 GORE-TEX® 缝线对接的轨迹。前房内注满 OVD 以便进针。将

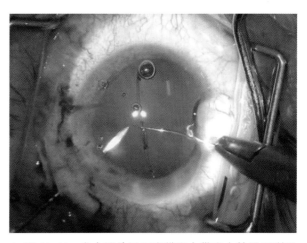

▲ 图 11-11　术中照片显示囊袋张力带直立放置以利于缝线垂直穿过

25G 皮下注射针头弯曲到针座，斜面朝上并接到 OVD 注射器上。从巩膜突的解剖位置后 1mm 处巩膜进针，在虹膜后面和晶状体囊膜前面穿过虹膜平面。巩膜入口垂直于巩膜，并用 Colibri 镊协助。一旦针头穿过巩膜，便可将 Colibri 镊迅速换成 Kuglen 钩，既可方便针头穿过巩膜进入眼内，也可推开囊袋远离针头避免刺伤，该钩还可用于进一步推拉虹膜便于观察。在将皮下注射针头牢牢固定在前房中的同时，持针器抓住 7-0 GORE-TEX® 缝针，将其穿过 CTS 的孔眼，然后将缝针对接到 25G 针头中（图 11-13）。一个预先定位，居中良好和垂直定向的 CTS 将有助于这一步骤的完成。当将 25G 针头和对接的缝针从眼内中拔出时，可能需要 Kuglen 钩固定 CTS。微型镊可以用来引导缝线穿过孔眼。一旦缝线被拉出眼外，将其余的缝线拉出，密切注意 CTS 在眼内位

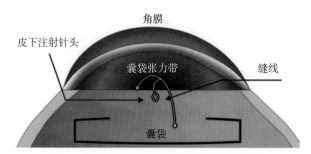

▲ 图 11-12　显示 25G 针头与 7-0 GORE-TEX® 缝线对接的轨迹

置，如有需要可用显微虹膜镊来稳定 CTS，以确保 CTS 不会向任何方向移位。GORE-TEX® 缝线会非常牢固地附着在器械上，为了防止 CTS 的突然移动，必须将器械缓慢地从 GORE-TEX® 缝线上撤离。

在第二次缝线通过之前，前房内可能需要补充内聚型 OVD，同时在悬韧带离断区域周围补充弥散型 OVD。显微虹膜镊和 Sinskey 钩将 CTS 放进囊袋。第二个 25G 针头沿巩膜沟距离前一个部位 2mm 进入。位置错开有利于缝线的旋转和后续的埋结。当 7-0 ORE-TEX® 被拉过时，Sinskey 和 Kuglen 钩可以帮助引导缝线，以确保缝线不会被卡在中央孔眼的错误端。

（七）为 CTS 打活结 / 调整张力 /IOL 植入

打个松活结，能更容易调节张力使 CTS- 囊袋复合体居中。在收紧第二个活结之前，用持针器固定结的底部。这允许在没有 CTS 过度活动的情况下收紧结。第二次打结时，用持针器握住结的短端，助手握住结的长端（图 11-14）。囊袋内充满内聚型 OVD，将 CTR 注入囊袋中。在植入 IOL 之前，切口稍微扩大，以确保推注器能完全进入前房，将 IOL 直接注入囊袋中。如果撕囊口太小，可使用虹膜拉钩将撕囊口拉开以利于 IOL

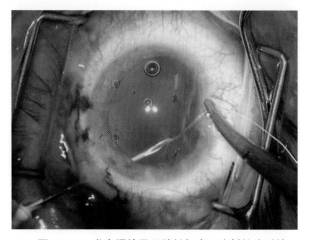

▲ 图 11-13　术中照片显示缝针与皮下注射针头对接

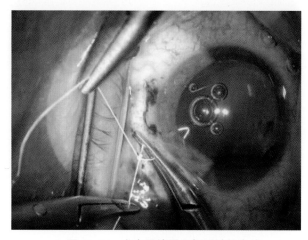

▲ 图 11-14　术中照片显示打活结的方法

的植入。我们建议在活结处留少许松弛余地，不要太紧，以防止 CTS 被拉出囊袋。最后一次打结把活结锁定到位。用弯镊将结旋转到巩膜中。可使用 Sinskey 钩将结的最后部分推入巩膜。

（八）关闭切口

将 27G Rycroft 套管针连在装有平衡盐溶液的注射器上手动去除 OVD。尽管术后患者需要口服数日乙酰唑胺降眼压，但这种温和的方法与使用自动灌注 / 抽吸手柄方法相比可以更好保持前房的稳定。将 Miochol-E（氯乙酰胆碱制剂）注入前房缩瞳。用 10-0 尼龙线缝合主切口和侧切口，以防止前房变浅和玻璃体前移。10-0 薇乔可吸收缝线缝合角膜缘球结膜弧形切口。

五、术后处理

术后 1 天和 1 周进行随访。我们通常在术后 2 个月左右进行 IOL 的超声生物显微镜检查，观察 IOL 的居中性和倾斜度（图 11-15）。如果小的撕囊口使 IOL 倾斜，在术后 1 个月后可随时应用 Nd：YAG（掺钕钇铝石榴石）激光对前囊进行放射状切开。如果发生后囊膜混浊，则以常规

的方式进行 YAG 囊膜切开术。

六、先进的眼前段重建

先进的眼前段重建术通常要求进行脱位白内障摘除术和虹膜重建术。由于保留了囊袋，可以植入通常只能在一片式平台上使用的高端 IOL，如 Toric 和多焦点 IOL（图 11-16）。也可囊袋内植入人工虹膜（图 11-17 和图 11-18）。通过小切口植入，可减少术源性散光并提高了手术的安全性。人工虹膜在因残存虹膜组织不足而无法行瞳孔成形术时特别有用。

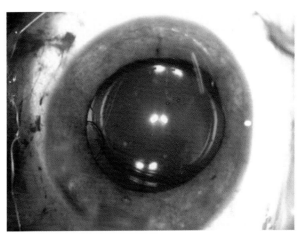

▲ 图 11-16 术中照片显示 Toric 人工晶状体和囊袋张力带联合使用

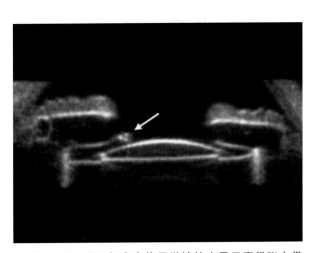

▲ 图 11-15 术后超声生物显微镜检查显示囊袋张力带和小孔位于囊袋前（箭），人工晶状体居中且平坦

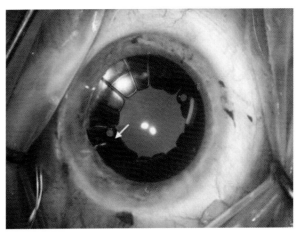

▲ 图 11-17 术中照片显示两个 Morcher 50E 带格栅状虹膜的囊袋张力带（箭）

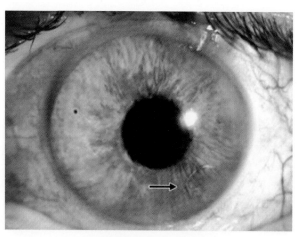

▲ 图 11-18　术后裂隙灯照片示植入囊袋中的、用囊袋张力带（箭）稳定的个性化定制人工虹膜（人类光学公司）

七、结论

囊袋张力带是一种非常出色的手术器械，可用于伴有严重悬韧带病变的白内障摘除，并可在囊袋中植入 PC-IOL。我们认为囊袋内植入 IOL 是最安全的位置，因为它不大可能擦伤虹膜组织且远离角膜内皮和房角结构。由于保留了囊袋，高端 IOL 也可得以应用。此外，虹膜重建可以通过小切口囊袋内植入带格栅状虹膜的囊袋张力带完成。小切口手术可防止前房变浅和玻璃体脱出，手术更安全。囊袋张力带以高度个性化、模块化的手术方式为先进的眼前段重建术提供了一个平台，是眼外科医生手术器械库的绝佳补充。

参考文献

[1] Kohnen T, Baumeister M, Buhren J. Scheimpflug imaging of bilateral foldable in-the-bag intraocular lens implantation assisted by a scleral-sutured capsular tension ring in Marfan's syndrome. J Cataract Refract Surg. 2003;29: 598-602.

[2] Groessi SA, Anderson CJ. Capsular tension ring in a patient with Weill-Marchesani syndrome. J Cataract Refract Surg. 1998;24:245-9.

[3] Blecher MH, Kirk MR. Surgical strategies for the management of zonular compromise. Curr Opin Ophthalmol. 2008;19:31-5.

[4] Hasanee K, Ahmed II. Capsular tension rings: update on endocapsular support devices. Ophthalmol Clin North Am.
2006;19:507-19.

[5] Hasanee K, Butler M, Ahmed II. Capsular tension rings and related devices: current concepts. Curr Opin Ophthalmol. 2006;17:31-41.

[6] Chee SP, Jap A. Management of traumatic severely subluxated cataracts. Am J Ophthalmol. 2011;151:866-71.

[7] Ahmed II, Chen SH, Kranemann C, et al. Surgical repositioning of dislocated capsular tension rings. Ophthalmology. 2005;112:1725-33.

[8] Arshinoff SA. Dispersive-cohesive viscoelastic soft shell technique. J Cataract Refract Surg. 1999;25:167-73.

第 12 章　飞秒激光辅助白内障手术
Femtosecond Laser Cataract Surgery

Robert J. Cionni　Charles H. Weber　著

蔡　蕾　杨　晋　译

一、概述

　　飞秒激光辅助白内障手术可以使术后人工晶状体的位置更稳定[1-10]，同时通过激光碎核的方式减少术中超声乳化能量的使用[7, 9, 11-14]，获得更好的屈光效果。飞秒激光囊膜切开术和透明角膜切口的制作具有更高的重复性和稳定性[1, 4, 5, 15-18]，且飞秒激光辅助角膜松解切口可以提高散光矫正的精准性[17]。

二、适应证

- 散光。
- 显著影响视力的白内障。
- 屈光性晶状体置换手术。

三、禁忌证

- 角膜疾病、角膜混浊或存在角膜植入物使得波长为 1030nm 的激光无法穿透或角膜无法压平。
- 囊膜切开深度和角膜内皮之间的空间不足（仅在囊膜切开时）。
- 前房存在血液或其他物质。

- 角膜厚度超出了所用系统的范围。
- 存在青光眼滤过泡。
- 低眼压。
- 白内障或角膜移植手术的禁忌证。
- 患者无法配合手术。

相对禁忌证如下。

- 全白型白内障（能够完成撕囊和角膜切口制作，但无法劈核）。
- 瞳孔扩张不良，导致瞳孔直径小于囊膜切开的预设直径（能完成角膜切口，但无法撕囊或劈核）。

四、手术技术

（一）患者选择

　　飞秒激光可用于任何需进行白内障摘除或屈光性晶状体置换手术，且无上述禁忌证的患者。患者的配合对成功地固定和对接至关重要，所以最好选择眼球固视及追光好的患者。患者的睑裂应足够大，且无结膜睑球粘连或其他明显的眼睑病变。理想情况下，瞳孔扩张时的直径应大于6.0mm；但根据我们的经验，通过调整撕囊大小和晶状体碎核的大小，瞳孔直径不小于5.0mm 的

085

情况也同样适用。如果瞳孔小于 5.0mm，医生可能会先行角膜切口，在随后的操作中再行撕囊和碎核的操作。

（二）费用和报销

- 关于飞秒激光费用的完整讨论超出了本书涵盖的范围，但仍有几项与报销有关的内容值得一提[19]。
- 白内障手术医疗保险报销的部分与选用何种手术方法无关，并且不论使用何种技术，针对可报销的项目，医保受益人均无须支付额外的费用。
- 医疗保险患者进行超出标准医疗必要的白内障摘除联合常规 IOL 植入术时，可能需要支付额外的服务费用，其中包括用于治届光不正的飞秒激光散光角膜切开术等。
- 为了达到预期的届光效果而使用高端功能型 IOL 时，医疗保险患者可能需要支付因飞秒激光成像部分产生的额外费用。
- 届光性晶状体置换术不是医疗必需的，因此不在医疗保险的范围内，外科医生和医疗机构可以向患者收取与手术相关的任何服务费用，包括飞秒激光。

（三）激光参数

1. 囊膜切开大小和碎核模式

飞秒激光能量在破坏组织时会形成气泡[20]。因此，在白内障手术中应用飞秒激光时，在角膜切口、囊膜切开和碎核的过程中都可能形成气泡。影响气泡形成的因素包括：激光能量大小、光斑大小、光斑间距、晶状体/眼睛在对接时的倾斜度、囊膜切开的范围、劈核直径、劈核次数、圆柱状劈核直径、圆柱数目、晶状体厚度和劈核深度。

飞秒激光劈核过程中形成的气泡会增加囊内压力并降低可视性（图 12-1）。这些气泡往往留在囊内，而过度的水分离再加上囊袋已有的压力可能会导致后囊膜破裂。因此，医生应将激光精准控制在必须区域并使用可行的最小能量，以尽量减少气泡的形成，使激光劈核的效果最大化。例如，在典型的 2~3 级白内障中，四分法劈核（四片段）可能与六分法或八分法劈核具有相同的效果。将劈核直径从 6.0mm 减小到 4.7mm 可以进一步减少气泡的形成，并且不会影响劈核的效果。此外，只要囊膜切开的直径大于劈核或圆柱的直径大小，使核碎块更易前移，产生的气泡也可逸入前房而不留在囊袋中。

我们通常使用的是六分法碎核结合两个中央小圆柱状劈核模式。硬核白内障推荐使用四个圆柱。在当前使用的软件中，参数设置如下：六分法劈核直径为 4.7mm，两个圆柱直径为 2.5/3.5mm。囊膜切开的直径设置为 4.9mm，略大于劈核直径。

最近，我们开展了一种柱状碎核的模式。柱状碎核块可以进一步分割为两块或三块。我们发现这种模式非常适用于软化白内障中央最硬的部分，能在极低或无超声能量的情况下摘除白内障（图 12-2）。

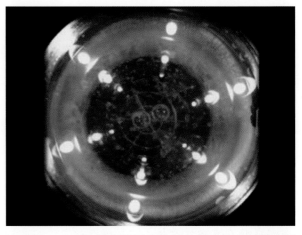

▲ 图 12-1 飞秒激光能量产生的气体在囊袋和前房形成气泡

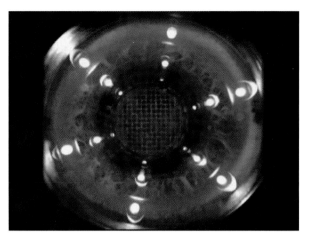

▲ 图 12-2　**LenSx 激光圆柱状碎核模式**

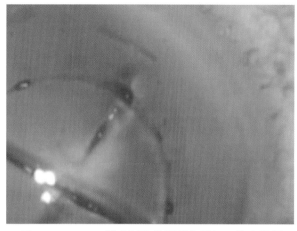

▲ 图 12-3　**LenSx 激光制作的弧形角膜切口的光学相干断层扫描和显微镜照片**

随着飞秒激光在白内障手术中应用的经验渐增，我们还将进一步研究如何根据不同程度和类型的白内障优化能量水平和碎核模式，以便达到更好的碎核效果，同时减少气泡的形成。

2. 散光角膜切开术

对于角膜弧形切口，我们目前的方案是在激光的光学相干断层扫描设备（optical coherence tomography，OCT）的指导下，设计一个 8.5mm 直径的光学区和一个 85% 深度的角膜切口。我们使用的是 Donnenfeld 参考表，但在其基础上减少 1/3。例如，如果要求的弧度为 60°，我们选择的弧度则为 40°（图 12-3 和图 12-4）。

（四）患者固定及对接

在进行飞秒激光时，必须借助患者接口使患者的眼睛保持稳定。不同的飞秒激光设备在患者对接的方法上有所不同，但都能实现在眼压升高在一定范围内同时保持眼球稳定[21-23]。此处展示的是带有 SoftFit 患者接口的 Alcon LenSx 激光器的对接过程（图 12-5）。

患者仰卧在对接装置下方，医生对手术眼行表面麻醉，放置开睑器。然后将患者接口固定到患者的眼球上，注意将患者的视轴和瞳孔轴置于

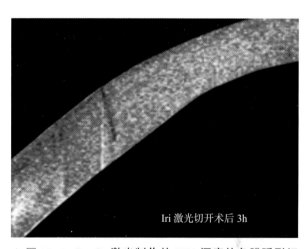

Iri 激光切开术后 3h

▲ 图 12-4　**LenSx 激光制作的 85% 深度的角膜弧形切口的光学相干断层扫描照片**

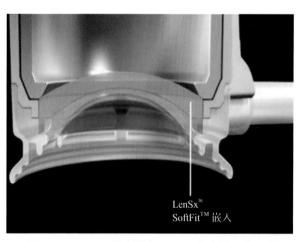

LenSx™
SoftFit™ 嵌入

▲ 图 12-5　**LenSx 激光器和 SoftFit 患者界面的示意图**
柔软的弯曲界面使角膜皱褶和眼压的升高最小化

患者接口的中心。屏幕上将显示输送系统中传感器所检测到的眼睛的位置和压平角膜的压力。水平对接可以最大限度地进行劈核，而倾斜的对接则限制了碎核的前后深度，以避免损伤前后囊（图 12-6）。

（五）眼前节成像及参数设定

对于所有飞秒激光白内障治疗系统而言，准确识别眼部结构都是安全完成激光操作的关键。例如，后囊膜的准确识别是确保应用激光时的安全距离以防止后囊膜破裂的必需条件，准确测量角膜厚度是精确角膜松解切口的深度的关键。

不同设备对眼前节成像的方法各不相同。Alcon 的 LenSx、Bausch & Lomb 的 Victus 和 OptiMedica 的 Catalys 利用傅里叶域 OCT 对眼部结构进行三维、高分辨率的观察，而 LensAR 使用三维激光共聚焦结构照明扫描技术，与 Scheimpflug 技术非常相似。在眼前节成像的过程中，通过这些技术可以对晶状体位置、角膜厚度和瞳孔缘进行高分辨率测量。

一旦患者的眼睛与患者接口正确对接，上述眼前节成像就可以用于观察眼部结构，并指导医

生设计激光切口的位置和大小及碎核区域。LenSx 激光提供了一个点击式的计算机界面，可实时显示显微 OCT 图像，以便于对切口大小及位置、囊膜切开和劈核的深度和直径进行必要的调整（图 12-1 至图 12-3、图 12-6A 和图 12-8）。

（六）治疗

根据每位患者的情况个性化设定完激光参数后，就可以踩下激光脚踏开关开始治疗。每种模式的激光都是从后到前的，以保持聚焦和激光散射最小化。激光治疗完成时，将患者与患者接口分开。松开脚踏可随时停止激光能量的输送。目前，在激光室内，激光手术通常需要 30～60s 的激光治疗时间和 3～4min 的外科手术时间。

（七）白内障摘除术

激光治疗后，以常规方法为白内障手术做准备和铺巾。目前已有各种仪器用于直接打开激光制作的角膜切口。有时需对不完全切口进一步使用手术刀切开。

囊膜切开术完成后，理想情况下的囊膜应是游离的。建议通过侧切口在囊膜前方注入分散型

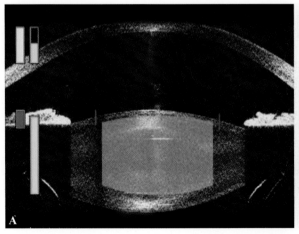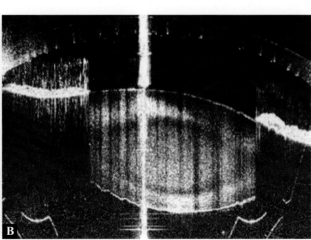

▲ 图 12-6　水平对接可以最大限度地进行劈核

A. 水平对接下进行的最大限度的碎核模式，注意 SoftFit 患者界面显示无角膜皱褶；B. 使用坚硬的弯曲界面产生的偏斜对接限制了最大限度碎核的展开

的眼科黏弹剂，防止前囊膜位移。眼科黏弹剂还可用于置换清除应用飞秒激光过程中出现的气泡（图 12-7）。如果有残留的囊膜粘连，可用撕囊镊或截囊刀按传统撕囊的方法沿切线方向撕除剩余粘连部分。

因为囊袋可能因飞秒激光碎核产生的气体而膨胀，所以在水分离时，操作应格外谨慎和轻柔，以免使囊袋过分膨胀。通过轻轻按压晶状体核的一端，可使液流从前囊膜边缘逐渐流到位于后囊的气泡处，从而来排出囊袋中的气泡。对晶状体核的另一端施加温和且稳定的压力，使晶状体其余部分周围的气泡和液体分开，使两者均逸入前房。此时即可自由旋转晶状体核。

当超声乳化开始时，首先对中央的核进行乳化和抽吸。清除中央核后形成的空间能容纳超声乳化尖端和一个劈核钩 / 眼用钩来抓取和分离周围和后方的碎片。每一次分开一块，并将其移至此空间的中心以便于乳化。或者在插入超声乳化头之前先进行预劈核，将晶状体核块分割成小块。核壳通常在核块全部吸除后再吸除。

在硬度相似的白内障患者中，超声乳化需要的总能量通常比未进行飞秒碎核的低[7, 9, 11-14]。

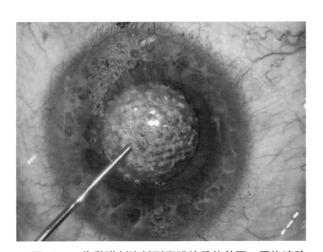

▲ 图 12-7　将黏弹剂注射到囊膜片段的前面，置换清除气泡以改善视觉效果

五、作用机制

与光凝（氩）、光消融（准分子）和光致破裂（Nd：YAG）激光器的 10^{-9}s 相比，飞秒激光的脉冲时间更短，为 10^{-15}s[20]。激光功率是单位时间能量相关的函数，缩短脉冲时间会增加给定能量所产生的功率，反之会减少给定能量所产生的功率。此外，近红外波长飞秒激光可以聚焦在目标组织内的任意一点；激光能量大小可以设置为产生等离子体的阈值，在该阈值下会生成冲击波，随后将产生空化和气泡[20]。因此，飞秒激光使用能量小，聚焦度高，对少量组织产生高功率的光破坏。这些特性使飞秒激光能够精确地发挥作用，避免破坏周围的非目标组织，成为白内障手术的理想选择。

六、术后护理

飞秒激光白内障手术后的护理与传统白内障手术相同。

七、专用仪器

（一）手术室设备

我院飞秒激光仪位于一个独立于超声乳化手术室（operating room，OR）的另一间手术室中。使用滚轮椅 / 床作为 OR 床，当患者从激光 OR 转移至超声乳化 OR 时，患者仍仰卧在滚轮椅 / 床上。现已有几家公司生产的手术床可实现这样的效果。有些飞秒激光平台使用的是固定在激光器上的床。

（二）术中器械

如前所述，现已有许多不同的器械可用于打

开飞秒激光制作的角膜切口。我们目前首选使用 Cionni 飞秒铲 / 晶状体核调位器（Duckworth and Kent, St Louis, MO）。术中无须其他额外的设备。

八、并发症

飞秒激光白内障手术的术中及术后并发症与传统白内障手术基本相同[7, 11, 24]。并发症如下。

- 瞳孔缩小。
- 前囊膜放射状撕裂。
- 后囊膜撕裂。
- 晶状体后脱位。
- 角膜擦伤或缺损。
- 结膜下出血。
- 囊袋阻滞综合征[25]。
- 眼内炎。

九、手术结局的科学证据

在一项前瞻性的单中心研究中，Roberts 等[25]在一个独立的私人诊所中，连续评估了 1500 只眼睛接受飞秒激光辅助白内障手术和屈光性晶状体置换手术的安全性和手术效果。研究使用 Alcon-LenSx 飞秒激光对所有术眼行前囊膜切开、劈核和角膜切口制作。研究将病例分为两组，第一组为前 200 例，第二组为后 1300 例，均由同一外科医生完成。

在此研究中，第 1 组和第 2 组分别有 4% 和 0.31% 的眼睛出现前囊膜撕裂，3.5% 和 0.31% 的眼睛出现后囊膜撕裂，2% 和 0% 的眼睛发生晶状体后脱位（$P < 0.001$）。此外，第 2 组每个病例的对接尝试次数（1.5 vs. 1.05）、激光后瞳孔缩小（9.5% vs. 1.23%）和前囊膜切开不完整（10.5% vs. 1.61%）的发生率显著低于第 1 组（$P < 0.001$）。

总之，他们发现手术经验的积累、技术的改良和改进可以显著减少并发症的发生。该团队还指出，在他们看来，大多数并发症是可预测的，并且在很大程度上是可预防的；第 2 组的并发症发生率与目前最大规模的手工超声乳化手术研究报道的结果并无显著差异。

飞秒激光与传统超声乳化白内障摘除术后 IOL 度数计算及屈光结果比较如下。

在一项前瞻性研究中，Filkorn 等[2]比较了 77 例飞秒激光辅助屈光性白内障手术的 77 只眼和 57 例传统白内障手术的 57 只眼的 IOL 度数计算和屈光结果。生物测量采用光学低相干反射计（Lenstar LS900, Haag-Streit-AG）进行，IOL 计算采用第三代 IOL 公式（SRK/T、Hoffer Q 和 Holladay）。术后 6 周后，飞秒激光组（0.38 ± 0.28D）的平均绝对误差显著低于传统手术组（0.50 ± 0.38D）（$P=0.04$）。

在这项研究中，他们得出结论是，飞秒激光白内障手术与手工超声乳化手术相比，显著提高了 IOL 度数计算的可预测性。

十、飞秒激光辅助白内障手术在外科手术中的地位

飞秒激光辅助白内障手术是一种安全有效的、手工超声乳化白内障手术的替代方案[24]。飞秒白内障手术中手术精度[1, 4, 5, 8, 9, 15, 16, 18]和屈光结果[1-3, 5, 6, 10]的改善，超声乳化时间的缩短[7, 9, 11-14]，可以使所有患者受益。我们发现不论是屈光性晶状体置换术患者，还是硬核白内障患者，飞秒白内障手术对其而言都十分有效。我们还发现了在晶状体半脱位和广泛悬韧带松弛的患者［如假性剥脱综合征（图 12-8）］中，飞秒能安全地完成圆形撕囊。

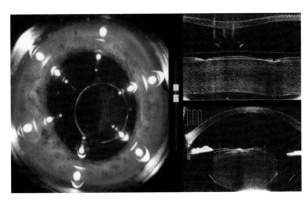

▲ 图 12-8　伴有悬韧带断裂和前囊膜纤维化的外伤性白内障的 **LenSx** 激光光学相干断层扫描图片

注意囊膜切开是手动定位在"偏离散大瞳孔中心"的位置，但是位于半脱位的晶状体囊袋的中心

经验与教训

- 不建议选择的患者：不合作；角膜混浊导致激光无法穿透；患有晚期青光眼（因其手术过程中眼压升高）；睑裂过小，无法正确对接。

- 在对接和手术过程中与患者沟通，让患者充分了解眼睛位置和合作程度对手术成功的影响。

- 透明角膜切口应尽可能靠近外周，但不应超过巩膜或角膜缘血管。否则，即使是手工制作的切口也无法达到角膜缘切口同等的水密效果，并且会在超声乳化术中导致角膜皱褶，影响视线，并可能使术后角膜水肿超出预期。

- 检查囊膜切开是否完全、无任何微粘连或未切开的区域。如忽视这一点，可能会导致前囊膜撕裂。

- 不可过度地进行水分离，以免发生囊袋阻滞综合征[26]。

- Hurricane 一步连续环形皮质抽吸法是一种改良的抽吸技术，可使缩短手术时间，减轻角膜水肿，并通过更好的牵引力分配减小对悬韧带的牵拉[27]。

参考文献

[1] Colas E, Abrieu M, Laayoun J, et al. Improving effective lens position: comparison of femtosecond laser vs manual capsulotomy. Acta Ophthalmologica. 2012;90. (Abstracts from the 2012 European Association for Vision and Eye Research Conference).

[2] Filkorn T, Kovacs I, Takacs A, et al. Comparison of IOL power calculation and refractive outcome after laser refractive cataract surgery with a femtosecond laser versus conventional phacoemulsification. J Refract Surg. 2012;28:540–4.

[3] Hill WE. Effective lens position following laser anterior capsulotomy. Paper presented at the Annual Meeting of the American Academy of Ophthalmology, Orlando, FL: October 2011.

[4] Kranitz K, Takacs A, Mihaltz K, et al. Femtosecond laser capsulotomy and manual continuous curvilinear capsulorrhexis parameters and their effects on intraocular lens centration. J Refract Surg. 2011;27:558–63.

[5] Kranitz K, Mihaltz K, Sandor GL, et al. Intraocular lens tilt and decentration measured by Scheimpflug camera following manual or femtosecond laser–created continuous circular capsulotomy. J Refract Surg. 2012;28:259–63.

[6] Mihaltz K, Knorz MC, Alio JL, et al. Internal aberrations and optical quality after femtosecond laser anterior capsulotomy in cataract surgery. J Refract Surg. 2011;27:711–6.

[7] Nagy ZZ, Takacs A, Filkorn T, et al. Initial clinical evaluation of an intraocular femtosecond laser in cataract surgery. J Refract Surg. 2009;25:1053–60.

[8] Nagy ZZ, Kranitz K, Takacs AI, et al. Comparison of intraocular lens decentration parameters after femtosecond and manual capsulotomies. J Refract Surg. 2011;27:564–9.

[9] Roberts TV, Lawless M, Chan CC, et al. Femtosecond laser cataract surgery: technology and clinical practice. Clin Experiment Ophthalmol. 2013;41:180–6.

[10] Uy H, Hill WE, Edwards K. Refractive results after laser anterior capsulotomy. Invest Ophthalmol Vis Sci. 2011;52 [E–abstract 5695].

[11] Abell RG, Kerr NM, Vote BJ. Femtosecond laser–assisted cataract surgery compared to conventional cataract surgery. Clin Experiment Ophthalmol. 2013;41:455–62.

[12] Abell RG, Kerr NM, Vote BJ. Toward zero effective phacoemulsification time using femtosecond laser pretreatment. Ophthalmology. 2013;120:942–8.

[13] Conrad–Hengerer I, Hengerer FH, Schultz T, et al. Effect of femtosecond laser fragmentation of the nucleus with different softening grid sizes on effective phaco time in cataract surgery. J Cataract Refract Surg. 2012;38:1888–94.

[14] Conrad–Hengerer I, Hengerer FH, Schultz T, Dick HB. Effect of femtosecond laser fragmentation on effective phacoemulsification time in cataract surgery. J Refract Surg. 2012;28:879–83.

[15] Friedman NJ, Palanker DV, Schuele G, et al. Femtosecond laser capsulotomy. J Cataract Refract Surg. 2011;37: 1189–98.

[16] Masket S, Sarayba M, Ignacio T, et al. Femtosecond laser–assisted cataract incisions: architectural stability and reproducibility. [letter]. J Cataract Refract Surg. 2010;36:1048–9.

[17] Palanker DV, Blumenkranz MS, Andersen D, et al. Femto-second laser–assisted cataract surgery with integrated optical coherence tomography. Sci Transl Med. 2010;2:58ra85.

[18] Tackman RN, Kuri JV, Nichamin LD, Edwards K. Anterior capsulotomy with an ultrashort–pulse laser. J Cataract Refract Surg. 2011;37:819–24.

[19] ASCRS. Guidelines for billing Medicare beneficiaries when using the femtosecond laser. 2012

[20] Sugar A. Ultrafast (femtosecond) laser refractive surgery. Curr Opin Ophthalmol. 2002;13:246–9.

[21] Data on file. Alcon Labs, Inc. Presented at ACOS 2013 Deer Valley Femtosecond Leadership Summit.

[22] Kerr NM, Abell RG, Vote BJ, et al. Intraocular pressure during femtosecond laser pretreatment of cataract. J Cataract Refract Surg. 2013;39:339–42.

[23] Schultz T, Conrad–Hengerer I, Hengerer FH, et al. Intraocular pressure variation during femtosecond laserassisted cataract surgery using a fluid–filled interface. J Cataract Refract Surg. 2013;39:22–7.

[24] Talamo JH, Gooding P, Angeley D, et al. Optical patient interface in femtosecond laser–assisted cataract surgery: contact corneal applanation versus liquid immersion. J Cataract Refract Surg. 2013;39:501–10.

[25] Roberts TV, Lawless M, Bali SJ, et al. Surgical outcomes and safety of femtosecond laser cataract surgery: a prospective study of 1500 consecutive cases. Ophthalmology. 2013;120:227–33.

[26] Roberts TV, Sutton G, Lawless MA, et al. Capsular block syndrome associated with femtosecond laser–assisted cataract surgery. J Cataract Refract Surg. 2011;37:2068–70.

[27] Nakano CT, Hida WT, Motta AFP, et al. Hurricane cortical aspiration technique: One–step continuous circular aspiration maneuver. Journal of Cataract & Refractive Surgery. 2014;40:514–6.[Video].

第 13 章　小儿白内障

Pediatric Cataract

Abhay R. Vasavada　Sajani Shah　著

郑天玉　译

一、概述

小儿白内障是最常见的可治疗的儿童致盲原因，占全世界儿童致盲原因的 5%～20%[1-3]。据报道，这一发病率在 1 岁时为 2.5/10 000，在 15 岁时增加到 3.5/10 000[4]。据估计，大于 200 000 儿童因晶状体疾病而致盲。大多数病例的致盲可主要归因于未经手术治疗的白内障，此外，不及时手术导致的严重弱视、手术并发症及并发的眼部异常，也可能成为致盲的原因。

小儿白内障手术是一个复杂的问题，最好由熟知其长期并发症和长期随访的医生来处理。儿童白内障手术是漫长的视觉康复之路的第一步。治疗通常是困难而长期性的，需要团队的尽心付出，团队中最重要的成员是父母。保持视轴的清晰，同时矫正不断变化的残余屈光不正，需要进行仔细的观察、合理的判断和认真的随访。

二、手术时机

明显影响视力的小儿白内障需要及时进行手术干预，使屈光介质清晰并提供聚焦的视网膜图像。白内障手术的适应证包括明显的中央区白内障、致密白内障、阻碍检查者观察眼底的白内障及与伴有斜视的白内障。治疗的时机对于儿童的视力发育和成功康复至关重要，尤其是在婴儿早期。

如果在出生时诊断出单眼致密白内障，可以等到患者 4—6 周龄进行手术。这减少了与麻醉有关的并发症，也使手术流程更加便利。但是，等待超过此时间段会对视力恢复产生不利影响。如果在出生时被诊断为双眼白内障，那么如果孩子在 10 周龄之前进行手术，则可以获得良好的视力恢复效果。最小化双眼手术的时间间隔是很重要的。

仅当麻醉的风险高于常规风险，或者患者生活在偏远地区、很难前来进行第二只眼的手术时，才能在双眼同时进行白内障手术。

三、术前评估

术前检查包括适合该年龄段的视力检查，并收集斜视和眼球震颤的详细信息。大龄儿童的视觉功能可以通过图表进行评估，如优先注视图表（preferential looking charts, Teller Acuity Card, Keeler, Berkshire, UK）、Lea 光栅和符号表（Precision Vision, Lasalle, IL, USA）、Sheridan–Gardiner 测试和 "E" 视标图表或 Snellen 视力表。

对于无法配合进行视力测试的很小的儿童，应该评估固视、追光或追随某物体的能力。应注意斜视或眼球震颤的存在。

术前必须对双眼在充分扩瞳下进行检查，如有必要在麻醉下进行。它包括在手术显微镜或裂隙灯显微镜下进行检查，以评估白内障程度和眼压，以排除青光眼。该检查还有助于进行角膜直径测量、眼后段评估、角膜曲率测定、生物测量和房角镜检查。在检查过程中，手术医生必须探寻白内障的类型和严重程度，包括先天存在的后囊膜缺损。

儿童的临床检查应包括对所有系统的全面检查，包括呼吸系统、神经系统和心血管系统。实验室辅助检查应包括血常规、血糖、TORCH［弓形体病、其他感染、风疹、巨细胞病毒（CMV）和单纯疱疹病毒（HSV）］抗体的滴度、HIV、HBsAg 及 X 线或超声心动图。如有必要，应进行特殊检测以排除代谢性疾病。

生物测量：人工晶状体屈光力计算

将特定屈光度的人工晶状体植入仍在生长的眼球中，这增加了 IOL 屈光力选择的难度。小儿眼球在生长过程中，预期会产生近视漂移。直接植入所计算出的人工晶状体屈光力，有助于在儿童时期对抗弱视，但在眼球生长成熟后可能发展为严重近视。另外，过大的 IOL 欠矫度数会导致术后立即发生远视，并可能导致弱视。理想的人工晶状体屈光度既可以预防儿童弱视，又能将成年期的残余屈光误差降至最低。

大多数外科医生基于对术后近视漂移的预期，往往会在手术时选择 IOL 度数欠矫。文献中已经发表了几种有关人工晶状体度数选择的计算方法[5-7]。但是，这些计算方法仅是帮助您进行适当的人工晶状体度数选择的基础，而后者需要

考虑多种变量后为每个患儿做出个体化的决策，包括年龄、眼别（单眼或双眼发病）、弱视程度（轻或重）、配镜的依从性及近视家族史。在生后最初几年中，眼轴长度增加得更快。如果需要更改人工晶状体植入的方式，如睫状沟植入，可能需要对人工晶状体度数进行适当的调整。需要用眼镜或隐形眼镜矫正残余的屈光不正，该眼镜或隐形眼镜的度数应根据整个生长期中屈光状态的发展而不断调整。

但是，即使在欠矫情况下，也会发生屈光意外。术后的远期转归无疑是未来将长期存在的悬而未决的问题。

四、手术技术

小儿白内障需要特殊的手术策略，因为小儿的囊膜弹性更大，巩膜硬度更低，术后炎症和后囊膜混浊（PCO）的发生率更高，玻璃体为稠厚的胶状，眼球更小，且眼轴不断生长。手术医生应严格遵守前房密闭操作的原则，如制作自闭性切口，从眼内取出任何器械之前注射黏弹剂和双手法灌注抽吸。

（一）前囊膜的处理

儿童的前囊膜非常有弹性，因此，可能难以控制手动连续环形撕囊。但是，就维持撕囊边缘的完整性而言，手动 CCC 是金标准。前囊口的形状、大小和边缘完整性对于 IOL 的长期稳定非常重要[8-10]。撕囊通常使用 Kraff–Utrata 撕囊镊进行（图 13-1）。注意要反复重新抓取囊膜瓣，以避免 CCC 向周边撕裂。

当前可用的手动 CCC 的替代方法包括玻璃体切割器囊膜切开术，带 Fugo 等离子刀片的射频热撕囊[11, 12]，双切口推 – 拉技术和四切口技术[13, 14]。

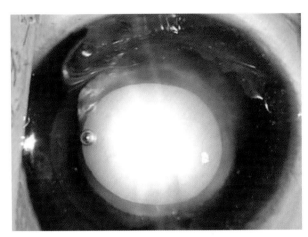

▲ 图 13-1　囊膜染色下进行手动前囊连续环形撕囊

与手工 CCC 相比，玻璃体切割器切开囊膜更容易实施，通常是替代选择中的首选方法。相比之下，热撕囊即使完成得很好，也会在边缘显示出凝固的囊膜碎片。Fugo 刀片是一种独特的切割器械，采用等离子反应来消融组织。它可以完美的完成各种大小的前囊切开，而避免放射状撕裂的风险。当遇到纤维化的囊膜或缺乏红光反射的白色白内障时，建议使用 Fugo 刀片进行射频热撕囊。

高黏度 OVD[15] 有助于进行直径约 5.0mm 的前囊 CCC。台盼蓝囊膜染色[16-18]在小儿白内障手术中是一种有用的辅助手段，尤其是在红光反射差的情况下。用 0.0125% 的台盼蓝进行局部囊膜染色。

（二）水分离游离皮质

制作切口并完成撕囊后，绝大多数病例都应进行多象限水分离，除了白色成熟白内障或怀疑存在后囊膜缺损的患者。有文献证明，小儿白内障手术中的多象限水分离将便于晶状体组织的去除并减少手术时间[19]。

（三）小儿后囊膜和玻璃体前界膜的处理

小儿白内障手术后最常见且最重要的问题是视轴区混浊（VAO）[20-22]。年龄越小，发病率越高，VAO 发生越早。在可能发生弱视的年龄段，当规划后囊膜的处理时，确保视轴清晰仍然是重中之重。可以采用多种方法进行后囊切开术，包括手动后囊 CCC（PCCC），玻璃体切割器后囊切开术，带有 Fugo 等离子刀片的射频热撕囊等[23]。手动 PCCC 在 IOL 植入之前进行，而如果进行睫状体平坦部入路的玻璃体切割术，则应在人工晶状体植入后进行。

后囊膜撕囊的大小应足够大，以提供清晰的中央视轴，但应小于 IOL 光学部，以实现稳定的囊袋内 IOL 固定。手动 PCCC 具有尺寸可控和边缘牢固的优点，但是操作起来较有难度（图 13-2）。许多研究者已经观察到，进行手动 PCCC 在技术上是有难度的。与该技术相关的潜在并发症是玻璃体前界膜（AVF）破裂。然而，由于前段玻璃体切除术是幼龄儿童手术中的一部分，因此 AVF 破裂常常不会引起注意。AVF 破裂的迹象可以是细微的，也可以是明显的。包括：①前房中出现玻璃体纤维；②玻璃体黏附在囊膜瓣上；③撕囊边缘的扭曲变形[24]。一些手术医生更喜欢在进行 IOL 植入后进行经睫状体平坦部玻璃体切除。当选择睫状体平坦部入路时，应先在后囊完

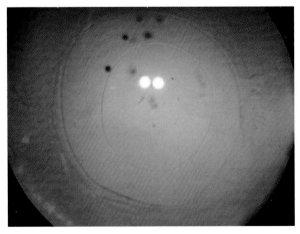

▲ 图 13-2　手动前、后囊膜的连续环形撕囊，边缘光滑且规则

整的情况下，借助 OVD 将 IOL 植入囊袋。使用前房灌注，用 MVR 刀（微型玻璃体视网膜刀）自角膜缘后 2～3mm 处穿刺（小于 1 岁的患者为 1.5～2mm，对于 1—4 岁的患者为 2.5mm，年龄大于 4 岁的患者为 3mm）。然后将玻璃体切割器通过该穿刺口插入，用它切开后囊的中央[25]。

仅 PCCC 可能会延迟 VAO 的发生，但不能完全消除[26]。AVF 可能充当晶状体上皮细胞增殖的支架。此外，由于幼儿的炎症反应很严重，因此完整的 AVF 上可能会形成纤维化膜，从而导致 VAO。因此，提倡在 7 岁以下的婴儿和儿童中进行前段玻璃体切除术和后囊切开术[27]。相比睫状体平坦部入路玻璃体切割术，多数手术医生更喜欢角膜缘入路玻璃体切除术。可以通过注射曲安奈德使玻璃体可视化，从而确认玻璃体切除是否充分。我们介绍过一种技术，可在手动 PCCC 后无晶状体或有人工晶状体植入的状态下，通过使用无防腐剂的曲安奈德，在小儿白内障手术中使玻璃体可视化并确保前段玻璃体切除术的彻底性（图 13-3）。

但是，考虑到玻璃体切除术的影响，特别是对于有近视家族史、糖尿病和有黄斑囊样水肿风险的儿童，后囊膜的处理要根据儿童年龄进行分

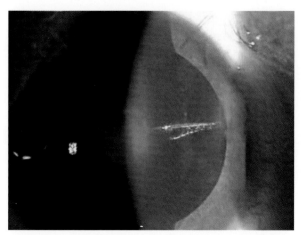

▲ 图 13-3　曲安奈德染色清楚地显示玻璃体纤维束向切口延伸

级[28, 29]。3 岁以下儿童均需行 PCCC 和前段玻璃体切除术。3—6 岁的儿童行 PCCC，但不进行玻璃体切除术。对于大于 6 岁的儿童，不进行 PCCC。

（四）IOL 植入

小儿白内障摘除后进行屈光矫正的可选方法包括一期 IOL 植入、无晶状体眼的框架眼镜矫正和隐形眼镜矫正。一期人工晶状体植入已成为 2 岁以上儿童的首选方法[30, 31]。在 2 岁以下的儿童中，尤其是在 1 岁以下的儿童中，人工晶状体植入仍存在争议，因为在这些眼睛中植入 IOL 的安全性尚未得到证实。合并有类风湿性关节炎、小角膜、小眼球和严重的永存胚胎血管可能被视为 IOL 植入的禁忌证。

儿童人工晶状体植入的好处是至少可以进行部分光学矫正，这有助于视觉发育，尤其是在弱视眼中。受益于手术技术和器械的进步，再加上更高光学质量的人工晶状体的发展，现在儿童患者中人工晶状体相关并发症的发生率有所下降。这鼓励了越来越多的手术医生在很小的幼儿中植入人工晶状体。对于 1 岁以内的双眼白内障，无晶状体状态和隐形眼镜矫正可能是一个合理的选择。然而，对于单眼白内障，在婴儿期白内障手术时是否进行一期人工晶状体植入仍存在争议。目前正在进行一项大型的随机临床研究，即婴儿无晶状体眼治疗研究，以比较出生后前 6 个月内接受白内障手术的单眼白内障患儿的一期 IOL 植入和隐形眼镜矫正的效果。

聚甲基丙烯酸甲酯和疏水性丙烯酸酯可折叠 IOL 均已广泛应用于小儿眼科。但是，现在有几项研究表明，疏水性丙烯酸酯 IOL 更可取，因为它们具有更好的葡萄膜生物相容性，降低了 VAO 的发生率[32]，并可以推迟 PCO 的发生。囊袋内固定是人工晶状体植入的最佳位置，在后囊支撑

不足的情况下，人工晶状体也可植入睫状沟中。

五、小儿白内障手术的并发症

（一）视轴区混浊

视轴区混浊仍然是小儿白内障手术最常见的并发症。影响 VAO 发生的最关键因素是手术年龄。婴儿几乎都会发生视轴区混浊，但其发病率随年龄增长而降低。一期进行后囊膜和前段玻璃体切除术可有效预防视轴区的再次混浊。IOL 的类型和材料也是影响 VAO 发生率的重要因素。

（二）青光眼

青光眼是小儿白内障手术后众所周知的并发症。尽管手术技术有所改善，但成功摘除白内障后青光眼的发生率仍然很高[33, 34]。许多手术医生认为无晶状体状态是发生青光眼的原因。但是，将术后发生的青光眼分别描述为"无晶状体眼青光眼"和"人工晶状体眼青光眼"可能更好。先天性白内障手术后最常见的青光眼类型是开角型青光眼。危险因素包括：手术时的年龄，既往存在的眼部异常，白内障类型，以及晶状体颗粒、晶状体蛋白、炎症细胞和晶状体残余组织的影响。此外，研究发现，小角膜、二次手术、慢性术后炎症、所采用的晶状体摘除手术的类型和器械、瞳孔阻滞及术后随访的持续时间也会影响小儿白内障手术后青光眼的发生率。研究提示，发育中的不成熟的婴儿房角对二次手术创伤的敏感性增加。因此，一些手术医生认为在双眼病例中考虑推迟手术到 4 周龄是明智的。青光眼可在先天性白内障手术后的任何时间发生。因此，应该对先天性白内障手术后的患者进行终生青光眼监测。

（三）葡萄膜炎

强烈的葡萄膜炎症或严重的纤维蛋白反应是一个令人担忧的问题，尤其是在婴儿和幼儿中。我们认为，带有损伤性的手术技术、IOL 睫状沟固定或 IOL 的不对称固定也是其影响因素，可能导致产生过度的炎症反应。

（四）其他并发症

小儿白内障手术后无晶状体眼视网膜脱离和黄斑囊样水肿很少见。术后视网膜并发症发生率低的原因尚不十分清楚。

六、新的手术方法

- 囊袋夹持型人工晶状体（bag-in-the-lens）植入：Tassignon 等报道了在小儿白内障术中采用"囊袋夹持型人工晶状体"的手术效果。在这项技术中，在前后囊膜进行相同大小的撕囊后，将前囊和后囊夹持在特别设计的 IOL 的凹槽中。这种 IOL 设计的原理是通过将前后囊膜机械性塞入 IOL 中来确保清晰的视轴，防止晶状体上皮细胞增殖和迁移。有关此技术的更多信息，请参阅相关章节。
- 后囊膜撕囊术联合光学部后囊膜夹持：最近，Menapace 引入了一种安全有效的技术，即光学部后囊夹持，该技术不仅避免了光学部后面的混浊，而且通过避免前囊膜与光学部表面的直接接触而预防了囊膜纤维化[35]。

七、总结

尽管在过去 10 年中这一领域取得了巨大进步，但手术的某些技术方面、屈光不正的改变及视功能预后仍是重大问题。根据手术时儿童的年龄，要对后囊进行必要的一期处理。随着手术技术的改进、人工晶状体的发展及对小儿眼球发育的更深入理解，在未来若干年，即使在最年幼的患儿中，人工晶状体植入也可能成为固定的治疗模式。

参 考 文 献

[1] Foster A, Gilbert C, Rahi J. Epidemiology of cataract in childhood: a global perspective. J Cataract Refract Surg. 1997;23:601–4.

[2] Cetin E, Yaman A, Berk A. Etiology of childhood blindness in Izmir, Turkey. Eur J Ophthalmol. 2004;14:531–7.

[3] Thakur J, Reddy H, Wilson ME, Jr, et al. Pediatric cataract surgery in Nepal. J Cataract Refract Surg. 2004;30:1629–35.

[4] Rahi JS, Dezateaux C, British Congenital Cataract Interest Group. Measuring and interpreting the incidence of congenital ocular anomalies: lessons from a national study of congenital cataract in the UK. Invest Ophthalmol Vis Sci. 2001;42:1444–8.

[5] Dahan E. Intraocular lens implantation in children. Curr Opin Ophthalmol. 2000;11:51–5.

[6] Nihalani BR, VanderVeen DK. Comparison of intraocular lens power calculation formulae in pediatric eyes. Ophthalmology. 2010;117:1493–9.

[7] Kekunnaya R, Gupta A, Sachdeva V, et al. Accuracy of intraocular lens power calculation formulae in children less than two years. Am J Ophthalmol. 2012;154:13–9.

[8] Wilson ME. Anterior capsule management for pediatric intraocular lens implantation. J Pediatr Ophthalmol Strabismus. 1999;36:314–9.

[9] Wilson ME, Jr. Anterior lens capsule management in pediatric cataract surgery. Trans Am Ophthalmol Soc. 2004;102:391–422.

[10] Guo S, Wagner RS, Caputo A. Management of the anterior and posterior lens capsules and vitreous in pediatric cataract surgery. J Pediatr Ophthalmol Strabismus. 2004;41:330–7.

[11] Singh D. Use of the Fugo blade in complicated cases. J Cataract Refract Surg. 2002;28:573–4.

[12] Wilson ME, Jr, Bartholomew LR, Trivedi RH. Pediatric cataract surgery and intraocular lens implantation: practice styles and preferences of the 2001 ASCRS and AAPOS memberships. J Cataract Refract Surg. 2003;29:1811–20.

[13] Mohammadpour M. Four–incision capsulorhexis in pediatric cataract surgery. J Cataract Refract Surg. 2007;33:1155–7.

[14] Nischal KK. Two–incision push–pull capsulorhexis for pediatric cataract surgery. J Cataract Refract Surg. 2002;28:593–5.

[15] Gimbel H. High viscosity viscoelastic eases pediatric cases. Ocular Surg News. 1992;10:16.

[16] Pandey SK, Werner L, Escobar–Gomez M, et al. Dye enhanced cataract surgery. Part 1: anterior capsule staining for capsulorhexis in advanced/white cataracts. J Cataract Refract Surg. 2000;26:1052–9.

[17] Saini JS, Jain AK, Sukhija J, et al. Anterior and posterior capsulorhexis in pediatric cataract surgery with or without trypan blue dye: randomized prospective clinical study. J Cataract Refract Surg. 2003;29:1733–7.

[18] Brown SM, Graham WA, McCartney DL, et al. Trypan blue in pediatric cataract surgery. J Cataract Refract Surg. 2004;30:2033.

[19] Vasavada AR, Trivedi RH, Apple DJ, et al. Randomized, clinical trial of multiquadrant hydrodissection in pediatric cataract surgery. Am J Ophthalmol. 2003;135:84–8.

[20] Parks MM. Posterior lens capsulectomy during primary cataract surgery in children. Ophthalmology. 1983;90:344–5.

[21] Knight–Nanan D, O'Keefe M, Bowell R. Outcomes and complications of intraocular lenses in children with cataract. J Cataract Refract Surg. 1996;22:730–6.

[22] BenEzra D, Cohen E. Posterior capsulectomy in pediatric cataract surgery: the necessity of a choice. Ophthalmology. 1997;104:2168–74.

[23] Vasavada AR, Praveen MR, Tassignon MJ, et al. Posterior capsule management in congenital cataract surgery. J Cataract Refract Surg. 2011;37:173–93.

[24] Praveen MR, Vasavada AR, Koul A, et al. Subtle signs of anterior vitreous face disturbance during posterior capsulorhexis in pediatric cataract surgery. J Cataract Refract Surg. 2008;34:163–7.

[25] Vasavada AR, Shah SK, Praveen MR, et al. Pars plicata posterior continuous curvilinear capsulorhexis. J Cataract Refract Surg. 2011;37:221–3.

[26] Vasavada A, Desai J. Primary posterior capsulorhexis with or without anterior vitrectomy in congenital cataract. J Cataract Refract Surg. 1997;23:645–51.

[27] Shah SK, Vasavada V, Praveen MR, et al. Triamcinoloneassisted vitrectomy in pediatric cataract surgery. J Cataract Refract Surg. 2009;35:230–2.

[28] Vasavada AR, Nath VC, Trivedi RH. Anterior vitreous face behaviour with AcrySof in pediatric cataract surgery. J AAPOS. 2003;7:384–8.

[29] Vasavada AR, Trivedi RH, Nath VC. Visual axis opacification after AcrySof intraocular lens implantation in children. J Cataract Refract Surg. 2004;30:1073–81.

[30] Basti S, Ravishankar U, Gupta S. Results of a prospective evaluation of three methods of management of pediatric cataracts. Ophthalmology. 1996;103:713–20.

[31] Wilson ME. Intraocular lens implantation: has it become the standard of care for children? Ophthalmology. 1996;103:1719–20.

[32] Wilson ME, Jr, Trivedi RH, Buckley EG, et al. ASCRS white paper. Hydrophobic acrylic intraocular lenses in children. J Cataract Refract Surg. 2007;33:1966–73.

[33] Mandal AK, Netland PA. Glaucoma in aphakia and pseudophakia after congenital cataract surgery. Indian J Ophthalmol. 2004;52:185–98.

[34] Chen TC, Walton DS, Bhatia LS. Aphakic glaucoma after congenital cataract surgery. Arch Ophthalmol. 2004;122:1819–25.

[35] Menapace R. Posterior capsulorhexis combined with optic buttonholing: an alternative to standard in–the–bag implantation of sharp–edged intraocular lenses? A critical analysis of 1,000 consecutive cases. Graefes Arch Clin Exp Ophthalmol. 2008;246:787–801.

第 14 章 硬核性白内障超声乳化术

Phacoemulsification in Hard Cataracts

Aravind Haripriya　Rengaraj Venkatesh　著

孙　杨　季樱红　译

一、概述

超声乳化术是白内障摘除的首选手术[1]。目前，除了未成熟的白内障，超声乳化术广泛应用于几乎所有类型的白内障性晶状体的摘除[2]，如棕色和白色白内障[3]、并发性白内障、晶状体半脱位[4]和儿童白内障[5]。然而，对深色白内障进行安全而成功的超声乳化吸除术仍是一个挑战（图14-1）。在许多情况其需要转成选择囊外白内障摘除术或是手法小切口白内障手术来处理[6,7]。然而，更好的超声乳化机器、超声乳化技术和眼内黏弹剂的出现使白内障手术后能够获得持续良好的效果和术后第1天清晰的角膜。大多数致密核性白内障的患者没有注意到视力的下降，导致到疾病晚期才进行手术，影响了他们的日常活动。另外，他们可能没有注意到对比度也在逐渐下降。

晶状体由中央硬核组成，周围被核壳包围。随着年龄的增长，内核体积增加而核壳相应减小。建议使用晶状体混浊分级记录法（LOCS）Ⅲ对白内障进行分级[8]。在此白内障分级系统中，晶状体核颜色或棕色的等级为 0.1～6.9（以 0.1 单位为增量）[9]，是超声乳化吸除术能量相关的关键特征。按此线性标度分级，越来越硬的晶状体

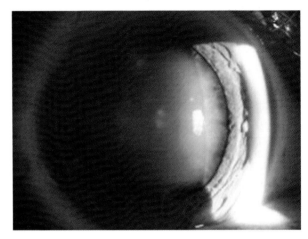

▲ 图 14-1　深色致密性白内障

核所需的乳化能量实际上是呈指数上升的。

二、棕色硬核白内障处理中的挑战

- 无红光反射或红光反射较弱，增加撕囊困难。
- 尽管撕囊完整，但在核乳化过程中很难看到囊膜边缘，增加了囊膜边缘破坏的风险。
- 切口易灼伤，尤其是透明角膜切口的灼伤。
- 硬核的分解非常困难，因为核纤维坚固且密集堆积。
- 需要更高的能量、负压和更强大的核分离力量。

- 由于坚硬的核碎片不能很好地被乳化适应超声乳化针头，所以在超声乳化针头会出现较差的跟随性和更大的核块颤动。前房内过度的湍流会导致内皮损伤增加。致密白内障更多见于老年人，他们可能开始内皮细胞就更少，从而增加了术后角膜基质水肿的机会。
- 棕色硬核白内障通常伴有较脆弱的悬韧带，特别是当晶状体核密度非常大的时候。
- 由于深色白内障中内核体积较大而核壳较少，后囊膜破裂的概率增加。超声乳化针头必须在更靠近后囊的地方操作，因为需要一个很深的中央槽来劈开坚韧的后板。此外，由于后囊较薄，且没有碗状核壳保护，暴露的后囊易向超声乳化头针头屋顶状隆起，进一步增加了后囊膜破裂的风险。

三、麻醉

对于棕色硬核白内障患者的手术，应考虑局部麻醉，因为如果患者不合作，这可能会使本来非常困难的手术更加复杂。另外，这类白内障手术时间可能会延长，表面麻醉的效果可能会减弱。局部麻醉将使手术医生进行更舒适和放松的操作。

四、前提条件

透明角膜隧道切口对深色白内障超声乳化术是安全的，但对于刚开始处理这些病例的医生，巩膜袋切口是首选。使用巩膜隧道切口可减少切口灼烧的概率，并且允许在后囊膜撕裂导致需要转换手术的情况下延长隧道。

选择含有硫酸软骨素的弥散型黏弹剂，可覆盖角膜内皮并减少内皮细胞的损失。我们认为，使用囊袋内超声乳化技术同时选择合适的黏弹剂

有助于在术后第 1 天获得清晰透明的角膜。Steve Arshinoff[10] 的软壳技术在处理硬核方面是非常有帮助的，它结合了弥散性和内聚性，前者有利于保护内皮，后者为手术操作创造和维持空间。首先注入弥散性黏弹剂，然后注入内聚性黏弹剂，这样弥散性黏弹剂就能覆盖在内皮细胞上。对于前房浅和硬核的眼睛，软壳技术是非常有用的。

术中采用 5.5～6mm 的大撕囊口，能提供更多的空间来进行刻槽、分核，以及将核块碎片抬至瞳孔平面进行乳化。这在硬核晶状体中更容易实现，因为通常情况下，囊膜较薄，并且在大晶状体核周围伸展得很好。大的撕囊口也可以减少囊膜 - 晶状体阻塞的机会和对后囊的不必要的压力。如果需要中途转换手术方式，由于撕囊口较大，整个或剩余的核可能会脱出进入前房。如果红光反射较差，可使用台盼蓝染料（0.06%）染色，以便在撕囊、水分离和超声乳化术中提供更好的对比度。通常将染料注入空气下，以获得均匀染色的前囊（图 14-2 至图 14-4）。

在超声乳化开始前，应确保充分的水分离和核移动性，来最大限度地减少悬韧带张力。为了避免囊膜 - 晶状体阻塞阻塞，一旦晶状体实体核向前隆起贴近撕囊口，应立即停止水分离。应该避免继续注入水，直到液体波动扩散完全穿过核

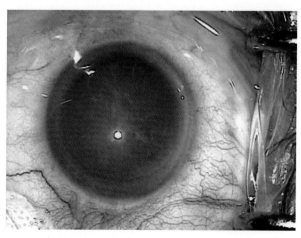

▲ 图 14-2 深色白内障的红光反射较差

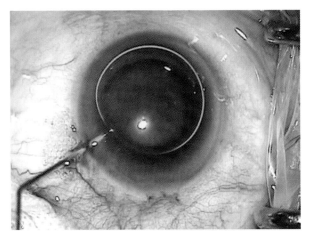

▲ 图 14-3　将台盼蓝染料注入空气下

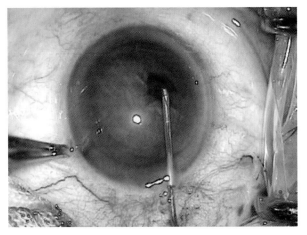

▲ 图 14-4　染色后的前囊膜前缘清晰可见

的后面。相反，在恢复对侧象限水分离之前，应轻压隆起的晶状体核正中部以将其向后移动。直角的水分离套管有利于后面的步骤。与软核白内障不同，晶状体囊膜与核之间的粘连不强，因此可以早期实现核的移动。

五、棕色硬核白内障的超声乳化术

在超声乳化术中，除了注射黏弹剂的几秒钟，应始终保持液体灌注，以避免眼压波动。如果手术时间延长，需要不断重新注入黏弹剂以确保内皮得到保护。如果首选分而治之法或拦截劈裂法技术，则应在低负压和低流速的情况下使用

足够的超声能量，以达到足够深的沟槽。最初超声乳化的雕刻应该是非常缓慢和浅的，以确保囊袋、悬韧带和核密度的稳定性。当存在晶状体晃动的情况，可在其他操作前，先放置具有或不具有囊袋拉钩的囊袋张力环，以达到稳定囊袋的效果。一旦确定了悬韧带完整性，刻槽就可以沿着后囊的弧线进行加深。多数情况下，手术变得困难是因为刻槽的深度不够而不是太深，因此必须有足够深地沟槽。

为了刻出较深的沟槽，需将套管缩回，以便露出大约 1.5mm 的尖端。沟槽的宽度约两个尖端，使袖套在深入时也可以容纳在沟槽中。当沟槽刻的足够深时，将核的后板碎裂，从而将核完全分离成两个半核。如果中心的碎核不完整，应该进一步刻槽，然后重新尝试碎核。当移除核象限的时候，可增加负压和流量。间隙性的超声，如脉冲模式，减少颤动，从而增加核的跟随性。脉冲模式还有助于节省超声乳化使用的能量，从而减少切口灼烧的发生率。

虽然分而治之法可以成功地用于治疗深色白内障，但我们坚信超声乳化劈核法比四象限分核手术所用的超声乳化能量小，对后囊的压力小，因而效果更好。在硬性白内障中，垂直劈核技术比水平劈核技术更受欢迎。建议使用尖端锋利的长劈核钩（1.75～2mm）深刺入致密的核纤维（图14-5）。处理棕色硬核白内障时，将袖套缩回，以便露出大约 2mm 的超声乳化尖端（图 14-6）。45° Kelman、0.9mm 的微型喇叭口尖端加强了对深色白内障的切割。使用新的或锋利的超声乳化针头来处理这些白内障也会有所不同。使用劈核技术，第一个挑战是实现中央坚韧后板的完全劈开，第二个挑战是释放第一块核块。

核处理包括在晶状体核中心首先形成一个小坑，然后将乳化针头埋入核中，直到针头完全闭

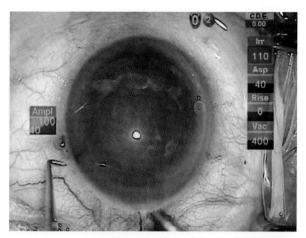

▲ 图 14-5　处理棕色硬核白内障时最好使用尖端锋利的长劈核钩

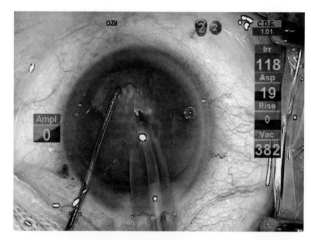

▲ 图 14-7　在瞳孔中心将超声乳化尖端刺入核的深部，随后在 2mm 以外处伸入劈核钩

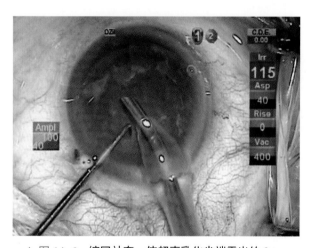

▲ 图 14-6　缩回袖套，使超声乳化尖端露出约 2mm

塞。为了达到完全的分核，针头必须深埋入至中央核的下部 1/3，以确保全堵状态。一半的原始沟槽和回缩的袖套有助于紧紧地吸住晶状体核。如果使用纵向超声，建议采用爆破模式，以便在劈核过程中能很好地吸住晶状体核。当用超声乳化针头稳定晶状体核时，劈核钩恰好放至撕囊的边缘内，朝向超声乳化头并沿对角线深入晶状体核（图 14-7）。继续使用负压，然后将乳化针头和劈核钩向两侧分开，以实现完全分核。实现初次劈核的重要部分包括用超声乳化针头紧紧吸住核中央，保持负压（脚踏板控制），将劈核钩放置在核的深处，乳化针头和劈核钩的使用最大限

度地使核向两侧分离（图 14-8 和图 14-9）。

如果分核不完全，加深乳化针头刺入，重复同样的操作，从而达到完全的分核。然后将晶状体核旋转 180°，完成劈核。随后，每一半核在乳化之前被劈出 3～4 个核块。当有相邻核块的侧向支撑时，核处理更安全；因此，在碎片乳化之前可实现完全的核分解。我们用于 2.8mm 切口的参数包括：100% 连续扭动模式超声、40ml/min 流速、400mmHg 负压和 110cm 瓶高。对于 2.2mm 切口，流量和负压略微降低了约 10%，以匹配这里使用的较小的袖套。在晶状体核分解过程中，可以在面板模式下使用扭动超声

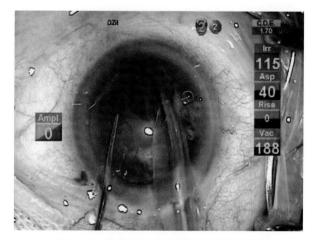

▲ 图 14-8　用乳化针头和劈核钩向两侧分离核

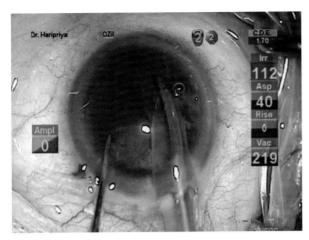

▲ 图 14-9　完全分离中央部核后板

波，因为这确保了对晶状体核的良好控制。

　　一旦核碎片被分离，就可以切换到线性模式，以便在乳化碎片过程中更具控制性。碎片必须尽可能小，这样才能将颤动和内皮损伤降至最低。如果是大碎片，则将这些碎片劈为较小的碎片。通过用倾斜 45° 的针头固定在一侧抬高核块，使其有更好的握持力。碎片乳化时，超声乳化针头的斜面应在瞳孔平面或以下，面向侧面，以减少内皮损伤的机会，同时具有良好的可见度。设置负压和流速，使其具有最大的跟随性，并且浪涌可忽略不计。最佳设置应根据手术医生的喜好

和超声乳化机器而定。当取出最后一块核块时，因为核壳很薄或缺乏，后囊破裂的概率较高。因此，必须降低流量和负压参数，以便有更好的前房稳定性，减少后囊向超声乳化针头隆起的机会。一旦超声乳化针头被阻塞，应保持较短的超声乳化时间，以确保在任何时候都有足够灌注进入眼睛，并防止积聚。当从四象限分核技术转换为劈核技术时，最好先停止采用拦截劈裂法技术。最初形成的沟槽在囊袋内提供了足够的操作空间，然后对核的其余部分进行劈开和乳化。

　　典型的硬性白内障缺乏核壳和中央皮质。这里的后囊可能更脆弱，所以要通过吸住皮质的前部来确保周围皮质被清除。根据术中舒适度和术后角膜透明度，我们可以改良手术参数，以达到术后第 1 天角膜清晰的目标。术后角膜基质水肿提示存在超声乳化靠前和前房湍流的可能。对该技术进行细致的处理，即使是深色致密性白内障，也有可能获得持续的透明角膜。

　　总而言之，通过遵守上面提到的一些预防措施，对于患者和手术医生来说，致密核的处理几乎是常规的并且非常令人满意。

参考文献

[1] Emery JM. Phacoemulsification–cataract surgery of the future? Int Ophthalmol Clin. 1978;18:155–70.

[2] Vasavada A, Singh R. Surgical techniques for difficult cataracts. Curr Opin Ophthalmol. 1999;10:46–52.

[3] Hiles DA. Phacoemulsification of infantile cataracts. Int Ophthalmol Clin. 1977;17:83–102.

[4] Vajpayee RB, Bansal A, Sharma N, et al. Phacoemulsification of white hypermature cataract. J Cataract Refract Surg. 1999;25:1157–60.

[5] Morley MG. Pars plana lensectomy for primary extraction and removal of lens fragments. In: Steinert RF (Ed). Cataract Surgery: Technique, Complications, & Management. Philadelphia, PA: WE Saunders; 1995:192–8.

[6] Venkatesh R, Tan CS, Singh GP, et al. Safety and efficacy of manual small incision cataract surgery for brunescent and black cataracts. Eye. 2009;23:1155–7.

[7] Gonglore B, Smith R. Extracapsular cataract extraction to phacoemulsification: why and how? Eye (Lond). 1998;12:976–82.

[8] Chylack LT, Jr, Wolfe JK, Singer DM, et al. The Lens Opacities Classification System III. The Longitudinal Study of Cataract Study Group. Arch Ophthalmol. 1993;111:831–6.

[9] Davison JA. Phacoemulsification of hard cataract. In: Buratto L, ed. Phacoemulsification Principles and Techniques. 2nd edn. Thorofare, NJ: Slack Inc; 2003:551–3.

[10] Arshinoff SA. Dispersive–cohesive viscoelastic soft shell technique. J Cataract Refract Surg. 1999;25:167–73.

第 15 章　如何在白内障术中成功进行囊袋夹持型人工晶状体植入技术

How to Successfully Perform the Bag-in-the-Lens Technique in Cataract Surgery

Marie-José Tassignon　　Sorcha Ní Dhubhghaill　**著**

郑天玉　**译**

一、概述

后囊膜混浊是最常见的术后白内障并发症之一。人工晶状体设计的发展中注重优化了晶状体的形状和成分，但是这些优化都不能完全防止 PCO 的发生[1]。即使是优化的囊袋夹持型人工晶状体植入技术似乎也只能延缓 PCO 的发生，而不能完全阻止[2]。因此很明显，只要晶状体上皮细胞（LEC）可以在 IOL 后增殖并转化，就仍然存在 PCO 的风险。BIL 技术是白内障手术中独特的人工晶状体的放置和定位方法[3]。与常规的人工晶状体囊袋内植入技术不同，BIL 植入物被夹持于同等大小的前后囊撕囊口之内。人工晶状体植入物的设计使其可以紧密地卡入前后撕囊口，撕囊口完全支撑其重量（图 15-1）[4, 5]。IOL 本身旨在对 LEC 的生长形成障碍，正确固定的 IOL 可将 PCO 的机会降低到 0。

过去，尽管白内障手术的并发症相对较少，但 PCO 被认为是不可避免的。随着技术的进步，人工晶状体植入物的光学质量也得到了相应的发展。复杂的光学设计（如多焦点 IOL）可带来额外的屈光收益；但是，它们很大程度上要依赖透明的光学介质和准确的植入物位置。术后 PCO 的发生可能会干扰 IOL 的居中性，并影响精细光学质量（如衍射环的功能），造成视觉质量欠佳，甚至令某些患者无法忍受。BIL 植入物提供了 PCO 解决方案，该解决方案可能成为复杂透镜光学系统的最佳平台。

二、一般适应证

BIL 白内障手术方法适用于所有拟行常规白内障手术的情况。发生 PCO 或视轴混浊风险很高的情况特别适合于 BIL 方法，如下所示。

- 先天性白内障。
- 小儿白内障。
- 葡萄膜炎性白内障。
- 糖尿病性白内障。

三、特殊适应证

BIL 手术的唯一绝对禁忌证是没有囊袋可植

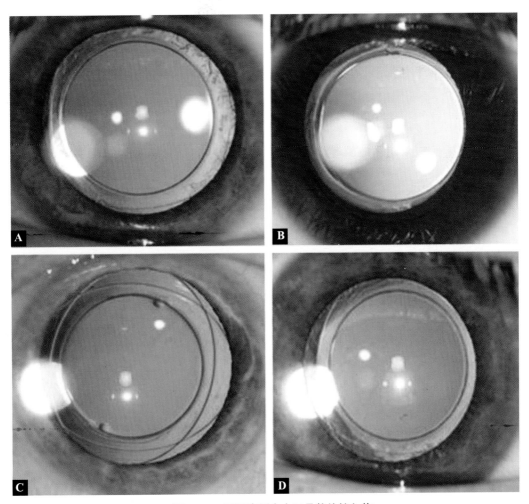

▲ 图 15-1　不同病例中人工晶状体植入物

A. 成人病例；B. 小儿病例；C. 复曲面矫正散光的病例；D. 10 年的随访病例

入人工晶状体的情况。目前正在研究开发人造囊膜。此外，在某些特殊情况下需要特别考虑并需要添加辅助器械。

- 高度近视（眼轴长度大于 26mm）。
- 悬韧带薄弱。
- 超声乳化术中发生并发症、意外的后囊膜（PC）破裂、核掉落等。

在某些情况下，可能需要植入囊袋张力环（CTR）以辅助支撑晶状体。

四、手术技术

BIL 手术切口在颞侧。用 2.8mm 角膜刀制作

角膜缘切口。前房注入 1ml 的肾上腺素 / 利多卡因溶液，接着注入黏弹剂。我们建议在此阶段使用 Healon GV。制作正确尺寸的前囊连续环形撕囊是手术中的关键步骤。这可以通过使用 5mm 的环形卡尺测径器（Marcher 4L 型）来辅助，将该卡尺用作导航（图 15-2）[6]。将这一测径器放置在前囊的表面上，通过眼笼对准装置（ECT100 Technop）增强 Purkinje 反光，通过 Purkinje 反光点 1 和 4 来确认中心对准（图 15-3）。

一旦确定了测径器的中心位置，就可以进行前囊撕囊，然后可使用术者喜好的技术进行水分离和超声乳化术。去除晶状体核块和残余皮质后，可以使用赫尔辛基针管（1273E Steriseal）用

平衡盐溶液进一步清理囊袋。然后，将前囊前方的前房注满 Healon GV。必须将注入的黏弹剂限制在前囊水平以上的区域。囊袋内填充黏弹剂将会分开前囊和后囊，这会为固定 BIL 晶状体造成极大的障碍。因此，切勿将囊袋注满黏弹剂，这将极大地阻碍我们将前后囊口卡入晶状体襻间的凹槽（图 15-4A）。

用注射器和赫尔辛基针管轻柔的手动抽吸残余的皮质纤维。这个负压还可以吸引前囊向下贴至后囊，为植入人工晶状体做好准备。进行一期后囊 CCC 的第一步是用结核菌素针头或 30G 针头做后囊穿刺（图 15-4B）。然后，通过该穿刺孔将 Healon 黏弹剂注射到后囊后方的贝格尔晶状体后间隙（图 15-4C）。OVD 在贝格尔晶状体后间隙内聚集，继续注射直至形成比前囊口稍大的泡状形态。

使用 Ikeda 镊（Fr 2268 EyeTech）进行后囊撕囊（图 15-4D）。后囊 CCC 的大小以前囊口为标准（图 15-5）。然后将 BIL 人工晶状体折叠到植入器中，注入前房（植入器为 MedicelLp 604 410）。将植入物放置于前囊前方，并在 6 点钟位置将人工晶状体顶在撕囊口上。可以注入更

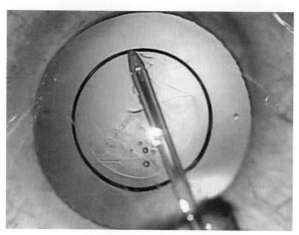

▲ 图 15-2　环形测径器，有助于准确确定撕囊的尺寸

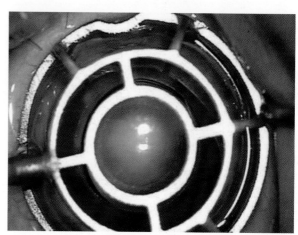

▲ 图 15-3　将环形测径器放置在眼笼装置的中心位置

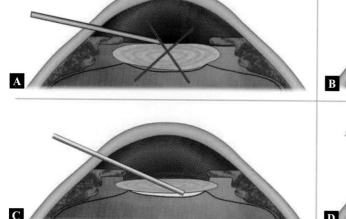

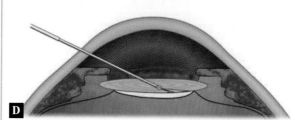

▲ 图 15-4　固定 BIL 晶状体

A. 切勿将黏弹剂注满囊袋；B. 在后囊穿刺；C. 将黏弹剂注入贝格尔晶状体后间隙；D. 用微型镊子进行后囊撕囊

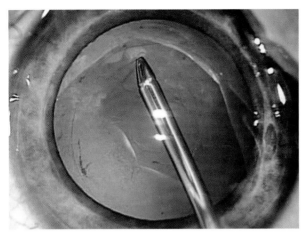

▲ 图 15-5　在后囊袋内执行连续后弯的图像

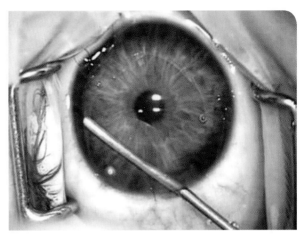

▲ 图 15-6　12 点钟位置儿童的周围虹膜切除术

多 Healon 稳定人工晶状体，然后在颞侧和鼻侧进行操作，以使这两侧的囊袋与人工晶状体接合。把后部襻滑入后囊口下方，撕囊口的边缘就会嵌入前后襻之间的槽中，完成撕囊口与人工晶状体的接合。前部襻的位置和宽度可防止人工晶状体半脱位进入后房。植入人工晶状体后，虹膜可能会夹持在前后襻之间，为了防止这种情况，将 Miostat（卡巴胆碱）注入前房以收缩瞳孔，确保人工晶状体的正确放置。吸除残留的 OVD，角膜切口水密或缝合。根据临床指南建议，在每个病例结束时常规应用前房内头孢呋辛注射[7]。

对于小儿白内障，该技术需要进行调整[8]。所使用的环形卡尺应为 4.5mm，并且需要两个 1mm 侧切口，双手法吸除晶状体。如前所述进行后囊穿刺，但需用 41G 针头（Doc 1270.0.100）将 Healon 注射到后囊后。随后将一个或两个侧端口扩大到 2.8mm，以完成人工晶状体的植入和定位。儿童更容易发生虹膜夹持和瞳孔阻滞，因此建议常规进行术中周边虹膜切除术（图 15-6）。

对于悬韧带薄弱的患者，应在灌注抽吸皮质后放置 CTR。需要使用双手技术，一手抓持人工晶状体，另一只手完成囊袋固定。此外还建议在近视患者（眼轴大于 26.0mm）中使用 CTR 来稳定这些患者的较大囊袋，因为近视患者更容易发

生玻璃体后脱离，并具有很大的贝格尔晶状体后间隙。因此，前段玻璃体前支撑十分无力，使用 CTR 可以稳定前段玻璃体 - 囊膜之间的界面，方便进行 PPCCC 和人工晶状体的固定。

五、作用原理

BIL 植入物是单焦点球面亲水性晶状体，由 5mm 双凸光学部和两个椭圆形板状襻组成（图 15-7）[3]。椭圆形板装襻彼此呈 90° 角，后襻位于水平子午线上，前襻沿垂直子午线放置（图 15-8）。板状襻的厚度为 0.15mm，中间有一个 0.25mm 的凹槽，当人工晶状体正确定位后，前后囊膜紧紧

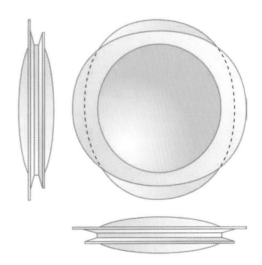

▲ 图 15-7　囊袋夹持型人工晶状体植入物的结构和形态

地嵌入凹槽中，以防止 LEC 进入后段。人工晶状体植入物的总直径在 6.5～8.5mm。如果操作正确，轻柔的完成关键步骤 PPCCC，对前段玻璃体的干扰很小。我们已经报道了 60 例患者的 1 年期随访，在 PPCCC 步骤中没有发生玻璃体丢失的病例[9]。后囊膜意外破裂可能造成玻璃体前界膜破裂和黄斑囊样水肿的风险。对 PPCCC 的顾虑可能源自于对引起这一系列并发症的担忧。我们在此介绍的技术，特别强调保留玻璃体前界膜的完整性，从

而保留了如同后囊膜完整时玻璃体和房水界面的渗透性，这与意外导致的后囊膜破裂不同[10]。对接受 PPCCC 的患者进行的一项长期随访研究表明，术后并发症的发生率并不高于常规术式[11]。

六、术后处理

患者无须任何特殊的术后处理。白内障术后处理包括包眼过夜、局部使用抗生素和皮质类固醇药物 4 周，按照常规方法逐步停药。在静止性葡萄膜炎患者中，除非潜在葡萄膜炎的严重程度值得特别注意，否则无须其他术后治疗方案。

七、特定器械

BIL 技术额外所需的器械清单（表 15-1）。

药物准备：肾上腺素 / 不含防腐剂的利多卡因制剂（表 15-2）。

Miostat 溶液（表 15-3）。

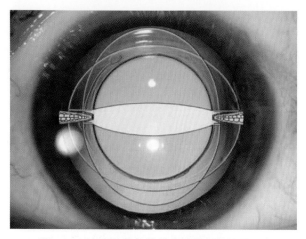

▲ 图 15-8　人工晶状体的居中放置及其切面示意图

表 15-1　**BIL 植入器械**

描　述	注　释	参考编号	制造商
囊袋夹持型（BIL）可折叠人工晶状体	28% 亲水丙烯酸酯	89A–D–E–F	Morcher
环形卡尺（4.5、5.0、6.0）	调整前囊撕囊的位置	4L 型、5NO 型	Morcher
Tassignon 环形卡尺植入器	将环形卡尺放置在前囊上	sh–7017	EyeTech
Ikeda30° 角 23G 撕囊镊	进行前后囊撕囊	Fr 2268	EyeTech
弯轴直剪刀	必要时调整撕囊	Fr 2295c	EyeTech
Naviject 植入器无创型 －2.5–IP 可折叠植入器套件 －2.8–IP 可折叠植入器套件	所有屈光度最高为 +20.0D	Lp 604420 Lp 604410	Medicel
Rycroft/Helsinki 27G 水分离针头	向后囊后注射弥散性黏弹剂	1273E	Steriseal
41G 针	如上，但用于小儿手术	E7370 1270.0.100	博士伦（Bausch & Lomb Dorc）
眼笼对准装置	根据角膜缘和显微镜光源角膜浦肯野反光点使环形卡尺居中	ECT100	Technop

表 15-2　肾上腺素 / 利多卡因溶液说明

肾上腺素 / 无防腐剂利多卡因溶液配制	• 一个 1.0ml 注射器 • 一根抽吸针头（粉红色） • 肾上腺素安瓿 1.0ml（1：1000） • 利多卡因安瓿
流程	• 用 1.0ml 注射器取 0.9ml 利多卡因。抽取 1：1000 的肾上腺素溶液填充余下的 0.1ml

表 15-3　Miostat 溶液说明

Miostat 溶液配制	• 一个 2.0ml 注射器 • 一根抽吸针头（粉红色） • Miostat 安瓿瓶（内容物无菌） • 平衡盐溶液 15.0ml
流程	• 用 2.0ml 注射器取 0.5ml Miostat，加入 1.5ml 平衡盐溶液

八、并发症

我们最近报道了迄今最大的 BIL 患者队列的观察结果[12]。在这 807 例患者中，视网膜脱离发生率为 1.24%（10 只眼），前房积脓为 0.37%（3 例患者），眼前节毒性反应综合征为 0.12%（1 例患者）。一名患者发生了黄斑囊样水肿。使用 BIL 时出现的一种特殊并发症是虹膜夹持，虹膜部分（18/807）或全部（1 例）进入襻间凹槽（图 15-9）。总体而言，这种并发症的发生率为 2.35%[13]。在早期进行积极的扩瞳可使虹膜脱离人工晶状体襻。如果扩瞳无反应，则可能需要进行手术以从凹槽中手动解除虹膜夹持。我们还记录了 2 例人工晶状体向前房内半脱位（图 15-10）。这 2 例的半脱位都是继发于人工晶状体植入后的眼钝挫伤。通过手术将人工晶状体重新放置到原撕囊口中之后，视力得到改善。

九、手术结局的科学证据

对囊袋的显微镜研究表明，BIL 和常规的囊袋内人工晶状体植入技术之间存在一些根本差异。后囊的体外培养模型研究表明，在没有人工晶状体的情况下，培养中的 LEC 发生了显著转化（图 15-11A）。常规囊袋内植入物也导致了细胞增殖和囊袋收缩（图 15-11B）。相比之下，BIL 显示出 LEC 的增殖但没有转化，且视轴区没有混浊（图 15-11C）[14]。即使经过 6 周的培养，LEC 也没有在 IOL 的前表面或后表面上增殖[15]。同样，在兔子动物模型中，没有证据表明人工晶

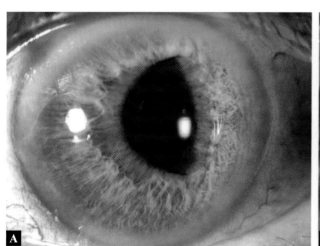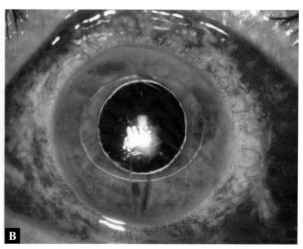

▲ 图 15-9　虹膜夹持
A. 部分性虹膜夹持；B. 完全性虹膜夹持

状体植入物后有 LEC 增殖。对使用 BIL 植入的第一只死后眼的分析表明，当人工晶状体安装到位时，增生的 LEC 被限制在前囊和后囊之间的空隙中，并被襻间凹槽内的纤维化组织封闭起来[16]。更多的研究样本证实了 LEC 仅在周边囊袋内增殖形成 Soemmering 环，并被人工晶状体凹槽中的纤维化组织限制在周边[17]。在任何阶段，LEC 都无法进入眼后段，在所有实验和组织学评估中视轴均保持清晰。

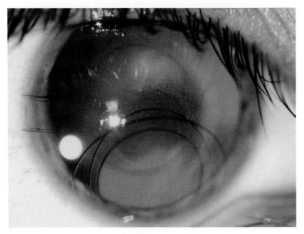

▲ 图 15-10　眼外伤后 BIL 晶状体向前脱位

十、该技术在不同术式中的地位

如前所述，BIL 白内障手术方法可以作为治疗所有白内障患者的首选方法，前提是有一定程度的囊袋可用。如果采取适当的预防措施，可以在更复杂的病例中使用该手术，如近视眼、葡萄膜炎、悬韧带薄弱、眼外伤后和伴有糖尿病性视网膜病变的情况。

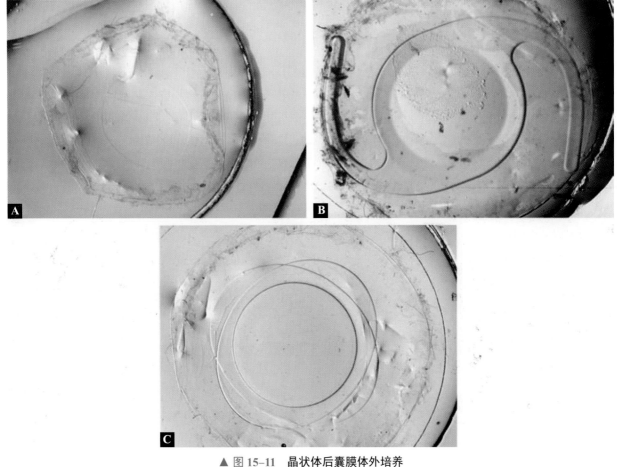

▲ 图 15-11　晶状体后囊膜体外培养

A. 无人工晶状体植入；B. 常规的囊袋内人工晶状体植入；C. 囊袋夹持型人工晶状体植入，其光学区透明

经验与教训

- 如何稳定环形卡尺

  - 在 BIL 技术中，眼前段和眼后段之间的压力平衡至关重要。当将环形卡尺放置在前囊上时，增加前房压力会稳定其位置。这是通过使用 OVD 实现的，我们建议使用 Healon GV（AMO，雅培医疗光学公司）。OVD 通过主切口溢出表明前房已完全充满。

- 为什么我们不用 OVD 填充晶状体囊袋

  - 在进行 PPCCC 之前，前房充满 OVD，但必须格外小心，以免使其进入囊袋本身。填充囊袋会将后囊向后推并使其更靠近前段玻璃体。与之前的水平位后囊相比，此时后囊向后凹陷。

  - 而在前房压力过低的情况下，囊膜则会转变为向前凸起的形状，玻璃体向前移动，增加了玻璃体向前房内脱出的可能性。凸或凹的后囊形态均使 PPCCC 更加不可预测且易于撕裂。为防止这种情况，建议采取一些预防措施。吸除晶状体后，通过将 OVD 注入前囊膜撕囊口周围的区域来重新填充前房。使前囊和后囊保持紧密贴附。在中央穿刺后囊，并用微型镊子进行 PPCCC。

- 如何植入人工晶状体

  - 将人工晶状体注入前房。使用 OVD 针头推动人工晶状体，水平放置后襻。在晶状体上方注射 OVD 将其推回前囊表面。然后用 OVD 针管将光学部向右推动，并在左侧后囊膜撕囊口处向下滑动植入左襻。然后，将光学部向左推动并将光学部推入撕囊口下方来植入右襻。两边的囊袋都会自动滑入人工晶状体的凹槽。

- 前后撕囊大小的耐受度是多少

  - 对成人的耐受度大于儿童或婴儿。对于成年人，两个撕囊口中至少一个必须完好无损，并且尺寸在 4.5~5.0mm，因此，即使一个撕囊口太大，也可以使用 BIL，在视轴区不会发生 LEC 增殖。然而，对于儿童，其增殖潜力要高得多，因此两个撕囊口的大小和位置都应精确。过小的撕囊口需要承受额外的压力和进行更大的操作幅度，这可能会增加对悬韧带的压力。

- 如何取出 BIL

  - 不同于其他 IOL，BIL 可以在初次手术后的任何时间轻松取出。这对于屈光状态可能随时间变化的儿童特别有利。要卸下人工晶状体，首先将黏弹剂充满前房，以控制前房和后房压力。用钝性的黏弹剂针管将一侧后襻向下推压，以使囊膜从襻间凹槽脱离。然后将针管放在人工晶状体后面，并注入黏弹剂将玻璃体前表面向后推。然后将 BIL 移入前房，并与其余的囊袋支架分离。然后可以像其他任何 BIL 一样将人工晶状体剪开并取出。

参考文献

[1] Findl O, Buehl W, Bauer P, et al. Intervention for preventing posterior capsule opacification. Cochrane Database Syst Rev. 2010;17:doi:10.1002/14651858.CD003738.pub3.

[2] Spalton D. Posterior capsule opacification: have we made a difference? Br J Ophthalmol. 2013;97:1–2.

[3] Tassignon MJ, DeGroot V, Vrensen GF. Bag–in–the–lens implantation of intraocular lenses. J Cataract Refract Surg. 2002;28:1182–8.

[4] Verbruggen KHM, Rozema J, Gobin L, et al. Intraocular lens centration and visual outcomes after bag–in–the–lens implantation. J Cataract Refract Surg. 2007;33:1267–72.

[5] Rozema JJ, Gobin L, Verbruggen K, et al. Changes in rotation after implantation of a bag–in–the–lens intraocular lens. J Cataract Refract Surg. 2009;35:1385–8.

[6] Tassignon MJ, Rozema JJ, Gobin L. Ring–shaped caliper for better anterior capsulorhexis sizing and centration. J Cataract Refract Surg. 2006;32:1253–5.

[7] Endophthalmitis Study Group, European Society of Cataract & Refractive Surgeon. Prophylaxis of postoperative endophthalmitis following cataract surgery: results of the ESCRS multicentre study and identification of risk factors. J Cataract Refract Surg. 2007;33:978–88.

[8] Tassignon MJ, De Veuster I, Godts D, et al. Bag–in–thelens intraocular lens implantation in the pediatric eye. J Cataract Refract Surg. 2007;33:611–7.

[9] DeGroot V, Leysen I, Neuhann T, et al. One–year follow–up of bag–in–the–lens intraocular lens implantation in 60 eyes. J Cataract Refract Surg. 2006;32:1632–7.

[10] DeGroot V, Hubert M, VanBest JA, et al. Lack of fluorophotometric evidence of aqueous–vitreous barrier disruption after posterior capsulorhexis. J Cataract Refract Surg. 2003;29:2330–8.

[11] Galand A, van Cauwenberge F, Moosavi J. Posterior capsulorhexis in adult eyes with intact and clear capsules. J Cataract Refract Surg. 1996;22:458–61.

[12] Tassignon MJBR (inventor), Morcher GmbH (assignee). Intraocular lens and method for preventing secondary opacification. US patent 6,027,531. 2000. http://patftusptogov/netacgi/nph–Parser?Sect1=PTO1&Sect2=HITOFF& d=PALL&p=1&u=%2Fnetahtml%2FPTO%2Fsrchnumhtm& r=1&f=G&l=50& s1=6027531PN&OS=PN/6027531&RS=PN/6027531

[13] Tassignon MJ, Goblin L, Mathysen D, et al. Clinical outcomes of cataract surgery after the bag–in–the–lens intraocular lens implantation following ISO standard 11979–7:2006. J Cataract Refract Surg. 2011;37:2120–9.

[14] De Keyzer K, Leysen I, Timmermans JP, et al. Lens epithelial cells in an in vitro capsular bag model: lens–in–the–bag versus bag–in–the–lens technique. J Cataract Refract Surg. 2008;34:687–95.

[15] DeGroot V, Tassignon MJ, Vrensen GF. Effect of bag–inthe– lens implantation on posterior capsule opacification in human donor eyes and rabbit eyes. J Cataract Refract Surg. 2005;31:398–405.

[16] Werner L, Tassignon MJ, Gobin L, et al. Bag–in–thelens: first pathological analysis of a human eye obtained postmortem. J Cataract Refract Surg. 2008;34:2163–5.

[17] Werner L, Tassignon MJ, Zaugg BE, et al. Clinical and histopathological evaluation of six human eyes implanted with the bag–in–the–lens. Ophthalmology. 2010;117:55–62.

第三篇

角膜手术
Corneal Surgeries

第 16 章　穿透性角膜移植术
Penetrating Keratoplasty

Lucy Eakle Franklin　　Douglas I. Katz　　Woodford S. Van Meter　著

陈荟宇　　洪佳旭　译

一、概述

穿透性角膜移植术（penetrating keratoplasty, PK）是指用健康的供体角膜组织替换患者的全层病变角膜。首例角膜移植手术由 Zirm 医生于 1905 年完成，同时也是首例成功的人体实体组织移植手术[1]。直至 2012 年，美国每年已有接近 60 000 台角膜移植手术，其中 PK 占比约为 40%（美国眼库联盟 2012 年统计报道）[2]。

随着手术技术和角膜材料制备技术的发展，角膜病医生有了更多的手术方式来治疗角膜疾病。例如，角膜后弹力层剥除内皮移植术和角膜后弹力层内皮移植术可以选择性地替换病变的角膜内皮层；前板层角膜移植术和深板层角膜移植术可以治疗累及不同深度的角膜基质病变。但是，PK 在治疗累及全层或多层的角膜病变、角膜移植后排斥、需重建眼前节结构的病例中仍具有不可替代的作用。

通过术后角膜透明度来评估角膜移植手术的成功率，PK 可达 90%。当然，PK 的成功率会随不同评判标准而变化。PK 的成功率取决于患眼的严重程度、移植角膜片的质量、手术技术及术后处理情况[3, 4]。评判 PK 是否成功，除了角膜透明度，还应评估患者的术眼外观、疼痛体验、眼

球完整性、功能恢复及生活质量等。

在术前阶段，合理管理眼部并发症及全身情况可以有效提高手术成功率。影响角膜植片存活率的因素众多，包括：眼睑和眼表环境的异常、低眼压、高眼压、角膜敏感度下降、周边虹膜前粘连、化学伤、放疗史、眼部炎症、晶状体向前房脱位及患者年纪。此外，多次角膜移植术后、既往角膜手术史、角膜深基质血管、ABO 血型不相容等因素也被报道会导致更差的预后[5]。

二、手术指征

PK 适用于任何累及角膜基质或者角膜内皮层的病变。如前所述，决定 PK 成功率最重要的因素是对患者进行全面的术前评估，以确保手术能为患者带来益处。总体而言，以下内容基本囊括了 PK 的主要适应证[6]。

- 屈光性指征：指通过手术提高视力，如无法通过配镜矫正视力的圆锥角膜、因感染性角膜炎或外伤导致的中央角膜混浊。

- 重建眼表结构指征：指通过手术重建或加强角膜解剖结构，如因外伤、角膜溃疡导致的角膜变薄或穿孔。

- 治疗性指征：指通过手术治疗可引起角膜

透明度下降的角膜疾病，囊括了 PK 绝大部分的适应证，如角膜营养不良、角膜变性、角膜沉积物、角膜水肿、角膜斑翳、对药物治疗无效的感染性角膜炎等（图 16-1）。

表 16-1 展示了 2013 年美国眼库联盟统计报道的多种 PK 手术指征。

三、禁忌证

PK 手术的主要禁忌证如下。
- 神经营养不良性角膜病。
- 病变角膜具有深基质和（或）大量新生血管。

- 病变角膜具有活动性炎症或感染。
- 病变角膜合并其他严重的眼表疾病。

四、特殊手术器械

PK 手术器械的选择主要由手术医生的习惯决定，以最大限度提高手术效率。本部分将讨论最常使用的手术器械。

（一）开睑器

对患者进行眼周消毒后，铺无菌手术单，包括睫毛也需遮挡[7, 8]。根据铺手术巾的流程及患者的体位，可选用不同类型的显微镜。开睑器不

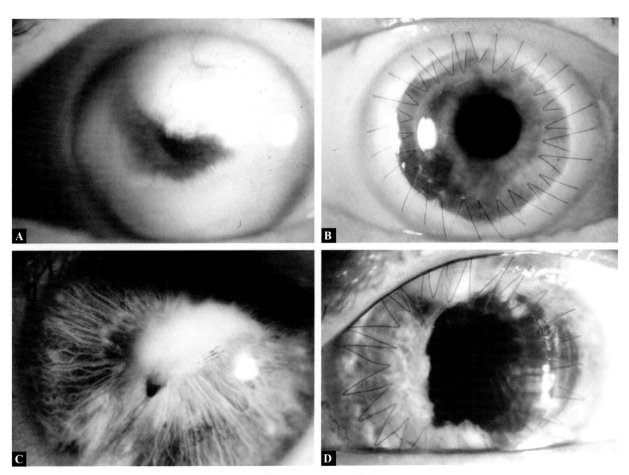

▲ 图 16-1　PK 手术指征

A. 脂质沉积累及角膜中央，导致角膜混浊；B. A 中的患眼行穿透性角膜移植术后，角膜植片透明；C. 中央角膜瘢痕伴虹膜前粘连；D. C 中的患眼行穿透性角膜移植术后，角膜植片透明，术中解除了虹膜前粘连

表 16-1　穿透性角膜移植术指征

手术指征	2013 年	
A. 白内障术后角膜水肿	3398	9.2%
B. 圆锥角膜	6215	16.8%
C. Fuchs 角膜内皮营养不良	1229	3.3%
D. 角膜移植失败	4261	11.5%
E. 其他角膜变性或营养不良	1822	4.9%
F. 屈光手术术后	121	0.3%
G. 角膜微生物改变	762	2.1%
H. 机械性外伤或化学伤	1127	3.0%
I. 先天性角膜混浊	685	1.9%
J. 翼状胬肉	14	0.0%
K. 非感染性角膜溃疡或穿孔	1080	2.9%
L. 其他原因所致（与角膜内皮无关的）角膜功能失代偿或形态改变	3162	8.5%
M. 其他原因所致角膜内皮功能失代偿	1220	3.3%
N. 其他未知或未确认的因素	11 902	32.2%
总计 PK 手术量	36 998	

能对眼球产生压力。Barraquer 金属开睑器因其质量轻、设计简洁而被广泛使用，能避免缝合时缝线被绊住。当然，其他开睑器也有不同的优缺点，可视患者的眼睑情况、手术铺巾及手术医生的偏好进行选择。

（二）眼球固定环

眼球固定环，如 Flieringa 环或是 McNeill-Goldman 开睑器，可以在术中帮助稳定眼球结构[9]。固定环并非每例手术都需要，比较适用于既往行过玻璃体切割术、计划行玻璃体切割术、需联合白内障摘除术及儿童患者。Flieringa 环有不同尺寸，最常使用的是直径 17mm 和 18mm。

巩膜固定环需在角膜缘后 3~4mm 处缝合，缝合时使用 8-0 丝线或 8-0 可吸收线在 4 个方位行巩膜层间缝合。6 点钟位和 12 点钟位的缝线可保留，以便于固定在铺巾上，方便调整眼球位置。

（三）持针器

钝头持针器主要用于持 7-0 或 8-0 缝线进行缝合。在角膜移植手术中，持针器需持 10-0 缝线将角膜植片缝合在植床上。

（四）显微镊

Castroviejo 显微镊的尖端仅 0.3mm 宽，在手术中有多种作用，例如辅助缝合眼球固定环。但在夹取供体角膜时，需使用 0.12mm 显微镊以减少组织损伤。Colibri0.12mm 显微镊的优势在于可方便术者调整操作角度以提高手术效率，同时还可以作为打线结的平台。在缝合第一针时，为了保持植片与植床的相对位置，很多医生会倾向于使用具有双固定头的镊子，如 Colibri-style Polack 双角膜镊。

（五）手术剪刀

弯曲的角膜剪是角膜移植的特殊器械，用于剪除患者角膜片。角膜剪的前端刀片设计成贴合角膜的特殊弧形，是剪除角膜片的最佳器械。角膜剪为一对，分为左右剪，能使植床与植片切缘对合整齐。其他显微剪还包括 Vannas 剪，用于剪除缝线或是前房组织。另外 Wescott 剪或外科剪也是需要的，用于剪除较大的缝线、手术铺巾及结膜组织。

（六）角膜植床准备器械

受体中央角膜可先用圆形光学区标记器进行

标记，辅助环钻定位；也可使用放射状角膜切开术中用到的放射状标记器进行标记，可同时定位缝线位置。角膜环钻是一种圆柱形的手术刀，可以在受体角膜上做出环形切口。角膜环钻有多种型号，在制备比植片直径略小的植床时可按需选择。有些环钻还配备负压系统。使用时，环钻深度最好至 Descemet 膜，然后再使用尖刀片可控地刺穿角膜至前房。

（七）角膜植片准备器械

标准的供体角巩膜植片应包含 2～4mm 宽的巩膜组织（图 16-2）。制备手术角膜植片时，应使用冲压式环钻从角膜内皮面切割。常用的冲压式环钻有 Iowa 和 Troutman 冲压式环钻。Barron 冲压式角膜环钻是一次性带中央标记式的，可使环钻居中，并通过负压系统牢牢固定住供体角巩膜片。人工前房系统可辅助供体和受体角膜从前表面钻取下。

（八）显微铲 / 调位钩

多种类型的显微铲 / 调位钩在术中也有重要用处，可辅助处理眼前房情况，如晶状体。有些

医生即使有显微镊，也会更倾向使用 Paton 显微铲将角膜植片转移至植床上。

（九）刀片

用环钻做好环形切割且未穿透角膜后，需使用尖刀片沿切痕穿刺进前房。刀片也可直接用于制备前房穿刺口，15° 刀、75 刀和钻石刀都是常用的穿刺刀。

（十）套管

套管可在术中用于保持和重建人工前房。套管可在植片植床间导入，也可通过前房穿刺术导入。

（十一）角膜曲率计

在术中可使用角膜曲率计定量评估角膜的散光情况和植片的对称性。理想的术中角膜曲率计能直观地安装在手术显微镜上，但花费较高。更经济的选择是根据角膜表面的反光环估算角膜曲率。术中测量角膜曲率的另一好处是可以根据结果调整缝线。

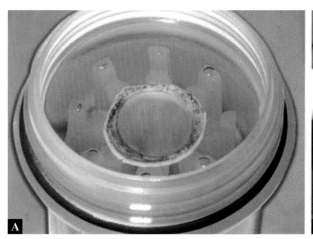
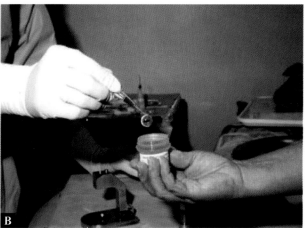

▲ 图 16-2　标准的供体角巩膜植片

A. 供体角膜储存在保存液中，还带有 2～4mm 宽的巩膜；B. 在环钻切割前，将供体角膜从保存液中取出

五、手术技术

（一）术前用药

对于一个累及多层结构的中央角膜混浊的患者，PK 术前用药主要是为了减少感染风险和控制术中意外的发生（如给患者扩瞳，或是需要固定患者）。

- 局部抗生素眼液：术前抗生素可减少因眼表菌群导致的术后眼内炎的发生[10]。术前可使用抗生素眼药水 2～3 天，每天 4 次。
- 缩瞳药：若患者无联合玻璃体切割术或白内障摘除术，对有晶状体眼可使用 1%～2% 毛果芸香碱。
- 扩瞳药：若患者需联合白内障摘除术，可在术前使用 1% 盐酸环喷托酯眼液、1% 托吡卡胺眼液、2.5% 肾上腺素滴眼液进行扩瞳。若计划行晶状体取出或晶状体置换术，也应考虑术前扩瞳。当然有些医生做人工晶状体悬吊会更倾向不扩瞳。
- 5% 碘伏：应在手术开始前，使用 5% 碘伏对患者结膜囊进行充分的消毒。
- 20% 甘露醇：提前 20～30min 按 1g/kg 剂量计算给予患者甘露醇静脉滴注，尤其适用于肥胖患者或需要联合白内障摘除术的患者。

（二）麻醉

麻醉方式的选择取决于患者的情况和医生的偏好。多种麻醉方式可供选择。PK 按门诊手术进行也是基本安全的。术中控制好患者的血压、心率和焦虑能避免不必要的并发症。

- 全身麻醉：适用于焦虑患者、超重 / 肥胖患者及气管内麻醉（endotracheal anesthesia，GETA）风险较低的患者。GETA 也适用于预计手术时间较长或有联合手术的患者。需要注意的是，全身麻醉要避免"浅麻醉"，以免发生术中患者突然的移动。
- 球后麻醉：适用于能配合良好的患者，或者是 GETA 有风险的患者。麻药通常选用持续时间较长的盐酸布比卡因。打麻药需进行麻醉监护。
- Honan 压迫球和加压器：术前可以使用压迫球对眼球加压，以降低玻璃体压力。较低的眼内压可在切除受体角膜时减少发生脉络膜上腔出血的风险，同时可以帮助球后麻药弥散开（图 16-3）[11]。

（三）手术室中的患者准备

患者做好术前准备，在无菌手术室中消毒铺手术巾，注意眼睫毛也需被手术单覆盖。患者头部固定在方便医生缝合的位置。有些病例，尤其是全身麻醉的患者，头部还应用胶带固定好。另外，使患者稍微保持头低脚高位（Trendelenburg 体位）有利于降低眼内压，减少脉络膜上腔出血发生的风险，GETA 麻醉的患者出现脉络膜上腔出血的概率通常就更低。最后，放上开睑器，确保开睑器不会对眼球产生额外的压力。

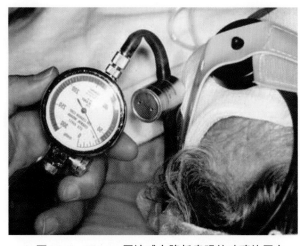

▲ 图 16-3 **Honan 压迫球在降低患眼的玻璃体压力**

（四）手术技术

受体角膜的中央光学区先用圆形光学区标记器进行标记。光学中心指瞳孔中心，而非角膜中心。有时因为要包含病变角膜区域，也可偏心标记。如圆锥角膜患者，植片要完全覆盖病变角膜锥体部分，可能会略微偏心。有些医生会使用放射状标记器进行标记，可同时定位缝线位置[12]。在用环钻对受体角膜进行环形切割前，可先在上皮面进行环形标记以定位中心。最常使用的受体环钻直径为 8.0mm，也可根据具体情况使用其他尺寸。

植片的制备一定要在植床制备好之前完成。供体角巩膜片内皮面朝上，使用冲压式环钻进行切割（图 16-4）。剩下的周边角巩膜环送病理培养。植片通常要比植床宽 0.25mm，但有些病例会有不同要求。前房较浅或是合并青光眼的病例，植片需比植床宽 0.5mm。眼球穿孔或已无前房的病例，植片需比植床宽 0.5~0.75mm。对圆锥角膜的病例，植片可能需要与植床等大，以减少残余近视[13]。制备好植片后，要妥善保护好植片直到手术时。

对受体角膜中央定位后，使用环钻切割至90% 深度。使用 75 刀片或更小的刀片沿着切痕穿刺进前房。注入黏弹剂维持前房并保护虹膜和晶状体。沿着切痕用左右角膜剪小心地剪下患者角膜，不要偏离环钻切痕，一定要避免给眼球施压，避免剪到虹膜（图 16-5）。有些医生喜欢倾斜剪刀剪角膜，这样可以在切口下缘留出一个斜坡，在缝合与植床等大的植片时，可以帮助伤口闭合。剪下患者角膜后，向房角和前房再注射一些黏弹剂，准备放置植片。

去掉植片上的保存液，使用双固定头显微镊，如 Polack 镊子，将植片放置在植床上（图16-6）。患者的角膜和供体剩余的角巩膜环均送细菌培养。

脉络膜上腔出血是术中非常可怕的并发症，比起年轻健康的患者[14]，通常易发生在年纪大、高血压、心率过快、青光眼、行全身抗凝治疗的患者。手术过程中，一定要尽量减少"开天窗"的时间，并且随时准备好缝合的器械，一旦发生脉络膜上腔出血，无论是患者角膜还是供体角膜在位都要尽快缝合。

（五）缝合技术

对于不同的病患可以采用不同的缝合方式缝

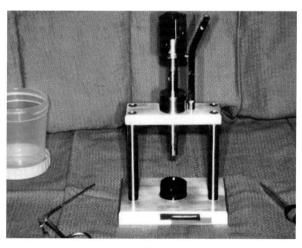

▲ 图 16-4　用于切割供体角膜组织的环钻

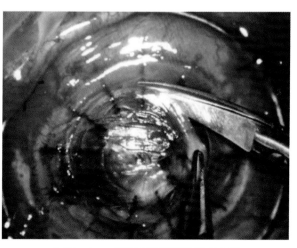

▲ 图 16-5　使用角膜剪移除患者角膜

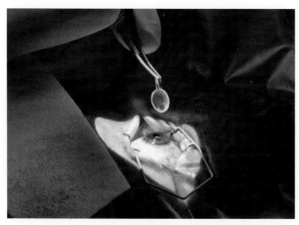

▲ 图 16-6　将供体角膜植片转移至受体植床上

合植片和植床。角膜缝合最首要的目标是达到伤口闭合。其次就是达到植片植床对合整齐，缝线分布均匀。最理想的缝合效果是能尽量减少术后散光，以及快速恢复视力。下面简要介绍 4 种缝合技术[15]。

- 间断缝合。
- 间断缝合联合连续缝合。
- 单线连续缝合。
- 双线连续缝合。

开始缝合时，首先要至少间断缝合 4 针，这 4 针后续可能拆也可能不拆。缝线选择 10-0 尼龙线，优点是强度高、弹性好、与角膜的生物相容性好。

使用双固定头镊辅助固定角膜植片，第一针缝合在 12 点钟位置。角膜植片的缝合进针深度为 90%，在植床 12 点钟位置相似的距离出针，深度同样为 90%。全层进针会造成术后低眼压，连接到前房的针孔道也可能引起感染，这些都应该避免。缝合的线结可打传统外科结，也可打活结。植片和植床的 Bowman 层应基本对和好。植片对合良好可以帮助角膜上皮形成和伤口愈合。第二针缝合在 6 点钟位置，同样注意植片植床的缝合深度为 90%，进出针距离相当。第二针应与第一针呈 180°，这也是决定植片最终位置和角

膜散光程度最重要的因素。在 12-6 缝合点轴线两侧的缝合针数要相同，如果无法相同则需改变缝合方式。

第三针和第四针缝合在 3 点钟位置和 9 点钟位置，将 12-6 轴线的两侧均分。这样可以在角膜植片上形成菱形样的纹路。如果前房发生塌陷，应向前房内灌注平衡液以保护角膜内皮不受创伤。即使此时前房已经形成，伤口通常仍是渗漏的。而很多病例，如儿童角膜移植和圆锥角膜患者，因为供体或受体角膜薄、硬度更差，要形成前房通常需要 8 针缝线。

基本的 4 针缝合完毕后，就可采用前述的 4 种缝合技术进行后续缝合。

1. 间断缝合

间断缝合是角膜移植的标准缝合方式。它的优点是可以在植片不同部位部分或全部拆除缝线。间断缝合适用于多次角膜移植手术史患者、儿童患者、角膜血管化的患者及角膜处于炎症期的患者。很多手术医生倾向于所有角膜移植术都用间断缝合法。如前所述，先缝合基础的 4 针，打结方式可采用经典外科结（3-1-1），也可打活结（1-1-1-1）。打活结方便术中调整散光。可用角膜曲率计来测量调整散光程度，然后再将活结改为死结。

如果事先缝合了巩膜固定环，应在完成角膜缝线调整前将其拆除。当所有缝线都打结固定好后，将线头剪短，并埋好线结。线结可以埋在植片内也可埋在植床内。埋在植床内可以在拆除缝线时降低植片 - 植床间的张力，减少伤口裂开的风险。另外，埋在植片内的线结因为远离淋巴管，可以降低感染和新生血管化的概率。

通常缝合 8 针可以达到伤口水密，对 360° 的伤口需平均缝合 16 针。有些病例，如圆锥角膜患者和儿童患者，因为使用的植片尺寸和植床

相同，可能需要 24 针或 32 针间断缝合达到伤口密闭（图 16-7）。

2. 间断缝合联合连续缝合

间断缝合联合连续缝合方式相较单纯的间断缝合可以更早拆除间断缝合缝线。该技术通常用 10-0 尼龙线间断缝合 8～16 针，再用 10-0 或 11-0 尼龙线连续缝合 12 针（图 16-8）。间断缝合的线结应在连续缝合前埋好。连续缝合的进针点和出针点在相邻的间断缝合之间，缝合紧密后打结。当间断缝合缝线拆除后，连续缝合维持角膜伤口的密闭性。这种技术可以在术后 6～8 周

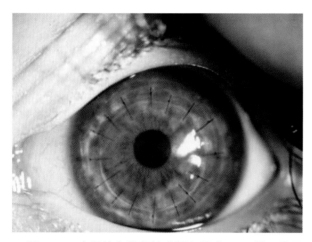

▲ 图 16-7　穿透性角膜移植术间断缝合了 16 针，使用 10-0 尼龙线单线间断缝合

改善角膜散光情况。通过角膜曲率计或角膜反射光，拆除过紧的间断缝合缝线，可平缓角膜陡峭轴。即使间断缝合被拆除，连续缝合仍然能维持伤口密闭性。

3. 单线连续缝合

连续缝合风险较高，因为一旦有一处缝合有问题，整个缝线的闭合性就会被破坏。单线连续缝合哪怕有一处缝合不够完善，伤口的密闭性就会受影响。缝合时要控制合适的进针深度和针距，保证伤口密闭性。360° 的 24 针缝合通常可以有效缝合 8.0mm 和 8.5mm 植片。一旦缝合完毕，缝线不能单独移除，除非移除整个缝线。

标准操作是先在 4 个钟点位缝合基础的 4 针以固定好植片位置，接下来再连续缝合 24 针。缝合时一定要注意保护针和缝线，一旦有错误就要从头开始。此外，要注意缝线的松紧程度，既要做到伤口闭合也要尽量减少散光。完成连续缝合时，前房应已形成且伤口密闭，然后在 12 点钟位系一个活结，再移除 4 针基础缝线。系活结的目的是通过角膜曲率计术中调整角膜散光情况。调整完成后，将 12 点钟位置的活结改为死结，并将线结埋入角膜（图 16-9）。

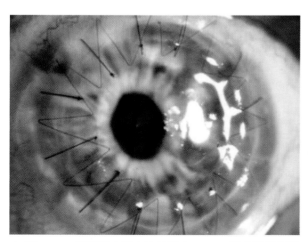

▲ 图 16-8　间断缝合联合连续缝合，10-0 尼龙线间断缝合 12 针，再用 10-0 尼龙线连续缝合 12 针（箭）

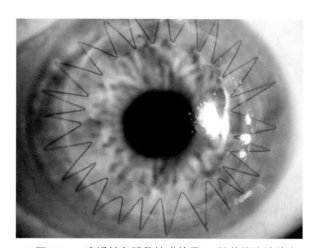

▲ 图 16-9　穿透性角膜移植术使用 24 针单线连续缝合

4. 双线连续缝合

双线连续缝合的第一针连续缝合与单线连续缝合相同；首先缝合基础的 4 针，然后用 10-0 尼龙线缝合 12 针连续缝合，进针深度约为 80%。第二针连续缝合使用 11-0 尼龙线，进针深度为 50%～60%。有了第二针连续缝合，就可以在术后 2～3 个月通过拆除第一针连续缝合线来调整角膜散光。第二针连续缝合通常会保留 12～18 个月（图 16-10）。但是双线连续缝合比单线连续缝合难度更高，因为手术医生要将两条缝线的每一针都缝合均匀对称。相反的，在间断缝合中，医生可以多次地拆除不理想的缝线以获得最佳位置和松紧度。

植片缝合好后，埋好线结，需用荧光染色确认伤口是否水密。移除开睑器前，可在结膜下注射抗生素和激素。如果眼表情况不佳，可以做临时性或永久性的睑裂缝合术。手术结束后，在眼表涂上抗生素眼膏和激素眼膏包眼，给患者使用弹力绷带和眼罩以保护术眼。

如果 PK 要联合其他手术进行，如前所述需对手术过程和手术技术进行调整。例如，如果患者合并干眼或其他眼表疾病，则需联合做临时性 Frost 睑裂缝合。其他术前的调整还包括对瞳孔的处理，如联合玻璃体切割手术要求瞳孔不扩不缩，联合前房型人工晶状体手术要求缩瞳，联合白内障摘除术要求扩瞳孔。若要联合做后房人工晶状体悬吊术，则需要在眼球"开天窗"前先做好巩膜瓣。手术过程和方式的调整应就手术医生的技术能力、偏好及患者的个体化情况进行设计决定。

六、术后处理

术后早期，重建眼表、促进伤口愈合、防治感染最为重要。其他内容还包括控制眼压、保持眼表完整性、减少术源性散光、提高患者舒适度。减轻炎症反应和预防感染的眼药水可能对眼表有药物毒性。准确评估角膜散光的时机，需在眼表结构重建完毕、角膜水肿和伤口缝线张力稳定后进行。

术后用药

1. 抗生素

患者术后要使用抗生素眼药水，第 1 周每

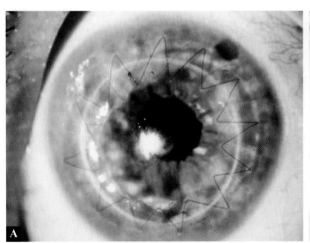
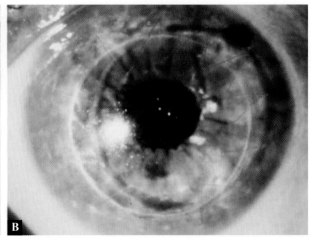

▲ 图 16-10　A. 穿透性角膜移植术使用双线连续缝合，10-0 尼龙线的进针深度约为 80%，11-0 尼龙线的进针深度为 50%～60%；B. 图 A 所示患眼拆除 10-0 线

日 4 次。选用的抗生素最好是广谱、低眼表毒性、低致敏性的。喹诺酮类是常用的抗生素[16]。如果患者联合做了睑裂缝合，也要从眼睑裂缝中涂入抗生素眼膏。如果患者的原发病是感染性角膜病，则应根据病原菌培养结果选用抗生素，围术期内对受体角膜和供体角膜环的病原菌培养可以指导用药。口服抗生素（如喹诺酮类）和抗真菌药（如伏立康唑）可用于感染严重或是已穿孔的患者。对有单纯疱疹病毒感染史的患者，应口服阿昔洛韦或伐昔洛韦至少 6 个月。阿昔洛韦可以预防性用药，剂量为每天 2 次，每次 400mg[17-19]。

2. 免疫抑制药

患者术后还需局部使用类固醇激素眼药水，如 0.05% 双氟泼尼酯悬浊液（达那唑，爱尔康公司）或 1.0% 醋酸泼尼松龙悬浊液（PredForte，艾尔建公司），每日 4 次。对年轻患者或是角膜有炎症和新生血管的可增加使用频次，对上皮有缺损、感染性病例、类风湿患者和年龄较大的患者可适当减少使用频次。类固醇激素眼药水依据患者情况应逐渐减量。通常情况下，类固醇激素眼药水在术后数月内为每日 4 次，然后减量为每日 3 次使用 2 个月，每日 2 次使用 2 个月，每日 1 次至少使用 4 个月。如果患者为有晶状体眼且炎症几乎较轻，则应考虑早点进行类固醇激素眼药水减量，在类固醇激素相关并发症和眼表炎症或植片排斥之间取得平衡。对无晶状体眼患者，类固醇激素眼药水通常会长期使用。对有高排斥风险的患者，可补充使用 1%～2% 环孢素眼液，以及用双氟泼尼酯眼液替代醋酸泼尼松龙眼液，并在围术期开始口服类固醇激素。此外，对严重的病例，可以考虑长期使用免疫抑制药。这些药物的使用需要患者血指标正常，并需要对这些药物熟悉的内科医生共同指导。

3. 降眼压药

每次术后随访都要监测眼内压。如果眼压升高，需要使用降眼压药。α_2 肾上腺素受体激动类的滴眼药（如溴莫尼定）、β 肾上腺素受体拮抗药类的滴眼药（如噻吗洛尔）和前列腺素类眼药水（如拉坦前列腺素）都可选择。口服碳酸酐酶抑制药，如乙酰唑胺可以减少房水生成，从而也保护了角膜内皮功能。对急诊病例也可口服高渗透剂。术后眼压升高需要通过辅助检查明确病因，若有浅前房可能提示房角关闭、闭角型青光眼、房水迷流及脉络膜出血。患者若有青光眼病史，术后早期眼压升高的风险较高，需对其术后用药进行调整。

4. 眼表润滑剂

眼表润滑剂的作用是保护和滋润角膜上皮层。不含防腐剂的人工泪液可在术后早期开始使用。保护角膜上皮的其他方法还有睑裂缝合术和角膜绷带镜，但使用角膜绷带镜要注意不要造成术后角膜感染[20]。当眼表疾病痊愈或是角膜上皮再生完整后，睑裂缝合可在术后 1～2 周拆除。减少其他眼部用药也对上皮修复有好处。对于严重的眼表疾病，自身血浆作为局部用药可能会有帮助。对于要长期治疗的干眼或是其他眼表疾病的患者，可以选择做临时性的泪小点栓塞，也可做永久性的泪小点灼烧。

5. 镇痛药

PK 术后疼痛可使用非处方药缓解，如对乙酰氨基酚和非甾体抗炎药。镇静剂类药物通常不予使用，但也依个体情况不同酌情考虑使用。

患者术后数周内要避免揉眼，剧烈运动和举重物（不能超过 2.3kg）。日常活动时可以佩戴眼镜，睡觉时佩戴眼罩来减少术眼受伤的可能。

PK 患者的随访时间为术后 1 天、1 周、2～4 周、2 个月、3 个月，然后在术后 1 年内每 2～3

个月随访1次。术后第1周随访的重点是关注角膜上皮是否修复，预防感染，减轻炎症反应，以及处理可能发生的并发症。术后1～12周是角膜发生重大改变的时期。在这期间，医生要注意预防感染、排斥，以及在早期调整角膜散光。每次随访，都应检查患者的视力、眼压、上皮情况、伤口形态和缝线情况。Seidel试验可以检测伤口的愈合情况。在前房存在的情况下，轻度的针道渗漏通常能自愈，可随访观察。若伤口裂开，植片和植床重叠，则需尽快重新缝合。如果眼表和角膜上皮有任何的创伤或感染，需要密切随访，因为完整的角膜上皮是预防感染的最重要的防线。此外，如果可能有眼内炎、植片排斥和原发病复发，患者也应密切随访。

术后第3个月，医生需开始关注患者的视力预后。依据患者可能的危险因素和调整缝线的需要，随访时间可以调整为每2个月1次。移除缝线的指征包括散光、炎症、新生血管化、感染、缝线松脱或断裂。缝线一旦松脱需要立即被拆除，松脱的缝线会造成感染或炎症，并且影响伤口稳定性。在术后早期（3个月内），对松脱或断裂的缝线，根据需要可以重新缝合。新生血管化的、脓肿的和感染的缝线要立即拆除，如上所述进行治疗。

即使植片非常透明，散光也会是造成术后视力不佳的首要原因[21]。术后平均散光为4～5D，受缝线的深度、松紧度和对称性影响。同时，角膜伤口预后通常不是对称的，也会增加总体散光程度。检测散光可使用角膜曲率计、角膜散光计和角膜地形图。拆除间断缝合缝线可以使角膜陡峭轴变平。拆除时间通常为术后3个月。如果有连续缝合缝线在位，调整缝线也可使角膜陡峭轴变平。一旦散光能被最大程度矫正，无论缝线是否在位，患者都可以尝试通过配镜或角膜接触镜提高视力预后。

有些情况下，部分患者可能需要通过手术干预来提高最佳矫正视力。手术干预包括屈光性手术，如准分子激光上皮瓣下角膜磨镶术或准分子激光屈光性角膜切削术；加压缝合；切开术，如松解性角膜切开术。这些手术不在本章节讨论范围内。

七、并发症

PK术后常见的并发症有如下内容。

- 伤口渗漏：低眼压和浅前房可提示存在伤口渗漏，Seidel试验可明确诊断。如前所述，小的针道渗漏可自闭，并易于观察。处理方法包括使用房水生成抑制药，佩戴角膜绷带镜，或是重新缝合。但若伤口渗漏伴虹膜角膜内皮面接触，则需在24h内重新缝合处理（图16-11）。

- 伤口错位：常见于薄角膜、不规则伤口、早期缝线脱落。该并发症可造成严重的散光，需尽早处理。对角膜轻度水肿的病例，早期可随访观察。全层的伤口裂开则需立即手术修复[22]。

- 持续性角膜上皮缺损：该并发症可导致角

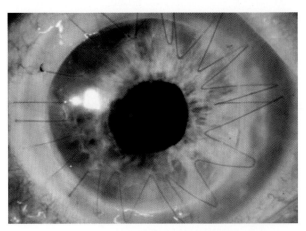

▲ 图16-11　不均匀地连续缝合造成伤口漏

膜感染、瘢痕化，最终导致移植失败。手术过程中应保留供体角膜上皮。角膜上皮的修复通常在术后 1 周内完成，时间越久则越困难。危险因素包括术前合并其他眼表疾病、神经营养性角膜病、碱烧伤及合并眼睑异常。处理方法包括减少眼部用药，使用眼表润滑剂或佩戴角膜绷带镜。若是怀疑 HSV 感染，可口服抗病毒药物。暂时性或永久性睑裂缝合术也可帮助角膜上皮修复。对上述方法无效的患者还可以采用羊膜移植术（图 16-12）。

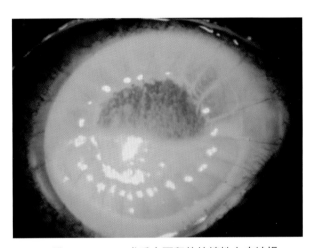

▲ 图 16-12　PK 术后大面积的持续性上皮缺损

- 感染：术后感染的因素包括但不限于持续性角膜上皮缺损、缝线或线结暴露、长期使用类固醇激素、佩戴角膜绷带镜、患者依从性差、卫生条件差、免疫缺陷及特异性反应。此外，HSV 感染患者术后更易合并其他微生物感染。术后一旦发生感染性角膜炎，患者视力预后差，70% 视力只能达到 20/200 或更差[23]。常见的感染性微生物包括：革兰阳性菌、革兰阴性菌、真菌及较少见的棘阿米巴[24, 25]。

而当感染大范围累及角膜植片，可能继发眼内炎。据统计，PK 术后眼内炎的发生率约为 0.4%[26]。

感染性角膜炎（图 16-13）需合理管理，首先通过吉姆萨染色和细菌培养查找病原菌，合理使用抗生素。其次，减量或暂停使用类固醇激素。部分患者可能需要再次移植手术以清除感染灶。若感染发生在术后早期，则还需对供体角膜环及受体角膜进行病原菌培养。真菌性感染常常会在供体角膜环培养中得到阳性结果。

其他术后感染类型还有缝线周围脓肿，通常与缝线松脱或断裂相关。该缝线需立即拆除并行

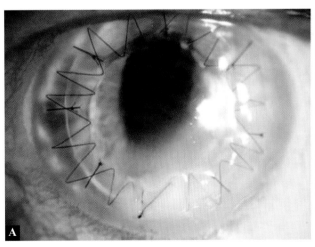
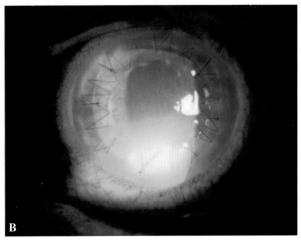

▲ 图 16-13　感染性角膜炎

A. 角膜下方植床 - 植片交界处出现溃疡及周边浸润；B. 对 A 所示角膜溃疡行荧光素钠染色，显示浸润区角膜上皮缺损

病原菌培养。此外，还有感染性结晶性角膜病，表现为角膜植片基质内非炎症性的细菌菌落，上皮通常是完整的。典型的感染性结晶性角膜病的病原菌是 α- 溶血性绿色链球菌。治疗包括局部使用抗生素，或是再次行角膜移植术。

- 原发角膜植片衰竭：原发供体角膜衰竭通常发生在术后早期，表现为不可逆的角膜植片水肿（图 16-14）。该并发症由供体角膜内皮细胞失功或数量过少引起，对类固醇激素或高渗性滴眼液反应不佳，需再次行移植手术。

- 角膜植片排斥：角膜植片排斥是导致角膜移植失败的首位原因[27]。排斥的危险因素包括：年轻患者、基质血管化、既往角膜移植手术史、青光眼或葡萄膜炎病史及大植片[28]。患者常常表现为眼红、畏光、视力下降和眼部不适感。任何上述症状持续

时间超过数小时，提示医生需仔细评估。植片排斥由免疫反应介导，常伴随炎症性体征：睫状充血、前房闪辉、前房细胞浸润、角膜水肿伴角膜后沉着物。植片上皮排斥表现为上皮排斥线，常在术后 1 年发生。植片上皮下排斥表现为斑点状浸润灶。这些浸润灶可呈不同表现，特异性地提示植片发生排斥。虽然这些浸润灶无甚危害，但却是植片发生排斥的重要先驱症状，需使用局部类固醇激素治疗。植片内皮性排斥最为严重，表现为角膜水肿伴角膜后沉着物。这些角膜沉着物可形成内皮排斥线，逐步向健侧角膜蔓延，而排斥线内角膜植片水肿混浊。此时，需局部高频滴用类固醇激素，必要时口服激素。患者需密切随访。

手术类型可大致根据解剖类型、植片来源及是否为组织工程材料进行分类（框 16-1）。

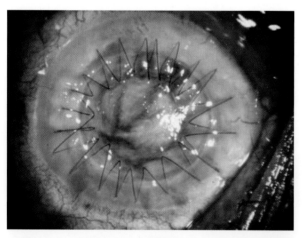

▲ 图 16-14　早期角膜植片衰竭表现为不可逆的角膜水肿

框 16-1　移植组织类型、解剖类型和组织工程材料

- 移植组织类型
  - 结膜
  - 角膜缘
  - 其他黏膜
- 体外组织工程材料
  - 体外培养的结膜植片
  - 体外培养的角膜缘
  - 其他体外培养的黏膜移植片
    - 手术可在局部麻醉或全麻下进行
    - 双眼应做好术前准备，以便能放入开睑器

参考文献

[1] Armitage WJ, Tullo AB, Larkin DF. The first successful full-thickness corneal transplant: a commentary on Eduard Zirm's landmark paper of 1906. Br J Ophthalmol. 2006;90:1222–3.

[2] Eye Bank Association of America. Eye Banking Statistical Report. Washington, DC: Eye Bank Association of America; 2009.

[3] Thompson RW, Jr, Price MO, Bowers PJ, et al. Long-term graft survival after penetrating keratoplasty. Ophthalmology. 2003;110:1396–402.

[4] Ing JJ, Ing HH, Nelson LR, et al. Ten-year postoperative results of penetrating keratoplasty. Ophthalmology. 1998;105:1855–65.

[5] Brightbill FS, Brass RE. Preoperative evaluation of the keratoplasty patient. In: Krachmer JH, Mannis MJ, Holland

EJ, eds. Cornea. 2nd ed. Philadelphia, PA: Elsevier Mosby; 2005:1423–9.

[6]　Lois N, Kowal VO, Cohen EJ, et al. Indications for penetrating keratoplasty and associated procedures, 1989–1995. Cornea. 1997;16:623–9.

[7]　Wilbanks GA, Cohen S, Chipman M, et al. Clinical outcomes following penetrating keratoplasty using the Barron–Hessburg and Hanna corneal trephination systems. Cornea. 1996;15:589–98.

[8]　Stansbury FC. Circular corneal transplants: surgical technic; instruments and sutures; comparison with the use of square transplants. JAMA Ophthalmol. 1949;42:155–69.

[9]　Soong HK. Corneal transplantation. In: Spaeth GL, ed. Ophthalmic Surgery: Principles and Practice. 3rd ed. Philadelphia, PA: Elsevier Health Sciences; 2003:139–60.

[10]　Speaker MG, Milch FA, Shah MK, et al. Role of external bacterial flora in the pathogenesis of acute postoperative endophthalmitis. Ophthalmology. 1991;98:639–49.

[11]　Quist LH, Stapleton SS, McPherson SD, Jr. Preoperative use of the Honan intraocular pressure reducer. Am J Ophthalmol. 1983;95:536–8.

[12]　Geggel HS. Technique to minimize asymmetric suture placement during penetrating keratoplasty. Cornea. 2002;21:17–21.

[13]　Olson RJ. Variation in corneal graft size related to trephine technique. Arch Ophthalmol. 1979;97:1323–5.

[14]　Speaker MG, Guerriero PN, Met JA, et al. A case–control study of risk factors for intraoperative suprachoroidal expulsive hemorrhage. Ophthalmology. 1991;98:202–9.

[15]　Van Meter WS, Katz DG. Keratoplasty suturing techniques. In: Krachmer JH, Mannis MJ, Holland EJ, eds. Cornea. 2nd ed. Philadelphia, PA: Elsevier Mosby; 2005:1481–92.

[16]　Mather R, Karenchak LM, Romanowski EG, et al. Fourth generation fluoroquinolones: new weapons in the arsenal of ophthalmic antibiotics. Am J Ophthalmol. 2002;133:463–6.

[17]　Tambasco FP, Cohen EJ, Nguyen LH, et al. Oral acyclovir after penetrating keratoplasty for herpes simplex keratitis. Arch Ophthalmol. 1999;117:445–9.

[18]　Halberstadt M, Machens M, Gahlenbek K–A, et al. The outcome of corneal grafting in patients with stromal keratitis of herpetic and non–herpetic origin. Br J Ophthalmol. 2003;86:646–52.

[19]　Van Rooij J, Rijneveld WJ, Remeijer L, et al. Effect of oral acyclovir after penetrating keratoplasty for herpetic keratitis. Ophthalmology. 2003;110:1916–9.

[20]　Smith SG, Lindstrom RL, Nelson JD, et al. Corneal ulcerinfiltrate associated with soft contact lens use following penetrating keratoplasty. Cornea. 1984;3:131–4.

[21]　Perlman EM. An analysis and interpretation of refractive errors after penetrating keratoplasty. Ophthalmology. 1981;88:39–45.

[22]　Abou–Jaoude ES, Brooks M, Katz DG, et al. Spontaneous wound dehiscence after removal of single continuous penetrating keratoplasty suture. Ophthalmology. 2002;109:1291–6.

[23]　Wagoner MD, Al–Swailem SA, Sutphin JE, et al. Bacterial keratitis after penetrating keratoplasty: incidence, microbiological profile, graft survival, and visual outcome. Ophthalmology. 2007;114:1073–9.

[24]　Tixier J, Bourcier T, Borderie V, et al. Infectious keratitis after penetrating keratoplasty. J Fr Ophthalmol. 2001;24:597–602.

[25]　Vajpayee RB, Boral SK, Dada T, et al. Risk factors for graft infection in India: a case–control study. Br J Ophthalmol. 2002;86:261–5.

[26]　Taban M, Behrens A, Newcomb RL, et al. Incidence of acute endophthalmitis following penetrating keratoplasty: a systematic review. Arch Ophthalmol. 2005;123:605–9.

[27]　Tan DT, Dart JK, Holland EJ, et al. Corneal transplantation. Lancet. 2012;379:1749–61.

[28]　Boisjoly HM, Tourigny R, Bazin R, et al. Risk factors of corneal graft failure. Ophthalmology. 1993;100:1728–35.

第 17 章　角膜内皮移植术
An Overview of Endothelial Keratoplasty

Julia C. Talajic　Michael D. Straiko　Mark A. Terry　著

陈荟宇　洪佳旭　译

一、概述

角膜内皮移植术（endothelial keratoplasty，EK）是指选择性地移植角膜后板层。近几十年间，EK 发展迅速，为角膜移植手术带来了巨大革新。EK 已经替代 PK，成为治疗角膜内皮性病变的首选手术方式，并被全世界广大角膜病医生所推崇。EK 有多种不同的术式，而该领域仍在持续创新。

二、优势

相较 PK，EK 有多种显著优势，而这也解释了为什么短时间内 EK 手术量呈指数性上升（图 17-1）。

- EK 避免了 360° 穿透性伤口。
  - ➤ 这使得眼球可以保持结构完整性，大大降低了眼部外伤引发眼球破裂的风险。
  - ➤ EK 避免了术中发生暴发性脉络膜上腔出血。
- EK 避免了术源性高度散光。
  - ➤ EK 不需要做大的角膜切口，因而保留了正常的角膜前表面曲率；同时，EK 不需要角膜缝合，植片在前房中通过气

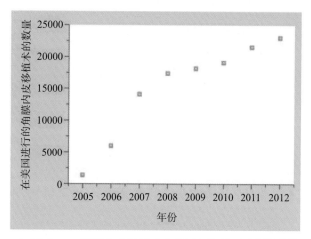

▲ 图 17-1　角膜内皮移植术在美国每年的手术例数 [1, 2]

引自 Talajic et al. (2013)，使用数据来自 the Eye Bank Association of America.

泡顶压固定。
- EK 术后视力恢复快。
  - ➤ EK 术后恢复快得益于保留了原有角膜结构的完整性，同时避免了术源性高度散光。
  - ➤ EK 术后 4～6 周视力即可显著提高，而 PK 则需要数月至数年。
- EK 术后排斥率更低。
  - ➤ PK 术后远期排斥率约为 20%。
  - ➤ 后弹力层剥除角膜内皮移植术（Descemet's stripping automated EK, DSAEK）的 2 年排斥率约为 9%，后弹力层角膜内皮移植

术（Descemet's membrane automated EK，DMAEK）的 2 年排斥率更是小于 1%[3]。

三、EK 手术技术的发展历史

（一）早期角膜内皮移植术

- 20 世纪中叶，Tillet 医生实施了第 1 例人角膜内皮移植术，他先做一个前基质角膜瓣，再将后板层角膜植片缝合在其下方[4]。
- 1993 年，Ko 等报道，通过角膜缘切口植入后板层角膜植片（包含后基质、Descemet 膜和内皮细胞层），可以使角膜更加透明[5]。当然，这些早期的 EK[6] 手术尝试都不可避免地使用缝线固定植片。

（二）现代角膜内皮移植术

文中（图 17-2）展示了 EK 的不同术式。

- 后 板 层 角 膜 移 植 术（posterior lamellar keratoplasty，PLK）/ 深 板 层 内 皮 移 植 术（Deep lamellar EK，DLEK）。
  - 1998 年[7]，Melles 医生等完成了第 1 例后板层角膜移植术。他们首次在术中使用空气泡而非缝线固定植片。植床的后基质部分被手工剥离，然后替换上手工制备的完整的供体角膜后基质和内皮细胞层。
  - 2001 年，Terry 和 Ousley 医生发明了改良版 PLK——DLEK 术式。他们首次使用了人工前房，其可吸附性和黏弹性可有效帮助 EK[8]。
- 后弹力层剥除角膜内皮移植术（Descemet's stripping endothelial keratoplasty，DSEK）。
  - 2004 年，Melles 医生等报道，EK 需对受体角膜进行"后弹力层剥除"，即术中将患者角膜 Descemet 膜 360° 圆形划破，再将其剥除[9]。
  - 2005 年，Price 夫妇改良并命名该术式为 DSEK。同 PLK 和 DLEK 手术一样，后板层角膜植片仍需手工制备[10]。
- 自动板层刀辅助的后弹力层剥除角膜内皮移植术（Descemet's stripping automated endothelial keratoplasty，DSAEK）。

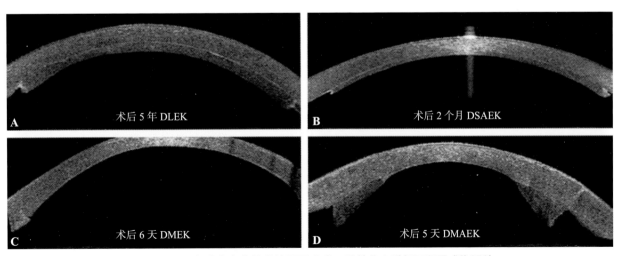

▲ 图 17-2　角膜内皮移植术的不同术式：眼前节光学相干断层成像图片

A. 深板层内皮移植术；B. 自动板层刀辅助的后弹力层剥除角膜内皮移植术；C. 后弹力层角膜内皮移植术；D. 自动板层刀辅助的后弹力层剥除角膜内皮移植术［引自 Talagic et al.（2013）］

> 2006 年，Gorovoy 展示了一种微型角膜板层刀，可替代手工制备后板层角膜植片。由微型角膜板层刀制备植片的 DSEK 又被称为 DSAEK[11]。

- 后弹力层角膜内皮移植术（Descemet's membrane endothelial keratoplasty, DMEK）。

> 2002 年，Melles 医生等对受体角膜进行"后弹力层剥除"后，仅植入供体 Descemet 膜和内皮细胞层，而不带供体角膜后基质[12]。

- 自动板层刀辅助的后弹力层剥除角膜内皮移植术：混合技术。

> McCauley 医生等报道了一种混合技术，即角膜内皮植片的中央部分仅包含 Descemet 膜和内皮细胞层，而植片周边则保留一圈后基质。但这种技术尚未广泛使用[13]。

（三）最新 EK 手术进展

- DSAEK 是目前美国开展最多的角膜内皮移植术。2012 年，全美国共有 23049 台 EK 手术。手术量还在稳步地逐年上升（图 17-1）[2]。

- 有趣的一点是，虽然有报道显示 DMEK 较 DSAEK 有诸多优点，但在美国 DMEK 仍只占 EK 手术很小的一部分（2012 年，占 23049 例 EK 中的 748 例）。当然，DMEK 相较 2011 年[2]的 344 例仍增长了 112%。

- DMEK 相较 DSAEK 的优势如下。

> 视力恢复更快。

> 视力预后更好。

> 角膜后表面高阶散光更低。

> 移植排斥率大幅下降。

> 角膜解剖结构更符合生理状态。

> 患者舒适度更高。

四、EK 手术指征

- 角膜内皮移植术适用于任何导致角膜内皮功能失代偿的内皮性病变。

> Fuchs 角膜内皮营养不良。

> 手术相关的大泡性角膜病。

> 后部多形性角膜营养不良。

> 先天性遗传性内皮营养不良。

> 虹膜角膜内皮综合征。

> 角膜移植术后（PK 或 EK）内皮功能失代偿。

> 缓解角膜水肿导致的疼痛性上皮大泡。

> 对角膜水肿引起的角膜混浊变白起到美容作用。

- 表 17-1 列出了 2012 年美国 EK 手术的最常见手术指征。

表 17-1　**2012 年美国眼库报道最常见的角膜内皮移植术指征**

手术指征	占所有角膜内皮移植术比重（%）
Fuchs 及其他类型角膜内皮营养不良	47
白内障术后角膜水肿	19
未知或未确认的因素	14
其他原因所致角膜内皮功能失代偿	12
移植失败	8

引自 The Eye Bank Association of America.

五、EK 手术的禁忌证

- 明显的角膜前基质瘢痕。

- 角膜表面不规则，如 PK 失败伴有角膜高度不规则散光，并不很适合 EK。

六、DMEK 手术的禁忌证

- 既往玻璃体切割手术史。
- 无虹膜。
- 无晶状体。
- 前房内有阀门管。
- 非常大的眼球，伴有非常深的前房。
- 存在前房型人工晶状体。
- 严重的角膜水肿导致前房内视野窥不清，以及虹膜细节窥不清。

七、DSAEK 的手术技术

已报道的 DSAEK 手术技术多种多样，其中 Terry 颞技术[14] 在超过 1500 例手术实践中表现出色。图 17-3 展示了 Terry 颞技术。

- 首先制备一个 5mm 宽的角巩膜隧道。
- 在颞上方和颞下方分别做两个穿刺口。
- 注入黏弹剂填充前房，也可以使用灭菌空气或平衡液灌注前房。
- 在受体的角膜上皮表面做 DSAEK 植片大小的标记，植片的直径根据受体角膜大小来决定，通常在 8.0～9.0mm（图 17-3A）。
- 使用 Sinskey 反向钩（Bausch and Lomb Surgical，St. Louis，MO，USA）刮除受体中央 8.0～9.0mm 直径大小的 Descemet 膜，刮除时避免越过穿刺口（图 17-3A 至 C）。
- 使用 Terry 刮刀（Bausch and Lomb Surgical 公司）在受体后基质床的周边 1～2mm 范围内搔刮后基质纤维，使其变得粗糙（图 17-3D）。
- 将巩膜切口扩大至 5mm，然后完整置换前房黏弹剂（图 17-3E）。
- 使用 300～350mm 切割头的角膜板层刀对供体角膜进行切割。前端切割头可以替换。这一操作既可由眼库技术员也可由手术医生进行。然后，供体角巩膜片被送往手术室在显微镜下进行下一步操作。将植片上皮面朝上放置，标记角膜板层刀切割的环形切痕处，也即标记出了中央角膜（图 17-3F）。
- 将植片上皮面朝下放置，根据前面的标记准确定位角膜中央，使用环钻进行切割。一定要避免偏心切割，以防出现植片边缘为全层角膜（图 17-3G）。
- 向植片内皮面覆盖少量黏弹剂，然后将植片内皮细胞面向内卷起（图 17-3H）。
- 使用 Charlie Ⅱ 无包被镊子（Bausch and Lomb Surgical 公司）夹住植片，植入前房，植片基质面贴合植床，内皮细胞面向内（图 17-3H）。
- 向前房内灌注平衡液加深前房，同时能辅助部分展开植片。然后在植片内皮面下方注入空气完全展开植片（图 17-3J）。
- 前房填充好空气后，使用 CindySweeper（Bausch and Lomb Surgical 公司）在角膜表面从中间向周边加压以驱赶植片和植床的层间液体，使得植片与植床贴合更紧密（图 17-3K）。
- 巩膜切口需用缝线缝合。
- 当植片被空气顶压 10min 后，可用平衡液替换少量气泡以避免发生瞳孔阻滞。手术结束时，前房留存直径 8mm 或更小的气泡。一定要注意虹膜后面不能残留气泡，防止瞳孔阻滞发生（图 17-3L）。

八、DMEK 的手术技术

- 分别在颞上方和颞下方做穿刺口，注入黏弹剂填充前房。也可以使用灭菌空气或平衡液灌注前房。

- 在受体的角膜上皮表面做 DMEK 植片大小的标记，植片的直径根据受体角膜大小来决定，通常在 7.75～8.5mm。

- 在透明角膜上做 3.0～3.5mm 宽的主切口。
- 使用 Terry–Sinskey 反向钩（Bausch and Lomb Surgical 公司）刮除受体中央 8.0～8.5mm 直径大小的 Descemet 膜。
- 患者需在术前行 YAG 激光下方虹膜切开

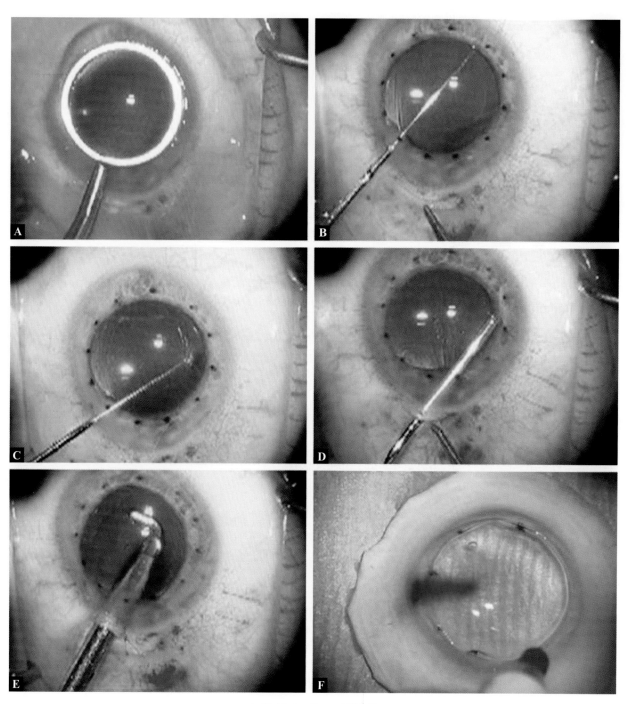

▲ 图 17–3　Terry 颢技术

总览角膜后弹力层剥离自动角膜内皮移植术手术过程［引自 Terry et al.（2008）］

术，或在术中使用 30G 针头和 Sinskey 钩做下方虹膜根切口。这样做是为了避免前房注射空气后引发瞳孔阻滞。如果患者是有晶状体眼，则需行下方虹膜切除术。

- 使用植片注射器从主切口将植片注入前

房，切口大小可根据情况进行调整。图 17-4 展示了多种用于 DMEK 手术的注射器。前房和注射器内的黏弹剂需完整替换掉。

- DMEK 植片在术前就从供体基质上剥离准

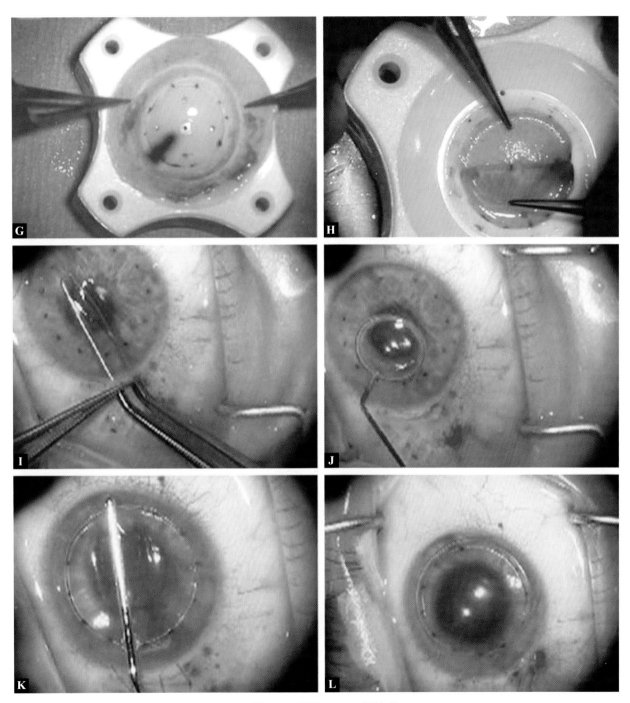

▲ 图 17-3（续）　**Terry** 颞技术

总览角膜后弹力层剥离自动角膜内皮移植术手术过程［引自 Terry et al.（2008）］

备好。避免发生因 Descemet 膜当场剥离时撕裂而导致手术取消的情况。目前供体植片的制备已可在多家眼库进行。

- 如果瞳孔没有充分缩小，可在植入植片前向前房注射卡巴胆碱以充分缩瞳。这样做能尽量减少内皮植片和后房的晶状体接触，从而保护植片内皮细胞。

- 在手术室内，植片用环钻切割好，然后从供体基质上剥离下，浸在台盼蓝平衡液中。

- 植片染色完成后，装入 DMEK 注射器中并打入前房。最重要的技术要点是不能给眼

球施压，避免植片从主切口或是侧切口脱垂。注入植片后立即缝合主切口。

- 接下来展开植片，内皮面朝下，手术操作尽量少和轻柔。图 17-5 展示了内皮植片自然情况下常常会内皮面朝外卷曲成轴，因此卷轴应该朝上放置后再展开。这样能保证展开后内皮细胞面是朝下的，这也是 DMEK 手术最重要的一步。如果朝向弄反则会造成医源性的移植失败。图 17-6 展示了 DMEK 术后植片脱位的光学相干成像图片，以及如何判别植片的方向。

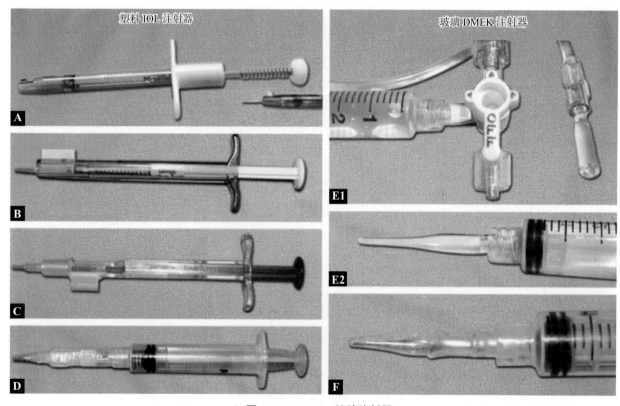

▲ 图 17-4　DMEK 植片注射器

DMEK 有多种样式的植片注射器。A 至 D. 原本是人工晶状体注射器，但也曾用于 DMEK 植片注入。但是 IOL 注射器不能连接平衡盐溶液注射器，可能会对脆弱的植片造成损伤。此外，有些注射器内含有弹簧装置，对植入植片显得有些笨重且易损坏。注射器 A 需用黏弹剂，而黏弹剂会影响植片展开。注射器 D 经手术医生改装，使用了一个 IOL 安装头、一个无菌塑料移液器、胶带及一个装满平衡盐溶液的针筒，使用该注射器较耗时，同时存在外漏风险。E 和 F. 为 DMEK 专用玻璃注射头。有学者认为使用玻璃材质注射器相较于塑料材质能减少内皮植片在其中被推注时的损伤。DMEK 注射头 E 已在欧洲使用（Geuder AG，Heidelberg，Germany）且连接一个装满平衡盐溶液的针筒。植片从注射器头的广口端置入（E1），然后连接针筒；手术时植片从注射器头的窄口端推注出（E2）。注射头 F 是由 Gunther Weiss（Portland，Oregon）制造的改良版 Straiko Jones 玻璃管。该管通过 14 号法国螺纹旋钮式连接至装满平衡盐溶液的针筒，保证了连接端的水密性。注射头 E 和 F 都需与一个适配的连续推注型针筒相连接以用于植片推注

● 术中正确辨别 DMEK 植片方向的技术要点。

> Moutsouris 征：将一根套管伸入 DMEK 植片卷轴中，确认其卷曲的方向（图 17-7）。

> 加深前房，使植片卷轴变得更为立体，

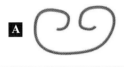

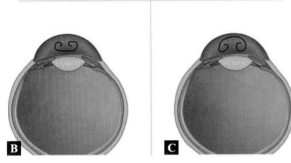

▲ 图 17-5　后弹力层角膜内皮移植术中植片的朝向

A. DMEK 植片大多会朝向后弹力层面面向内卷曲，将内皮面（蓝色标记线）暴露在外面；B. 内皮植片展开前在前房中的正确摆放方向，内卷面必须朝上，使得后弹力层面朝上，内皮面朝下；C. 错误的摆放方式，该方式会导致医源性移植失败

便于医生确认卷曲方向。

> 向前房内注入少量液体，引起植片轻微的震动，便于医生确认卷曲方向。

> 使用手持式便携裂隙灯照射植片，帮助辨别 DMEK 植片卷曲方向[16]。

> 手持电筒斜照角膜，利用斜照光线帮助辨别 DMEK 植片卷曲方向。

● 另外一种确认植片卷曲方向的办法是在 DMEK 植片的边缘做不对称的刻痕标记（图 17-8）。展开植片时可通过标记明确植片方向。

● Terry 医生和他的同事们最近介绍了在 DMEK 植片上标记 "S" 的方式来明确植片卷曲方向。

● 展开植片的技术要点。

> 在 DMEK 植片卷轴的下方打入空气泡，配合在角膜表面轻轻敲打展开植片[15]。

> 在 DMEK 植片的前房打入一个大的空气

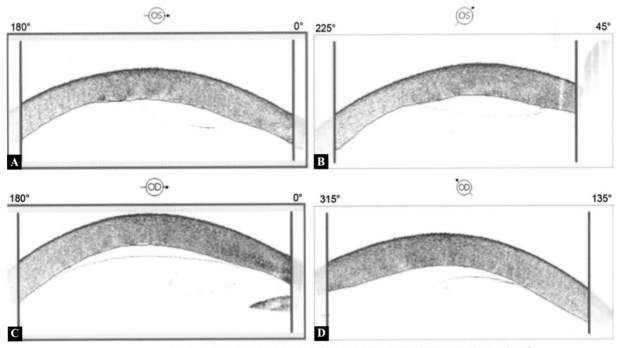

▲ 图 17-6　后弹力层角膜内皮移植术术后植片脱离也能提示术中植片位置是否摆放正确

A 和 B. 脱离的植片边缘向植床侧内卷，提示植片方向摆放正确；C 和 D. 脱离的植片边缘向前房侧内卷，提示植片方向摆放错误，内皮面位于面朝植床方向——这种错误的摆放方向将导致医源性移植失败

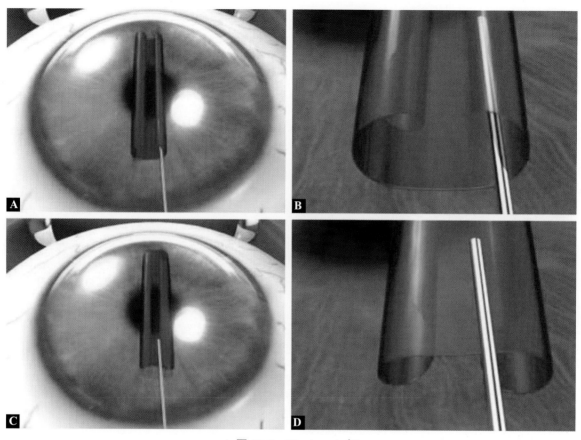

▲ 图 17-7 **Moutsouris 征**

将套管平行移动至因植片边缘内卷而产生的卷轴中时可产生 Moutsouris 征：若植片向植床侧卷曲（正确的摆放方向），移动套管至植片边缘卷曲产生的孔道时套管的颜色会从银色变为蓝色（A 和 B，Moutsouris 征阳性）；若植片向前房侧卷曲（错误的摆放方向），移动套管至植片边缘时不会产生颜色改变（C 和 D）

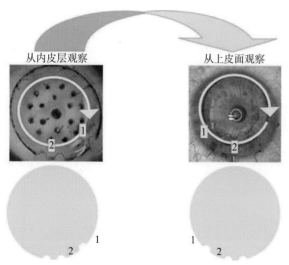

▲ 图 17-8 **在 DMEK 植片的边缘做不对称的刻痕标记以方便术中区分植片方向**

使用 1mm 直径环钻在 DMEK 植片边缘做 3 个不对称刻痕。左图和右图所示分别为从内皮面和从上皮面观察植片。顺时针方向观察植片，若先显示刻痕 1，后显示刻痕 2，则示意为内皮面；若先显示刻痕 2，后显示刻痕 1，则示意为上皮面

泡以展平植片，但这种方法容易使植片接触到虹膜和 IOL[15]。

➤ 在前房较浅的情况下，也可不向前房注入空气，使用 Yoeruek 敲击技术展开植片。这种技术需用到套管或是小刮铲在患者角膜表面敲击，向眼球稍许施压，前房产生的液体流动能使 DMEK 植片展开[17, 18]。

• 植片展开后，在植片后方注入空气或是 20% 惰性气体 SF$_6$，气泡要在瞳孔中央以避免植片位置不居中。保持植片被气泡顶压的状态 10min，然后用平衡液替代部分气体，使前房内残余的气泡减小至 9~10mm，保证虹膜根切口不被气泡覆盖。另需注意在手术结束时虹膜的后方一定不能有气体。

九、EK 的并发症

- 原发性医源性植片衰竭。

  - 原发性医源性植片衰竭指术后 6 周内植片失去透明性，通常是由于手术操作对内皮细胞造成损失引起的。

  - 由 Terry 等报道的最大研究数据显示：使用镊子植入 DSAEK 内皮植片，术后原发性植片衰竭率低于 1%[14, 19, 20]。

  - 新的研究数据显示，DMEK 术后原发性植片衰竭率与医生的经验密切相关[21]。既往研究报道的移植失败率为 8%[22] 和 20%[23]，而最近的研究报道失败率仅为 2%～3%[21, 24]，因此，DMEK 和 DSAEK 的原发性植片衰竭率相差并不大。

- 植片脱位。

  - 植片脱位通常是由手术操作导致的内皮损伤引起的。

  - 其他的原因包括眼压过低、黏弹剂残留、层间积液、摩擦眼球及植片展开方向错误。

  - 若发生明显的植片脱位，需要重新向前房注入气泡（图 17-9）。

  - 由 Goshe[25] 和 Anshu 等[26] 报道的最大研究数据显示：DSAEK 术后植片脱位率为 2%～3%。

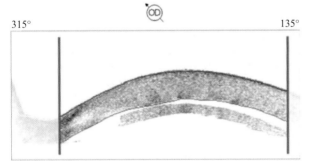

▲ 图 17-9　光学相干断层成像仪显示 DSAEK 术后，内皮植片完全脱位

- DMEK 术后植片脱位和需重新注入气泡的概率同样与医生的经验密切相关。Guerra 等报道的植片脱位率从最初的 62%[22] 降到了近期的 14%，他们建议使用一种插入器就可避免使用黏弹剂[21, 27]。Melles 团队报道的植片脱位率也从最初的 24%[28] 降到了 4%[24, 29]。

- 青光眼。

  - 瞳孔阻滞会导致术后眼压快速升高，主要是由于前房气泡堵住了房水从瞳孔区流出的通道，同时又缺乏下方的虹膜根切口。

  - 激素性青光眼是 EK 术后最常见的青光眼类型。

- 植片排斥。

  - DSAEK 术后的植片排斥率约为 10%[30]。

  - Anshu 等报道 DMEK 术后 2 年的排斥率低于 1%[3]。

- 眼内炎。

- 植片脱位到眼后节。

- 感染性角膜炎。

- 角膜上皮植入主切口。

十、远期术后结果

- 内皮细胞密度（endothelial cell density，ECD）是反映角膜植片远期健康程度的指标。

- 内皮细胞丢失率（Endothelial cell loss，ECL）的计算方式如下：

$$\frac{\text{术前供体角膜 ECD} - \text{术后角膜 ECD}}{\text{术前供体角膜 ECD}}$$

  - Terry 等报道，DSAEK 手术使用 40～60 下翻技术通过 5mm 巩膜隧道用镊子植入卷曲的内皮植片[31]，术后 6 个月、1 年、

2 年的内皮细胞丢失率为 23%～24%。

> Terry 及 Price 等报道的大数据研究显示，DSAEK 术后 1 年的 ECL 为 31%～37%[19, 32-35]。

> Price 和 Melles 团队报道，DMEK 术后 1 年的 ECL 为 34%～36%[22, 36]，和 DSAEK 相当。

> 另有 2 篇不同研究比较了 DSAEK 和 DMEK 的 ECD，这些研究均认为术后 ECD 无明显不同[21, 37-38]。

● 远期内皮植片衰竭指至少术后 6 周，在早期角膜褪水肿后发生。

十一、角膜内皮移植的展望

Rho-kinase 抑制药眼药水可以促进角膜内皮细胞愈合和增殖[45, 46]。目前认为，将来 Rho-kinase 抑制药眼药水有潜力成为角膜内皮失代偿的药物治疗。

此外，角膜内皮细胞系的培养一直是科学家们的研究热点[46, 47]，将来很可能会使用培养的角膜内皮细胞代替捐献角膜。

经验与教训

● DSAEK 中使用大植片并不会降低 ECL[26, 31]。

● DSAEK 的植片植入方式有很多种，但仍需研究对内皮损伤最小的方式。目前公认对 ECD 损伤较小，应用最广泛的植入技术是使用无包被镊子植入植片[32, 35]。其他的植片植入技术包括"推入"和"拉出"，需要用到缝线、针头、Busin 滑行器和内皮滑行器。有平台的内皮植入器也会使用到，如内皮转运器和 NCI 装置。

● DSAEK 在不使用植入器的情况下，3mm 主切口会比 5mm 主切口造成更多的 ECL[39]。植片在通过小切口时，会发生挤压造成更多的内皮细胞损伤。

● 如果患者联合有较为明显的白内障，应在行 EK 手术的同时做白内障摘除术。研究显示大于 50 岁的患者，DSAEK 术后 3 年内需行白内障手术的比例达 55%，低于 50 岁的患者则为 7%[40]。

● 超薄植片的 DSAEK 手术指术后供体植片厚度低于 100mm，目的是提高术后视力和视觉效果。有些研究报道超薄植片能提高术后视力[41, 42]，但也有些研究认为植片的厚度与视力预后没有相关性[43, 44]。

参考文献

[1] Talajic JC, Straiko MD, Terry MA. Descemet's stripping automated endothelial keratoplasty: then and now. Int Ophthalmol Clin. 2013;53:120. doi:10.1097/ IIO.0b013e31827eb6ba.

[2] EBAA. 2005–2012. Eye Banking Statistical Reports. Washington, DC: Eye Bank Association of America.

[3] Anshu A, Price MO, Price FW Jr. Risk of corneal transplant rejection significantly reduced with Descemet's membrane endothelial keratoplasty. Ophthalmology. 2012;119:536–40.

[4] Tillet CW. Posterior lamellar keratoplasty. Am J Ophthalmol. 1956;41:530–3.

[5] KoW, Freuh B, Shield C, et al. Experimental posterior lamellar transplantation of the rabbit cornea. Invest Ophthalmol Vis Sci. 1993;34:1102.

[6] Barraquer J, Rutlan J, eds. The Technique for Penetrating Keratoplasty. Microsurgery of the Cornea. Barcelona, Spain: Scriba; 1984. pp. 289–94.

[7] Melles GR, Eggink FA, Lander F, et al. A surgical technique for posterior lamellar keratoplasty. Cornea. 1998;17:618–26.

[8] Terry MA, Ousley PJ. Deep lamellar endothelial keratoplasty in the first United States patients: early clinical results. Cornea. 2001;20:239–43.

[9] Melles GR, Wijdh RH, Nieuwendaal CP. A technique to excise the Descemet membrane from a recipient cornea

(descemetorhexis). Cornea. 2004;23:286–8.

[10] Price FW Jr, Price MO. Descemet's stripping with endothelial keratoplasty in 50 eyes: a refractive neutral corneal transplant. J Refract Surg. 2005;21:339–45.

[11] Gorovoy MS. Descemetstripping automated endothelial keratoplasty. Cornea. 2006;25:8869.

[12] Melles GR, Lander F, Rietveld FJ. Transplantation of Descemet's membrane carrying viable endothelium through a small scleral incision. Cornea. 2002;21:4158.

[13] McCauley MB, Price FW, Price MO. Descemet membrane automated endothelial keratoplasty: hybrid technique combining DSAEK stability with DMEK visual results. J Cataract Refract Surg. 2009;35:1659–64.

[14] Terry MA, Shamie N, Chen ES, et al. Endothelial keratoplasty a simplified technique to minimize graft dislocation, iatrogenic graft failure, and pupillary block. Ophthalmology. 2008;115:1179–86.

[15] Dapena I, Moutsouris K, Droutsas K, et al. Standardized "notouch" technique for Descemet membrane endothelial keratoplasty. Arch Ophthalmol. 2011;129:88–94.

[16] Burkhart ZN, Feng MT, Price MO, et al. Handheld slit beam techniques to facilitate DMEK and DALK. Cornea. 2013;32:722–4.

[17] Bachmann BO, Laaser K, Cursiefen C, et al. A method to confirm correct orientation of Descemet membrane during Descemet membrane endothelial keratoplasty. Am J Ophthalmol. 2010;149:922925. e2.

[18] Yoeruek E, Bayyoud T, Hofmann J, et al. Novel maneuver facilitating Descemet membrane unfolding in the anterior chamber. Cornea. 2013;32:370–3.

[19] Terry MA, Shamie N, Chen ES, et al. Endothelial keratoplasty for Fuchs' dystrophy with cataract: complications and clinical results with the new triple procedure. Ophthalmology. 2009;116:631–9.

[20] Terry MA, Shamie N, Chen ES, et al. Endothelial keratoplasty: the influence of preoperative donor endothelial densities on dislocations, primary graft failure, and one year cell counts. Cornea. 2008;27:1131–7.

[21] Feng MT, Price MO, Price FW Jr. Update on Descemet membrane endothelial keratoplasty (DMEK). Int Ophthalmol Clin. 2013;53:31–45.

[22] Guerra FP, Anshu A, Price MO, et al. Descemet's membrane endothelial keratoplasty: prospective study of 1year visual outcomes, graft survival, and endothelial cell loss. Ophthalmology. 2011;118:2368–73.

[23] Dapena I, Ham L, van Luijk C, et al. Backup procedure for graft failure in Descemet membrane endothelial keratoplasty (DMEK). Br J Ophthalmol. 2010;94:241–4.

[24] Dapena I, Ham L, Droutsas K, et al. Learning curve in Descemet's membrane endothelial keratoplasty: first series of 135 consecutive cases. Ophthalmology. 2011;118:2147–54.

[25] Goshe JM, Terry MA, Li JY, et al. Graft dislocation and hypotony after Descemet's stripping automated endothelial keratoplasty in patients with previous glaucoma surgery. Ophthalmology. 2012;119:1130–3.

[26] Anshu A, Price MO, Price FW Jr. Descemet stripping automated endothelial keratoplasty for Fuchs endothelial dystrophy influence of graft diameter on endothelial cell loss. Cornea. 2013;32:5–8.

[27] Price MO, Price FW Jr. Effect of preparationtouse time on DMEK outcomes. Eye Bank Association of America Annual Meeting, June 23, 2012, Hollywood, FL.

[28] Dirisamer M, van Dijk K, Dapena I, et al. Prevention and management of graft detachment in Descemet membrane endothelial keratoplasty. Arch Ophthalmol. 2012;130: 280–91.

[29] Parker J, Dirisamer M, Naveiras M, et al. Outcomes of Descemet membrane endothelial keratoplasty in phakic eyes. J Cataract Refract Surg. 2012;38:871–7.

[30] Lee WB, Jacobs DS, Musch DC, et al. Descemet's stripping endothelial keratoplasty: safety and outcomes: a report by the American Academy of Ophthalmology. Ophthalmology. 2009;116:181830. (Review.)

[31] Terry MA, Li J, Goshe J, et al. Endothelial keratoplasty: the relationship between donor tissue size and donor endothelial survival. Ophthalmology. 2011;118:1944–9.

[32] Terry MA, Shamie N, Straiko MD, et al. Endothelial keratoplasty: the relationship between donor tissue storage time and donor endothelial survival. Ophthalmology. 2011;118:36–40.

[33] Price MO, Price FW. Endothelial cell loss after Descemet's stripping with endothelial keratoplasty: influencing factors and 2year trend. Ophthalmology. 2008;115:857–65.

[34] Terry MA, Chen ES, Shamie N, et al. Endothelial cell loss after Descemet's stripping endothelial keratoplasty in a large prospective series. Ophthalmology. 2008;115:488–96.

[35] Price MO, Fairchild KM, Price DA, et al. Descemet's stripping endothelial keratoplasty fiveyear graft survival and endothelial cell loss. Ophthalmology. 2011;118:725–9.

[36] Ham L, Dapena I, Van Der Wees J, et al. Endothelial cell density after descemet membrane endothelial keratoplasty: 1to 3year followup. Am J Ophthalmol. 2010;149: 1016–7.

[37] Tourtas T, Laaser K, Bachmann BO, et al. Descemet membrane endothelial keratoplasty versus descemet stripping automated endothelial keratoplasty. Am J Ophthalmol. 2012;153:1082.e290. e2.

[38] Guerra FP, Anshu A, Price MO, et al. Endothelial keratoplasty: fellow eyes comparison of Descemet stripping automated endothelial keratoplasty and Descemet membrane endothelial keratoplasty. Cornea. 2011;30:1382–6.

[39] Price MO, Bidros M, Gorovoy M, et al. Effect of incision width on graft survival andendothelial cell loss after Descemet stripping automated endothelial keratoplasty. Cornea. 2010;29:523–7.

[40] Price MO, Price DA, Fairchild KM, et al. Rate and risk factors for cataract formation and extraction after Descemet stripping endothelial keratoplasty. Br J Ophthalmol. 2010;94:1468–71.

[41] Neff KD, Biber JM, Holland EJ. Comparison of central corneal graft thickness to visual acuity outcomes in endothelial keratoplasty. Cornea. 2011;30:388–91.

[42] Dickman MM, Cheng YY, Berendschot TT, et al. Effects of graft thickness and asymmetry on visual gain and aberrations after Descemet stripping automated endothelial keratoplasty. JAMA Ophthalmol. 2013;131:737–44.

[43] Terry MA, Straiko MD, Goshe JM, et al. Descemet's stripping automated endothelial keratoplasty: the tenuous relationship between donor thickness and postoperative vision. Ophthalmology. 2012;119:1988–96.

[44] Phillips PM, Phillips LJ, Maloney CM. Preoperative graft thickness measurements do not influence final BSCVA or speed of vision recovery after Descemet stripping automated endothelial keratoplasty. Cornea. 2013;32:1423–7.

[45] Okumura N, Koizumi N, Ueno M, et al. Enhancement of corneal endothelium wound healing by Rhoassociated kinase (ROCK) inhibitor eyedrops. Br J Ophthalmol. 2011;95:1006–9.

[46] Okumura N, Ueno M, Koizumi N, et al. Enhancement on primate corneal endothelial cell survival in vitro by a ROCK inhibitor. Invest Ophthalmol Vis Sci. 2009;50:3680–7.

[47] Haydari MN, Perron MC, Laprise S, et al. A shortterm in vivo experimental model for Fuchs endothelial corneal dystrophy. Invest Ophthalmol Vis Sci. 2012;53: 6343–54.

第 18 章　前板层角膜移植术
Anterior Lamellar Keratoplasty

Donald TH. Tan　　Marcus Ang　**著**

陈荟宇　　洪佳旭　**译**

一、概述

虽然穿透性角膜移植术仍是现今最主要的角膜移植方式，但是，对仅累及角膜基质而内皮细胞层仍健康的角膜病变，前板层角膜移植术（anterior lamellar keratoplasty，ALK）不失为另一种选择[1]。ALK 可以避免角膜内皮细胞引起的异体移植排斥，保留了患者自身的角膜内皮细胞，可提高角膜植片的存活率[2]。更重要的是，ALK 没有穿透角膜，使眼球结构更加完整抗压，也大大降低了术中并发症，如爆发性脉络膜上腔出血、青光眼和眼内炎（表 18-1）[3]。由于术后不需要长期使用局部类固醇激素眼药水，其他一些激素相关的并发症，如白内障和高眼压发生率也会下降[2]。

过去几十年间，由于角膜板层切割技术不完善，经验不足的医生常常会使得患者视力预后不佳，因此 ALK 并不普及。但是，随着手术技术的发展，ALK 在角膜深板层切割技术方向有了长足进展，即深层前板层角膜移植术（deep ALK，DALK），DALK 较 PK 可以获得更好的视力预后。保留部分后基质的 DALK 技术移除患者的大部分角膜前基质，仅保留一层薄薄的角膜后基质，Descemet 膜和角膜内皮层。更后期的 DALK 技术可以移除所有的角膜基质，仅保留 Descemet 膜和角膜内皮层（图 18-1）。

近期的研究表明，DALK 和 PK 可以获得相似的最佳矫正视力，屈光结果也是相似的[2]。虽然仅保留 Descemet 膜和角膜内皮层的 DALK 技术操作难度大，但是因为没有手工切削的基质 –

表 18-1　前板层角膜移植术与穿透性角膜移植术相比较的优势与劣势

前板层角膜移植术的优势	前板层角膜移植术的劣势
• 眼外手术，减少了眼内手术相关风险，如眼内炎、青光眼、白内障、眼内出血等 • 尽管依旧存在术后角膜上皮和基质排斥的风险，但完全消除了内皮排斥的风险 • 眼球结构得以最大限度保留 • 可选择角膜内皮质量欠佳的植片作为供体 • 术后免疫抑制治疗时间较短	• 手术操作技术要求较高，耗时较长 • 板层接合面未完全贴合、角膜瘢痕残留或基质植床切削不均可影响术后视觉质量 • 术中若戳破后弹力层，则需将术式更改为穿透性角膜移植

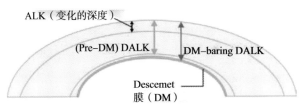

▲ 图 18-1　前板层角膜移植术的手术范围

ALK 手术技术不断革新，手工切削技术的发展达成了深层前板层角膜移植术（DALK）（Malbran1965），基质内注射空气（Archila 1985）或黏弹剂（Sugita 和 Kondo）技术的发明使得 DALK 可暴露至 Descemet 膜水平，而最近更提出了改良大泡法（Anwar 和 Teichmann）[4]

基质界面，往往能获得更优视力预后[4-6]。

二、手术指征

ALK 的手术适应证通常指病变仅累及角膜基质角膜疾患，如圆锥角膜、眼外伤、感染性或炎症性基质瘢痕、角膜基质营养不良（表 18-2）。DALK 手术技术能完整地剥离病变基质至 Descemet 膜水平（图 18-2）[9]。ALK 的光学手术指征还包括其他角膜扩张性病变，如透明边缘角膜变性、LASIK 术后、激光辅助原位角膜磨削术后、角膜扩张病及其他一些屈光术后并发症导致的角膜基质混浊或瘢痕化。ALK 的治疗性手术指征主要指对药物治疗无效、未穿孔的活动性感染性角膜炎。因为 ALK 是眼外手术，与 PK 相比大大降低了眼内感染的风险，如眼内炎，同时也降低了角膜内皮排斥或内皮衰竭的风险。暴露 Descemet 膜的 DALK 与 PK 相比，对感染性角膜炎同样有效，且能降低感染复发率（图 18-3）[10]。ALK 的重建眼表结构指征包括后弹力层膨出和小的角膜穿孔，这些表现可能是继发于炎症、感染、外伤或眼表疾病。对这些重建眼表结构的手术指征，ALK 比传统的 PK 植片存活率更高，且在疾病复发时，ALK 更易进行二次手术[11]。

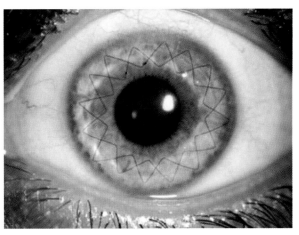

▲ 图 18-2　深层前板层角膜移植术后连续缝合

表 18-2　前板层角膜移植术指征

屈光相关指征	治疗相关指征	眼球结构相关指征
<ul><li>圆锥角膜</li><li>透明边缘角膜变性</li><li>激光原位角膜切削术后</li><li>磨削后角膜扩张</li><li>角膜基质营养不良</li><li>角膜前基质瘢痕</li></ul>	<ul><li>感染性角膜炎</li></ul>	<ul><li>角膜穿孔</li><li>角膜变薄、扩张或后弹力层突出</li></ul>

三、并发症

总的来说，ALK 适用于除角膜内皮性病变（如人工晶状体相关的角膜大疱病、Fuchs 角膜内皮营养不良、虹膜角膜内皮综合征、后部多形性角膜营养不良）以外的所有角膜疾病。虽然因为手术难度过高，使得深层基质瘢痕和累及 Descemet 膜的组织缺损是 DALK 的相对禁忌证，但是仍然可以尝试使用 DALK 术式，保留一层薄薄的受体角膜后基质。

四、手术技术

（一）前板层角膜移植术

ALK 手术技术最初描述为手动的角膜基质层

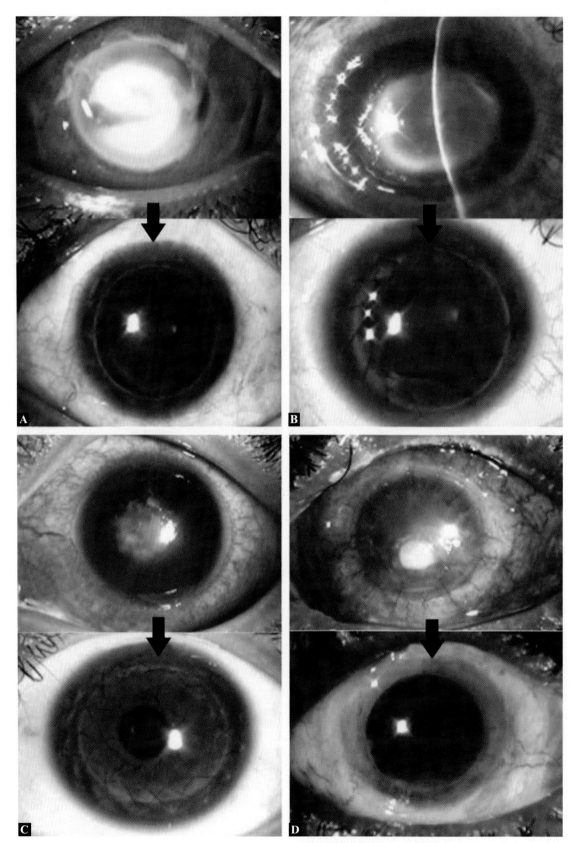

▲ 图 18-3　治疗性深层前板层角膜移植术治疗感染性角膜炎

图中展示了几例严重的角膜感染因 DALK 成功治愈（术前和术后照片对比）。A. 绿脓杆菌性角膜炎；B. 棘阿米巴性角膜炎；C. 镰刀菌性角膜炎；D. 枝顶孢属角膜炎

间切削，而后进行了多次改善（表 18-3）。传统的 ALK 手工切削技术是指，首先使用环钻环切角膜至预定的深度，然后使用钝头的板层角膜刀或是更锋利的新月形刀片进行基质层间切削，并移除切削下的角膜基质（图 18-4）。这项技术耗时长、难度高，术后视力与角膜切削深度成反比。若是希望暴露至 Descemet 膜，Descemet 膜穿孔的风险很大，然而基质床切削不够深又会影响视力预后[12]。Achilar 首次提出了使用角膜基质内气泡注射法辅助切削，即在角膜基质内注射气泡，使得角膜内充满"微气泡"而变得不透明，然后再手动切削"气肿"的角膜板层。这项技术最终发展演变为使用气泡分离 Descemet 膜和后基质（见下方）。ALK 术中另一使用气泡的技术是向前房内填满气泡，形成空气交界面，这样可以帮助判别基质板层切削的深度。当角膜板层刀切削基质至 Descemet 膜水平时，Descemet 膜会形成反射光，减少了 Descemet 膜穿孔的风险[13]。也有医生提出向角膜基质内注射平衡盐溶液的方法辅助手工切削[13]，该方法同样可以帮助确定切削深度，移除深层基质纤维[12]。

表 18-3　前板层角膜移植术式分类

前板层角膜移植术式	手术技术
前板层角膜移植	● 角膜逐层手工切削 ● 角膜基质内注气 ● 角膜基质内注射平衡盐溶液
深层前板层角膜移植 ● 保留部分基质型 ● 暴露后弹力层型	● 手工切削 ● 注气辅助 ● "大泡法"或"改良大泡法"
微型角膜刀辅助 ALK	● 自动板层治疗 ● 角膜移植术
飞秒激光辅助 ALK	

（二）深层前板层角膜移植术（Predescemetic DALK，保留部分基质）

DALK 手术技术指手工切削角膜板层，保留约 10% 的角膜后基质，以避免穿孔。但是，残余的基质会导致植片植床层间不规则，影响视力预后。手工切削角膜板层技术在累及 Descemet 膜的角膜深部瘢痕或有 Descemet 膜缺损的病例中仍然有重要作用，它在大泡法失败或 Descemet 膜穿孔时是非常有效的补救措施。

（三）暴露 Descemet 膜的 DALK——大泡法

使 DALK 手术重获新生的重大突破就是近期

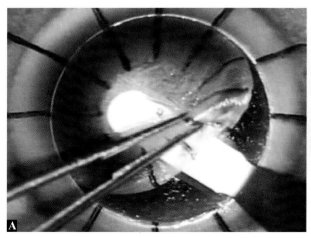
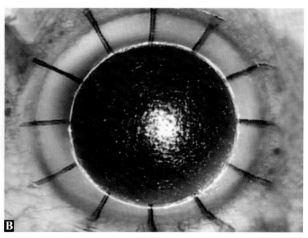

▲ 图 18-4　传统的 ALK 手工切削技术

A. 深层前板层角膜移植术中运用手工切削技术剥离角膜板层；B. 获得菲薄的基质植床

由 Anwar 和 Teichmann 发明的大泡法（图 18-5）。首先用环钻环形切割角膜至适度深度，然后使用 27G 针头抽吸好空气，从切割缘处小心穿刺进深基质至角膜中周处[4]。用力向基质中推入空气，将 Descemet 膜和后基质分离开。最后使用板层刀手工剥离去除大泡上方覆盖的角膜基质。

（四）扩大气泡注射联合手工剥离法（改良大泡法）

虽然大泡法是分离 Descemet 膜最理想的方法，但是这项技术难度高，角膜病医生的学习曲线长。成功的大泡要求空气注射在足够深度，但另一方面容易造成 Descemet 膜穿孔（穿孔率达 14%）[14]。最新的改良大泡法辅助使用 DALK 特殊器械，既提高了大泡法的成功率，又能显著减低穿孔率[15]。Tan 和 Mehta[15] 研究报道，首先移除部分角膜前基质层，剩余 150～250μm 厚度的后基质，然后再采用大泡法可以更好地控制进针深度（图 18-6）。针尖位置尽可能穿刺至角膜中央，使注射的空气在角膜中央形成大泡，然后先从中央基质处剥离至 Descemet 膜水平，这样可以使针头尽可能平行于 Descemet 膜，减小穿孔风险（图 18-7）。新的 DALK 器械包括钝头的探针和套管、钝头的分离器，可以用于清除环钻切缘处粘连的角膜基质，以及钝头 DALK 剪刀，该剪刀前端有个平滑安全的平面，可避免意外发生

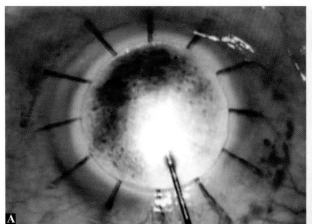
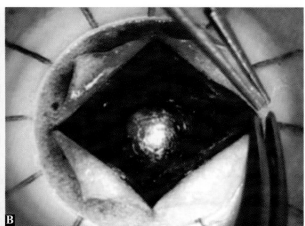
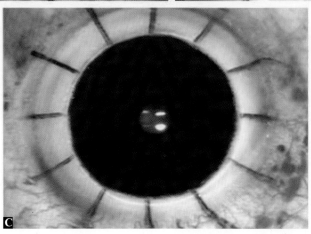

▲ 图 18-5 **Anwar 和 Teichmann** 首次报道展示了使用大泡法完成暴露 **Descemet** 膜的 **DALK** 手术

A. 向角膜基质内注射大气泡分离 Descemet 膜和基质；B. 四分法剥除角膜基质；C. 完成该步骤后可见裸露的 Descemet 膜，作为供体角膜的缝合植床

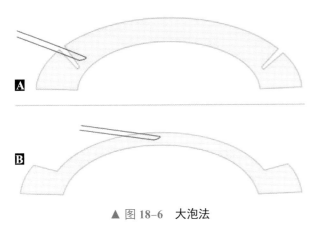

▲ 图 18-6　大泡法

A. 展示了传统大泡法在角膜基质内注射气泡的步骤；B. 改良大泡法，先去除角膜前基质板层，再注入气泡

的 Descemet 膜穿孔或破裂。

（五）黏弹剂剥离法

除了使用大泡法分离 Descemet 膜，眼科用黏弹剂也可用于 DALK 手术，辅助剥离残余的角膜基质层。有报道联合注射气泡和黏弹剂可成功完成暴露 Descemet 膜的 DALK[16, 17]。首先将针头穿刺入角膜基质，深度约为 95%，注射 OVD 在角膜层间形成一个 360° 均接近角膜缘的"囊袋"，"囊袋"内的 OVD 可使角膜后板层向虹膜方向移位。然后使用环钻环形切割角膜前基质，而角膜后板层在 OVD 的保护下不会受损[16, 17]。但是，角膜层间的 OVD 一定要充分地灌洗并清除干净，因为 OVD 不易被吸收，会造成角膜层间混浊[16]。

（六）微型角膜刀辅助的 ALK

LASIK 手术使用的微型角膜刀可用于 ALK，以创造一个比手工剥离更加光滑的层间，如自动板层角膜移植系统（automated lamellar therapeutic keratoplasty，ALTK）（Moria，Antony，France）。最近，该系统还用于制备 DSAEK 的角膜内皮植片（图 18-8）。但是，该系统只适用于浅基质层

瘢痕，且角膜地形图正常或是规则的。对于更深层基质的切削，该自动系统不够精确，容易造成穿孔。同时，该系统也不适用于过平或过陡峭的角膜，其切削深度非常有限。与标准 ALTK 程序不同，微型角膜刀辅助的 ALK 手术分为两个阶段，受体和供体的角膜直径也不尽相同。在手术第一阶段，使用大的角膜切削刀头对受体角膜制瓣并复位（类似 LASIK 的角膜瓣）；1 个月后，使用环钻在一阶段的受体角膜瓣内进行环形切割，切割边缘垂直，移除中央的角膜前基质瓣。供体角膜植片的制备方式相似，同样先做更大直径的角膜瓣，接下来使用环钻在中央切割匹配植床直径的角膜板层植片[18]。

（七）飞秒激光辅助的 ALK

飞秒激光用于 ALK 仍处于探索阶段[19, 20]。使用飞秒激光的优点可能有植床植片层间更光滑，缝合更少，伤口愈合更好，术后视力预后更佳[19, 21]。但是飞秒激光切割深层角膜基质时，切割的基质表面不如微型角膜刀切削得光滑，术后视力恢复不理想。飞秒激光的另一用处是在 DALK 中可以精准地辅助剥除预定深度的角膜前板层，为接下来的大泡法提供精确的进针深度[20, 22]。

五、并发症

ALK 手术的并发症可被分为术中、术后早期、术后晚期（表 18-4）。术中并发症包括大泡法不能分离 Descemet 膜、Descemet 膜微穿孔或破裂（平均 11.7%，0～39%）[2]、术中转为 PK 术式（平均 2%，0～14%）[14]。术后早期并发症包括双前房（平均 3.5%，0～16%）[23]、前房气泡导致瞳孔阻滞、高眼压，由此造成角膜内皮损伤。术后晚期并发症包括疾病复发、植片植床层间混

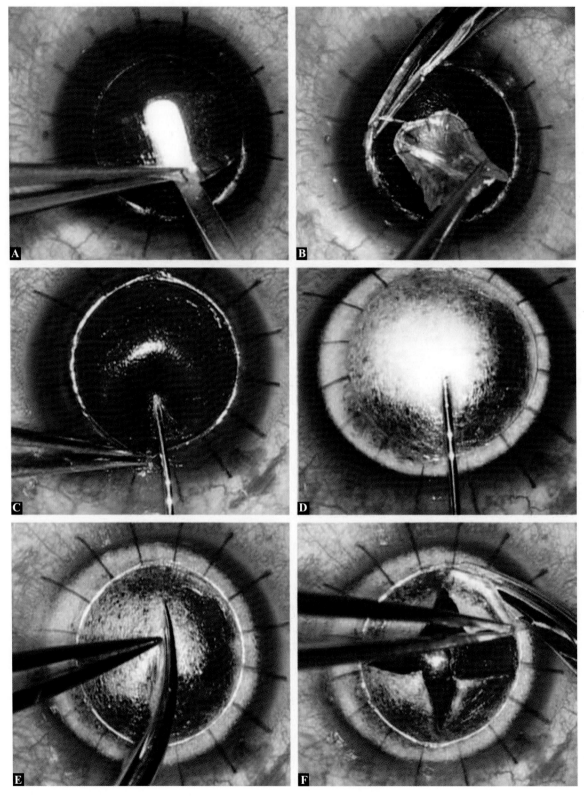

▲ 图 18-7 改良大泡法的操作步骤

A. 手工切削；B. 移除角膜前基质板层能更好地暴露中央角膜，控制进针深度至正确的基质平面；C. 使用弯曲钝头并带有斜面开口的套管针，斜面开口朝下进针能进入更深且更安全；D. 形成一个大的、银白色圆圈且边缘呈弧形，则说明打出了一个成功的大泡；E. 然后用刀片进入大泡中，小心探及 Descemet 膜，再用角膜剪通过四分法仔细地分离这层充气的角膜深基质；F. 使用钝头 DALK 剪刀小心地去除四瓣角膜基质

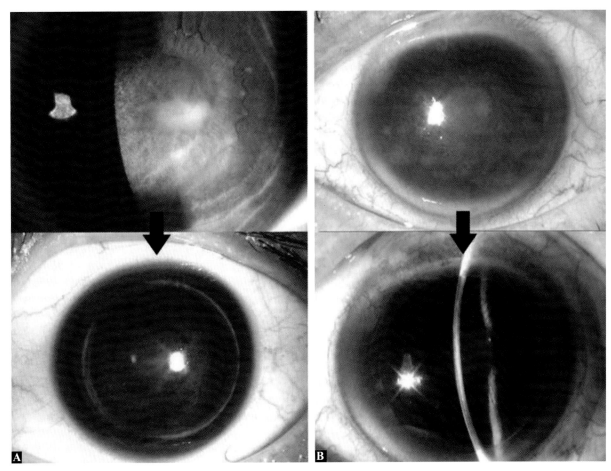

▲ 图 18-8　微型角膜刀辅助的前板层角膜移植术的术后效果，该术式使用了自动板层角膜移植系统

A. 角膜后照法显示角膜基质瘢痕和基质混浊；B. Reis-Buckler 角膜营养不良引起的角膜瘢痕。该术式的优点是精确度更高和折射准确度更好

浊和不规则，Descemet 膜褶皱、层间异物（如积血、血管、上皮植入）、植片排斥（0~14%）[23]、感染、眼表情况差、持续性上皮缺损及青光眼[1, 3]。

　　一个不成功的或是不够完整的大泡理论上讲不完全算是并发症，但是可能会降低术后视力。掌握其他分离 Descemet 膜及剥离深层角膜基质的技术同样重要。重复的注入气泡可造成基质气体过多，从而影响对前房的观察，甚至影响已经存在的大气泡。这种情况下，可以使用"小气泡试验"处理[24]，即向前房周边注入少量空气。如果前房内的周边小气泡仍然存在，说明角膜中央的大气泡在位。如果仍存在透明角膜，可以尝试第二次甚至第三次打大气泡。但是，如果角膜已

经充满气体全白了，就可以使用新月形刀片开始层层干性剥离角膜基质，也可辅助平衡液或黏弹剂湿性剥离角膜基质，暴露 Descemet 膜或仅保留薄薄的一层后基质[2]。

表 18-4　前板层角膜移植术相关并发症

术　中	术后早期	术后晚期
• Descemet 膜（DM）微穿孔 • DM 微穿孔导致术式改变为穿透性角膜移植 • 大泡技术操作失败	• "双" 前房 • 瞳孔阻滞 • 角膜内皮损伤	• 原发病复发 • 层间褶皱 / 云翳 / 组织残余 • 内皮向内生长 • 植片排斥（上皮或间质） • 眼表问题 • 感染

（一）术中并发症

Descemet 膜穿孔

研究报道显示，Descemet 膜微穿孔的发生率在手工剥离角膜基质技术中发生率最高（26.3%），其次为黏弹剂辅助分离法（8.3%）、水分离法（7.3%）和大泡法（5.5%）[25]。Descemet 膜穿孔可以发生在手术的任一步骤中——环钻切割、前板层切削、针头/导管穿刺、注射空气、剥离深基质、缝合植片。早期穿孔可造成前房塌陷，使得剥离角膜基质更加困难，造成多余基质残留，降低术后视力。大的穿孔可使前房消失，需要多次向前房注射空气，易造成角膜内皮损伤。此外，暴露 Descemet 膜后，如果发生 Descemet 膜破裂，则很难自愈复位，会造成永久性的基质水肿和移植失败[26]。

Descemet 膜穿孔的治疗取决于 Descemet 膜穿孔的程度及孔的位置和大小。如果是在环钻切割时发生微穿孔，穿孔的地方可以缝合起来，通过注射空气重建前房，然后再手工剥离角膜基质[4]。如果是穿刺针头造成的小微穿孔，通常是可以通过一层基质自愈的，因此，有经验的医生可以很好地应对这种情况，即剥离基质时将穿孔区保留至最后，同时保留前房空气[4]。其他保持前房的方法包括注射空气，使用生物胶、组织黏合剂或小的角膜植片使穿孔处闭合[1]。在缝合时出现的微穿孔通常可以自愈，或是通过前房注射空气闭合。如果出现大的穿孔或 Descemet 膜撕裂，即使前面介绍了很多可以继续进行 DALK 的方法，转换为 PK 术式也是必要的[14]。

（二）术后早期并发症

1. "假"前房或"双"前房

该并发症通常继发于 Descemet 膜穿孔或植片下黏弹剂残留[14]。较浅的"假前房"通常可以自愈，较深的"假前房"通常需要前房注射空气治疗。也可注射混合气体，即 SF_6 或 C_3F_8 气体混合空气。前房注射气体的并发症包括瞳孔阻滞、虹膜萎缩、内皮细胞受损和白内障形成[14]。

2. 瞳孔阻滞

Urrets-Zavalia 综合征通常继发于高眼压引起的虹膜缺血。并发症包括虹膜麻痹、虹膜后粘连、前囊下白内障形成。因此，对于术后需要前房注射气泡的病例，应行下方虹膜根切术，或在术后扩瞳。

（三）术后晚期并发症

1. 层间褶皱

对于严重的圆锥角膜病例，供体植片和受体扩张的 Descemet 膜可能并不匹配，暴露 Descemet 膜的 DALK 术后可能出现明显的 Descemet 膜褶皱，造成视力预后不佳。在这些病例中，手术缝合最基本的 4 针时就应仔细确保角膜中央瞳孔区不能有显著的 Descemet 膜褶（同轴周边的 Descemet 膜褶皱对视力影响不大）。此外，对严重的圆锥角膜病例，尽量避免保留角膜深基质层，因为角膜中央视轴区的基质褶皱很难避免且非常顽固，会降低视力预后，并增加高阶相差[27]。

2. 植片排斥

虽然 ALK 术后内皮排斥的风险很低，但是上皮或基质排斥仍可能发生（3%～14.3%）[28]。对眼表情况健康的患者，可以剥除供体角膜上皮层（易在剥除 Descemet 膜时操作），然后使用角膜绷带镜直到患者自身角膜上皮修复，这样植片上皮排斥的风险大大降低。植片排斥的远期后遗症包括角膜新生血管化和角膜瘢痕，都会影响视力预后。尽管如此，DALK（大泡法）的长期植片存活率仍是显著高于 PK 的。此外，大部分上皮下或基质排斥都能使用局部类固醇激素眼药水控制住[9]。

3. 感染

感染通常与缝线相关，继发于无菌性炎症反应、早期缝线松脱、缝线周边新生血管化。感染也可由微生物感染引起，如念珠菌[29]，常常在层间增殖而不引起宿主免疫反应。

六、ALK 手术的图像

眼前节光学相干成像仪（anterior segment optical coherence tomography，AS-OCT）可快速、无创、高分辨率地对角膜成像，可用于 ALK 术后观察（图 18-9）[30]。术前使用 AS-OCT 可以评估角膜瘢痕的深度，以及测量角膜厚度。术中使用 AS-OCT 的用处如前所述[31, 32]。最新的术中实时成像技术，如光谱时域 AS-OCT（iVue100-2；Optovue Inc，Fremont，CA，USA），可以指导切

削基质的深度，以避免 Descemet 膜穿孔。AS-OCT 图像还可以清晰显示 ALTK 术后植床植片层间情况（图 18-10）。术后，AS-OCT 可以辅助诊断双前房或三前房、Descemet 膜脱位及层间角膜炎，尤其是术后低视力合并 DALK 植片混浊的情况。

七、结论

ALK 和 DALK 是除 PK 外治疗角膜基质性病变的重要手术方法。两者较 PK 有明显的优势，包括提高植片长期存活率，降低内皮排斥和衰竭的风险，以及避免了其他进入眼内手术的并发症。最新的 DALK 术式使用大泡法及改良大泡法，可将植床暴露至 Descemet 膜水平，提高了视力预后，且与 PK 术后无甚差异。当然，DALK 手术仍存在挑战，未来仍需不断地改革和创新。

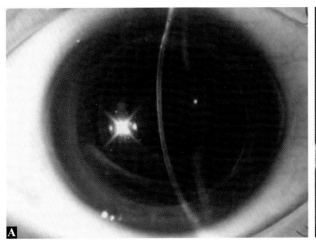
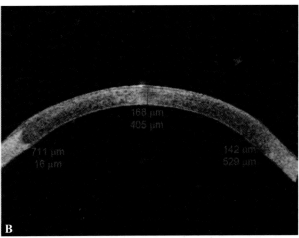

▲ 图 18-9　使用大泡法完成暴露 Descemet 膜的 DALK 手术，眼前节光学相干成像仪展示 Descemetic 层间

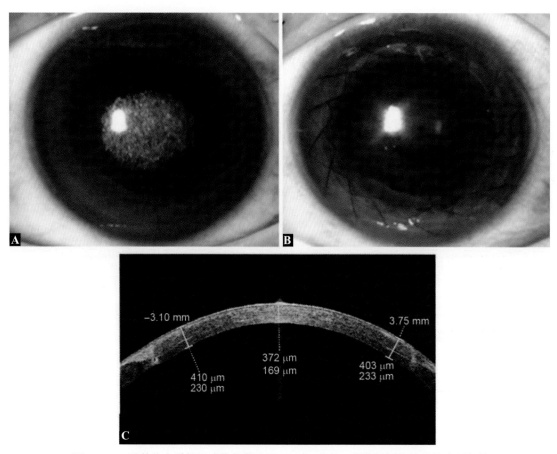

▲ 图 18–10 眼前节光学相干成像仪展示了 ALTK 术后，光滑规则的植片植床层间情况

参考文献

[1] Luengo–Gimeno F, Tan DT, Mehta JS. Evolution of deep anterior lamellar keratoplasty (DALK). Ocul Surf. 2011;9: 98–110.

[2] Reinhart WJ, Musch DC, Jacobs DS, et al. Deep anterior lamellar keratoplasty as an alternative to penetrating keratoplasty a report by the American Academy of Ophthalmology. Ophthalmology. 2011;118:209–18.

[3] Tan DT, Dart JK, Holland EJ, et al. Corneal transplantation. Lancet. 2012;379:1749–61.

[4] Anwar M, Teichmann KD. Deep lamellar keratoplasty: surgical techniques for anterior lamellar keratoplasty with and without baring of Descemet's membrane. Cornea. 2002;21:374–83.

[5] Tan DT, Anshu A, Parthasarathy A, et al. Visual acuity outcomes after deep anterior lamellar keratoplasty: a casecontrol study. Br J Ophthalmol. 2010;94:1295–9.

[6] Ardjomand N, Hau S, McAlister JC, et al. Quality of vision and graft thickness in deep anterior lamellar and penetrating corneal allografts. Am J Ophthalmol. 2007;143:228–35.

[7] Malbran E. Lamellar keratoplasty in keratoconus. Int Ophthalmol Clin. 1966;6:99–109.

[8] Archila EA. Deep lamellar keratoplasty dissection of host tissue with intrastromal air injection. Cornea. 1984;3:217–8.

[9] Borderie VM, Sandali O, Bullet J, et al. Long–term results

of deep anterior lamellar versus penetrating keratoplasty. Ophthalmology. 2012;119:249–55.

[10] Anshu A, Parthasarathy A, Mehta JS, et al. Outcomes of therapeutic deep lamellar keratoplasty and penetrating keratoplasty for advanced infectious keratitis: a comparative study. Ophthalmology. 2009;116:615–23.

[11] Ang M, Mehta JS, Sng CC, et al. Indications, outcomes, and risk factors for failure in tectonic keratoplasty. Ophthalmology. 2012;119:1311–9.

[12] Sugita J, Kondo J. Deep lamellar keratoplasty with complete removal of pathological stroma for vision improvement. Br J Ophthalmol. 1997;81:184–8.

[13] Melles GR, Rietveld FJ, Beekhuis WH, et al. A technique to visualize corneal incision and lamellar dissection depth during surgery. Cornea. 1999;18:80–6.

[14] Tan DT, Anshu A. Anterior lamellar keratoplasty: 'back to the future'—a review. Clin Exp Ophthalmol. 2010;38: 118–27.

[15] Tan DT, Mehta JS. Future directions in lamellar corneal transplantation. Cornea. 2007;26:S21–8.

[16] Melles GR, Remeijer L, Geerards AJ, et al. A quick surgical technique for deep, anterior lamellar keratoplasty using viscodissection. Cornea. 2000;19:427–32.

[17] van Dooren BT, Mulder PG, Nieuwendaal CP, et al. Endothelial

cell density after deep anterior lamellar keratoplasty (Melles technique). Am J Ophthalmol. 2004;137:397–400.

[18] Tan DT, Ang LP. Modified automated lamellar therapeutic keratoplasty for keratoconus: a new technique. Cornea. 2006;25:1217–9.

[19] Shousha MA, Yoo SH, Kymionis GD, et al. Long–term results of femtosecond laser–assisted sutureless anterior lamellar keratoplasty. Ophthalmology. 2011;118:315–23.

[20] Buzzonetti L, Petrocelli G, Valente P. Femtosecond laser and big bubble deep anterior lamellar keratoplasty: a new chance. J Ophthalmol. 2012;2012:264590.

[21] Yoo SH, Kymionis GD, Koreishi A, et al. Femtosecond laser–assisted sutureless anterior lamellar keratoplasty. Ophthalmology. 2008;115:1303–7. e1.

[22] Buzzonetti L, Laborante A, Petrocelli G. Standardized big bubble technique in deep anterior lamellar keratoplasty assisted by the femtosecond laser. J Cataract Refract Surg. 2010;36:1631–6.

[23] Kubaloglu A, Sari ES, Unal M, et al. Long–term results of deep anterior lamellar keratoplasty for the treatment of keratoconus. Am J Ophthalmol. 2011;151:760–7.e1.

[24] Parthasarathy A, Por YM, Tan DT. Using a "small bubble technique" to aid in success in Anwar's "big bubble technique" of deep lamellar keratoplasty with complete baring of Descemet's membrane. Br J Ophthalmol. 2008;92:422.

[25] Sarnicola V, Toro P, Gentile D, et al. Descemetic DALK and predescemetic DALK: outcomes in 236 cases of keratoconus. Cornea. 2010;29:53–9.

[26] Leccisotti A. Descemet's membrane perforation during deep anterior lamellar keratoplasty: prognosis. J Cataract Refract Surg. 2007;33:825–9.

[27] Bahar I, Kaiserman I, Srinivasan S, et al. Comparison of three different techniques of corneal transplantation for keratoconus. Am J Ophthalmol. 2008;146:905–12.e1.

[28] Watson SL, Tuft SJ, Dart JK. Patterns of rejection after deep lamellar keratoplasty. Ophthalmology. 2006;113:556–60.

[29] Kanavi MR, Foroutan AR, Kamel MR, et al. Candida interface keratitis after deep anterior lamellar keratoplasty: clinical, microbiologic, histopathologic, and confocal microscopic reports. Cornea. 2007;26:913–6.

[30] Radhakrishnan S, Rollins AM, Roth JE, et al. Real–time optical coherence tomography of the anterior segment at 1310 nm. Arch Ophthalmol. 2001;119:1179–85.

[31] Riss S, Heindl LM, Bachmann BO, et al. Pentacam–based big bubble deep anterior lamellar keratoplasty in patients with keratoconus. Cornea. 2012;31:627–32.

[32] Lim LS, Aung HT, Aung T, et al. Corneal imaging with anterior segment optical coherence tomography for lamellar keratoplasty procedures. Am J Ophthalmol. 2008;145:81–90.

第 19 章 人工角膜

Keratoprosthesis

Sotiria Palioura　Christina R. Prescott　James Chodosh　著

陈荟宇　洪佳旭　译

一、概述

人工角膜的设计概念最早在 120 年前被提出[1]，但其设计和临床应用一直停滞不前，直到 20 世纪 60 年代随着异体移植手术技术的进步和普及才得到了发展。角膜移植术，无论是穿透性角膜移植还是板层角膜移植，其成功率在圆锥角膜、外伤性角膜瘢痕、角膜营养不良和角膜变性的病例中均能达到术后 1 年 90%，术后 5 年高于 80%（美国和欧洲）[2, 3]。而在以下角膜病变中，角膜移植异体植片的存活率较低，包括：自身免疫性眼表异常，如 Stevens-Johnson 综合征、中毒性表皮坏死松解症、眼瘢痕性类天疱疮；角膜缘干细胞缺损，如先天性无虹膜、严重的化学伤；严重的干燥性角结膜炎；其他原因造成的严重角膜血管化[4, 5]。对于这些患者，移植人工角膜可能是唯一安全有效的保留视力的方法。

二、人工角膜的设计

人工角膜的设计在过去 20 年间提出过很多，但最终只有 3 种设计在美国和欧洲得到认可：①波士顿人工角膜；②骨齿人工角膜（osteo-odontokeratoprosthesis，OOKP）；③ AlphaCor 人工角膜。只有波士顿人工角膜和 AlphaCor 人工角膜通过了美国 FDA 批准上市。

（一）波士顿人工角膜

波士顿人工角膜过去又被称为 Dohlman-Doane 人工角膜，由麻省眼耳医院和斯格本斯眼科研究院在 20 世纪 60 年代后期研究发明[6]。不同于 OOKP 和 AlphaCor，波士顿人工角膜由两部分组成，而非一个整体。波士顿 I 型人工角膜为纽扣型设计，由聚甲基丙烯酸甲酯（PMMA）和金属钛材料制成，放置在供体角膜植片中，表面再覆盖角膜接触镜（图 19-1A）；波士顿 II 型人工角膜另有一个前端延伸设计，可以植入手术缝合后的眼睑中（图 19-1B）。异体角膜植片类似三明治结构，夹在人工角膜的前板和背板 PMMA 材料之间，然后再同传统的穿透性角膜移植标准技术一样，将人工角膜缝合在植床上。自 1992 年获得 FDA 批准后，超过 8000 例波士顿 I 型人工角膜植入术得到开展，波士顿 I 型人工角膜也成为全球应用最多的人工角膜[7-10]。

（二）骨齿人工角膜（osteo-odontokeratoprosthesis，OOKP）

OOKP 在 20 世纪 60 年代[11]由意大利学者

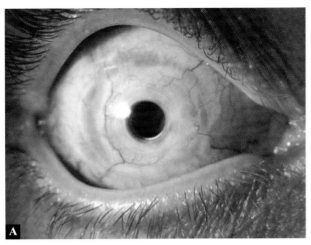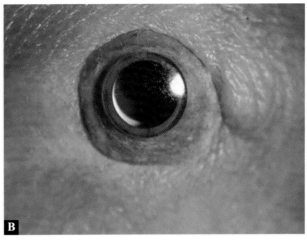

▲ 图 19-1　波士顿 I 型人工角膜（A）和波士顿 II 型人工角膜（B）植入数年的情况

A. I 型人工角膜是在人角膜植片上构造好的，植入方法和位置同标准的穿透性角膜移植相同，最后要佩戴角膜接触镜；B. II 型人工角膜前端有一个 2mm 的结节，可以使人工角膜穿出手术缝合的眼睑。图中所示患眼在人工角膜连接杆的周围形成了一圈角质环。这种现象很常见，对人工角膜无影响

Strampelli 发明，后由 Falcinelli 改良[12]。OOKP 中央为 PMMA 材料制成的硬性光学柱镜，周边用离体的单根牙槽骨做支撑，这样可以增加人工角膜与周边宿主组织的生物相容性（图 19-2A）。植入 OOKP 主要分两步，最后再覆盖一层自身的唇黏膜植片（图 19-2B）。

（三）AlphaCor 人工角膜

AlphaCor 人工角膜（Addition TechnologyInc., DesPlaines, IL, USA）诞生于澳大利亚[13]，由 Chirila 等发明。AlphaCor 人工角膜由无孔的透明光学区和多孔的周围翼边组成，两者均用聚甲基丙烯酸 –2– 羟乙酯合成。它的曲率半径是 7.0mm，厚度为 0.5mm，折射率为 1.43[14]。AlphaCor 人工角膜的植入位置为提前制备好的角膜基质囊袋内，操作步骤同 OOKP，分为两步（图 19-3）。AlphaCor 人工角膜的设计理念同样是为了增加组织相容性，其多孔的翼边可允许细胞生长和胶原沉积[15]。当被植入后，角膜基质细胞就会向翼边内聚集增殖，而中央光学区仍保持透明。AlphaCor 人工角膜在 1998 年第一次被植入人眼，

2003 年获得 FDA 认证[16]。

三、适应证

人工角膜植入术适用于穿透性角膜移植术极可能或已经失败的角膜盲患者。上述 3 种人工角膜因其不同的设计有不同的临床适应证。

- 波士顿 I 型人工角膜适用于有相对正常的眼睑、瞬目反应和足量泪液分泌的患者。上述条件能够允许患者在术后佩戴角膜接触镜，以避免眼表干燥，防止组织溶解。最常见的适应证包括反复角膜移植失败、角膜混浊伴严重新生血管化、角膜缘干细胞缺损，如先天性无虹膜。

- 波士顿 II 型人工角膜和 OOKP 适用于角膜盲合并眼睑功能异常、泪液分泌少、结膜穹窿缩短和眼表角质化的患者。因此，波士顿 II 型人工角膜和 OOKP 最常见的适应证包括严重的化学伤和严重的自身免疫性眼表疾病，如 Stevens-Johnson 综合征、中毒性表皮坏死松解症、眼瘢痕性类天疱

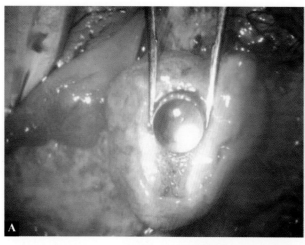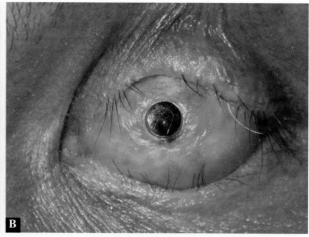

▲ 图 19-2　即将植入的 OOKP 人工角膜（A）和植入数年后的眼部表现

A. PMMA 材料制成的光学柱镜黏合在牙齿中，将复合体包埋在对侧眼下睑肌肉下囊袋内 2～3 个月，使其形成纤维血管囊袋，然后植入黏膜植片之下；B. 如图所示，黏膜植片会逐渐角质化，与眼睑融合。同波士顿Ⅱ型人工角膜一样，术眼仿佛一直"睁开着"（图片由 Dr Geetha Iyer, Chennai, India 提供）

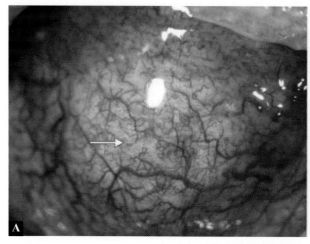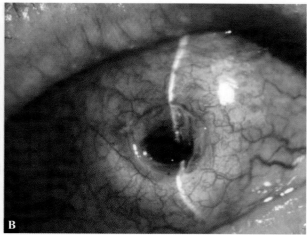

▲ 图 19-3　AlphaCor 人工角膜一期手术，眼表覆盖结膜瓣（A），在二期手术后数月，结膜瓣中央孔的情况（B）

A. 在一期手术中，人工角膜的光学中心透过结膜瓣呈淡蓝色（箭）。在二期手术中，通过切除覆盖在光学区部分上的结膜瓣，使其充分暴露。B. 该病例展示了环钻切开结膜瓣暴露 AlphaCor 人工角膜光学区后数月的表现，可以观察到在结膜瓣开口边缘有早期溃疡形成（图片由 Dr. James V Aquavella, Buffalo, NY, USA 提供）

疮、干燥性角结膜炎晚期[17, 18]。OOKP 植入手术最具侵略性、技术难度最高，其次是波士顿Ⅱ型人工角膜植入术。基于这个原因，以及两者的美观性均较差，波士顿Ⅱ型人工角膜和 OOKP 通常只用于双眼角膜盲患者，且只予一眼手术治疗，另一眼则作为"备用"眼。患者在术前评估期间应充分认识到，波士顿Ⅱ型人工角膜或 OOKP 植入术后，只

可能通过佩戴有色眼镜片改善外观。

- AlphaCor 人工角膜适用于有完整眼睑、正常瞬目反应和正常泪膜的患者，以防止组织溶解。部分情况下，AlphaCor 人工角膜植入术需配合制备 Gunderson 结膜瓣，因此，患者还要具备足量且健康的结膜。AlphaCor 人工角膜最佳适应证是反复角膜移植失败的患者[16]。

四、禁忌证

- 眼睑不能完整闭合及泪液分泌的质和量不足会引起危害性的眼表水分蒸发，导致角膜组织溶解，因此不适用于需人角膜辅助固定的波士顿Ⅰ型人工角膜和 AlphaCor 人工角膜。

- 波士顿Ⅱ型人工角膜和 OOKP 不适于尚存视力能维持日常生活的患者。

- 若患者在手术前表现出用药和随诊的依从性差，也应被视作所有人工角膜植入术的禁忌证，因为依从性不好会大大降低手术的视力预后，甚至造成人工角膜移植失败，更甚者不能保住眼球。人工角膜移植术后需要终身随诊，配备一名合格的角膜病专家是最为重要的，他要能够及时识别并治疗潜伏的感染、角膜穿孔及青光眼损害。合并有自身免疫性炎症的患者，如 Stevens-Johnson 综合征和眼瘢痕性类天疱疮，则可能需要同时配合风湿病专家或葡萄膜炎专家进行全身免疫抑制治疗。控制住眼表和全身的炎症反应是所有人工角膜长时间存活的关键。

- 视网膜或视神经疾病终末期、眼球萎缩是所有人工角膜植入术的绝对禁忌证。

五、手术技术

（一）波士顿Ⅰ型人工角膜

波士顿Ⅰ型人工角膜的光学部分由 PMMA 材料制成，含直径 5.0mm 的前板和光学连接杆。前板有不同的屈光度供选择，可根据患者的眼轴和晶状体情况选择合适的屈光度[19]。波士顿Ⅰ型

人工角膜还包含一个背板，直径有成人的 8.5mm 和儿童的 7.0mm，背板需通过光学连接杆与前板连接。目前市面上可获得的背板也是由 PMMA 材料制成，背板上有两圈同心圆，每圈包含 8 个圆孔。这些孔道的作用是使房水可以接触到供体角膜植片，提供营养，减少植片溶解的风险[4, 20]。最近美国 FDA 批准了金属钛制成的背板，目前认为金属钛背板[21]可以减少人工角膜后膜形成。

供体角膜植片被夹在前板和背板之间，还有一个钛锁定环最后套在连接杆上，使前板、供体角膜和背板牢固结合，避免它们分开。组装好的人工角膜将被缝合在患者角膜上。供体角膜的直径需与背板直径一样或更大，并要比患者角膜植床直径宽至少 0.5mm。因此，对于标准的 8.5mm 直径的背板，供体角膜直接至少为 8.5mm；对 7.0mm 直径的背板，供体角膜直径至少为 7.0mm。需要特别注意的是，供体角膜植片直径不能＜ 7.0mm，因为前板的直径为 5.0mm，若植片直径小于 7.0mm 将造成缝合固定不够牢固。

同标准的角膜移植一样，手术可采取球后麻醉。设计选择好供体和受体的直径后（见前述），使用直径 3.0mm 皮肤组织钻孔器（人工角膜商品包装内提供）在供体角膜植片中央打孔，再用标准的角膜环钻进行环形切割。如果人工角膜要偏中心放置，供体角膜植片也要对应地偏中心打孔。接下来开始组装人工角膜，先将前板朝下放置在商品包装提供的双面黏纸上，该黏纸能固定器械、辅助组装。然后将供体角膜植片内皮面朝上，中央孔从光学连接杆穿过滑下，直至角膜上皮面接触到前板背面。覆盖少量黏弹剂在角膜内皮面起保护作用。使用包装提供的组装器械将背板凹面朝上地套进光学连接杆。最后将钛锁定环从背板后面套入连接杆，慢慢推进，当听到清脆的一声响声，提示所有组件组装到位。组装过程

中，应在说明书的指导下仔细检查确保组装无误。组装完毕后，将人工角膜浸入角膜保存液中保存。

患者角膜植床的制备同传统的穿透性角膜移植术，环钻切割下的角膜组织应送病理检查。如果患者合并瞳孔异位，影响视轴，则需同时做虹膜成形术。对于有晶状体的患者，应摘除晶状体。对部分患者，如评估需同时做或将来需要做青光眼引流阀，可以选择植入扁平后房型人工晶状体[22]。术前选择人工晶状体的屈光度时应优先保证人工角膜的屈光度，即使晶状体囊袋条件不佳导致术中取消植入人工晶状体。若患者为人工晶状体眼且晶状体稳定，手术医生可保留人工晶状体，并选择合适屈光度的人工角膜。然后将组装好的 I 型人工角膜放置在植床上，并同标准的穿透性角膜移植术一样，将其缝合在患者角膜植床上。我们通常会使用 9-0 尼龙线间断缝合 12 针，或用 10-0 尼龙线间断缝合 16 针。线结埋进患者角膜组织，检查伤口是否有渗漏。

植入人工角膜后，可根据患者的药敏试验结果，在其球周结膜下注射万古霉素（25mg 溶进 0.5ml 生理盐水）、头孢他啶（100mg 溶进 0.5ml 生理盐水）和曲安奈德（20mg 溶进 0.5ml 生理盐水）。需注意要避免结膜膨隆，以免接下来放置角膜接触镜不稳。手术结束时，患者需佩戴直径 16mm，基底曲率 9.8mm 的 Kontur 角膜接触镜（Hercules，CA，USA），由商品包装提供。不能给患者涂眼膏，眼膏可造成角膜接触镜脱落。最后，给患者术眼加压包扎并佩戴防护眼罩。

（二）波士顿 II 型人工角膜

波士顿 II 型人工角膜和 I 型很相似，除了光学连接杆更长，这是为了使其在植入后可以穿过眼睑暴露出来。II 型人工角膜的光学部分

由 PMMA 材料制成的前板、光学连接杆和一个 2mm 小结组成。同 I 型一样，连接杆连接前板和背板。因为波士顿 II 型人工角膜植入术需要扩大切除角膜周围组织，手术时间也更长，因此通常采用全身麻醉。手术中所需的供体人角膜的尺寸选择和准备过程同 I 型人工角膜。对人角膜植片进行中央打孔和周边环切后，组装 II 型人工角膜的方式也同 I 型人工角膜。

接下来的手术过程就比 I 型人工角膜复杂很多。在对患者角膜进行环钻切割前，要完整去除患者眼表上皮层，避免术后产生眼睑下上皮包囊。分离睑球粘连，将眼球、穹窿部和睑结膜的上皮层完全去除。向睑缘注射浸润 1% 利多卡因和肾上腺素，将睑缘切除，主要移除所有的睫毛毛囊。用合适的环钻标记患者角膜，在切割前先将标记区域周围角膜上皮及角膜缘完全去除。然后再使用环钻切割患者角膜并移除，该步骤同 I 型人工角膜植入术。

若需合并其他手术，如经睫状体平坦部的玻璃体切割术或青光眼减压阀植入术，均应在该环节由眼底医生或青光眼医生进行，此时，可以先放置一个临时的人工角膜（Eckhardt 模型），扩大观察玻璃体和视网膜的视野范围。同时，在该环节应行完整的虹膜切除术。因为 II 型人工角膜植入术后需手术缝合眼睑，以减少术后炫光，而完整的虹膜切除术能很好耐受这种情况。如果患者是有晶状体眼，需行晶状体摘除术。如果患者是人工晶状体眼，且人工晶状体很稳定，对有些病例可以保留人工晶状体，但需要更换人工角膜的屈光度以适应人工晶状体的度数。

将组装好的 II 型人工角膜放置在植床上，同 I 型人工角膜一样缝合在患者的角膜环上，唯一不同的是不需要埋线结。植入 II 型人工角膜后，在缝合眼睑前应同 I 型人工角膜植入术一样，在

其球周结膜下注射万古霉素（25mg 溶进 0.5ml 生理盐水）、头孢他啶（100mg 溶进 0.5ml 生理盐水）和曲安奈德（20mg 溶进 0.5ml 生理盐水）。然后再围绕光学区周边行眼睑缝合术。上下睑板可使用 6-0 薇乔线间断板层缝合 2～3 针，固定在对应的人工角膜一侧。使用 8-0 尼龙线在塑料支撑板上缝合睑缘。最后，让眼睛处于第一眼位，使用 Vannas 剪刀在上睑制作一个刻痕，可以使人工角膜光学区上的 2mm 小结穿出闭合的眼睑并卡住。结束全身麻醉前，可适量给予球后麻醉减轻术后疼痛。在眼睑皮肤伤口处涂抗生素眼膏，轻柔包扎并佩戴防护眼罩。

（三）骨齿人工角膜

适合做 OOKP 的患者需在手术前评估颊黏膜取植片处的情况，同时要评估牙齿及其牙槽骨的情况，这些组织都是制备 OOKP 人工角膜所需材料。要提高颊黏膜的存活率需要求患者戒烟。选择好的单根牙，最常见的如犬齿，需行放射拍片仔细检查，以排除牙周病。如果没有合适的牙齿，可以考虑选择免疫配型合适的异体人牙齿，尽管要面临更高的排斥风险。

OOKP 植入手术通常分为两期手术。对有些黏膜植片愈合和血管化较慢的患者，一期手术可以再分两次进行 [17, 23, 24]。第一次手术（ Ia）主要是获取颊黏膜并覆盖在眼表；一旦黏膜植片生长良好，可开始取牙齿，并制备 OOKP 所需要的牙槽骨片（ Ib）。

Ia 手术要获取全层的颊黏膜植片，通常要 3cm 宽，能够从中央到两端眼眦、从上睑到下睑穹窿覆盖整个眼表。获取后，黏膜植片要一直浸泡在抗生素溶液中。接下来要准备处理眼表情况。360° 环形切开球结膜，彻底分离去除角膜上皮和 Bowman 膜，在角膜比较薄弱的地方可行板

层角膜移植进行加固。然后使用 6-0 线将黏膜植片间断缝合在巩膜直肌止点处。如果可以的话，植片边缘也尽量缝合固定在穹窿结膜处。黏膜植片将在接下来的 2～4 个月完成血管化，为 Ib 手术中植入的牙槽骨片供给基本的血液和营养。

Ib 手术包括获取单根骨及其周围牙槽骨和骨膜，准备制备骨 - 齿骨片。使用小锯子将候选牙齿下的牙槽骨两端切断，连同牙齿一期移出口腔。牙槽骨缺损处可使用周边黏膜或黏膜植片进行覆盖，通常很快能完成上皮化。选择合适屈光度的光学柱镜（根据术前 A 超测量结果），其尺寸要保证容纳柱镜的中央孔周围能留下至少 1mm 的牙本质。牙根中央钻孔，使用钻石磨钻扩大圆孔，放入 PMMA 材料制成的光学柱镜并黏合好。如果骨膜发生掉落，要使用纤维蛋白胶黏合好。去除牙冠，将组合好的复合体包埋在对侧眼下睑肌肉下囊袋内，使其依靠患者自身血管化，通常需要 2～4 个月。

二期手术通常在黏膜植片完全长好后进行，需要 2～4 个月后。如果牙槽骨片在眼睑肌肉下囊袋包埋时间更长的话，可能会造成牙槽骨被吸收。手术先将 OOKP 牙槽骨片从对侧眼的下睑囊袋中取出，认真检查光学柱镜是否稳定，是否形成了完整的纤维血管囊袋包裹。去除光学柱镜两端多余的组织以充分暴露光学区。制作一个临时的骨片，设计好 Flieringa 环的放置位置和缝合的位置。然后在黏膜植片的 3 点钟至 9 点钟位做弓形切开，暴露角膜。将 Flieringa 环缝合好，标记角膜中央，将临时的骨片模板放在角膜上，设计好主要的缝合位点。根据光学柱镜的尺寸选择使用 5mm 或 5.5mm 环钻对角膜进行环形切割。完整地去除虹膜和晶状体，并做前段玻璃体切割，将前面取出制备好的人工角膜骨片放置在暴露的角膜上，用 6-0 薇乔线缝合。从睫状体平坦部向

眼内注入无菌空气使眼球再膨胀，用间接检眼镜检查黄斑和视神经。如果光学柱镜有任何倾斜，可通过调节不同象限的缝线松紧进行调整。移除 Flieringa 环，将黏膜复位覆盖在牙槽骨片上，并缝合固定好。最后，在黏膜上中央钻 3～4mm 孔暴露光学柱镜的前端。

（四）AlphaCor 人工角膜

AlphaCor 人工角膜也分两步植入。AlphaCor 光学区有两种屈光度设计，可根据患者的晶状体情况进行选择。AlphaCor-P 屈光度较低（约 +42.0D），适用于有晶状体眼或人工晶状体眼患者。AlphaCor-A 屈光度为 +58.0D，适用于无晶状体眼患者。

AlphaCor 人工角膜植入一期手术包括制备角膜基质内囊袋，并将囊袋的基质后板层中央切开至前房。首先做 360° 角膜缘球结膜切开，刮除角膜上皮，从角膜缘后 1～1.5mm 处做上方 180° 巩膜板层切开，深度约为 50%。然后使用角膜板层刀沿着巩膜板层隧道向前分离角膜，分离深度约为 50%，形成一个直径约 7.5mm 的角膜基质内囊袋，前板层角膜基质瓣可经反射光观察。接下来使用 3.5mm 环钻在角膜基质后板层中央环切至前房，将 AlphaCor 人工角膜放入基质囊袋内，夹在前后基质板层之间，人工角膜中央对准后基质板层的开口。前板层角膜基质瓣覆盖在 AlphaCor 人工角膜上，使用 10-0 尼龙线将其与角膜缘间断缝合。有些患者若存在明显的角膜缘干细胞缺损，可做 Gunderson 结膜瓣覆盖角膜表面[16, 25]。也可使用 IntraLase 激光制备基质囊袋，基质囊袋也可在失败的角膜植片内制备。

AlphaCor 人工角膜放置在基质囊袋 2～3 个月，使周边组织基质细胞和血管可以长入其多孔的周围翼边。然后进行二期手术，使用 3.5mm 皮肤组织环钻在角膜前板层中央进行切割，并移除前板层包含结膜瓣，以充分暴露 AlphaCor 人工角膜的光学区。

六、术后处理

（一）波士顿 I 型人工角膜

从术后第 1 天开始，予患者四代喹诺酮类滴眼液和 1% 醋酸泼尼松龙滴眼液，均每日 4 次。两个药都在接下来的 2～3 个月内缓慢减量至每日 1 次。术后第 1 周内[26] 也可以开始局部滴用 1.4% 万古霉素（14mg/ml，溶解在苯扎氯胺防腐剂中），每日 1 次。对大多数患者，长期使用局部类固醇激素滴眼液是不必要的；但是，配合使用两种抗生素，如甲氧苄啶 / 多黏菌素 B 或局部喹诺酮 / 万古霉素，是必需的，至少每日 1 次。对术后二次感染风险较高的患者，建议配合使用两种抗生素，每日 1 次。但是并不推荐更高频次地长期使用局部抗生素滴眼液，因为可能引起角膜接触镜和（或）人工角膜前板真菌污染。

术后早期需要频繁的随访，评估术后感染、炎症和眼压的情况。随访计划的制定应个体化，但总的来说患者应在术后两周内随访 2～3 次，然后改为每周 1 次至术后 1 个月。此后，可改为每月随访 1 次至术后半年，接下来可适当延长至 2～3 个月随访 1 次。术后随访的任何时间内若发现眼压升高，应立刻请青光眼专家会诊治疗。

（二）波士顿 II 型人工角膜

同波士顿 I 型人工角膜一样，II 型人工角膜移植术后第 1 天就要开始预防性的局部抗生素滴眼液治疗，并长期使用。术后使用四代喹诺酮类滴眼液每日 4 次，逐渐减量至每日 2 次，同时从术后第 1 天就要合并使用 1.4% 万古霉素（14mg/ml，溶解在苯扎氯胺防腐剂中），每日 2 次。两者需长期使用。1% 醋酸泼尼松龙滴眼液也从术后第 1 天开始使用，每日 4 次，至术后第 2 个月应逐渐减量至不用。用于眼睑缘的抗生素眼膏可在术后 2 周停药，此时皮肤缝线等已拆除。

医生们需要认识到的是，在术后 2～3 周内，一旦人工角膜周围的眼睑皮肤完全愈合后，局部药物是不能穿过抵达眼表的。因此，若发生眼压升高，应予患者口服乙酰唑胺或醋甲唑胺。而这也意味着局部使用喹诺酮和万古霉素每日 2 次是为了减少人工角膜光学区周围皮肤上的微生物菌群，阻止这些微生物感染进眼内。

（三）骨齿人工角膜

术后需立即给予患者足量的镇痛治疗，并在每个阶段手术后的第 1 周内进行随诊。一期手术后，患者按规定口服泼尼松 20mg 和兰索拉唑 30mg 5 天，口服抗生素 1 周，使用制霉菌素和洗必泰洗涤口腔直至黏膜伤口愈合。此外，通常会放一个确认器在颊黏膜植片上，并每天使用玻璃小棒来保证穿窿处开放。二期手术后，按规定除口服激素和抗生素外，要增加口服乙酰唑胺。要每天清理光学区，并仔细维护好颊黏膜植片的健康。接受了异体组织移植的患者还应长时间使用免疫抑制药，如环孢素 A。

术后第 1 周后，患者在第 1 个月内每周要进行随诊，此后的 3～6 个月内可每月随诊 1 次，再调整为每 4～6 个月随访 1 次。每次随访时要检测患者的眼压，黏膜植片是否干燥、变薄或形成溃疡。光学柱镜要检查其稳定性，是否倾斜，以及是否有人工角膜后膜形成。骨片是否有吸收可通过临床触诊其尺寸进行判断，也可通过螺旋计算机断层扫描或磁共振成像进行扫描检测。

（四）AlphaCor 人工角膜

在术后早期，需使用 1% 醋酸泼尼松龙和抗生素，并在 4 周后缓慢减量使用。术后前 2 周内，应随访 2～3 次，此后可根据患者情况适当延长随访间隙。术后可使用高透氧性的角膜接触镜来矫正视力，同时也可以保护人工角膜的表面。

七、并发症

人工角膜（波士顿 I 型或 II 型人工角膜）移植术后最常见的并发症是持续加重的炎症反应，如人工角膜后膜形成、玻璃体炎症、视网膜前膜形成、视网膜脱离。对人工角膜移植术长期视力预后威胁最大的是青光眼，而青光眼会明确因为持续存在的慢性炎症而恶化。术后炎症反应的严重程度至少部分取决于术前炎症反应程度。因此，术前对有明确自身免疫病的患者，如 Stevens-Johnson 综合征和眼瘢痕性类天疱疮，要进行强化的免疫抑制治疗以降低炎症反应。

总之，所有人工角膜移植术后常见的主要并发症如下。

- 青光眼。
- 视网膜脱离或脉络膜脱离。
- 感染性眼内炎。
- 受体组织坏死、溶解、人工角膜脱出。
- 人工角膜后膜形成。

（一）波士顿人工角膜

波士顿人工角膜的并发症除了前面提及的内容，还可能引起无菌性葡萄膜 – 玻璃体炎。

（二）骨齿人工角膜

与骨齿人工角膜相关的口腔和眼表特殊 [27, 28]

并发症如下。

- 骨膜或黏膜感染。
- 颊黏膜瘢痕化，影响口腔张开程度。
- 损伤上颌窦。
- 破坏面部和颌部骨组织。

（三）AlphaCor 人工角膜

与 AlphaCor 人工角膜相关的特殊并发症如下。

- 与单纯疱疹病毒感染相关的角膜基质溶解。
- 制备的角膜板层基质囊袋纤维增生造成闭合。
- 光学区的白色沉积物生成。

八、手术结局的科学证据和 Meta 分析

（一）波士顿 I 型人工角膜

已有大量研究报道了波士顿 I 型人工角膜的手术效果。第一份多中心研究报道了来自 17 个中心，共 141 例波士顿 I 型人工角膜移植术后情况 [8, 10, 29-42]，结果显示 133 例患者得到了显著的视力提升。在术后第 1 年，57% 患眼最佳矫正视力达到 20/200 或更高，对比术前仅 3.6% 能达到，而其中更有 23% 的患眼能达到 20/40 或更高。在这份研究中，波士顿 I 型人工角膜移植术后视力不佳的原因主要是继发于其他眼部疾病，如进展性青光眼、黄斑变性和视网膜脱离。平均随访 8.5 个月后（0.03～24 个月；中位数，12 个月），解剖结构完整的成功比例为 95%。视力和解剖结构也基于术前诊断进行了分析，结果显示非瘢痕性角膜移植失败（如大泡性角膜病、感染和营

养不良）和化学伤患者较自身免疫性病（眼瘢痕性类天疱疮、Stevens–Johnson 综合征 / 中毒性表皮坏死松解症）患者的预后更好。主要的并发症是人工角膜后膜形成（25%，即 35 眼）、高眼压（14.8%，即 21 眼）、无菌性玻璃体炎症（4.9%，即 7 眼）和视网膜脱离（3.5%，即 5 眼）。因此，术后进行最多的手术治疗是 YAG 激光膜切除术和青光眼引流管植入术。该研究中无眼内炎发生。

最近发表的国际性病例报道，分析了 113 例波士顿 I 型人工角膜术后情况，患者分别来自亚美尼亚、印度、印度尼西亚、尼泊尔、菲律宾、俄罗斯和沙特阿拉伯共 11 个医疗中心，结果显示术后视力预后、解剖结构完整的成功率、术后并发症发生率（除眼内炎外）与北美医生们报道结果相似 [10]。在术后 6 个月、1 年和 2 年，最佳矫正视力达到 20/200 或更好分别为 70、68 和 59 例患眼，而术前仅 2%。平均随访 14.2 个月后，解剖结构完整的成功比例为 80.5%。虽然感染性眼内炎的发生率在这份国际性病例报道中更高（9%），但其他并发症（如人工角膜后膜形成）的发生率和北美报道的相似。

根据我们的经验，过去 15 年间对人工角膜及术后处理的改良已经大大提升了波士顿人工角膜移植术的临床效果。1999 年提出在背板上增加 8 个 1.3mm 直径的小孔，2001 年提出在背板上再增加一圈孔道，两项举措使得房水可以湿润角膜后基质并提供营养，减少了角膜基质溶解的发生率 [4, 20]。将螺旋形旋进式背板改良为使用钛固定环锁定的设计避免了人工角膜组件分离。此外，背板的制作材料从 PMMA 改为金属钛，也被论证可以减少人工角膜后膜的形成 [21]。自从开始了规范化的术后使用万古霉素及长期使用低剂量抗生素预防性治疗，波士顿 I 型人工角膜植入

术后发生严重的革兰阳性菌性眼内炎的概率大大减少[43]。最后，虽然健康的角膜内皮对人工角膜存活率的影响尚不清楚[44]，我们仍支持条件允许下尽量使用健康的人角膜植片。

（二）波士顿Ⅱ型人工角膜

波士顿Ⅱ型人工角膜较Ⅰ型应用少很多。在麻省眼耳医院，10 年间（2000 年 1 月—2009 年 12 月）只有 29 例患眼接受了波士顿Ⅱ型人工角膜植入术，而相同时间内有 > 350 例患眼接受了波士顿Ⅰ型人工角膜植入术[18]。

关于波士顿Ⅱ型人工角膜治疗眼表疾病（如眼瘢痕性类天疱疮、Stevens-Johnson 综合征、严重化学烧伤）的成功率，最全面的研究报道来自我们机构[18]。在这份研究中，10 年间共有 29 例患眼接受了波士顿Ⅱ型人工角膜植入术，50%（6 例）眼瘢痕性类天疱疮患者和 62.5%（5 例）Stevens-Johnson 综合征患者达到并维持最佳矫正视力 20/200 或更高超过 2 年。在整个随访时间里，随访了 107.9 人年，解剖完整率为 58.6%（29 例中的 17 例）。后续的报道显示[42]，比较眼瘢痕性类天疱疮患者植入不同波士顿人工角膜的临床结果，Ⅱ型具有更高的术后视力和人工角膜在位率。Kaplan-Meier 分析显示，眼瘢痕性类天疱疮患者植入Ⅰ型人工角膜的术后视力 > 20/200 或更好为 33%，而植入Ⅱ型可达到 67%。术后 3 年，植入Ⅰ型人工角膜的患者仅有 18% 还能继续维持，无须修补或替换，而植入Ⅱ型的则高达 73%。

早期关于波士顿人工角膜植入术的研究没有根据疾病[10]或根据人工角膜类型进行分组比较临床结果[31, 45]。例如，在麻省眼耳医院 6 年间（1997—2003 年）接受治疗的 16 例眼瘢痕性类天疱疮 / 中毒性表皮坏死松解症患者，Sayegh 等[31]报道显示 75%（16 例中的 12 例）在术后平均

2.5 ± 2 年，视力可达到 20/200 或更好。

因为接受波士顿Ⅱ型人工角膜植入术的病例较少，因此很难准确评估术后眼压变化或是术后处理。我们知道管理Ⅱ型人工角膜植入术后眼内压是非常困难的，因此在我们能发现并采取任何控制措施前，青光眼可能已快速发展造成不可逆的视力损害[18, 31, 40, 46-53]。因而，在大部分病例中，我们倾向于在Ⅱ型人工角膜植入术中同时植入青光眼引流阀。我们同样倾向于在Ⅱ型人工角膜植入术中合并做睫状体平坦部入路的前端玻璃体切割术，以减少玻璃体牵引，降低术后视网膜脱离的风险。最后，有必要长期低剂量地预防性使用抗生素，这样可以减少Ⅱ型人工角膜植入术后感染的发生。因为长期使用抗生素的好处在Ⅰ型人工角膜植入术的患者中得到了论证，我们也同样推荐Ⅱ型人工角膜植入术后要长期使用抗生素。

（三）骨齿人工角膜

OOKP 人工角膜植入术的优势是，针对角膜盲合并严重眼表干燥和角质化的病例，OOKP 的术后 10～18 年[12, 54]存活率为 66%～85%。在非常差的眼表环境下，OOKP 的长存活率和低暴露率主要取决于 OOKP 能否完整地融入周边巩膜和颊黏膜中，因而形成自身血液供养。在最初的 Strampelli 技术基础上改良的 Falcinelli 法能更好地提高视力，保持人工角膜稳定[12, 55, 56]。这些改良的方法包括：使用尺寸更大的双面凸透镜作为光学柱镜，做晶状体切除和前段玻璃体切割术，保留牙槽骨的骨膜，使用颊黏膜而非唇黏膜作为黏膜植片，使用未萌出的异体牙齿，对难治的青光眼植入眼后节引流阀。

已有多篇研究报道了 OOKP 人工角膜植入术后的临床结果[12, 27, 54, 57-61]。其中引用最多的两篇长期随访研究均来自 Falcinelli[12]和 Michael 团

队[54]。Falcinelli 等[12] 报道了 1973—1999 年共 181 例接受 OOKP 人工角膜植入术的患者，随访时间中位数为 12 年（1～25 年）。术后 8 年的 OOKP 累积存活率为 90%，术后 18 年为 85%（17 名患者）。术后 9 年，最佳矫正视力变化维持在两行以内的累积概率 > 70%，术后 18 年为 55.5%。OOKP 术后最常见的并发症是青光眼，在二期手术后 24 个月内有 10.4% 的发病率。黏膜溃疡是第二常见的并发症，约为 7% 发病率。

眼内炎发生概率低（仅 4 眼），与术前牙齿情况不佳有关。

Michael 等[54] 报道了 1974—2005 年共 145 例接受 OOKP 人工角膜植入术的临床结果。术后 10 年解剖结构性成功为 66%，其定义为含人工角膜的牙槽骨片在位。功能性成功定义为最佳矫正视力 > 0.05（> 20/400），术后 2 年成功率为 63%，术后 10 年为 38%。后续的研究报道显示，该批入组研究对象的解剖和功能成功率主要取决于术前诊断[61]。例如，眼瘢痕性类天疱疮组术后 10 年的解剖性成功率最低，而热烧伤组术后 10 年的功能性成功率最低。最常见的并发症是人工角膜暴露、视网膜脱离和难治性青光眼。

（四）AlphaCor 人工角膜

AlphaCor 人工角膜植入术较 OOKP 更简单，但也需要角膜板层手术技术。尤其是对一些薄角膜和瘢痕化角膜，AlphaCor 植入术非常有挑战性。早期关于 AlphaCor 植入术的研究报道认为，相较其他人工角膜，AlphaCor 人工角膜的术后并发症发生率更低，如青光眼[14, 16, 25, 62]；然而，后续观察期更长的研究显示，AlphaCor 人工角膜的视力预后更差，且角膜基质溶解发生率更高[63]。术前眼部有单纯疱疹病毒感染史的患者在 AlphaCor 人工角膜植入术后预后情况会很差[64]。单纯疱疹病毒感染复发被认为会诱导慢性炎症，造成角膜前基质溶解。

最被广泛接受的研究结果由 Hicks 等[63] 报道，他们的研究到 2006 年 2 月截止，共纳入了 322 例接受 AlphaCor 人工角膜植入术的患者，手术由 84 名医生完成，平均随访时间达数月（0.5个月至 7.4 年）。结果显示术后 6 个月的人工角膜存活率为 92%，术后 1 年为 80%，术后 2 年为 62%。术前平均视力为手动，术后视力预后区间为光感至 20/20，主要取决于术前眼部情况（如合并黄斑疾病、青光眼）。术后平均功能性提高是两行视标。术后最常见的并发症是角膜基质溶解（11.4%）、基质内囊袋的后板层开口发生纤维性愈合（5.1%）、局部用药造成眼内白色沉积物（2.6%）。由于并发症导致失去患眼的发生率为 1.3%，眼内炎的发生率为 0.6%。局部使用黄体酮可以减少角膜溶解[63, 65]。

九、医疗手术设备中的技术要点

深入理解疾病病理机制和充分评估患眼眼表情况，对选择适合不同类型人工角膜的病患至关重要。OOKP 和波士顿 Ⅱ 型人工角膜的最佳适应证是 Stevens–Johnson 综合征、眼瘢痕性类天疱疮、角结膜干燥综合征晚期、严重化学烧伤，患眼表现有明显的睑球粘连或睑缘粘连、眼表角质化及正常瞬目功能和泪液分泌功能缺失。眼表炎症在术前应充分控制，尤其针对有自身免疫性炎症情况的患者。AlphaCor 和波士顿 Ⅰ 型人工角膜要求患者有正常的泪液分泌功能和健康的结膜，因此最佳适应证是反复异体角膜移植失败。除开人工角膜植入术的技术问题，患者的依从性、愿意长期护理并规律随访对手术的成功同样至关重要。术后炎症和青光眼是对视力预后的重大威胁。因此，术前就应采取措施减少炎症反应，控制好眼压。

参考文献

[1] de Quengsy P. Precis ou cours d'operations sur la chirurgie des yeux. Paris, France: Didot; 1789.

[2] Niederkorn JY. Mechanisms of corneal graft rejection: the sixth annual Thygeson Lecture. Cornea. 2001;20:675–9.

[3] Rahman I, Carley F, Hillarby C, et al. Penetrating keratoplasty: indications, outcomes, and complications. Eye (Lond). 2009;23:1288–94.

[4] Khan B, Dudenhoefer EJ, Dohlman CH. Keratoprosthesis: an update. Curr Opin Ophthalmol. 2001;12:282–7.

[5] Tugal-Tutkun I, Akova YA, Foster CS. Penetrating keratoplasty in cicatrizing conjunctival diseases. Ophthalmology. 1995;102:576–85.

[6] Dohlman CH, Schneider HA, Doane MG. Prosthokeratoplasty. Am J Ophthalmol. 1974;77:694–70.

[7] Klufas MA, Colby KA. The Boston keratoprosthesis. Int Ophthalmol Clin. 2010;50:161–75.

[8] Zerbe BL, Belin MW, Ciolino JB. Results from the multicenter Boston Type 1 Keratoprosthesis Study. Ophthalmology. 2006;113:1779 e1–7.

[9] Rudnisky CJ, Belin MW, Todani A, et al. Risk factors for the development of retroprosthetic membranes with Boston keratoprosthesis type 1: multicenter study results. Ophthalmology. 2012;119:951–5.

[10] Aldave AJ, Sangwan VS, Basu S, et al. International results with the Boston type I keratoprosthesis. Ophthalmology. 2012;119:1530–8.

[11] Strampelli B. [Osteo-Odontokeratoprosthesis]. Ann Ottalmol Clin Oculist. 1963;89:1039–44.

[12] Falcinelli G, Falsini B, Taloni M, et al. Modified osteoodonto-keratoprosthesis for treatment of corneal blindness: long term anatomical and functional outcomes in 181 cases. Arch Ophthalmol. 2005;123:1319–29.

[13] Chirila TV, Vijayasekaran S, Horne R, et al. Interpenetrating polymer network (IPN) as a permanent joint between the elements of a new type of artificial cornea. J Biomed Mat Res. 1994;28:745–53.

[14] Chirila TV. An overview of the development of artificial corneas with porous skirts and the use of PHEMA for such an application. Biomaterials. 2001;22:3311–7.

[15] Hicks CR, Werner L, Vijayasekaran S, Mamalis N, Apple DJ. Histology of AlphaCor skirts: evaluation of biointegration. Cornea. 2005;24:933–40.

[16] Crawford GJ, Hicks CR, Lou X, et al. The Chirila keratoprosthesis: phase I human clinical trial. Ophthalmology. 2002;109:883–9.

[17] Hille K, Grabner G, Liu C, et al. Standards for modified osteo-odonto-keratoprosthesis (OOKP) surgery according to Strampelli and Falcinelli: the Rome-Vienna Protocol. Cornea. 2005;24:895–908.

[18] Pujari S, Siddique SS, Dohlman CH, Chodosh J. The Boston keratoprosthesis type II: the Massachusetts Eye and Ear Infirmary experience. Cornea. 2011;30:1298–303.

[19] Doane MG, Dohlman CH, Bearse G. Fabrication of a keratoprosthesis. Cornea. 1996;15:179–84.

[20] Khan BF, Harissi-Dagher M, Khan DM, Dohlman CH. Advances in Boston keratoprosthesis: enhancing retention and prevention of infection and inflammation. Int Ophthalmol Clin. 2007;47:61–71.

[21] Todani A, Ciolino JB, Ament JD, et al. Titanium back plate for a PMMA keratoprosthesis: clinical outcomes. Graefe's Arch Clin Exp Ophthalmol. 2011;249:1515–8.

[22] Utine CA, Tzu J, Dunlap K, Akpek EK. Visual and clinical outcomes of explantation versus preservation of the intraocular lens during keratoprosthesis implantation. J Cataract Refract Surg. 2011;37:1615–22.

[23] Liu C, Paul B, Tandon R, et al. The osteo-odontokeratoprosthesis (OOKP). Sem Ophthalmol. 2005;20:113–28.

[24] Gomaa A, Comyn O, Liu C. Keratoprostheses in clinical practice—a review. Clin Exp Ophthalmol. 2010;38:211–24.

[25] Hicks CR, Crawford GJ, Lou X, et al. Corneal replacement using a synthetic hydrogel cornea, AlphaCor: device, preliminary outcomes and complications. Eye (Lond). 2003;17:385–92.

[26] Nouri M, Terada H, Alfonso EC, et al. Endophthalmitis after keratoprosthesis: incidence, bacterial causes, and risk factors. Arch Ophthalmol. 2001;119:484–9.

[27] Liu C, Okera S, Tandon R, et al. Visual rehabilitation in end-stage inflammatory ocular surface disease with the osteoodonto-keratoprosthesis: results from the UK. Br J Ophthalmol. 2008;92:1211–7.

[28] Hughes EH, Mokete B, Ainsworth G, et al. Vitreoretinal complications of osteo-odonto-keratoprosthesis surgery. Retina. 2008;28:1138–45.

[29] Bradley JC, Hernandez EG, Schwab IR, Mannis MJ. Boston type 1 keratoprosthesis: the University of California Davis experience. Cornea. 2009;28:321–7.

[30] Chew HF, Ayres BD, Hammersmith KM, et al. Boston keratoprosthesis outcomes and complications. Cornea. 2009;28:989–96.

[31] Sayegh RR, Ang LP, Foster CS, et al. The Boston keratoprosthesis in Stevens-Johnson syndrome. Am J Ophthalmol. 2008;145:438–44.

[32] Aldave AJ, Kamal KM, Vo RC, et al. The Boston type I keratoprosthesis: improving outcomes and expanding indications. Ophthalmology. 2009;116:640–51.

[33] Kang JJ, de la Cruz J, Cortina MS. Visual outcomes of Boston keratoprosthesis implantation as the primary penetrating corneal procedure. Cornea. 2012;31:1436–40.

[34] Shihadeh WA, Mohidat HM. Outcomes of the Boston keratopros-thesis in Jordan. Middle East Afr J Ophthalmol. 2012;19:97–100.

[35] Al Arfaj K, Hantera M. Short-term visual outcomes of Boston keratoprosthesis type I in Saudi Arabia. Middle East Afr J Ophthalmol. 2012;19:88–92.

[36] Hou JH, de la Cruz J, Djalilian AR. Outcomes of Boston keratoprosthesis implantation for failed keratoplasty after keratolimbal allograft. Cornea. 2012;31:1432–5.

[37] Patel AP, Wu EI, Ritterband DC, et al. Boston type 1 keratoprosthesis: the New York Eye and Ear experience. Eye (Lond). 2012;26:418–25.

[38] Sejpal K, Yu F, Aldave AJ. The Boston keratoprosthesis in the management of corneal limbal stem cell deficiency. Cornea.

2011;30:1187–94.

[39] Robert MC, Harissi–Dagher M. Boston type 1 keratoprosthesis: the CHUM experience. Can J Ophthalmol. 2011;46:164–8.

[40] Greiner MA, Li JY, Mannis MJ. Longer–term vision outcomes and complications with the Boston type 1 keratoprosthesis at the University of California, Davis. Ophthalmology. 2011;118:1543–50.

[41] Dunlap K, Chak G, Aquavella JV, et al. Short–term visual outcomes of Boston type 1 keratoprosthesis implantation. Ophthalmology. 2010;117:687–92.

[42] Palioura S, Kim B, Dohlman CH, Chodosh J. The Boston Keratoprosthesis type I in mucous membrane pemphigoid. Cornea. 2013;32:956–61.

[43] Durand ML, Dohlman CH. Successful prevention of bacterial endophthalmitis in eyes with the Boston keratoprosthesis. Cornea. 2009;28:896–901.

[44] Robert MC, Biernacki K, Harissi–Dagher M. Boston keratoprosthesis type 1 surgery: use of frozen versus fresh corneal donor carriers. Cornea. 2012;31:339–45.

[45] Yaghouti F, Nouri M, Abad JC, et al. Keratoprosthesis: preoperative prognostic categories. Cornea. 2001;20:19–23.

[46] Dohlman CH, Grosskreutz CL, Chen TC, et al. Shunts to divert aqueous humor to distant epithelialized cavities after keratoprosthesis surgery. J Glaucoma. 2010;19:111–5.

[47] Panarelli JF, Ko A, Sidoti PA, Garcia JP, et al. Angle closure after Boston keratoprosthesis. J Glaucoma. 2012. doi:10.1097/IJG.0b013e318259b2fc.

[48] Kamyar R, Weizer JS, de Paula FH, et al. Glaucoma associated with Boston type I keratoprosthesis. Cornea. 2012;31:134–9.

[49] Cade F, Grosskreutz CL, Tauber A, et al. Glaucoma in eyes with severe chemical burn, before and after keratoprosthesis. Cornea. 2011;30:1322–7.

[50] Talajic JC, Agoumi Y, Gagne S, et al. Prevalence, progression, and impact of glaucoma on vision after Boston type 1 keratoprosthesis surgery. Am J Ophthalmol. 2012;153:267–74.

[51] Banitt M. Evaluation and management of glaucoma after keratoprosthesis. Curr Opin Ophthalmol. 2011;22:133–6.

[52] Rivier D, Paula JS, Kim E, et al. Glaucoma and keratoprosthesis surgery: role of adjunctive cyclophotocoagulation. J Glaucoma.

2009;18:321–4.

[53] Netland PA, Terada H, Dohlman CH. Glaucoma associated with keratoprosthesis. Ophthalmology. 1998;105:751–7.

[54] Michael R, Charoenrook V, de la Paz MF, et al. Long–term functional and anatomical results of osteoand osteoodontokeratoprosthesis. Graefe's Arch Clin Exp Ophthalmol. 2008;246:1133–7.

[55] Falcinelli GC, Barogi G, Caselli M, et al. Personal changes and innovations in Strampelli's osteo–odontokeratoprosthesis. An Inst Barraquer (Barc). 1999;28:47–8.

[56] Liu C, Pagliarini, S. Independent survey of long term results of the Falcinelli osteo–odonto–keratoprosthesis (OOKP). An Inst Barraquer (Barc). 1999;28:91–3.

[57] Tan DT, Tay AB, Theng JT, et al. Keratoprosthesis surgery for end–stage corneal blindness in Asian eyes. Ophthalmology. 2008;115:503–10.

[58] Caselli M, Colliardo P, Falcinelli G, et al. Falcinelli's osteoodonto–keratoprosthesis: long term results. An Inst Barraquer (Barc). 1999;28:113–4.

[59] Hille K, Landau H, Ruprecht KW. [Osteo–odontokeratoprosthesis. A summary of 6 years surgical experience]. Ophthalmologe. 2002;99:90–5.

[60] Marchi V, Ricci R, Pecorella I, et al. Osteo–odontokeratoprosthesis. Description of surgical technique with results in 85 patients. Cornea. 1994;13:125–30.

[61] De La Paz MF, De Toledo JA, Charoenrook V, et al. Impact of clinical factors on the long–term functional and anatomic outcomes of osteo–odonto–keratoprosthesis and tibial bone keratoprosthesis. Am J Ophthalmol. 2011;151: 829–39.

[62] Hicks CR, Crawford GJ, Tan DT, et al. AlphaCor cases: comparative outcomes. Cornea. 2003;22:583–90.

[63] Hicks CR, Crawford GJ, Dart JK, et al. AlphaCor: clinical outcomes. Cornea. 2006;25:1034–42.

[64] Hicks CR, Crawford GJ, Tan DT, et al. Outcomes of implantation of an artificial cornea, AlphaCor: effects of prior ocular herpes simplex infection. Cornea. 2002;21: 685–90.

[65] Hicks CR, Crawford GJ. Melting after keratoprosthesis implantation: the effects of medroxyprogesterone. Cornea. 2003;22:497–500.

第 20 章　羊膜移植
Amniotic Membrane Transplantation

Hosam Sheha　Sean Tighe　Anny Cheng　Scheffer CG. Tseng　著

翟子萌　洪佳旭　译

一、概述

冷冻保存的羊膜（amniotic membrane，AM）含有强效抗炎介质、多种生长因子及活性基质，对于眼表的再生愈合有着重要的促进作用[1]。因此，羊膜移植（amniotic membrane transplantation，AMT）已成功应用于治疗多种病因引起的持续性角膜上皮糜烂。在美国，AMT 是标准化的治疗方式，由医疗保险和医疗补助服务中心授予其三个 1 级现行程序化术语（CPT）代码，分别为65778、65779 和 65780。冷冻保存的 AM 可用作永久性植片或临时生物绷带，以恢复角膜的完整性和清晰度[2]。其中，生物绷带可以为自固定，也可以通过缝线固定。前者可在诊室中完成，且避免了缝线相关并发症。它能够在早期中断疾病进程，降低发生角膜瘢痕或雾状混浊的风险。本章重点介绍 AM 作为生物绷带的用途。

二、羊膜生物绷带

当 AM 作为临时生物绷带使用时，其主要目标是抑制疾病或手术引起的急性或慢性宿主组织炎症，以促进伤口愈合并尽量减少瘢痕的形成。AM 绷带或补片可被缝合覆盖在任意部位的角膜，使受损上皮在其下方愈合。最近，一种 FDA 批准的医疗器械 PROKERA（Bio-Tissue，Inc.，FL，USA）能以非缝合的临时方式发挥 AM 的生物作用（图 20-1）。目前，PROKERA 系列产品包含三个成员，即 Classic、Slim 和 Plus。其产品规格和适应证见表 20-1。

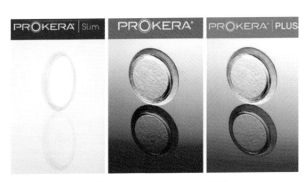

▲ 图 20-1　**PROKERA 分类**

三、适应证

AM 作为生物绷带可用于治疗愈合延迟、炎症失控或有瘢痕形成倾向的眼表疾病（表 20-2）[3]。

AM 也可作为结膜缺损区域的永久性移植物。在这种情况下，AM 恢复了正常基质结构，并为结膜上皮生长提供基底膜（basement membrane，BM）（框 20-1）。

表 20-1　PROKERA 分类

	PROKERA Slim	PROKERA Classic	PROKERA Plus
设计	单层 AM 全部覆盖 PROKERA 环	单层 AM 夹在双 PROKERA 环之间	双层 AM 夹在双 PROKERA 环之间
外 / 内直径	21.6mm/17.9mm	21.6mm/15.5mm	21.6mm/15.5mm
优点	最大限度接触角膜及角膜缘	标准化接触角膜	治疗效果最大化，避免快速溶解
基于严重程度的指征	轻到中度	中到重度	重度

表 20-2　羊膜作为生物绷带的常见适应证

角膜缺损 / 延迟愈合	炎症 / 感染	雾状混浊 / 瘢痕形成
持续性上皮缺损	炎症性 / 感染性角膜炎	屈光手术后雾状混浊
复发性角膜糜烂	化学 / 热力烧伤	瘢痕（Salzmann 结节性变性）
上皮延迟愈合	Stevens–Johnson 综合征	角膜缘干细胞缺乏

框 20-1　羊膜作为永久植片的适应证

- 翼状胬肉
- 结膜肿瘤
- 结膜瘢痕和睑球粘连
- 上缘性角膜结膜炎
- 结膜松弛症
- 青光眼术后

四、禁忌证

据悉，AMT 无已知的禁忌证。但 PROKERA 自固定 AM 禁忌用于存在青光眼滤过泡或青光眼引流植入物的患眼，以免造成环与滤过泡或引流管之间可能的接触与擦伤[4]。这时，推荐使用缝线进行 AMT 以使治疗价值最大化。

五、步骤

（一）羊膜补片缝线移植

1. 表面麻醉后，将冷冻保存的单层 AM（2.5cm × 2.0cm）用 10-0 尼龙缝线以荷包缝合方式，在距角膜缘 2～3mm 处的巩膜外层缝合共计 6～8 针，使 AM 覆盖角膜表面（图 20-2）。

2. 在缝合时，AM 的黏性基质面可朝上或朝下。

3. 若需要缝合多层 AM 或需要覆盖较大区域，则需要使用更大尺寸的 AM（3.5cm × 3.5cm）。

（二）放置 PROKERA

1. 实施表面麻醉。

2. 固定上眼睑。

3. 嘱患者向下看（图 20-3）。

4. 将 PROKERA 插入上睑穹窿。

5. 再将 PROKERA 滑入下眼睑内。

（三）去除 PROKERA

1. 将下眼睑向下拉（图 20-4）。

2. 嘱患者向上看。

3. 用镊子夹住 PROKERA 下缘。

4. 再将 PROKERA 向下滑动直至拉出。

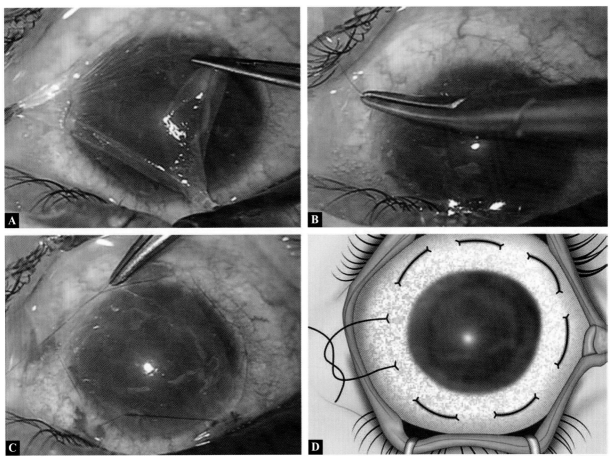

▲ 图 20-2 羊膜补片缝线移植

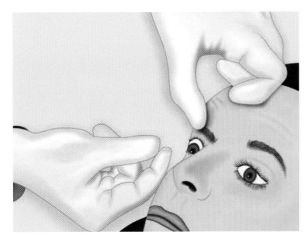

▲ 图 20-3 放置 PROKERA

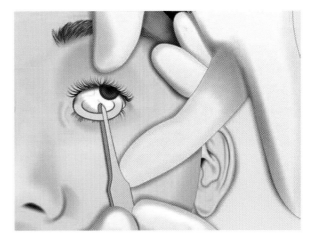

▲ 图 20-4 去除 PROKERA

六、临床应用和成果

（一）持续性上皮缺损

持续性上皮缺损（persistent epithelial defect，PED）通常为神经营养性，表现为角膜知觉减退、上皮破损及愈合不良。合并的眼表疾病，如干眼症、暴露性角膜炎和（或）角膜缘干细胞缺乏（limbal stem cell deficiency，LSCD），可能使其预后恶化。疾病进展期通常无症状，并可能导致感

167

染、角膜溶解或无症状性穿孔。常规治疗通常不能促进愈合，且易遗留角膜瘢痕。相反，AM 含有活性促伤口愈合成分和神经生长因子，不仅有利于上皮愈合，还有助于恢复角膜敏感性[5]。应立即开始病因或相关疾病的治疗。此后，早期放置自固定 AM "PROKERA" 对于促进再生愈合和预防角膜混浊至关重要[6]。如果严重的神经营养性角膜病变持续存在，角膜表面的破损可能复发。因此，建议在放置 AM 的同时行泪小点栓塞术和（或）临时性睑缘缝合术，并在角膜愈合后佩戴长期的高（D，扩散系数；K，溶解度）绷带型角膜接触镜或行永久性睑缘缝合术。

病例 1：患者，67 岁，既往有单纯疱疹病毒（herpes simplex virus，HSV）角膜炎、干眼症病史。患者出现轻度眼部不适和进行性视力下降（20/400）数周。检查发现中央角膜上皮缺损、周围疏松上皮边缘、基质水肿和前房炎症反应（图 20-5A 和 B），诊断为神经营养性 PED。

放置 PROKERA 的同时给予泪道塞、睑缘缝合术，并口服阿昔洛韦。患处于 1 周内完全愈合，角膜透明，恢复 20/20 视力（图 20-5C 和 D）。

（二）复发性角膜糜烂

复发性角膜糜烂（recurrent corneal erosion，RCE）是一种常见的眼表疾病，其特征是角膜上皮 BM 紊乱导致的黏附缺陷和上皮的反复破损。RCE 可为自发性或继发于角膜损伤，多见于糖尿病或角膜营养不良患者。RCE 患者常表现为基

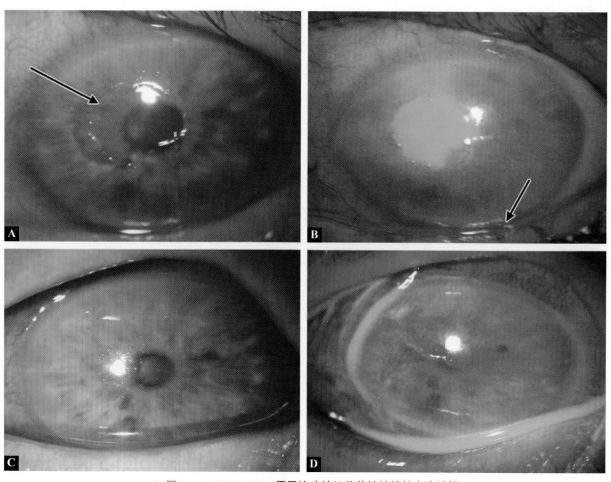

▲ 图 20-5　**PROKERA** 用于治疗神经营养性持续性上皮缺损

质金属蛋白酶（matrix metalloproteinases，MMP）水平的增高。高水平的 MMP 可溶解角膜 BM 及其锚定成分，包括整合素、层粘连蛋白和Ⅶ型胶原[7]。

目前的治疗方法包括使用人工泪液、贴片、绷带型角膜接触镜、清创术、前基质穿刺术和光疗性角膜切削术。这些治疗方法仍具有较高的复发率，并有发生雾状混浊的风险[8]。然而，AM 含有的 MMP 抑制药可防止 BM 分解。它还具有包括Ⅶ型胶原和层粘连蛋白在内的活性基质成分，对于 BM 及其锚定系统的再生愈合至关重要。通过 PROKERA 置入自固定的冻存 AM 可以实现

角膜快速愈合，并减少 RCE 患者的复发率[9]。

病例 2：女，52 岁，眼痛、视物模糊（20/200）2 周。既往有类似发作史，诊断为 RCE。上皮清创、人工泪液、绷带型角膜接触镜未能缓解疼痛或防止复发。清创去除疏松上皮（图 20-6A 和 B）并放置自固定 AM（图 20-6C），3 天后完全愈合，角膜透明，视力 20/20。随访 2 年以上无复发，角膜表面保持光滑稳定（图 20-6D）。

（三）感染性角膜炎

感染性角膜炎可通过感染因子和相关的炎症反应直接引起角膜破坏。主要的治疗目标包括消

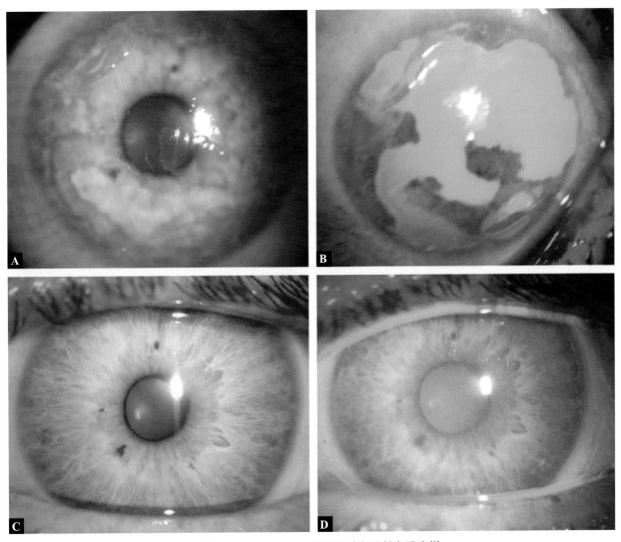

▲ 图 20-6 **PROKERA** 用于治疗复发性角膜糜烂

除病原体和防止不可逆的角膜损伤。为了实现这些目标，需要立即使用局部强化抗生素和抗炎药物进行治疗。已知强化的局部抗生素对角膜上皮有强烈的毒性作用。感染性角膜炎时是否使用类固醇目前仍有争议，因它可能会加剧感染并进一步延缓愈合过程。AM 补片移植已被用作辅助治疗，它可以抑制炎症、促进愈合，并抵消类固醇和强化抗生素的不良反应 [10, 11]。

最近报道了 PROKERA 在严重微生物性角膜炎病例中的应用 [12]。患者疼痛明显缓解，炎症明显减轻，角膜溃疡在 2 周内迅速愈合使视力改善。

病例 3：一名 61 岁的角膜接触镜配戴者左眼出现严重的疼痛和视力丧失。检查发现中央角膜溃疡、深层基质浸润、眼前房积脓和严重的眼表炎症（图 20-7A 和 B）。行微生物学检查确诊为重度细菌性角膜炎。用强化抗生素治疗后不久放置 PROKERA。2 周后，炎症明显减轻，角膜上皮缺损完全愈合（图 20-7C 和 D），患者恢复了20/25 的视力。

（四）角膜移植后上皮愈合延迟

存在一些因素可影响穿透性角膜移植术后的植片上皮愈合。上皮愈合延迟常见于糖尿病患者、接受多次角膜移植的患者，且与慢性眼表疾病有关。一般而言，AM 的使用是这些患者的有益策略。

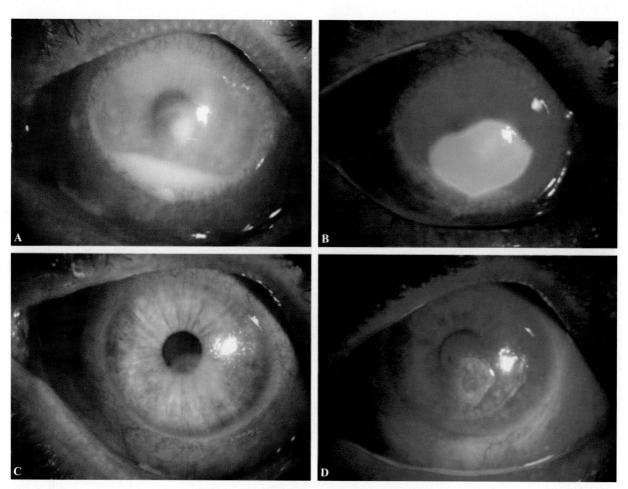

▲ 图 20-7　**PROKERA** 用于治疗严重细菌性角膜炎

引自 Sheha et al.（2009）

病例 4：一名 62 岁的独眼男性，在多次角膜移植失败后出现视力快速丧失。检查发现角膜上皮缺损完全未愈合（图 20-8A 和 B）。再次角膜移植的同时用缝线行 AM 补片移植，角膜上皮在 1 周后完全愈合（图 20-8C 和 D）。取出 AM 补片

移植物后角膜透明，无上皮缺损（图 20-8E 和 F）。患者恢复 20/40 视力，眼表 18 个月内保持稳定。

（五）急性化学烧伤

眼化学烧伤是一种严重的眼部急症，可引起

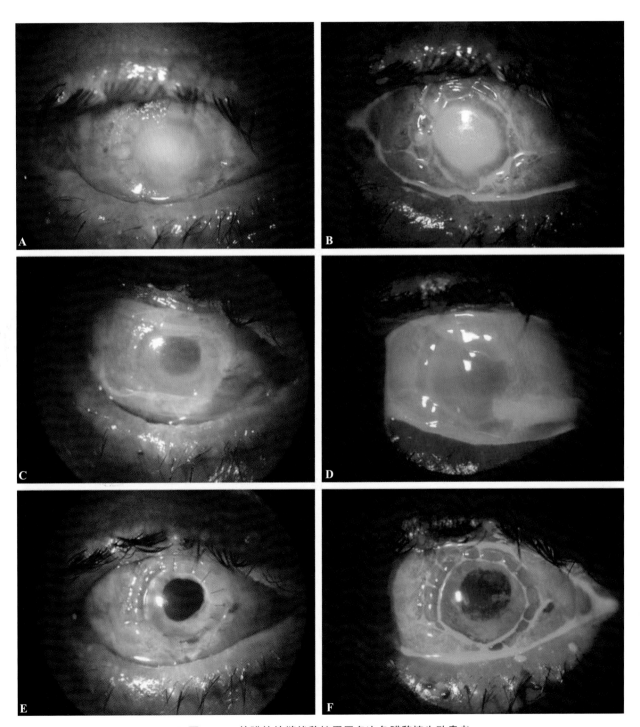

▲ 图 20-8 羊膜补片缝线移植用于多次角膜移植失败患者

快速、毁灭性、永久性的损害。损伤的严重程度与暴露程度、持续时间和致病物性质直接相关。此类损伤的治疗需要立即和长期的药物、手术干预。无论是何种的化学物质伤，治疗的共同目标都包括去除致病因子、控制炎症和促进眼表愈合，以实现最大限度的视力恢复。为达到这些目的，目前存在的治疗手段包括局部和全身使用抗坏血酸盐、柠檬酸盐、四环素、黄体酮和类固醇等药物治疗。以往的研究发现，轻中度化学烧伤早期采用 AMT 干预可使症状明显减轻、眼表迅速恢复、视力提高，同时可预防慢性期瘢痕并发症[13]。然而，通过手术进行的 AMT 成本较高，并可能使患眼遭受不必要的手术创伤。因此，进行常规治疗的同时早期应用 PROKERA，可能有助于抑制炎症、促进愈合[14]。

病例 5：女，27 岁，右眼碱烧伤。初步冲洗后接受局部抗生素类固醇、后马托品及口服维生素 C 和多西环素 1 周。转诊至我们医院以进一步治疗上皮化延迟。检查：右眼疼痛、畏光、眼睑痉挛、视力下降(20/200)。几乎全角膜上皮缺损、角膜水肿、角膜缘缺血，有弥漫性结膜炎症（图20-9A 和 B）。除局部使用不含防腐剂的类固醇外，放置 PROKERA 1 周。治疗后结膜炎症减轻，角膜表面完全愈合（图 20-9C 和 D），患者恢复20/25 视力。

（六）角膜缘干细胞缺乏

LSCD 的标志是角膜的结膜化，通常表现为

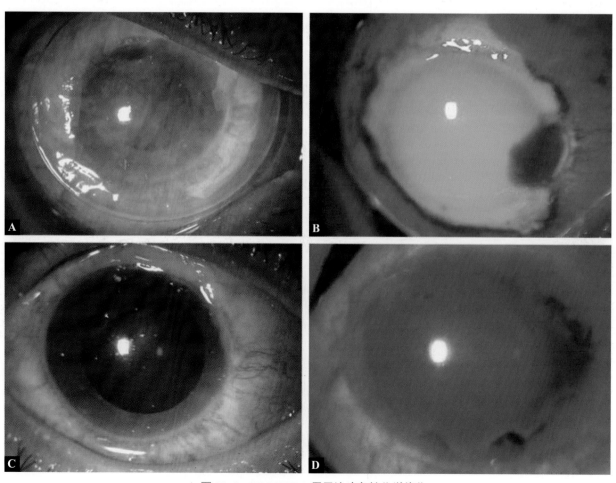

▲ 图 20-9　**PROKERA** 用于治疗急性化学烧伤

表层血管形成[15]。LSCD 可见于多种角膜疾病，如化学烧伤、Stevens-Johnson 综合征、无虹膜畸形、周围性角膜炎、严重的角膜缘炎等。对于部分 LSCD 的患眼，可通过清创术去除结膜化的上皮后行 AMT 重建角膜表面[16]。有研究表明，AM 可促进部分 LSCD 的患眼中剩余角膜缘上皮干细胞（stem cell，SC）的扩增。使用缝线[16] 或纤维蛋白胶[17] 行 AMT 为永久性移植物，再通过 PROKERA 放置自固定 AM 以加强愈合过程[17]。

对于完全 LSCD 的患眼，需要移植角膜缘上皮 SC。AMT 可被用作移植 SC 的培养基[18] 和使用自固定 PROKERA 时促进愈合的临时生物绷带[17]。这些措施可增强 AM 在恢复健康角膜缘基质方面的治疗作用，减少炎症反应和瘢痕形成，有利于自体或同种异体角膜缘移植的成功。

七、并发症和局限性

尽管 AMT 已成功用于不同的眼科手术，但其常见并发症可能包括感染、出血和移植物脱离。AMT 的成功与否受到其他许多因素的影响，这些因素可能会改变伤口的愈合过程。眼表的干燥程度和暴露程度也是两个重要的限制因素，需要同时加以治疗。未控制的炎症和缺血也是风险因素。此外，如果宿主细胞本身是异常的（如 LSCD），单独行 AMT 而不移植健康的上皮或间充质祖细胞则无法实现眼表重建。

参考文献

[1] Tseng SCG, Espana EM, Kawakita T, et al. How does amniotic membrane work? Ocul Surf. 2004;2:177–87.

[2] Dua HS, Gomes JA, King AJ, et al. The amniotic membrane in ophthalmology. Surv Ophthalmol. 2004;49:51–77.

[3] Sheha H, Tseng SCG. Amniotic membrane transplantation. In: Albert DM, Lucarelli MJ, eds. Clinical Atlas of Procedures in Ophthalmic and Oculofacial Surgery. Atlanta, GA: Oxford University Press; 2012. pp. 155–65.

[4] Prasher P, Lehmann JD, Aggarwal NK. Ahmed tube exposure secondary to PROKERA® implantation. Eye Contact Lens. 2008;34:244–5.

[5] Touhami A, Grueterich M, Tseng SC. The role of NGF signaling in human limbal epithelium expanded by amniotic membrane culture. Invest Ophthalmol Vis Sci. 2002;43:987–94.

[6] Pachigolla G, Prasher P, Di Pascuale MA, et al. Evaluation of the role of PROKERA® in the management of ocular surface and orbital disorders. Eye Contact Lens. 2009;35:172–5.

[7] Fini ME, Cook JR, Mohan R. Proteolytic mechanisms in corneal ulceration and repair. Arch Dermatol Res. 1998;290 Suppl:S12–23.

[8] Reidy JJ, Paulus MP, Gona S. Recurrent erosions of the cornea: epidemiology and treatment. Cornea. 2000;19:767–71.

[9] Huang Y, Sheha H, Tseng SC. Self-retained amniotic membrane for recurrent corneal erosion. J Clin Exp Ophthalmol. 2013;4:272.

[10] Kim JS, Kim JC, Hahn TW, et al. Amniotic membrane transplantation in infectious corneal ulcer. Cornea. 2001;20: 720–6.

[11] Gicquel JJ, Bejjani RA, Ellies P, et al. Amniotic membrane transplantation in severe bacterial keratitis. Cornea. 2007;26:27–33.

[12] Sheha H, Liang L, Li J, et al. Sutureless amniotic membrane transplantation for severe bacterial keratitis. Cornea. 2009;28:1118–23.

[13] Meller D, Pires RTF, Mack RJS, et al. Amniotic membrane transplantation for acute chemical or thermal burns. Ophthalmology. 2000;107:980–90.

[14] Kheirkhah A, Johnson DA, Paranjpe DR, et al. Temporary sutureless amniotic membrane patch for acute alkaline burns. Arch Ophthalmol. 2008;126:1059–66.

[15] Lavker RM, Tseng SC, Sun TT. Corneal epithelial stem cells at the limbus: looking at some old problems from a new angle. Exp Eye Res. 2004;78:433–46.

[16] Anderson DF, Ellies P, Pires RT, et al. Amniotic membrane transplantation for partial limbal stem cell deficiency. Br J Ophthalmol. 2001;85:567–75.

[17] Kheirkhah A, Casas V, Raju VK, et al. Sutureless amniotic membrane transplantation for partial limbal stem cell deficiency. Am J Ophthalmol. 2008;145:787–94.

[18] Meallet MA, Espana EM, Grueterich M, et al. Amniotic membrane transplantation for recipient and donor eyes undergoing conjunctival limbal autograft for total limbal stem cell deficiency. Ophthalmology. 2003;110:1585–92.

第 21 章　眼科手术中的组织黏合剂
Tissue Adhesives in Ophthalmic Surgery

Mark S. Hansen　Terry Kim　著

翟子萌　洪佳旭　译

一、概述

组织黏合剂已在眼科手术中作为超说明书用药使用了几十年，文献于 1963 年首次报道了它们的使用。从那时起，其配方和技术的进步逐渐使它们成为常见的眼科手术用药。组织黏合剂可用作缝线的替代和（或）补充，并作为支持结构促进伤口愈合。

二、组织黏合剂的眼科应用

- 缝线的替换和（或）补充。
- 角膜穿孔和滤过泡渗漏。
- 角膜变薄和后弹力层膨出。
- 羊膜移植。
- 青光眼手术。
- 眼整形手术。
- 无缝线板层角膜移植术。
- 眼表病理。
- 相对少见的应用：斜视手术、巩膜外加压手术、术后伤口渗漏和暂时性睑缘缝合术。

三、组织黏合剂的种类

组织黏合剂有合成黏合剂和生物黏合剂两类。

（一）合成黏合剂

氰基丙烯酸酯是氰基丙烯酸的酯，可与水或弱碱（如细胞膜）接触而聚合成胶，有多种剂型和生产商（框 21-1）。氰基丙烯酸酯最常用于角膜穿孔（通常 < 1mm）、角膜变薄和后弹力层膨出。由于其有毒的副产物，它只能被用于眼表。另外，氰基丙烯酸酯还对革兰阳性微生物显示出了抑菌特性。

框 21-1　合成黏合剂

- Indermil（2- 氰基丙烯酸丁酯；Sherwood, Davis 和 Geck, St Louis, MO, USA）
- Histoacryl（丁基 -2- 氰基丙烯酸酯；BBraun Melsungen, Germany）
- Histoacryl Blue（N- 丁 基 -2- 氰 基 丙 烯 酸 酯；BBraun Melsungen, Germany）
- Nexacryl（氰基丙烯酸正丁酯；Closure Medical, Raleigh, NC, USA）
- Dermabond（2- 辛基 - 氰基丙烯酸酯；Closure Medical, Raleigh, NC, USA）

- 优点。
  - 易于使用。
  - 高抗拉强度与强黏合力。
  - 接触后快速成胶。
- 缺点。
  - 异物感。
  - 成胶后坚硬、易碎，通常需要绷带式角膜接触镜并影响视物。
  - 眼刺激性，可导致充血、新生血管形成或组织坏死。

1. 用于角膜穿孔的使用说明

- 物品准备：氰基丙烯酸酯胶水、1mm 注射器、大号过滤针头、小号针头（27G 或 30G）、Weck–Cel 海绵、抗菌滴眼液和绷带型角膜接触镜（图 21–1）。
- 患者准备：患者仰卧，将表面麻醉药（丁卡因、丙美卡因）滴入患眼表面。
- 准备胶水：Dermabond 被装于管中以用于皮肤（图 21–2）。可用大号过滤针头穿刺并将液体内容物抽吸到 1mm 注射器中。
- 将大号过滤针头更换为 30G 针头。
- 准备组织：使用 Weck–Cel 海绵，轻轻去除穿孔区域周围的上皮。组织保持极度的干燥至关重要，否则黏合剂在与组织接触

之前就将聚合成胶，妨碍与组织的黏附。

- 组织充分干燥后，从针头中挤出极小的胶水滴（图 21–3）应用于穿孔的中心。这时极易涂抹过多的胶水，甚至可能延展覆盖整个角膜。如果在第一次涂抹后还需要更多的胶水，应先等待之前的胶水干燥，然后根据需要在所需区域应用另一小滴（图 21–4）。
- 放置绷带式角膜接触镜以提高舒适度，并根据需要使用抗生素滴眼液。
- 如果患者前房平坦，可能需要在手术室中进行该操作。放置胶水之前应先用已过滤的空气充盈前房以阻止胶水进入。

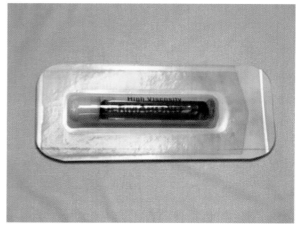

▲ 图 21–2　**Dermabond**

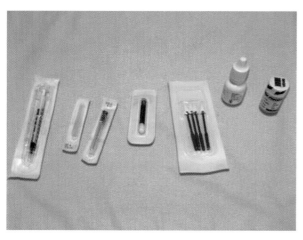

▲ 图 21–1　用于黏合角膜的物品

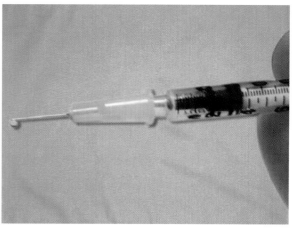

▲ 图 21–3　注射器挤出的胶水滴

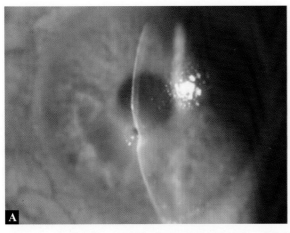 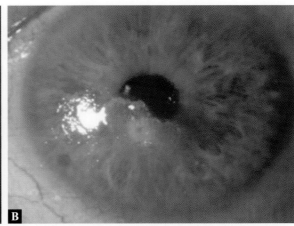

▲ 图 21-4　如果在第一次涂抹后还需要更多的胶水，应先等待之前的胶水干燥，然后根据需要在所需区域应用另一小滴
A. 角膜穿孔；B. 使用氰基丙烯酸酯胶水密封穿孔的角膜（图片由 Christopher J Rapuano，MD，Wills Eye Hospital 提供）

2. 并发症

- 黏合剂与组织黏附不良导致再穿孔。

- 炎症和刺激可导致新生血管形成。

- 角膜张力减退。

- 角膜炎。

- 进入眼内的黏合剂引起的毒性。

3. 禁忌证

由于氰基丙烯酸酯本身的性质，其仅能用于眼表。大于 2mm 的缺损无法使用胶水密封，可能需要进行组织补片移植。另外，在使用氰基丙烯酸酯之前先排除活性感染也很关键。

（二）生物黏合剂

纤维蛋白黏合剂是一种血源性产品，可生物降解，使用方便。它使用双组分系统模拟凝血级联反应的最后阶段，其中纤维蛋白原被转化为纤维蛋白，使纤维蛋白单体交联形成强黏附。尽管纤维蛋白胶可以用自体血制造，但制作少量胶所需的大量时间和血液限制了它的常规使用。框 21-2 列出了其目前的市售产品。虽然美国食品药品管理局批准纤维蛋白胶的目的是用于止血，但如上所述，它们在眼科领域有很多有用的超说明书外应用。另外，纤维蛋白胶没有显示出任何抗菌特性。

框 21-2　生物黏合剂

- Tisseel VH 纤维蛋白封闭剂（Baxter Healthcare Corp; Deerfield, IL, USA）
- Evicel（Ethicon, Inc., Somerville, NJ, USA）
- Beriplast 纤 维 蛋 白 封 闭 剂（Hycom Ed, Roskilde, Denmark）

- 优点。
  - 生物降解性及弹性好，除了被用于眼表还可用于组织内部。
  - 致炎性 / 刺激性小。
  - 成胶速度慢。

- 缺点。
  - 抗拉强度低。
  - 通常在 2 周内降解，可能需要重复给药。
  - 理论上可能造成病毒传播，但尚无相关报道。

1. 使用说明

- 物品准备：纤维蛋白胶组成成分、注射装置、其他组织（如需要）和抗生素滴眼液。

- 患者准备：根据胶水的用途，患者可以仰靠在门诊椅上或仰卧在手术室。若是为了穿孔角膜的封闭，则需将表面麻醉剂滴于患眼内，并对该区域进行清创和干燥处理。

- 准备胶水：市售胶水被包装在双管注射装置中（图 21-5）。当胶被挤出套管尖端时，凝血酶和纤维蛋白原两种组分即完成了混合。但使用此注射器很难控制挤出胶水的

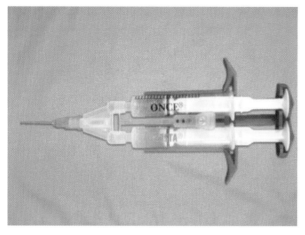

▲ 图 21-5　**Tisseel** 双注射系统

量。且若要多次应用则需要更换套管针头，因为首次使用后胶水会堵塞头端。为了精确控制出胶量，可以用两个细针头分别挤出注射器中的每个组分。

- 使胶水干燥：可放置绷带型角膜接触镜，并应开始/继续使用抗生素滴眼液。

- 用于黏合其他组织，如翼状胬肉切除后的羊膜或结膜移植：将黏合剂涂抹于植床后，迅速将预先测量和切割好的组织覆盖于该区域（图 21-6A），并将组织固定在原位几分钟。

2. 并发症和禁忌证

虽然罕见，但曾有过敏反应的报道，甚至包括过敏性休克。因此既往有过敏反应的患者禁用纤维蛋白胶。

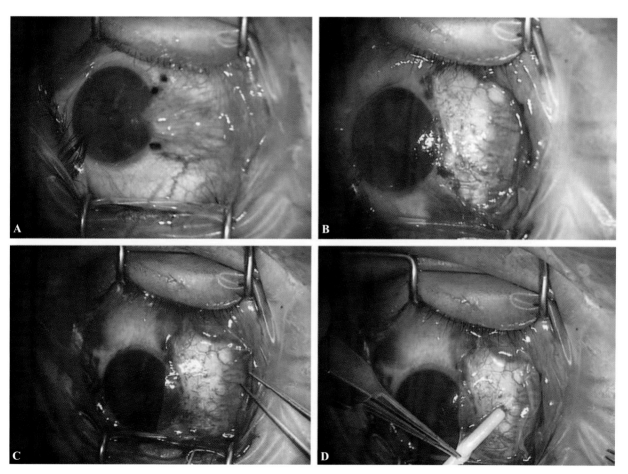

▲ 图 21-6　黏合其他组织

A. 翼状胬肉；B. 翼状胬肉切除术后暴露的巩膜和肌肉；C. 将羊膜摆放在缺损的组织上；D. 用 Tisseel 胶成功黏附羊膜

四、研发中的其他黏合剂

许多新型的黏合剂目前正在研发和测试中，其中包括聚乙二醇化合物、丙烯酸共聚物组织黏合剂、双树枝状大分子和树枝状大分子。这些化合物显示出了作为组织黏合剂和角膜缝线替代品的广阔前景。

推荐阅读

[1] Bhatia SS. Ocular surface sealants and adhesives. Ocul Surf. 2006;4:146–54.

[2] Chan SM, Boisjoly H. Advances in the use of adhesives in ophthalmology. Curr Opin Ophthalmol. 2004;15: 305–10.

[3] Kim T, Kharod BV. Tissue adhesives in corneal cataract incisions. Curr Opin Ophthalmol. 2007;18:39–43.

[4] Panda A, Kumar S, Kumar A, Bansal R, Bhartiya S. Fibrin glue in ophthalmology. Indian J Ophthalmol. 2009;57:371–9. doi: 10.4103/0301–4738.55079.

[5] Vote BJ, Elder MJ. Cyanoacrylate glue for corneal perforations: a description of a surgical technique and a review of the literature. Clin Experim Ophthalmol. 2000;28:437–42.

第22章　眼表重建和角膜缘干细胞移植

Ocular Surface Reconstruction and Limbal Stem Cell Transplantation

Clara C. Chan　Edward J. Holland　著

翟子萌　洪佳旭　译

一、概述

眼表重建需要系统的、循序渐进的方法。眼科医生首先需要根据患者症状和临床表现对角膜缘干细胞缺乏（limbal stem cell deficiency，LSCD）做出准确的诊断。眼表疾病的严重程度也需要考虑在内。在进行任何角膜缘干细胞移植手术之前，必须首先控制青光眼和结膜炎症，并优化眼睑与泪膜状态。三种最常见的手术形式如下：①结膜角膜缘自体移植物（conjunctival limbal autograft，CLAU）；②亲属结膜角膜缘异体移植物（conjunctival limbal allograft，CLAL）；③角膜缘同种异体移植物（kerato limbal allograft，KLAL）。一旦眼表稳定，可能需要再行光学性角膜移植术。接受任何形式同种异体角膜缘干细胞移植的患者都必须进行全身免疫抑制治疗，本章同时介绍了免疫抑制的处理原则。

二、角膜缘干细胞缺乏的诊断

- 患者症状。
  - 视力下降。
  - 慢性或反复不适、异物感。
  - 流泪。
  - 畏光。
- 临床发现（可有不同组合形式）。
  - 角膜结膜化、血管化和纤维血管翳（图22-1至图22-3）。
  - 角膜瘢痕或基质混浊（图22-3）。
  - 晚期漩涡状角膜上皮病变（图22-4）。
  - 持续性或复发性上皮缺损（图22-5）。
  - 角膜移植术失败（图22-6）。
- 相关结膜疾病。
  - 睑球粘连。
  - 穹窿缺失。

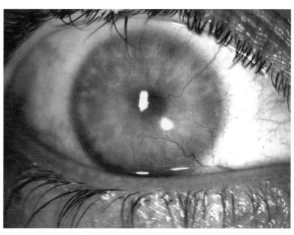

▲ 图 22-1　软性角膜接触镜相关角膜缘干细胞缺乏患者的角膜结膜化，周围结膜无炎症

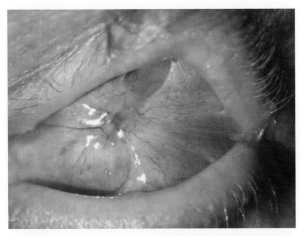

▲ 图 22-2　基底部眼化学性损伤患者 3 个月后出现严重的角膜结膜化和睑球粘连

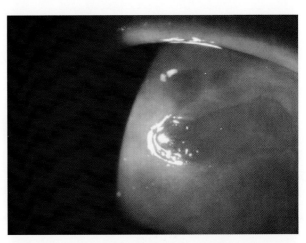

▲ 图 22-5　角膜接触镜相关角膜缘干细胞缺乏患者的持续性上皮缺损

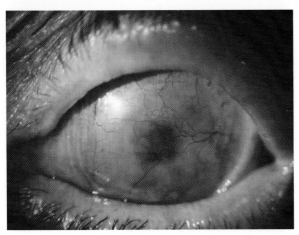

▲ 图 22-3　先天性无虹膜患者的角膜结膜化、角膜瘢痕和基质混浊

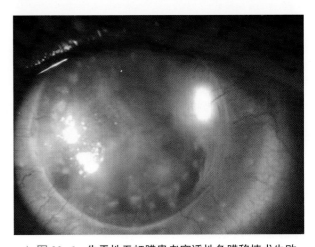

▲ 图 22-6　先天性无虹膜患者穿透性角膜移植术失败

➢ 表面角化。

➢ 黏蛋白缺乏。

三、术前眼表情况分期

决定 LSCD 患者眼表重建手术治疗的最佳术式和时机时，必须同时考虑几种眼部和非眼部因素。最重要的眼部因素是病灶的偏位程度、LSCD 的范围和结膜疾病的范围（表 22-1）[1]。

其他因素包括基质瘢痕的范围、机械性眼睑障碍和其他视力损害性疾病，如青光眼和视网膜疾病。需考虑的非眼部因素包括年龄、全身健康情况和患者个人因素（如随访和用药依从性）。

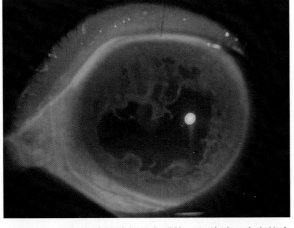

▲ 图 22-4　角膜接触镜相关角膜缘干细胞缺乏患者的晚期漩涡状角膜荧光素染色

表 22-1　根据角膜缘干细胞的量和结膜炎症的有无对眼表疾病进行分类

	正常结膜（A 期）	曾有发炎的结膜（B 期）	发炎的结膜（C 期）
部分角膜缘缺损，< 50%（Ⅰ期）	医源性、CIN、角膜接触镜损伤	化学伤或热损伤史	轻度 SJS、OCP、近期化学损伤
显著的全 / 次全角膜缘缺损，> 50%（Ⅱ期）	无虹膜、重度角膜接触镜损伤、医源性	严重化学伤或热损伤史	严重 SJS、OCP、近期化学损伤

Ⅱ_b期和Ⅱ_c期患者常同时伴有结膜瘢痕、房水和泪液生成减少及眼表角化倾向，手术预后最差
CIN. 结膜上皮内瘤变；OCP. 眼部瘢痕性类天疱疮；SJS.Stevens-Johnson 综合征［经许可改编自 Holland and Schwartz（1996）］

在简单局灶性 LSCD 病例中，仅需要行角膜缘重建；但是，对于更复杂的病例必须采取逐步治疗的方法（流程图 22-1）。

四、眼表移植技术的分类

2012 年，角膜学会发表了基于以下标准的命名规则：①解剖来源；②遗传来源—自体或同种异体，后者需同时反映组织相容性，即供受者是否为亲属；③是否运用细胞培养技术[2]。眼表移植手术类型可大致根据组织的解剖类型、来源和

是否属组织工程来分类（框 22-1）。依据组织解剖类型（结膜、角膜缘和其他黏膜移植物）的分类列于表 22-2。组织工程有关手术列于表 22-3，并根据组织的解剖来源进行分类。这些体外技术目前在北美尚未广泛使用。最常用于替代缺失或无功能角膜缘干细胞的技术包括 CLAU、亲属 CLAL（LR-CLAL）和 KLAL。因此，本章将进一步讨论这些手术的操作技巧。

框 22-1　组织类型——解剖和组织工程

- 移植组织类型
  - 结膜
  - 角膜缘
  - 其他黏膜
- 体外组织工程
  - 体外扩增结膜移植
  - 体外扩增角膜缘移植
  - 其他体外扩增黏膜移植

经 Daya et al.（2011）许可复制

（一）结膜角膜缘自体移植

- 适应证和术前注意事项
  - 部分（通常大于 50%）或完全单侧 LSCD。
  - 受累区域太广泛，无法进行连续结膜上皮切除术。
  - 无或极轻微结膜炎症。
  - 对侧眼正常，无伤及角膜缘干细胞的外伤史。

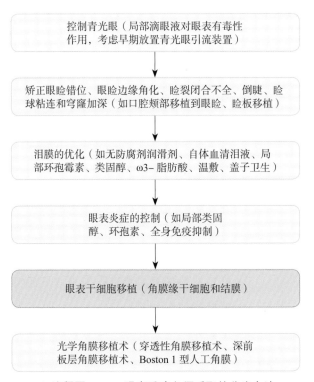

控制青光眼（局部滴眼液对眼表有毒性作用，考虑早期放置青光眼引流装置）

↓

矫正眼睑错位、眼睑边缘角化、睑裂闭合不全、倒睫、睑球粘连和穹窿加深（如口腔颊部移植到眼睑、睑板移植）

↓

泪膜的优化（如无防腐剂润滑剂、自体血清泪液、局部环孢霉素、类固醇、ω3- 脂肪酸、温敷、盖子卫生）

↓

眼表炎症的控制（如局部类固醇、环孢素、全身免疫抑制）

↓

眼表干细胞移植（角膜缘干细胞和结膜）

↓

光学角膜移植术（穿透性角膜移植术、深前板层角膜移植术、Boston 1 型人工角膜）

▲ 流程图 22-1　眼表重建必须采取的分步方法

表 22-2　眼表重建和干细胞移植的术式分类

术　式	缩　写	供　体	移植的组织
结膜移植			
自体结膜移植	CAU	对侧眼	结膜
尸体结膜异体移植	c-CAL	尸体	结膜
亲属结膜异体移植	LR-CAL	在世亲属	结膜
非亲属结膜异体移植	LNR-CAL	在世非亲属	结膜
角膜缘移植			
自体结膜角膜缘移植	CLAU	对侧眼	角膜缘 / 结膜
尸体结膜角膜缘异体移植	c-CLAL	尸体	角膜缘 / 结膜
亲属结膜角膜缘异体移植	LR-CLAL	在世亲属	角膜缘 / 结膜
非亲属结膜角膜缘异体移植	LNR-CLAL	在世非亲属	角膜缘 / 结膜
角膜缘自体移植	KLAU	对侧眼	角膜缘 / 角膜
角膜缘同种异体移植	KLAL	尸体	角膜缘 / 角膜
其他黏膜移植			
口腔黏膜自体移植	OMAU	受者	口腔黏膜
鼻黏膜自体移植	NMAU	受者	鼻黏膜
肠黏膜自体移植	IMAU	受者	肠黏膜
腹膜自体移植	PMAU	受者	腹膜

经许可转载，引自 Daya et al.（2011）

- 手术技巧（图 22-7）
  - 一般原则。
    - 可在局部或全身麻醉下进行手术。
    - 准备双眼并铺巾，以便插入开睑器。
  - 受眼准备
    - 360° 结膜周切开术可使结膜后退。
    - 如果需要，可在 12 点钟和 6 点钟处对结膜进行最小限度的切除，以留出空间放置供体组织。
    - 行浅层角膜切除术，彻底清除任何角膜纤维血管翳。
    - 可根据需要使用烧灼术。
    - 取出开睑器，闭眼，同时采集供体移植物。
  - 供眼准备

- 标记 2 点钟至 3 点钟范围的结膜和角膜缘区域：供体眼 12 点钟方向 4～6mm 范围的结膜（由于多余结膜较多）与 6 点钟方向 2～3mm 范围的结膜。
- 于角膜缘处的粘连部分向下切开结膜，注意使用无齿器械处理以避免组织损伤。
- 反折结膜于角膜上方，使用新月形刀片在角膜缘切约 1mm 深度再切下移植片，以确保获取角膜缘干细胞。
- 将移植物保存在含有平衡盐溶液的有盖无菌培养皿中。
- 供区可以不作处理，也可以用可溶解缝线（如 8-0 薇乔）缝合或用组织胶水固定。

表 22-3　眼表重建和干细胞移植的组织工程术式分类

术 式	缩 写	供 体	移植的组织
体外扩增结膜移植			
体外扩增自体结膜移植	EVCAU	受者眼	结膜
体外扩增尸体结膜异体移植	EVc-CAL	尸体	结膜
体外扩增亲属结膜异体移植	EVLR-CAL	在世亲属	结膜
体外扩增非亲属结膜异体移植	EVLNR-CAL	在世非亲属	结膜
体外扩增角膜缘移植			
体外扩增自体角膜缘移植	EVLAU	受者眼	角膜缘 / 角膜
体外扩增尸体角膜缘异体移植	EVc-LAL	尸体	角膜缘 / 角膜
体外扩增亲属角膜缘异体移植	EVLR-LAL	在世亲属	角膜缘 / 角膜
体外扩增非亲属角膜缘异体移植	EVLNR-LAL	在世非亲属	角膜缘 / 角膜
其他体外扩增的黏膜移植			
体外扩增口腔黏膜自体移植	EVOMAU	受者	口腔黏膜

经许可转载，引自 Daya et al. (2011)

- ◆ 滴入 1 滴抗生素和类固醇，取出开睑器。
- ● 供体组织的置入
  - ➢ 可使用 10-0 尼龙线行两个或多个间断缝合，以确保每个 CLAU 移植物在角膜缘处都固定在巩膜外层。也可另外使用组织胶水在基部固定移植物。
    - ◆ 注意应确保其不会移位。
  - ➢ 于结膜下或表面使用类固醇和抗生素，然后放置绷带型角膜接触镜。
- ● 术后护理
  - ➢ 一般原则：无须给予全身免疫抑制，因为供体和受体组织来自同一患者。
  - ➢ 受体眼。
    - ◆ 每 2～4 小时给予局部类固醇和抗生素（最好不含防腐剂），然后随着角膜上皮的再生逐渐减量。
    - ◆ 使用不含防腐剂的人工泪液。
    - ◆ 待上皮稳定后取出绷带型角膜接触镜。

- ◆ 应了解角膜的 3 点钟和 9 点钟位置上皮化最晚。
- ➢ 供体眼。
  - ◆ 局部给予类固醇和抗生素，每日 4 次，直至采集部位完全愈合。
- ● 特例
  - ➢ 在严重的单侧结膜及角膜缘疾病伴明显睑球粘连的病例中，CLAU 需结合 3 点钟和 9 点钟方向的 KLAL（图 22-8）以防止结膜从这些位置侵入[3]。需要进行全身免疫抑制以防止对于 KLAL 组织的排斥反应。免疫抑制治疗的持续时间可短于仅接受 KLAL 组织移植的患者。

（二）亲属结膜角膜缘异体移植

- ● 适应证和术前注意事项
  - ➢ 双侧部分（通常大于 50%）或完全 LSCD。
  - ➢ 受累区域太广泛，无法进行连续结膜上皮切除术。

➢ 无或极轻微结膜炎症。

➢ 既往健康结膜曾被取材和移植。

➢ 有愿意提供供体的在世亲属（通常是兄弟姐妹或父母）。

➢ 供者和受者的免疫配型有成功的可能［如 ABO 血型和人类白细胞抗原（human leukocyte antigens，HLA）］。

➢ 不良的供体候选者包括结膜、角膜表面角化和（或）泪液产生很少或无的患者。

● 手术技巧（图 22-7）

➢ 受体和供体的准备以及移植物的放置均与 CLAU 相似。

● 术后护理

➢ 受者需要进行局部和全身免疫抑制，以防止对同种异体移植物发生排斥反应。局部和全身免疫抑制的原则和方法将在本章后部进一步讨论。

● 特例

➢ 在严重的双侧结膜和角膜缘疾病伴明显睑球粘连的病例中，CLAU 需结合 3 点钟和 9 点钟方向的 KLAL（图 22-8）以防止结膜从这些位置侵入[4]。

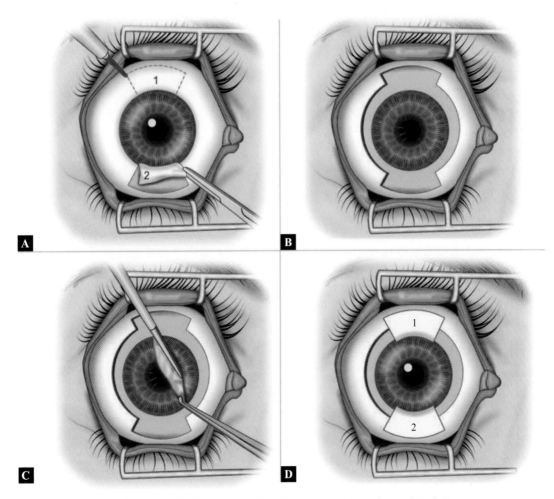

▲ 图 22-7 自体角膜缘移植或亲属结膜角膜缘异体移植手术示意图

A. 在 12 点钟和 6 点钟处标记并切取供体组织的结膜和角膜缘移植物；B. 采用 360° 周切开术制备受体部位，在 12 点钟和 6 点钟处切除结膜以放置供体组织；C. 浅层角膜切除术去除受体角膜纤维血管翳；D. 使用组织胶和 10-0 尼龙线固定移植物，然后将绷带型角膜接触镜置于眼球上

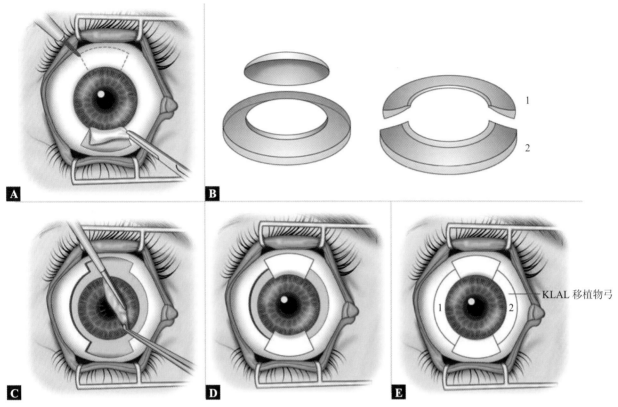

▲ 图 22-8　同时使用结膜 – 角膜缘移植（分别为自体移植和亲属异体移植）和角膜缘同种异体移植的 Cincinnati 及改良 Cincinnati 手术示意图

这为严重眼表疾病患眼的眼表重建提供了足够的角膜缘干细胞和必要的结膜。结膜角膜缘自体移植物或亲属结膜角膜缘异体移植物在 12 点钟和 6 点钟方向固定，KLAL 组织在 3 点钟和 9 点钟方向固定

（三）角膜缘同种异体移植

- 适应证和术前注意事项
  - 单侧重度 LSCD 且对侧眼有角膜缘疾病的风险。
  - 双侧重度 LSCD 且无可用的在世亲属供体。
  - 受累区域太广泛，无法进行连续结膜上皮切除术。
  - 无或极轻微结膜炎症。
  - 未移植健康结膜。
  - 供体和受体无免疫匹配。
  - 不良供体候选者为结膜、角膜表面角化和（或）泪液产生很少或无的患者。

- 供体组织注意事项
  - 高质量 KLAL 供体组织的选择指南。
  - 无活动性感染。
  - 供体年龄 5—70 岁（理想情况下小于 50 岁）。
  - 供体死亡后应于最短时间内保存组织。
  - 应于供体死亡 5～7 天内使用 KLAL 组织。
- 眼库组织的制备
  - 3～4mm 宽的周边结膜和 4～5mm 宽的巩膜缘应留在实施 KLAL 手术的角巩膜缘上。
  - 对于 KLAL 移植，一个受体眼需使用来自一个供体双眼的角巩膜缘。
  - 对于 Cincinnati 和改良 Cincinnati 手术，只需使用一个角巩膜缘。

- 手术技巧（图22-9）

  ➢ 一般原则：手术可在球后麻醉或全身麻醉下进行。

  ➢ 受眼准备。

    ◆ 360°结膜周切开术松解任何睑球粘连。结膜常会从角膜缘回缩2～3mm。

    ◆ 可常规进行Tenon囊切除术，因Tenon囊常由于慢性炎症而增厚肥大。

    ◆ 局部使用肾上腺素（1∶10000稀释）和湿场烧灼器进行止血。

    ◆ 使用64-beaver刀片行浅层角膜切除术以清除角膜纤维血管翳。

  ➢ 供体组织的制备

    ◆ 与常规穿透性角膜移植术（penetrating keratoplasty，PK）相同，每个角巩膜缘均用7.5mm刀片环钻。

  ◆ 将环切成两半并修剪，在角膜缘周边留下2～3mm的巩膜。

  ◆ 使用新月形刀片和弯形Vannas剪通过板层分离技术切除每段组织的后巩膜和角膜基质。当移植物稳定时，角膜边缘应平滑地位于角膜平面上，避免形成阶梯状。

  ◆ 然后可将KLAL供体置于装有储存液的有盖培养皿中。

  ➢ 供体组织的置入

  ◆ 用两针10-0尼龙缝线将每个KLAL节段都固定在角膜缘边缘，线头需剪短。

  ◆ 根据需要修剪各节段供体组织，以避免重叠。

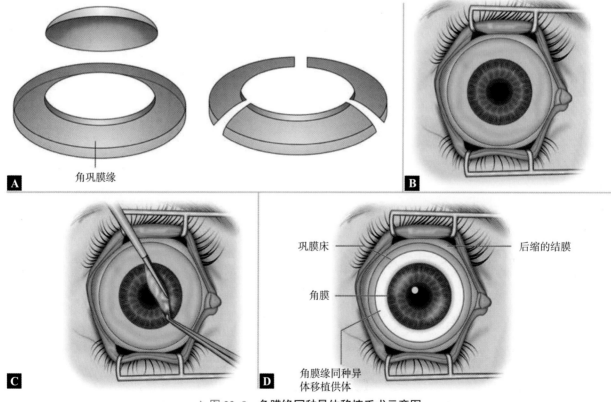

▲ 图22-9 角膜缘同种异体移植手术示意图

A. 供体KLAL由两个尸体角巩膜缘制成，通过环钻去除中央7.5mm角膜；B. 行360°结膜周切开术和筋膜切除术，使结膜后缩；C. 采用钝性和锐性技术（如采用64 Beaver刀片）通过浅层剥离去除异常角膜上皮和纤维血管翳；D. 采用10-0尼龙线和组织胶水将KLAL供体固定至受眼角膜缘

◆ 使用纤维蛋白组织胶将 KLAL 供体的基底固定至受眼巩膜，并将其后缘固定至结膜。甚至可将结膜轻轻牵拉至供体上方，以避免结膜在移植物下方生长导致上皮植入性囊肿的形成。

◆ 用黏弹性涂层保护 KLAL 组织非常重要。

◆ 注意应避免 KLAL 供体之间留有空隙，否则结膜可由此侵入。

◆ 结膜下注射抗生素和类固醇后，放置大直径（18～20mm）的绷带型角膜接触镜。然后包扎眼睛几小时直到球后注射的影响消失。

● 术后护理

➢ 受者需要进行局部和全身免疫抑制治疗，以防止对同种异体移植物发生排斥反应。局部和全身免疫抑制的原则和方法将在本章后部进一步讨论。

● 特例

➢ 先前已对与 CLAU 或 LR–CLAL 结合使用的角膜缘同种异体移植供体进行了讨论。

五、角膜缘干细胞移植中的免疫抑制

对于接受任何形式角膜缘干细胞同种异体移植的所有患者，包括接受亲属 HLA 匹配组织的患者，局部和全身免疫抑制都是必要的[5]。尽管口服免疫抑制药几乎没有严重不良反应，但仔细了解和监测其潜在的不良反应是很重要的。可与实体器官移植专家进行联合管理（表 22-4）。对于高龄或有严重合并症且不能耐受全身免疫抑制治疗的患者，可选择行人工角膜手术。

表 22-4　136 例（225 只眼）眼表干细胞移植后发生的不良事件

● 严重不良事件	● 事件数量（n=3，2 例患者，1.5%）
－ 死亡	－ 0
－ 继发性肿瘤	－ 0
－ 神经系统事件	－ 0
－ 脑血管意外	－ 2 例 MI，1 例 PE
－ 心血管事件	
● 轻微不良事件	● 事件数量（n=21，19 例患者，14.0%）
－ 心血管风险增加	－ 4 例高血压，2 例糖尿病
－ 骨异常	－ 1 例胆固醇↑
－ 生化异常	－ 1 例 AVN，10 例一过性 Cr↑，2 例一过性 LFT↑
－ 需要住院治疗的感染	－ 1 例肺炎

AVN. 股骨头缺血性坏死；Cr. 肌酐；LFT. 肝功能检查；MI. 心肌梗死；PE. 肺栓塞［经许可转载，引自 Holland et al.（2012）］

● 绝对禁忌证

➢ 恶性肿瘤病史小于 5 年。

➢ 不依从临床或实验室随访。

➢ 治疗依从性不佳。

➢ 糖尿病。

➢ 未控制的高血压。

➢ 肾功能不全。

➢ 充血性心力衰竭。

➢ 其他器官衰竭。

● 局部用药方案

➢ 角膜缘干细胞同种异体移植术后，所有患者需开始每日 4 次使用局部免疫抑制药，并不定期逐渐减量。在以前，使用皮质类固醇被视为有效（如 1% 醋酸泼尼松龙和复合 2% 环孢素 A）；然而，当 0.05% 二氟泼尼松眼用乳剂（Durezol，Alcon Inc.，Fort Worth，TX，USA）和更强效的类固醇与环孢素 0.05% 乳剂（Restasis，Allergan，Irvine，CA，USA）出现后，这两种药物目前代表了移植后局部免疫抑制方案的主要手段。在有眼表可控性炎症或类固醇诱导性高眼压的患者中，可使用局部氯替泼诺（Lotemax, Bausch and Lomb, Rochester, NY, USA）代替。

- 全身用药方案
  - 推荐已发表的方案（流程图 22-2），包括他克莫司（Prograf; Astellas Pharma US, Inc, Deerfield, IL, USA）、吗替麦考酚酯（MMF, CellCept; Hoffmann La Roche, Nutley, NJ, USA）和口服泼尼松[5]。一旦患者和潜在供者的 ABO 血型相匹配（如果供者是亲属），则可根据其免疫学风险分层定制患者的个体化免疫抑制方案（表 22-5）。文中（框 22-2）列出了移植前和移植后所需检查的时间和方式等详细信息，以评估患者的基线健康状

况和监测治疗药物的浓度和不良反应。

六、角膜缘干细胞移植后的角膜移植术

- 适应证和术前注意事项
  - 角膜中央瘢痕限制视力。
  - 角膜上皮稳定。
  - 角膜缘干细胞移植后至少 3 个月。
  - 无或极轻微结膜炎症。
  - 尽管存在更多暴露于其他抗原的风险，但分阶段进行而不是同时进行角膜移植术与角膜缘干细胞移植已被证明具有降低的内皮排斥率和更好的角膜缘移植物存活率[6]。
  - 人工角膜手术是角膜移植术失败后的选

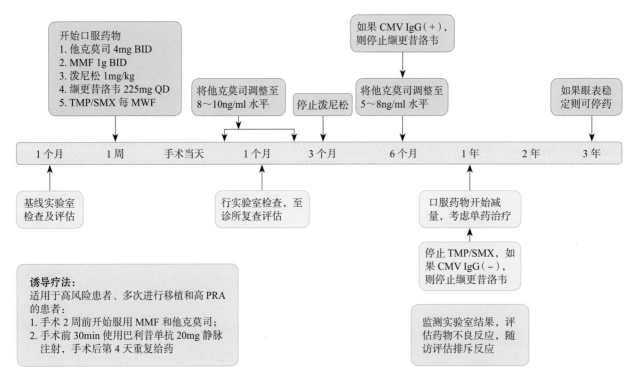

▲ 流程图 22-2　眼表干细胞移植推荐的全身免疫抑制方案示意图

完成基线评估和实验室检查后，通常在移植前 1 周开始服用他克莫司、吗替麦考酚酯（MMF）、泼尼松、缬更昔洛韦和甲氧苄啶 / 磺胺甲噁唑（TMP/SMX）。巴利昔单抗也偶尔用于高危患者的诱导治疗。CMV. 巨细胞病毒；PRA. 群体反应性抗体；MWF. 周一、周三、周五［经许可转载，引自 Holland et al.（2012）］

表 22-5　亲属供者与受者 ABO 配型成功后的个体化眼表干细胞移植全身免疫抑制方案的组织选择因素

供者类型				亲属供者			尸体供者		
HLA 类型	HLA 相同			非 HLA 相同			不适用		
PRA（%）	0	0~50	> 50	0	0~50	> 50	0	0~50	> 50
诱导	无			无	巴利昔单抗*		无	巴利昔单抗*	
维持†	标准			标准			标准		
维持治疗方案起始	手术当天	手术前 1 周	手术前 2 周	手术前 2 周			手术前 2 周		
目标	普乐可复在 3 个月时开始逐渐减量，6 个月时骁悉单药治疗			普乐可复在 1 年时逐渐减量，6 个月时骁悉单药治疗			普乐可复在 2 年时逐渐减量，2 年时骁悉单药治疗		
重复移植	可以			如果 DSA 阴性则可以			如果 PRA=0 则可以，否则使用活体供体与人工角膜（KPro）		

PRA. 群体反应性抗体；HLA. 人类白细胞抗原

*. 移植前 30min 给予巴利昔单抗（Simulect）20mg 静脉注射，移植后 4 天给予第 2 次给药

†. 标准维持治疗方案包括口服泼尼松 1mg/kg、他克莫司（FK-506 或普乐可复）4mg 每日 2 次、吗替麦考酚酯（骁悉）1g 每日 2 次、口服缬更昔洛韦（Valcyte）225mg 每日 1 次和甲氧苄啶 / 磺胺甲噁唑（Bactrim 单规格）1 片（周一、周三、周五），如果患者对磺胺过敏，可每日口服氨苯砜 100mg。PRA 的百分比越高，越难找到匹配，患者更可能出现排斥反应。如果 DSA（供体特异性抗体）呈阳性，移植失败的风险更高［经许可转载，引自 Holland et al.（2012）］

择。在重复的尸体组织移植后组织存活概率极小的情况下可替代重复角膜移植术。

> 角膜移植术不能早于角膜缘干细胞移植术。在重度 LSCD 的情况下角膜移植物无法有功能地存活。

● 手术技巧

> 根据内皮的状态，可根据医生选择进行深前板层角膜移植术或 PK。

> 较大直径的移植物可更好地与 KLAL 节段对合，并降低角膜上皮内生的风险[7]。

> 受体角膜应同样用较大的直径环钻，以防止供体角膜周边部和干细胞节段之间有重叠。化学伤患者则为例外，其供体角膜应偏大 0.5~0.75mm。这是因为遭受过化学伤的眼组织在环钻切割后通常会收缩。

> 使用间断缝合以便后期选择性拆线，以减少散光的发生、有更好的伤口稳定性并降低其裂开的风险。

七、结论

在进行任何角膜缘干细胞移植手术之前，必须首先控制青光眼并优化眼睑情况（即矫正眼睑闭合不全和倒睫）、泪膜功能障碍和结膜炎症，以获得理想的手术效果。

● 决定角膜缘干细胞移植手术方案的关键因素

> 病灶偏位程度。

> 干细胞受累程度。

> 基线泪液生成量。

> 结膜炎症的有无。

● 单侧和双侧疾病的治疗策略概述（流程图 22-3 和流程图 22-4）。

> 单侧角膜缘疾病。

◆ 如果为部分（< 50%）损伤，尝试行连续结膜上皮切除术。

◆ 如果角膜缘受累 > 50%，则从对侧正常眼进行 CLAU。

框 22-2　眼表干细胞移植前后评估患者基线健康状况和监测不良事件的标准检查时间表

- 移植前
  - 所服药物、既往病史、移植免疫学家评估
  - 手术后 30 天内完成体格检查
  - 血压
  - 体重
  - 实验室检查（CBC、BMP、肝功能检查、UA 及尿蛋白、培养及药物敏感性）
  - 血清学检测（甲肝、乙肝、丙肝、HIV、EBV、CMV）
  - 结核病暴露（TB 皮试或胸部 X 线）
  - 最新的乳腺 X 线、巴氏涂片和结肠镜检查
  - 妊娠状态（β-hCG）
  - 如果年龄＞ 50 岁或有心脏疾病或血压病史，则进行心脏负荷试验
- 移植后的前 3 次复查：他克莫司水平（目标 8～10ng/ml）
- 每月
  - 血压
  - 实验室检查（CBC 和分类计数、BMP、肝功能检查）
  - 他克莫司水平（目标 8～10ng/ml，直至 6 个月，然后 5～8ng/ml，12～18 个月）
- 每 3 个月
  - 空腹血脂
  - 糖尿病患者的 HbA1c 水平
- 6 个月时
  - CMV 和 EBV IgG 和 IgM 抗体
  - UA、培养和药物敏感性、总蛋白和肌酐
- 每年
  - 40 岁以上患者行乳腺 X 线检查
  - 巴氏涂片
- 每 2 年
  - 如果长期使用泼尼松，则进行矿物质骨密度扫描
- 其他
  - 在大于 50 岁的患者中行常规结肠镜筛查，且每 5～10 年根据风险进行 1 次
  - 大于 40 岁的非洲裔美国人和大于 50 岁的高加索人需检查前列腺特异性抗原水平

BMP. 基础代谢检查，包括葡萄糖、钙、钠、钾、碳酸氢盐、氯化物、血尿素氮、肌酐；CBC. 全血细胞计数；CMV. 巨细胞病毒；EBV.EB 病毒；hCG. 人绒毛膜促性腺激素；HIV. 人体免疫缺损病毒；IgG 和 IgM. 免疫球蛋白 G 和免疫球蛋白 M；UA. 尿分析［经许可转载，引自 Holland et al.（2012）］

- 单侧角膜缘和结膜疾病。
  - 在考虑任何手术之前，必须控制结膜炎症。
  - 若大范围结膜和角膜缘损伤伴广泛的睑球粘连，则"改良 Cincinnati 手术"比单纯的 CLAU 更合适。
  - 对于老年或患有多种全身合并症而不适合接受全身免疫抑制治疗的患者，应选择人工角膜手术。
- 双侧角膜缘疾病，结膜正常。
  - 如果为部分（＜ 50%）受损，尝试连续结膜上皮切除术。
  - 如果角膜缘受累＞ 50%，则考虑 KLAL 或 LR-CLAL（图 22-10）。
  - 对于老年或有明显全身合并症而不能耐受全身免疫抑制治疗的患者，应行人工角膜手术。
- 双侧角膜缘和结膜疾病。
  - 在考虑任何手术之前，必须控制结膜炎症。
  - 如果结膜损伤小和（或）无亲属供体，则进行 KLAL（图 22-11）。
  - 如果结膜损伤显著且可获得亲属供体，则对年轻且其他方面健康的患者行

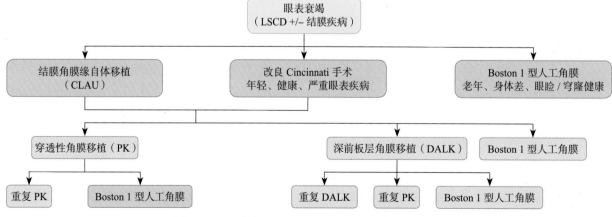

▲ 流程图 22-3　单侧角膜缘干细胞疾病的眼表重建手术选择

LR-CLAL。该术式提供了结膜和角膜缘细胞，且组织免疫匹配可能成功。

◆ 在伴有广泛睑球粘连和眼表功能重度衰竭的病例中，首选方案是 KLAL

和 LR-CLAL 的联合治疗（Cincinnati 手术）。

◆ 如果存在全身免疫抑制治疗禁忌，则行人工角膜手术。

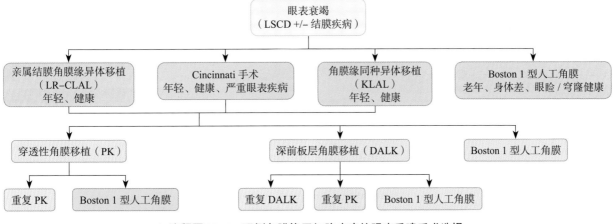

▲ 流程图 22-4　双侧角膜缘干细胞疾病的眼表重建手术选择

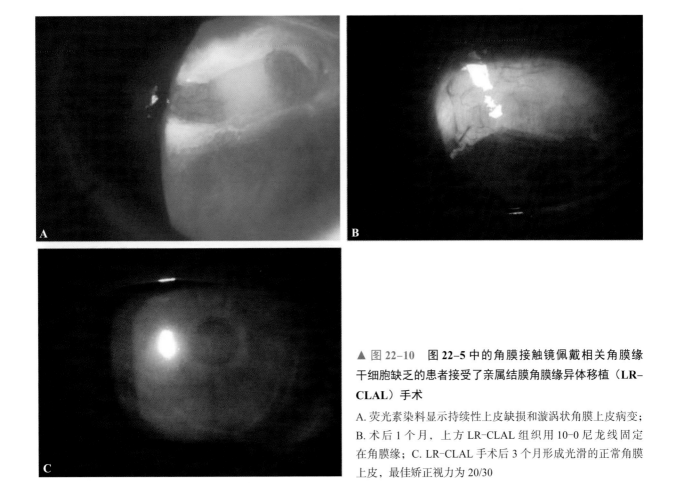

▲ 图 22-10　图 22-5 中的角膜接触镜佩戴相关角膜缘干细胞缺乏的患者接受了亲属结膜角膜缘异体移植（LR-CLAL）手术

A. 荧光素染料显示持续性上皮缺损和漩涡状角膜上皮病变；B. 术后 1 个月，上方 LR-CLAL 组织用 10-0 尼龙线固定在角膜缘；C. LR-CLAL 手术后 3 个月形成光滑的正常角膜上皮，最佳矫正视力为 20/30

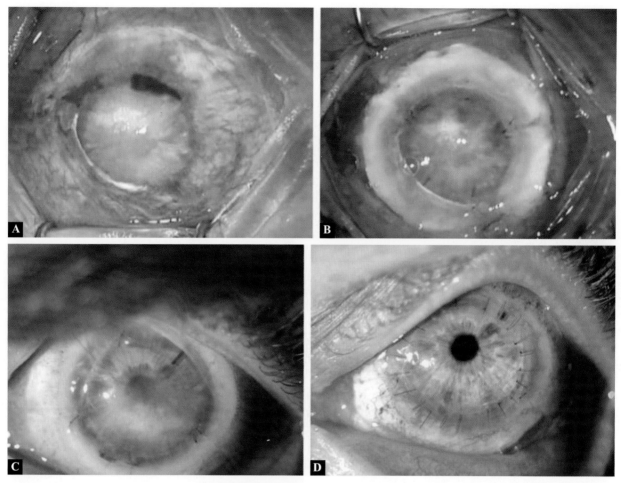

▲ 图 22-11　如果结膜损伤程度较轻和（或）无亲属供体，则进行 KLAL

A. 严重的眼表疾病，由化学和热损伤所致的角膜缘干细胞缺乏和结膜疾病同时存在，视力为"眼前手动"，在眼表干细胞移植前 3 个月进行青光眼引流装置植入术；B. 角膜缘同种异体移植手术后即刻；C. KLAL 术后 3 个月，眼表稳定、结膜炎症减轻，角膜基质瘢痕残留，青光眼引流装置在 2 点钟位置原位缝合；D. 在 KLAL 术后 3 个月行穿透性角膜移植术，PK 后 3 个月测量的最佳矫正视力为 20/40

参 考 文 献

[1] Holland EJ, Schwartz GS. The evolution of epithelial transplantation for severe ocular surface disease and a proposed classification system. Cornea. 1996;15:549–56.

[2] Daya SM, Chan CC, Holland EJ. Members of the Cornea Society Ocular Surface Procedures Nomenclature Committee. Cornea Society nomenclature for ocular surface rehabilitative procedures. Cornea. 2011;30:1115–9.

[3] Chan CC, Biber JM, Holland EJ. The modified Cincinnati procedure: combined conjunctival–limbal autografts and keratolimbal allografts for unilateral severe ocular surface failure. Cornea. 2012;31:1264–72.

[4] Biber JM, Skeens HM, Neff KD, et al. The Cincinnati procedure: technique and outcomes of combined livingrelated conjunctival limbal allografts and keratolimbal allografts in severe ocular surface failure. Cornea. 2011;30:765–71.

[5] Holland EJ, Mogilishetty G, Skeens HM, et al. Systemic immunosuppression in ocular surface stem cell transplantation: results of a 10–year experience. Cornea. 2012;31:655–61.

[6] Basu S, Mohamed A, Chaurasia S, et al. Clinical outcomes of penetrating keratoplasty after autologous cultivated limbal epithelial transplantation for ocular surface burns. Am J Ophthalmol. 2011;152:917–24.

[7] Skeens HM, Holland EJ. Large–diameter penetrating keratoplasty: indications and outcomes. Cornea. 2010;29:296–301.

第四篇

玻璃体视网膜手术

Vitreoretinal Surgeries

第 23 章　玻璃体视网膜手术的原理和技术
Principles and Techniques of Vitreoretinal Surgery

Rajiv Shah　Omesh Gupta　著

张　婷　译

一、概述

1971 年 Machemer 发明了玻璃体切除术。早期的玻璃体切割头的管径是 17G，也就是直径 1.5mm，并且使用单一巩膜切口。后来发现，管径更小、更高效的机器会减少术后并发症，改善手术效果。1974 年，O'Malley 和 Heintz 引入了三个巩膜切口的 20G 玻璃体切除系统。该系统使用 0.9mm 的巩膜切口，易于缝合，手术操作更灵活，是 20 世纪 80 年代至 2000 年初在视网膜外科技术和器械方面的许多创新技术的基础，包括切割头的速度、流体力学、手术辅助用品、手术器械和可视系统的演变等[1]。

Chen 在 1996 年首次描述了巩膜切口自闭的想法[2]。早期的巩膜隧道切口需要剪开球结膜，可能出现巩膜切口出血和渗漏，需要立即缝合。用于玻璃体内注射的 25G 针头，不需要剪开结膜或缝合巩膜，促进了 25G 玻璃体切除术的产生。DeJuan 和 Hickingbotham 在 1990 年设计了第一台 25G 玻切机。2002 年，DeJuan 和他的同事[3] 报道了 25G 经结膜玻璃体切除术系统。由 AuEong 等报道的封闭式三切口 25G 系统是现代 25G 玻璃体手术的基础[4]。与 20G 相比，早期的 25G 系统的器械比较软，玻璃体切割效率低，于

是 Eckardt 在 2005 年引入了 23G 玻璃体手术[5]。这一改良系统是为了综合 25G 小切口的优点与 20G 器械的刚性和效率。2010 年，Oshima 等引入了 27G 玻璃体切除术系统，促进了微创玻璃体手术的持续演变[6]。目前，主要的玻璃体手术平台仍然是 25G 和 23G。

由于有望提高手术效率，患者可以从较小的手术切口的更快恢复，微创玻璃体切除术受到广泛欢迎[7]。然而，向更小的手术器械的过渡在早期并非没有遇到挫折或争议。与任何新技术一样，器械和手术技术的局限性都会遇到挑战（如器械弯曲、照明度差和玻璃体切除效率低）[8-11] 及并发症（如低眼压/伤口渗漏、脉络膜渗漏、器械损坏和视网膜裂孔）[12-18]。最令人不安的并发症是显微切口术后眼内炎发生率增加。两个大的来自于三级眼科中心的回顾性系列报道，微创玻璃体术后明显增加的眼内炎，让人质疑向这一新技术的演变[19-21]。眼内炎的危险因素包括切口泄漏、低眼压、患者对手术切口的揉搓、切口处玻璃体嵌顿[22] 及上述两个大型研究都报道了所有眼内炎的患眼均为液体填充[19, 20]。

微创玻璃体切除术后的眼内炎病例大部分见于非缝合的直角手术切口，而不是成角切口[24]。微创玻璃体切除术中手术切口的完整性，类似于白内

障手术的透明角膜切口，是细菌可能进入眼内并引起眼内炎的可能机制 [23, 25, 26]。临床报道表明，相对于斜行切口而言，直角切口与术后低眼压和渗漏相关（这些因素有助于细菌进入眼内）[27, 28]。在尸体人眼的组织学研究表明，在斜行切口和较小的非缝合伤口，沿巩膜隧道只有较少的印度墨水颗粒（一种细菌的合理替代物）可以通过 [29]。前段 OCT 已证明在 23G 成角穿刺的玻璃体手术后第 1 天，切口已经充分关闭 [30]。一项超声生物显微镜对术后患者切口结构的研究发现，大多数（77%）巩膜穿刺切口（直角或成角）需要 15 天才能愈合 [31]。在直角巩膜切口会有较多的结膜小泡（64%∶25%）形成，表明它是一个不太安全的手术切口。此外，大多数巩膜切口（72%）存在玻璃体嵌顿，这是眼内炎的另一个潜在危险因素 [32, 33]。虽然早期的研究发现微创玻璃体切除术中眼内炎的发生率可能增加，但其他研究中心发现在 20G 和 25G 玻璃体手术，眼内炎的发生率是相似的 [34-37]。最近，来自日本的一项系统的多中心系统评价汇集了包含 77956 名患者的 7 项研究结果，并没发现 20G 和微创玻璃体切除术在眼内炎发生率的统计学差异 [38]。

除了仪器设备的管径，切割头的设计和玻璃体切除的流体力学的改进也促进了玻璃体切除术的成功和应用。切割头设计的开口更大且更靠近器械的远端（图 23-1）。这些看似微小的改变，扩展了切割头的作用，使其成为一种"多功能仪器"，可以尽量减少其他辅助器械的使用，如玻璃体镊、铲或水平剪刀，并在复杂的牵引视网膜脱离病例中，更加可控的分割分离纤维血管组织，减少视网膜裂孔的发生。早期玻璃体切除术只有低速切割和高速抽吸，这会增加玻璃体纤维牵引，从而导致医源性视网膜裂孔的发生 [39]。现在人们认识到，较高的切割率降低了玻璃体的牵

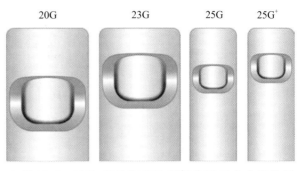

▲ 图 23-1　**20G、23G 和 25G 切割头开口大小和位置的变化**

引，使得玻璃体切除术更安全，特别是靠近视网膜操作的时候 [39-41]。目前的最高切割速率为每分钟 2500～5000 次（cpm），新系统可增至 7500 次或 8000 次。为了达到 5000 次以上切割速率，需要双向气动而不是电子或机械弹簧来驱动切割头。双向气动驱动切割头需要控制占空比，这是切割器端口打开或关闭的时间，占空比的控制一直是优化玻璃体切除术流体力学的关键进展，以追求去除玻璃体的高效性及在接近视网膜表面操作的安全性 [42]。其他研究表明，使用较小管径的高速切割可以在切割头周围创造一个更精确的流体动力学区域，这对于组织操作很重要 [43]。较高的玻璃体切割速率的一个局限是，抽吸 / 流出刀轴不可避免地会达到一个平台，限制了玻璃体去除的速度 [44, 45]。双向切割头（也称为双刀片）可以在高速切割下保持高效率抽吸。切割头的刀片在前进和后退的时候同时切割，使得切速翻倍，因此，双向切割头预示了未来更有效的玻璃体去除，同时其更高的切速还保证了更安全的玻璃体去除 [46]。我们发现这种特殊的技术对提高 25G 和 27G 手术平台的效率最有帮助。

二、适应证

玻璃体切除术在玻璃体视网膜疾病中有着广泛的应用，也可作为各种玻璃体视网膜手术的外

科辅助手段。手术适应证包括原发性孔源性视网膜脱离、复发性视网膜脱离、去除影响视力的玻璃体混浊、玻璃体或脉络膜视网膜活检、恶性青光眼、牵引性视网膜脱离（糖尿病、早产儿视网膜病变、增生性玻璃体视网膜病变）、玻璃体视网膜界面疾病（玻璃体黄斑牵引、黄斑前膜、黄斑裂孔）、影响视力的视网膜下出血、黄斑转位、眼内异物、后部葡萄膜炎、眼内缓释药物植入、视网膜生物假体装置植入等。

三、临床评估

在任何玻璃体手术之前，必须仔细评估屈光介质（角膜和白内障）和视网膜病理区域，因为这些可能影响手术方法。术前建议对黄斑进行细致的显微镜检查，并采用间接眼镜检查和巩膜顶压仔细检查视网膜周边。在后段看不清的情况下（前房积血、前房积脓、角膜瘢痕、白内障、玻璃体积血、玻璃体混浊、玻璃体炎等），建议 B 超检查评估可能的视网膜裂孔、孔源性或牵引性视网膜脱离、肿块或脉络膜脱离。术前 B 超扫描可能改变手术计划，对于术前患者咨询也是必不可少的。

四、禁忌证

玻璃体切除术的主要禁忌证是身体情况不佳或眼部介质不清（白内障或角膜），这将影响手术目标的完成。对于影响黄斑手术的明显的白内障，在玻璃体手术前 1～2 周可行白内障手术，或考虑联合白内障玻璃体手术。如果有明显的角膜瘢痕影响黄斑手术，可能需要考虑角膜移植。玻璃体手术中，先使用临时角膜假体，玻璃体手术结束后再进行全层角膜移植。

五、手术技术

第一个需要思考的是巩膜切口的位置。除了在某些儿科病例中使用的两切口玻璃体切除术外，大多数玻璃体切除术至少有三个巩膜切口（在特别复杂的情况下，还可以使用额外的巩膜切口来放置吊顶照明）。不适当的巩膜切口位置可能会妨碍手术操作，如剥膜或修复视网膜脱离，甚至可能降低手术效率。巩膜切口的位置最终需要手术医生应该根据每个病例来个性化设置。

虽然本节的重点是微创玻璃体手术，但其实这些微小切口可以用 20G 的玻璃体视网膜穿刺刀（MVR）来扩大，以适应特定的器械，如 19G 内镜探头，超声粉碎手柄，或眼内异物镊。20G 的玻璃体切除术切口首先做结膜切口（局部球结膜环形剪开或巩膜切口周围的结膜剪开），上述的原则同样适用于巩膜切口制作，在用 20GMVR 穿刺刀之前可能需要巩膜表面烧灼止血。常规将 MVR 穿刺刀插入，直到在瞳孔区看到尖端，并且刀锋远离透明晶状体。在 20G 系统中的灌注必须缝合放置，用 MVR 穿刺刀做巩膜切口后，用一个 "8" 字缝合（可以是 7-0 薇乔缝线或者 5-0 尼龙线）放置。如果使用薇乔缝线，可以做一个临时结，将灌注管的两侧固定在巩膜上，这种缝线可以在去除灌注后马上缝合巩膜切口，而不需要额外的缝线。如果使用尼龙缝线，使用死结固定灌注，最后要将其剪除，再用 7-0 薇乔缝线，以类似的方式缝合巩膜切口。

如上所述，构建适宜的巩膜切口有助于手术进行并减少潜在并发症，对于微创玻璃体手术至关重要。切口构建分为两个关键步骤。首先，在插入套管针 / 套管之前，将结膜移位。结膜的移位为眼表细菌在到达巩膜切口之前造成了一条更长的路径，还可以防止前述的玻璃体嵌顿。结膜移位可以用棉尖头、0.12mm 镊子或特定的结膜固定装置进行。如果既往手术或其他疾病导致结膜过于瘢痕化，则应尝试水分离结膜的办法，或在手术结束时缝合切口。如前所述，应该首选成角切口，因为切口闭合性更好（也会减少术后低眼压），并为细菌造成了一个更长的途径来穿越，这是减少眼内炎的重要因素（图 23-2）。对于斜面切口的角度或长度并没有共识，有些人选择双平面或三平面切口（先做斜面 10°～15° 隧道，再垂直 / 直接进入完成）。灌注通常放置在颞下切口，灌注口也可以很容易接在其他部位的套管使用。在灌注开启前，确认灌注开口在玻璃体腔内（图 23-3）。未能确认灌注内口位置，可能会意外进入脉络膜上腔或视网膜下，可能产生灾难性的结果。如果屈光介质不允许看到灌注口，进行有限的玻璃体切除、晶状体切除或前房灌注可能是必要的，以在安全的情况下进行玻璃体切除术。另一种方法是在打开灌注之前，在灌注管道中放置气泡，如果在玻璃体腔中看到气泡，则合理地假设灌注内口处于适当位置，但屈光介质问题一旦解决，还是应立即确认灌注口的位置。

将导光通过角膜斜照，看到灌注口完全在玻璃体腔内。后段的可视化需要利用一些特殊透镜来中和角膜的屈光度[47]。对玻璃体手术使用的所有观察系统（可冲洗的接触镜、直接接触镜等）进行充分讨论超出了本章节的范围，不过广角可视系统是玻璃体手术的一个特殊进展。广角可视系统利用了间接检眼镜的原理，实现眼底全景观察[48]。早期的系统试图使用 Rodenstock 平底透镜来实现 150° 的观察，再应用棱镜来反转图像，使手术医生能够在正像的情况下观察眼底全景[49]。玻璃制造工艺和光学工程的进步产生了更小的、

更方便的接触式广角观察系统；后来，非接触式双目间接手术显微镜的发展，提供了 130° 的视野范围，并且不为瞳孔大小所限[47, 50]。广角可视系统使手术医生能够更不依赖助手就能清晰见到周边眼底。然而，黄斑区的操作可能仍然需要一个接触镜来改善立体视觉。手术观察系统的另一个进步是使用三维抬头显示屏幕，改进手术医生在玻璃体视网膜手术中的人体力学，以及通过附加在常规显微镜物镜上的专用 3D 摄像机优化广角观察视野。因其信号放大图像，该系统可以允许较低的眼内照明度。高分辨率追踪器有助于术中 OCT 的应用。术中 OCT 现已完全整合到商业显微镜中，用于玻璃体视网膜手术。最近的前瞻性试验结果表明，术中 OCT 对剥膜（甚至可能替代术中染色）和复杂的视网膜脱离的手术设计规划，都具有特殊价值[51, 52]。

一个标准的三切口玻璃体切除术包括灌注、光源和玻璃体切割头。对于刚开始的手术医生而言，玻璃体切除最具挑战性的方面是导光的方向和器械的运动。适当的照明是一门艺术，它是一种动态平衡，在显示玻璃体的同时也照亮周围的环境，无论是对视网膜还是对晶状体，要尽量减少医源性损伤（图 23-4）。要想实现手术目的，需要以套管针 / 巩膜切口为轴心，进行仔细、精确、细微的操作。

玻璃体手术最重要的操作之一是诱导玻璃体后脱离（PVD）。在足够照明和曲安奈德的辅助下，小心操作玻璃体切割头，通常可以成功诱导 PVD（图 23-5）[53]。切割头开口应该在视盘的边缘面向玻璃体皮质插入。在试图吸起后皮质之前，应有足量的玻璃体堵塞切割头开口，最大限度地利用负压吸引和牵拉的机械力，以诱导完整的 PVD。一旦玻璃体被吸住，应该沿着视轴方向向前牵拉，使玻璃体与视网膜分开，同时

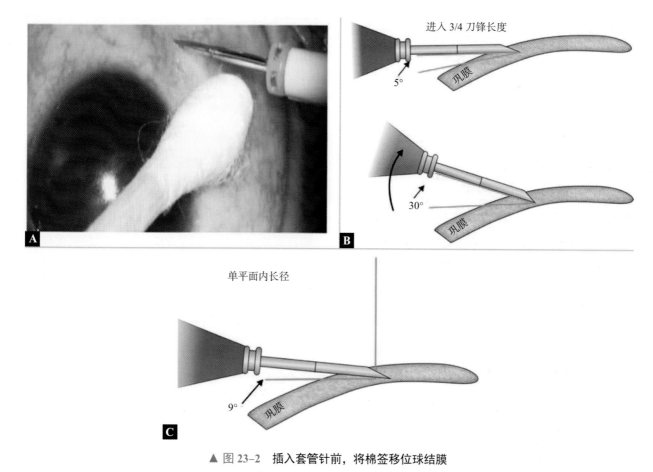

▲ 图 23-2　插入套管针前，将棉签移位球结膜

A. 将巩膜压平，形成较长的巩膜隧道，在套管针竖起之前平行进入，从而产生双平面切口。B. 形成双平面切口。第一步：用套管针在巩膜上做一个 5° 板层巩膜切口，套管针的刀锋以一个狭窄的角度插入巩膜，直到进入 3/4 刀锋长度；第二步：套管针抬至 30°，插入套管针，直到它完全穿透巩膜。C. 另外一个方法是采用近平、窄角直线切口插入套管。必须注意确保套管没有放置在视网膜下间隙［经许可转载，引自 Kaiser et al.（2010）］

尽量减少侧面牵引，减少医源性视网膜裂孔的发生。

在 PVD 完成后，继续切除核心玻璃体，然后是周边玻璃体切除。周边玻璃体切除的目标，取决于手术的性质（请参阅关于特定情况下的个别章节）。一般来说，周边玻璃体切除的目的是去除玻璃体，同时不对视网膜或周围结构造成医源性损伤。可能需要结合巩膜顶压，从而安全去除附着紧密的玻璃体。有时候如果不能去除周边玻璃体或者视网膜病理需要，可能需要结合巩膜扣带术来支撑玻璃体基底部。

对于牵引膜、视网膜下膜或异物的处理，有几种类型的镊子，包括内界膜镊（末端抓取、不对称、有齿）和异物镊。这些器械有助于复杂的分层、分割组织或异物去除。对于特别具有挑战的病例，可能需要吊顶照明或自带照明的器械。

不管是什么情况，在任何手术，眼内电凝和周边视网膜的仔细检查都很重要。眼内电凝对于标记视网膜裂孔或制造视网膜内引流非常重要，另外，在视网膜或脉络膜血管破裂的情况下（如切除糖尿病牵引膜、视网膜松解切开 / 桥状血管及视网膜脉络膜活检等），都需要仔细谨慎利用电凝来止血。虽然可以使用间接检眼镜和巩膜顶压来检查周边视网膜，但广角观察系统结合显微镜的放大会更好更有效。我们通常将另一个套管口塞住或者使用套管自闭阀，使用 Gass

肌肉拉钩与导光，可以不依赖助手来检查周边视网膜。

　　术中经常需要制造或增强脉络膜视网膜黏附（视网膜附着）或光凝视网膜缺血区。冷冻主要用于巩膜扣带术，并且由于眼内激光的进步，冷冻在玻璃体切除术中的作用变得更加有限（尽管它仍然可以用于前部视网膜）。大多数后段手术使用 532nm 激光。我们更喜欢使用广角观察系统结合显微镜和眼内激光，尤其是带有前部弯曲照明的激光，允许处理前部视网膜（图 23-6）。利

用导光和眼内激光可以有效地完成全视网膜光凝。对于前部 / 周边视网膜，我们建议由手术医生用一手顶压巩膜，一手使用弯头带导光的激光进行操作。

　　气 - 液交换是玻璃体切除术中一个重要而有力的操作，从液体到空气的转换，利用了气 / 液之间的表面张力所产生的压力差[39]。这种张力能够展平视网膜裂孔从而对其激光治疗，驱动视网膜下液后向后部引流，将视网膜下出血推向周边，或在手术结束时候帮助巩膜切口闭合。虽然可以用软头笛针进行被动交换，但我们建议用软头笛针结合一定比例的真空抽吸进行主动交换，这会有更高的精度和效率（图 23-7）。对于人工晶状体患者，特别对于后囊有开口或含有硅胶或聚甲基丙烯酸甲酯成分的人工晶状体，常在晶状体后发生雾化，明显妨碍手术视野。用软笛针擦拭晶状体后表面会有帮助，但它的作用比较短暂。对于需要持续的气 - 液交换的情况（如在视网膜脱离修复或去除全氟化碳液），我们建议使用 30G 针沿晶状体后表面注入弥散性黏弹剂。在后续有关视网膜脱离修复的章节中，

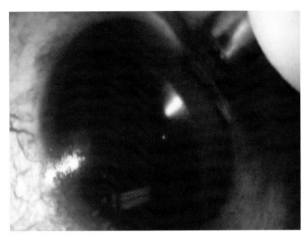

▲ 图 23-3　在平衡盐溶液注入眼睛之前，必须核实灌注内口位置

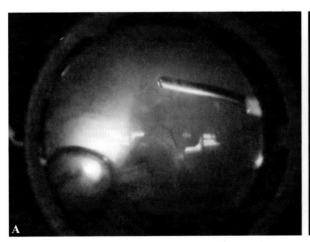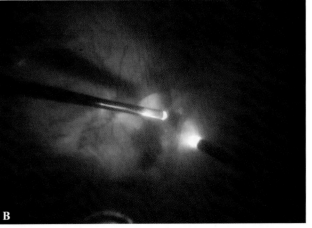

▲ 图 23-4　适当的照明是一门艺术，它是一种动态平衡，在显示玻璃体的同时也照亮周围的环境，无论是对视网膜还是对晶状体，要尽量减少医源性损伤

A. 玻璃体切除术中的照明是一项具有挑战性但重要的技能。扩散照明有助于在去除玻璃体的同时对周围视网膜的观察，这可以尽量减少造成医源性视网膜裂孔和损伤。导光通常置于套管针中，以形成广泛的照明。B. 集中照明允许看到玻璃体的纤维

还讨论了在气液交换后使用其他气体或硅油的情形。

在微创玻璃体手术结束之时，取出套管后需要检查切口，以检测切口泄漏或玻璃体嵌顿。出现任何结膜小泡都需要手术医生检查可能的切口渗漏，若怀疑发生了这些情况，应立即缝合切口。早期微创玻璃体切除术的研究表明，空气或气体填充可能有助于巩膜切口闭合，防止术后低眼压[54, 55]。一项对 2236 例病例的多中心回顾性研究发现，使用 SF_6 或 C_3F_8 充分填充时，仅有 1 例（0.04%）眼内炎[56]。气体填充可能是有益的，因为它减少了术后的低眼压，可能有助于关闭手术切口，并通过更高的表面张力，为细菌扩散到玻璃体腔造成了一个额外屏障[56]。

六、作用机制

高速切割玻璃体切除术结合适当的手术技巧是安全有效的。

七、术后护理

抗生素滴眼液滴每天 1 次，持续 1 周；类固醇滴眼液每天 1 次，通常足以控制术后感染和炎症。如果使用气体填充，术后第 1 天需要重点监测眼压。

八、并发症

最常见的术中并发症是医源性裂孔，发生率约 5.5%。有意思的是，裂孔很少出现在巩膜切口附近，这表明裂孔主要发生在 PVD 诱导过程中。视网膜脱离的发生率为 1%～2%[57]。如果在玻璃

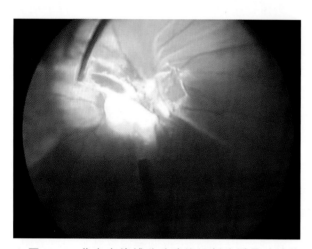

▲ 图 23-5 曲安奈德辅助玻璃体切割头诱导玻璃体后脱离

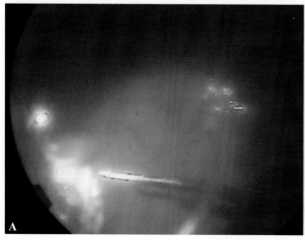
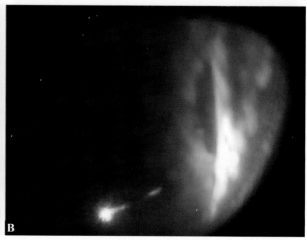

▲ 图 23-6 使用广角观察系统结合显微镜和眼内激光

A. 带有弯曲导光头的局灶激光视网膜黏附；B. 在巩膜顶压下，带有弯曲导光头的局灶激光前部视网膜

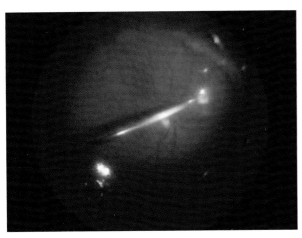

▲ 图 23-7　通过视网膜造孔引流视网膜下液

体切除术前没有白内障手术，或玻璃体术中没有联合白内障手术，有81%的白内障会在2年内进展[58]。

九、手术结局：科学依据

玻璃体切除术是一种成功的外科手术，具

体的结果和证据取决于其他章节中提到的特定条件。

十、这项技术的地位

玻璃体切除术仍然是主要的玻璃体视网膜手术技术。

> 经验与教训
> - 如果无法看到灌注口，可以使用 6mm 套管。也可将导光插入套管，确保其在玻璃体腔。
> - 确保玻璃体后皮质与视网膜分离。
> - 仔细检查周边视网膜非常重要。
> - 不确定时候，缝合手术切口。如果植入新的人工晶状体，也建议缝合切口，而不是靠空气或者其他气体来防止感染。

参考文献

[1] O'Malley C, Heintz RM Sr. Vitrectomy with an alternative instrument system. Ann Ophthalmol. 1975;7:585–8, 591–4.

[2] Chen JC. Sutureless pars plana vitrectomy through selfsealing sclerotomies. Arch Ophthalmol. 1996;114:1273–5.

[3] Fujii GY, De Juan E Jr, Humayun MS, et al. A new 25-gauge instrument system for transconjunctival sutureless vitrectomy surgery. Ophthalmology. 2002;109:1807–12; discussion 1813.

[4] Au Eong KG, Fujii GY, de JUAN E Jr, et al. A new three-port cannular system for closed pars plana vitrectomy. Retina. 2002;22:130–2.

[5] Eckardt C. Transconjunctival sutureless 23-gauge vitrectomy. Retina. 2005;25:208–11.

[6] Oshima Y, Fujii GY, de JUAN E Jr, et al. A 27-gauge instrument system for transconjunctival sutureless microincision vitrectomy surgery. Ophthalmology. 2010;117:93–102 e2.

[7] Thompson J. Advantages and limitations of small gauge vitrectomy. Surv Ophthalmol. 2011;56:162–72.

[8] Ibarra MS, Hermel M, Prenner JL, et al. Longer-term outcomes of transconjunctival sutureless 25-gauge vitrectomy. Am J Ophthalmol. 2005;139:831–6.

[9] Lakhanpal RR, Humayun MS, de Juan E Jr, et al. Outcomes of 140 consecutive cases of 25-gauge transconjunctival surgery for posterior segment disease. Ophthalmology. 2005;112:817–24.

[10] Kellner L, Wimpissinger B, Stolba U, et al. 25-gauge vs 20-gauge system for pars plana vitrectomy: a prospective randomized clinical trial. Br J Ophthalmol. 2007;91:945–8.

[11] Wimpissinger B, Kellner L, Brannath W, Krepler K, Stolba U, Mihalics C, Binder S. 23-Gauge versus 20-gauge system for pars plana vitrectomy: a prospective randomized clinical trial. Br J Ophthalmol. 2008;92:1483–7.

[12] Inoue M, Noda K, Ishida S, Nagai N, Imamura Y, Oguchi Y. Intraoperative breakage of a 25-gauge vitreous cutter. Am J Ophthalmol. 2004;138:867–9.

[13] Taylor SRJ, Aylward GW. Endophthalmitis following 25-gauge vitrectomy. Eye. 2005;19:1228–9.

[14] Taban M, Ufret-Vincenty RL, Sears JE. Endophthalmitis after 25-gauge transconjunctival sutureless vitrectomy. Retina. 2006;26:830–1.

[15] Liu DT, Chan CK, Fan DS, Lam SW, Lam DS, Chan WM. Choroidal folds after 25-gauge transconjunctival sutureless vitrectomy. Eye. 2005;19:825–7.

[16] Okuda T, Nishimura A, Kobayashi A, Sugiyama K. Postoperative retinal break after 25-gauge transconjunctival sutureless vitrectomy: report of four cases. Graefes Arch Clin Exp Ophthalmol. 2007;245:155–7.

[17] Gupta OP, Weichel ED, Regillo CD, et al. Postoperative

complications associated with 25-gauge pars plana vitrectomy. Ophthalmic Surg Lasers Imaging. 2007;38:270–5.

[18] Scartozzi R, Bessa AS, Gupta OP, Regillo CD. Intraoperative sclerotomy-related retinal breaks for macular surgery, 20- vs 25-gauge vitrectomy systems. Am J Ophthalmol. 2007;143:155–6.

[19] Kunimoto DY, Kaiser RS. Incidence of endophthalmitis after 20- and 25-gauge vitrectomy. Ophthalmology. 2007;114:2133–7.

[20] Scott IU, Flynn HW Jr, Dev S, Shaikh S. Endophthalmitis after 25-gauge and 20-gauge pars plana vitrectomy: incidence and outcomes. Retina. 2008;28:138–42.

[21] Lewis H. Sutureless microincision vitrectomy surgery: unclear benefit, uncertain safety. Am J Ophthalmol. 2007;144:613–5.

[22] Kaiser R, Prenner J, Scott I, et al. The microsurgical safety task force: evolving guidelines for minimizing the risk of endophthalmitis associated with microincisional vitrectomy surgery. Retina. 2010;30:692–9.

[23] Thoms SS, Musch DC, Soong HK. Postoperative endophthalmitis associated with sutured versus unsutured clear corneal cataract incisions. Br J Ophthalmol. 2007;91:728–30.

[24] Bahrani HM, Fazelat AA, Thomas M, et al. Endophthalmitis in the era of small-gauge transconjunctival sutureless vitrectomy—meta-analysis and review of literature. Seminars in Ophthalmology. 2010;25:275–82.

[25] John ME, Noblitt R. Endophthalmitis: scleral tunnel vs. clear corneal incision. In: Buzard KA, Friedlander MH, Febbraro JL, eds. The Blue Line Incision and Refractive Phacoemulsification. Thorofare, NJ: SLACK; 2001:53–6.

[26] Nagaki Y, Hayasaka S, Kadoi C, et al. Bacterial endophthalmitis after small-incision cataract surgery: effect of incision placement and intraocular lens type. J Cataract Refract Surg. 2003;29:20–6.

[27] Hsu J, Chen E, Gupta O, Fineman MS, Garg SJ, Regillo CD. Hypotony after 25-gauge vitrectomy using oblique versus direct cannula insertions in fluid-filled eyes. Retina. 2008;28:937–40.

[28] Inoue M, Shinoda K, Shinoda H, et al. Two-step oblique incision during 25-gauge vitrectomy reduces incidence of postoperative hypotony. Clin Experiment Ophthalmol. 2007;35:693–6.

[29] Gupta OP, Maguire JI, Eagle RC, et al. The competency of pars plana vitrectomy incisions: a comparative histologic and spectrophotometric analysis. Am J Ophthalmol. 2009;147:243–50.

[30] Taban M, Sharma S, Ventura AA, Kaiser PK. Evaluation of wound closure in oblique 23-gauge sutureless sclerotomies with Visante optical coherence tomography. Am J Ophthalmol. 2009;147:101–7.

[31] Lopez-Guajardo L, Vleming-Pinilla E, Pareja-Esteban J, Teus-Guezala MA. Ultrasound biomicroscopy study of direct and oblique 25-gauge vitrectomy sclerotomies. Am J Ophthalmol. 2007;143:881–3.

[32] Ruiz RS, Teeters VW. The vitreous wick syndrome. Am J Ophthalmology. 1970;70:483–90.

[33] Venkatesh P, Verma L, Tewari H. Posterior vitreous wick syndrome: a potential cause of endophthalmitis following vitreoretinal surgery. Med Hypotheses. 2002;58:513–5.

[34] Hu AH, Bourges J-L, Shah SP, Gupta A, et al. Endophthalmitis after pars plana vitrectomy: A 20- and 25-guage comparison. Ophthalmology. 2009;116:1360–5.

[35] Chen JK, Khurana RN, Nguyen QD, Do DV. The incidence of endophthalmitis following transconjunctival sutureless 25- vs 20-gauge vitrectomy. Eye. 2009;23:780–4.

[36] Shimada H, Nakashizuka H, Hattori T, Mori R, et al. Incidence of endophthalmitis after 20- and 25-gauge vitrectomy: causes and prevention. Ophthalmology. 2008;115:2215–20.

[37] Mason JO, Yunker JJ, Vail RS, White MF, et al. Incidence of endophthalmitis following 20-guage and 25-gauge vitrectomy. Retina. 2008;28:1352–4.

[38] Oshima Y, Kadonosono K, Yamaji H. Multicenter survey with a systematic overview of acute-onset endophthalmitis after transconjunctival microincision vitrectomy surgery. Am J Ophthalmol. 2010;150:716–25.

[39] Charles S. An engineering approach to vitreoretinal surgery. Retina. 2004;24:435–44.

[40] Hubschman JP, Bourges JL, Tsui I, Reddy S, Yu F, Schwartz SD. Effect of cutting phases on flow rate in 20-, 23-, and 25-gauge vitreous cutters. Retina. 2009;29:1289–93.

[41] Teixerira A, Chong LP, Matsuoka N, Arana L, et al. Vitreoretinal traction created by conventional cutters during vitrectomy. Ophthalmology. 2010;117:1387–92.

[42] Diniz B, Riberiro R, Fernandes R, et al. Fluidics in a dual pneumatic ultrahigh-speed vitreous cutter system. Ophthalmologica. 2013;229:15–20.

[43] Dugel PU, Zhou J, Abulon DJ, Buboltz DC. Tissue attraction associated with 20-gauge, 23-gauge, and enhanced 25-gauge dual pneumatic vitrectomy probes. Retina. 2012;32:1761–6.

[44] Lima LH, Deboer C, McCormick M, Kerns R, Bhadri P, Humayun MS. A new dual port cutter system for vitrectomy surgery. Retina. 2010;30:1515–9.

[45] Rizzo S, Genovesi-Ebert F, Belting C. Comparative study between a standard 25-gauge vitrectomy system and a new ultrahigh-speed 25-gauge system with duty cycle control in the treatment of various vitreoretinal diseases. Retina. 2011;31:2007–13.

[46] Pavlidis M. Two-dimensional cutting (TDC) vitrectome: in vitro flow assessment and prospective clinical study evaluating core vitrectomy efficiency versus standard vitrectome. J Ophthalmol. 2016;2016:3849316.

[47] Chalam K, Shah V. Optics of wide-angle panoramic viewing system-assisted vitreous surgery. Surv Ophthalmol. 2004;49:437–45.

[48] Tolentino FI, Freeman HM, Shah VA. A new lens for closed pars plana vitrectomy. Arch Ophthalmol. 1979;97:2197–8.

[49] Spitznas M, Reiner J. A stereoscopic diagonal inverter (SDI) for wide-angle vitreous surgery. Graefe's Arch Clin Exp Ophthalmol. 1987;225:9–12.

[50] Spitznas M. A binocular indirect ophthalmomicroscope (BIOM) for non-contact wide-angle vitreous surgery. Graefes Arch Clin Exp Ophthalmol. 1987;225:9–12.

[51] Ehlers JP, Goshe J, Dupps WJ, et al. Determination of feasibility and utility of microscope-integrated optical coherence tomography during ophthalmic surgery: The DISCOVER study RESCAN results. JAMA Ophthalmol. 2015;133:1124–32.

[52] Chen X, Viehland C, Carrasco-Zevallos OM, Keller B, Vajzovic L, Izatt JA, Toth CA. Microscope-integrated optical coherence tomography angiography in the operating room in young children with retinal vascular disease. JAMA Ophthalmol. 2017;135:483–6.

[53] Peyman GA, Cheema R, Conway MD, Fang T. Triamcinolone acetonide as an aid to visualization of the vitreous and the posterior hyaloid during pars plana vitrectomy. Retina. 2000;20:554–5.

[54] Shimada H, Nakashizuka H, Mori R, et al. Expanded indications for 25-gauge transconjunctival vitrectomy. Jpn J Ophthalmol. 2005;49:397–401.

[55] Shaikh S, Ho S, Richmond PP, Olson JC, Barnes CD. Untoward outcomes in 25-gauge vs 20-gauge vitreoretinal surgery. Retina. 2007;27:1048–53.

[56] Chiang A, Kaiser RS, Avery RL, et al. Endophthalmitis in microincision vitrectomy: outcomes of gas-filled eyes. Retina. 2011;31:1513–7.

[57] Sjaarda RN, Flaser BM, Thompson JT, et al. Distribution of iatrogenic retinal breaks in macular hole surgery. Ophthalmology. 1995;103:124.

[58] Thompson JT, Glaser BM, Sjaarda RN, Murphy RN. Progression of nuclear sclerosis and long-term visual results of vitrectomy with transforming growth factor beta-2 for macular holes. Am J Ophthalmol. 1995;119:48–54.

第24章 视网膜脱离修复的巩膜扣带术

Scleral Buckling Procedure for Retinal Detachment Repair

Baseer U. Ahmad　Gaurav Shah　Nicholas Engelbrecht　Matthew Thomas　Bradley Smith　**著**

张　婷　**译**

一、概述

巩膜扣带术是一种修复孔源性视网膜脱离（RRD）的手术，也是牵引性或玻璃体增生性脱离的辅助治疗。成功治疗 RRD 的关键原则是识别所有视网膜裂孔，解除裂孔处牵引，并封闭裂孔[1]。

二、适应证

利用巩膜扣带手术（SBP）修复视网膜裂孔，最适合于有晶状体眼或成形玻璃体的患者，以及以下任何一种情形。

- 简单的视网膜裂孔。
- 玻璃体基部多处裂孔。
- 视网膜锯齿缘截离。

特别是对于年轻的有晶状体眼患者，能够保存清晰的晶状体和正常的调节功能。

三、禁忌证

- 对于后部视网膜裂孔，利用环扎带或者其他扣带进行支撑是困难或不可能的。
- 屈光介质混浊 / 出血，影响识别所有视网膜裂孔。

- 一定程度的巩膜变薄 / 软化，预置缝线或制作巩膜隧道可能会导致巩膜穿孔。

四、手术技术

将巩膜局部压陷，可将视网膜裂孔重新对合于视网膜色素上皮，可使用许多不同的扣带材料，包括环扎带、硅胶带和海绵。节段性扣带，无论是环向还是纵向的，可以用来支撑单一的视网膜裂孔或多个邻近的视网膜裂孔。最常见的当代方法是使用环扎带和环形带。

（一）术前评估和手术安排

仔细进行双眼散瞳眼底检查至关重要。术前计划需要详细的术前眼底绘图查清所有的视网膜裂孔与正常结构的解剖关系。应仔细检查对侧眼的视网膜周边病变。记录后，手术安排应遵从如下原则。

- 完整的病史和体格检查，以排除扣带术的禁忌证，包括身体情况不稳定或抗凝用药，特别是如果国际标准化比值＞ 3.0。
- 如果黄斑在位并网脱快速进展，应立即进行手术。
- 如果黄斑在位，视网膜脱离位于下方，或已知进展速度缓慢，可在几天内进行手术。

- 慢性的黄斑外视网膜脱离 [表现为分界线、视网膜囊肿和（或）视网膜下纤维化] 可在 1～2 周内修复。

- 如果黄斑已经脱离了很长一段时间，可以在患者和医生方便的情况下在几周内进行手术。

（二）手术设置

巩膜扣带所需的器械（图 24-1）如下。

- 韦斯特科特显微剪刀。

- 持针器 4 个（8-0 缝合的小套包，5-0 缝合的大套包）。

- 止血钳或 Watzke 扩张器。

- 无齿结膜镊 2 个。

- 弯镊 2 个。

- 卡尺。

- 筋膜弯剪。

- 尖端带孔的肌钩 ×2。

- 卵圆尖（Jameson）肌钩。

- Schepen 拉钩。

- 带标记的巩膜顶压器（O'Connor 或 Urrets-Zavalia）。

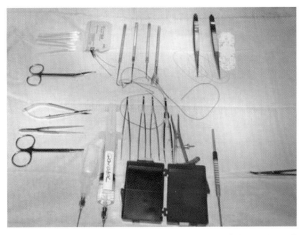

▲ 图 24-1　大多数玻璃体视网膜手术室都有标准的巩膜扣带手术套包

- 冲洗针头（用于平衡盐溶液、角膜保护剂和布比卡因麻醉剂）。

- 筋膜直剪（"硅胶剪刀"）。

- 有齿镊 [0.12 和（或）0.3mm]。

- 缝线。
  - 2-0 丝线 1 包（一般 12 股）。
  - 5-0 聚丙烯线或尼龙线 2 包（如附带于 RD-1 铲针上的约 46.7cm Ethilon）。
  - 8-0 薇乔线 2 包（如附带于 TG-140-8 铲针上的约 30.5cm Ethilon）。

- 有手柄的 64 号或 57 号刀片（用于巩膜切开或巩膜隧道）。

- 有手柄的 66 号刀片（用于做巩膜隧道）。

- 间接检眼镜。

- 透镜 [20D 和（或）28D]。

- 冷冻设备。
  - 带袖套的探头。
  - 套件。
  - 氮气罐。

- 注射器（1ml）和 27G 或 30G 针头，用于视网膜下液的外引流。

- 气体。
  - SF_6 和 C_3F_8 气体罐。
  - 3ml 或 1ml 注射器，带 30G 针头。
  - 微孔过滤器和带旋塞的套管。

（三）麻醉和准备

可以使用全身麻醉或球后阻滞麻醉联合麻醉监护。球后阻滞麻醉可以通过经皮或经结膜入路进行。如果使用通过下睑穹窿的结膜入路，要想象一下针头沿着眼球的轮廓进入，这样会比经皮入会更加靠近眼球轴心。

麻醉后，应使用 5% 聚维酮碘溶液消毒结膜、眼睑和皮肤。

（四）开始切开和肌肉分离

结膜环形切开：将镊子（0.12mm、0.3mm 或无齿镊）在 3 点钟或 9 点钟角膜缘附近，夹起球结膜，并使用韦斯特科特剪刀做一个放射状结膜切口（图 24-2）。切口应该长 3~4mm。然后在该切口对侧的 3 点钟或 9 点钟位置再做一个切口。

接着，以平滑连续的方式，用韦斯特科特剪刀剪开角膜缘的球结膜及其下筋膜（图 24-3）。从颞侧入路可以使剪刀边缘最接近角膜缘，这有助于避免"开罐器"式切开球结膜，不会产生锯齿状边缘。

筋膜弯剪（Stephens 或 nurse）可以紧贴 Tenon 筋膜囊下的眼球弧度，更斜行深入两条直肌之间的象限可以将其插入至铰链深度，然后将其扩开，以钝性解剖分离间隔和筋膜，接近直肌。

使用一个带有 2-0 丝线的有孔肌钩，用扫动方式将钩子从下面和后面靠近内直肌或外直肌。一旦肌钩尖端在肌肉的另一侧可见，就用镊子夹住丝线线结，以插入肌钩同样的方式向后退出肌钩。丝线横跨于肌肉，将其两端对合系两个结。以同样方式操作另一水平直肌，然后是下直肌，最后是上直肌（图 24-4）。

（五）检查和识别破口

一旦所有直肌圈套好，应该拎起所有丝线结，然后用拉钩检查每个象限，寻找是否有薄的 / 蓝色的巩膜部位，直肌是否分离得当，以及定位涡静脉（图 24-5）。如果广泛或整个象限显示巩膜软化变薄，可能需要放弃巩膜扣带术，而选择玻璃体切除术。这一操作还可以进一步钝性分离肌肉间隔，并将筋膜囊推至赤道部，以达到最大暴露。应避免极端的向后分离肌肉，因为这会引起肌肉粘连于巩膜壁，可能会增加术后斜视或脂肪黏附综合征的风险。

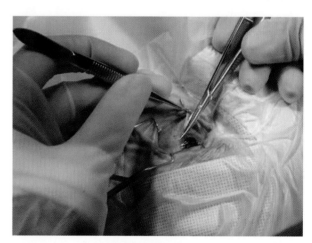

▲ 图 24-3　用一把韦斯特科特剪刀沿着角膜缘平滑地剪开球结膜，使结膜瓣光滑

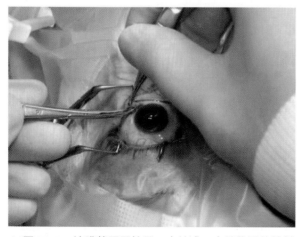

▲ 图 24-2　结膜剪开始于 3 点钟或 9 点钟位置的放射状切口

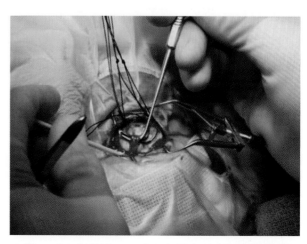

▲ 图 24-4　勾住直肌，清理和检查，确保没有漏掉肌肉纤维

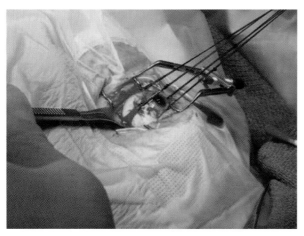

▲ 图 24-5　**Schepens** 拉钩有助于检查巩膜和肌肉

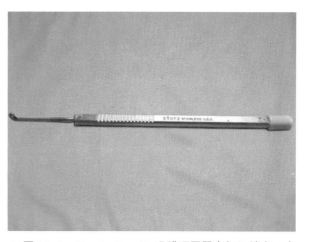

▲ 图 24-6　**Urrets–Zavalia** 巩膜顶压器在标记端有一个菱形的尖端

一旦完成巩膜检查，手术医生应该使用间接检眼镜和巩膜顶压检查周围视网膜。

由于眼球已被麻醉固定，助手必须拎住丝线结，保持适当眼位来呈现眼底。通常这意味着把眼球远离外科医生的视线，如为了检查鼻侧眼底，手术医生站于颞侧，而助手应站于鼻侧，并使眼球远离主刀医生而向鼻侧旋转。

与平时临床检查中使用的 Schocket 巩膜顶压器不同，这里需要一个可以标记的巩膜顶压器，如 Urrets-Zavalia（图 24-6）或 O'Connor 标记顶压器（图 24-7）。它们的特点是在标记侧有一个更锋利的头部。先将顶压器贴在眼球表面平行进入，压陷巩膜。一旦识别出视网膜裂孔，将顶压器旋转 90°，使标记头压陷巩膜（图 24-8）。在这个位置保持大约 5s，局部压陷和巩膜脱水在这一点足以留下一个蓝色的标记（图 24-9）。对于小裂孔，应标记其后缘。对于大裂孔，还应该标记裂孔的两端侧角。如果使用节段扣带术，侧角的标记尤其重要。（如果在检查巩膜时，发现此处巩膜薄，应小心顶压，以免巩膜穿孔。）

在巩膜标记完成后，应使用棉尖头擦干该区域，并在标记位置印上不褪色的墨水点。这必须迅速完成，因为巩膜压陷标记可在几秒钟内消失。为了防止印记糊开，应立即在墨迹上再用棉签擦干。

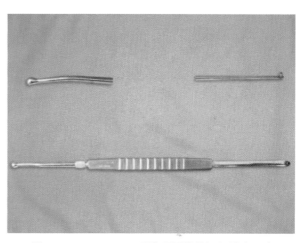

▲ 图 24-7　**O'Connor** 巩膜顶压器的标记端有一个环

重复上述操作，识别和标记出所有视网膜裂孔。

（六）处理已识别的视网膜裂孔

虽然视网膜裂孔可以在术后处理，但最好在术中治疗，因为术后通过气体观察眼底可能非常困难。

一般来说，冷冻是处理视网膜裂孔的首选方法（图 24-10）。如果视网膜脱离浅，冷冻探头的压陷足以将视网膜和 RPE 对合（通过机械性压陷或者将视网膜下液挤出视网膜裂孔）。在冷冻过程中，冷冻的黄色圆形晕圈应覆盖整个视网膜裂孔，持续数秒。冷冻后的视网膜应比周围未处理的视

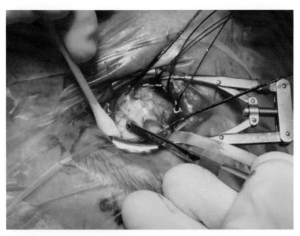

▲ 图 24-8　O'Connor 巩膜顶压器的标记端置于对应的视网膜裂孔的巩膜上

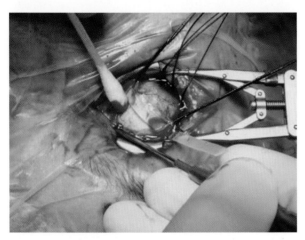

▲ 图 24-9　圆形蓝色巩膜标记是由于 O'Connor 巩膜顶压器的标记头压陷巩膜产生

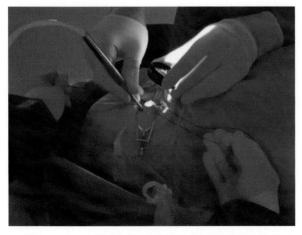

▲ 图 24-10　手术医生将先前标记的视网膜裂孔进行冷冻治疗

网膜色浅。对于大的视网膜裂孔，可以使用多个较短时间的相接冷冻来覆盖整个视网膜裂孔。

如果脱离太高，不能有效的冷冻治疗，那么在冷冻之前，可能需要外引流以达到充分的视网膜附着。

（七）环扎带的选择和制备

环扎术中需要的两个元素是环扎带和袖套。常用的硅胶环扎带有 240 号（2.5mm 宽）、41 号（3.5mm 宽）和 42 号（4mm 宽）三种，它们可以搭配使用 70 或 71 号袖套。套筒是一个长的圆形硅胶管，将其裁剪到合适宽度，通常 2～3mm。

如果在视网膜裂孔部位需要额外支撑，可以在环扎带下放置一个子午线加压，比如 106 号可用于环扎带下面。如果在整个周边需要更多的支撑或压陷，可以使用相应的环形带，将环扎带置于环形带的凹槽内（40 或 240 适用于 275、276 或 278 环形轮带）。4050 号硅胶带（5mm 宽）也是另一种广泛用于支撑周边的材料。

如果做节段性扣带，可使用硅胶海绵或硅胶轮带。通常首选硅胶海绵，因为与其他材料相比，它们可以更高压陷和更少的移位（图 24-11）。

在大多数配备巩膜扣带的手术室中，可以找到厂家的各种材料的宣传海报（图 24-12 至图 24-15）。

一旦选好环扎带，用硅胶剪刀将其末端剪出一个斜面，使两端可以尖对尖对合或像一个拼图一样拼合。无论哪种方式，手术医生都需要留意这个方向，以避免环扎带扭曲。斜面还可以方便穿过直肌下方和任何巩膜隧道。

（八）留置环扎带

在初次手术中，应将环扎带的前缘放置在巩膜墨水标记处，以使视网膜裂孔的后缘都被巩膜压

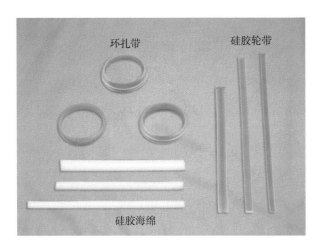

▲ 图 24-11　巩膜扣带可以用各种材料完成，包括环扎带、硅胶轮带和（或）硅胶海绵（图片由 DORC Instruments, Inc. 提供）

陷的前嵴支撑（图 24-16）。将这个距离测量下来，并标记在所有其他象限，以便环扎带对称放置。

如果是做联合环扎的玻璃体切除术，环扎带放置的目标往往是简单地支持玻璃体基底部，这通常可以将环扎带的前缘放置在每个象限角膜缘后的 12mm 处。对于长眼轴的眼球，该距离可能需要增加 1～2mm，因为基底部会更靠后。

（九）使用缝合线放置环扎带

缝合固定是常见的固定环扎带的方法。一般来说，在放置缝线之前，先放置环扎带更容易，因为预置多个缝线会引起缝线末端混淆。若预先放置缝线，也可使用小弹簧夹分清各个缝线末端。

用一个 Nugent 镊将环扎带引入直肌下，并用另一个 Nugent 镊在另一边夹起。重复操作，将环扎带置于所有直肌下，并环绕眼球，两个斜面末端露于最后一个象限（图 24-17）。

在有原发视网膜裂孔或者标记的视网膜裂孔的象限，将环扎带放置在其最终期望的位置，了解预期安置的状态，然后将其稍向前滑动，使用一个带有 5-0 多烯缝线的铲针，在环扎带预置位置的后缘 1mm 处，行巩膜板层缝合（图 24-18）。然后将环扎带再向后滑动，将同一针在距离环扎带预置位置前 1mm 处，再行板层巩膜缝合（图 24-19）。缝线用 3-1-1 的方式进行方结打结。将结向后旋转，使缝合端不突出于环扎带上方（图 24-20 和图 24-21），可减少缝线侵蚀结膜的风险。

（十）制作巩膜隧道放置环扎带

另一种放置和固定环扎带的方法是在每个斜象限制作板层巩膜隧道（"皮带扣"）。这种方法的优点是尽量减少缝线相关并发症，如缝线移位、刺激或感染。它主要缺点是对巩膜厚度的要求更高，因为巩膜隧道比相应的缝合通道需要更多的巩膜区域。

必须预先计划是否会使用额外的扣带材料（如子午线加压或环形带），以便制作巩膜隧道时不会影响扣带材料的放置。有时候，可以用缝线来固定额外的扣带，而巩膜隧道则用来固定环扎带。

巩膜隧道制作：用 64 号刀片制作两个平行的、子午线方向的、相距 2～4mm 的板层巩膜切口（图 24-22 和图 24-23）。每个切口长度应与所选环扎带的宽度相匹配（如 240 环扎带对应 2.5mm 切口），它们的方向应该是垂直于角膜缘并彼此平行。然后使用 66 或 57 号刀片（分别是新月形或"曲棍球棒形"）从其中一端切口开始制作巩膜板层（图 24-24）。从一端切口向另一端切口分离前行，直到刀片从第二个切口露出。在这一步中，应特别注意避免刀片向眼球方向倾斜，以免巩膜穿孔。

（十一）放置袖套并扎紧环扎带

为了调整环扎带正确的紧度，将其两端置于一个相应的硅胶袖套中，一旦拉至预想紧度，袖套内的足够摩擦可以保持环扎带两端不会滑动。

SOLID SILICONE IMPLANTS

SILICONE CIRCLING BANDS
CIRCLING BANDS ARE DESIGNED TO HOLD THE ACCESSORY IMPLANT IN PLACE, AND TO MAINTAIN OPTIMAL PRESSURE TO FORM A PERMANENT BUCKLE WITHOUT SCLERAL EROSION

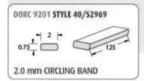
DORC 9201 STYLE 40/S2969
2.0 mm CIRCLING BAND

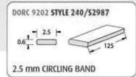
DORC 9202 STYLE 240/S2987
2.5 mm CIRCLING BAND

SILICONE TIRES
TIRE-SHAPED IMPLANTS ARE DESIGNED FOR USE UNDER CIRCLING BANDS FOR WIDE SCLERAL BEDS, FOR BREAKS NEAR THE ORA SERRATA, MULTIPLE BREAKS, AND FOR HIGH SCLERAL BUCKLES

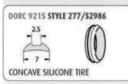
DORC 9215 STYLE 277/S2986
CONCAVE SILICONE TIRE

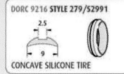
DORC 9216 STYLE 279/S2991
CONCAVE SILICONE TIRE

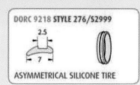
DORC 9218 STYLE 276/S2999
ASYMMETRICAL SILICONE TIRE

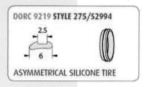
DORC 9219 STYLE 275/S2994
ASYMMETRICAL SILICONE TIRE

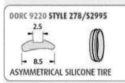
DORC 9220 STYLE 278/S2995
ASYMMETRICAL SILICONE TIRE

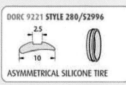
DORC 9221 STYLE 280/S2996
ASYMMETRICAL SILICONE TIRE

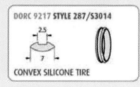
DORC 9217 STYLE 287/S3014
CONVEX SILICONE TIRE

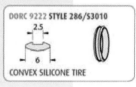
DORC 9222 STYLE 286/S3010
CONVEX SILICONE TIRE

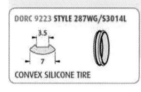
DORC 9223 STYLE 287WG/S3014L
CONVEX SILICONE TIRE

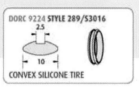
DORC 9224 STYLE 289/S3016
CONVEX SILICONE TIRE

SILICONE GROOVED STRIPS
GROOVED STRIPS ARE DESIGNED TO BE USED UNDER CIRCLING BANDS. SEVERAL DESIGNS ARE OFFERED TO FIT THE NEED FOR NARROW OR WIDE SCLERAL BEDS, AS WELL AS HIGH SCLERAL BUCKLING

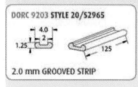
DORC 9203 STYLE 20/S2965
2.0 mm GROOVED STRIP

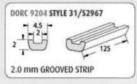
DORC 9204 STYLE 31/S2967
2.0 mm GROOVED STRIP

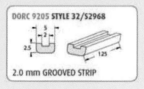
DORC 9205 STYLE 32/S2968
2.0 mm GROOVED STRIP

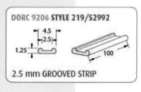
DORC 9206 STYLE 219/S2992
2.5 mm GROOVED STRIP

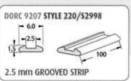
DORC 9207 STYLE 220/S2998
2.5 mm GROOVED STRIP

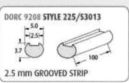
DORC 9208 STYLE 225/S3013
2.5 mm GROOVED STRIP

▲ 图 24-12　大多数手术室将张贴巩膜扣带材料的标准海报，如环形带、带槽带和环扎带（图片由 DORC Instruments, Inc. 提供）

SOLID SILICONE IMPLANTS

SILICONE STRIPS

SILICONE STRIPS CAN BE USED ALONE, WITH WIDE GROOVED TIRES, OR WHEN 'TRAP DOOR'
PROCEDURES ARE PERFORMED

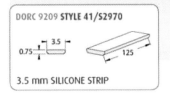

DORC 9209 **STYLE 41/S2970**

3.5 mm SILICONE STRIP

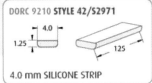

DORC 9210 **STYLE 42/S2971**

4.0 mm SILICONE STRIP

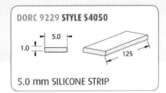

DORC 9229 **STYLE S4050**

5.0 mm SILICONE STRIP

ROUND SILICONE SLEEVES

SLEEVES ARE USED TO SECURE CIRCLING BANDS

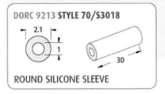

DORC 9213 **STYLE 70/S3018**

ROUND SILICONE SLEEVE

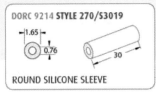

DORC 9214 **STYLE 270/S3019**

ROUND SILICONE SLEEVE

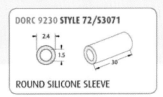

DORC 9230 **STYLE 72/S3071**

ROUND SILICONE SLEEVE

OVAL SILICONE SLEEVES

OVAL SILICONE SLEEVES TO SECURE CIRCLING BANDS

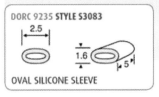

DORC 9235 **STYLE S3083**

OVAL SILICONE SLEEVE

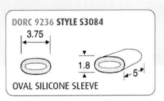

DORC 9236 **STYLE S3084**

OVAL SILICONE SLEEVE

▲ 图 24-13　大多数手术室将张贴巩膜扣带材料的标准海报，如环扎带和袖套（图片由 **DORC Instruments, Inc.** 提供）

使用 Watzke 袖套扩张器或止血镊，将切好的硅胶袖套展开，将环扎带的一端靠近扩张器的铰链处，用 Nugent 镊子从后面送入（图 24-25）。然后，助手使用镊子夹住这一端，而主刀医生用一个 Nugent 镊子夹住环扎带的另一端，从袖套的另一侧从前面送入（图 24-26）。一旦两端通过袖套固定，用 Nugent 镊子夹住展开的套袖开口一侧。关闭扩张器，然后将袖套从扩张器上缓慢扭出，再将环扎带调整到其适当的长度（图 24-27）。

在扎紧环扎带之前，最好再次检查环扎带两端的斜面，确定没有发生扭转。

如果需要引流视网膜下液，应在收紧环扎带之前进行。如果不需要引流，可收紧环扎带，直到轻轻地紧贴球壁而不升高眼压。然后再将它进一步收紧，直到球壁轻微压陷。如果要联合玻璃体切除术，此时可以开始玻璃体手术。

（十二）其他支撑材料

如果环扎带太靠前（扣带的前峰没有位于视网膜裂孔之后）或者在环扎带放置收紧后需要额外的支撑，可以加入子午线顶压。

例如，106 号子午线支撑材料（图 24-28）可以根据需要塞入（图 24-29）和缝合于（图 24-30）环扎带下面。各种的环形带的一部分也可用于此。

SILICONE SPONGES

SILICONE SPONGES ARE OFFERED IN MANY SHAPES THAT CAN BE USED FOR SEGMENTAL BUCKLING PROCEDURES. SPECIAL SHAPES INCLUDE PARTIAL THICKNESS TO PREVENT HAND-CUTTING TO DESIRED SHAPE.

ROUND SILICONE SPONGES

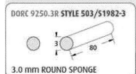

DORC 9250.3R **STYLE 503/S1982-3**

3.0 mm ROUND SPONGE

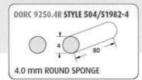

DORC 9250.4R **STYLE 504/S1982-4**

4.0 mm ROUND SPONGE

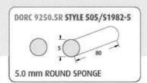

DORC 9250.5R **STYLE 505/S1982-5**

5.0 mm ROUND SPONGE

OVAL SILICONE SPONGES

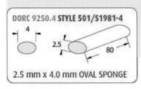

DORC 9250.4 **STYLE 501/S1981-4**

2.5 mm x 4.0 mm OVAL SPONGE

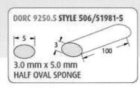

DORC 9250.5 **STYLE 506/S1981-5**

3.0 mm x 5.0 mm
HALF OVAL SPONGE

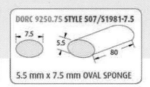

DORC 9250.75 **STYLE 507/S1981-7.5**

5.5 mm x 7.5 mm OVAL SPONGE

OBLONG SILICONE SPONGES

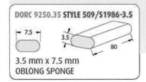

DORC 9250.35 **STYLE 509/S1986-3.5**

3.5 mm x 7.5 mm
OBLONG SPONGE

HALF ROUND SILICONE SPONGES

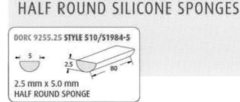

DORC 9255.25 **STYLE 510/S1984-5**

2.5 mm x 5.0 mm
HALF ROUND SPONGE

HALF OVAL SILICONE SPONGES

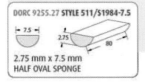

DORC 9255.27 **STYLE 511/S1984-7.5**

2.75 mm x 7.5 mm
HALF OVAL SPONGE

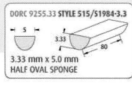

DORC 9255.33 **STYLE 515/S1984-3.3**

3.33 mm x 5.0 mm
HALF OVAL SPONGE

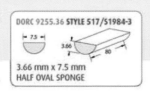

DORC 9255.36 **STYLE 517/S1984-3**

3.66 mm x 7.5 mm
HALF OVAL SPONGE

GROOVED SILICONE SPONGES

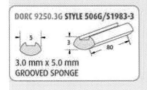

DORC 9250.3G **STYLE 506G/S1983-3**

3.0 mm x 5.0 mm
GROOVED SPONGE

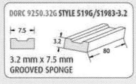

DORC 9250.32G **STYLE 519G/S1983-3.2**

3.2 mm x 7.5 mm
GROOVED SPONGE

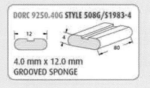

DORC 9250.40G **STYLE 508G/S1983-4**

4.0 mm x 12.0 mm
GROOVED SPONGE

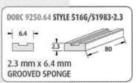

DORC 9250.64 **STYLE 516G/S1983-2.3**

2.3 mm x 6.4 mm
GROOVED SPONGE

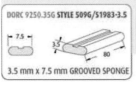

DORC 9250.35G **STYLE 509G/S1983-3.5**

3.5 mm x 7.5 mm GROOVED SPONGE

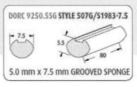

DORC 9250.55G **STYLE 507G/S1983-7.5**

5.0 mm x 7.5 mm GROOVED SPONGE

▲ 图 24-14　大多数手术室将张贴巩膜扣带材料的标准海报，如海绵（图片由 DORC Instruments, Inc. 提供）

SILICONE SPONGES

ROUND TUNNEL SILICONE SPONGE

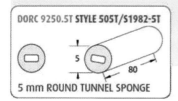

DORC 9250.5T **STYLE 505T/S1982-5T**

5 mm ROUND TUNNEL SPONGE

ACCESSORIES

MERIDIONAL IMPLANTS

THESE IMPLANTS GIVE ADDITIONAL BUCKLING IN THE MERIDIONAL DIRECTION, AND ARE USED UNDER GROOVED IMPLANTS

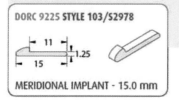
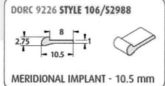
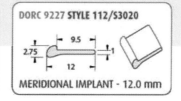

DORC 9225 **STYLE 103/S2978** — MERIDIONAL IMPLANT - 15.0 mm

DORC 9226 **STYLE 106/S2988** — MERIDIONAL IMPLANT - 10.5 mm

DORC 9227 **STYLE 112/S3020** — MERIDIONAL IMPLANT - 12.0 mm

SILICONE WEDGE

FOR HIGH SCLERAL BUCKLES. CONCAVE INNER SURFACE WITH INCREASING BUCKLE EFFECT ON TICK SIDE OF WEDGE

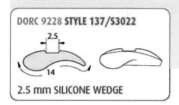

DORC 9228 **STYLE 137/S3022**

2.5 mm SILICONE WEDGE

▲ 图 24-15　大多数手术室将张贴巩膜扣带材料的标准海报，如楔形和子午线附件（图片由 **DORC Instruments, Inc.** 提供）

（十三）视网膜下液外引流

当视网膜脱离呈泡状时，外引流可能是必要的，原因如下。

- 使视网膜裂孔更好对合于加压嵴。
- 在收紧环扎带时，防止眼压显著升高。
- 防止上方的视网膜下大量液体引起术后黄斑脱离。

- 配合注入气体而不引起眼压的严重升高。

这一操作应在硅胶袖套放置之后、扎紧环扎带之前进行。引流口应尽可能远离标记的视网膜裂孔，同时靠近视网膜脱离的最高处。通常最好选择一个将可以被环扎带或加压带覆盖的位置。在选定的位置将环扎带向后滑，使用 64 号刀片将巩膜切开深达葡萄膜（图 24-31）。

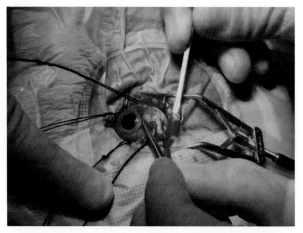

▲ 图 24-16　巩膜用卡尺标记，以确保正确放置带

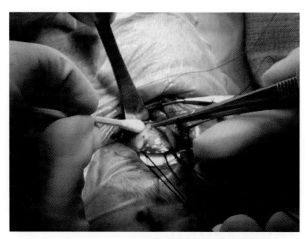

▲ 图 24-19　硅胶带后移，行前部缝线

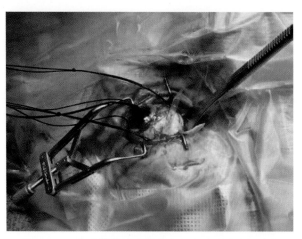

▲ 图 24-17　硅胶带斜面尖端的方向有助于确认没有扭转

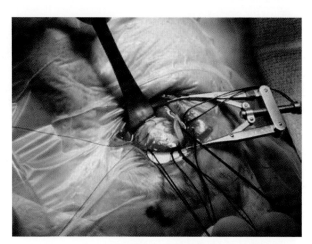

▲ 图 24-20　环扎带移至其预置位置，缝线打结

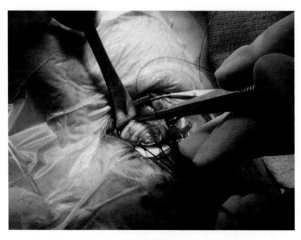

▲ 图 24-18　硅胶带前移，行后部缝线

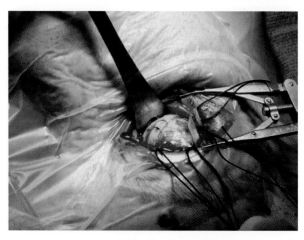

▲ 图 24-21　最后用一个方结固定环扎带

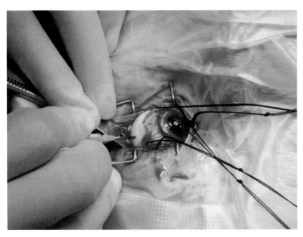

▲ 图 24-22 使用 64 号刀片制作板层巩膜切口

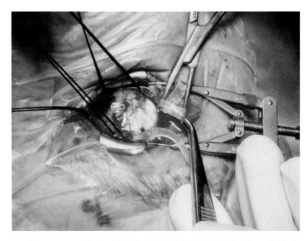

▲ 图 24-25 离止血镊铰链较近的硅胶环扎带一端首先通过硅胶袖套, 从后面送入

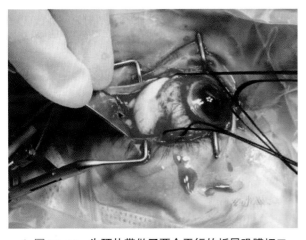

▲ 图 24-23 为环扎带做了两个平行的板层巩膜切口

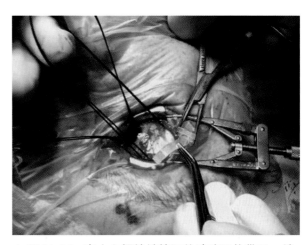

▲ 图 24-26 离止血镊铰链较远的硅胶环扎带另一端, 通过硅胶袖套, 从前面送入

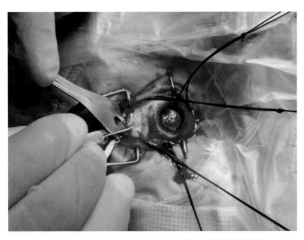

▲ 图 24-24 用 66 号刀片制作板层巩膜隧道

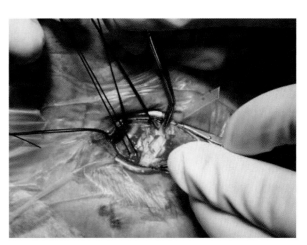

▲ 图 24-27 用镊子轻轻收紧环扎带, 直到贴附于巩膜上

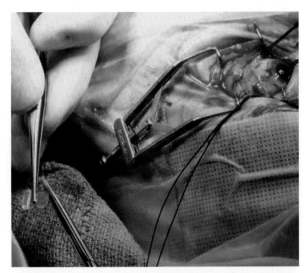

▲ 图 24-28　106 号加压带设计适合塞入环扎带，以在需要时提供更广泛的支持

当刺破葡萄膜，应该烧灼破口处，然后可以见到视网膜液缓缓流出（图 24-32）。视网膜下液的流出量，应该与主刀医生在先前的间接眼科检查中估计的视网膜下液的量相匹配。用棉尖头在引流口前部轻轻挤压，将液体挤向引流部位，有助于视网膜下液流出。绝不应施加极端压力，以避免视网膜嵌顿。一旦自发流动停止，可能已经排出了足够的液体。不应再施加额外压力。

在充分引流后，将该引流口缝合或覆盖于环扎带下面。应使用间接检眼镜检查无视网膜下出血并确认扣带高度。

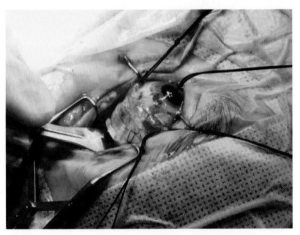

▲ 图 24-29　106 号加压带被塞进环扎带下，可以在没有缝合的情况下固定

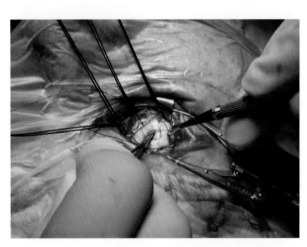

▲ 图 24-31　在需要外引流的巩膜处切开至葡萄膜

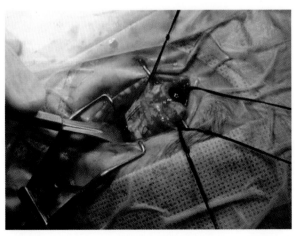

▲ 图 24-30　106 号加压带被塞进环扎带下，也可以缝合固定

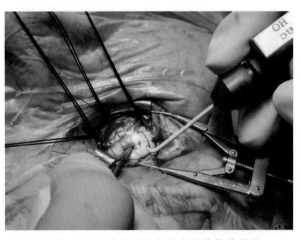

▲ 图 24-32　在外引流部位电凝烧灼葡萄膜

相对于巩膜切开的方法，一些医生使用 26G 或 27G 针进行引流，将针头连接于去除针芯的 1ml 注射器。主刀医生可利用间接检眼镜，看到针尖进入视网膜下。在环扎带的前缘保持斜面向后插入针尖，以减少视网膜嵌顿的风险。一旦针尖插入，随着视网膜下液排出，脱离的视网膜向脉络膜靠近。任何内出血应该及时压迫引流口止血。

助手可以捏住预先穿过环扎带的 2-0 丝线。然后，他 / 她将丝线牵拉环扎带，以保持一定压力，促进视网膜下液通过针头进入注射器。

这项操作有助于直接观察引流过程。然而，由于间接检眼镜的倒像，手术医生会有一个学习曲线。

（十四）容积补充或气体填充

通过注入平衡盐溶液或气体补充外引流后的眼内容积。气体可以提供额外的帮助，可在视网膜裂孔黏附瘢痕逐渐形成过程中，在眼内支持上方的视网膜裂孔。

如果要在没有外引流的情况下注入气体，应该在前面的步骤中进行一次或多次的前房穿刺，以适当软化眼球，防止明显的眼压升高。将气体注射到比较软的眼球中，也可以减少"鱼卵"或多个小气泡形成的风险。

注射部位不应该选择不受扣带支撑的或有明显牵引的任何视网膜裂孔附近，以防气体进入视网膜下。转动眼球，将注射部位置于眼球的最高处。将 30G 针头连接于 1ml 注射器，通过睫状体平坦部（有晶状体眼为角膜缘后 4mm，人工晶状体眼为角膜缘后 3～3.5mm）进入，针头继续进入到玻璃体腔，以有一个针道。然后，应该沿着相同的针道退出针头，直到刚刚到达虹膜平面。应该以快速、稳定的方式注入气体，以避免形成多个小气泡（"鱼卵"）。

（十五）最后眼科检查

再次间接眼镜检查，观察视神经是否灌注良好，并指测眼压，以确认眼球不太硬。如果动脉搏动存在或可由指压引出，则表明视网膜中央动脉灌注存在。如果无法确认动脉灌注，则应进行前房穿刺或松开环扎带。

需要确认扣带支撑了视网膜裂孔、格子样变性和其他视网膜异常。也需要检查顶压高度是否合适，必要时进一步调整环扎带。

（十六）关闭结膜

一旦修剪好环扎带，将 2-0 丝线都抽离直肌，用镊子将上和下结膜瓣对合固定于原来对应的角膜缘部位（图 24-33）。松动开睑器和轻轻地将眼球往后推，可以降低球结膜张力。

将放射状松解切口固定缝合于 3 点钟或 9 点钟方位，然后水平缝合结膜，线结埋于结膜下。8-0 薇乔或者 6-0 普通肠线都适用于缝合结膜。同样操作缝合对侧的松解切口。通常也需要缝合每个放射状切口的后部（图 24-34）。鼻侧缝合时应注意避开泪阜。

此时可以用一个钝针头，额外添加球后麻醉。

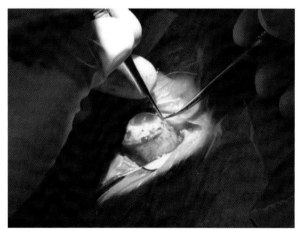

▲ 图 24-33　上下结膜用镊子夹住，水平拉拢，重新缝合固定于角膜缘

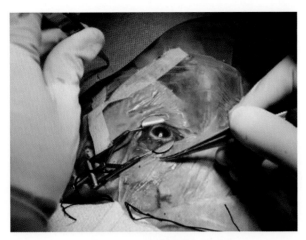

▲ 图 24-34　埋线结缝合球结膜

五、作用原理

巩膜扣带使得巩膜的局部压陷，将视网膜裂孔重新对合于其后 RPE，并减轻玻璃体对视网膜裂孔的牵引。在裂孔边缘和邻近部位使用冷冻（或术后激光），产生脉络膜视网膜瘢痕，以防止液化玻璃体再次进入视网膜下引起反复视网膜脱离。

六、术后护理

切口关闭后，可以滴用一滴降低眼压药（如噻马洛尔 – 多佐胺），特别是眼内有气体的眼球。在包眼之前，还应在眼表涂抹抗生素眼液或软膏。术中可给予甲泼尼龙预防术后眶内炎症，肿胀和不适。

术后护理的 5P 原则。

- 疼痛（pain）：术后疼痛应处方口服镇痛药。如果疼痛加剧，出现新的眼前漂浮物，或视力下降（特别是两者皆有），应指示患者立即打电话反映症状，并排除眼内炎。
- 处方（prescription）：局部抗生素眼液使用 1 周（如莫西沙星，每日 4 次），局部类固醇使用 1 个月（如醋酸泼尼松龙，每日 4 次，1 周后逐渐减量）。散瞳剂（如后马托

品，每日 2 次），以增加患者舒适感并方便术后检查。

- 体位（positioning）：如果眼内注入气体，患者将需要保持一定体位，使气泡可以支撑原发裂孔。一般的经验法则是要求患者在第 1 周内遵守每小时保持 50min 的规定体位。在眼罩上画一个箭头，说明哪一侧应该朝上，可以帮助患者和家人进行适当的体位指导。
- 防护（protection）：应指示患者白天戴眼镜或防护眼罩，第一周夜间也戴防护眼罩。
- 禁行（prohibition）：如果眼内注入了气体，必须告知患者不要乘坐飞机，不要剪除他们的气体臂章（通常是绿色的），以及不要接受牙科手术。这可以避免气体膨胀导致眼压严重升高。气体臂章是一个通用标志，提醒医务人员勿使用某些吸入性麻醉剂（特别是一氧化氮）。

七、特殊手术器械

大多数手术室都有标准的巩膜扣带器械包。

八、潜在并发症

- 巩膜穿孔：这可能发生在巩膜缝合太深或在制作巩膜隧道期间切口过深。穿孔表现为穿孔处有玻璃体、视网膜下液、血液或色素漏出，且伴有眼球变软。用棉签头或巩膜顶压器压迫出血部位，可以帮助提高眼压来填塞伤口。应该用间接镜仔细检查视网膜。如果已经出现视网膜裂孔，应该用激光或冷冻治疗。如果穿孔很大，应该予以缝合。如果可能的话，伤口应该被环扎带覆盖，或者添加一个子午线加压。

- 角膜水肿：这可能发生在手术较长的病例或由于环扎带的收紧眼压升高所致。可能需要将角膜上皮刮除才能完成手术。

- 瞳孔缩小：术中最常见的瞳孔缩小是由于眼压低引起的。眼内气体可能与虹膜接触，也可能导致这种情况。应再次给予散瞳。如果瞳孔散不大并影响了术中可视度，可能需要前房注入肾上腺素或使用虹膜拉钩。

- 引流相关并发症。

  ➢ 脉络膜或视网膜下出血：如果引流部位开始发生大量出血或葡萄膜脱出，则应考虑到这一点。应该立即用棉签头对切口处施压止血，并尽快缝合。

  ➢ 视网膜嵌顿：通常发生在脉络膜穿孔后，表现为引流液体突然停止。应松开丝线的牵拉，并应及时进行眼底检查，寻找视网膜凹陷并伴随周围放射褶皱的部位。如果存在嵌顿，应立即缝合该部位巩膜切口，并用环扎或者额外扣带覆盖。如果发生了视网膜裂孔，应该用激光或冷冻治疗。

- 气体移位。

  ➢ 气体移位至前房：在眼内注入气体之前，充分的前房穿刺和眼球软化至关重要的。否则，气体可能会围绕透明晶状体或人工晶状体移位到前房。这会使术中观察非常困难，并导致术后眼压问题。已有的前房气体可能不需要处理，因为若进行穿刺前房常会导致气体进一步迁移到前房。术后眼压应该控制在低水平，术后可在裂隙灯下穿刺放出前房气体。

  ➢ 视网膜下气体：如果注射部位选择不当或大的视网膜裂孔仍然开放，气体就有可能进入视网膜下。可能需要进行玻璃体切除术才能排出这些气体。

- "鱼嘴"状视网膜裂孔：这是由于视网膜在大的马蹄形裂孔部位形成了环形皱褶，裂孔关闭不良而导致复位不成功。通常是由垫压太高所致，可通过放松扣带降低垫压高度来调整。如果视网膜裂孔位于上方，眼内可以注入气体。另外再做一个子午线加压也可能有帮助。

术后问题包括以下内容。

- 眼压升高：最常见的是眼内气体所致，但也可能与较大的脉络膜脱离有关。根据眼压升高的水平给予局部降眼压药物或口服乙酰唑胺。

- 早期感染：如果疼痛异常或者加剧，球结膜水肿，眼睑水肿发展，应怀疑感染。可以给予局部和口服莫西沙星，因为这些药物具有良好的眼内和眶内穿透性。

- 后期感染/植入物排出：最常见的原因是覆盖的结膜破口和暴露。有一些证据表明，细菌生物膜也可能导致后期出现扣带感染。通常需要去除加压带。视网膜在去除加压带后会依旧保持附着。

- 脉络膜脱离：通常是小的和自限性的。应该像前面提到的那样控制眼压。少见的情况是，如果脉络膜脱离大或者出现"对吻"脉络膜脱离或出血，可能需要行外部引流。

- 黄斑囊样水肿：通常发生在成功的巩膜扣带术后4～6周。可以在初期使用局部类固醇或非甾体抗炎药（NSAID）。在难治性病例中，可考虑玻璃体腔给予类固醇药物。

- 黄斑前膜：有报道成功的扣带术后，黄斑皱褶的发生率为2%～17%，可以根据视觉潜力和患者动机选择是否观察或手术干预。

- 增生性玻璃体视网膜病变：通常发生在手术后的前3个月内，是成功的巩膜扣带术后视网膜再脱离的最常见原因。一般行玻璃体切除加剥膜术，可能需要注入硅油。

- 屈光不正：由于眼轴增加，常会遇到近视漂移。应该在术前告知患者。有研究报道说，低到中等的扣带高度会增加 $-0.74\sim-2.24D$ 的近视屈光度。

- 复视：前几周很常见，但一般是一过性的。

九、手术结果：循证证据 /Meta 分析

多项大型前瞻性研究表明，巩膜扣带术与玻璃体切除术的视网膜再附着率相似。对于有晶状体眼患者和视网膜下方裂孔的患者，扣带术有更高的成功率（表 24-1 和表 24-2）。

十、这项技术的地位

巩膜扣带手术是传统视网膜复位手术的主要方式。虽然随着玻璃体切除术越来越受欢迎，该手术已经越来越少，但它会继续在视网膜脱离修复中发挥重要作用，特别是对儿童和年轻的有晶状体眼患者。

表 24-1　研究总结的有晶状体眼患者的单次手术成功率 [2-5]

回顾性研究	SB（%）	PPV（%）	SB/PPV	总病例数
Miki 等（2001）	92	92		225
Mansouri 等（2010）（有晶状体眼亚组）	86	78	84	168
TRI 复发性网脱研究组，圣路易斯，2008 年	86	78	84	286
前瞻性研究	SB（%）	PPV（%）	SB/PPV	总病例数
Heimann 等（2007）（有晶状体眼亚组）	64	62		416
Sun 等（2012）（临床随机对照研究 Meta 分析，有晶状体眼亚组）	76	77		523

SB. 巩膜扣带；PPV. 玻璃体切除术

表 24-2　研究总结的人工晶状体眼患者的单次手术成功率 [3-9]

回顾性研究	SB（%）	PPV（%）	SB/PPV	总病例数
Mansouri 等（2010）（人工晶状体眼组）	80	87	80	118
TRI 复发性网脱研究组，圣路易斯，2008 年	80	87	80	286
前瞻性研究				
Stangos 等（2004）		98	92	71
Sharma 等（2005）	76	84		50
Brazitikos 等（2005）	83	94		150
Weichel 等（2006）		93	94	152
Heimann 等（2007）（人工晶状体眼组）	53	72		265
Sun 等（2012）（临床随机对照研究 Meta 分析，人工晶状体眼亚组）	69	78		690

SB. 巩膜扣带；PPV. 玻璃体切除术

经验与教训

- 术前

  - 在视网膜脱离患眼中，大概 50% 有多个视网膜裂孔。

  - 在对侧眼中，大概 20% 有视网膜裂孔。

- 眼外肌解剖

  - 上直肌和下直肌位于其邻近斜肌的表面。

  - 自鼻侧向颞侧勾取上直肌可能避免损及其下方的上斜肌。

  - 熟悉 Tillaux 圆圈法则，有助于滑入各直肌止点的后方勾取直肌（图 24-35 和图 24-36）。

- 巩膜检查

  - 一旦将丝线牵引眼外肌，就很容易旋转眼球，如水平肌肉牵引至垂直位，反之亦然。在上方丝线打 3 个结，而不是两个，有利于定位方向。

  - Schepens 拉钩的特点是有一个宽的狭缝，其设计可以包绕直肌周围。除了有助于暴露各个象限，还可以将狭缝放置在肌肉指点并向赤道后滑动来检查肌肉。这允许进一步去除肌肉表面筋膜，以更好地显示肌肉。

  - 在视网膜裂孔对应的部位经常出现巩膜变薄，因此小的蓝色巩膜区域可能意味着需要在这些部位进行仔细的间接眼底镜检查。

  - 涡静脉位于每个斜向象限的赤道中部。做缝合或巩膜隧道时候要避开涡静脉。

- 睫状体及玻璃体解剖

  - 睫状体的前部为冠状部，从虹膜根部向后延伸约 2.5mm。它富含血管，如果受到创伤，会大量出血。睫状体的后部，为平坦部，相对无血管，在鼻侧约 3mm 宽，在颞侧约 4.5mm 宽。

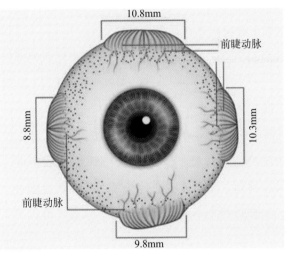

▲ 图 24-35　**Tillaux** 圆圈示意各直肌与角膜缘的距离

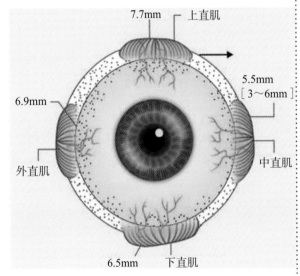

▲ 图 24-36　熟悉眼外肌的宽度和解剖有助于勾取和牵引直肌

- 锯齿缘与睫状体平坦部相连。它遵循 Tillaux 的圆圈，其后缘在鼻侧距离角膜缘 6.5～7.5mm，在颞侧距离角膜缘 7.5～8.5mm。
- 玻璃体基底部是玻璃体与视网膜黏附最强的部位。玻璃体基底宽 2～4mm，鼻侧一般较宽。它形成一个 4～6mm 宽度带（锯齿缘前 1～2mm，锯齿缘后 1～3mm），覆盖平坦部后部和锯齿缘附近的前部视网膜。

- 用缝线固定扣带。

  - 一般来说，最好做较长较浅的板层巩膜通道，而不是较短、较深巩膜通道，以减少意外穿孔的风险。

  - 缝线离扣带越近，越容易压陷巩膜。然而，它们距离扣带的不应接近扣带高度，否则它们将影响巩膜的压陷。

  - 如果使用单针缝合线，为了更方便地进行巩膜缝线放置，持针器必须向上指向天花板。这意味着一针将是顺手，另一针需要反手。较困难的后部缝线应该是顺手，较简单的前部缝线应该是反手。

- 用巩膜隧道（皮带环）固定扣带。

  - 考虑在象限中部创建稍微偏离中心的巩膜隧道，以避免切割到旋涡静脉的风险。

- 收紧扣带。

  - 将扣带紧贴球壁，再将其收紧 12mm 通常是合适的，因为这可产生 2mm 的巩膜压陷。（周长 = $2\pi R$，因此减少周长 12mm 就可直径产生 1.9mm 压陷。）

- 外引流。

  - 如果引流口位置太靠近视网膜裂孔，可能导致玻璃体自引流口流出，而并未引流出期望的视网膜下液。

  - 在原先存在的视网膜下条索附近进行引流，可以减少视网膜嵌顿的发生。

  - 如果将引流口置于扣带下方，可以用可吸收线缝合引流口；如果在扣带后方充分引流视网膜下液，最后使用不可吸收线缝合。

- 注入气体。

  - 如果见到动脉自发搏动，意味着眼内压力介于视网膜中央动脉的舒张压和收缩压之间。

  - 如果见不到动脉自发搏动，意味着视网膜中央动脉持续开放或者已经闭塞。为了区分出两者情况，可指压巩膜升高眼内压。如果此时见到动脉搏动，意味着存在持续灌注，且之前眼内压介于视网膜中央动脉的舒张压和收缩压之间；如果仍然见不到动脉搏动，意味着眼内压高于视网膜中央动脉的收缩压。

参考文献

[1] Brinton DA, Wilkinson CP. Retinal Detachment: Principles and Practice. Vol. I. 3rd ed. Ophthalmology Monographs I. New York: Oxford University Press; 2009.

[2] Miki D, Hida T, Hotta K, et al. Comparison of scleral buckling and vitrectomy for retinal detachment resulting from flap tears in superior quadrants. Jpn J Ophthalmol. 2001;45:187–91.

[3] Mansouri A, Almony A, Shah GK, et al. Recurrent retinal detachment: does initial treatment matter? Br J Ophthalmol. 2010;94:1344–7.

[4] Heimann H, Bartz–Schmidt KU, Bornfeld N, et al. Scleral buckling versus primary vitrectomy in rhegmatogenous retinal detachment: a prospective randomized multicenter clinical study. Ophthalmology. 2007;114:2142–54.

[5] Sun Q, Sun T, Xu Y, et al. Primary vitrectomy versus scleral buckling for the treatment of rhegmatogenous retinal detachment: a meta–analysis of randomized controlled clinical trials. Curr Eye Res. 2012;37:492–9.

[6] Stangos AN, Petropoulos IK, Brozou CG, et al. Pars–plana vitrectomy alone vs vitrectomy with scleral buckling for primary rhegmatogenous pseudophakic retinal detachment. Am J Ophthalmol. 2004;138:952–8.

[7] Sharma YR, Karunanithi S, Azad RV, et al. Functional and anatomic outcome of scleral buckling versus primary vitrectomy in pseudophakic retinal detachment. Acta Ophthalmol Scand. 2005;83:293–7.

[8] Brazitikos PD, Sun T, Xu Y, et al. Primary pars plana vitrectomy versus scleral buckle surgery for the treatment of pseudophakic retinal detachment: a randomized clinical trial. Retina. 2005;25:957–64.

[9] Weichel ED, Martidis A, Fineman MS, et al. Pars plana vitrectomy versus combined pars plana vitrectomyscleral buckle for primary repair of pseudophakic retinal detachment. Ophthalmology. 2006;113:2033–40.

第 25 章　视网膜气体复位术
Pneumatic Retinopexy

Nikolas JS. London　Paul E. Tornambe　著

张　婷　译

一、概述

1986 年，Hilton 和 Grizzard 将视网膜气体复位术作为修复孔源性视网膜脱离（RRD）的一种门诊手术方法。若合理使用，它是一种有效的、微创的视网膜脱离修复方法。与其他视网膜复位手术相比，视网膜气体复位术有几个重要的优势，包括花费少，视力结局更好，不需要全身麻醉，与玻璃体切除术相比白内障发生的风险更小，与巩膜扣带相比没有屈光改变或复视的风险，以及快速干预的能力。尽管看起来相对简单，视网膜气体复位术只应由经验丰富的手术医生进行，他们了解哪些患者可能适合该手术，也能够识别和处理潜在的并发症。

二、适应证

- 上方 6 个钟点的视网膜裂孔。
- 一个或多个视网膜裂孔均在 1 个钟点以内。
- 视网膜裂孔间隔 1 点钟点以上，更换体位后气体可以支撑。

扩大的适应证

- 视网膜裂孔 2 个半钟点内（视网膜气体复位临床试验仅包括视网膜裂孔 1 个钟点内）。
- 单个或多个视网膜裂孔达 3 个钟点。
- 视网膜裂孔分布超过 3 个钟点，更换体位后气体可以支撑。

三、禁忌证

- 相对禁忌。
  - 广泛的格子样变性（＞3 个钟点）。
  - 下方视网膜附着部位有裂孔或萎缩孔，除非注气之前已经激光治疗。
  - 进展期青光眼。
  - 增生性玻璃体视网膜病变（PVR）C 级，裂孔部位没有牵引。
  - 巨大视网膜裂孔。
  - 中度葡萄膜炎。
- 绝对禁忌。
  - 无法找到视网膜裂孔。
  - 明显屈光介质混浊。
  - 患者合作不良或身体残疾，影响术后体位保持。
  - PVRC 级且视网膜裂孔周围存在牵引，或者任何 PVRD 级。
  - 牵引或联合牵引 / 孔源性视网膜脱离。

> 无法进行术后体位保持。

> 不可避免的需要飞行或旅行到约 >
 1.22km 高。

> 严重葡萄膜炎。

图 25-1 从解剖的角度描绘了一个理想的视网膜气体复位术，并演示了手术基本步骤。准确确定所有视网膜裂孔的位置至关重要，不仅要指导患者的术后体位，而且还要预测成功的可能性，因为它直接关系到患者保持必要体位的难易程度（图 25-2）。要让患者的头部保持在气体可以支撑视网膜裂孔的位置。直立体位可以直接用于上方 2 个钟点内的视网膜裂孔。而鼻侧和颞侧的视网膜裂孔的修复更具挑战性，因为患者更难保持严格的一侧体位。在 10 点钟至 11 点钟、1 点钟至 2 点钟之间的裂孔更难顶压填充，因为这些需要一个直立的体位和头部一侧倾斜。针对这些情况，NeilKelly 推荐了"两个枕头体位"。在评估患者时，应针对病例考虑所有的适应证和禁忌证，并确定它们如何影响手术的成功。虽然没有得到验证，表 25-1 列出了如何处理这一问题。

然而，在一些相对禁忌情况下，视网膜气体复位术仍然可能成功。这些相对禁忌包括有多个、分开的裂孔，裂孔超过 1 点钟位置，远离视网膜裂孔的脱离部位存在 PVRC 级表现，视网膜未脱离部位存在视网膜裂或广泛的格子样变性区。这种"扩大适应证"可能用于特别必要的情况，比如患者不能或不愿意去手术室，患者没有保险会优先选择话费较低的治疗，需要立即给予干预和（或）手术室不可用。如果视网膜气体复位失败，则必须在 3～5 天内进行随后的援救性手术。否则，长期黄斑脱离会影响视力恢复，并且黄斑皱褶和 PVR 的风险增加。例如，图 25-3 示出了一个的改良技术两个视网膜裂孔间隔数点钟。在这种情况下，这两个裂孔都用冷冻治疗，激光可以用于光

凝附着的周边视网膜。在注入气体后，"蒸汽压路机"体位有助于尽量减少视网膜下液，并减少残余视网膜下液移位甚至抬起原先平伏的视网膜裂孔的机会。术后 1～3 天内，患者采取一定体位，以顶压最可能的原发视网膜裂孔，然后在接下来的 3～4 天，更换体位以顶压第二个视网膜裂孔。逐步分阶段进行激光光凝以补充治疗一旦平伏的视网膜裂孔。同样，在注入气体之前，用激光先包围附着部位视网膜的裂孔和格子样变性区，并利用"蒸汽压路机"体位（下面讨论）帮助防止视网膜下液移位原先视网膜附着区域。即使是下方视网膜脱离和裂孔，在柔韧性好的患者，也可采用极端的体位取得成功地治疗。曾经接受玻璃体切除术的眼球，特别适合扩大适应证，通过气液交换来获得一个完全的气体填充。对这一技术的解释超出了本章的范围，但可在 Maurice Landers 的参考文献中找到（ArchOphthalmol，1985）。

四、手术技术

视网膜气体复位术可以分一步或两步进行。在某些情况下，一步法可以完成。例如，由小圆孔导致的泡状视网膜脱离，小圆孔与视网膜色素上皮的距离较近，可以用最小的冷冻治疗；因此，冷冻治疗将是一种理想的方法。在屈光介质不清的情况下，一步法也可能更好。下面是一步法的步骤。两步法适用于大泡性视网膜脱离且需要广泛的冷冻能量来传到视网膜的情况，由此可能避免冷冻治疗和相关的炎症。对于两步法，首选遵循一步法的所有步骤，除了弥漫性结膜下麻醉和冷冻治疗。第二步在术后进行视网膜附着，是一旦受累的视网膜平伏，立即进行激光光凝；也可在注入气泡后 1～2 天进行光凝，以尽量减少所需的激光能量。

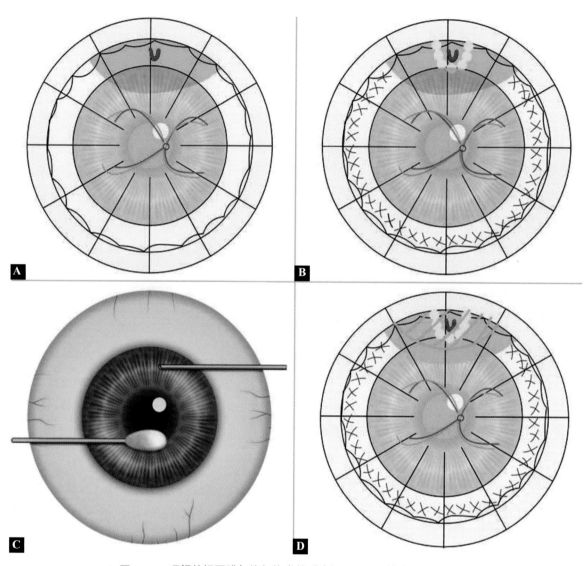

▲ 图 25-1 理想的视网膜气体复位术的适应证（A）和基本技术（B 至 D）

A. 患者在 12 点方位有 1 个视网膜裂孔和局限视网膜下液；B. 患者已经接受了冷冻治疗包围裂孔，在附着的其余周边视网膜予以激光；C. 使用针头和棉签头固定，进行前房穿刺，尽可能多放出前房水；D. 注入气泡后的眼睛，一旦视网膜平伏，应用激光进行完整的 360° 治疗

在美国，绝大多数视网膜气体复位术是在门诊进行的。最重要的步骤是对周围视网膜进行彻底的术前散瞳眼底检查，准确记录所有病变区域，包括所有视网膜裂孔的位置和大小及是否存在格子样变性区和 PVR 及其程度。这有助于选择适当的患者，并且在检查术后病变有困难时有助于术后随访。一旦确定选择视网膜气体复位术，手术医生应该与患者详细讨论各种手术选择，包括每个手术的优缺点及预期的术后过程和

要求。患者必须了解并同意术后体位及海拔高度的要求，必须获得知情同意。

手术开始前，请患者舒适地躺在检查椅上，倾斜约 45°。确保椅子处于合适的高度，以利于手术医生的操作。确认并麻醉术眼。首先，使用表面麻醉剂。接下来，在结膜下注射 2% 利多卡因，覆盖所有需要经巩膜冷冻治疗的区域，以及需要注射气体的象限。注意避免损伤结膜血管，防止大血肿形成。允许利多卡因浸润组织并弥散

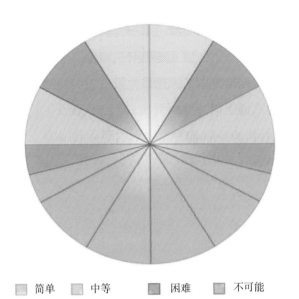

■ 简单　■ 中等　■ 困难　■ 不可能

▲ 图 25-2　**George Hilton 的"成功之轮"理论**

视网膜裂孔的位置是决定手术成功的最重要因素之一。这与术后体位的便利性有关。上方 2 点钟的裂孔采用直立定位可以相对容易顶压。颞侧和鼻侧裂孔也可以用侧面体位顶压，然而该体位更难维持。侧面的视网膜裂孔需要更不舒适的体位，而下方的视网膜裂孔需要采取更尴尬的体位，以使得气泡可以顶压裂孔

5～10min。虽然很少有必要，但也可以使用球周麻醉。

理想的结果是麻醉痛觉，但是可以保持眼动，因为需要患者可以在术中转动眼球。在球周麻醉时，将 1～2ml 的麻醉剂注入到肌锥前可能有助于避免眼球固定。在麻醉起效时，准备其余设备，包括合适的气体，并确定冷冻机是否正常工作并准备使用。视网膜气体复位法是用激光、冷冻疗法或两者结合进行的。激光可用于视网膜仍旧附着的所有病变区域，并用于人工晶状体眼和高风险眼睛的 360° 治疗。对视网膜脱离区域的所有病变应用明智的冷冻疗法。例如，在一个人工晶状体眼，上方视网膜脱离伴 12 点钟裂孔，我们将裂孔周围进行冷冻，并在邻近视网膜附着区域的基底部后缘和锯齿缘之间给予散在激光光凝。一旦视网膜在几天后重新附着，该部位的基底部后缘

表 25-1　**Tornambe 单次手术成功率计算方法**

问　题	是　的	成功率
理想人选：有晶状体眼，单个视网膜裂孔在 10 点钟到 2 点钟之间，一个象限的脱离		97%
视网膜裂孔在一个斜象限内	−10%	
视网膜裂孔在下方 4 个钟点	−70%	
人工晶状体眼	−10%	
≥2 个象限的视网膜脱离	−10%	
多个视网膜裂孔	−10%	
视网膜裂孔＞1 个，但局限在 2.5 个钟点内	−10%	
格子样变性（最多 3 个钟点）	−5%	
PVRA 级或 B 级	−5%	
PVRC 级	−40%	
360° 周边视网膜激光光凝	+10%	
合计		

从一个理想的病例开始，一个有晶状体眼，在一个象限中有单个视网膜裂孔，它有 97% 的成功率。该表在很大程度上是理论性的，尚未得到验证，但说明了需要整体评估患者及各种适应证和禁忌证的相对重要性

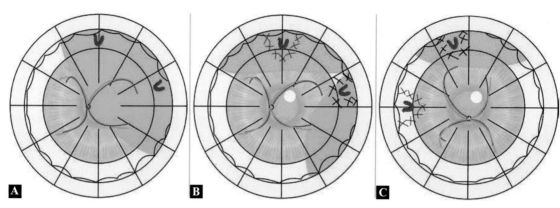

▲ 图 25-3 改良技术治疗两个视网膜裂孔间隔数点钟的患者

A. 多个间隔的视网膜裂孔的改良技术；B. 术后 1~3 天内，患者采取一定体位，以顶压最可能的原发视网膜裂孔；C. 然后在接下来的 3~4 天内，更换体位以顶压第二个视网膜裂孔；D. 逐步分阶段进行激光光凝，以补充治疗一旦平伏的视网膜裂孔

和锯齿缘之间，再次进行激光光凝。冷冻治疗的目的是使用连续但不重叠的斑点包围病变区直至锯齿缘，以避免视网膜下液的继续进入。避免过度冷冻治疗及直接对裸露的 RPE 进行冷冻，以尽量减少 RPE 细胞的释放。冷冻斑应使视网膜短暂发白而没有冰晶形成。过度治疗可导致 RPE 细胞损伤和（或）释放，并可引起术后视网膜内出血和玻璃体炎症。另外，如果脱离是大泡状，冷冻治疗将是个挑战，应注射气泡充分覆盖所有病变，以平复视网膜，并在 1~2 天后进行分次激光治疗。

下一步是准备和注射眼内气体。根据临床情况，可以使用 SF_6、C_2F_6 或 C_3F_8。在美国，SF_6 和 C_3F_8 常用。纯 SF_6 膨胀 2 倍，持续约 2 周，而纯 C_3F_8 膨胀 4 倍，持续 6~8 周。我们几乎完全使用 SF_6，但是在大眼球、大裂孔、裂孔靠后和（或）位于 4 点钟或 8 点钟位置这些情况下更倾向选择 C_3F_8。首先，短暂打开气体冲洗气管。接下来，使用微孔过滤器将 1ml 注射器连接到气管上。用注射器至少 2 次抽吸纯气，期间排空注射器。最后一次抽气后，用 30G 或 32G 针头盖上注射器，将其置于无菌托盘里。

进行前房穿刺。我们对所有患者进行该操作，并都在气体注射之前进行，以避免气体前移

进入前房和突然眼压升高。这在青光眼患者中尤为重要。请患者平躺，使虹膜平面与地面平行，并将椅子抬高到手术医生舒适的高度。明确前房无玻璃体。置开睑器，眼表涂上几滴 5% 聚维酮碘。让聚维酮碘作用几分钟。在患者头端操作。准备一个棉签和一个 1ml 注射器与一个 27G 或 30G 的针头。取出注射器的柱塞。手持棉签置于眼球鼻侧，另一手手持注射器置于眼球颞侧。使棉签向角膜中心稳定施加压力。这可稳定眼球并打开前房角。保持压力，通过颞侧透明角膜，插入 25G 或 27G 针头，保持在虹膜平面前，并在下方虹膜的中部基质之上，以尽量减少损伤晶状体前囊的风险。一个 30G 的针头可以更慢的放出前房液体，并且更容易从角膜缘插入。如果需要，可以使用结膜镊代替棉签，夹住进针点后部，以稳定眼球。当插入针头时，注意避免与晶状体接触。将注射器保持一定位置进入，以便容易读取体积刻度标记，并使针孔远离虹膜，以尽量减少嵌顿。随着房水进入注射器，棉签头同时稳步增加压力。注意不要突然减少压力，否则虹膜会接触针头，可能导致前房积血和（或）晶状体损伤。将棉签在角膜表面从上方轻微滚动至下方，可能有助于维持压力，并保持下前房角开

放，以便房水流出。尽量排出前房水。当前房太浅时退出针头，同时保持棉签头的压力。记录排出的房水体积。通常 0.3～0.4ml 房水可以排出，这对于打算注入 0.5ml 的气体是合适的。一般而言，去除的房水体积比计划注入的气体体积不少于 0.1ml。在做过冷冻治疗之后，眼球会更软，所以在这种情况下一般不会发生高眼压的情况。

注入气体。在远离视网膜脱离的区域，选择一个象限注射。我们倾向于在颞侧或鼻侧象限注射，而几乎从不选择下方注射。让患者朝适当的方向看，暴露所需的象限，并通过调整检查椅的高度和倾斜度将注射位于竖直位。滴入 5% 聚维酮碘。从注射器中排出多余气体以保留所需的体积。在人工晶状体眼的角膜缘后 3.5mm 和有晶状体眼的角膜缘后 4mm 处垂直刺入眼球。一些手术医生主张将针插入 7mm 深度，以穿透前部玻璃体皮质，然后退至只有 2～3mm 深度。这可能有助于避免"鱼卵"状气泡形成，但也增加了气体被隔在小空间或前部玻璃体皮质的风险，这将是一个更大的问题。为了避免这种情况，在玻璃体腔中部注入气体。以适度、稳定的速度注入气体，注入太快可能形成多个小气泡或"鱼卵"，还可能进入视网膜下。

选择哪种气体，要考虑所需要覆盖的面积、晶状体状态以及是否需要高空旅行。例如，在正视眼中，0.5ml 的纯 SF_6 将膨胀为 1ml，可覆盖大概 3 个钟点，而 0.5ml 的纯 C_3F_8 可以膨胀为 2ml，可以覆盖大概 4 个钟点（图 25-4）。换句话说，0.3ml 的气泡覆盖大于 45° 弧度，需要至少 1ml 的气泡来覆盖 80°～90° 范围。

注气后，检查患者是否有光感，检查视乳头是否有视网膜中央动脉的阻塞或搏动。如果没有搏动，而且不清楚视网膜中央动脉是否灌注，则对巩膜施加轻的指压。在眼压正常的患眼，可以引起视网膜中央动脉的搏动。如果没有指压没有引起搏动，提示眼压太高，视网膜中央动脉可能阻塞。如果视网膜中央动脉在搏动或已关闭，但是术眼没有青光眼病史，可等待 10min，视网膜中央动脉可能恢复灌注。如果可能，让患者做 6 个下蹲动作，然后仰卧，以升高血压。避免过早或激进地排出气体，因为这种操作可能是危险的。根据我们的经验，先去除 0.25ml 房水，再注入高达 0.6ml 气体，灌注通常是好的。即使有视网膜中央动脉搏动，当患者离开办公室只要有光感，结局一般将是好的。可以考虑重复前房穿刺或可控的清除气体，但很少有必要这样做。

在黄斑已经或者即将受累、视网膜泡状脱离、视网膜裂孔有 1/4～1/2 点钟大小等这些情况下，可以考虑采用"蒸汽压路机"方法。这项技术也有助于避免气体进入视网膜下，并且在有多个分隔的视网膜裂孔的时候，有助于视网膜下液排出。目的是利用气泡将视网膜下液滚动通过视网膜裂孔排出进入玻璃体腔。让患者脸朝下大约 10min，使黄斑平复，然后慢慢地让他们把头朝视网膜裂孔的方向旋转 45°（也就是，如果视网膜裂孔在上方，让他们坐起来 45°）。此处体位再保持 10min，然后让患者缓慢旋转他们的头，使气泡覆盖视网膜裂孔。当患者第 1 天晚上回家时，该技术也应该在还没睡觉的每小时进行。

术后眼表涂用抗生素或抗生素 / 皮质类固醇软膏，并敷料和保护罩。可以标记或气泡装置（如 Tornambe 水平仪，SonomedEscalon，LakeSuccess，NY）（图 25-5）用以标记出最合适的头部位置。与患者讨论术后护理，包括最佳的头位、眼液及眼内炎的体征 / 症状。告知患者，他们可能会有一些结膜下出血，结膜 / 眼睑发红和水肿，并且在局麻药物失效后他们可能会感到不适。如果使用冷冻疗法，可能会感到冰冻样头痛。

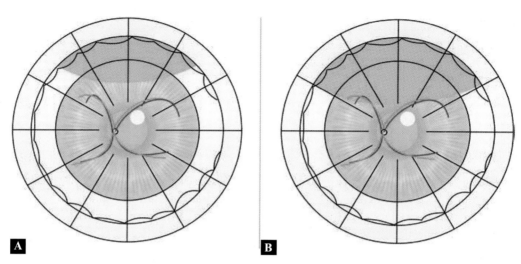

▲ 图 25-4　正视眼中气泡大小与接触弧度的关系

SF_6 和 C_3F_8 的膨胀能力和维持时间都不同。在选择气体和注入量时，要考虑所需的覆盖弧度。纯 SF_6 将膨胀到 2 倍，而纯 C_3F_8 将膨胀 4 倍

五、作用机制

视网膜气体复位术，是通过将视网膜脱离简化为有视网膜下液的视网膜裂孔。只要裂孔平伏，周围充分贴附，并允许在伤口修复过程中继续保持视网膜平伏，RPE 能够积极清除视网膜下液。只要黄斑是附着的，也没有开放的裂孔，视网膜下液不是一个问题，这可能会持续几个月。偶尔，视网膜下液会有局限积存，需要几个月到 1 年才能消退。没有必要，也不建议引流这些积液。

六、术后护理

患者术后第 1 天复诊，注意是否有感染迹象，评估眼压，并且检查视网膜。视网膜下液可能不会在第 1 天完全消失，并可能位于下方视网膜。根据临床情况，患者也可在术后第 1、2 和 4 周复诊。重要的是密切随访，直到气体吸收，并且视网膜附着完善需要长达 17 天。指导患者保持体位 4～5 天，以使气泡持续作用于裂孔部位。患者应尽可能地保持这个位置。我们指导患者在术后第 1

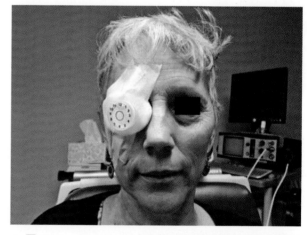

▲ 图 25-5　Tornambe 水平仪可以帮助患者在视网膜气体复位术后保持正确体位

根据所需的顶压位置，指导患者将水平仪保持在一个特定的钟点位置，可在所需的钟点做一个标记

天连续保持特定体位，每小时休息 10 分钟，然后在接下来的 3～4 天每天 16 小时保持体位。建议患者术后第 1 周避免阅读，以减少扫视动作。术后第 1 周使用抗生素和皮质类固醇滴眼液，每日 4 次。

七、特殊仪器设备

● 冷冻治疗装置或激光。

- 气体（SF_6 或 C_3F_8）。
- 5%～10% 聚维酮碘［滴剂和（或）拭子］。
- 局部麻醉滴剂。
- 注射麻醉剂（如 2% 利多卡因）。
- 间接检眼镜。
- 注射气体需要的 30G 针头。
- 25G 或 27G 针头，接于 1ml 注射器，用于前房穿刺。
- 30G 针头，接于 1ml 注射器，用于结膜下利多卡因。
- 开睑器。
- 微孔过滤器 2 个。
- 棉签。
- 口罩，术者所需手套。

八、可能的并发症

- 视网膜下的气体。
- 眼内炎。
- 晶状体损伤。
- 结膜下或脉络膜上腔出血。
- 黄斑被误冷冻。
- 视网膜中央动脉阻塞。
- 没发现或新发视网膜裂孔。
- 增生性玻璃体视网膜病变。
- 复发视网膜脱离。

九、手术结局的科学证据

大多数研究报道中，与巩膜扣带术或玻璃体切除术相比，视网膜气体复位术的单次手术成功率略低；然而，只要避免过度冷冻，失败的视网膜气体复位术也不会损害眼球，并且在必要时可以迅速进行挽救手术。一般情况下，视网膜气体复位成功后，患者的视力比玻璃体切除术或巩膜扣带术的患者更好。有报道说，失败的视网膜气体复位术比其他的单次手术修复的患者视力更差；然而，仔细研读这些文献发现，这些患眼中的许多在几个星期都没有接受手术。无论是处理第一、第二或第三次手术操作，黄斑越早被附着，视觉恢复的潜力就越大。视网膜气体复位术通常是使黄斑再附着最快的方法。

十、这项技术的地位

视网膜气体复位术可以是一些合适病例的一线治疗，但是通常没有被充分利用。表 25-2 比较了视网膜脱离修复的不同手术选择的优缺点。重要的是，在医疗改革和降低成本的时代，相比巩膜扣带术和玻璃体切除术，特别是当麻醉和医院成本考虑在内时，视网膜气体复位术可以明显节省成本（图 25-6）。此外，视网膜气体复位术不会造成损害，也不影响随后的手术修复。

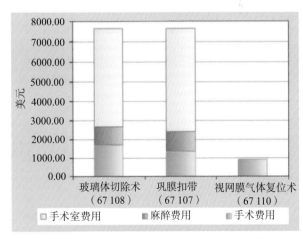

▲ 图 25-6　视网膜脱离修复手术的费用比较

这些数字可能被低估，特别是医院费用，因为医院费用各不相同，有的可能超过 15 000 美元（改编自 Tornambe PE. Pneumatic retinopexy: The evolution of case selection and surgical technique. A twelve-year study of 302 eyes. Trans Am Ophthalmol Soc. 1997;95:551-78.）

表 25-2　视网膜脱离修复手术选择的相对优缺点

手术方式	优　点	缺　点
视网膜气体复位术	• 最佳术后视力 • 大幅降低成本 • 术后死亡率最低 • 必要时对挽救手术无影响 • 白内障低风险 • 潜在并发症少 • 门诊手术 • 立即干预 • 无须禁食 • 屈光状态无变化 • 相对难度最低 • 最快的视觉恢复 • 从来没有必要全身麻醉，很少需要球后麻醉	• 不适宜患者的单次操作成功率最低 • 适宜患者的选择很关键 • 由于新的裂孔形成（如果不进行 360° 激光），复发脱离的风险相对较高 • 最低报销 • 视网膜下气体的风险 • 术后高眼压的风险 • 术后体位 / 依从性的要求最高 • 术后海拔高度限制 • 需要术前和术后更密切的随访 • 过度冷冻治疗导致玻璃体漂浮物的风险
巩膜扣带术	• 最低的眼内炎风险 • 环扎可以 360° 支持玻璃体基底部 • 对下方视网膜病变的支持最佳 • 比玻璃体切除术的成本略低 • 术后白内障风险最低	• 屈光状态的变化 • 最大的围术期不适 • 扣带向外排异 / 向内侵蚀的风险 • 扣带感染的风险 • 复视的风险 • 诱发近视、屈光参差和（或）物像不等大的风险 • 不慎穿破眼球的风险 • 不慎黄斑部冷冻治疗的风险 • 术后高眼压的风险 • 黄斑囊样水肿的风险 • 眼睑位置不良的风险 • 玻璃体漂浮物的风险 • 可能需要全身麻醉和相关风险（如恶心、尿潴留、脑卒中、死亡） • 青光眼滤泡患者禁用
玻璃体切除术	• 在某些情况下是唯一的 / 最好的修复方式，包括巨大的视网膜撕裂、严重 PVR、漏斗状脱离、合并严重的玻璃体积血 • 直接修复视网膜脱离 • 最高的报销 • 最小或者没有屈光状态变化 • 能够对周围视网膜进行极详细的检查	• 白内障诱导的最大风险 • 创伤性视神经病变的风险 • 脉络膜上腔出血的风险 • 视网膜下重水残留（如果使用）的风险 • 术后高眼压风险最低 • 术后海拔高度限制 • 与球后和（或）全身麻醉有关的风险

经验与教训

• 我们从不进行球后麻醉，不过在肌锥内注入赛洛卡因进行球后麻醉，也可以迅速麻醉，减少眼动。

• 对于使用激光光凝的分阶段手术，仅先治疗附着的视网膜，并记录所有病理，因为一旦视网膜变平，它常常变得不明显。

- 360° 激光视网膜手术可以 10% 提高成功率，特别适用于有多个视网膜裂孔的患眼（意味着异常的玻璃体视网膜粘连），格子样变性和可能遗漏裂孔的人工晶状体眼。

- 始终先在第一阶段处理与 3 点钟位置和 9 点钟位置的视网膜裂孔相关的脱离，否则裂孔可能会在患者复诊途中重新开放，因为患者途中常是直立体位。当裂孔变得扁平，常在接下来的 1～2 天内，给予轻微冷冻并补充激光。

- 尽量避免在 3 点钟位置和 9 点钟位置进行重度冷冻治疗或激光，以免损害睫状长血管和神经，避免导致永久性瞳孔散大和术后疼痛加剧。

- 为避免进行过度冷冻治疗，等待视网膜裂孔 / 视网膜落在冷冻探头上。

- 冷冻期间，在将冷冻探头离开眼球壁之前，应先等待其融化，否则可能会造成严重损伤。

- 注入气体时，始终从颞侧或鼻侧象限注入，切勿从下方注入，并深入玻璃体中腔，因为此处发生鱼卵状气泡不要紧，还可以绕开玻璃体前皮质。另外，在注入气体后，稳住注射器几秒钟，并在必要时让眼内的气体回退进入柱塞，以免眼压很高。

- 如果气体进入玻璃体前皮质间隙，无须特殊处理。它通常会在 1～2 天内突破进入玻璃体中腔。

- 如果形成鱼卵，让患者保持一定体位，使气体远离裂孔位置，以防视网膜下气体，特别是裂孔较大的时候。气泡通常会在 24h 内融合。冷冻疗法至少持续 5～6 天有效，因此不会因这种操作而损失什么。

- 如果发现视网膜下小气泡，可以尝试通过体位和巩膜压陷联合将其通过视网膜裂孔排出。大多数小气泡将自行吸收，并且比玻璃腔相同大小的气泡吸收更快。但是，如果是大量的视网膜下气体，则需要玻璃体切除手术去除。

- 造成气体视网膜手术经验不佳的三个重要原因包括：患者选择不当，操作不当（尤其是过度冷冻），以及需要时补救手术延迟。

- 将网球或袜子放在患者睡衣 / 裤子的后松紧带中，可以帮助他们在睡觉时保持体位。

- 如果术后第 1 天视网膜裂孔没有闭合，则有问题，可能是体位保持不当，气泡不足或新的视网膜裂孔形成。

- 补救手术的延迟会使炎症介质和 RPE 细胞增加，增加 PVR 和（或）视网膜前膜形成的风险。

- 保持体位的安静状态下，提醒患者伸展腿部并定期弯曲小腿肌肉，减少深静脉血栓形成的风险。

- 视网膜复位完全成熟可能需要 2 周的时间，因此应在该时间段限制活动，这段时间与 SF_6 气泡的大致持续时间相当。

- 告知患者对侧眼发生视网膜脱离的风险，这取决于晶状体的状态，在有晶状眼，人工晶状体或无晶状体眼的患眼风险分别约为 4.5%、16.4% 和 35.7%。应考虑对侧眼视网膜裂孔和格子样变性的预防治疗，但这种治疗并不总是能预防视网膜脱离的发生[1-15]。

参考文献

[1] Hilton GF, Grizzard WS. Pneumatic retinopexy. A twostep outpatient operation without conjunctival incision. Ophthalmology. 1986;93:626–41.

[2] Benson WE, Chan P, Sharma S, et al. Current popularity of pneumatic retinopexy. Retina. 1999;19:238–41.

[3] Chan CK, Lin SG, Nuthi AS, et al. Pneumatic retinopexy for the repair of retinal detachments: a comprehensive review (1986–2007). Surv Ophthalmol. 2008;53:443–78.

[4] Chan CK, Wessels IF. Delayed subretinal fluid absorption after pneumatic retinopexy. Ophthalmology. 1989;96:1691–700.

[5] Grizzard WS, Hilton GF, Hammer ME, et al. Pneumatic retinopexy failures. Cause, prevention, timing, and management. Ophthalmology. 1995;102:929–36.

[6] Hilton GF, Kelly NE, Salzano TC, et al. Pneumatic retinopexy. A collaborative report of the first 100 cases. Ophthalmology. 1987;94:307–14.

[7] Hilton GF, Tornambe PE, Brinton DA, et al. The complication of pneumatic retinopexy. Trans Am Ophthalmol Soc. 1990;88:191–207; discussion–10.

[8] Tornambe PE. Pneumatic retinopexy: the evolution of case selection and surgical technique. A twelveyear study of 302 eyes. Trans Am Ophthalmol Soc. 1997;95:551–78.

[9] Tornambe PE, Hilton GF. Scleral buckling versus pneumatic retinopexy. Ophthalmology. 1992;99:1642–3.

[10] Tornambe PE, Hilton GF, Brinton DA, et al. Pneumatic retinopexy. A twoyear followup study of the multicenter clinical trial comparing pneumatic retinopexy with scleral buckling. Ophthalmology. 1991;98:1115–23.

[11] Tornambe PE, Hilton GF, Kelly NF, et al. Expanded indications for pneumatic retinopexy. Ophthalmology. 1988;95:597600.

[12] Tornambe PE, Poliner LS, Hilton GF, et al. Comparison of pneumatic retinopexy and scleral buckling in the management of primary rhegmatogenous retinal detachment. Am J Ophthalmol. 1999;127:741–3.

[13] Irvine AR, Lahey JM. Pneumatic retinopexy for giant retinal tears. Ophthalmology. 1994;101:524–8.

[14] Ambler JS, Meyers SM, Zegarra H et al. Reoperations and visual results after failed pneumatic retinopexy. Ophthalmology. 1990;97:786–90.

[15] Landers MB, 3rd, Robinson D, Olsen KR, et al. Slitlamp fluidgas exchange and other office procedures following vitreoretinal surgery. Arch Ophthalmol. 1985;103:967–72.

推荐阅读

[1] Abecia E, Pinilla I, Olivan JM, Larrosa JM, Polo V, Honrubia FM. Anatomic results and complications in a long-term follow-up of pneumatic retinopexy cases. Retina. 2000;20:156–61.

[2] Carnahan MC, Platt LW. Serial paracenteses in the management of acute elevations of intraocular pressure. Ophthalmology. 2002;109:1604–6.

[3] Cohen MN, Fine HF, Shah CP. The role of pneumatic retinopexy: lessons learned and keys to successful outcomes. Ophthalmic Surg Lasers Imaging Retina. 2017;48:611–5.

[4] Ling J, Noori J, Safi F, Eller A. Pneumatic retinopexy for rhegmatogenous retinal detachment in pseudophakia. Semin Ophthalmol. 2018;33:198–201.

[5] McDonald HR, Abrams GW, Irvine AR. The management of subretinal gas following attempted pneumatic retinal reattachment. Ophthalmology. 1987;94:319–26.

[6] Modi YS, Epstein A, Flynn HW, Shi W, Smiddy WE. Outcomes and complications of pneumatic retinopexy over a 12-year period. Ophthalmic Surg Lasers Imaging Retina. 2014;45:132–7.

[7] Yannuzzi NA, Relhan N, Schimel A, et al. Lens capsule violation during anterior chamber paracentesis in pneumatic retinopexy. J Vitreoretin Dis. 2018;2:176–8.

[8] Zaidi AA, Alvarado R, Irvine A. Pneumatic retinopexy: success rate and complications. Br J Ophthalmol. 2006;90:427–8

第 26 章　孔源性视网膜脱离的玻璃体切除术

Pars Plana Vitrectomy for Rhegmatogenous Retinal Detachment

David Xu　Richard S. Kaiser　Michael A. Klufas　著

张　婷　译

一、概述

除了巩膜扣带术（SB）和视网膜气体复位术外，玻璃体切除术（PPV）是修复孔源性视网膜脱离（RRD）的主要选择之一。根据患者的视网膜脱离来选择理想的手术方式，这是一个复杂的决定，不同医生的选择不同。然而，无论是否联合巩膜扣带术，玻璃体手术是许多手术医生最常见的修复方法。随着玻璃体手术仪器、可视系统和填充物质的改进，玻璃体手术在过去几十年中已发展成为治疗视网膜脱离的一种安全和常见的方式。一些医生现在选择玻璃体切除术作为一线手术，而不是选择巩膜扣带术这个几十年来经典方法。截至 2018 年，玻璃体手术现在是美国最常见的修复原发视网膜的手术方式，而巩膜扣带术的手术量在逐年下降。

二、适应证

关于玻璃体切除术用于修复视网膜脱离的适应证，存在广泛争论。一些医生对几乎所有视网膜脱离都选择一期玻璃体切除术。其他医生主张以巩膜扣带术为首选治疗方式，保留玻璃体切除术用于再手术、与增生性玻璃体视网膜病变（PVR）相关的视网膜脱离或巨大裂孔。一个折中的原则是，PPV 适合用于裂孔位于上方并且有玻璃体后脱离（PVD）的人工晶状体眼的视网膜脱离（图 26-1 和图 26-2）[1-3]。其他报道认为，玻璃体切除术应与巩膜扣带术结合，用于复杂的视网膜脱离或可能再脱离的高风险患眼[4, 5]。年轻、有晶状体眼、没有玻璃体后脱离、下方视网膜脱离、格子样变性或视网膜小孔相关网脱且没有玻璃体后脱离可能者，还是鼓励采用巩膜扣带术作为一线治疗。

手术的进步扩展了玻璃体手术用于一期修复的适应证。广角观察系统、小切口玻璃体切除器械、吊顶照明和重水都提高了修复视网膜脱离的能力。在巩膜扣带术中，即使做充分的外部放液引流，手术结束时视网膜下液仍旧存在。与之不同的是，玻璃体手术术中通过视网膜原发裂孔引流视网膜下液、后部视网膜切开或使用全氟化碳液（PFCL），能够在术中重新附着视网膜，这

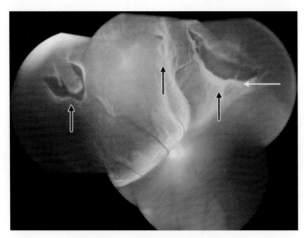

▲ 图 26-1　累及黄斑的视网膜脱离

注意有三个视网膜马蹄孔（黑箭）。视网膜撕裂还表现出边缘翻转（白箭），对应于 B 级增殖玻璃体视网膜病变。由于裂孔位于后部及存在 PVR，这种非常适宜选择玻璃体切除术

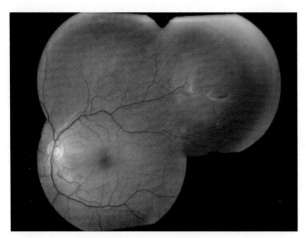

▲ 图 26-2　黄斑在位的视网膜脱离，颞上象限有一个马蹄孔。这种裂孔位于后部，玻璃体切除术是一个合理选择

增加了修复复杂网脱的能力，如巨大裂孔相关的视网膜脱离。术中填充物，如 SF_6、C_3F_8 气体和硅油也在改善玻璃体切除术修复视网膜脱离的结局中发挥了作用。实际上，几乎任何视网膜脱离都可以用玻璃体切除术或巩膜扣带术治疗，但修复理念的核心还是需要考虑所有可用的治疗方法，并确定最佳的操作，以最大限度地提高单次手术的成功率，减少术后并发症，如 PVR。玻璃体切除术后前部 PVR 发生率明显高于巩膜扣带术。

三、禁忌证

有全身医学原因不适合麻醉的患者不适宜玻璃体切除术。在这种情况下，依据视网膜脱离的部位，可以在办公室进行的视网膜气体复位术。如果要使用气体填充，手术医生应告知麻醉师避免使用一氧化氮。对于玻璃体切除术没有绝对的禁忌证，最佳的手术方法取决于视网膜脱离的病理情况和手术医生的选择。

四、手术技术

为了成功治疗孔源性视网膜脱离，需要手术医生实现两个重要的手术目的：解除玻璃体牵引和处理视网膜裂孔。此外，玻璃体切除术允许在手术结束前，使用内引流技术去除视网膜下液体（达到视网膜的再附着）。玻璃体切除术可以充分有效地达到上述目的。

本书其他章节已经涵盖了玻璃体手术和巩膜扣带术的基础知识。简单地说，在人工晶状体眼距离角膜缘后 3.5mm，在有晶状体眼距离角膜缘后 4mm，通过三个套管针插入睫状体平坦部进入玻璃体腔。通过结膜移位和使用双平面方法制作巩膜切口，有更好自闭性，可降低术后低眼压、气体或硅油渗漏，甚至眼内炎的风险。对于更新的，更小的 27G 手术，可能不需要斜行切口 [6]。将第一个套管置于颞下象限，在连接灌注之前，需要直视下确认套管位于玻璃体腔。应该注意的是，在大泡视网膜脱离和严重的环状前部 PVR 的患眼，正确放置套管可能有困难。在这些情况下，手术医生可以使用垂直而不是双平面方式插入，也可以使用更长的 6.0mm 套管，也可以重新选择灌注部位。其余的两个套管通常放置在水平偏上方一点的部位，当然也要根据视网膜脱

离和视网膜裂孔的位置来判断穿刺部位是否应该稍微往上或者往下移动一些，以利于术中处理这些病变。

导光和玻璃体切割头通过套管进入玻璃体前 / 中部（图 26-3）。对脱离的视网膜进行仔细检查，注意脱离的形态、黄斑的状态和视网膜裂孔的位置。首先使用低负压，进行核心玻璃体切除术，最好先在附着的视网膜区域上方进行。核心玻璃体切除术后，应检查是否存在玻璃体后脱离（PVD）。如果不存在，则应制造 PVD。通常，玻璃体切割头负压吸引就可产生 PVD，但在玻璃体与视网膜贴附紧密的时候，可以使用笛针、镊子或负压镊子。玻璃体后皮质与视网膜完全分离是修复视网膜脱离的关键步骤，因为玻璃体是纤维膜增殖的支架。注入曲安奈德有助于见到玻璃体。一旦 PVD 形成，即可切除残留的核心玻璃体和周围玻璃体。尤其要注意清除前部玻璃体，确保视网膜裂孔周围所有玻璃体牵引都得到解除（图 26-4）。这种周边玻璃体切除，或"剃除玻璃体基底部"，可以通过巩膜压陷并改变玻切机的设置来实现，玻切机参数设置为高速切割和低负压，以尽量减少对视网膜的牵引或闭合占空比（图 26-5）。可以注入重水稳定黄斑，压平脱离的视网膜。充分解除玻璃体牵引是成功治疗视网膜脱离的关键。可以切除视网膜裂孔的盖子，还可将裂孔可向前扩大，以便更有效地引流视网膜下液。

完成玻璃体切除术后，需要引流视网膜下液，以重新附着视网膜。有几种常用方法，第一种是注入重水（PFCL），这种液体的比重约为水的 2 倍，可使视网膜下的液体移位（图 26-6）。重水使视网膜由后往前方向平复，并"推动"视网膜下液从视网膜裂孔排出。重水还可以稳定周边视网膜，有助于增加周边可见度从而方便激光治疗，并避免造成医源性孔。随后进行液 -

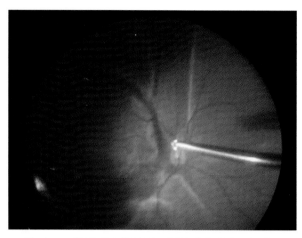

▲ 图 26-3　这张术中照片显示视网膜全脱离，没有明显的增生性玻璃体视网膜病变

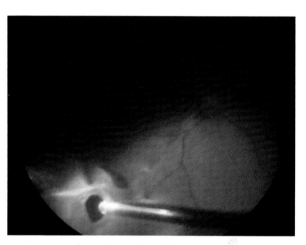

▲ 图 26-4　在原发视网膜裂孔部位的所有玻璃体牵引必须解除。如果有马蹄孔的盖子，需要予以切除。在这个步骤，一定量的视网膜下液可能常被引流

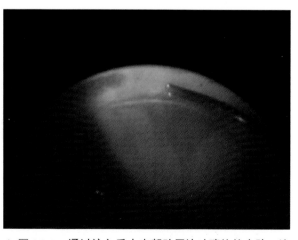

▲ 图 26-5　通过注入重水来帮助周边玻璃体的去除，这创造了一个容易可见的玻璃体"垫子"。此外，重水可以对抗玻璃体牵引，稳定视网膜

气交换，去除重水（图 26-7）。通常在手术结束时，用平衡盐溶液稍作冲洗，以去除任何残留的重水；或者将一个套管开放，以允许残留的重水挥发；小心注入单个重水泡至视网膜裂孔的后缘。这些措施可以减少术后重水残留。第二种方法是做一个后部的视网膜切开（视网膜上的一个小洞），然后进行液 – 气交换，使视网膜从前向后平伏，并允许视网膜下液通过视网膜切开部位引流。该技术的优点是避免了重水的费用，避免了包括重水残留或重水进入视网膜下在内的并发症。第三种方法是通过现有的视网膜裂孔引流。通过旋转眼球或头部倾斜将液体向裂孔方向移动，以更充分的引流。该技术的挑战包括不完全的引流导致视网膜下液残留、在有晶状体眼患者难以触及裂孔位置及明显的视网膜下液导致视网膜褶皱。有时，上方局限视网膜脱离，残留的视网膜下液可以依靠视网膜色素上皮泵出。具体使用上述哪种技术，不同医生的选择不同。黄斑已经部分累及的视网膜脱离应仔细去除视网膜下液体，以尽量减少术后黄斑皱褶，避免视物变形和视力下降。

笛针的软硅胶尖下面的反光表明了液体晕环，务必吸除所有重水。

眼内激光用于光凝视网膜裂孔周围，形成永久性的视网膜 –RPE 粘连，以防止液体再进入。一旦视网膜平伏，用多行激光包围所有视网膜裂孔和其他病变，如格子样变性（图 26-8）。激光能量被 RPE 吸收，使邻近视网膜变白，视网膜脉络膜粘连在随后的 5～10 天逐渐增强。重要的是，通常只有在附着的视网膜上，激光能量的吸收才足够。

眼内填充用于确保激光瘢痕成熟过程中视网膜保持附着。有几个填充可供选择，空气是其中一种。在术后 5～7 天，空气将吸收，被液体取代。空气可以提供上方的短期填充，但对下方视网膜病变的作用很短暂。其他的选择是持

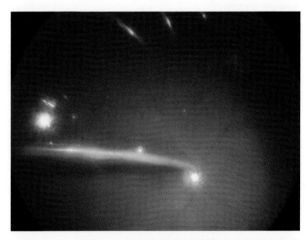

▲ 图 26-7　液体 – 空气交换的最后阶段在视盘表面完成

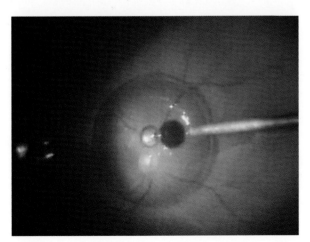

▲ 图 26-6　后极部注入重水，在附着的视网膜上，必须确保注入单个重水泡

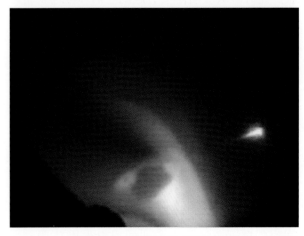

▲ 图 26-8　使用内激光探针来治疗视网膜裂孔，手术医生可以用照明激光自己进行巩膜顶压

续时间较长的惰性气体。最常用的两种气体是 SF₆ 和 C₃F₈。SF₆ 持续大约 2 周，C₃F₈ 持续 6～8 周。两种气体都在非膨胀浓度下使用（SF₆ 浓度 20%～22% 和 C₃F₈ 12%～14%），以免眼压升高。气体的选择取决于所需的"填充"持续时间。硅油是最长时间的填充，其优点是患者可以乘坐飞机，保持部分视力，视网膜再脱离时也可保持稳定。有前部 PVR 的患眼使用硅油优于气体[7]。然而，硅油需要再次手术取出。硅油的长期并发症包括乳化和油向前房移位、角膜失代偿、白内障和继发青光眼[8]。

最后，拔出套管并评估切口是否泄漏。任何渗漏都需要用可吸收的缝线缝合。涂眼膏，常规包扎覆盖眼罩。

五、巩膜扣带术联合玻璃体手术

玻璃体切除术联合环扎术，可以支持玻璃体基底部。联合手术的优点是，扣带可以预防新的或没发现的周边视网膜裂孔，而玻璃体切除术可以直接处理导致网脱的各个裂孔。如果已经决定联合扣带术，就在玻璃体切除术之前先做扣带术。对于具有高风险特征的孔源性网脱，包括出血、早期 PVR、创伤相关和两个象限以上网脱，以及多个视网膜裂孔（> 5 个），巩膜扣带联合玻璃体切除术可能比单纯玻璃体切除术有更高的成功率。然而，对于简单的孔源性网脱，联合手术相对于单独的玻璃体切除术，可能没有额外好处[9-11]。联合手术的缺点包括更多的不适、手术时间更长、近视漂移[12]。

六、增生性玻璃体视网膜病变

增生性玻璃体视网膜病变是视网膜再脱离最常见的原因。再脱离病例有 75% 存在 PVR，在所有网脱病例中有 5%～10% 存在 PVR[5]。PVR 引起视网膜前或视网膜下膜的形成，这种膜随后发生收缩（图 26-9 至图 26-12）。这种牵引力导致视网膜再脱离和（或）牵引性视网膜脱离。对 PVR 的形成机制还没有完全研究清楚，但其机制被认为类似于皮肤瘢痕形成的不正常伤口愈合。PVR 的发病机制主要是 RPE 细胞分化为成纤维细胞，通过视网膜裂孔迁移，并在视网膜表面增殖[13]。这一过程是由光感受器的凋亡、视网膜胶质细胞激活及许多促炎生长因子和细胞因子的释放所驱动的[14]。

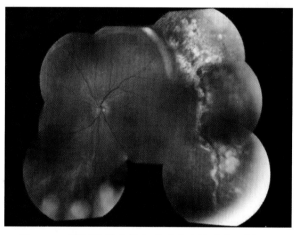

▲ 图 26-9　视网膜脱离修复成功患者的眼底照拼图，注意其存在轻微黄斑移位

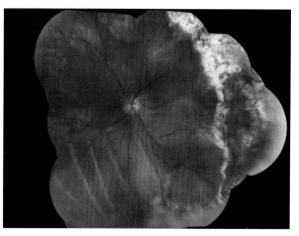

▲ 图 26-10　与图 26-9 同一患者的眼底照拼图，表现为视网膜再脱离合并增生性玻璃体视网膜病变

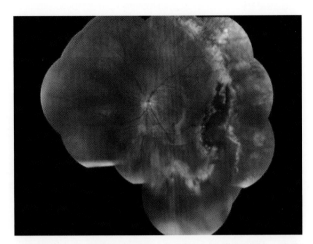

▲ 图 26-11　与图 26-9 同一患者的术后眼底拼图，注意视网膜切开边缘轻度出血

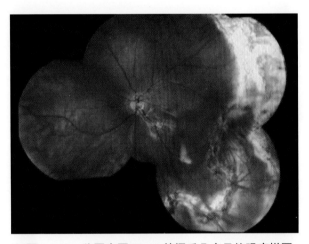

▲ 图 26-12　此图为图 26-11 拍摄后几个月的眼底拼图，视网膜平伏，没有增生性玻璃体视网膜病变复发，硅油位于玻璃体腔

增生性玻璃体视网膜病变的程度不一，可以是轻度玻璃体混浊，也可以严重到终末期闭漏斗状脱离，有下列几个常见的表现。视网膜裂孔的后缘卷边提示中度 PVR，随着时间的推移而进展，最终由具有收缩性的视网膜前膜组成的固定视网膜褶皱（"星状褶皱"）可能阻碍视网膜重新附着或在视网膜上造成牵拉孔。一种被称为"前环"的严重 PVR 可能会发生。在前环的牵引下，增殖引起玻璃体收缩，导致视网膜前后向缩短，并将视网膜向前拉向睫状体。前环会导致低眼压。

用于原发视网膜脱离的手术原则同样适用于 PVR 相关视网膜脱离。需要完全去除所有玻璃体，对玻璃体基底进行仔细切割，并去除影响视网膜再附着的牵引膜。不同的技术可以用来分离这些膜。如果在初级修复时没有使用巩膜扣带术，在大多数情况下，在处理 PVR 的玻璃体切除术中放置扣带是有利的。然而，如果可能进行广泛的下方视网膜切除，也就不需要做扣带术。

PVR 手术的关键步骤是去除视网膜表面和视网膜下的膜（如果必要的话）。用镊子可以将膜从视网膜表面剥除。当它们不能完全剥除时，可用切割头或视网膜剪刀来分割增殖膜以减少牵引。如果膜不能安全去除，或者视网膜神经感觉层有明显增厚，可以行松解性视网膜切开。眼内电凝用于标记视网膜切开的后缘，并电凝该区域边缘的血管断端。切开的视网膜前缘可用切割头切除。如果考虑切开视网膜，一般要切除 120° 或更多范围（通常是下方）的视网膜。小于这个范围的视网膜切除可能不能充分解除牵引。

在处理 PVR 中，可以使用双手来处理视网膜和增殖膜（即一手持镊子，另一手持铲或剪刀）。可以使用变换照明方式，使用自带照明的铲或吊顶灯。若要使用吊顶灯，将另外做一个或两个巩膜切口，以放置一个内置照明系统。自带照明的灌注也可用。自带照明的铲允许同时半尖锐的分割和内照明。如果星状褶皱引起明显的牵引，可以用镊子撕除。视网膜下条索也可以用镊子或剪刀去除，通过原有的视网膜裂孔或者小的视网膜切开孔取出。前部环状 PVR 可以用切割头或剪刀撕除，也可以行视网膜切开。除了处理后部病变之外，这种前-后方向的牵引必须解除。彻底去除前部增殖膜可能需要去除晶状体或者人工晶状体以便彻底操作。

去除增殖膜和（或）视网膜切开后，使用重水或者空气平复视网膜，在视网膜裂孔 / 视网膜切除 / 视网膜切开的边缘行 3～4 排融合激光光凝。对于 PVR 病例，使用 C_3F_8 或者硅油填充。当使用硅油时，建议缝合切口，避免术后结膜下硅油。

七、作用机制

孔源性视网膜脱离有三个诱发因素：视网膜裂孔、玻璃体牵引和玻璃体液化。巩膜扣带术和玻璃体手术都可以处理这些因素，但机制不同。另外，巩膜扣带术不去除液化的玻璃体。

激光光凝使 RPE 和神经感觉视网膜之间形成黏附，用于封闭视网膜裂孔、视网膜引流孔和视网膜切开松解部位。激光被 RPE 吸收，产生炎症性光化学反应，在几天至 2 周内形成最大黏附。

玻璃体腔气体或硅油通过比水更高的浮力和更大的表面张力来发挥作用。通过保持适当的头位，玻璃体内填充将视网膜固定在适当的位置，防止液体进入视网膜裂孔，使得脉络膜粘连在一定时间内形成。

八、术后护理

术后头位非常重要。保持头部在一定的位置，允许玻璃体内填充物持续接触原发视网膜裂孔 4～7 天，利于激光瘢痕加强。例如，由颞侧马蹄孔引起的右眼视网膜脱离最好是让患者保持左耳向地面侧卧。对于累及黄斑的网脱，特别是黄斑部分脱离，要求患者在术后立即保持面朝下体位，以减少黄斑皱褶的可能。

术后使用局部治疗（类固醇和抗生素滴眼液）。散瞳眼液和口服镇痛剂可用于联合巩膜扣带玻璃体手术。

九、特殊仪器

除了标准的 PPV 仪器，包括照明和玻璃体切割头，几个额外的器械用于一期修复视网膜脱离。这些包括激光头（可自带照明）、眼内电凝和软头笛针，也可能需要重水。使用双孔套管允许注入重水的同时眼内液体流出，以防短暂眼压升高。

对于修复 PVR 相关的网脱，可能需要额外的照明系统，如吊顶灯。视网膜铲（有或没有自带照明）、玻璃体视网膜镊和剪，都有助于分解各种膜组织。这些器械允许所谓的双手分离视网膜或相关膜。此外，可能需要注入硅油或气体的相关配套设备。

十、并发症

术中并发症主要包括医源性视网膜裂孔、晶状体损伤和脉络膜上腔出血。术后短期并发症包括眼压升高、前房积血和玻璃体积血。术后长期并发症包括视网膜前膜、视网膜再脱离和 PVR [15-17]。巩膜切口会引起结膜损伤，特别是多次手术后，可能会引起粘连，使青光眼手术更加困难 [18, 19]。在有晶状体眼患者中，玻璃体手术将加速白内障的形成。眼内炎是所有眼内手术中罕见的并发症，其发生率在文献中有所不同，但现代无缝合玻璃体切除术气体填充治疗视网膜脱离发生眼内炎的风险约为 1/2000 [20]。玻璃体的去除会缩短许多药物的半衰期，引起玻璃体内药物的药代动力学改变 [21, 22]。这点很重要，因为随着患者年龄增加，可能还需要治疗年龄相关性黄斑变性、糖尿病视网膜病变、视网膜静脉阻塞或其他情况。

十一、手术结局的科学证据

缺乏一级证据来指导孔源性视网膜脱离治疗的选择。许多比较玻璃体切除（PPV）和巩膜扣带术（SB）的研究表明两者在视功能或解剖结构上的结果并没有差异[9, 23-27]。有晶状体眼接受巩膜扣带术的视力恢复更好，而人工晶状体眼则倾向于 PPV 或视力结局没有差异[2, 23, 28]。最好的证据来自 Sun[1] 及 Soni[29] 最近发表的系统评价和 Meta 分析。在 Sun 等的研究中，对 3 个临床试验的有晶状体眼患者（523 例）和 4 个临床试验的人工晶状体或者无晶状体眼患者（690 例）进行比较分析。在有晶状体眼患者，与玻璃体手术（79.6%）相比，SB 组（88.6%）的最终视觉更好。对于人工晶状体眼和无晶状体眼患者，PPV（78.2%）的一期解剖复位率高于 SB（68.8%），但是由于异质性原因，统计学上差异并不显著。然而，在 PPV 组中，人工晶状体眼和无晶状体眼患者的最终解剖复位率要更高。

与之不同的是，Soni 等更大的分析，纳入了 7 项随机对照试验，包括 1306 只眼，比较 PPV 和 SB 用于治疗简单 RRD。在有晶状体眼，两组的初次手术复位率没有差异（68.1%PPV，68.1%SB）。用 SB 治疗的患眼在术后 6 个月时有更好的矫正视力，这可能是由玻璃体手术后白内障的进展所致。在人工晶状体眼和无晶状体眼患者，两组视力无差异。

这两个学者的分析都纳入了一个很大的临床试验研究，即 European Scleral Buckling versus Primary Vitrectomy in Rhegmatogenous Retinal Detachment Study[30]。这项研究显示，在有晶状体眼患者，巩膜扣带术的视力更好。人工晶状体眼和无晶状体眼患者，玻璃体手术虽然没有视力的好处，但是具有解剖优势。因此，推荐玻璃体手术用于人工晶状体眼的视网膜脱离。

两个大型的、全球性的回顾性分析探讨了修复简单（4179 例）[2] 和复杂（3499 例）[30] 视网膜脱离。在简单的视网膜脱离的有晶状体眼患者，与 PPV 相比，SB 具有更高的一期复位率。在人工晶状体眼中，PPV 优于单纯 SB。联合 PPV-SB 的一期复位率低于单纯 PPV。对于复杂的 RRD，PPV 是首选。在这些患眼中，SB 与 PPV 联合并没有额外的好处。这与其他小样本的系列研究不同。一些小样本研究显示在高风险眼睛中，SB 联合 PPV 更好[4]。对于合并 PVR 的视网膜脱离，硅油研究和随后的其他研究表明使用硅油或 C_3F_8 填充优于 SF_6[31]。

一个眼科单中心对 152 例人工晶状体眼的单纯 RRD 接受 PPV 或联合 PPV-SB 的患者进行了回顾分析，其一期附着率（92.6%PPV，94.0%PPV-SB）、视力或并发症发生率无显著性差异[32]。在黄斑脱离患者 PPV 和 SB 在解剖复位方面没有差异；然而，玻璃体切除术组的视觉恢复更快[33]。一个有趣的回顾性研究利用光学相干断层扫描[34] 提示 SB 后黄斑处视网膜下液的持久性较长，作者认为这可能导致该组的视力恢复延迟。

十二、该技术在外科手术的地位

玻璃体切除术是治疗孔源性网脱的主要方法之一。在过去 10 年，随着微创、广角照明和高速切割玻璃体切除术的改进，玻璃体切除术成为一个安全、多用途、有效的治疗网脱的方式。重水有助于明显提高复杂视网膜脱离的成功率，如巨大视网膜裂孔引起的视网膜脱离（图 26-13）。有些网脱的最好治疗方式仍然是 SB 或视网膜气体复位术，但现代玻璃体手术将继续扩大适应证和改善手术效果。

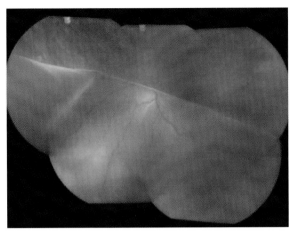

▲ 图 26-13 巨大视网膜裂孔引起视网膜脱离

注意照片上方裸露的视网膜色素上皮，照片下方裸露的视网膜外层。该患者接受了重水辅助的玻璃体切除术，术后硅油填充

经验与教训

- 术前仔细检查视网膜，对于制订手术计划至关重要。应特别注意晶状体的状态，玻璃体后脱离的存在以及所有视网膜裂孔的位置。

- 合适的切口构建，对于避免术后渗漏很重要，因为渗漏会导致低眼压，脉络膜脱离和可能的感染。

- 在打开灌注之前对灌注套管内口检查，是避免脉络膜或视网膜下灌注的关键步骤。

- 在移除重水之前，必须注意排出大部分视网膜下液，以防止空气进入玻璃体腔时视网膜下液体被空气阻隔和向后极部移动。

- 还必须小心除去重水，以免重水滴位于视网膜下（尤其是在黄斑/中央凹下）（图 26-14 至图 26-16）。

- 在注入眼内之前，手术医生应确认混合气体浓度。避免无意中注入了纯的（可膨胀）惰性气体。

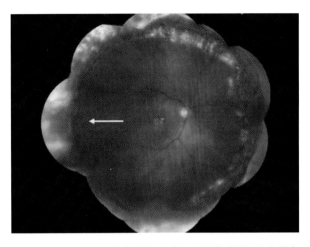

▲ 图 26-14 接受玻璃体切除术 - 巩膜扣带联合手术患者的术后眼底拼图

注意环扎带 360° 压陷视网膜（白箭）

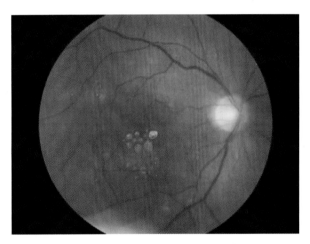

▲ 图 26-15 图 26-14 中患者的后极部眼底照，显示网膜下几个重水滴

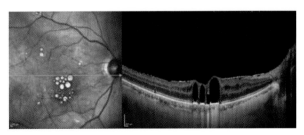

▲ 图 26-16 图 26-14 中相应的视网膜下重水的光学相干断层扫描，少量黄斑前膜形成

参考文献

[1] Sun Q, Sun T, Xu Y, et al. Primary vitrectomy versus scleral buckling for the treatment of rhegmatogenous retinal detachment: a meta–analysis of randomized controlled clinical trials. Curr Eye Res. 2012;37:492–9.doi:10.3109/02713683.2012.663854.

[2] Adelman RA, Parnes AJ, Ducournau D, European VitreoRetinal Society (EVRS) Retinal Detachment Study Group. Strategy for the management of uncomplicated retinal detachments: the European vitreo–retinal society retinal detachment study report 1.Ophthalmology. 2013;120:1804–8.doi:10.1016/j.ophtha.2013.01.070.

[3] Schwartz SG, Flynn HW, Mieler WF. Update on retinal detachment surgery. Curr Opin Ophthalmol. 2013;24:255–61. doi:10.1097/ICU.0b013e32835f8e6b.

[4] Alexander P, Ang A, Poulson A, Snead MP. Scleral buckling combined with vitrectomy for the management of rhegmatogenous retinal detachment associated with inferior retinal breaks. Eye (Lond). 2008;22:200–3.doi:10.1038/sj.eye.6702555.

[5] Storey P, Alshareef R, Khuthaila M, et al. Pars plana vitrectomy and scleral buckle versus pars plana vitrectomy alone for patients with rhegmatogenous retinal detachment at high risk for proliferative vitreoretinopathy. Retina. 2014;34:1945–51. doi:10.1097/IAE.0000000000000216.

[6] Khan MA, Shahlaee A, Toussaint B, et al. Outcomes of 27 gauge microincision vitrectomy surgery for posterior segment disease. Am J Ophthalmol. 2016;161:36–43e31–32.

[7] Diddie KR, Azen SP, Freeman HM, et al. Anterior proliferative vitreoretinopathy in the silicone study. Silicone Study Report Number 10.Ophthalmology. 1996;103:1092–9.

[8] Miller JB, Papakostas TD, Vavvas DG. Complications of emulsified silicone oil after retinal detachment repair. Semin Ophthalmol. 2014;29:312–8.doi:10.3109/08820538.2014.962181.

[9] Ghoraba HH, Zaky AG, Ellakwa AF. Long–term follow–up of vitrectomy, with or without 360° encircling buckle, for rhegmatogenous retinal detachment due to inferior retinal breaks. Clin Ophthalmol. 2016;10:1145–51.doi:10.2147/OPTH. S102082.

[10] Orlin A, Hewing NJ, Nissen M, et al. Pars plana vitrectomy compared with pars plana vitrectomy combined with scleral buckle in the primary management of noncomplex rhegmatogenous retinal detachment. Retina. 2014;34:1069–75. doi:10.1097/IAE.0000000000000050.

[11] Setlur VJ, Rayess N, Garg SJ, et al. Combined 23–gauge PPV and scleral buckle versus 23–gauge PPV alone for primary repair of pseudophakic rhegmatogenous retinal detachment. Ophthalmic Surg Lasers Imaging Retina. 2015;46:702–7. doi:10.3928/23258160–20150730–03.

[12] Walter P, Hellmich M, Baumgarten S, et al. Vitrectomy with and without encircling band for pseudophakic retinal detachment: VIPER Study Report No 2–main results. Br J Ophthalmol. 2017;101:712–8.doi:10.1136/bjophthalmol–2016–309240.

[13] Pastor JC, Rojas J, Pastor–Idoate S, Di Lauro S, Gonzalez–Buendia L, Delgado–Tirado S. Proliferative vitreoretinopathy: a new concept of disease pathogenesis and practical consequences. Prog Retin Eye Res. 2016;51:125–55. doi:10.1016/j.preteyeres.2015.07.005.

[14] Sadaka A, Giuliari GP. Proliferative vitreoretinopathy: current and emerging treatments. Clin Ophthalmol. 2012;6:1325–33. doi:10.2147/OPTH.S27896.

[15] Thompson JA, Snead MP, Billington BM, Barrie T, Thompson JR, Sparrow JM. National audit of the outcome of primary surgery for rhegmatogenous retinal detachment. II. Clinical outcomes. Eye (Lond). 2002;16:771–7.doi:10.1038/sj.eye.6700325.

[16] Mikhail MA, Mangioris G, Casalino G, et al. Outcome of primary rhegmatogenous retinal detachment surgery in a tertiary referral centre in Northern Ireland – A regional study. Ulster Med J. 2017;86:15–9.

[17] Schneider EW, Geraets RL, Johnson MW. Pars plana vitrectomy without adjuvant procedures for repair of primary rhegmatogenous retinal detachment. Retina. 2012;32:213–9. doi:10.1097/IAE.0b013e3182278b29.

[18] Inoue T, Inatani M, Takihara Y, Awai–Kasaoka N, OgataIwao M, Tanihara H. Prognostic risk factors for failure of trabeculectomy with mitomycin C after vitrectomy. Jpn J Ophthalmol. 2012;56:464–9.doi:10.1007/s10384–012–0171–2.

[19] Broadway DC, Chang LP. Trabeculectomy, risk factors for failure and the preoperative state of the conjunctiva. J Glaucoma. 2001;10:237–49.

[20] Chiang A, Kaiser RS, Avery RL, et al. Endophthalmitis in microincision vitrectomy: outcomes of gasfilled eyes. Retina. 2011;31:1513–7.doi:10.1097/IAE.0b013e3182209290.

[21] Edington M, Connolly J, Chong NV. Pharmacokinetics of intravitreal anti–VEGF drugs in vitrectomized versus non–vitrectomized eyes. Expert Opin Drug Metab Toxicol. 2017;13:1217–24.doi:10.1080/17425255.2017.1404987.

[22] Moisseiev E, Waisbourd M, Ben–Artsi E, et al. Pharmacokinetics of bevacizumab after topical and intravitreal administration in human eyes. Graefes Arch Clin Exp Ophthalmol. 2014;252:331–7.doi:10.1007/s00417–013–2495–0.

[23] Heimann H, Bartz–Schmidt KU, Bornfeld N, et al. Scleral buckling versus primary vitrectomy in rhegmatogenous retinal detachment: a prospective randomized multicenter clinical study. Ophthalmology. 2007;114:2142–54. doi:10.1016/j.ophtha.2007.09.013.

[24] Wong CW, Yeo IYS, Loh BK, et al. Scleral buckling versus vitrectomy in the management of macula–off primary rhegmatogenous retinal detachment: a comparison of visual outcomes. Retina. 2015;35:2552–7.doi:10.1097/IAE.0000000000000642.

[25] Falkner–Radler CI, Graf A, Binder S. Vitrectomy combined with endolaser or an encircling scleral buckle in primary retinal detachment surgery: a pilot study. Acta Ophthalmol. 2015;93:464–9.doi:10.1111/aos.12663.

[26] Sharma YR, Karunanithi S, Azad RV, et al. Functional and anatomic outcome of scleral buckling versus primary vitrectomy in pseudophakic retinal detachment. Acta Ophthalmol Scand. 2005;83:293–7.doi:10.1111/j.1600–0420.2005.00461.x.

[27] Saw S–M, Gazzard G, Wagle AM, Lim J, Au Eong K–G. An evidence–based analysis of surgical interventions for uncomplicated rhegmatogenous retinal detachment. Acta Ophthalmol Scand. 2006;84:606–12.doi:10.1111/j.1600–0420.2006.00715.x.

[28] Arya AV, Emerson JW, Engelbert M, Hagedorn CL, Adelman RA. Surgical management of pseudophakic retinal detachments: a meta-analysis. Ophthalmology. 2006;113:1724-33. doi:10.1016/j.ophtha.2006.05.044.

[29] Soni C, Hainsworth DP, Almony A. Surgical management of rhegmatogenous retinal detachment: a meta-analysis of randomized controlled trials. Ophthalmology. 2013;120:1440-7.doi:10.1016/j.ophtha.2012.12.033.

[30] Adelman RA, Parnes AJ, Sipperley JO, Ducournau D, European Vitreo-Retinal Society (EVRS) Retinal Detachment Study Group. Strategy for the management of complex retinal detachments: the European vitreo-retinal society retinal detachment study report 2.Ophthalmology. 2013;120:1809-13. doi:10.1016/j.ophtha.2013.01.056.

[31] Abrams GW, Azen SP, McCuen BW, Flynn HW, Lai MY, Ryan SJ. Vitrectomy with silicone oil or long-acting gas in eyes with severe proliferative vitreoretinopathy: results of additional and long-term follow-up. Silicone Study report 11.Arch Ophthalmol. 1997;115:335-44.

[32] Weichel ED, Martidis A, Fineman MS, et al. Pars plana vitrectomy versus combined pars plana vitrectomyscleral buckle for primary repair of pseudophakic retinal detachment. Ophthalmology. 2006;113:2033-40.doi:10.1016/j.ophtha.2006.05.038.

[33] Oshima Y, Yamanishi S, Sawa M, Motokura M, Harino S, Emi K. Two-year follow-up study comparing primary vitrectomy with scleral buckling for macula-off rhegmatogenous retinal detachment. Jpn J Ophthalmol. 2000;44:538-49.

[34] Huang C, Fu T, Zhang T, Wu X, Ji Q, Tan R. Scleral buckling versus vitrectomy for macula-off rhegmatogenous retinal detachment as accessed with spectral-domain optical coherence tomography: a retrospective observational case series. BMC Ophthalmol. 2013;13:12. doi:10.1186/1471-2415-13-12.

第27章 新生血管年龄相关性黄斑变性黄斑下出血的手术
Surgery for Submacular Hemorrhage due to Neovascular Age–related Macular Degeneration

Daniel Su　Christopher J. Brady　Carl D. Regillo　著
张　婷　译

一、概述

黄斑下出血是新生血管性黄斑变性（AMD）的可怕表现之一（图 27-1）。自然病程表明，大的黄斑下出血（SMH）预后非常差，大多数患者的视力很差，在未接受治疗的患者中高达 80% 会继续进展恶化[1]。视网膜下血液导致视网膜色素上皮（RPE）破坏，光感受器损害导致明显暗点。若不清除，血液分解的产物，包括纤维蛋白，可能对 RPE 和视网膜组织都有毒性[2]。此外，纤维蛋白块的形成，为盘状瘢痕形成提供支架，并继发收缩。尽管最近针对血管内皮生长因子（VEGF）的靶向治疗取得了进展，但 AMD 相关的 SMH 的最佳处理尚不明确[3, 4]。部分原因是大的关于抗 VEGF 的临床试验不会纳入明显 SMH 患者。黄斑下手术试验（SST）[5] 为处理此种情况提供了一些信息。与观察组相比，手术切除脉络膜新生血管复合体联合清除出血，可以防止严重的视力丧失，但是不能稳定或改善视力。有限的参考信息仅来自于较小的、没有对照的研究[6]。

二、适应证

除了联合使用抗 VEGF 治疗，是否手术去除老年黄斑变性相关的黄斑下出血，主要取决于出血的位置、大小和厚度。笔者认为，小的、薄的 SMH，特别是如果血液大多在中央凹外，最好是仅使用药物治疗（抗 VEGF）（图 27-2）。对于出血较大（＞ 6 个视盘面积）、相对较厚和在黄斑

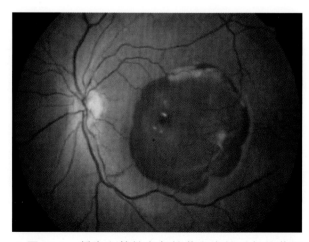

▲ 图 27-1　新生血管性老年性黄斑变性引起的黄斑下出血

由于网膜下大出血，该患者可能适于行玻璃体手术，联合网膜下注射 tPA

中心凹下的出血，可考虑眼内注气推开出血，特别是出血时间小于 3 周，并且已知患者在出血前有比较好的视力（图 27-3 至图 27-5）。在办公室环境，向玻璃体内注入膨胀气体 [联合使用或不使用玻璃体内注射组织纤溶酶原激活物（tPA）]，也可以在手术室用玻璃体切除术（PPV）、视网膜下 tPA 注射和液 – 气交换 [6, 7]。然而，有实验证据表明，单纯玻璃体内注射时，tPA 可能不会扩散通过视网膜神经感觉层 [8]。

根据作者的经验，手术方法是可靠的，可以将 SMH 远离黄斑，常可首选。

三、禁忌证

在 SMH 发生之前已知的视力差是手术的相对禁忌。大面积的 SMH 如果明显延伸扩展到周围视网膜下，不是移位手术的最好选择。此外，RPE 下的出血也可能不会受益于视网膜下的手术操作。最后，有严重或不稳定的全身情况，也可能不适合手术。

四、手术技术

如果决定进行手术，应考虑围术期抗 VEGF 治疗。在前一章中，玻璃体手术的基本知识有更详细的讨论。简而言之，带阀门的 PPV（23G 或 25G）是目前的标准操作。三个自闭套管放置于平坦部距离角膜缘后 3.5mm（有晶状体眼为 4mm）。灌注置于颞下象限，剩下的两个套管以斜面的方式放置在水平线之上的鼻上和颞上方位。然后使用导光和玻璃体切割头结合非接触式广角观察系统进行核心玻璃体切除。如果没有玻璃体后脱离，需要人为将玻璃体后皮质与后极视网膜分离。将曲安奈德悬液注入玻璃体腔可增强后皮质的可见性。

为了制作一个自闭的视网膜口，使用 39G 或 41G 微管来注射 tPA（25 或 50μg/0.1ml）直接进入黄斑下出血部位。这可以手动操作，也可连接到标准玻璃体切除术系统的黏性液体注入的半自动模式来操作 [9]。为了使血块较好的移位，可制作一个明显的视网膜下液泡，使其超出 SMH 的边界，特别是下方。（该移位方法并不试图直接排出视网膜下血液或移除新生血管复合体。）仔细

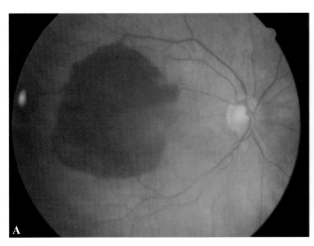
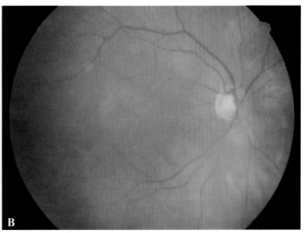

▲ 图 27-2　由于黄斑下出血不位于黄斑中心，本病例仅用玻璃体内抗 VEGF 治疗

A. 初诊时，视力为 20/200；B. 抗 VEGF 治疗 16 个月后，最终视力为 20/30，无任何黄斑移位。VEGF. 血管内皮生长因子

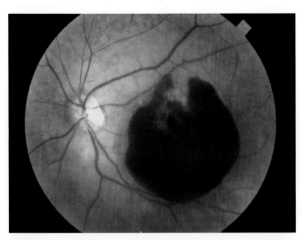

▲ 图 27-3　病例 A，老年性黄斑变性引起的黄斑下出血，玻璃体切除术和视网膜下组织纤溶酶原激活剂的术前眼底情况

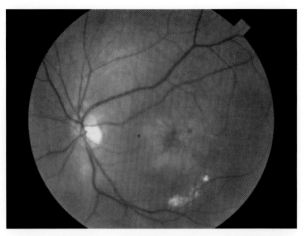

▲ 图 27-5　病例 A，接受玻璃体切除术和视网膜下组织纤溶酶原激活剂后几个月的眼底情况，新生血管复合体位于中心凹的颞侧

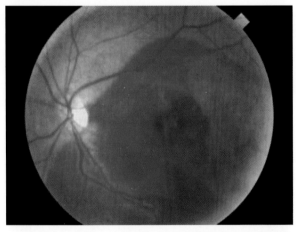

▲ 图 27-4　病例 A，玻璃体切除术和视网膜下组织纤溶酶原激活剂术后不久的眼底情况，更多的血液弥漫延伸到视网膜血管弓之外

检查周边视网膜是否有任何视网膜裂孔，然后进行 75%～80% 的液 – 气交换。当然，如果需要更长时间的填充，也可以进一步进行 20%SF$_6$- 空气置换（图 27-6）。手术结束后，移除套管并评估是否切口渗漏，并可以缝合。切口封闭后给予结膜下抗生素注射。抗生素类固醇软膏涂眼，然后进行包扎和眼罩覆盖。

技术的变化

不少医生的操作与上述技术有许多不同之

处。有些方法具有历史意义，也反映了这一操作的演变。最初，手术医生试图机械的引流 SMH/CNV 复合物 [5]。这项技术需要在后部创建一个大的视网膜切开来抽吸血块。然后用镊子从黄斑下抓住整个 CNV 复合体，从视网膜切开部位取出。如果复合体太大，不能整体移除，可将其分割成几块。视网膜切开范围大于 1 个视盘直径时，需要用激光光凝封闭。这项技术是在视网膜下注射 tPA 之前发展起来的，它也用于黄斑下手术试验（SST）中，但是并没有改善手术结局 [4]。其他手术医生有报道术前 24h 玻璃体内注入 tPA，术中使用重水和周边视网膜切开引流 SMH [4]。日本的医生描述了这种技术，不过他们纳入的病例大部分是息肉状脉络膜血管病变发生的 SMH，因此该结果可能不适用于所有 AMD 患者。

视网膜下 TPA 注射有多种技术。一些手术医生用一次或多次注射 BSS 来稀释 SMH 并将黄斑完全隆起脱离，然后将浓缩的 tPA 注入该液泡。可向 tPA 溶液中加入荧光素染料，更好地显示 tPA，确保将其注于恰当位置。有些医生提倡视网膜下注射过滤空气作为 tPA 的辅助 [10]。一些医生还主张术中抗 VEGF 治疗，可以注入玻璃体腔

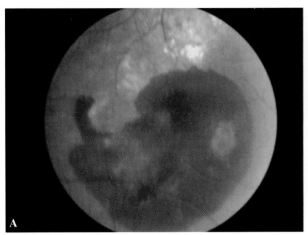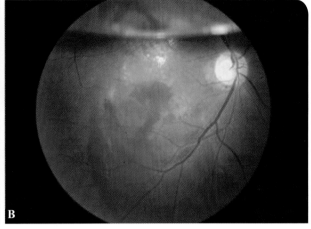

▲ 图 27-6　**20%SF₆- 空气置换**

A. 术前视力为 20/300；B. 术后视力为 20/50。注意图中上方的气泡

或者视网膜下。

五、作用机制

用于 SMH 的玻璃体技术主要通过两种方式发挥作用：药理学和机械方式。tPA 是一种 70kDa 的重组人蛋白，能将纤溶酶原降解为纤溶酶。纤溶酶直接接触纤维蛋白（凝固血块的主要成分），几分钟即可将其分解。该分子是非出血性急性脑卒中治疗中的溶栓剂，但在其适应证外也用于许多其他疾病。在视网膜下酶解后，血块液化了就可以移位。在 SMH 中，出血位于光感受器之间，因此这种酶解被认为是一个更温和的将视网膜神经感觉层和 RPE 再附着的方法，而不是一种纯粹的机械方法[11]。

阻断 VEGF 的分子治疗是目前治疗新生血管性黄斑变性的标准。血管内皮生长因子是一种促进血管生成和增加血管通透性的细胞因子，被认为促进 CNV 的形成，并导致网膜下和网膜内的液体积聚。目前，有三种选择性 VEGF 抑制药药物可用于玻璃体内注射。雷珠单抗（Lucentis，Genentech，Inc.，South San Francisco，CA，USA）和阿柏西普（Eylea，Regeneron Pharmaceuticals，

Tarrytown，NY，USA）是美国食品药品管理局批准用于治疗新生血管 AMD。贝伐单抗（Avastin，Genentech，Inc.）也在适应证外广泛使用。这些药物都可以导致脉络膜新生血管复合物的稳定或消退，从而减少黄斑下的活动性出血。

玻璃体切除术在溶解出血中起着重要的作用，它使 tPA 进入视网膜下，溶解纤维蛋白凝块，有助于其他水溶剂帮助稀释血液成分。相比在办公室单纯注入玻璃体内气体而言，玻璃体切除可以进行液 - 气交换。这允许一个更大和更持续气泡，与术后体位相结合，对视网膜下的血液产物施加直接压力，使其移至视轴之外（图 27-7 和图 27-8）。

六、术后护理

通常指导患者保持直立头位 24～48h。一些手术医生建议面朝下体位，而另一些医生则认为不需要严格保持体位，并建议保持头部直立。术后根据医生个人意愿选择局部用药（类固醇和抗生素滴眼液）。随着渗出性 AMD 本身病情的进展，手术的治疗效果可能丧失，因此术后应继续抗 VEGF 治疗[12]。

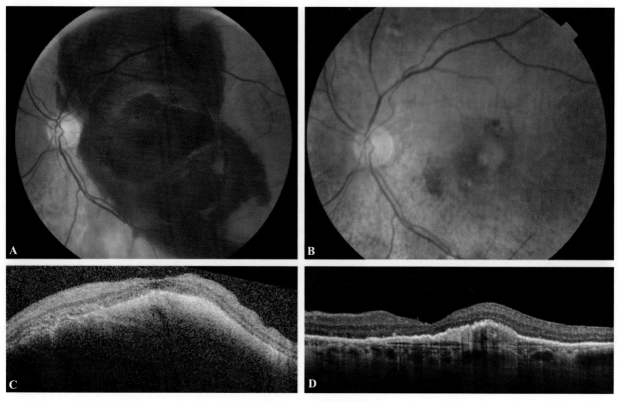

▲ 图 27-7　玻璃体切除

A. 覆盖整个黄斑的致密黄斑下出血；B. 术后彩色眼底照片显示出血移位；C. OTC 显示视网膜神经感觉层抬高，视网膜下高反射，与出血一致；D. 术后 OCT 显示视网膜下出血及持续存在的纤维血管性色素上皮脱离

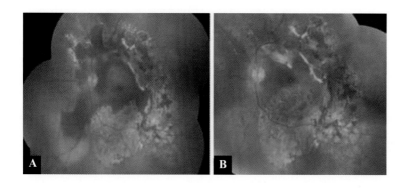

◀ 图 27-8　息肉状脉络膜血管病变引起的黄斑下出血，注意中周部广泛萎缩

A. 视力约为 61cm 数指；B. 玻璃体切除术和视网膜下 tPA 注射术后，最终视力为 20/25

七、特殊仪器

常规的 PPV 仪器，包括手术医生选择的切口大小和配套玻切机。当出现视网膜裂孔时，需要使用眼内激光进行光凝。标准 PPV 套包中未配备用于视网膜下注射 tPA 的 39G 或 41G 套管（图 27-9）。这需要连接到标准玻璃体切除术机的黏性液体控制单元。

八、并发症

术后视网膜撕裂孔、视网膜脱离和增生性玻璃体视网膜病变是潜在的并发症。这些并发症更常见于老式的手术方法，通过较大的视网膜切开来直接排出视网膜下出血。玻璃体积血、黄斑裂孔、复发性 SMH 和视网膜色上皮撕裂均有报道。PPV 会加速白内障的进展，如果晶状体和玻

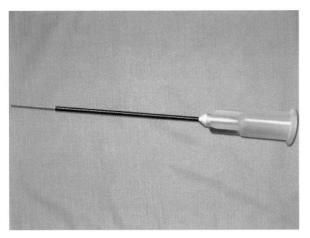

▲ 图 27-9　用于将组织纤溶酶原激活剂注入视网膜下的小微管

璃体切除术器械之间有不经意的接触，白内障可以进展迅速，或者即使没有直接接触晶状体，白内障也可缓慢发展。PPV 后开角型青光眼的风险可能增加。眼内炎是任何眼内手术潜在的罕见并发症。

理论上而言，tPA 可能具有视网膜或 RPE 毒性。在一个研究中，玻璃体内注入 100μg tPA 的所有患者在注射后出现渗出性视网膜脱离。接受 50μg tPA 注射的患者都没有发生该并发症。

九、手术结局的科学证据

没有一级证据来支持 AMD 相关的大的 SMH 的治疗。但是由于其自然病程很差，只要显示治疗效果比自然结局更好，任何级别的证据都是令人鼓舞的[11]。大多数系列研究表明，使用小针或微管制作的自闭式视网膜切开，术后可以得到中等的视力改善，其中一个系列研究平均随访 6.5 个月，其中 73%（11 个中的 8 个）患眼有视力改善[13]。Oliver 等报道，在 3 个月随访中，68%（25 个中的 17 个）的患眼视力提高 2 行以上[14]。

Sandhu 等报道，随访 6 个月，83% 的患者达到 2 行以上视力提高[15]。在抗 VEGF 时代，Wang 报道了一个较大的系列研究，纳入 101 只眼，术后视力效果类似。此外，大约 40% 患眼接受了术后抗 VEGF 注射，术后 6 个月，与没有接受术后抗 VEGF 治疗的患眼相比，获得更大的视力提高[12]。

十、该技术在手术学的地位

新生血管 AMD 的黄斑下出血可能是毁灭性的，往往有一个不良的视觉结果。缺乏最佳治疗策略的高质量证据，因此临床医生必须依靠系列病例研究来为每个患者制定治疗策略。出血的持续时间、位置、大小和厚度决定了在抗 VEGF 治疗以外，是否应考虑手术干预。对于新近发生的、中等大小、厚的中心下出血，并且已知存在的 AMD 损害不严重，玻璃体手术结合视网膜下注射 tPA 和气体填充是一个很好的选择。

> 经验与教训
> - 将大量的 tPA 溶液注入视网膜下，进入出血中央及其周围，有助于最大限度地提高术后出血移位的成功率。
> - 术后应继续进行抗 VEGF 治疗，以最大限度地减少因反复出血而引起的新生血管生长和严重渗出的风险。
> - 与非玻璃体切除眼相比，玻璃体手术后，玻璃体内药物清除更快，因此，可能需要定期且频繁地进行抗 VEGF 治疗，以控制新生血管、保持长期视觉效果。

参考文献

[1] Scupola A, Coscas G, Soubrane G, Balestrazzi E. Natural history of macular subretinal hemorrhage in age-related macular degeneration. Ophthalmologica. 1999;213:97–102.

[2] Toth CA, Morse LS, Hjelmeland LM, Landers MB, 3rd. Fibrin directs early retinal damage after experimental subretinal hemorrhage. Arch Ophthalmol. 1991;109:723–9.

[3] Tennant MT, Borrillo JL, Regillo CD. Management of submacular hemorrhage. Ophthalmol Clin North Am. 2002;15:445–52, vi.

[4] Steel DH, Sandhu SS. Submacular haemorrhages associated with neovascular age-related macular degeneration. Br J Ophthalmol. 2011;95:1051–7.

[5] Bressler NM, Bressler SB, Childs AL, et al. Surgery for hemorrhagic choroidal neovascular lesions of age-related macular degeneration: ophthalmic findings: SST report no. 13.Ophthalmology. 2004;111:1993–2006.

[6] Shultz RW, Bakri SJ. Treatment for submacular hemorrhage associated with neovascular age-related macular degeneration. Semin Ophthalmol. 2011;26:361–71.

[7] Hassan AS, Johnson MW, Schneiderman TE, et al. Management of submacular hemorrhage with intravitreous tissue plasminogen activator injection and pneumatic displacement. Ophthalmology. 1999;106:1900–6; discussion 6–7.

[8] Kamei M, Misono K, Lewis H. A study of the ability of tissue plasminogen activator to diffuse into the subretinal space after intravitreal injection in rabbits. Am J Ophthalmol. 1999;128:739–46.

[9] Novelli FJD, Preti RC, Monteiro MLR, et al. A new method of subretinal injection of tissue plasminogen activator and air in patients with submacular hemorrhage. Retina. 2017;37:1607–11.

[10] Martel JN, Mahmoud TH. Subretinal pneumatic displacement of subretinal hemorrhage. JAMA Ophthalmol. 2013;131:1632–5.

[11] van Zeeburg EJ, van Meurs JC. Literature review of recombinant tissue plasminogen activator used for recentonset submacular hemorrhage displacement in age-related macular degeneration. Ophthalmologica. 2013;229:1–14.

[12] Chang W, Garg SJ, Maturi R, et al. Management of thick submacular hemorrhage with subretinal tissue plasminogen activator and pneumatic displacement for age-related macular degeneration. Am J Ophthalmol. 2014;157:1250–7.

[13] Haupert CL, McCuen BW, 2nd, Jaffe GJ, et al. Pars plana vitrectomy, subretinal injection of tissue plasminogen activator, and fluid-gas exchange for displacement of thick submacular hemorrhage in age-related macular degeneration. Am J Ophthalmol. 2001;131:208–15.

[14] Olivier S, Chow DR, Packo KH, MacCumber MW, Awh CC. Subretinal recombinant tissue plasminogen activator injection and pneumatic displacement of thick submacular hemorrhage in age-related macular degeneration. Ophthalmology. 2004;111:1201–8.

[15] Sandhu SS, Manvikar S, Steel DH. Displacement of submacular hemorrhage associated with age-related macular degeneration using vitrectomy and submacular tPA injection followed by intravitreal ranibizumab. Clin Ophthalmol. 2010;4:637–42.

第28章 黄斑裂孔及其处理
Macular Holes and Management

Rajiv Shah　Carl Park　**著**

张　婷　**译**

一、概述

黄斑裂孔是累及黄斑中心凹的视网膜组织全层缺损。虽然早期对黄斑裂孔的描述集中在创伤性黄斑裂孔，但83%的黄斑裂孔是特发性的，仅约15%与创伤有关[1, 2]。

鉴于早期报道的黄斑裂孔发生在创伤后，人们认为黄斑裂孔是由创伤引起的[3]。Fuchs和Coats早期研究显示，黄斑裂孔附近存在视网膜内的囊样改变[4, 5]。由此，一些人认为囊样变性融合就出现了黄斑裂孔[6]。由于许多视网膜血管性疾病常与中心凹的囊样变有关，因此血管理论也被认为是黄斑裂孔的原因之一[5]。Lister最早推断玻璃体纤维会扭曲黄斑，产生囊样间隙，最终退化为黄斑裂孔[7]。有些人认为玻璃体牵引和血管疾病的联合导致囊样变性和黄斑变薄，最终进展为黄斑裂孔[8]。

经过近1个世纪的研究，直到Gass提出特发性黄斑裂孔分类，提出了切线方向的玻璃体牵引的理论，才建立起目前公认的黄斑裂孔发病机制[9]。仅使用裂隙灯，Gass识别出了黄斑裂孔形成的四个阶段。后来的光学相干断层成像显示Gass的黄斑裂孔形成理论和分类大部分是正确的[10, 11]。

近1个世纪以来，虽然对黄斑裂孔的病理生理学和力学机制有了更好的了解，但还没有黄斑裂孔修复的方法，也不知道黄斑裂孔的关闭是否会改善视力。直到1991年Kelly和Wendel首次报道了修复黄斑裂孔的手术，他们采取玻璃体切除术，切除了玻璃体后皮质和黄斑前膜（ERM），进行气体填充，采用面朝下体位，以帮助稳定或改善视力[12]。他们的方法是基于去除切向玻璃体牵引，正如Gass黄斑裂孔形成理论所建议的。随着时间的推移，手术技术和设备逐渐改进，黄斑裂孔修复的方法仍然与最初描述的相似。

二、适应证

随着数据的积累和OCT发现，Gass提出的分期方案得到了轻微的修改，为适当的干预和预后提供了指导[10]。

（一）1期即将发生的黄斑裂孔

黄斑表面玻璃体后皮质的自发改变，导致玻璃体产生切向和径向牵引，使中心凹向前移位，中心凹变平。在这个阶段，典型表现为一个100～200μm大小的黄色斑点，由叶黄素浓聚形成，这是 1_A 期黄斑裂孔（图28-1A和B）。

随着玻璃体进一步收缩，中心凹变薄，中心凹脱离可能扩大。在裂隙灯下可以看到一个 200～300μm 的带放射条纹的环，这是 1$_B$ 期的黄斑裂孔（图 28-1C）。随着中心凹进一步变薄，可能出现视网膜组织不连续。内界膜下的光感受器、Müller 细胞和叶黄素可能远离中心凹。这种结构很独特，预示着会产生全层孔，此时玻璃体皮质桥接着裂孔，而 Müller 细胞和星形胶质细胞的反应性增殖在视网膜缺损上形成了一个不透明的桥联膜。此时称为 1$_B$ 期隐匿性黄斑裂孔，只能通过 OCT 鉴别。

虽然患者可能有主诉，也可能 Amsler 网格表上发现变化，但最终 60% 的 1 期黄斑裂孔会自发好转[9]。视力通常在 20/25～20/40 范围。因此，对于 1 期黄斑裂孔，初步处理是观察。有 40% 患者最终会在几个月内进展到 2 期[13]。

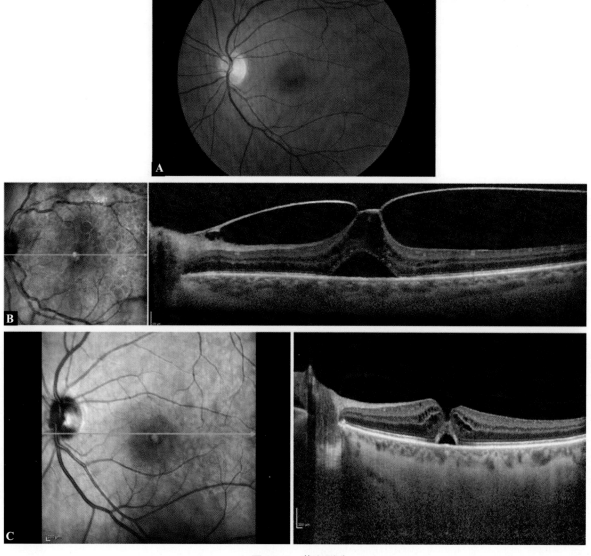

▲ 图 28-1　黄斑裂孔

A. 1 期黄斑裂孔的眼底照片；B. 1$_A$ 期黄斑裂孔的 OCT 图像，注意明显的后皮质在黄斑中心凹牵引，视网膜下液表示中心凹浆液性脱离；C. 1$_B$ 期黄斑裂孔的 OCT 图像，注意视网膜外层结构的放射状移位，全层黄斑裂孔开始形成（箭）

（二）2 期黄斑裂孔

随着玻璃体后皮质的进一步收缩，中心凹继续变薄。后皮质可能仍然附着在黄斑裂孔的边缘，形成"屋顶"状表现（定义为黄斑裂孔伴随局部玻璃体牵引）或者这个"薄盖子"可能游离形成一个孔盖。裂隙灯下可以看到一个全层缺损，是 2 期黄斑裂孔的标志（图 28-2）。2 期裂孔的直径小于 400μm。患者的视力通常在 20/40～20/80 [14]。若不治疗，67%～96% 会进展到 3 期或 4 期裂孔；因此，建议对 2 期裂孔进行药物或手术干预 [15, 16]。具有局部玻璃体牵引的 2 期黄斑裂孔可能是药物玻璃体溶解或气体玻璃体溶解治疗的适应证（图 28-3）。

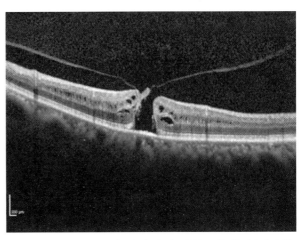

▲ 图 28-3　伴随局部玻璃体牵引的 2 期黄斑裂孔的 OCT 图像

这种较小的黄斑裂孔（＜ 400μm）合并局部玻璃体牵引，没有明显的视网膜前膜，可能是非手术干预的纤溶蛋白的适应证

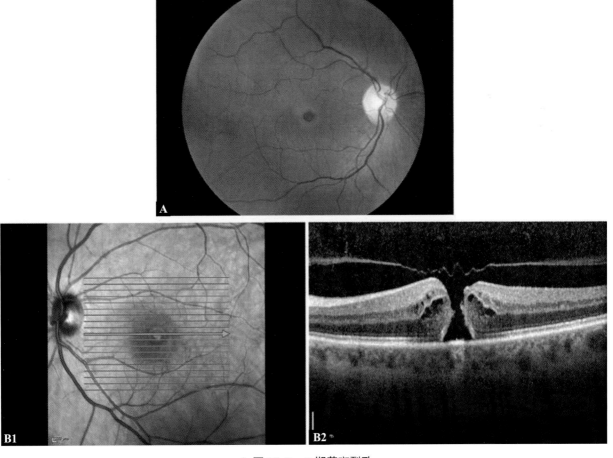

▲ 图 28-2　2 期黄斑裂孔

A. 2 期黄斑裂孔的眼底照片；B. 2 期黄斑裂孔的 OCT 图像。注意全层黄斑裂孔形成。后皮质仍附着，但未见局部玻璃体视网膜牵引

（三）3期黄斑裂孔

黄斑裂孔逐渐增大到 400μm 或更大，为 3 期黄斑裂孔（图 28-4）。在裂隙灯下，半数的 3 期裂孔的表现为视网膜色素上皮水平的黄色沉积物，孔周围存在一圈网膜下积液，大小 1000～1500μm [17-20]。通常，患者会主诉视物变形或在 Amsler 网格上发现中央暗点。平均视力为 20/200，也可在 20/70～20/400 [14]。20%～40% 的 3 期裂孔会形成一个完整的玻璃体后脱离，发展为 4 期黄斑裂孔 [21]。

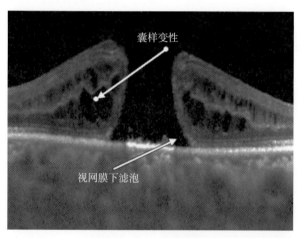

▲ 图 28-4　3 期黄斑裂孔的 OCT 图像，可以很好地显示囊样变性和视网膜下液（箭）

（四）4期黄斑裂孔

4 期黄斑裂孔，即直径大于 400μm（图 28-5）并且合并 PVD。需要注意玻璃体的劈裂合并不全 PVD 的这种情况，可以模拟完全 PVD，使 3 期裂孔被误归类为 4 期裂孔 [17]。这可能会使手术医生在术中不去确认后皮质与黄斑表面是否分开。逐渐进展为全层裂孔的 1 期黄斑裂孔，通常在 6 个月内进展为 4 期黄斑裂孔 [9]。

有 3%～22% 的对侧眼会出现黄斑裂孔；然而，对侧眼如果已有 PVD，其发生黄斑裂孔的风险会降低到 1% 以下 [20, 22]。对侧眼的黄斑裂孔通常在患眼出现黄斑裂孔的 2 年内发生 [10]。

三、临床评估

用非接触式或接触式黄斑眼底镜进行裂隙灯评估是诊断黄斑裂孔最有价值的工具。有时很难区分全层孔和假孔，区分这两者的一个有用的测试是 Watzke-Allen 测试，通过投射一束窄的垂直光束于黄斑中心。如果患者注意到光束中断，为测试"阳性"，诊断为全层黄斑裂孔。这个测

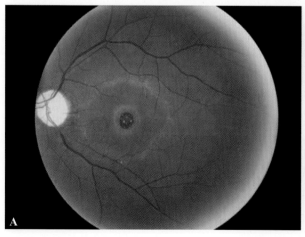

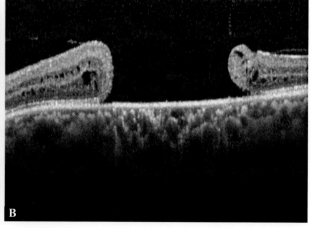

▲ 图 28-5　3 期黄斑裂孔

A. 慢性 4 期黄斑裂孔的眼底照片，注意 RPE 的色素紊乱，提示该裂孔慢性化；B. 大的 4 期黄斑裂孔的 OCT 图像

试改良方法是，使用 50μm 大小的激光瞄准光投射于黄斑中心。有全层黄斑裂孔的患者无法看到瞄准光束，为测试"阳性"。激光瞄准光束的方法可能比传统的窄光束方法更敏感[23]。另外，Amsler 网格是除了裂隙灯检测方法之外的另一种检测黄斑裂孔的手段。

除了临床检查非常重要，OCT 成像，特别是频域 OCT，提供了一种对黄斑裂孔进行显示并分期的精确方法，可在术前提供预后信息。特别是裂孔两端的光感受器的内节 / 外节交界处之间的线性距离较短，往往与更好的视力恢复和更高的闭合率相关[24, 25]。

黄斑裂孔的慢性化也是术前评估的一个考虑因素。长于 1 年的慢性黄斑裂孔与小于 1 年的黄斑裂孔的手术闭合率相当，但是视觉恢复有限（图 28-6）[26]。对于慢性黄斑裂孔，高分辨率 OCT 成像研究表明，术前光感受器的完整性是预测最终视觉恢复的重要指标[27]。

总之，黄斑裂孔术前表现，包括黄斑裂孔分期、黄斑裂孔大小和慢性化等因素与预后相关。2 期黄斑裂孔的局限玻璃体牵引可能适于药物或气体治疗（后面有讨论）。是否存在 PVD 或

ERM 可能影响手术方法的选择。OCT 成像是黄斑裂孔患者术前咨询的一种重要工具，还可能有助于手术步骤的最佳规划。

黄斑裂孔的鉴别诊断包括黄斑前膜相关假孔 / 板层孔、玻璃体黄斑粘连 / 黄斑囊肿、萎缩性老年性黄斑变性和中心性浆液性脉络膜视网膜病变。

四、禁忌证

主要禁忌证是身体健康状况不佳或眼部屈光介质不良（白内障或角膜）难以进行黄斑手术。黄斑裂孔手术是一种择期手术，如果身体健康情况不稳定，短期内可以推迟。显著的白内障将影响黄斑手术的清晰度，因此在玻璃体切除术前 1 周或 2 周可以进行白内障手术或者进行白内障联合玻璃体切除术。明显的角膜瘢痕或角膜水肿会影响黄斑手术视野，可能需要与角膜手术医生合作。对于角膜瘢痕，临时角膜假体可用于玻璃体切除术，并随后行全层角膜移植术。此外，随着内镜的普及、内镜下修复黄斑裂孔不受传统技术限制，可以用于前段屈光介质混浊的患者[28]。

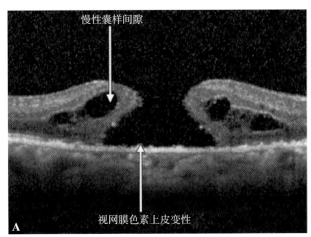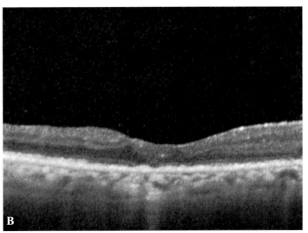

▲ 图 28-6　长于 1 年的慢性黄斑裂孔与小于 1 年的黄斑裂孔的手术闭合率相当，但是视觉恢复有限

A. 慢性 4 期（持续时间 > 1 年）黄斑裂孔术前频域 OCT 图像，注意较大的囊样间隙和视网膜色素上皮（RPE）层的萎缩（箭）；
B. 慢性 4 期黄斑裂孔的术后频域 OCT 图像显示裂孔已闭合，感光细胞层紊乱和 RPE 改变提示视力恢复有限

五、治疗

（一）药物治疗

由于玻璃体牵引在黄斑裂孔形成的病理生理学中起着不可或缺的作用，因此药理玻璃体溶解是治疗黄斑裂孔的非手术治疗方法[29]。玻璃体占眼部容积的 80%，由水、胶原纤维和透明质酸组成[30]。层粘连蛋白和纤维连接蛋白是玻璃体黄斑界面的细胞外基质的组成部分，是决定玻璃体对视网膜产生黏附强度的关键成分，可引起黄斑裂孔和其他玻璃体黄斑界面病变[31-33]。自体纤溶酶已被研究证明能切割层粘连蛋白和纤维连接蛋白[34, 35]，早期研究表明纤溶酶可诱导玻璃体后脱离[36, 37]。从患者自己的血清中提取纤溶酶，过程昂贵而复杂。此外，纤溶酶不稳定，会自溶迅速失活[38]。

重组纤溶酶 Ocriplasmin（Jetrea，Thrombogenics，Iselin，NJ，USA）又称微纤溶酶，是采用重组技术产生的纤溶酶片段，是人纤溶酶的催化结构域[39]。这种较小的分子（约为纤溶酶的 1/4 大小）不含有导致纤溶酶不稳定的结构域，具有更好的玻璃体穿透性。在动物和人类实验模型中，重组纤溶酶可以分解玻璃体后皮质和 ILM 界面，诱导玻璃体后脱离[40]。

2012 年，美国食品药品管理局（FDA）批准了重组纤溶酶治疗有症状的玻璃体黄斑牵引。在 MIVI-TRUST 三期临床试验中，纳入了一个亚组的黄斑裂孔患者[29]。这组患者的黄斑裂孔小于 400μm，注射一次重组纤溶酶后黄斑裂孔闭合率为 40%，而安慰剂组的闭合率则为 10.6%。与黄斑裂孔相关的局灶性粘连的患者倾向有更高的闭合率（图 28-3），ERM 的存在则降低了纤溶酶的疗效。黄斑裂孔小于 250μm 的闭合率最高。虽然重组纤溶酶用于黄斑裂孔治疗的数据 / 经验有限，但 MIVI-TRUST 试验强调了仔细选择患者以获得裂孔闭合的最高成功率的重要性。由于重组纤溶酶在有黄斑前膜或者广泛玻璃体粘连的眼（> 1500μm）中不能很好发挥作用，因此应考虑其只用于黄斑裂孔小于 250μm 合并局灶性玻璃体粘连的且没有黄斑前膜的患眼。

很少有报道与重组纤溶酶相关的眼部并发症，包括暂时视力丧失、辨色障碍、视网膜电图变化及 OCT 上发现的椭圆体带的变化[41-45]。针对这些担忧，该公司启动了 ORBIT 试验，这是一项上市后的调查，进一步证实了在 FDA 批准后的安全性。有趣的是，由于更严格的患者选择标准，玻璃体黄斑牵引的松解率比 MIVI-TRUST 试验高（59% 和 26.5%），黄斑裂孔的闭合率高达 32.2%[46]。该试验注意到有 6.7% 视力下降，没有新的安全问题。

（二）气体玻璃体溶解术

气体玻璃体溶解是另一种非手术方法，用于解除玻璃体牵引和 2 期黄斑裂孔[47]。该技术类似于办公室内的气体视网膜复位术。在常规消毒准备、局部麻醉和开睑后，进行前房穿刺；用 30G 针将过滤后的 C_3F_8 气体通过平坦部注入玻璃体腔[48]。注意监测眼压和中央动脉灌注。通常，4 天内的大部分时间患者保持面朝下体位。最近的研究显示 80.6% 的玻璃体牵引可成功解除，小黄斑裂孔（< 250μm）伴有局灶玻璃体牵引的闭合率为 60%[48]。最近一个系列研究发现，注气后玻璃体牵引解除的平均发生时间为 3.1 周，并建议观察 2 个月之后再判断气体玻璃体溶解是否失败[48]。

（三）手术操作

绝大多数黄斑裂孔手术均采用标准的三切口

玻璃体切除术。虽然器械的大小可能并不会影响手术结果，但手术医生目前倾向于使用越来越小的设备（23G、25G 或 27G）[49]。

黄斑裂孔手术最重要的操作之一是诱导 PVD。通常，玻璃体视网膜黏附很难从视神经或黄斑前表面释放（这显然表明了黄斑裂孔的病理生理学机制）。用玻璃体切割头仔细操作，在某些情况下用曲安奈德，通常会成功诱导 PVD。为了完整剥除玻璃体后皮质，切割头应在视神经处伸入玻璃体皮质的边缘（图 28-7）。在抬高后皮质之前，应有足够量的玻璃体堵塞切割头，最大限度地发挥诱导 PVD/Weiss 环所需的负压吸引力。一旦玻璃体被吸住，应该沿着视轴向前牵引，使玻璃体分离，同时尽量减少横向牵拉，因为这可能导致医源性视网膜裂孔。如果 PVD 很难诱导，可以使用软管笛针来解除玻璃体黏附。在这一动作中，一旦笛针的软头被玻璃体堵塞，就施加高吸力。对于一些仍然不能诱导出 PVD 的情况，考虑使用膜铲或弯曲的 MVR 刀来"剥除"后皮质。可以将一个 25G 针尖端弯曲形成一个铲形，并连接到吸引器，以制作一个吸引铲[50]。这些仪器的锋利边缘可分离视神经边缘的玻璃体后皮质，从而诱导 PVD。

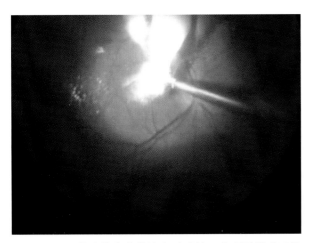

▲ 图 28-7　借助曲安奈德染色玻璃体，在吸引模式下使用 23G 玻璃体切割头诱导 PVD

诱导 PVD 后，切除核心玻璃体，然后是周边玻璃体。周边玻璃体切除的目的是将玻璃体纤维切短，以便安全进出手术器械，并为手术结束时的气体填充创造足够的空间。

玻璃体切除后，常使用黄斑接触镜，为剥膜操作提供最佳的可视性和立体视。最初对黄斑裂孔手术的处理只提倡剥除黄斑前膜[12]。Brooks 第一个证明了 ILM 剥除可以提高黄斑裂孔闭合率[51]。我们对于所有的黄斑裂孔都进行内界膜剥除。去除 ILM 能够确保任何残留的玻璃体后皮质 / 前膜被完全去除（部分去除会显著降低闭合率），并可能有助于闭合过程中孔周视网膜的对称移动。

关于眼内镊的规格，并没有金标准，只要可以有效去除黄斑裂孔周围的 ERM/ILM；然而，我们提倡一种内抓式镊子，如 ILM 镊，因为它有一个小的精确夹持平台来抓取视网膜表面膜。ILM 镊设计的另一个优点是，它的尖端轮廓允许视网膜表面的最大可见性，尽量减少损伤。

在过去 20 年，黄斑手术的一个特别的进展是应用各种染色剂来帮助 ERM/ILM 的可视化和剥除。有些人主张直视下剥除而不染色，例如，利用 ILM 在撕除后会卷边的特点。这种方法的缺点包括可能不完全的 ERM/ILM 剥除，可能导致手术失败，因为黄斑裂孔周围还有牵引。其他医生则主张使用曲安奈德作为指示，但这不会"染色"ERM 或 ILM。它停留在 ERM 或 ILM 的表面，仅为剥膜提供深度感。

真正的膜染色剂有蓝色（台盼蓝和亮蓝色 G，在大多数国家都有）和吲哚菁绿。台盼蓝在白内障手术中得到了广泛的应用，具有极好的眼内安全数据；浓度更高的台盼蓝也是安全的，已获 FDA 批准用于视网膜手术。台盼蓝主要染色黄斑前膜（可能弱着色于 ILM），因此它主要用于 ERM 的去除。亮蓝 G 更能染色 ILM，也是无毒的。亮蓝的批准使用在美国正在申请中，更常用于美国以外国家。ICG 是美国最常用的 ILM 染色剂，在世界各地广泛使用。ICG 染色将绿色 ILM 与视网膜内表面形成明显对比，从而有助于孔周围内界膜的有效剥除。然而，ICG 可能对 RPE 有毒。尽管对 ICG 可能的毒性存有担忧，但文献报道的更多的是其成功使用于剥膜，而非毒性报道[52]。在注入染料后，减少其在黄斑表面的时间来尽量减少可能的毒性（在黄斑表面的时间应在 10～30s）。较长时间的 ICG 染色可能不会导致更强的染色，还可能增加毒性。我们用 5% 的葡萄糖来稀释 ICG，这可以让染料在视网膜表面沉降下来。光谱吸收研究表明，5% 葡萄糖配制 ICG，其吸收光谱向较高的波长移动，可能对视网膜组织造成的光敏风险减小[53]。必须注意，若是 ERM 半透明，去除 ERM 往往可以模仿去除了 ILM。手术医生必须考虑在去除 ERM 后，需要再剥除 ILM。也正是在这种情况下，染色染料成为一个重要的工具，以完全去除孔周的 ERM/ILM。

在剥膜（特别是 ILM）中，也许最具挑战性的一步是创造一个翘起的边缘，在此基础上启动剥膜。首选，选用内界膜镊运用"抓－撕"的技术制作一个边缘（图 28-8）。人们也可以使用 Tano 钻石覆膜刮刀制作剥膜边缘，甚至在不用镊子的情况下继续剥膜。然而，膜刮刀可以造成亚临床的 RPE 损伤，即使操作适当、黄斑裂孔闭合，也可能会导致旁中心暗点。另一种启动剥膜的方法是使用 MVR 刀来划出一个 ILM 瓣，以制作一个可抓握的边缘。虽然 MVR 的边缘非常锋利，有潜在的视网膜创伤，只要操作适当，也可以是一种剥除各种浅表膜组织的方法。

制作了膜瓣后，用 ILM 镊抓住膜的边缘可以

完成剥膜（图 28-9 和图 28-10）。剥膜中，有时可能要额外的"双重染色"。尤其是初始染色不太理想，再次染色后，膜的前后表面都染色，有助于更好的显示。

剥膜后，必须用笛针吸出玻璃体腔中任何膜碎片，因为残留的膜碎片会引起明显的漂浮物感。必须检查周围视网膜是否有格子样变性或视网膜裂孔，进行眼内光凝治疗。然后用玻璃体切割头或笛针（软或硬）进行气－液交换，以气体填充。

对于填充物的选择，空气或混合气体优于硅油，因为较高的表面张力有助于黄斑裂孔的闭

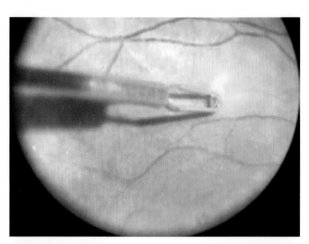

▲ 图 28-8　在 ILM 中创建一个边缘，该边缘已通过"抓－撕"技术与 ICG 染色

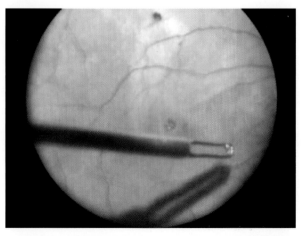

▲ 图 28-9　黄斑裂孔周围 ILM 的剥除，充分解除黄斑裂孔周围的切向牵引

合。日本的研究证明了空气填充在裂孔封闭中的功效[54]。然而，我们担心一些患者可能在最初几天无法保持一个严格的面朝下的体位，因为空气填充的主要作用只持续1~2天（填充至少占据玻璃体腔的60%，以在坐位时覆盖黄斑裂孔）。两种广泛使用的长效气体填充物是SF_6和C_3F_8，依据手术医生选择，两者之间无明显差别。对于那些不能保持面朝下体位的患者，更长时间的气体填充可能更好，即使患者是坐着也可以有效填充。对于大的黄斑裂孔、慢性黄斑裂孔或复发性黄斑裂孔，一些手术医生更喜欢长效气体填充，但是根据OCT数据分析显示，大多数黄斑裂孔在术后几天内闭合，长效填充可能是不必要的[55]。虽然通常使用等膨胀浓度的气体，手术医生也可以选择一个稍微膨胀的浓度，以确保在术后几天更完整的气体填充。其他研究报道，仅用空气填充也有好的结果[54]。对于无法保持体位的患者（如儿童、精神疾病或肥胖或发育迟缓的人），可使用硅油填充。因为长效气体填充也不需要保持严格体位，使用硅油填充已经越来越少。

外伤性黄斑裂孔和长眼轴的近视患者的黄斑裂孔，值得单独斟酌。外伤性黄斑裂孔通常发生在儿童和成年年青男性[56]。创伤性黄斑裂孔比较独特，因为玻璃体后皮质经常附着（可能很难诱导分离），并且尽管黄斑裂孔可以闭合，可能同时存在的RPE、Bruch膜、脉络膜或视神经损害，都可能影响视觉恢复[57]。此外，一些创伤性黄斑裂孔在受伤后的几周内会自发闭合，因此干预的最佳时机尚不清楚。对于外伤性黄斑裂孔，早期选择观察，特别是儿童和年轻人，可能是最好的选择[58]。

近视黄斑裂孔也比较特别，因为玻璃体后皮质经常附着。黄斑劈裂在本病的发病机制中可能发挥重要作用（图28-11）[59]。眼轴长和后巩膜葡萄肿也给剥膜提出了挑战，可能需要使用超长镊子或去除巩膜穿刺套管，以便到达视网膜表面。

对于难治性黄斑裂孔，尽管已经进行成功的玻璃体切除术，但仍未关闭，或者对于大/慢性黄斑裂孔，有许多技术可能有助于黄斑裂孔闭合，包括ILM翻转瓣、游离ILM瓣、自体视网膜移植等。

翻转ILM瓣首先用于修复大的黄斑裂孔[60]，

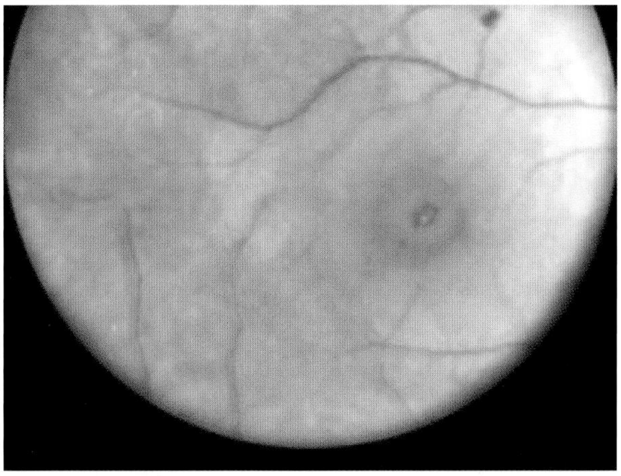

▲ 图28-10 孔周围完全剥除ILM

ILM剥除的范围要对应于已有ERM的大小，以确保完全清除ERM/ILM复合体

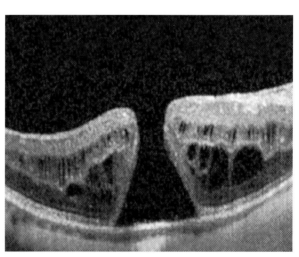

▲ 图28-11 4期黄斑裂孔合并近视，OCT图像显示黄斑后凹弧度增加，还要注意明显的黄斑前膜

是对 ILM 剥除的一种改良，如上文所述，当且仅当 ILM 能够以某种方式被利用以覆盖黄斑裂孔时，才能操作。根据利用的类型，ILM 瓣可以保持自然的前 / 后方向（瓣在不翻转方向的情况下转移到黄斑裂孔），或者是翻转的前 / 后方向（瓣被翻转，通常起于瓣的底部）。目前尚不清楚 ILM 瓣的前后朝向是否有临床意义。鉴于这项操作所需的精度（游离 ILM 瓣操作亦是如此），我们强烈建议使用染料，如 ICG 或亮蓝。

对于没有既往黄斑区 ILM 操作的患眼，决定进行 ILM 瓣操作应在术前做出。应从距离黄斑裂孔一定距离处（1～2 个视盘直径）开始剥除 ILM，以便有足够的 ILM 组织（表面积）用于制作最终的瓣（以防剥除过程中 ILM 瓣意外撕裂）。最终 ILM 瓣连接附着于黄斑裂孔的位置可能不重要，尽管理论上，基底附着于黄斑裂孔的颞侧和上方，在视神经表面进行气 - 液交换过程中，可能不易移动，而且术后患者的体位要么直立，要么面朝下，都可保持 ILM 瓣不易移动。通常，当 ILM 剥除到孔周时，孔周哪个部位组织保持完整，会明显决定最终瓣的位置。我们通常建议留下足够的 ILM，以覆盖黄斑裂孔，并用玻璃体切割头修剪多余的 ILM。应注意在随后使用笛针进行气 - 液交换，使黄斑裂孔周围液流出时不形成湍流，避免瓣移位。如果发生移位，用笛针软头轻轻推 ILM 皮瓣，而不是吸，将瓣重置于裂孔表面（图 28-12）。对于黄斑裂孔未闭需要再手术的患者，需要改良 ILM 瓣技术，利用其他部位 ILM，这可能离裂孔有一段距离。只要初次玻璃体切除术 ILM 剥除不广泛（至血管弓甚至之外），一般可以都可利用剩余的黄斑部位 ILM 来转位覆盖开放的黄斑裂孔。

鉴于常规 ILM 剥除的高成功率，以及最近对翻转 ILM 瓣与常规 ILM 膜剥除在黄斑裂孔闭

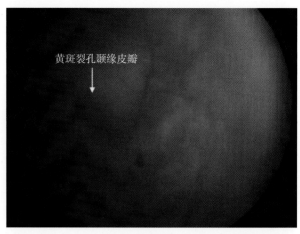

黄斑裂孔颞缘皮瓣

▲ 图 28-12　难治性黄斑裂孔，翻转内界膜瓣技术

合中的模棱两可的对比结果[61, 62]，可能很难选择何时使用这种技术。我们通常建议在以下情况使用 ILM 瓣技术：难治性黄斑裂孔仍有残存 ILM 可做瓣、大黄斑裂孔＞ 400μm、近视（眼轴＞ 27mm）和慢性黄斑裂孔超过 6 个月。

游离 ILM 瓣则是另一种技术，如果没有相邻的 ILM 允许翻转操作，可以应用该技术[63]。游离 ILM 瓣需要利用视网膜的更周边区域的 ILM。然后，气 - 液交换之后，将 ILM 瓣转移到黄斑裂孔表面。这项技术的一个挑战是操控游离的 ILM 瓣（这可能需要双手操作与吊顶灯照明）以及在气 - 液交换时 ILM 瓣移位的风险（可以在将 ILM 瓣转位至黄斑裂孔之前，注入重水或弥散型黏弹剂）。自体视网膜移植用于难治性黄斑裂孔是最近报道的修复难治性或大的黄斑裂孔的方法[64]；此时，我们正在等待进一步的长期结果数据，以便能够充分支持这一方法。

六、作用机制

手术干预解除引起黄斑裂孔的切向牵引（在某些情况下是斜向牵引）。解除孔周的牵引允许视网膜神经感觉层"滑动关闭"。气体填充被认

为是施加前 – 后力和表面张力，使裂孔关闭。然而，某些黄斑裂孔可以通过药物或气体封闭，表明相对于牵引释放，气体填充在关闭较小的黄斑裂孔中可能起的作用较小。

七、术后护理

抗生素眼液滴 1 周和类固醇滴眼液每天 4 次，持续 1～4 周。标准方案通常足以控制术后感染 / 炎症。由于使用气体填充，术后第 1 天监测眼压很重要。气体的膨胀浓度可能需要更频繁地监测眼压。

从 Kelly 和 Wendall 第 1 次报道以来，黄斑裂孔术后的面朝下体位一直是标准的护理[12]。多年来，术后 1 周～1 个月的面朝下体位，都曾采用。但是不能忽视因长期保持该体位引起的患者颈部和背部的疾病。最近的术后 OCT 研究表明，黄斑裂孔通常在手术后的 1～3 天关闭[52]。因此对于小的黄斑裂孔（＜ 400μm），我们通常建议 3 天的面朝下体位，对于大的黄斑裂孔（＞ 400μm），我们推荐 5 天的面朝下体位。一些早期研究表明更短的时间，比如 24h 也可能是有效的；其他研究表明甚至不需要面朝下的体位[65]。

在裂孔闭合后，术后的黄斑水肿可能需要长期使用局部或眼周类固醇。在慢性黄斑裂孔闭合后，中心凹下局限积液可能持续存在，可能提示 RPE 功能障碍。随着时间的推移和抗炎滴眼液的使用，视网膜下液通常在 1～2 个月内吸收，视力进一步提高。值得注意的是，虽然大多数裂孔在 1 周内闭合，但最终的视力恢复可能需要几个月。解剖闭合可能代表黄斑裂孔手术恢复的初始阶段，晚期需要视网膜和 RPE 之间逐渐的愈合过程。

八、并发症

术中最常见的并发症是医源性视网膜裂孔，约 6% 的病例发生[66]。有趣的是，裂孔很少出现在巩膜切口附近，这表明裂孔的形成主要发生在 PVD 诱导过程中。黄斑裂孔手术后发生视网膜脱离概率为 1%～2%[66]。如果白内障手术没有在黄斑裂孔手术之前或术中同时进行，2 年内白内障的进展率为 81%[67]。

九、手术结局的科学证据

如前所述，大多数 2 期黄斑裂孔（其他可以用 Ocriplasin 治疗）可得益于手术，所有 3 期和 4 期黄斑裂孔都需要手术[16]。在 1998 年，一项随机多中心试验试图研究 3 期和 4 期黄斑裂孔，但后来由于纳入率低而被中断[20]。对于所有黄斑裂孔，ERM/ILM 剥除的初次术后闭合率往往超过 90%[68]。较小的 2 期裂孔和相对新的孔可能有更高的闭合率。与仅仅去除 ERM 相比，去除 ILM 已经证明可以提高黄斑裂孔的闭合率，并且在裂孔闭合后不影响最终视力[51]。裂孔闭合后，几乎所有患者都有一些视觉改善。黄斑裂孔的再次开放发生于 2%～7% 的病例[68]。一般来说，这些黄斑裂孔的再手术也有很高的成功率。

十、这项技术在外科手术中的位置

玻璃体切除术，完全剥除 ERM 联合 ILM 剥除及气体填充，是修复全层黄斑裂孔的金标准。

经验与教训

- 确认玻璃体后皮质与视网膜表面分离是手术成功的关键。
- 仔细小心进行玻璃体后皮质分离，可以减少周边视网膜裂孔的发生。
- 对于所有阶段的黄斑裂孔，染色并完全去除周围的内界膜，可能会增加裂孔的闭合率。
- 创建 ILM 的翘起边缘通常是剥膜最困难的步骤。无论使用哪种技术创建边缘，都必须小心勿损伤视网膜。
- 对于患有明显白内障的患眼，在黄斑裂孔手术之前考虑去除白内障。

参 考 文 献

[1] Ho A, Guyer D, Fine S. Macular hole. Surv Ophthalmol. 1998;42:393–416.

[2] McDonnell PJ, Fine SL, Hillis AI. Clinical features of idiopathic macular cysts and holes. Am J Ophthal. 1982;93:777–86.

[3] Alt A. Remarks of holes in the macula lutea and fovea centralis with the report of a new case. Am J Ophthal. 1913;30:97–106.

[4] Fuchs E. Zur veranderung der macula lutea nach contusion. Ztschr Augenheilk. 1901;6:181–6.

[5] Coats G. The pathology of macular holes. Roy London Hosp Rep. 1907;17:69–96.

[6] Kuht H. Uber eine eigenthumliche veranderung der netzhaut ad maculam (retinitis atrophicans sive rareficans centralis). Ztschr Augenheik. 1900;3:105–12.

[7] Lister W. Holes in the retina and their clinical significance. Br J Ophthalmol. 1924;8:1–20.

[8] Morgan CM, Schatz H. Involutional macular thinning: a pre-macular hole condition. Ophthalmology. 1986;93:153–61.

[9] Johnson RN, Gass JD. Idiopathic macular holes: observations, stages of formation, and implications for surgical intervention. Ophthalmology. 1988;95:917–24.

[10] Agarwal A. Macular dysfunction caused by vitreous and vitreoretinal interface abnormalities. In Gass Atlas of Macular Disease: Elsevier Saunders; 2012:646–71.

[11] Hee MR, Puliafito CA, Wong C, et al. Optical coherence tomography of macular holes. Ophthalmology. 1995;102:748–56.

[12] Kelly NE, Wendel RT. Vitreous surgery for idiopathic macular holes: results of a pilot study. Arch Ophthal. 1991;109:654–59.

[13] De Bustros S. Vitrectomy for prevention of macular holes. Results of a randomized multicenter clinical trial. Vitrectomy for Prevention of Macular Hole Study Group. Ophthalmology. 1994;101:1055–9; discussion 1060.

[14] James M, Feman SS. Macular holes. Graefes Arch Clin Exp Ophthalmol. 1980;215:59–63.

[15] Hikichi T, Toshida A, Akiba J. Prognosis of stage 2 macular holes. Am J Ophthal. 1995;107:241–5.

[16] Kim JW, Freeman WR, Azen SP. Prospective randomized trial of vitrectomy or observation for stage 2 macular holes. Am J Ophthal. 1996;117:744–51.

[17] Glacet-Bernard A, Zourdani A, Perrenoud F, Coscas G, Soubrane G. Stage 3 macular hole: role of optical coherence tomography and of B-scan ultrasonography. Am J Ophthal. 2005;139:814–9.

[18] Gass JD. Reappraisal of biomicroscopic classification of stages of development of a macular hole. Am J Ophthal. 1995;119:752–9.

[19] Takahashi A, Yoshida A, Nagaoka T, et al. Idiopathic fullthickness macular holes and the vitreomacular interface: a high-resolution spectral-domain optical coherence tomography study. Am J Ophthal. 2012;54:881–92.

[20] Bronstein MA, Trempe CL, Freeman HM. Fellow eyes with macular holes. Am J Ophthal. 1981;92:757–61.

[21] Kishi S, Takahashi H. Three-dimensional observations of developing macular holes. Am J Ophthal. 2000;130:65–75.

[22] Akiba J, Kakehashi A, Arzabe CW, Trempe CL. Fellow eyes in idiopathic macular holes cases. Ophthalmic Surg. 1992;23:594–7.

[23] Martinez J, Smiddy WE, Kim J, Gass JD. Differentiating macular holes from macular pseudoholes. Am J Ophthal. 1994;117:762–7.

[24] Ullrich S, Haritoglou C, Gass C, Schaumberger M, Ulbig MW, Kampik A. Macular hole size as a prognostic factor in macular hole surgery. British J Ophthalmol. 2002;86:390–3.

[25] Ruiz-Moreno JM, Arias L, Araiz J, García-Arumí J, Montero JA, Piñero DP. Spectral-domain optical coherence tomography study of macular structures as prognostic and determining factor for macular hole surgery outcome. Retina. 2013;33:1117–22.

[26] Roth D, Smiddy W, Feuer W. Vitreous surgery for chronic macular holes. Ophthalmology. 1997;104:2047–52.

[27] Ko TH, Fujimoto JG, Duker JS, et al. Comparison of ultrahigh- and standard-resolution optical coherence tomography for imaging macular hole pathology and repair. Ophthalmology. 2004;111:2033–43.

[28] Chen Y, Shen L, Zhao S, Wang L, Xu C. Internal limiting membrane peeling by 23-gauge endoscopy for macular hole retinal detachment in a pathological myopic eye. Ophthalmic Surg Lasers Imaging Retina. 2017;48:179–82.

[29] Stalmans P, Benz MS, Gandorfer A, et al. Enzymatic vitreolysis with ocriplasmin for vitreomacular traction and macular holes. NEJM. 2012;367:606–15.

[30] Sebag J, Balazs EA. Morphology and ultrastructure of human vitreous fibers. Invest Ophthalmol Vis Sci. 1989;30:1867–71.

[31] Kohno T, Sorgente N, Ishibashi, T. Immunofluorescent studies

of fibronectin and laminin in the human eye. Invest Ophthalmol Vis Sci. 1987;28:506–14.

[32] Russell SR, Shepherd JD, Hageman GS. Distribution of glycoconjugates in the human retinal internal limiting membrane. Invest Ophthalmol Vis Sci. 1991;32:1986–95.

[33] Kohno T, Sorgente N, Goodnight R, Ryan SJ. Alterations in the distribution of fibronectin and laminin in the diabetic human eye. Invest Ophthalmol Vis Sci. 1987;28: 515–21.

[34] Hermel M, Dailey W, Hartzer MK. Efficacy of plasmin, microplasmin, and streptokinase–plasmin complex for the in vitro degradation of fibronectin and laminin–implications for vitreoretinal surgery. Curr Eye Res. 2010, 35:419–24.

[35] Papp B, Kovacs, T, Lerant, I. Conditions of formation of the heparin–fibronectin–collagen complex and the effect of plasmin. Biochimica et Biophysica Acta. 1987;925:241–7.

[36] Verstraeten TC, Chapman C, Hartzer M, Winkler BS, Trese MT, Williams GA. Pharmacologic induction of posterior vitreous detachment in the rabbit. Arch Ophthalmolo. 1993;111:849–54.

[37] Kim NJ, Yu HG, Yu YS, Chung H. Long–term effect of plasmin on the vitreolysis in rabbit eyes. Korean J Ophthalmol. 2004;18:35–40.

[38] Tsui I, Pan CK, Rahimy E, Schwartz SD. Ocriplasmin for vitreoretinal diseases. J Biomed Biotechnol. 2012;2012:354979. doi: 10.1155/2012/354979.

[39] Wu HL, Shi GY, Bender, ML. Preparation and purification of microplasmin. Proc Natl Acad Sci U S A. 1987;84:8292–5.

[40] Chen W, Mo W, Sun K, Huang X, Zhang YL, Song HY. Microplasmin degrades fibronectin and laminin at vitreoretinal interface and outer retina during enzymatic vitrectomy. Curr Eye Res. 2009;34:1057–64.

[41] Freund KB, Shah SA, Shah VP. Correlation of transient vision loss with outer retinal disruption following intravitreal ocriplasmin. Eye (Lond). 2013;27:773–4.

[42] Fahim AT, Khan NW, Johnson MW. Acute panretinal structural and functional abnormalities after intravitreous ocriplasmin injection. JAMA Ophthalmol. 2014;132:4846.

[43] Tibbetts MD, Reichel E, Wilkin AJ. Vision loss after intravitreal ocriplasmin: correlation of spectraldomain optical coherence tomography and electroretinography. JAMA Ophthalmol. 2014;132:48790.

[44] Hager A, Seibel I, Riechardt A, Rehak M, Joussen AM. Does ocriplasmin affect the RPEphotoreceptor adhesion in macular holes? Br J Ophthalmol. 2015;35:6358.

[45] Kim, JE. Safety and complications of ocriplasmin: ocriplasmin, ocriplasmin, Oh, how safe art thou? JAMA Opthalmol. 2014;132:37980.20.Chan CK, Wessels

[46] ORBIT: A Phase IV Clinical Study—Efficacy and Safety Outcomes from Ocriplasmin Intravitreal Injection. Baltimore, MD: ARVO; 2017.

[47] Chan CK, Wessels IF, Friedrichsen EJ. Treatment of idiopathic macular holes by induced posterior vitreous detachment. Ophthalmology. 1995;102:757–67.

[48] Chan CK, Mein CE, Crosson JN. Pneumatic vitreolysis for management of symptomatic focal vitreomacular traction. J Ophthalmic Vis Res. 2017;12:41923.

[49] American Society of Retina Specialist. PAT Survey 2012.www.asrs.org.

[50] Garg SJ. Use of a suction pick in small–gauge surgery facilitates induction of a posterior vitreous detachment. Retina. 2008;28:1536.

[51] Brooks H. Macular hole surgery with and without internal limiting membrane peeling. Ophthalmology. 2000;107:1939–49.

[52] Thompson JT, Haritoglu C, Kampik A, et al. Should i should indocyanine green should be used to facilitate removal of the internal limiting membrane in macular hole surgery. Surv Ophthalmol. 2009;54:135–8.

[53] Haritoglou C, Gandorfer A, Schaumberger M, Gandorfer A, Kampik A. Light absorbing properties and osmolarity of indocyanine green depending on concentration and solvent medium. Invest Ophthalmol Vis Sci. 2003;44:2722–9.

[54] Hikichi T, Kosaka S, Takami K, et al. 23– and 20–gauge vitrectomy with air tamponade with combined phacoemulsification for idiopathic macular hole: a singlesurgeon study. Am J Ophthal. 2011;152:114–21.

[55] Shah SP, Manjunath V, Rogers AH, Baumal CR, Reichel E, Duker JS. Optical coherence tomography guided facedown positioning for macular hole surgery. Retina. 2013;33:356–62.

[56] Atmaca LS, Yilmaz M. Changes in the fundus caused by blunt ocular trauma. Ann Ophthalmol. 1993;25:447–52.

[57] Barreau E, Massin P, Paques M, et al. Surgical treatment of post–traumatic macular hole. J Fr Ophtalmol. 1997;20:423–9.

[58] Kusaka S, Fujikado T, Ikeda T, et al. Spontaneous disappearance of traumatic macular holes in young patients. Am J Ophthal. 1997;123:837–9.

[59] Shimada N, Ohno–Matsui K, Yoshida T, et al. Progression from macular retinoschisis to retinal detachment in highly myopic eyes associated with outer lamellar hole formation. Br J Ophthalmol. 2008;92:762–4.

[60] Michalewska Z, Michalewski J, Adelman RA, Nawrocki J. Inverted internal limiting membrane flap technique for large macular holes. Ophthalmology. 2010;117:2018–25.

[61] Iwasaki M, Kinoshita T, Miyamoto H, Imaizumi H. Influence of inverted internal limiting membrane flap technique on the outer retinal structures after a large macular hole surgery. Retina. 2018 May 8.doi: 10.1097/IAE.0000000000002209.

[62] Yamashita T, Sakamoto T, Terasaki H, et al. Best surgical technique and outcomes for large macular holes: retrospective multicenter study in Japan. Acta Ophthalmol. 2018;96:e904–e910.

[63] Morizane Y, Shiraga F, Kimura S, et al. Autologous transplantation of the internal limiting membrane for refractory macular holes. Am J Ophthalmol. 2014;157:861–9.

[64] Parolini B, Grewal DS, Pinackatt SJ, et al. Combined autologous transplantation of neurosensory retina, retinal pigment epithelium, and choroid free grafts. Retina. 2017.

[65] Forsaa VA, Raeder S, Hashemi LT, Krohn J. Short–term postoperative non–supine positioning versus strict facedown positioning in macular hole surgery. Acta Ophthalmol. 2013;91:547–51.

[66] Sjaarda RN, Flaser BM, Thompson JT, et al. Distribution of iatrogenic retinal breaks in macular hole surgery. Ophthalmology. 1995;103:124.

[67] Thompson JT, Glaser BM, Sjaarda RN, Murphy RN. Progression of nuclear sclerosis and long–term visual results of vitrectomy with transforming growth factor beta–2 for macular holes. Am J Ophthal. 1995;119:48–54.

[68] Duker JS, Wendel RT, Patel AC, Puliafito CA. Late reopening of macular holes following initial successful vitreous surgery. Ophthalmology. 1994;101:1373–8.

第 29 章　黄斑前膜
Epiretinal Membranes

Philip P. Storey　Mitchell S. Fineman　著

张　婷　译

一、概述

黄斑前膜（ERM），又称黄斑皱褶、表面皱褶视网膜病变或者玻璃纤维视网膜病变，是半透明的纤维细胞膜，常以黄斑为中心覆于视网膜内表面。ERM 是一种后天性疾病，通常是特发性。继发黄斑前膜也可能发生，通常与下列情况有关：视网膜裂孔或脱离（图 29-1）、葡萄膜炎、视网膜血管炎、视网膜血管疾病、眼球顿挫伤和穿通伤、先天性疾病（如视网膜与视网膜色素上皮联合错构瘤）和既往眼内手术史等。特发 ERM 在 50 岁后最常见，没有性别差异，多达

20% 的患者双眼患病 [1]。

大多数 ERM 患者已有玻璃体后脱离（PVD），该后脱离被认为可能促进 ERM 的形成。在 PVD 过程中，玻璃体的劈裂可能让部分后皮质残留并附着于黄斑 [2]。在 Weiss 环已经存在的情况下，残余玻璃体也可黏附在视网膜表面。此外，PVD 发生过程中，对内界膜的牵引可能改变 ILM，促进 ERM 的发展。这些情况可能导致胶质细胞在视网膜表面增殖 [3, 4]。为什么这种病理过程发生在某些眼睛，而大多眼不发生，机制尚不太清楚。据认为，增殖的胶质细胞在视网膜表面扩散和收缩，发展成 ERM。视网膜裂孔形成和外伤

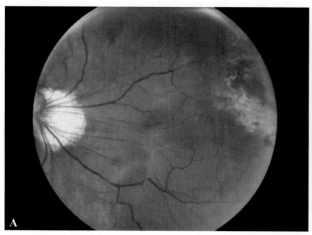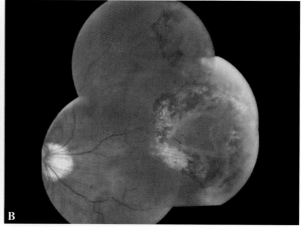

▲ 图 29-1　视网膜裂孔或脱离

A. 黄斑中央可见前膜；B. 眼底拼图照片，展示曾激光治疗的视网膜裂孔，位于 ERM 颞侧

后发生 ERM 更为常见，因为 RPE 细胞可能通过视网膜裂孔进入玻璃体腔。然后 RPE 细胞转化为胶质细胞，特别是在玻璃体积血和炎症的情况下，促进 ERM 的形成。

如果 ERM 是薄的、透明的、不引起视网膜扭曲，患者通常没有症状。ERM 很少自发地改善，大部分进展缓慢。随着 ERM 进一步增厚和收缩，导致视力受损、视物变形、视物变大或变小。如果黄斑牵引加重，可继发性黄斑水肿、视网膜出血和牵引性视网膜脱离。

二、适应证

遵循以下常规指导方针，患者将受益于 ERM 手术。

- 视力 20/60 或更差。
- 无法忍受视物变形。
- 继发黄斑水肿，药物治疗效果不好。
- 继发牵引性视网膜脱离，涉及黄斑。

三、禁忌证

- 无症状的少量 ERM。
- 身体健康状况不佳者。
- 合并眼部其他疾病，这将影响有价值的视觉恢复。

四、手术技术

（一）前膜剥除

玻璃体手术剥除前膜已经有几十年[5, 6]。虽然理念不变，但在设备和技术方面取得了重大进展。经睫状体平坦部三切口的玻璃体切除术合并

内界膜剥除是最常见的手术之一。近年来，经结膜小切口玻璃体切除术已证明是安全、有效的，并基本取代了过去的 20G 玻璃体切除术[7]。25G 和 23G 系统已被广泛使用，最近开发的 27G 系统也可用于该疾病。

局部麻醉包括球周、球后或 Tenon 下阻滞是常见麻醉方式，以实现制动和镇痛，即使小的眼动也可能增加医源性视网膜裂孔的风险。先行常规三切口玻璃体切除术去除核心玻璃体。大多数 ERM 患者已经有 PVD，可以将玻璃体基底部修剪 360°。如果还没 PVD，使用玻璃体切割头或硅胶笛针在视神经上进行抽吸诱导 PVD，并继续全周分离（图 29-2）。或者将一个长的 25G 针的远端弯曲形成一个铲，并连接于主动抽吸系统，有助于制作 PVD。注入曲安奈德也有助于显示玻璃体[8]。一旦完成玻璃体切除，重点转向黄斑，评估 ERM 的范围和位置。如果可以用镊子抓住 ERM 一个翘起的边缘，"剥除"可以开始。然而，许多 ERM 没有明显的翘起边缘，因此必须创建一个边缘，找出合适的平面，将 ERM 与下方视网膜分离。

用于制作 ERM 边缘的方法一般分为两种：刮削和抓捏。特地为 ERM 的刮削设计的有好几种器械，包括钻石覆膜刮刀，FINESSE™Flex（镍/钛）圈、MVR 刀、手术针头，甚至镊子的末端，都已证明是安全和有效的[9]。在 ERM 与未受累及的视网膜（图 29-3）相接区域，用一种器械用来表面"刮"或"擦"，面积 3～4mm[2]，可翘起一个边缘，再用镊子抓住开始剥除。刮擦技术可在手术佐剂使用前后使用。另外一种是抓捏技术。术者将镊子保持半开放，在黄斑边缘捏住 ERM 和其下 ILM（图 29-4）。必须特别注意不要抓太深，避免抓取部位的组织缺损。镊子抓住 ERM 后，将其稍微前拉以提起一个边缘（图 29-5）。如果操作得当，可以创建一个边缘开口，以便抓取

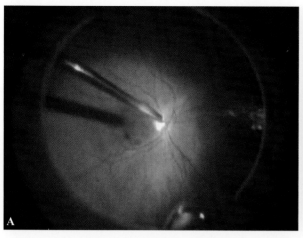
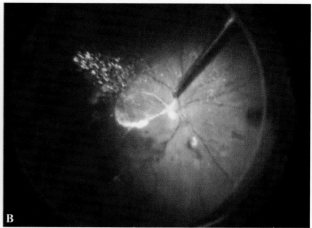

▲ 图 29-2　使用玻璃体切割头或硅胶笛针在视神经上进行抽吸诱导 PVD，并继续全周分离

A. 玻璃体切割头在视神经上方抽吸，以吸住和松解后皮质；B. 如果后皮质黏附非常紧密，用曲安奈德使后皮质染色，有助于分离

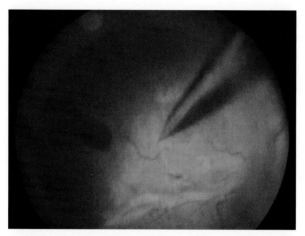

▲ 图 29-3　微小玻璃体视网膜（MVR）刀片用于接近和翘起前膜的边缘

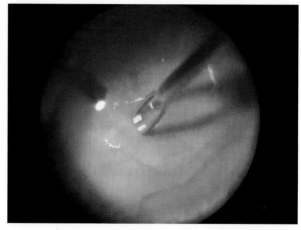

▲ 图 29-4　内界膜镊子微开，捏起前膜

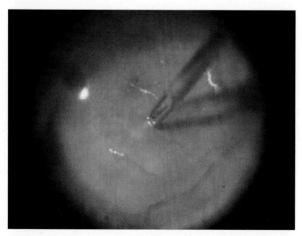

▲ 图 29-5　内界膜镊抓紧和抬起黄斑前膜以产生前膜开口

和剥除 ERM。无论使用哪种技术来创建初始的边缘，接下来步骤都相似。

镊子抓住 ERM 的边缘，在 ERM 和视网膜内表面之间，仔细轻柔地去除 ERM。最好将其成片剥除，确保完整去除整个前膜。在需要剥除的区域，沿着前膜和相邻视网膜内表面的外缘，依次松解和抓取（图 29-6）来完成整片剥除，并能够精细控制牵引方向。该操作也可减少重新抓取视网膜表面 ERM 边缘的次数，降低损伤视网膜的风险。

（二）内界膜剥除

在剥除前膜的同时或剥除之后，也剥除 ILM[10, 11]。虽然去除 ILM 是否能改善术后视力仍有争议，但去除 ILM 已被证明能显著降低 ERM 复发的风险[12-14]。在去除 ERM 的过程中，ILM 部分或全部被一起去除[15]。当 ILM 未被完全去除时，剩余 ILM 的剩余区域可能发生不平衡的收缩，会引起所谓的"复发 ERM"，其临床表现与原发 ERM 相似。

（三）外科佐剂

使用外科佐剂有助于 ERM 的可视化和并提高剥除效率[16]。虽然在许多情况下，ERM 和 ILM 的剥除可以在不使用佐剂下完成，但这些药物的使用可以减少手术时间和降低复发率，降低手术风险并增加手术成功率。外科佐剂，如吲哚菁绿（ICG）、台盼蓝、亮蓝 G，都可以将 ILM 染色，是玻璃体视网膜手术中应用最广泛的染料[17, 18]。术中曲安奈德也用来提高 ERM 和 ILM 的可视化，它的作用机制与其他染色剂不同。然而，这些染色剂都不能有效地染色 ERM，使得术中出现与正常周围视网膜不一样的"阴性染色"。

这一表现实际上也是一个特点，可以区分正常的 ILM（明显染色）和 ERM 的区域（没有染色）（图 29-7）。因此阴性染色有助于 ERM 与周围正常视网膜之间边界的区分。

一旦 ERM 去除，用一种外科佐剂再次染色将显示残留 ERM 或 ILM[13]（图 29-8）。再次使用佐剂染色帮助去除任何残留的 ILM，是减少复发前膜的唯一方法。

五、作用机制

去除黄斑前膜的机制是机械地分出 ERM 与 ILM 或视网膜内表面之间的界面，并仔细分离

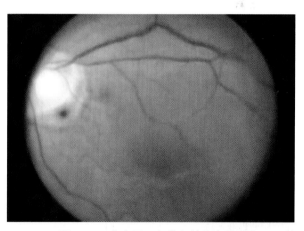

▲ 图 29-7　黄斑区下方黄斑前膜染色阴性

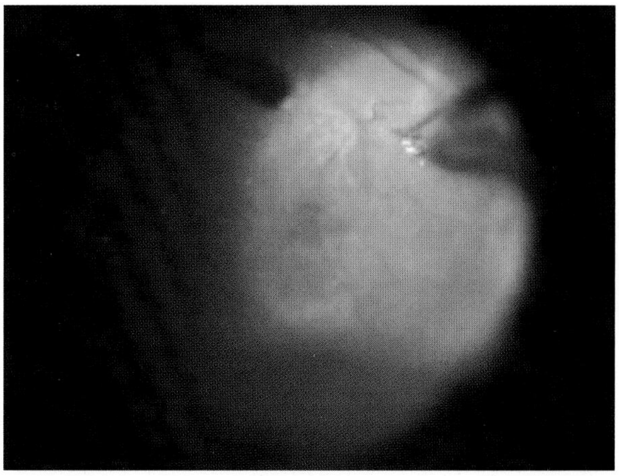

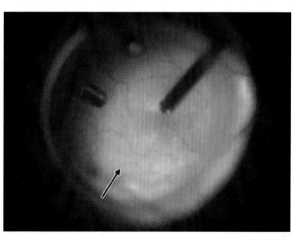

▲ 图 29-6　在靠近视网膜处抓取 ERM，可精细控制用力方向和力量

▲ 图 29-8　剥除前膜后，残余内界膜的边缘（箭）

这两层（图 29-9）。使用镊子将 ERM 从视网膜表面机械性分离。一旦 ERM 去除，视网膜就可恢复其正常的解剖形态，随即出现视力和视物变形改善。在大多数患眼，术后黄斑中心凹厚度减少，视网膜皱褶减轻。

六、术后护理

玻璃体切除术后，用抗生素 / 类固醇眼膏涂眼。通常在手术后 6h 或第 2 天去除敷料，患者开始使用局部抗生素和类固醇滴剂。术后第一次检查通常在术后 24～48h 进行，注意眼内感染的任何迹象和监测眼内压。抗生素滴眼液一般每天使用 4 次，为期 1 周，类固醇滴眼液最初每天使用 4 次，根据炎症和黄斑水肿的情况逐渐减量，为期 3～4 周。

七、特殊器械

如果 ERM 的边缘不方便抓取，一些器械，如 Tano 钻石覆层刮刀（Synergetics，O'Fallon，MO）（图 29-10）、FinesseFyeeFlex 圈（镍 / 钛）、MVR 刀片（图 29-11）、外科针头或镊子的末端，都可用来掀起 ERM 的边缘，以便用镊子抓取。

一旦 ERM 边缘可抓住，多种型号和品牌的镊子都可用于抓住 ERM，仔细地将其与其下组织分离（图 29-12）。不同类型的镊子因材料、大小和作用机制不同，但它们的共同功能都是抓取 ERM 并将其从视网膜表面剥除。

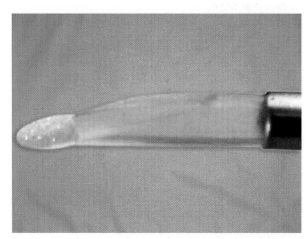

▲ 图 29-10　Tano 钻石覆层刮刀可以无创接触内界膜边缘

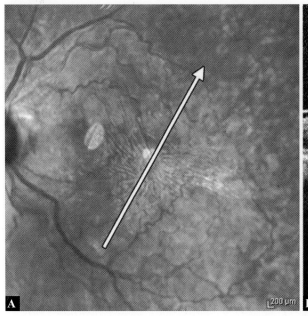
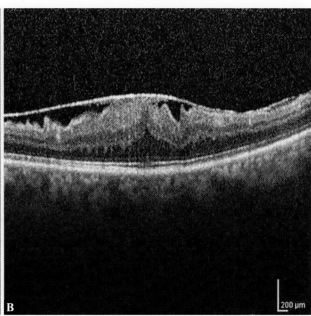

▲ 图 29-9　OCT 图像显示黄斑前膜收缩引起的视网膜皱褶

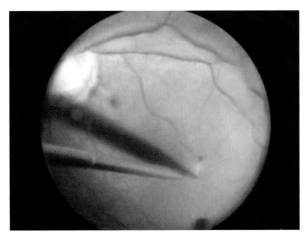

▲ 图 29-11　MVR 刀片在内界膜翘起一个边缘，内界膜已被吲哚菁绿染色

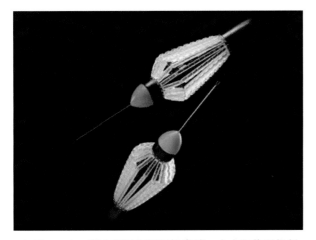

▲ 图 29-12　眼内镊子有不同的尖端、大小和作用机制

八、并发症

与黄斑前膜玻璃体切除术相关的并发症与其他疾病的玻璃体切除术相似[19]。麻醉并发症与患者的静脉镇静麻醉有关，还有眼周麻醉的并发症，如球后出血、视神经损伤和眼球穿孔。感染、出血、视网膜脱离、视网膜裂孔及医源性黄斑损伤的风险较低，但也可能发生。如果黄斑前膜紧紧黏附于中央凹，在去除前膜的过程中，黄斑裂孔可能发生。术后低眼压和高眼压也是潜在的手术并发症。白内障的发展被认为是一种不良反应，而不是一种真正的并发症，在有晶状体眼的患者，白内障的进展发生在手术后 6～12 个月内。

九、手术结局

大多数接受黄斑前膜手术的患眼与术前相比，光学相干断层扫描和眼底照相都显示有明显改善（图 29-13）。虽然常见解剖上的改善，但视力上的恢复的变异性比较大。大多数接受手术的患眼都会有一些视觉上的改善和变形的减少[11]。

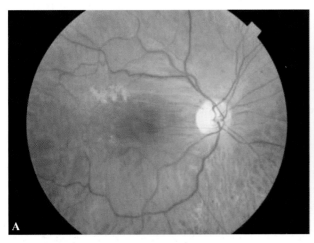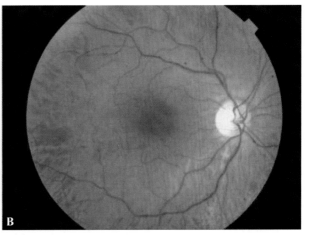

▲ 图 29-13　大多数接受黄斑前膜手术的患眼与术前相比，光学相干断层扫描和眼底照相都显示有明显改善
A. 玻璃体切除术前，黄斑前膜的眼底照片；B. A 中同一眼的术后外观。黄斑前膜去除后，眼底外观正常化

曾有报道，65%～90% 的患者获得视力提高，复发率约为 5% [20, 21]。患者一般有 2～3 行的视力提高，当然视力结局可能不同。视物变形改善通常会先于视力提高。因为视力改善是缓慢渐进的，术后至少需要 3 个月再评估最终术后视力。若继发黄斑水肿，可能需要更长时间来改善，并可能需要在术后结合药物治疗。有利于前膜手术效果的预后因素包括较短的症状时间、中心凹厚度减少和椭圆体带的完整 [22-25]。

十、该技术在外科手术的位置

大多数黄斑前膜患者不需要手术干预。许多患者有轻微的前膜并没有症状，可定期随访，观察是否进展。引起黄斑水肿的严重前膜，或者前膜引起视力下降或视物变形都适于接受手术。

经验与教训

经验

- 如果存在 ERM 的边缘，应利用它开始剥膜。

- 剥下 ERM 后，重新予 ICG、台盼蓝或亮蓝 G 染色，将有助于显示残留的 ILM。

- 反复抓取靠近视网膜处的 ERM，可以更好地控制方向和力量。

- 去除 ERM 后，视物变形的改善往往先于视力改善。

教训

- ERM 去除前，玻璃体后皮质分离不完全，会限制染色剂的作用，并增加了视网膜裂孔或脱离的风险。

- 无法完全剥除 ILM，可能会几个月到几年后的出现"复发 ERM"。

- 所有有晶状体患者均应了解玻璃体切除术后白内障进展的不良反应。

参考文献

[1] Pearlstone AD. The incidence of idiopathic preretinal macular gliosis. Ann Ophthalmol. 1985;17:378–80.

[2] Kampik A. Pathology of epiretinal membrane, idiopathic macular hole, and vitreomacular traction syndrome. Retina. 2012;32(Suppl 2):S194–98; discussion S198–9.

[3] Zhao F, Gandorfer A, Haritoglou C, et al. Epiretinal cell proliferation in macular pucker and vitreomacular traction syndrome: analysis of flat–mounted internal limiting membrane specimens. Retina. 2013;33:77–88.

[4] Smiddy WE, Maguire AM, Green WR, et al. Idiopathic epiretinal membranes. Ultrastructural characteristics and clinicopathologic correlation. Ophthalmology. 1989;96:811–20; discussion 821.

[5] de Bustros S, Thompson JT, Michels RG, et al. Vitrectomy for idiopathic epiretinal membranes causing macular pucker. Br J Ophthalmol. 1988;72:692–5.

[6] Michels RG. Vitreous surgery for macular pucker. Am J Ophthalmol. 1981;92:628–39.

[7] Rizzo S, Genovesi–Ebert F, Murri S, et al. 25–gauge, sutureless vitrectomy and standard 20–gauge pars plana vitrectomy in idiopathic epiretinal membrane surgery: a comparative pilot study. Graefes Arch Clin Exp Ophthalmol. 2006;244:472–9.

[8] Garg SJ. Use of a suction pick in small–gauge surgery facilitates induction of a posterior vitreous detachment. Retina. 2008;28:1536.

[9] Uchida A, Srivastava SK, Ehlers JP. Analysis of retinal architectural changes using intraoperative OCT following surgical manipulations with membrane flex loop in the discover study. Invest Ophthalmol Vis Sci. 2017;58:3440–4.

[10] Almony A, Nudleman E, Shah GK, et al. Techniques, rationale, and outcomes of internal limiting membrane peeling. Retina. 2012;32:877–91.

[11] Pournaras CJ, Emarah A, Petropoulos IK. Idiopathic macular epiretinal membrane surgery and ILM peeling: anatomical and functional outcomes. Semin Ophthalmol. 2011;26:42–6.

[12] Bovey EH, Uffer S, Achache F. Surgery for epimacular membrane: impact of retinal internal limiting membrane removal on functional outcome. Retina. 2004;24:728–35.

[13] Shimada H, Nakashizuka H, Hattori T, et al. Double staining with brilliant blue G and double peeling for epiretinal membranes. Ophthalmology. 2009;116:1370–6.

[14] Azuma K, Ueta T, Eguchi S, et al. Effects of internal limiting membrane peeling combined with removal of idiopathic

epiretinal membrane: a systematic review of literature and meta–analysis. Retina. 2017;37:1813–9.

[15] Kifuku K, Hata Y, Kohno RI, et al. Residual internal limiting membrane in epiretinal membrane surgery. Br J Ophthalmol. 2009;93:1016–9.

[16] Burk SE, Da Mata AP, Snyder ME, et al. Indocyanine greenassisted peeling of the retinal internal limiting membrane. Ophthalmology. 2000;107:2010–4.

[17] Kadonosono K, Itoh N, Uchio E, et al. Staining of internal limiting membrane in macular hole surgery. Arch Ophthalmol. 2000;118:1116–8.

[18] Perrier M, Sebag M. Trypan blue–assisted peeling of the internal limiting membrane during macular hole surgery. Am J Ophthalmol. 2003;135:903–5.

[19] Donati G, Kapetanios AD, Pournaras CJ. Complications of surgery for epiretinal membranes. Graefes Arch Clin Exp Ophthalmol. 1998;236:739–46.

[20] Poliner LS, Olk RJ, Grand MG, et al. Surgical management of premacular fibroplasia. Arch Ophthalmol. 1988;106:761–4.

[21] Margherio RR, Cox MS, Jr., Trese MT, et al. Removal of epimacular membranes. Ophthalmology. 1985;92:1075–83.

[22] Miguel AI, Legris A. Prognostic factors of epiretinal membranes: a systematic review. J Fr Ophtalmol. 2017;40:61–79.

[23] Machado LM, Furlani BA, Navarro RM, et al. Preoperative and intraoperative prognostic factors of epiretinal membranes using chromovitrectomy and internal limiting membrane peeling. Ophthalmic Surg Lasers Imaging Retina. 2015;46:457–62.

[24] Song SJ, Kuriyan AE, Smiddy WE. Results and prognostic factors for visual improvement after pars plana vitrectomy for idiopathic epiretinal membrane. Retina. 2015;35:866–72.

[25] Kim JH, Kim YM, Chung EJ, et al. Structural and functional predictors of visual outcome of epiretinal membrane surgery. Am J Ophthalmol. 2012;153:103–10. e101.

第 30 章　晶状体皮质后脱位
Posteriorly Dislocated Retained Lens Material

Ferhina S. Ali　John D. Pitcher, III　Marc J. Spirn 著

张　婷 译

一、概述

晶状体碎片后脱位，也称为残留晶状体皮质（RLM），是白内障摘除的并发症，常见于超声乳化术中。虽然手术技术的改进减少了 RLM 的发生，但仍有 0.3%～1.1% 的发生率[1, 2]。这些患者会有严重眼内炎症、眼压升高、角膜失代偿、囊样黄斑水肿（CME）和孔源性视网膜脱离（RRD）的风险。许多情况下，患者需要经平坦部玻璃体切除术（PPV）和经平坦部晶状体切除术（PPL）来恢复或保持视力，大多数患者最终达到至少 20/40 的视力[3-6]。在前入路不安全或不可行的情况下，初次晶状体摘除可能也需要玻璃体手术。在这两种情况下，注意细节和适当的术中策略可以帮助确保最好的结果。

二、适应证

（一）白内障术后摘除

- 进入玻璃体的晶状体核块。
- 进入玻璃体的大量晶状体皮质碎片或者囊袋。

（二）特别合并问题

- 持续眼内炎症。
- 眼压控制不良。
- 玻璃体积血和（或）担心视网膜裂孔或视网膜脱离。
- 不可接受的玻璃体混浊主诉。
- 急需视力康复。

（三）初次摘除晶状体

- 影响视力的晶状体半脱位（如外伤或马方综合征）。
- 已知或怀疑已有后囊破损。
- 持续胚胎血管（某些病例）。
- 联合后段手术，以帮助可视化和可及性。

三、禁忌证

- 小的晶状体皮质碎片，可以药物处理。
- 角膜高度水肿，PPV 可视化受影响（考虑延迟玻璃体切除术或如果必须手术可使用内镜下入路）。
- 中度至重度脉络膜脱离。

*注：在出现危及视力的并发症，如眼内炎

或高眼压药物治疗无反应的情况下，应尽快手术；如果患者身体情况不稳定，或由于眼部并发症而无法安全进行手术，则应推迟手术 [7]。

四、手术操作

由于角膜水肿和瞳孔扩张不良，RLM 病例的手术可见性可能受到挑战。在这些情况下，广角、非接触式可视系统特别有用。去除角膜水肿的手法（滚动、刮擦或高渗剂）或瞳孔扩张器也可改善可视化。

标准的三切口玻璃体手术，包括放置一条灌注管和另外两个巩膜切口用于双手操作。在完成核心玻璃体切除术后，应诱导玻璃体后脱离（如果 PVD 尚未存在）（图 30-1）。大量的 RLM 可能会产生反作用，这一操作可能具有挑战。玻璃体内注入曲安奈德有助于鉴别残余玻璃体皮质（图 30-2）。借助巩膜压陷切除周边玻璃体，有助于去除隐藏在玻璃体基底部的晶状体碎片，最常见于下方。彻底玻璃体切除术有助于减少在超声乳化负压吸引 RLM 时导致视网膜裂孔产生的风险。

根据临床情况选择手术器械（表 30-1）。如

果需要玻璃体切割头进行晶状体切除，具有连续低切割速率的瞬间玻璃体切除术模式可以有助于避免堵塞，并允许间歇负压吸住晶状体皮质。据估计，大约 60% 的核性 RLM 可以单独用 23G 玻璃体切除术来处理 [6]。玻璃体切割也很适于去除贴附于后囊或者人工晶状体的残余皮质（图 30-3）。

在需要晶状体粉碎的情况下，通常使用脉冲超声的三维模式。在保持抽吸的同时，可以双手操作方式，将导光头协助分割大的碎片（图 30-4）。将导光置于晶状体粉碎头稍靠后处，以保持 RLM 集中于玻璃体腔中部和抽吸头尖端。这也可以通过增加负压来实现，但应该谨慎使用，因为单纯高吸力而没有抽吸头物质堵塞，会导致低眼压和脉络膜脱离。最近的一个研究报道了使用一个 "1.5 法式 N- 环硝基酚无尖头结石提取器"（CookMedical，Bloomington，IN），这是一次性器械，通常由泌尿外科医生用于膀胱镜下清除肾结石。利用吊顶灯照明，可以双手操作，一手持可扩张的篮子提取器，一手使用晶状体粉碎头将其乳化。该仪器适合标准的 23G 切口，并被称为 "碎袋" [10]（图 30-5）。

前段扭转超声技术（OZil，Alcon 公司）是最近报道的安全的可以作为常规操作的另一种方法，在晶状体碎片很坚硬的情况下特别有用 [9]。对于这种方法，作者使用了 20G 巩膜切口并将超声乳化手柄的硅胶套取下。默认设置包括 35ml/min 的抽吸、250mmHg 的负压上限和 30cm 水柱瓶高。视力和解剖结果与常规超声粉碎对照组相似。

类似的手术原则适用于使用 PPL 进行初次晶状体去除。从晶状体核赤道部刺入有利于进入，同时尽量减少悬韧带损伤。将灌注直接放入囊袋也可能有帮助。或者，打开晶状体后囊可以帮助晶状体切除。在这些情况下，经平坦部玻璃体手术

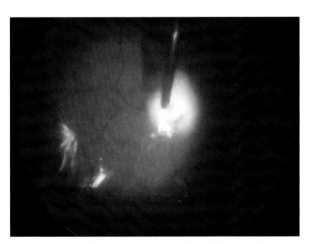

▲ 图 30-1　诱导玻璃体后脱离。曲安奈德颗粒增加玻璃体后皮质的可视度

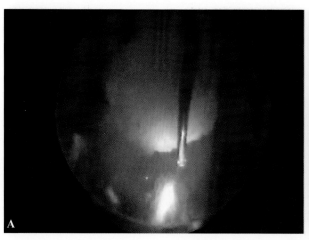
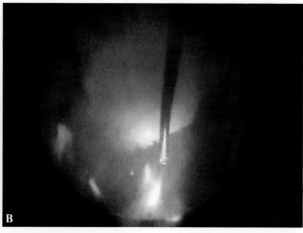

▲ 图 30-2　借助玻璃体内曲安奈德清除周边玻璃体

表 30-1　玻璃体切除术 /PPL 中的器械选择，由残留的晶状体的类型和大小决定

手　柄	指　针	机　制	参考文献
25G 玻璃体切割头	有限的皮质碎片	直接切割，抽吸	[8]
23G 玻璃体切割头	大的软晶状体 晶状体核块＜ 50%	直接切割，抽吸	[6]
20G 晶状体粉碎头	标准 PPL	超声乳化抽吸	[2]
扭转超声（20G）	大且坚硬的碎片	超声乳化抽吸	[9]

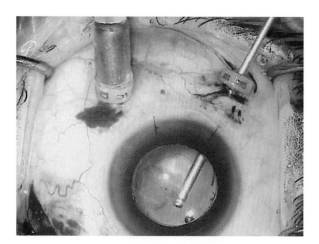

▲ 图 30-3　玻璃体切除术用于去除仅在人工晶状体后面的晶状体残余皮质，这种操作可以显著提高可视化

联合后段超声乳化（晶状体粉碎）或扭转超声总是必要的，因为手术医生通常会切除整个晶状体。无论采用哪种技术，在所有情况下，都需要仔细检查周边视网膜和及时激光处理视网膜裂孔[11]。

在手术进行到后期应注意前节，可以通过前房穿刺冲洗来识别可能隐藏在前房角的晶状体碎片（图 30-5）。明显的晶状体皮质残留于前段，应明智地使用玻璃体切割头去除（图 30-3）。将稀释的曲安奈德注入前房可以帮助识别 IOL 前面的玻璃体。进一步核实白内障手术医生最初放置的人工晶状体的稳定性，包括囊袋内后房型人工晶状体、睫状沟或前房型人工晶状体。术后无晶状体眼状态也许不理想，但可根据特殊情况（如大的脉络膜脱离、幼年特发性关节炎）和视觉潜力来决定。若对于有前房型人工晶状体或者无晶状体眼患者，可能需要做虹膜根部切除。

对于任何可疑病变应该积极进行预防性激光包围光凝。手术医生根据视网膜裂孔或脱离的情

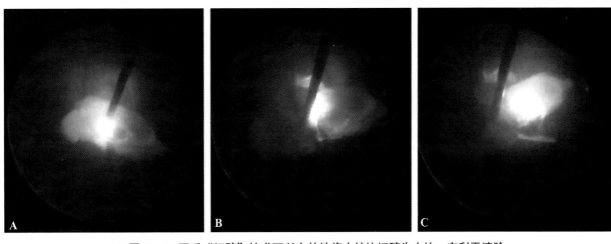

▲ 图 30-4 双手"切碎"技术可以有效地将大核块切碎为小块，有利于清除

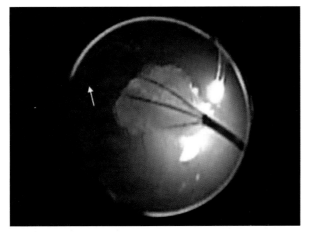

▲ 图 30-5 "碎袋"抓住残留的晶状体核

况酌情选择气液交换和（或）气体填充。在某些患眼，可以在手术结束时注入 1mg 曲安奈德，也可以将其注射于 Tenon 囊下。20G 巩膜切口、任何较小的但是渗漏的切口或角膜切口都应间断缝合。通常在手术结束时进行结膜下抗生素和类固醇注射。

五、作用机制

经平坦部晶状体切除术是物理拆解和吸除晶状体物质，减少炎症刺激引起的眼压升高和 CME。

（一）术后护理

术后监测并发症非常重要。频繁的局部抗炎药（包括类固醇和非甾体抗炎滴眼液）可以帮助控制持续的前房反应。当炎症控制，局部类固醇应逐渐减量，以防炎症反弹。如果炎症复发，要寻找隐匿 RLM。

房水分泌抑制药（如噻马洛尔、多唑酰胺）有助于控制眼压升高。如果药物治疗不够，考虑咨询青光眼专家。

囊样黄斑水肿是术后视力下降的常见原因。荧光素眼底血管造影和光学相干断层扫描是识别和随访这种情况的关键方法。如果抗炎滴眼液（包括类固醇和非甾体药物）无效，可 Tenon 囊下或玻璃体内类固醇注射（图 30-6）。在那些容易眼压升高的患者，玻璃体内注射抗血管内皮生长因子（贝伐单抗）及局部非甾体抗炎滴眼液是另一种治疗方案。

后续应该多次进行散瞳眼底检查，以发现视网膜裂孔。

（二）仪器

- 广角（最好是非接触式）装置。
- 三切口 PPV 系统（最好用带阀的套管）。

- 切割头，晶状体粉碎头或者扭动手柄（表 30-1）。
- 导光。

根据情况选用以下仪器。

- 前房穿刺刀和 BSS 冲洗注射器连接于钝套管上。
- 硅胶软尖笛针（用于气液交换）。
- 眼内激光。
- 8-0 薇乔、10-0 尼龙缝合。
- 结膜下抗生素、类固醇。

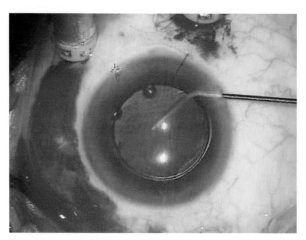

▲ 图 30-6　前房穿刺冲洗可以帮助识别任何残匿晶状体碎片

（三）并发症

1. 术中

- 人工晶状体不稳定。
- 机械或超声视网膜损伤。
- 晶状体碎片致视网膜损伤。
- 视网膜裂孔或脱离。
- 浆液性或出血性脉络膜脱离。

2. 术后

- 持续性炎症或炎症反弹。
- 眼压升高。
- 角膜失代偿。
- 黄斑囊样水肿（图 30-7）。
- 视网膜裂孔或脱离。
- 眼内炎。

六、手术结局的科学证据

关于晶状体后脱位的大量病例研究表明，大多数患者预后相当好。只有 5% 的人最终视力为 20/200 或更差。临床表现中，最终视力最重要的预测因素是术前视力好和存在 IOL [2, 12]。在术后

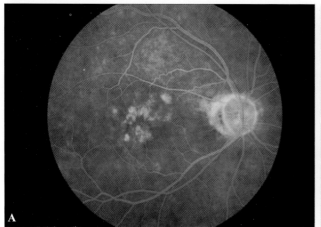
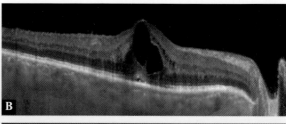
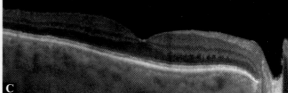

▲ 图 30-7　黄斑囊样水肿

A. 右眼晶状体残留经 PPL 联合 PPV 治疗后，黄斑花瓣状水肿伴视盘高荧光；B. OCT 显示为黄斑水肿；C. Tenon 囊下注射曲安奈德后 1 个月，患者的黄斑水肿消退，视力从 20/80 改善至 20/30

早期，视力通常受到非视网膜病理（角膜水肿、炎症和眼压升高）的限制。这些问题通常是暂时的，可以药物处理。

最常见的影响视力的并发症是 CME，发生在晶状体切除后多达 61% 的患者[13]。视网膜脱离，虽然可能更具破坏性，但不那么常见。较早的研究估计术后 RRD 的发生率为 8%～13%[3, 4]。最近报道了较低的 RRD 率（4%～5%），这与改进的可视化、仪器和外科技术有关[6]。眼内炎和脉络膜出血更是少见。最终，大多数 RLM 患者获得良好的最终视力，近 80% 的患者视力优于 20/40[5]。

七、该技术在外科手术的位置

晶状体切除术是 PPV 的常见适应证，是任何玻璃体视网膜外科医生的重要技能。

经验与教训

- 通过仔细的玻璃体基底部切割，完成彻底的玻璃体切除术。
- 将晶状体皮质和操作器械应尽可能远离黄斑，以避免造成机械损伤（在极少数情况下，注入重水可用作缓冲）。
- 通过保持密闭系统（小切口，带阀套管）并合理地使用负压来最大限度地减少湍流。
- 谨慎使用超声粉碎头，避免超声对视网膜的损害。
- 仔细的周边视网膜检查将有助于发现视网膜上的小裂孔和隐藏的晶状体碎片。
- 考虑辅助使用玻璃体内曲安奈德，以帮助识别和清除残留的玻璃体皮质，识别前房玻璃体及预防术后 CME。
- 巩膜顶压和前房冲洗有助于识别可能遗漏的小的晶状体碎片。

参考文献

[1] Baker PS, Spirn MJ, Chiang A, et al. 23-gauge transconjunctival pars plana vitrectomy for removal of retained lens fragments. Am J Ophthalmol. 2011;152:624-7.

[2] Berry DE, Walter SD, Fekrat S. A frag bag for efficient removal of dislocated nuclear matieral. Ophthalmic Surg Lasers Imaging Retina. 2017;48:1006-8.

[3] Chiang A, Garg SJ, Alshareef RA, et al. Removal of posterior segment retained lens material using the OZil phacoemulsification handpiece versus Fragmatome during pars plana vitrectomy. Retina. 2012;32:2119-26.

[4] Colyer MH, Berinstein DM, Khan NJ, et al. Same-day versus delayed vitrectomy with lensectomy for the management of retained lens fragments. Retina. 2011;31:1534-40.

[5] Ho LY, Doft BH, Wang L, Bunker CH. Clinical predictors and outcomes of pars plana vitrectomy for retained lens material after cataract extraction. Am J Ophthalmol. 2009;147:587-94.

[6] Kiss S, Vavvas D. 25-gauge transconjunctival sutureless pars plana vitrectomy for the removal of retained lens fragments and intraocular foreign bodies. Retina. 2008;28:1346-51.

[7] Merani R, Hunyor AP, Playfair TJ, et al. Pars plana vitrectomy for the management of retained lens material after cataract surgery. Am J Ophthalmol. 2007;144:364-70.

[8] Moore JK, Scott IU, Flynn HW Jr, et al. Retinal detachment in eyes undergoing pars plana vitrectomy for removal of retained lens fragments. Ophthalmology. 2003;110:709-13.

[9] Pande M, Dabbs TR. Incidence of lens matter dislocation during phacoemulsification. J Cataract Refract Surg. 1996;22:737-42.

[10] Rossetti A, Doro D. Retained intravitreal lens fragments after phacoemulsification: complications and visual outcome in vitrectomized and non-vitrectomized eyes. J Cataract and Refractive Surg. 2002;28:310-5.

[11] Scott IU, Flynn HW, Smiddy WE, et al. Clinical features and ouctomes of pars plana vitrectomy in patients with retained lens fragments. Ophthalmology. 2003;110:1567-72.

[12] Smiddy WE, Guererro JL, Pinto R, Feuer W. Retinal detachment rate after vitrectomy for retained lens material after phacoemulsification. Am J Ophthalmol. 2003;135:183-7.

[13] Tan HS, Mura M, Oberstein SY, Bijl HM. Retinal breaks in vitrectomy for retained lens fragments. Retina. 2012;32:1756-60.

第 31 章　脉络膜脱离的外科修复
Surgical Repair of Choroidal Detachment

Andre J. Witkin　**著**

张　婷　**译**

一、概述

脉络膜脱离是各种原因（如炎症或机械原因、药物及非医源性和医源性创伤）引起的急性或慢性低眼压的结果，脉络膜血管渗漏导致浆液性脉络膜脱离或血管破裂导致出血性脉络膜脱离。这两种类型的脉络膜分离通常可以用眼底检查来区分，B 超也经常用于诊断和鉴别这两种类型的液体（出血在超声上是高回声，而浆液是低回声）（图 31-1）。浆液性脉络膜脱离通常是无痛的，而出血性脉络膜脱离的患者可能非常痛苦[1]。

浆液性脉络膜脱离的常见原因包括眼内手术后低眼压（特别是青光眼滤过或分流手术）、广泛视网膜光凝、术中或术后伤口渗漏、某些药物、慢性视网膜脱离或慢性炎症。由于眼外伤、眼部手术中或者术后、自发出血倾向或脉络膜异常等原因，导致脉络膜急性出血至已存在的浆液性脉络膜脱离，出现出血性脉络膜脱离，其视力预后比浆液性脉络膜脱离更差[2]。

浆液性脉络膜脱离也可能发生在玻璃体切除手术中，如果套管部分插入脉络膜上腔，灌注液可进入该间隙[3]。空气、气体或硅油也可能通过类似的机制无意中注入脉络膜上腔，导致脉络膜脱离[4]。若是空气进入脉络膜上腔会特别危险，因为它可能导致静脉气体栓子，可能是致命的[5]。

二、适应证

通常，当出现脉络膜脱离时，可以使用局部睫状肌麻痹 / 散瞳药物和皮质类固醇的保守方法治疗。手术治疗用于前房明显变浅、孔源性视网膜脱离或嵌顿、视网膜对合（"脉络膜对吻"）、顽固性疼痛、高眼压或由于脉络膜脱离引起不断视力下降等情况[6]。慢性脉络膜脱离也可能导致睫状体功能障碍，最终可导致低眼压性黄斑病变和眼球痨。

手术干预的最佳时机是多变的。对于出血性脉络膜脱离，如果可能的话，应该在出血发生后等待 7~14 天，以便让血块液化，这有利于出血引流[7, 8]。超声检查有助于确定手术干预的时间，因为出血一旦开始液化，就会显示不那么高回声（图 31-1 和图 31-2）[6-8]。如果视力无光感（NLP）或眼压升高威胁视力，手术引流可能需要更早，然而，由于难以引流相对凝固的血块，干预结果可能不那么令人满意。

预后不良的因素包括视网膜对合（"脉络膜对吻"）、玻璃体或视网膜嵌顿在手术切口或外伤伤口，以及术中或创伤性脉络膜出血时眼内容物的丢失。这些因素也增加了手术干预的紧迫性。

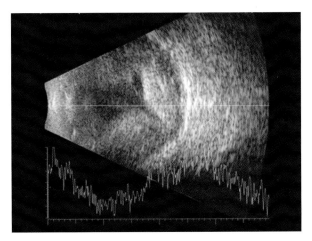

▲ 图 31-1　**B** 超与相应的 **A** 超显示青光眼滤过泡渗漏导致急性出血性脉络膜脱离

注意急性出血的高回声性质，脉络膜高度在动态回声成像中相对不动

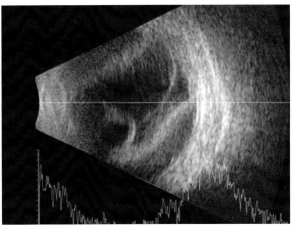

▲ 图 31-2　脉络膜出血后 2 周，同一患者的 **B** 超与相应的 **A** 超扫描

注意脉络膜脱离变得更小，脉络膜上腔的出血变得不那么高回声，这意味着出血液化

三、禁忌证

如上所述，脉络膜脱离通常可以保守观察治疗。手术应保留给具有高危因素的患者。

四、手术技术

（一）灌注放置

首先，手术医生应该决定在引流脉络膜积液或出血的同时，如何放置灌注以保持恒定眼压，方法包括前房灌注（角膜缘处）、平坦部灌注或反复注入灭菌平衡盐溶液或黏弹剂于前房或后段[9]。

如果采用前房灌注，在前房穿刺后插入 20G 或 23G 灌注头，或者将 23G 或者 25G 套管直接插入前房，然后套管可以连接于灌注皮条。手术结束后，通常需要 10-0 尼龙缝合线来关闭角膜缘切口，因为灌注头会使角膜切口不易闭合（图 31-3 和图 31-4）。

如果采用平坦部灌注，手术医生应考虑使用 6mm 套管针或套管（图 31-5），和（或）将巩膜穿刺口比正常更靠前，如对人工晶状体眼的穿刺

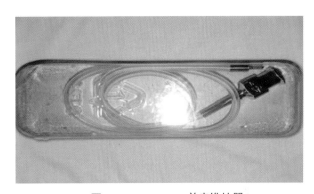

▲ 图 31-3　**Lewicky** 前房维持器

口应距离角膜缘 2.5mm 或 3mm，而不是 3.5mm。应该更平行于虹膜平面插入套管针，以避免刺穿视网膜 / 脉络膜。手术医生必须记住，脉络膜积液常可以延伸到平坦部之前至巩膜突，因为这是睫状体附着的解剖部位。对于有晶状体眼患者，插入较长的套管可能会损伤晶状体，因此，如果选择平坦部灌注，可能需要去除晶状体。

（二）巩膜切开

放置灌注后，行巩膜切开引流脉络膜上液体。选择在脉络膜脱离最明显的象限进行球结膜剪开。术前和（或）术中超声或间接眼底镜检查有助于确定脉络膜引流的理想象限。有时，牵引

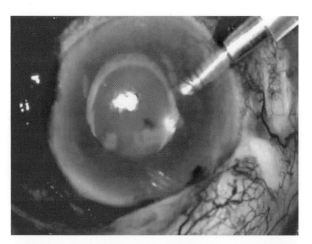

▲ 图 31-4　使用 20G MVR 刀行前房穿刺，将前房维持器放置于前房

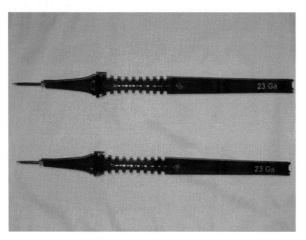

▲ 图 31-5　6mm 23G 套管针与标准 23G 套管针的照片

眼外肌有助于暴露所需象限。

为了进入脉络膜上腔，使用锋利的手术刀片（MVR 刀片或 57 号刀片）行 2～3mm 长的巩膜切开（图 31-6 和图 31-7）。巩膜切开的理想位置具有争议，它应该至少离角膜缘 4mm，有些人认为它应该放置于离角膜缘 9～13mm 的地方。许多手术医生更喜欢选择比角膜缘 4mm 更靠后的位置，然而，如果出血位于锯齿缘前，距离角膜缘 4mm 处的巩膜切开往往是足够的，并可以避免穿破视网膜，并允许通过相同的切口（如果必要的话）进行玻璃体切除术。巩膜切口方向平行或垂直于角膜缘，这取决于手术医生的选择。

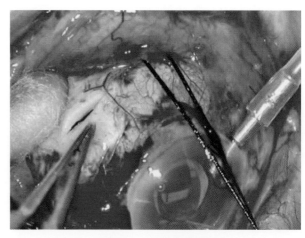

▲ 图 31-6　脉络膜引流

放液区的球结膜剪开，使用 2-0 丝线牵引眼外肌。距离角膜缘后 5mm 做平行的 2mm 巩膜切开。用镊子和棉签头打开巩膜切开的边缘，棉签有助于排出脉络膜上液体并维持眼压。前房放置了 Lewicky 前房维持器

一旦进入脉络膜上间隙，液体从巩膜切开处流出。在出血性脉络膜脱离中，可能需要使用尖锐的 25G 或 30G 针穿刺外周凝块，以进入更液化的出血区域。用镊子夹住切口边缘，并使用睫状体分离铲来轻轻地进入脉络膜上腔并搔刮（用于还没完全液化的出血性脉络膜脱离），从而促进液体排出。应注意维持眼压，可用棉签压迫巩膜，以促进液体排出并维持眼压。

如果引流不充分，可以在相邻的象限进行第二次巩膜切开。一些医生主张开放巩膜切口，以便术后可以继续引流脉络膜上腔液体，而另一些医生建议在手术结束时缝合巩膜，以防脉络膜或视网膜嵌顿。

进入脉络膜上腔的另一种技术是使用 20G、23G 或 25G 套管针通过结膜引流脉络膜液体。将套管针斜插在大疱脉络膜脱离最明显的区域，注意只进入脉络膜上空间（而不是刺穿视网膜），以小角度（15°）进入。一些作者建议将套管针放置在距离角膜缘 7mm 处，然而如果插入角度小，将套管针放置在距离角膜缘 4mm 处也足以进入脉络膜上腔（图 31-8）[10]。

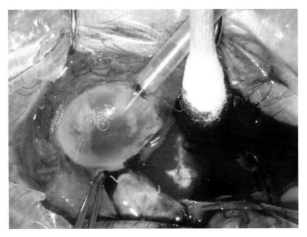

▲ 图 31-7　接受脉络膜引流的眼部外观

局部球结膜剪开，距离角膜缘 4～6mm 做一个 2mm 长的放射状巩膜切开。棉签头压迫有助于排出脉络膜上液体并维持眼压。在该病例中，深褐色液化血性液体从脉络膜腔排出。采用前房维持器进行前房灌注

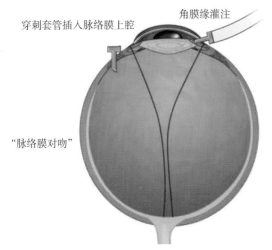

▲ 图 31-8　23G 套管针经结膜引流脉络膜上腔液体的示意图

从距离角膜缘 7mm 处小角度插入套管针，以免锋利的尖端损害脉络膜或视网膜。23G 套管也可以用作角膜缘灌注

同样，如果玻璃体切除术中灌注套管未完全插入进入玻璃体腔，灌注液可能进入脉络膜上腔引起脉络膜脱离，此时可去除灌注，将该套管继续留在脉络膜腔。再将灌注连接于另一个新的适当位置的套管，脉络膜上液体可以从原插入的套管排出，脉络膜脱离通常就会恢复（图 31-9）[3]。

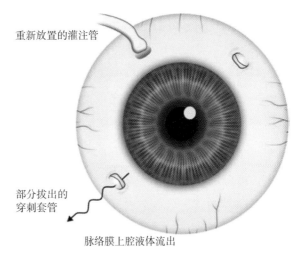

▲ 图 31-9　脉络膜液体通过部分插入的套管针引流的示意图

灌注已重新置于颞上象限，脉络膜上液体通过部分插入的套管出口（其内口位于脉络膜上腔）。一旦脉络膜液体排出，可以去除该套管

（三）经平坦部玻璃体切除术

一旦脉络膜液体排出，可行平坦部玻璃体切除术。其适应证包括脉络膜引流后视网膜中央粘连、合并孔源性脱离、玻璃体积血或玻璃体和（或）视网膜嵌顿[6-8]。正如前面提到的，在这些情况下，通常使用 6mm 套管，并将它们置于距角膜缘 2.5mm 或 3mm 处，以免进入脉络膜上腔。

在玻璃体切除术中，应该解除玻璃体和（或）视网膜嵌顿。处理视网膜黏着，需要仔细（有时是双手）操作。全氟化碳液可用于帮助摊平视网膜，并有助于对抗脉络膜脱离，特别是浆液为主的脉络膜脱离。偶尔，需要行视网膜切开松解来修复视网膜的嵌顿或复杂的牵引视网膜脱离。

手术结束时，可用硅油填充，术后脉络膜上腔液体的吸收会使得硅油填充相对不足。因此，不膨胀或微膨胀浓度的气体也可以使用，因为它们在术后早期可以更好地填充玻璃体腔。

五、作用机制

引流脉络膜上腔液体的关键是进入脉络膜上腔。术前规划定位脉络膜脱离最大区域很重要。脉络膜插入前端为巩膜突，因此，脉络膜液体可以通过平坦部后的任何切口排出。如果血液没有液化，出血性脉络膜脱离就很难引流。出血的液化往往发生在7～14天，并可用一系列的B超显示。

六、术后护理

手术后，患眼通常敷料覆盖几小时。然后，患者可以继续使用睫状肌麻痹剂和局部抗炎药物，直到残留的脉络膜脱离好转为止。残留的脉络膜浅脱离通常在术后6～8周后好转。偶尔，如果脉络膜脱离持续存在或者复发，可能需要再次脉络膜引流，特别是如果有持续术后低眼压情况下。随着脉络膜脱离的好转，视网膜的浆液性脱离在最初可能变得更加明显；可以保守观察，它通常自发消失。

七、特殊的手术仪器

（一）灌注

- Lewicky 前房维持器、前房穿刺刀片或 20GMVR 刀片，或 6mm 套管针 / 套管。

（二）巩膜切开

- 显微剪刀。
- 肌肉拉钩。
- 20GMVR 刀片或 57 号刀片，或 20G/23G/25G 套管针。

- 睫状体分离铲。

（三）玻璃体切除术

- 6mm 套管针或套管（在人工晶状体眼患者考虑放置距离角膜缘后 2.5～3mm）。
- 全氟化碳液体。
- 硅油或 SF_6 或 C_3F_8。

八、并发症

（一）术中

- 新发或复发脉络膜出血。
- 玻璃体或视网膜下出血。

（二）术后

- 白内障的形成。
- 复发或持续性脉络膜脱离。
- 视网膜脱离。
- 增生性玻璃体视网膜病变。
- 持续低眼压。
- 眼内炎。
- 失去视力。
- 失去眼球。

九、手术结局的科学证据

脉络膜上腔出血的手术治疗有几个系列报道，预后都不好。有证据表明，仅约 33% 的患者术后视力为 20/200 或更好。多达 25% 的脉络膜上腔出血患者需要手术干预，而最终视力无光感。大约 20% 的患眼会出现持续低眼压。视网膜嵌顿和合并孔源性视网膜脱离提示最差的视力预后[2]。

相反，浆液性脉络膜渗出的患者预后较好。在青光眼手术后接受浆液性脉络膜脱离手术修复的 63 例患者中，60% 的患者在术后 1 个月内完全好转，90% 患者在术后 4 个月内完全好转，20% 的患者需要不止一次的手术来复位脉络膜，77% 的有晶状体眼术后出现明显的白内障，需要超声乳化联合人工晶状体植入。大约 90% 的患者达到 20/200 以上的视力 [6]。

十、该技术在外科手术中的位置

每个视网膜手术医生和许多前段手术医生都应该了解如何修复脉络膜脱离。视网膜手术医生往往是处理脉络膜脱离的专家，他 / 她应该特别了解在这种情况下进行手术的适应证和禁忌证。无论是从出血性脱离或灌注液进入到脉络膜上腔，脉络膜脱离也可以发生在玻璃体切除术及任何其他穿透性眼部手术中。所有进行眼部手术的医生都应该知道如何识别和处理这种具有破坏性并发症。

经验与教训

- 建议保守治疗，除非发生严重的前房变浅、合并孔源性视网膜脱离或嵌顿、视网膜重叠（"脉络膜对吻"）、顽固性疼痛、高眼压或持续视力下降。
- 术前 B 超检查可用于检测大多数泡状脱离的象限并确认出血液化。
- 保持恒定的眼压至关重要。可以通过前房灌注或平坦部灌注来实现。
- 对于有脉络膜脱离的患者，进行玻璃体切除术时，可使用 6mm 长度的套管针或套管。
- 脉络膜上腔液体可通过距角膜缘 4~9mm 距离的巩膜切开术引流。
- 另外，可使用经结膜的 20G、23G 或 25G 套管针进入和引流脉络膜上腔。
- 如果脉络膜引流后还存在并发的持续的视网膜重叠、孔源性视网膜脱离、玻璃体积血或玻璃体和（或）视网膜嵌顿，可能需要进行随后的平坦部玻璃体切除术。
- 对于眼内填充，非膨胀或微膨胀气体比硅油更可取，因为残留的脉络膜脱离在术后好转后，会使硅油填充相对不足。

参考文献

[1] Bellows AR, Chylack LT Jr, Hutchinson BT. Choroidal detachment. Clinical manifestation, therapy and mechanism of formation. Ophthalmology. 1981;88:1107–15.

[2] Wirostko WJ, Han DP, Mieler WF, Pulido JS, Connor TB Jr, Kuhn E. Suprachoroidal hemorrhage: outcome of surgical management according to hemorrhage severity. Ophthalmology. 1998;105:2271–5.

[3] Witkin AJ, Fineman M, Ho AC, Spirn M. A novel method of draining intraoperative choroidal detachments during 23-gauge pars plana vitrectomy. Arch Ophthalmol. 2012;130:1048–50.

[4] Zhang ZD, Shen LJ, Zheng B, Qu J. Surgical management of silicone oil migrated into suprachoroidal space after vitrectomy. Int J Ophthalmol. 2011;4:458–60.

[5] Morris RE, Sapp MR, Oltmanns MH, Kuhn F. Presumed air by vitrectomy embolisation (PAVE) a potentially fatal syndrome. Br J Ophthalmol. 2014;98:765–8.

[6] WuDunn D, Ryser D, Cantor LB. Surgical drainage of choroidal effusions following glaucoma surgery. J Glaucoma. 2005;14:103–8.

[7] Chu TG, Cano MR, Green RL. Massive suprachoroidal

hemorrhage with central retinal apposition: a clinical and echographic study. Arch Ophthalmol. 1991;109:1575–81.

[8] Meier P, Wiedemann P. Massive suprachoroidal hemorrhage: secondary treatment and outcome. Graefes Arch Clin Exp Ophthalmol. 2000;238:28–32.

[9] Kurup SK, McClintic JI, Allen JC, et al. Viscoelastic–assisted drainage of suprachoroidal hemorrhage associated with seton device in glaucoma filtering surgery. Retina. 2017;37:396–9.

[10] Rezende FA, Kickinger MC, Li G, Prado RF, Regis LG. Transconjunctival drainage of serous and hemorrhagic choroidal detachment. Retina. 2012;32:242–9.

第32章 玻璃体视网膜手术治疗眼内炎
Vitreoretinal Surgical Interventions for Endophthalmitis

Michael Dollin Jason Hsu 著

张　婷　译

一、概述

眼内炎是一种眼内腔的感染，对视力的影响是毁灭性的。外源性眼内炎的原因包括眼内手术、玻璃体腔注射或眼球穿通伤等。而内源性眼内炎来源于全身感染的血源性传播。细菌是最常见的致病菌，但真菌、寄生虫和病毒感染也可能发生。眼内炎的视觉预后往往很差，但也可能是多变的，这取决于病因、初发视力和致病菌种。眼内炎发生时，及时诊断和治疗势在必行。

二、眼内炎玻璃体切除术研究（EVS）

眼内炎最常见的原因是白内障手术后细菌性眼内炎。其治疗指南源于眼内炎玻璃体切除术研究（EVS），这是一项具有里程碑意义的随机前瞻性的临床试验，得到了国家眼科研究所（NIH）的支持，于1995年发表（框32-1）[1,2]。

要特别注意的是，EVS结果仅适用于急性（6周内）白内障手术或继发于IOL植入的眼内炎，不适用于术后延迟或慢性、外伤性、内源性、滤泡相关或玻璃体内注射相关眼内炎，尽管临床医生可能会将EVS的结果应用于这些情况，由他们自行决定。

三、玻璃体抽液及注射

（一）术前评估

任何患者在眼部手术后出现疼痛和视力下降，应立即进行检查。眼内炎的临床诊断基于以下任何一个裂隙灯显微镜检查结果：眼睑水肿、结膜充血、结膜水肿、角膜水肿、前房细胞和纤维蛋白形成、前房积脓和玻璃体炎。

在前段明显混浊的情况下，应用B超来判断玻璃体炎，并排除任何后段异常，如脉络膜或视网膜脱离和残留晶状体物质，特别是复杂的白内障手术后（图32-1和图32-2）。

（二）特定的仪器和设备

- 麻醉剂：局部麻醉药（如普鲁卡因、丁卡因）联合结膜下或球周利多卡因2%（不含肾上腺素）。
- 5%聚维酮碘。
- 开睑器（除非助手双手使用眼睑拉钩）。
- 一个短的25G（首选）或27G穿刺针头连接于3ml或5ml Luer锁扣注射器用于玻璃体腔穿刺。

- 1ml 注射器连接 30G 针头备用于前房穿刺抽液（无法获得玻璃体标本时）。
- 玻璃体腔药物（表 32-1）每种都装于一个 1ml 的注射器，连接 30G 针头。
- 注射器塞子。
- 抗生素眼膏（可选）。
- 敷料（可选）（图 32-3）。

（三）手术技术

- 使用局部麻醉剂（如普鲁卡因、丁卡因），然后 5% 聚维酮碘消毒。如果需要，可以在此时使用利多卡因凝胶。在计划穿刺抽液的象限进行结膜下注射 2% 利多卡因（不含肾上腺素）。对于严重疼痛的患者，可考虑球旁或球后注射 2% 利多卡因（不含肾上腺素）。

框 32-1　眼内炎玻璃体切除术研究 [1, 2]

目的：探讨立即玻璃体切除术的作用，并独立探讨全身抗生素在白内障摘除人工晶状体植入后眼内炎治疗中的作用。

方法：纳入白内障术后或 IOL 植入术后，在术后 6 周内出现眼内炎的临床体征和症状，视力在 20/50 和光感（LP）之间的患者。排除已知眼部疾病限制患眼视力在白内障发展之前为 20/100 及以下，或者如果在发病时视力没有光感（NLP）。6h 内，患者随机分组接受 PPV 或玻璃体穿刺，同时接受静脉抗生素注射（头孢他啶和阿米卡星 5~10 天）或不接受静脉抗生素。所有患者都接受以下处理。

- 玻璃体万古霉素 1.0mg/0.1ml 和阿米卡星 0.4mg/0.1ml。
- 结膜下万古霉素 25mg/0.5ml，头孢他啶 100mg/0.5ml，地塞米松 6mg/0.25ml。
- 局部滴眼液频点万古霉素 50mg/ml 和阿米卡星 20mg/ml。
- 局部滴眼睫状体麻痹剂和泼尼松龙。
- 口服泼尼松 30mg，每日 2 次，5~10 天。

结果：208 例患者立即（6h 内）接受 PPV 治疗，202 例接受玻璃体穿刺，206 例接受Ⅳ类抗生素治疗，214 例未接受。从手术到眼内炎发病的平均时间是 6 天。69% 的微生物培养阳性。微生物菌谱为：70% 凝固酶阴性葡萄球菌（主要为表皮葡萄球菌），9.9% 金黄色葡萄球菌，9.0% 链球菌，2.2% 肠球菌，5.9% 革兰阴性菌，9.3% 混合细菌。总的来说，视力结果良好，53% 的患者在 9~12 个月达到 20/40 或以上，74% 达到 20/100 或以上。只有 15% 的最终视力低于 5/200，包括 5% 的最终视力无光感。革兰阳性、凝固酶阴性葡萄球菌引起的眼内炎患者比其他菌种引起的眼内炎患者具有更好的视力结局。初次检查时视力为光感并立即接受 PPV 的患者比接受玻璃体注射患者，有 3 倍可能性获得 20/40 视力（33% vs.11%），2 倍可能性获得 20/100 视力（56% vs.30%），严重视力丧失到 5/200 以下的风险不到 50%（20% vs.47%）。如果患者出现手动（HM）以上视力，立即 PPV 不会带来显著的好处。静脉使用抗生素没有益处。

结论：眼内炎玻璃体切除术的研究结果强烈支持在白内障摘除或人工晶状体植入术后急性眼内炎中立即行玻璃体手术。在视力手动以上的患眼，玻璃体抽液注药与 PPV 治疗效果相当。全身静脉抗生素没有任何好处，在治疗这些患者时也没有必要。

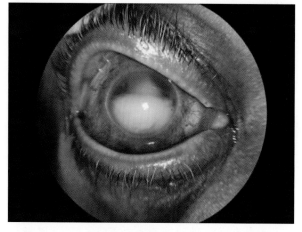

▲ 图 32-1　一名发生内源性眼内炎的患者出现视力下降、充血、疼痛和前房积脓

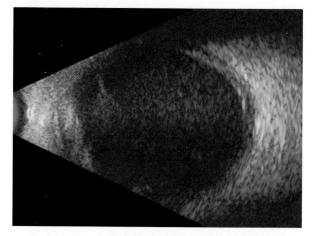

▲ 图 32-2　一例眼内炎患者的 B 超显示玻璃体炎

表 32-1　用于治疗眼内炎的临床药物

药物治疗	眼内剂量	覆盖的细菌谱
万古霉素	1.0mg, 0.1ml	革兰阳性菌
头孢他啶	2.25mg, 0.1ml	革兰阴性菌，假单胞菌
阿米卡星	0.4mg, 0.1ml	革兰阴性菌
地塞米松 *	0.4mg, 0.1ml	不适用
两性霉素	5μg/ml, 0.1ml	念珠菌，曲霉菌
伏立康唑	100μg, 0.1ml	念珠菌，曲霉菌，镰刀菌

*. 在使用玻璃体内类固醇治疗细菌性眼内炎方面存在争议。一些人认为，在细菌性眼内炎中发生的大部分损伤是由于对细菌抗原的免疫应答所致。因此，玻璃体内地塞米松或 Tenon 囊下注射曲安奈德 40mg/ml，无论是在穿刺抽液注药时，还是在 24～72h 后，都可以考虑。在怀疑真菌性眼内炎中，类固醇被认为是禁忌

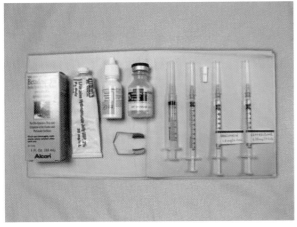

▲ 图 32-3　进行抽液和注射所需的基本仪器和一次性用品

- 5% 聚维酮碘消毒，置开睑器。如果有一个好的助手，可以双手使用眼睑拉钩。
- 用卡尺或 1ml 注射器钝端标记注射部位（约角膜缘后 4mm）。在有晶状体眼距离角膜缘 4mm、人工晶状体眼距离角膜缘 3.5mm，针头通过睫状体平坦部插入。
- 使用 3ml 或 5ml 注射器连接一个短的 25G 或 27G 针头。通常首选 25G 针头，因为它更容易获取玻璃体样本。然而，对于曾接受玻璃

体切割术的患眼，较小的针头就足够。一旦进入玻璃体腔，缓慢抽吸，并保持吸力，直到在针管中观察到玻璃体液体。在某些情况下，针头可能需要重新在玻璃体腔内换位，以获得样本。在试图移动针头之前要释放吸引力，以减少玻璃体牵引的风险和潜在的医源性视网膜裂孔。根据预期注射的药物量和术前眼压（例如，术前眼压高可以移除更多的眼内液），抽取 0.1～0.3ml 玻璃体液。

- 如果可能，可以考虑使用 Intrector®（Insight Instruments Inc., Stuart, FL），以增加获得玻璃体标本的机会，这取决于临床情况[3]。
- 在穿刺抽液相同的部位，用 1ml 的注射器注射玻璃体内药物，用 30G 针头注射。
- 不建议将玻璃体内药物合并到一个注射器中减少注射次数。因为联合用药可能导致药物的稀释和（或）沉淀，从而降低疗效。
- 另一种可选操作是使用一个短的 25G 针头穿刺进入睫状体平坦部，用蚊式止血钳固定针筒部位。先进行穿刺抽液，医生可以随后将针头保留，用止血钳稳定它，并依次松开并拧紧所需的各种注射器，直到所有玻璃体内药物都被注入。最后将针头移除（图 32-4）[4]。
- 如果不能获取玻璃体样本，用 30G 针头连接于 1ml 注射器从颞侧插入进行前房穿刺。这应该在注射玻璃体药物之前进行。在有晶状体眼，要注意保持针尖在虹膜上，以免损伤晶状体前囊。如果可能，至少应去除 0.1ml 的房水，这取决于注射的药物量和术前眼压。
- 术后应检查眼压，确保眼压不高。如果明显升高，可能需要前房穿刺。也可使用降眼压药（图 32-5）。

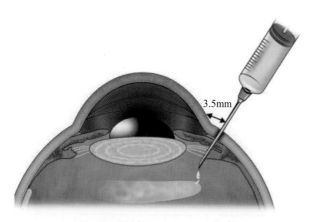

▲ 图 32-4　在抽液和注射过程中，插入针头的适当位置（有晶状体眼距离角膜缘 **4mm**，人工晶状体眼或者无晶状体眼距离角膜缘 **3.5mm**）

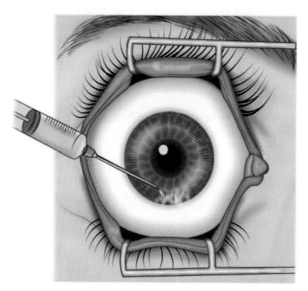

▲ 图 32-5　有晶状体眼进行前房穿刺，针头的安全位置是虹膜上方

（四）术后护理

在抽液和注射后，酌情使用抗生素眼膏和敷贴，但是如果使用球后麻醉建议敷贴。

除了玻璃体内使用抗生素，笔者的做法是抗生素滴眼液和醋酸泼尼松龙 1% 每小时给药，以及 1% 阿托品每天 2 次。关于抗生素滴眼液，作者选用多黏菌素 B 硫酸盐和甲氧苄啶眼液（Polytrim，Allergan，Irvine，CA）或氟喹诺酮。或者，局部强化眼液，如万古霉素 25～50mg/ml

和妥布霉素 15mg/ml，可由治疗医生酌情考虑。在疑似真菌性眼内炎的情况下，通常是单独使用全身抗真菌药物（口服伏立康唑或氟康唑），或联合玻璃体内伏立康唑或两性霉素。

眼内炎患者应每天随访，直到有明确的改善迹象。通常这些眼睛在抽液和注射后的第 1 天看起来更糟。如果患者在术后早期表现出视力下降和（或）炎症体征恶化，则应考虑重复抽液、注射和（或）玻璃体切除术。如果有微生物革兰染色或培养报告，重复注射玻璃体内抗生素应进行相应调整。例如，对于革兰阳性球菌引起的眼内炎可以单独使用万古霉素。

（五）并发症

抽液和注射的潜在并发症包括视网膜裂孔和视网膜脱离、眼内出血、医源性晶状体损伤引起的白内障及任何先前存在的手术切口的破坏。出血性闭塞性视网膜血管炎作为一种罕见的并发症曾被报道与眼内注射万古霉素有关[5]。

四、玻璃体切除术

对于眼内炎进行玻璃体切除术类似于脓肿引流。它可以直接清除病原体和毒素，更好地为培养采集标本，并可能有利于抗生素药物扩散。以玻璃体切除术作为主要方法治疗所有眼内炎，其缺点包括治疗延迟，需要手术室及其设备，可见性差，手术风险大，以及玻璃体内抗生素清除更快。

（一）适应证

根据 EVS 研究，对于白内障摘除或者 IOL 植入后的眼内炎，视力仅光感时，应立即进行玻璃体切除术（6h 内）。玻璃体切除术也可以更容易获得玻璃体样本并清除感染物质。然而，考虑到自 EVS 以来玻璃体切除术的仪器和可视化的改进，即使患者视力好于光感，一些手术医生也主张在穿刺抽液的当时或者 24～48h 内进行玻璃体切除术。同样，对于 EVS 没有涉及的其他类型的眼内炎（如滤泡相关的眼内炎）也提倡一期玻璃体手术，或在及时抽液和注射后临床表现进一步恶化时，也主张立即进行玻璃体切除术。

玻璃体切除术还可用于治疗眼内炎的并发症或后遗症，如牵引视网膜脱离、孔源性视网膜脱离、炎症物质残留于玻璃体腔、难治性囊样黄斑水肿、视网膜前膜和低眼压。迟发性或慢性眼内炎，如由痤疮丙酸杆菌感染引起的，有时需要行囊膜切开取出 IOL、玻璃体切除术及玻璃体内万古霉素注射[6]。

（二）术前评估

应进行详尽的全身和眼部病史询问和眼部检查。在疑似内源性眼内炎考虑玻璃体切除术的情况下，应多科会诊，因为有针对性地进行全身检查寻找感染来源至关重要。

（三）特定的仪器和设备

标准的 PPV 设备，最好是小切口（23G、25G 或 27G）。在可视化非常差且人工晶状体眼或无晶状体眼的情况下，考虑使用 6mm 套管，而不是标准的 4mm 套管，以确保穿过睫状体平坦部到达玻璃体腔。或者，也可以不经过睫状体平坦部灌注，而使用灌注管或前房维持器进行前房灌注。

（四）手术技术

- 如果全身情况允许，眼内炎的玻璃体切除术通常可以在有意识的镇静下进行，包括球后、球周或 Tenon 囊下麻醉。由于严重的炎症往往使局部麻醉不那么有效，可以

考虑全麻。
- 用 5% 聚维酮碘消毒眼表、眼睑和睫毛。
- 置开睑器，注意使睫毛远离手术区域。
- 标记套管针 / 套管针插入的位置。使用标准的三切口 PPV，灌注套管一般置于颞下象限，而其他两个切口分别位于颞上和鼻上。套管应置于有晶状体眼距离角膜缘 4.0mm 或人工晶状体眼距离角膜缘 3.5mm 处。当插入套管针 / 套管时，使用镊子或棉签头推开球结膜。如果眼内可见性好，以斜角方式插入套管针。然而，在可见性不是很好的情况下，垂直于巩膜插入更有助于套管内口进入玻璃体腔。
- 在有明显的角膜水肿、前房纤维蛋白 / 炎症和玻璃体炎的情况下，通过直视确认输注套管通过睫状体平坦部进入玻璃体腔是具有挑战性的。可用选项包括以下内容。
  - ➢ 6mm 套管针套管（而不是标准的 4mm 套管）。
  - ➢ 有灌注的导光头。
  - ➢ 前房维持器。

如果没有 6mm 套管，或者如果使用 6mm 套管依旧无法直视下见到内口位于玻璃体腔，可能需要在不打开灌注进行玻璃体切除术，直到可以见到灌注管。或者，可以使用前房维持器灌注。在某些情况下，前房维持器可以用于整个手术过程，或至少直到视野清楚，以便见到通过睫状体平坦部的灌注。请注意，如果有明显角膜水肿，可使用高渗剂，如硫酸软骨素钠 4%、透明质酸钠 3%（Viscoat, Alcon, FortWorth, TX），帮助减轻水肿。

- 若未曾抽液和注射，应先取未稀释的玻璃体样本。将 3ml 或 5ml 的注射器连接于玻璃体切割头的抽吸管道，在不开启灌注

的情况下，将玻璃体切割头插入玻璃体腔的前中部，尽可能清晰见到切割头。通过抽拉注射器柱塞，轻轻地将玻璃体吸入注射器中，一旦收集 0.3～0.5ml，停止抽吸并打开灌注。我们发现，若打开灌注，抽取多量的稀释的玻璃体样本送检，可增加培养概率。因此，我们常吸出额外的 3～5ml。将玻璃体样本送革兰染色和培养，并将抽吸管道重新连于切割头。将空气注入眼睛也有助于维持眼压，并可以增加未稀释的标本的体积，当然这种操作最好用于人工晶状体眼或无晶状体眼。

- 确定玻璃体切割机设置为低吸力和尽可能高的切割速率，以降低医源性视网膜裂孔的风险。

- 如果前房纤维蛋白和瞳孔渗出膜明显影响可见度，前房可以注入黏弹剂，以推开瞳孔区纤维膜。或者，通过前房穿刺切口，用切割头、玻璃体视网膜镊子或者前节镊子去除纤维蛋白和膜。注意，在某些情况下，这一步骤可能需要在玻璃体切除术之前进行（如上所述），以充分增加手术可见性。

- 进行核心玻璃体切除，首先切除 IOL 后面可见的前部玻璃体。去除核心玻璃体，直到视网膜可见。然而，请记住，在这些患眼中，一个完整的玻璃体切除通常是不必要的或不安全的。如果没有玻璃体后脱离，一般不建议人工诱导玻璃体后脱离，因为牵引坏死的视网膜很容易引起视网膜裂孔。同样，避免使用一些只有负压吸引的器械，如笛针。由于可见性差，修复医源性裂孔和视网膜脱离可能非常困难。此外，考虑到炎症环境下，视网膜裂孔的发展可能会显著增加增殖性玻璃体视网膜病

变的风险。因此，需要着重强调尽量减少医源性视网膜裂孔风险。

- 一旦安全地移除尽可能多的核心玻璃体，进行巩膜压陷仔细检查周边视网膜，然后移除器械和巩膜套管。一般建议用 8-0 线或 6-0 线缝合所有巩膜切口，所有角膜伤口使用 10-0 线缝合。

- 通过睫状体平坦部注射玻璃体内药物，如前一节所述。另一种方法是，带阀套管可以防止眼内液外流，因此可在移除带阀套管之前，通过带阀套管注射玻璃体内药物（图 32-6 和图 32-7）。

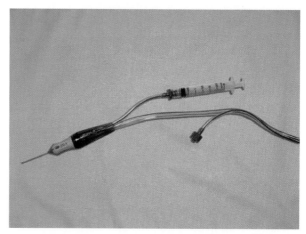

▲ 图 32-6　玻璃体切割头，用注射器连接于抽吸管道，以获得玻璃体样本

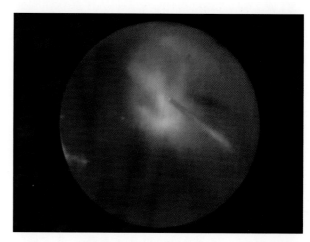

▲ 图 32-7　眼内炎患者的玻璃体切除术，这个病例的可见性要比许多眼内炎好

（五）术后护理

术后局部用药与单纯穿刺抽液注射后相同。

应密切随访眼底检查，以发现任何视网膜裂孔。术后连续 B 超可能有助于在眼底检查仍然模糊的情况下，以检测视网膜裂孔或脱离的发生。

（六）并发症

眼内炎的玻璃体切除术潜在并发症包括：角膜失代偿、青光眼、眼内出血、白内障形成、脉络膜出血或脱离、视网膜裂孔和视网膜脱离。

五、内源性眼内炎的检查

内源性眼内炎是由于全身感染血源性传播到眼睛。一般应与内科医生或感染科专家一起进行检查，以确定感染源。应询问患者是否有糖尿病史、静脉毒品使用史、留置导管、肠外营养、不愈合溃疡、近期手术或植入假体情况。应进行全面体检，检查至少应包括血液培养和超声心动图。进一步的检查可以根据患者的病史和体格检查（如任何留置导管的培养）酌情选择[7]。

经验与教训

- 对可疑眼内炎保持警惕并及时治疗。
- 对于发炎的患眼，采用结膜下或区域麻醉取得更多操作时间至关重要。
- EVS 中将手动视力定义为，灯从患者的背后照射至检查者的手，检查者的手距患眼 60cm，要么静止不动，要么以每秒一动的速度左右或者上下移动。要求患者至少在 5 次中至少 4 次正确识别出该动作。
- 使用较大的（25G）针头或 Intrector 进行玻璃抽液，有助于增加获取玻璃体样本的机会。
- 避免将玻璃体药物混入单个注射器中，因为可能会发生药物沉淀，从而降低药效。
- 由于严重的炎症，用于眼内炎的玻璃体切割术可能非常有限。增加可见性至关重要。进行前房冲洗，去除血纤蛋白凝块和虹膜后粘连，会有帮助。在角膜表面使用高渗黏弹性和（或）注入前房也可能改善可见性。
- 在玻璃体切割术中获取未稀释的标本时，向眼内注入空气可帮助保持压力，同时不稀释标本。
- 由于可见性有限，通常难以识别和处理眼内炎的视网膜裂孔。另外，发炎的视网膜裂孔可能会增加玻璃体视网膜增殖的风险。避免在视网膜上施加牵引，并且如果没有玻璃体后脱离，通常也避免尝试人为玻璃体后脱离。
- 有时，将患者送至手术室可能会花费比预期更长的时间。在这种情况下，建议在等待进入手术室时进行及时抽液和注药。
- 疑似内源性眼内炎的病例需要彻底排查全身感染源，以及经验性使用全身抗生素，而不仅仅是使用玻璃体内抗生素；应与内科或感染科专家协商处理。

参 考 文 献

[1] Endophthalmitis Vitrectomy Study Group. Results of the Endophthalmitis Vitrectomy Study: a randomized trial of immediate vitrectomy and of intravenous antibiotics forthe treatment of post-operative bacterial endophthalmitis. Arch Ophthalmol. 1995;113:1479–96.

[2] The Endophthalmitis Vitrectomy Study Group. Microbiologic factors and visual outcome in the endophthalmitis vitrectomy study. Am J Ophthalmol. 1996;122:830–46.

[3] Hohn F, Kretz FTA, Sheth S, et al. Portable single port 23–gauge vitrectomy in postoperative endophthalmitis. Clin Ophthalmol. 2015;9:1457–61.

[4] Charles S, Calzada J, Wood B. Vitreous Microsurgery. 5th edn. Philadelphia, PA: Lippincott Williams & Wilkins; 2011:216–21.

[5] Witkin AJ, Chang DF, Jumper JM, et al. Vancomycinassociated hemorrhagic occlusive retinal vasculitis: clinical characteristics of 36 eyes. Ophthalmology. 2017;124:583–95.

[6] Aldave AJ, Stein JD, Deramo VA, Shah GK, Fischer DH, Maguire JI. Treatment strategies for postoperative Propionibacterium acnes endophthalmitis. Ophthalmology. 1999;106:2395–401.

[7] Ryan SJ, Editor in Chief. Retina. 4th edn. Philadelphia, PA: Elsevier Mosby; 2006:2263.

第33章 玻璃体植入剂和玻璃体内注射
Vitreous Implants and Intravitreal Injections

Roger A. Goldberg　Chirag P. Shah　Sunir J. Garg　著

张　婷　译

一、概述

自 2000 年以来，玻璃体内注射已成为视网膜专家诊所最常见的手术。玻璃体腔注射能够有效地将治疗药物直接传递到眼后段，并可以在办公室环境中安全舒适地进行操作。未来治疗进展将增加可用药物的种类和可治疗疾病的范围。眼科医生应熟悉恰当的注射技术和可能的并发症。

二、适应证

多种疾病中都可进行玻璃体内注射。

- 新生血管及炎症性疾病。
  - 新生血管性老年性黄斑变性（AMD）。
  - 视网膜静脉阻塞（RVO）。
  - 糖尿病黄斑水肿。
  - 糖尿病视网膜病变（任何阶段，包括增生性视网膜病变）。
  - 黄斑囊样水肿（如术后或 Irvine-Gass 综合征、炎症）。
  - 早产儿视网膜病变（ROP）。
  - 新生血管所致玻璃体积血。
  - 新生血管青光眼。
  - 葡萄膜炎。

- 眼淋巴瘤。
- 感染。
  - 眼内炎。
  - 巨细胞病毒视网膜炎。
  - 急性视网膜坏死。
  - 进行性外层视网膜坏死。
  - 弓形虫脉络膜视网膜炎。
- 解剖学疾病。
  - 玻璃体黄斑牵引。
  - 小黄斑裂孔。
  - 视网膜脱离（如视网膜气体复位术）。
  - 黄斑下出血（如气体移位术、组织纤溶酶原激活物）。

表 33-1 总结了一些常用的药物，以及它们的剂量和适应证。

三、禁忌证

应避免在外眼有感染的情况下进行玻璃体注射。在大多数情况下，注射可以推迟到感染已经治疗后。一个例外是在治疗急性眼内感染时，需要立即在玻璃体内注射抗菌药物。

玻璃体注射禁用于开放性眼外伤的一期修复之前，因为短暂的压力增加可能导致眼内容物的挤出（如葡萄膜、视网膜和晶状体）。

对于晚期增生性糖尿病视网膜病变和视网膜牵引可能威胁中心凹的患眼，注射抗血管内皮生长因子应该谨慎，因为抗 VEGF 可以诱导纤维血管膜收缩。虽然不常见，这一"收缩"引起的牵引视网膜脱离已被报道，对于高风险患眼，注药后的几天到几周都应密切监测。

四、手术技术

虽然玻璃体内注射的药物有不同，但基本操作原则通常一样（图 33-1 至图 33-3）。

（一）患者体位

一般来说，玻璃体内注射可以安全地在办公

表 33-1　常用的玻璃体内药物

名　字	剂　量	适应证
雷珠单抗	0.5mg/0.05ml	AMD、RVO、mCNV
	0.3mg/0.05ml	DME、DR
艾丽雅（阿柏西普）	2.0mg/0.05ml	AMD、RVO
阿伐他汀（贝伐单抗）	1.25mg/0.05ml	AMD、RVO、DME、CNV
	0.625mg/0.025ml	ROP
曲安奈德	（2.0～4.0）mg/（0.05～0.1）ml	RVO、CME、DME、葡萄膜炎
地塞米松	0.7mg 植入物	DME、RVO、后葡萄膜炎
Jetrea（纤溶酶原）	0.125mg/0.1ml	VMT
Iluvein（醋酸氟轻松）	0.19mg 植入物	DME
万古霉素	1.0mg/0.1ml	细菌性眼内炎
头孢他啶	2.5mg/0.1ml	细菌性眼内炎
伏立康唑	0.10mg/0.1ml	真菌性眼内炎，视网膜炎
更昔洛韦	2.0mg/0.1ml	病毒性视网膜炎
膦甲酸	2.4mg/0.1ml	病毒性视网膜炎
甲氨蝶呤	0.4mg/0.1ml	非感染性葡萄膜炎、淋巴瘤
克林霉素	1.0mg/0.1ml	弓形虫脉络膜视网膜炎
tPA	（12.5～25）μg/（0.05～0.1）ml	视网膜下出血

AMD. 新生血管性黄斑变性；CME. 囊样黄斑水肿；CNV. 脉络膜新生血管；DME. 糖尿病黄斑水肿；DR. 糖尿病视网膜病变；mCNV. 近视脉络膜新生血管；ROP. 早产儿视网膜病变；RVO. 视网膜静脉阻塞；VMT. 玻璃体牵引

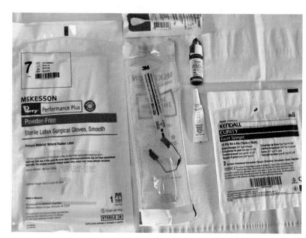

▲ 图 33-1　玻璃体内注射用品可包括无菌开睑器、聚维酮碘溶液和眼睑清洁布。有些医生使用外科手套，并用纱布或眼垫贴于面部的颞侧，以标记眼睛，并防止聚维酮碘滴到患者耳朵或衬衫领子上

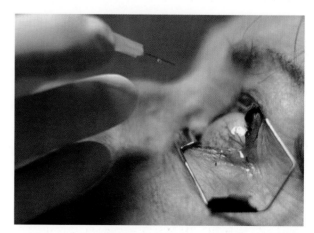

▲ 图 33-2　在标明要注射的区域后，注意掌控注射器和针头。将手和小指的尺侧放在患者的面部，可以稳定控制注射器和针头

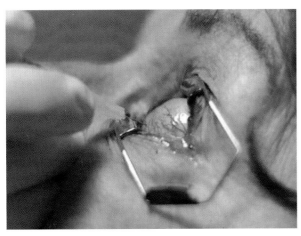

▲ 图 33-3　在注射过程中，针头垂直于巩膜，瞄准视神经方向。注射药物前，针头不需要完全插入

室环境进行。患者在检查椅上稍倾斜，医生可方便接触巩膜的上下两个象限。患眼的高度应该适合医生可以舒适站立进行注射，医生不需要弯腰操作。

（二）标记注射眼

在一个繁忙的玻璃体视网膜诊所，常有一个或几个患者同时进行评估和签署玻璃体腔注射同意书，而其他患者正在同时接受注射。无论是治疗医生、护士，还是准备注射眼的人员，都应标记要治疗的眼睛。可用外科标记笔、贴纸或眼垫 / 纱布贴在面部的一侧（最后这一方法还有助于吸附任何多余清洁药水或麻醉滴剂，防止溢到患者耳朵或衬衫领子）。

（三）消毒眼表

眼内炎是玻璃体内注射后最具破坏性的并发症之一。然而，通过适当的操作，可降低眼内炎发生率（2000～5000 次注射）。大多数医生使用聚维酮碘液来消毒眼表和睫毛。这应该在任何黏性麻醉药之前使用，因为黏性麻醉药可以阻止消毒剂接触眼表。最近有报道表明，0.1% 氯己定也能有效地降低感染风险，并可能对眼表的刺激减少。

（四）局部麻醉

麻醉拟注射的眼表象限，这不仅会改善患者的舒适度，而且有助于减少惊吓，减少眼睛移动。局部麻醉有几种选择。

浸泡于 2%～4% 利多卡因的药棉可直接覆于注射部位的巩膜。以将药棉轻压于患眼约 30s，可在注射前重复 2～3 次。这种操作还可在玻璃体内注射前使患眼软化，降低注射后眼压升高的幅度。这种降低眼压的作用是否对青光眼患者有临床疗效，目前尚不清楚。

黏性麻醉药可应用于眼表，如 0.5% 丁卡因（TetraVisc，OcuSoft）和 3.5% 利多卡因（Akten，Akorn）。通常在注射前 5～10min 将其置于结膜上，可以重复 1～3 次以镇痛。尽管可能引起结膜充血和角膜上皮改变，这些凝胶通常耐受性很好。局部聚维酮碘 5% 应在放置黏性麻醉药的之前和之后使用。

利多卡因或利多卡因乳膏可用于结膜下注射。注射前，应在结膜上放置 1 滴普鲁卡因和聚维酮碘溶液。0.1～0.3ml 结膜下利多卡因可以充分麻醉。利多卡因不应含有肾上腺素，因为这与罕见的视网膜中央动脉阻塞有关。

（五）眼睑固定

用无菌开睑器，或者医生或助手手指将眼睑拉开，以防止注射过程中眼睑闭合，并将睫毛远离术野，都可以防止针头被眼睑污染。

（六）注射位置

玻璃体腔注射部位在睫状体平坦部。睫状体平坦部位于距离角巩缘后 3～7mm 处。在人工晶状体眼和无晶状体眼患者中，注射应在角巩缘后 3～3.5mm，为了避免损伤晶状体，在有晶状体眼患者中，注射应在角巩缘后 3.5～4.0mm。用卡尺标记，以确定与角膜缘的正确距离。或者，一些医生使用一个滑尖 1ml 注射器置于角膜缘，其内径为 3.5mm，而外径为 4.0mm。一些医生有足够经验，可以目测距角膜缘 3.5～4mm 距离。对于新生血管疾病的婴儿，如早产儿视网膜病变，注射部位通常是角膜缘后 1mm，当然该距离随着年龄增长而不同。注射前应立即在眼睛上再滴 1 滴聚维酮碘。这不仅降低了眼表的微生物含量，而且可以凸显巩膜标记，以确保与角膜缘的正确距离。虽然鼻侧象限也可以使用，但是注射的常见部位是颞侧的 6 个钟点，因为颞侧可以更好地暴露。在接受重复注射时，医生通常在不同的区域选择注射部位，以减少在同一部位造成的不适和创伤（刺激效应）。应注意避免在睑裂斑上注射，因为这些在直肌指点前的钙化区域不易被穿透。此外，注射点不应通过巩膜表面的 Axenfeld 神经回路，因为这会引起明显的疼痛。同样，尽量避免在水平部位损伤睫状后长神经。

（七）针的选择

大多数玻璃体内注射都是使用 27G、30G 或 32G 针。获得 FDA 批准的玻璃体内用药，针头可随药物一起提供。长效植入物，如地塞米松 0.7mg 植入物（Ozurdex，Allergan）或氟辛诺酮乙酰酮（Iluvien，Alimera），分别预装在 22G 或 25G 注射装置中。曲安奈德含有颗粒，不应通过 32G 注射，因为可能会堵塞针头。大多数注射使用半英寸针，以免穿透太深，损伤眼部远端组织。

（八）注射技术

应该几乎垂直于巩膜插入针头，并瞄准视神经方向。一些医生用针尖或无菌棉签头推开球结膜，可以使用单手或双手操作。若双手操作，拇指、示指和中指可以握住注射针筒，而握住注射器的手的小指和尺侧掌面置于患者的脸上，以稳定注射用针头。若单手操作，拇指和中指握住注射针筒，食指自由地推注。应指示患者向与注射部位相反的方向注视（如颞下注射应注视鼻上）。在推注之前，针头不需要完全插入，因为过深可能会损伤视网膜。应该以平滑、一致的方式进行推注，过快会产生过度的湍流，而过慢则会不必要地延长注射时间。应迅速拔出针头，丢弃于利器容器。在取出针头后通常会有少量结膜下回流。一些医生将一个无菌棉签头在注射部位滚动，以限制这种反流，而另一些临床医生则把针头滞留眼内几秒钟，等待压力平衡，以减少通过穿刺部位的回流。

（九）注射后的预防措施

一些医生在注射完成后将一滴聚维酮碘或抗生素应用于眼表。由于聚维酮碘会刺激眼表，随后可以用刺激性较小的眼药水冲洗（如人工泪液、无菌生理盐水）。越来越多的证据表明，短期（1～3 天）局部抗生素不能预防眼内炎，还可能增加抗菌药物耐药性，并与眼内炎增加的趋势有关。

（十）记录

在临床病历中仔细记录所使用的注射操作和注射药物的次数，非常重要。此外，每个患者的准确联系方式应存档，以便在注射后需要联系患者。虽然玻璃体内注射后暴发感染或炎症是罕见的，但准确的记录可以帮助了解和尽量减少这些情况的发生。

五、作用机制

玻璃体内注射直接向眼后段提供高浓度药物，以治疗脉络膜、视网膜和玻璃体视网膜疾病。具体作用机制取决于所使用的药物，如贝伐单抗、雷珠单抗、阿柏西普，通过抑制 VEGF 治疗脉络膜／视网膜新生血管和血管渗漏。抗菌药物用于治疗感染，可以杀菌（直接细胞毒性作用）或抑菌（抑制复制）。类固醇具有多种作用机制，抑制促炎细胞因子产生，促进抗炎蛋白产生。

六、术后护理

一般来说，玻璃体注射的耐受性很好，术后护理很少需要。注射后，可立即滴用消毒剂，如聚维酮碘或水氯己定滴剂。注射后使用抗生素滴眼液 1～3 天，并未证明能够降低注射后眼内炎的风险；还有证据表明，即使是围术期仅用 1 滴抗生素，也可能增加抗生素耐药性。由于使用了聚维酮碘和开睑器，患者经常会有 1～2 天的眼表刺激感，包括轻度不适、结膜充血、流泪或异物感。可以酌情使用人工眼泪，这通常可以解决令人烦恼的症状。人工眼泪可以冷藏于冰箱，以增加患者的舒适。结膜下出血可以发生在玻璃体注射时，应该安抚患者，让其理解出血可以随着时间消散和没有后遗症。

术后可进行眼压测量。注射后眼压即达高峰，并在随后的 30～60min 内逐渐正常。一些医生只检查青光眼患者的眼压，或者进行间接眼底检查，以确认视神经灌注存在，或确保视力是数指。

最后，指导患者注意有关症状，并且可以打电话给提供的治疗的眼科医生办公室。这些症状包括视网膜脱离和感染的信号，如新的或持续的闪光感，遮挡感，强烈的疼痛不被人工泪液所缓解，或者视力明显下降。应向患者提供电话号码，以便在注射几小时后与值班医生取得联系。

七、根据医生偏好准备特定的仪器

- 1ml 注射器（图 33-1）。
- 无菌开睑器。
- 聚维酮碘。
- 麻醉药。
  - 黏稠的利多卡因或丁卡因。
  - 结膜下利多卡因（2% 利多卡因 0.5ml 连接于 30G 针头）。
  - 利多卡因浸泡过的棉块。
- 局部麻醉药。
- 无菌棉签头。
- 人工泪液或平衡盐液。
- 针头（通常为 27G、30G 或 32G）。
- 无菌手套。
- 口罩。

八、并发症

- 结膜下出血。
- 角膜上皮损伤。
- 浅表性点状角膜炎。
- 眼内炎。
- 玻璃体后脱离。
- 玻璃体积血。
- 视网膜裂孔。
- 视网膜脱离。
- 非感染性炎症。
- 晶状体损伤。
- 白内障形成。

- 上睑下垂。
- 眼压升高（短暂和持续的）。
- 玻璃体腔硅油滴。

九、手术结局的科学证据

大量的安全性和有效性数据支持许多药物进行玻璃体内注射。一般来说，专门设计用于眼内使用的药物和FDA批准的玻璃体内注射都有随机对照临床试验支持。有些药物没有FDA批准用于玻璃体内注射（如贝伐单抗和眼内炎中的抗生素），但它们的使用往往得到大型临床试验和系列研究的支持。下面简要概述一些主要临床试验的结果。

- 抗VEGF药物：许多大型、随机、对照的临床试验表明，抗VEGF用于湿性老年黄斑变性、RVO、糖尿病黄斑水肿、糖尿病视网膜病变和近视脉络膜新生血管的有效性。
  - ANCHOR和MARINA研究证明对于湿性黄斑变性，每月雷珠单抗0.5mg（Lucentis，Genentech/Roche）的疗效优于假注射或光动力疗法。在2年内，95%的接受雷珠单抗的患者避免了严重的视力丧失，而1/3的患者获得了三行视力。HARBOR研究表明，通过密切随访，大多数湿性黄斑变性患者不需要每月治疗来维持视力。
  - VIEW-1和VIEW-2研究表明，湿性老年黄斑变性患者每4或8周注射1次阿柏西普（Eyla，Regeneron/Bayer），相当于每4周注射1次雷珠单抗。
  - CATT研究将雷珠单抗与贝伐单抗（Avastin，Genentech/Roche）治疗湿性

老年黄斑变性，两者治疗效果相当。头对头试验对每种药物都有两种给药方案；所有方案都防止了视力丧失，且有视力增加，然而每月给药组有更大的视力改善。

- BRAVO和CRISE分别研究了雷珠单抗治疗视网膜分支静脉（BRVO）和中央静脉阻塞（CRVO）继发黄斑水肿的疗效。在每月使用0.5mg雷珠单抗治疗6个月的患者中，61%的BRVO患者视力提高了15个或更多字母（与之相比，假注射组仅29%），而48%的CRVO患者视力提高了15个字母（与之相比，假注射组仅17%）。
- VIBRANT、COPERNICIUS和GALILEO研究表明，继发于BRVO和CRVO的黄斑水肿，每月1次阿柏西普注射，视力明显改善。24周后，53%~58%的患者视力提高了15个或更多字母，而激光治疗组的患者仅26%，或者假治疗组则为17%。
  - RIDE和RISE研究的结果使雷珠单抗获批治疗累及黄斑中心凹的糖尿病黄斑水肿。24个月后，接受雷珠单抗0.3mg每月注射的患者有34%~45%的视力提高了15个字母或更多，而假注射组为12%~18%。这些研究连同DRCR.net方案I和S的数据，证明了雷珠单抗可以改善糖尿病视网膜病变严重程度评分，使其获批准治疗所有类型的糖尿病视网膜病变。
  - VIVID和VISTA研究，糖尿病黄斑水肿患者接受阿柏西普每月注射连续5次之后，再接受每月或每两月一次注射，视

力明显改善。

> BEAR-ROP 研究将贝伐单抗与激光用于治疗 1 区或后极部 2 区 ROP 进行比较，发现贝伐单抗治疗组的 ROP 复发率降低。

● 抗菌药物和抗炎药。

> 眼内炎玻璃体切除术研究（EVS）白内障手术后急性眼内炎，对于视力手动及以上患者，玻璃体内注射抗生素与玻璃体切除术一样有效。

> GENEVA 研究评估了单次注射地塞米松植入物（Ozurdex，Allergan）用于继发于 RVO 的黄斑水肿的安全性和有效性。与假注射相比，接受地塞米松植入的黄斑水肿的消退更快，20%～30% 的受试者在注射后 2 个月内视力提高 15 个或更多字母。

> HURON 研究评估了单次注射地塞米松植入物（Ozurdex，Allergan）治疗中间葡萄膜炎、后葡萄膜炎或全葡萄膜炎的安全性和有效性。在 26 周后，47% 的治疗组患者的玻璃体混浊评分为 0，假注射组仅 12%。治疗组有更多的患者获得三行以上视力改善。

> MEAD 和 FAME 试验表明，使用地塞米松（Ozurdex，Allergan）或氟卡诺酮（Iluvien，Alimera）植入物治疗糖尿病黄斑水肿，治疗组获得三行或以上视力的比例，结果有统计学差异。

● 结构研究

> MIVI-TRUST 表明，单次注射 ocriplasmin（Jetrea，Thrombogenics）28 天后，27% 患者的玻璃体黄斑粘连得到解除，而对照组仅 10%。

十、在外科技术的位置

玻璃体内注射是现代眼科治疗很重要的方式。随着医生对这一操作接受度的提高，越来越多的药物正在被开发用于玻璃体内注射。只要正确地操作，这是一种安全和有效的方法，以使高浓度的药物到眼后段。

经验与教训

● 使用诸如聚维酮碘的消毒液对眼表进行注射前消毒，对预防与注射有关的感染至关重要。在将任何黏性麻醉药涂于眼表之前，务必先滴 1 滴消毒液，并在注射前再滴 1 滴。

● 在有晶状体患者中，在角膜巩膜缘后 3.5～4mm 注射。在人工晶状体和无晶状体患者中，在角膜缘后 3～3.5mm 注射。

● 玻璃体内注射后短期使用抗生素似乎没有必要，还可能会增加抗生素耐药性。

● 记录每次注射的药物、剂量、眼别和药物批号。

● 对出现视网膜脱离或眼内炎的症状患者进行复诊，并在出现这些症状时为患者提供准确的电话号码。

推荐阅读

[1] Boyer DS, Heier JS, Brown DM, et al. Vascular endothelial growth factor Trap-Eye for macular edema secondary to central retinal vein occlusion: six-month results of the Phase 3 COPERNICUS Study. Ophthalmology. 2012;119:1024-32.

[2] Boyer DS, Yoon YH, Belfort R Jr, et al. Three–year, randomized, sham–controlled trial of dexamethasone intravitreal implant in patients with diabetic macular edema. Ophthalmology. 2014;121:1904–14.

[3] Brown DM, Kaiser PK, Michaels M, et al. Ranibizumab versus verteporfin for neovascular age–related macular degeneration. N Engl J Med. 2006;355:1432–44.

[4] Busbee BG, Ho AC, Brown DM, et al. Twelve–month efficacy and safety of 0.5 mg or 2.0 mg ranibizumab in patients with subfoveal neovascular age–related macular degeneration. Ophthalmology. 2013;120:1046–56.

[5] Campochiaro PA, Brown DM, Pearson A, et al. Longterm benefit of sustained–delivery fluocinolone acetonide vitreous inserts for diabetic macular edema. Ophthalmology. 2011;118:626–35.

[6] Campochiaro PA, Clark WL, Boyer DS, et al. Intravitreal aflibercept for macular edema following branch retinal vein occlusion: the 24–week results of the VIBRANT study. Ophthalmology. 2015;122:538–44.

[7] Garg SJ, Dollin M, Hsu J, Storey P, Vander JF. Effect of a strict 'no–talking' policy during intravitreal injection on post–injection endophthalmitis. Ophthalmic Surg Lasers Imaging Retina. 2015;46:1028–34.

[8] Gross JG, Glassman AR. A novel treatment for proliferative diabetic retinopathy: anti–vascular endothelial growth factor therapy. JAMA Ophthalmol. 2016;134:13–4.

[9] Haller JA, Bandello F, Belfort Jr, R, et al. Randomized, shamcontrolled trial of dexamethasone intravitreal implant in patients with macular edema due to retinal vein occlusion. Ophthalmology. 2010;117:1134–46.

[10] Heier JS, Brown DM, Chong V, et al. Intravitreal aflibercept (VEGF trap–eye) in wet age–related macular degeneration. Ophthalmology. 2012;119:2537–48.

[11] Heier JS, Korobelnik JF, Brown DM, et al. Intravitreal aflibercept for diabetic macular edema: 148–week results from the VISTA and VIVID studies. Ophthalmology. 2016;123:2376–85.

[12] Lowder C, Belfort R Jr, Lightman S, et al. Dexamethasone intravitreal implant for noninfectious intermediate or posterior uveitis. Arch Ophthalmol. 2011;129:545–53.

[13] Merani R, McPherson ZE, Luckie AP, et al. Aqueous chlorhexidine for intravitreal injection antisepsis: a case series and review of the literature. Ophthalmology. 2016;123:2588–94.doi: 10.1016/j.ophtha.2016.08.022.

[14] Milder E, Vander J, Shah C, Garg S. Changes in antibiotic resistance patterns of conjunctival flora due to repeated use of topical antibiotics after intravitreal injection. Ophthalmology. 2012;119:1420–4.

[15] Mintz–Hittner HA, Kennedy KA, Chuang AZ, et al. Efficacy of intravitreal bevacizumab for stage 3+ retinopathy of prematurity. N Engl J Med. 2011;364:603–15.

[16] Moshfeghi AA, Rosenfeld PJ, Flynn HW Jr, et al. Endophthalmitis after intravitreal anti–vascular endothelial growth factor antagonists: a six–year experience at a university referral center. Retina. 2011;31:662–8.

[17] Nguyen QD, Brown DM, Marcus DM, et al. Ranibizumab for diabetic macular edema: results from 2 phase III randomized trials: RISE and RIDE. Ophthalmology. 2012;119:789–801.

[18] Oakley C, Allen P, Hooshmand J, Vote BJT. Pain and antisepsis after ocular administration of povidoneiodine versus chlorhexidine. Retina. 2017.doi: 10.1097/IAE.0000000000001800.

[19] Results of the Endophthalmitis Vitrectomy Study. A randomized trial of immediate vitrectomy and of intravenous antibiotics for the treatment of postoperative bacterial endophthalmitis. Endophthalmitis Vitrectomy Study Group. Arch Ophthalmol. 1995;113:1479–96.

[20] Rosenfeld PJ, Brown DM, Heier JS, et al. Ranibizumab for neovascular age–related macular degeneration. N Engl J Med. 2006;355:1419–31.

[21] Schimel AM, Scott IU, Flynn HW Jr. Endophthalmitis after intravitreal injections: should the use of face masks be the standard of care? Arch Ophthalmol. 2011;129:1607–9.

[22] Shah CP, Garg SJ, Vander JF, et al. Outcomes and risk factors associated with endophthalmitis after intravitreal injection of anti–vascular endothelial growth factor agents. Ophthalmology. 2011;118:2028–34.

[23] Stalmans P, Benz MS, Gandorfer A, et al. Enzymatic vitreolysis with ocriplasmin for vitreomacular traction and macular holes. N Engl J Med. 2012;367:606–15.

[24] Storey P, Dollin M, Pitcher J, et al. The role of topical antibiotic prophylaxis to prevent endophthalmitis after intravitreal injection. Ophthalmology. 2014;121:283–9.

[25] Storey P, Garg SJ. Endophthalmitis following intravitreal injection. Curr Ophthalmol Rep. 2018;6:145–51.

[26] The CATT Research Group. Ranibizumab and bevacizumab for neovascular age–related macular degeneration. N Engl J Med. 2011;364:1897–908.

[27] Wykoff CC, Flynn HW Jr, Rosenfeld PJ. Prophylaxis for endophthalmitis following intravitreal injection: antisepsis and antibiotics. Am J Ophthalmol. 2011;152:717–9.

第34章 糖尿病视网膜病变激光光凝技术

Techniques of Laser Photocoagulation in Diabetic Retinopathy

Joseph I. Maguire　Michael A. Klufas　著

张　婷　译

一、概述

眼是一个光学系统，其透明的结构允许眼底观察和激光治疗。直接观察视网膜血管，为全身血管疾病提供可测量的线索。激光是"激发辐射光放大"的缩写。它的特点是具有时间和空间的相干性，允许经直线传播的、放大的和窄波长的光脉冲在短时间内以短的聚焦功率传递。

在视网膜疾病中，激光的功能主要是产生局灶性热效应，其具体作用机制存在争议。视网膜激光用于治疗一系列疾病，包括视网膜裂孔和脱离、视网膜静脉阻塞、任何原因的黄斑水肿、视网膜新生血管、大动脉瘤、中心性浆液性脉络膜视网膜病变和年龄相关性黄斑变性。然而，由于糖尿病视网膜病变的患病率高及其多种表现，是最常见的需要激光治疗的视网膜病变。

在美国，糖尿病是视力丧失的第二大原因，是工作年龄人群视力丧失的第一大原因。目前有超过 2500 万人罹患糖尿病，预计 2020 年患病人数将达 3900 万，占美国人口的 15%。目前，40 岁以上的糖尿病患者有 28.5% 有视网膜病变，13% 有糖尿病黄斑水肿，是糖尿病视网膜病变威胁视力的主要形式 [1]。

糖尿病患者的视功能障碍与血管损伤直接相关，而血管损伤由两个因素驱动：①缺乏血糖控制；②患病时间。具体来说，糖尿病患病时间越长，血糖控制越差，视力丧失的风险就越大。作为一种血管疾病，糖尿病可以影响眼部任何结构，但视网膜血管系统是产生眼部并发症、引起视力丧失的主要部位 [2, 3]。

二、适应证

（一）高风险增生性糖尿病视网膜病变

增殖性糖尿病视网膜病变（PDR）定义为视网膜新血管生长，分为视盘新生血管（NVD）和视网膜其他部位新生血管（NVE）。患者还可以发生虹膜新生血管（NVI）和房角新生血管。高风险 PDR 被定义为伴随玻璃体积血的 NVE 或 NVD，或 NVD 面积大于糖尿病视网膜病变研究（DRS）的标准照片，大致为新生血管面积相当于视盘面积的 1/4 至 1/3 [4]。

（二）具有临床意义的黄斑水肿

在抗血管内皮生长因子出现之前，糖尿病

黄斑水肿的黄斑厚度是基于眼底检查评估的。当时，光学相干断层扫描还没有，因此程度评估并不确切。后来，早期治疗糖尿病视网膜病变研究（ETDRS）对具有临床意义的黄斑水肿（CSME）定义如下。

- 距离黄斑中心凹 500μm 以内的黄斑水肿。
- 硬性渗出距离黄斑中心凹 500μm 以内，并伴有相连续的黄斑水肿。
- 距离黄斑中心凹 1 个视盘面积以内，存在直径为 1 个视盘面积的黄斑水肿[5]。

（三）虹膜新生血管和新生血管青光眼

视网膜缺血引起 VEGF 的释放并扩散至眼前段，引起 NVI 和小梁网新生血管，如果不治疗，可导致新生血管性青光眼（NVG）。

三、禁忌证

在下列情况下应避免激光。

- 直接激光治疗中心凹无血管区（FAZ）（除非微脉冲激光）。
- 在密集的视网膜内或视网膜前出血的区域。
- 黄斑缺血引起 FAZ 增大的毛细血管扩张区（图 34-1）。
- 眼内屈光介质混浊，可见性差。

四、操作技术

激光可以通过几种方式传递，具体如下。

- 裂隙灯［用于全视网膜光凝（PRP），直接消融或局部光凝］。
  - 裂隙灯允许精确的放置和调整激光光斑大小。
- 间接检眼镜（PRP，直接新生血管消融）。

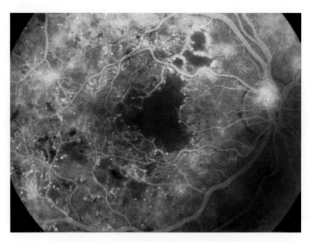

▲ 图 34-1 黄斑缺血导致无血管区扩大

- 眼内激光探针（PRP，直接新生血管消融，中心凹外选择性局灶光凝）。

（一）全视网膜光凝

它是传统的用于治疗高危 PDR 及其他类型视网膜新生血管的方法，如镰状细胞贫血视网膜病变、视网膜分支静脉阻塞、视网膜中央静脉阻塞和 NVG 等，相关研究数据已经很多。它是在黄斑以外的大面积的视网膜上进行激光烧灼。操作系统多样，包括裂隙灯、间接检眼镜和术中眼内激光。随着时间推移，人们提出了不同的应用方法学理论，但总的原则是治疗缺血性视网膜。

安全启动光凝，应在距离视盘 500μm 和距离黄斑中心凹 2 个视盘面积处开始，向周边推进。这可防止意外光凝黄斑。200～500μm 大小的中等强度光斑（灰白色光斑），间隔 1 个光斑距离，一直延伸到视网膜赤道部，平均总共 1200～1600 个光斑（图 34-2）。在更严重的病例中，PRP 可以更向外周进行，并结合巩膜顶压。在 6 周左右判断最初的治疗反应，并应根据需要添加额外的激光治疗，包括是否直接融合激光治疗小面积的持续存在的扁平 NVE（图 34-3）[4]。最初的 DRS 建议 2～3 次给予分次激光，但美国视网膜亚专科学会（ASRS）的问卷显示，如果眼部屈

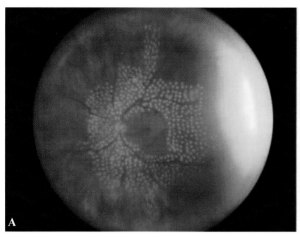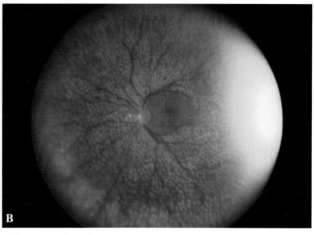

▲ 图 34-2　超赤道范围眼底照片

A. 初始视网膜激光光凝位置；B. 后续完成照。目前的普遍原则是，起始激光斑应该距离后极血管弓 1～2 个视盘直径

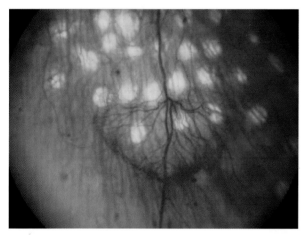

▲ 图 34-3　视网膜其他部位的平坦新生血管，行部分视网膜激光光凝

如果平坦 NVE 持续存在于黄斑外且不超过 2 个视盘面积，可直接灼烧

光介质允许，许多医生会一次性完成 PRP。高危 PDR 是立即治疗的指征。

Protocol S [5] 和 CLARITY [6] 的最新研究提示，一线使用抗 VEGF 治疗 PDR 是一种安全有效的替代视网膜光凝的治疗方法。一线抗 VEGF 治疗的视觉结果可能更好；然而，由于需要频繁注射，抗 VEGF 治疗的患者依从性要很好。

（二）局部光凝

传统的局部激光，是裂隙灯联合接触式眼底镜，允许放大观察眼底，以便精确的激光。

局部激光器历来分为两类：直接光凝和格栅光凝。

治疗黄斑水肿的策略取决于血管渗漏的类型和程度。荧光素血管造影有助于显示无灌注区域及识别微动脉瘤（MA）（图 34-4）。如果 CSME 是环形的，或有局灶性渗漏，可以直接消融 MA 达到目的。使用 50～100μm 光斑使 MA 发白。

建议观察 MA 的发白闭塞后的迅速再灌注现象。局灶格栅激光用于弥漫性增厚的视网膜和血管造影显示的无灌注区域。选用 100～200μm 的光斑，间隔一个光斑距离，应用于需要激光的区域。

在格栅光凝和直接局部激光中，初始治疗不跨过距离中心凹 500μm 处（图 34-5）。如果初始治疗后 CSME 仍旧持续 3～4 个月，额外的激光可用于距离中心凹 300μm 以外区域[7]。

（三）微脉冲

理论上，激光治疗的益处之一是下调血管生长因子，如减少视网膜色素上皮生成 VEGF。因此，要达到治疗目的，热的、全层的激光烧伤是不必要的。微脉冲激光治疗（MPLT）是

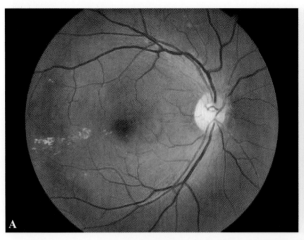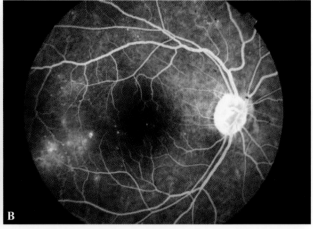

▲ 图 34-4　荧光素血管造影有助于显示无灌注区域及识别微动脉瘤

A. 彩色眼底照；B. 荧光素血管造影图像显示了用于局灶性激光治疗的微动脉瘤

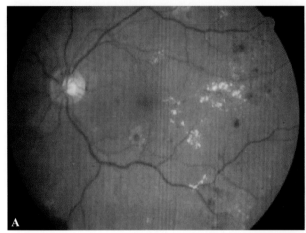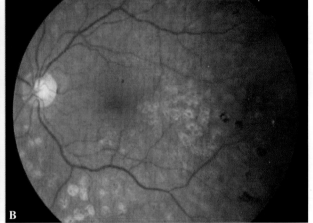

▲ 图 34-5　眼底照片显示局灶激光治疗环行的临床意义黄斑水肿的效果

A. 治疗前；B. 治疗后

给予重复的短脉冲能量，期间间隔休息。活动间隔时间通常为 100~300μs，休息间隔时间是 1700~1900μs，因此一个循环时间为 200~300ms。MPLT 通过产生视网膜色素上皮热效应，其较少的能量可减少视网膜感觉层和脉络膜的损伤。一些研究表明，治疗 DME，阈值下 MPLT 可能与常规激光一样有效。由于避开脉络膜和视网膜感觉层，可以使用融合激光覆盖视网膜所有水肿区域，包括中心凹。其难点在于确定所需的适当的阈值下能量，因为没有可见的光斑反馈[8, 9]。

（四）黄斑水肿的作用机制

激光作用机制可分为三类。

- 直接关闭或者消除微动脉瘤 / 血管。

- 通过减少缺血区，减少血管生成因子的产生，例如减少 VEGF 的产生。

- 通过视网膜变薄增加来自脉络膜氧供。

PRP、局灶和微脉冲激光产生效果的确切作用机制，尚不完全清楚，很可能是多因素的。一种理论认为，破坏视网膜缺氧区域，会减少血管生长因子的产生，如 VEGF，从而减少血管渗漏和新生血管生长。另外，由于视网膜的氧供绝大多数由来源于脉络膜，视网膜变薄可能：①允许脉络膜氧的自由扩散；②减少缺血驱动和继发 VEGF 的产生。

五、术后护理

术后护理包括：①治疗任何罕见的激光后并发症（见下文）；②适当的随访，以评估治疗效果。照片对比是非常重要的，以评估微妙的变化，特别是对于局灶激光治疗。

随着 PRP 完成，新生血管的退化常出现在激光完成后的 6 周内。然而，在 DRS 研究中，至少 25% 的 NVD 的患眼残留一些视盘新生血管。融合激光可以用于黄斑外的持续存在的扁平 NVE。

局灶激光的效果往往比 PRP 的效果更渐进。未累及中心凹的环形 CSME 可在 6～12 周内密切随访。对于靠近中心凹的硬性渗出需要进行更仔细的评估，观察早期水肿消退或至少稳定的迹象。对于残留水肿，通常在 4 个月后进行再治疗，但如果对比照片显示逐渐改善，可继续随访数月，直到改善停止或水肿消退。

六、仪器设备

激光技术随着其他电子技术的进步而发展。体积较小、输出效率较高的固体激光器已经普及。大多数现代激光器使用二极管技术，而不是玻璃管或其他烦琐的激光元件，可以提供一个可靠和便携式的平台，耐用且需要更少的维修服务。

模式激光允许设定多点激光模式，允许在较短的时间同时产生多个激光斑，患者舒适度更好，使用时间更少。

微脉冲模块针对 RPE 产生治疗效果，减少视网膜感觉层和脉络膜组织的损伤。

七、并发症

激光治疗用于眼部结构，是将能量输送到活体组织。这必然导致组织损伤和局部炎症，进而产生风险。

八、激光风险

（一）全视网膜光凝

- 视力下降。
- 夜视力降低。
- 对比敏感度降低。
- 视野缩小。
- 继发黄斑水肿。
- 浆液性视网膜脱离。
- 调节能力下降 / 瞳孔强直（特别是当激光应用于睫状长神经时）。

（二）局灶激光

- 中心凹灼伤。
- 旁中心暗点。
- 脉络膜新生血管（图 34-6）。
- 色觉降低。
- 对比敏感度降低。
- 黄斑前膜形成。

（三）接触镜相关风险

- 刺激。
- 角膜损伤。
- 结膜下出血。

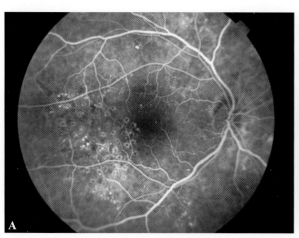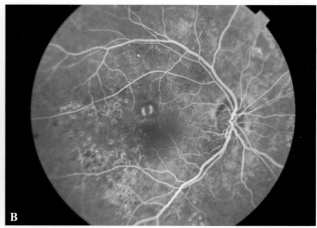

▲ 图 34-6　局灶激光治疗后，脉络膜新生血管产生
A. 与 CNV 相关的早期；B. 晚期高荧光。颞侧激光瘢痕可见

九、科学证据

（一）糖尿病视网膜病变研究（DRS）

DRS 发现，充分散在的全视网膜光凝降低了严重视觉损失的风险（< 5/200）50% 以上[4]。

（二）ETDRS 研究

该研究表明，激光治疗 CSME 可在 3 年内将中度视力损失（视角加倍或约 2 行视力下降）的发生率从 30% 降低到 15%[7]。

（三）糖尿病视网膜病变临床研究网

糖尿病视网膜病变临床研究网（DRCR.net）中，"随机试验评估雷珠单抗联合及时或延迟激光，或曲安奈德联合及时激光治疗糖尿病黄斑水肿"，即协议 I 表明，在 2 年内雷珠单抗联合及时或延迟局灶 / 格栅激光，与单纯局灶 / 格栅激光治疗相比，患者获得更好的视力和 OCT 结果。在雷珠单抗组中，大约 50% 的患眼有很大的改善（10 个或更多的字母），30% 的患眼视力提高了 15 个或更多的字母。玻璃体内注射曲安奈德联合局灶 / 网格激光并没有发现比单纯激光治疗更好

的视力结果，但在人工晶状体眼中似乎有类似于雷珠单抗的视力益处[9]。来自协议 I 的随访 5 年数据表明，在雷珠单抗组，累及黄斑中心凹的黄斑水肿立即局灶 / 格栅激光并不比延迟激光治疗效果更好。另外，雷珠单抗治疗的患眼在第 1 年获得的视力增益可连续保持 5 年，并且在治疗后的 3 年需要的治疗最少[10, 11]。

糖尿病视网膜病变临床研究网的协议 S，是随机比较 PDR 患者接受 PRP 治疗 1～3 次，相比于玻璃体内注射雷珠单抗 0.5mg，每 4 周 1 次。值得注意的是，两组患者都可以接受雷珠单抗治疗 DME。主要结果指标为 2 年后的视力平均变化。研究发现，雷珠单抗组 2 年的视力平均改善为 2.8+ 个字母，PRP 组为 0.2+ 个字母（非劣性 P < 0.001）。平均周边视野敏感度，在 PRP 组需要的玻璃体切除术更多，DME 的发展也更频繁。两组无活动性新生血管的患眼数量无明显差异[5]。

十、该技术在外科手术中位置

在抗 VEGF 时代，激光光凝仍然是糖尿病相关视网膜病变的基础治疗，特别是对于不累及黄

斑中心凹的糖尿病黄斑水肿或中心凹 1500μm 以外的环状水肿围绕的局灶微动脉瘤。

在高风险 PDR 中，PRP 仍然是最主要的治疗选择。然而，最近的数据表明，初始选择抗 VEGF 治疗是一种安全有效的替代方法[5, 6]。但需要频繁的玻璃体内注射，因此，患者的依从性非常重要。

对于弥漫性、累及中心凹的黄斑水肿伴随视力下降，目前的起始治疗是反复玻璃体注射抗 VEGF 药物，但补充格栅和局灶激光治疗仍然是针对不影响注视的 CSME 的主要治疗方法，也可补充对于累及中心凹的 CSME 的抗 VEGF 治疗。

荧光素血管造影仍用于诊断扩大的 FAZ，以及判断可接受格栅治疗的中心凹外无灌注区。

经验与教训

知情同意

- 所有治疗之前均要知情同意，并讨论治疗目的，不能做什么以及相关的风险。

着重点

- 听起来可能有些啰唆，但是清晰的可视化对于正确的激光治疗至关重要。这需要相对清晰的光学介质及适当的裂隙灯操作，才能实现良好的可视化和对焦，并且反射散射最小。

- 无论是裂隙灯联合接触镜还是间接检眼镜，瞄准光束应为圆形，这确保了均匀的激光脉冲。选择适当接触镜，并使接触镜光学表面和入射激光保持垂直（对抗接触镜的角度倾斜），可以在较低功率下更有效地给予激光。

安慰

- 患者感觉舒适，更有可能接受将来的随访治疗。

- 激光功率是随时间传递的能量（J 或 W）。激光能量需要被组织吸收，在眼部通常是被 RPE、脉络膜或血红蛋白吸收。

- 调整脉冲持续时间通常可以舒适地使用更高的激光能量。

- 利用有效对焦可以减少所需的能量。

- 从低功率开始，再根据需要增加功率。

参考文献

[1] Centers for Disease Control and Prevention Website. National Diabetes Fact Sheet, 2011.www.cdc.gov/diabetes/pubs/factsheet11.htm. (Accessed on March 31, 2017)

[2] Klein R. The diabetes control and complications trial. In: Kertes C, ed. Clinical Trials in Ophthalmology: A Summary and Practice Guide; Baltimore: Williams & Wilkins, 1998:49–70.

[3] UK Prospective Diabetes Study (UKPDS) Group. Intensive blood–glucose control with sulphonylureas or insulin compared with conventional treatment and risk of complications in patients with type 2 diabetes. Lancet. 1998;352:837–53.

[4] Photocoagulation treatment of proliferative diabetic retinopathy. Clinical application of Diabetic Retinopathy Study (DRS) findings, DRS Report Number 8.The Diabetic Retinopathy Study Research Group. Ophthalmology. 1981;88:583–600.

[5] Gross JG, Glassman AR, Jampol LM, et al. Panretinal photocoagulation vs intravitreous ranibizumab for proliferative diabetic retinopathy: a randomized clinical trial. JAMA. 2015;314:2137–46.

[6] Sivaprasad S, Prevost AT, Vasconcelos JC, et al. Clinical efficacy of intravitreal aflibercept versus panretinal photocoagulation for best corrected visual acuity in patients with proliferative diabetic retinopathy at 52 weeks (CLARITY): a multicentre, single–

blinded, randomised, controlled, phase 2b, non–inferiority trial. Lancet. 2017;389:2193–203.

[7] Treatment techniques and clinical guidelines for photocoagulation of diabetic macular edema. Early Treatment Diabetic Retinopathy Study Report Number 2.Early Treatment Diabetic Retinopathy Study Research Group. Ophthalmology. 1987;94:761–74.

[8] Figueira J, Khan J, Nunes S, et al. Prospective randomized controlled trial comparing sub–threshold micropulse diode laser photocoagulation and conventional green laser for clinically significant diabetic macular oedema. Br J Ophthalmol. 2009;93:1341–4.

[9] Chen G, Tzekov R, Li W, Jiang F, Mao S, Tong Y. Subthreshold micropulse diode laser versus conventional laser photocoagulation for diabetic macular edema: a meta–analysis of randomized controlled trials. Retina. 2016;36:2059–65.

[10] Elman MJ, Aiello LP, Beck RW, et al. Randomized trial evaluating ranibizumab plus prompt or deferred laser or triamcinolone plus prompt laser for diabetic macular edema. Ophthalmology. 2010;117:1064–77.

[11] Elman MJ, Ayala A, Bressler NM, et al. Intravitreal Ranibizumab for diabetic macular edema with prompt versus deferred laser treatment: 5–year randomized trial results. Ophthalmology. 2015;122:375–81.

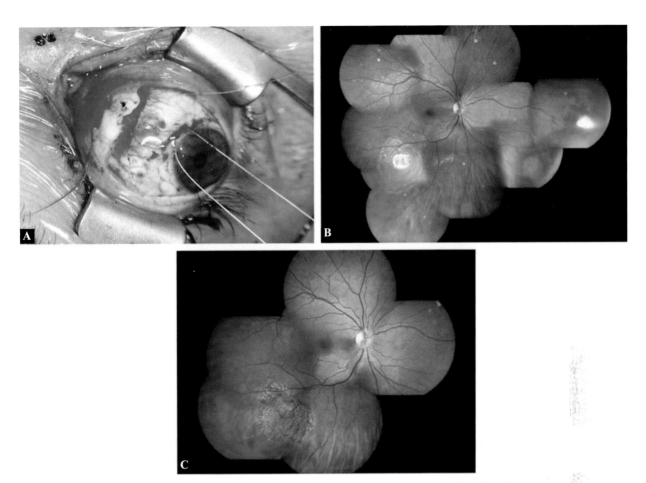

▲ 图 35-3　眼球不密闭的情况下行后段灌注的玻璃体切割会导致眼内容的脱出

A. 直肌下小的隐匿的眼球穿通伤入口；B. 后段清晰可见的金属异物嵌顿于视网膜内；C. 异物取出后局部网膜色素改变

（三）晶状体

当外伤性白内障影响对视网膜的观察，或者晶状体囊膜破裂导致炎症反应时，应该摘除晶状体。晶状体囊膜破裂是发生眼内炎的独立危险因素[7]。外伤导致晶状体囊袋破裂或者悬韧带受损时，晶切应选择平坦部切口；而如果囊膜及悬韧带完整，则应该选择标准的超声乳化术，以便二期植入后房型人工晶状体。球内异物取出是否同时联合 IOL 植入存在争议，因为一期 IOL 植入存在潜在感染及炎症风险。

（四）培养

玻切时在打开灌注之前，将针筒连接于切割

头的抽吸管道，由助手手动从玻切机中抽取玻璃体样本，可以连接一个三通管帮助操作。同时，所有球内异物均应该送培养及鉴定。

（五）经平坦部玻璃体切割术

经平坦部玻璃体切割术用于眼外伤的适应证很多，包括清除因可疑视网膜裂孔导致的眼内出血，修复脱离的视网膜，以及取出后段球内异物。球内异物行玻切手术时，最重要的是在移动异物之前彻底清除黏附的玻璃体。需彻底解除与穿通伤入口和（或）出口及球内异物所致的视网膜裂孔等相关的玻璃体牵引，因此玻璃体后脱离是关键，而外伤患者相对年轻，术中辅助曲安奈德有助于对玻璃体后皮质的观察。许多异物表面不规则，需要仔细小心地把异物从周围的玻璃体或组织中分离出来。彻底清除基底部玻璃体，便于异物能安全地从平坦部取出，降低医源性网脱发生率。在移除异物前，根据异物大小，用 MVR 刀环形扩大平坦部巩膜切口。体积超过 125mm [3] 或者长度超过 5mm 的球内异物建议采用巩膜隧道取出（图 35-4）。当巩膜切开超过 5mm 时，眼球会因为取异物时眼内液外流而塌陷，因此通过巩膜隧道取出异物，可以保持手术视野清晰和操作控制。

（六）视网膜裂孔及脱离

视网膜裂孔、撕裂及锯齿缘截离在眼外伤相对常见，在闭合性眼外伤中其发生率可高达 20% [8, 9]，而在累及后段的穿通伤或贯通伤等开放性眼外伤中，发生率更高。玻切术中彻底解除裂孔周围的牵引至关重要，因为术后纤维细胞增殖收缩会对残留玻璃体皮质造成牵拉。单纯不伴网脱的视网膜裂孔可眼内光凝后采用空气填充；而伴网脱的裂孔，则应根据裂孔的位置及患者医从性等，采取 SF$_6$、C$_3$F$_8$ 或者硅油进行填充。在 PVR 高风险眼或穿通伤口处存在视网膜嵌顿或皱襞时，建议硅油填充。嵌顿于网膜内的异物，多见于后极部，甚至直接位于黄斑区，如果术中玻璃体后脱离完整，彻底解除牵引，那么黄斑区的缺损则无须强激光封闭（甚至无须任何激光），尤其是当激光会严重影响视力预后的时候（图 35-5）。这种状况跟处理黄斑裂孔手术类似。

（七）玻璃体注射抗生素

眼内炎高风险的病例，建议在手术结束后给予玻璃体腔注射抗生素，推荐广谱抗生素标准剂量：万古霉素 1mg/0.1ml + 头孢他啶 2.25mg/0.1ml。

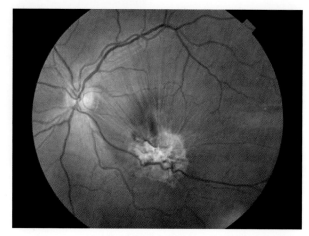

▲ 图 35-5　嵌顿于黄斑的异物取出后，黄斑前膜形成
在更严重的病例，视网膜可以嵌顿。黄斑中心凹应避免激光，术后患眼视力 20/40

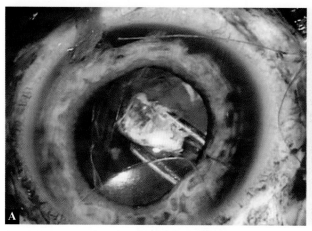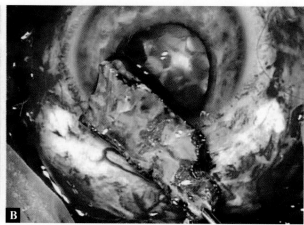

▲ 图 35-4　采用金刚石包被的反向异物镊，通过大的巩膜隧道取出巨大不规则的球内异物
A. 球内异物位于眼前段；B. 球内异物位于眼外

（八）作用机制

眼外伤修补是否联合后段玻璃体切割是复杂的个体化选择，治疗方案取决于组织受损情况，治疗的目标也不一样，包括为了维持及重建前段结构，预防外伤后眼内炎的发生，防止金属异物毒性损害，维持视网膜黏附，对抗可能的 PVR 牵引，而球内异物因其位置及穿透深度有其独特的伤情。

六、术后护理

术后早期应密切随访，观察是否有眼内炎的早期迹象；同时关注术后眼压情况，闭合性眼外伤患者术后的低眼压相关并发症也应该关注。后期则主要关注是否发生 PVR 及网脱。局部用药应该包括长效睫状肌麻痹剂（如阿托品）、激素（如 1% 泼尼松）和广谱抗生素眼液。术后感染窗口期内可考虑继续全身抗生素治疗，如第四代氟喹诺酮类药物。

七、手术设备

（一）微切口与 20G 玻璃体切割术比较

虽然微切口玻璃体切割术有许多手术便利，但在眼外伤和球内异物中，全麻下的 20G 玻璃体切割手术仍然是首选。与套管穿刺相比，在不确定伤口是否密闭的情况下采用 MVR 刀行巩膜切开对眼球施加压力更小，降低了眼内容膨出及嵌顿的风险。另外，异物镊相对较粗，且在移除异物的时候经常需要扩大平坦部巩膜切口（图 35-6）。最后，年轻的眼外伤患者玻切时，大孔径的 20G 玻切头对玻璃体皮质咬合面积更大，更有利于分离黏附的玻璃体皮质。

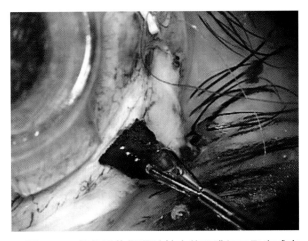

▲ 图 35-6　篮状异物镊通过扩大的巩膜切口取出球内异物

（二）灌注

对白内障、屈光间质不清或者脉络膜增厚的患眼，应该采用长灌注管（如 6mm）以确保灌注位于玻璃体腔。当怀疑有脉络膜脱离或者视野不清无法确定的平坦部套管内口位置时，可谨慎选择角巩膜缘或前房灌注。

（三）选择合适异物镊取出球内异物

根据球内异物的大小、形状和磁性特征选择眼内异物镊[10]。微小的碎片可用玻切头直接吸除；直径小于 1mm 的金属或磁性异物，可选择大小形状合适的可伸缩的磁吸笔，通过巩膜切口吸出，避免了用镊子时对周围组织的钳咬。当异物部分包埋于组织内难以被传统异物镊钳住时，磁吸法具有很好的优势（图 35-7）。直径 1～3mm 球形的难以钳夹的非磁性异物，或者锯齿状的难以通过扩大巩膜切口滑出的异物，可使用篮状（basket）异物镊（图 35-8）；直径较大（3～5mm）的表面光滑异物，如玻璃，具有容易钳夹的边缘，可选用反向作用的金刚石覆膜的异物镊（reverse-action diamond-coated）（图 35-4）。眼外电子磁铁，一般仅限于异物嵌顿于球壁上且位置靠前，以便磁铁可以轻易接触到异物，避免其不可控地横穿眼部组织（图 35-9）。

球内异物可致角膜损伤严重，阻碍术中广角显微系统看到视网膜（图 35-10）。当角膜混浊严重时，标准传统方法是先用临时人工角膜行球内异物取出，随后行穿透性角膜移植，然而术后植片排异发生率高且视力预后差。内镜下行玻璃体切割是另一个不错的选择，尤其是严重角膜或屈光间质混浊导致广角显微系统无法看到眼后段

时，但是又急需限期手术处理视网膜脱离和（或）球内异物时。内镜系统含有一个 19G 或 23G 探针，该探针由同轴摄像、光源及激光组成。与临时穿透性角膜移植术相比，内镜下玻切手术损伤小、手术更快捷，能更好地观察前段周边解剖结构及 PVR 的形成，且不需要跟角膜医生协商进行手术。医生可根据经验判断，如果看清后部玻璃体需较长时间的等待，而长期等待会严重影响视力预后时，可考虑内镜下玻切手术。

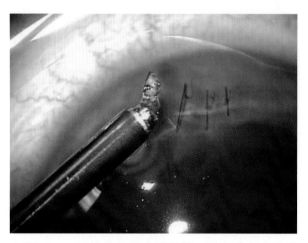

▲ 图 35-7　可伸缩的眼内磁吸笔，吸出球内小的磁性异物

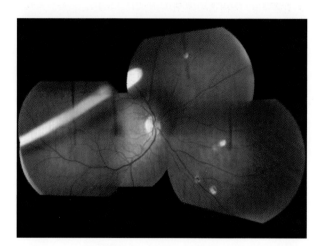

▲ 图 35-9　采用磁吸术，相对无创地吸出进入球内的钢丝（来自研磨刷子），异物的尾部仍嵌顿在巩膜壁上，容易被磁吸到，因此无须行玻切手术；同时对伤口处进行了冷冻

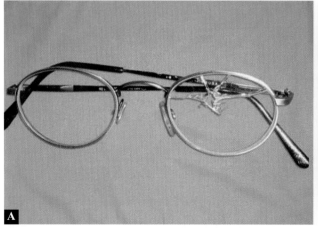

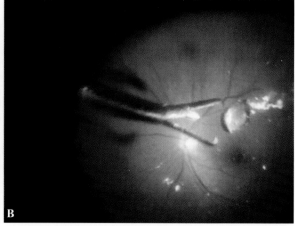

▲ 图 35-8　直径 1～3mm 球形的难以钳夹的非磁性异物，或者锯齿状的难以通过扩大巩膜切口滑出的异物，可使用篓状异物镊

A. 被子弹击碎的框架眼镜；B. 用篓状异物镊取球内玻璃异物

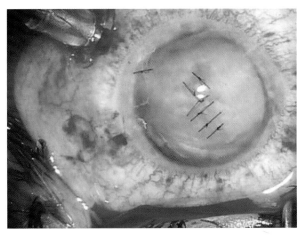

▲ 图 35–10　球内异物入口修补术后角膜高度混浊，采用非接触广角显微系统无法看清球内结构而无法手术，内镜下玻璃体切割可成为一个选择

八、并发症

如前所述，多种并发症可发生于球内异物取出术后，最严重的包括眼内炎、眼压异常及后期 PVR 导致的网脱等。因此，严重的眼外伤，尤其是球内异物患者，均应该尽早认识到再次甚至多次手术的可能。

九、手术结局的科学依据

COT 数据与传统认知

近期的研究，包括 COT（combat ocular trauma）研究的数据显示，外伤后及时全身联合局部第四代氟喹诺酮类抗生素治疗能非常有效预防球内异物相关眼内炎的发生，即使球内异物延迟取出（发生率为 0）[11-13]。根据具体情况，部分医生选择先行眼球修补，几天后再行延迟行玻切球内异物取出，其优点是眼前节更加清晰、合并的外伤情况更稳定、伤口闭合规整和拥有更优化的手术资源（如选择经验丰富的团队和合适的

手术间）。然而，其他研究却显示在球内异物取出延迟的外伤眼中，异物相关眼内炎发生率可高达 16%[14-15]。致伤机制（爆炸、锤击、钝性损伤等）、球内异物的性质（金属、植物或其他）和受伤环境污染风险（严重污染的伤口或高速运动的热颗粒物质）等因素，均应用于评估每个伤眼发生眼内炎危险性。也有研究提示，如果患者情况稳定、屈光间质及手术条件允许，尽早行球内异物取出可以更快地修复视网膜损伤，降低 PVR 的发生率。总之，在没有额外受限条件下，仍然建议尽可能在一期眼球修补术后 24h 内行球内异物取出。

经验与教训

- 及时开始预防性抗生素及眼球破裂伤修补是球内异物最重要的第一步。

- 术前评估眼部损伤，球内异物的大小、成分和位置的判断有助于手术方案及手术设备的选择。

- 如果角膜混浊严重，或者是患者合并其他严重的全身疾病，球内异物取出术可相对推迟，并由经验丰富的医生完成手术。

- 术后网脱及 PVR 发生率高，因此仔细的玻切非常关键，同时可考虑行巩膜扣带术或者硅油填充。

- 晶状体和 IOL 应该是次要考虑，不能影响对眼后段的处理。患者应理解一段时间的无晶状体状态有助于对眼内观察，而且眼外伤一般需要再次或者多次手术。

- 在角膜混浊严重时，内镜下玻璃体切割手术是相对于穿透性角膜移植术的另一种新的紧急备选方案。

参考文献

[1] Jonas JB, Knorr HL, Budde WM. Prognostic factors in ocular injuries caused by intraocular or retrobulbar foreign bodies. Ophthalmology. 2000;107:823–8.

[2] Kuhn F, Morris R, Witherspoon CD, et al. Epidemiology of blinding trauma in the United States Eye Injury Registry. Ophthalmic Epidemiol. 2006;13:209–16.

[3] Affeldt JC, Flynn HW, Forster RK, et al. Microbial endophthalmitis resulting from ocular trauma. Ophthalmology. 1987;94:407–13.

[4] Parrish CM, O'Day DM. Traumatic endophthalmitis. Int Ophthalmol Clin. 1987;27:112–9.

[5] Al–Omran AM, Abboud EB, Abu El–Asrar AM. Microbiologic spectrum and visual outcome of posttraumatic endophthalmitis. Retina. 2007;27:236–42.

[6] Dass AB, Ferrone PJ, Chu YR, et al. Sensitivity of spiral computed tomography scanning for detecting intraocular foreign bodies. Ophthalmology. 2001;108:2326–8.

[7] Thompson WS, Rubsamen PE, Flynn HW, et al. Endophthalmitis after penetrating trauma. Risk factors and visual acuity outcomes. Ophthalmology. 1995;102:1696–701.

[8] Tasman W. Peripheral retinal changes following blunt trauma. Trans Am Ophthalmol Soc. 1972;70:190–8.

[9] Eagling EM. Ocular damage after blunt trauma to the eye. Its relationship to the nature of the injury. Br J Ophthalmol. 1974;58:126–40.

[10] Yeh S, Colyer MH, Weichel ED. Current trends in the management of intraocular foreign bodies. Curr Opin Ophthalmol. 2008;19:225–33.

[11] Colyer MH, Weber ED, Weichel ED, et al. Delayed intraocular foreign body removal without endophthalmitis during Operations Iraqi Freedom and Enduring Freedom. Ophthalmology. 2007;114:1439–47.

[12] Weichel ED, Colyer MH, Ludlow SE, et al. Combat ocular trauma visual outcomes during operations Iraqi and Enduring Freedom. Ophthalmology. 2008;115:2235–45.

[13] Thach AB, Ward TP, Dick JS, et al. Intraocular foreign body injuries during Operation Iraqi Freedom. Ophthalmology. 2005;112:1829–33.

[14] Jonas JB, Budde WM. Early versus late removal of retained intraocular foreign bodies. Retina. 1999;19:193–7.

[15] Weichel et al. Intraocular foreign body trauma in Operation Iraqi Freedom and Operation Enduring Freedom: 2001–2011. Ophthalmology. 2018;125:1675–82.

第36章　糖尿病患者的玻璃体视网膜手术
Vitreoretinal Surgery in Diabetics

Michael Dollin　James Vander　著

顾瑞平　张　婷　译

一、概述

在美国，糖尿病性视网膜病变是 25—74 岁成年人主要的致盲原因[1]。防治糖尿病及相关并发症最核心的手段是严格控制血糖和血压、定期筛查和早期诊断。当出现并发症时，治疗方法包括：玻璃体腔注射抗 VEGF 药物或糖皮质激素、局部或格栅光凝、全视网膜光凝。随着手术器械和操作的进步，玻璃体切除手术有了更安全的仪器和手术设备，已成为处理糖尿病视网膜病变严重并发症的重要工具。

二、糖尿病性黄斑水肿的激光治疗

ETDRS 研究显示对临床意义的黄斑水肿患者行激光治疗可有效降低视力丧失的风险[2]。检眼镜下符合以下任一标准即可定义为 CSME（图 36-1）。

- 中心凹 500μm 内的视网膜增厚。
- 中心凹 500μm 内硬性渗出伴有视网膜增厚。
- 1 个视盘面积的网膜增厚且部分位于黄斑中心凹的 1 个视盘直径内。

玻璃体腔注射抗 VEGF 药物，包括阿柏西普、雷珠单抗和适应证外使用的贝伐单抗，目前是治疗累及中心凹的黄斑水肿的标准方案（图

36-2）。然而激光光凝仍然是 CSME 患者的重要治疗手段，可作为首选或辅助方案[3]。

（一）术前评估

裂隙灯下仔细检查眼底，并评估黄斑光学相干断层扫描和最近的荧光素血管造影报告。

（二）设备和操作

- 局部麻醉眼液。
- 使用黄斑接触镜（如 Goldmann 三面镜或者 Ocular 高倍镜）。
- 按表 36-1 设置激光参数。
- 局部光凝或格栅光凝：荧光造影上渗漏的微动脉瘤可直接对准进行光凝；弥漫渗漏区行格栅光凝，光斑直径 50～200μm，间隔 1～2 个光斑直径。
- 中心凹 500μm 内或中心凹无血管区边缘避免激光。在重复治疗期间，光斑直径 50～100μm，持续 0.05～0.1s，光斑为淡白即可。

（三）术后护理

术后无须用药，持续的或复发的 CSME 在初次治疗后 3～4 个月可考虑再激光治疗。

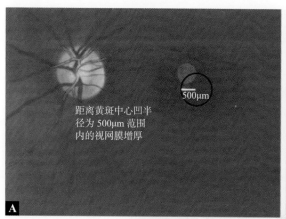

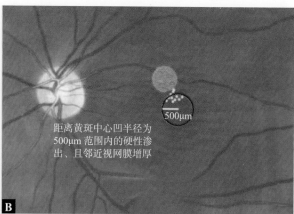

距离黄斑中心凹半径为 500μm 范围内的视网膜增厚

距离黄斑中心凹半径为 500μm 范围内的硬性渗出、且邻近视网膜增厚

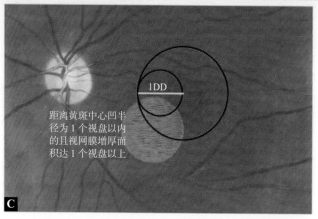

距离黄斑中心凹半径为 1 个视盘以内的且视网膜增厚面积达 1 个视盘以上

▲ 图 36-1　ETDRS 定义的具有临床意义的黄斑水肿

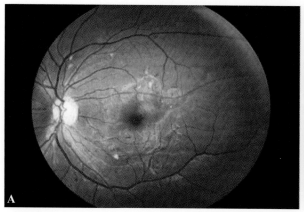

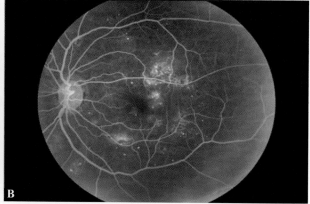

▲ 图 36-2　中心凹偏上的具有临床意义的黄斑水肿

A. 眼底照相；B. 荧光素血管造影

（四）并发症

视网膜激光的潜在并发症包括：中心凹意外光凝、一过性的黄斑水肿加重、网膜下出血、网膜下纤维化、Bruch 膜破裂、脉络膜新生血管、暗点、视力丧失。

三、全视网膜光凝

新生血管的产生标志着糖尿病视网膜病变进入增殖期，是晚期糖尿病视网膜病变长期缺血的结果。尽管越来越多 PDR 患者首选玻璃体注射抗 VEGF 药物，全视网膜光凝仍然是治疗的金标准。根据 DRS 的研究，满足以下任一条件即可定义为高风险 PDR[4]，即视力丧失风险极高的 PDR（图 36-3）。

● 视盘新生血管面积超过视盘的 1/3。

● NVD 伴发玻璃体积血。

● 超过 1 个视盘面积的视网膜新生血管，并伴有玻璃体积血。

即使未达到高危 PDR 标准，以下情况也可考虑 PRP 治疗，包括虹膜和（或）房角新生血管，以及定期规律随访有困难的中度或重度非增殖期的糖尿病患者。

（一）术前评估

裂隙灯下散瞳检查视网膜新生血管。眼底荧光血管造影有助于发现微小的视网膜新生血管及毛细血管无灌注区。

（二）设备和操作

● 局部麻醉滴眼。耐受力差或者 PRP 激光时间较久的患者，也可采用利多卡因球旁注射。

● 广角接触镜（如 Ocular mainster PRP 165 或 Rodenstock 镜头），也可用手持 20D 或 28D 透镜在间接检眼镜下行 PRP 治疗。

● 按表 36-1 设置激光参数。

● 血管弓外至赤道前的环形区域内行 PRP 治疗；PRP 后持续存在或复发视网膜新生血管，或者合并新生血管青光眼，PRP 范围可延伸至锯齿缘；鼻侧距离视盘不少于 0.5～1 个 PD；颞侧距离黄斑中心凹至少 2 个 PD。

● 如果清晰度允许，通常从下方周边开始 PRP（图 36-4）。

表 36-1　糖尿病视网膜病变激光参数

类　型	眼底镜	光斑大小（μm）	曝光时间（s）	光斑强度（mW）	光凝方案
CSME 光凝	黄斑镜接触 ● Goldmann ● Mainster 高倍镜	50～100	0.05～0.1	50～100（由低到高，淡白色光斑）	● 局部：直接对准微动脉瘤（MA） ● 格栅光凝：水肿区，间隔 1～2 个光斑直径
全视网膜光凝	广角镜接触 ● Mainster 165 ● Rodenstock	200～500	0.05～0.2	150～200（由低到高，灰白色光斑）	间隔 0.5～1 个光斑直径

CSME. 显著临床意义的黄斑水肿

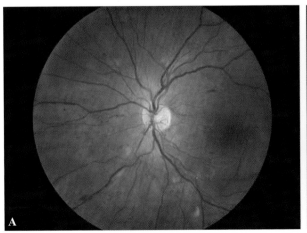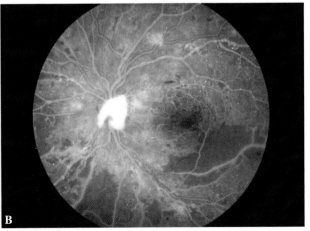

▲ 图 36-3　具有高危特征的增殖性糖尿病视网膜病变患者
A. 眼底照相；B. 眼底荧光素血管造影

- 避免对视网膜血管直接进行光凝，避开睫状后长动脉和神经。
- 对已存在黄斑水肿的 PDR，可先行激光或者联合玻璃体腔注射抗 VEGF 药治疗黄斑水肿。

（三）术后护理

通常术后无须用药，除非存在特殊情况，如并发新生血管青光眼。如果采用了球旁麻醉，建议术后遮盖术眼数小时。术后大约 3 周复诊评估新生血管退化情况。如果病变严重，PRP 不能够一次性完成，间隔 1～2 周后再次复诊。

（四）并发症

PRP 可能的并发症包括白内障、虹膜炎、瞳孔强直、前段缺血、脉络膜渗漏继发闭角型青光眼、中心凹意外光凝、黄斑水肿、视网膜下出血、视网膜下纤维化、Bruch 膜破裂、脉络膜新生血管、视网膜裂孔、视野缩窄和夜视力下降。

四、糖尿病的玻璃体切割术

自 20 世纪 70 年代以来，玻璃体切除术技术和设备取得了显著进步。早期，玻切治疗糖尿病的指征是长期不吸收的玻璃体积血[5]。随着手术技术的改进，适应证已经显著扩大，包括糖尿病继发的屈光间质混浊和玻璃体视网膜牵引（表 36–2 和图 36–5）。

其他手术指征包括弥漫黄斑水肿伴或不伴玻璃体黄斑牵引、糖尿病术后复发玻璃体积血、前部玻璃体纤维血管增生和纤维化综合征。

表 36–2　糖尿病视网膜病变玻璃体切除术的适应证

屈光间质混浊	玻璃体视网膜牵引
• 未吸收的玻璃体积血 • 玻璃体积血伴前段新生血管（特别是未行 PRP 患者） • 血影细胞性青光眼 • 浓密的黄斑前出血	• 牵引性视网膜脱离累及黄斑 • 合并牵引性和孔源性视网膜脱离 • 进行性纤维血管增殖 • 弥漫的糖尿病性黄斑水肿伴玻璃体后皮质黏附紧密 • 黄斑移位

（一）术前评估

在决定对晚期糖尿病视网膜病变患者进行手术时，应同时考虑全身因素和眼部因素。

患者全身因素包括全身合并症，如高血压、心血管疾病和肾功能不全。术前应与患者的内科

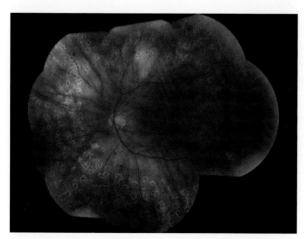

▲ 图 36–4　高风险 PDR 患者行全视网膜激光

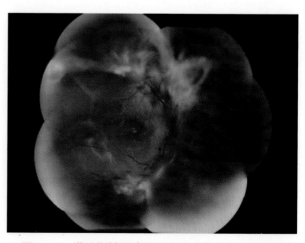

▲ 图 36–5　增殖期糖尿病性视网膜病变同时并发牵引及孔源性视网膜脱离，需要行玻璃体切割

医生协商，评估患者全身用药。患者全身情况会影响麻醉风险，必要时需要准备抢救室。同时还需要考虑患者对侧眼情况、视力需求、患者术后局部用药的依从性及复诊随访的条件。

眼部因素包括合并白内障、虹膜新生血管导致虹膜后黏和（或）前房积血、虹膜新生血管的活跃度及术前 PRP 的量。如果条件允许，患者应该术前尽可能行 PRP 治疗。在手术前 1～10 天内玻璃体腔注射抗 VEGF 药可以减轻组织水肿、减少术中出血和改善手术预后[6]。另外，术前 FFA 检查评估患者黄斑缺血情况，若有严重黄斑缺血，术后视力差，不推荐手术治疗。牵引性网脱的持续时间或者是否累及黄斑，也应纳入考虑是手术还是继续观察。如果网脱时间超过半年甚至 1 年，术后视力预后极差。屈光间质混浊严重者，眼部 B 超有助于判断是否发生视网膜脱离，以便决定是否手术治疗还是继续观察。

（二）手术目的

一般只有当出现视网膜新生血管合并前文提及的多种并发症时，以及有玻璃体黄斑牵引或者持续的难治性的黄斑水肿时，才考虑行玻璃体切割手术。

糖尿病患者的手术可以从相对简单到非常复杂，手术目标[7] 如下。

- 去除混浊屈光介质。
- 解除前后方向和切线方向的视网膜牵引。
- 止血。
- 给予激光治疗（如视网膜裂孔、扁平的 NVE、完善 PRP）。
- 根据病情选择玻璃体填充。

（三）手术设备

标准的玻璃体切割设备，包括灌注、光导纤维和切割切头。尽管大切口玻璃体切割术仍然可用，但是经结膜的高切速小切口微创玻璃体切割系统（23G、25G 和 27G），目前应用更为广泛。

多种眼内灌注液可供选择。在有晶状体眼中，灌注液内含 50% 葡萄糖可防止术中晶状体后囊改变。

使用吊顶灯，术者可双手操作，适用于需要广泛切割的患者；带有眼内照明的眼内镊、玻切头或剪刀有助于分离眼内组织。

术中视网膜新生血管出血时，眼内电凝可有效的止血；对视网膜裂孔边缘进行电凝至视网膜变白，使得术中气下行视网膜激光时更容易观察。

扁平的视网膜新生血管出血时也可采用眼内激光进行止血；眼内激光行 PRP 治疗及封闭视网膜裂孔均非常便捷。

另外，糖尿病术中可用的器械还有由脚踏控制的气动水平或者垂直眼内剪刀，可行钝性或锐性分离去除纤维血管膜。其他设备还包括眼内刀片、铲子或者镊子等。

广角显微系统包括角膜接触式及非接触式，可为术者提供眼底全景图，需要精细剥膜时，接触式黄斑镜能提供更高放大倍数和景深。

当有虹膜新生血管或者瞳孔小而固定时，使用虹膜牵开器，如虹膜拉钩或 Malyugin 环，可拉开虹膜，方便对周边网膜的观察。

糖尿病术后需根据病情选择合适的眼内填充物，尤其是有牵引性网脱或者合并牵引及孔源性网脱时。可供选择的眼内填充气体物包括 SF_6 和 C_3F_8。需要长期眼内填充时可选硅油，包括低黏度（1000cSt）及高黏度（5000cSt）硅油。

（四）手术技巧

- 确认手术眼别。
- 麻醉：局部麻醉及全身麻醉均可。

- 胺碘酮对眼球、眼睑及眼周皮肤进行充分消毒。

- 置开睑器，把全部睫毛推开并远离术野。

- 标记套管针穿刺的位置。标准三通道平坦部玻璃体切割术，灌注管通常置于颞下，另外两个穿刺口分别置于颞上及鼻上。有晶状体眼穿刺口位于角巩膜缘后 4mm，人工晶状体眼或无晶状体眼在角巩膜缘后 3.5mm 处。穿刺时用镊子或棉签推开球结膜，穿刺针斜行刺入眼球后再松开球结膜。

- 做好灌注穿刺口后连接灌注管，但应保持灌注管关闭（从而灌注液不会流动），直视下确认灌注管经平坦部完全进入玻璃体腔内，避免灌注液进入脉络膜上腔。

- 白内障影响眼底观察时，在行玻璃体切割前可先行超声乳化晶状体摘除或平坦部晶状体切除。

- 如果瞳孔小，在处理晶状体或者后续玻璃体切割时，可用虹膜拉钩扩开瞳孔。

- 置广角镜。

- 最先进入眼内导光，随后关闭显微镜照明及手术室照明。通过调整导光在眼内的深度来弥散照亮后极部；除非行黄斑区精细操作时，应避免直接照射黄斑区。

- 显微系统对焦于后极视网膜，如果有玻璃体积血时，看不清后极，应尝试对焦在后部玻璃体，玻璃体清晰后需要重新对焦。

- 切割头进入眼内，先开始核心部玻璃体切除，常规采用 1500~2500CPM 的切除速率，400mmHg 的负压吸引。

- 已存在玻璃体后脱离时，切割头切开玻璃体后皮质，然后环形扩大切除玻璃体。用切割头负压模式或者含硅胶头的笛针吸出

后极部视网膜表面的积血。积血清除干净后视野变清晰，然后再尽可能地清除周边玻璃体，以便更好看清周边视网膜以便广泛网膜激光，减少术后玻璃体积血的风险。

- 没有玻璃体后脱离时，在视网膜新生血管处往往存在广泛或局部的玻璃体视网膜粘连，粘连的位置可能有纤维膜、牵引性网脱，甚至是视网膜裂孔。需通过分段切割、成片切除或者整体切除的方式解除玻璃体视网膜牵引（图 36-6 至图 36-8）。

- 一旦玻璃体视网膜粘连解除，即可进行周边玻璃体切除。

- 用切除玻璃体类似的技巧，从视盘开始，逐步从后往前去除纤维血管膜。可用玻璃体镊子在视网膜表面沿水平方向钝性分离纤维膜，或者采用单手或者双手操作分离新生血管与纤维膜，然后再切除纤维膜。视盘上残余的黏附紧密的纤维膜可用切割头进行环形修剪。去除离视神经较远的视网膜前膜时，可以沿血管进行剥除。术中常因为出血需要及时止血，可暂时升高灌注压，或者行眼内电凝或者激光。

- 周边的玻璃体视网膜牵引，当上述方法均无法解除牵引时，可行巩膜环扎或视网膜切开松解。

- 采用眼内激光完成或者补充 PRP 至锯齿缘。除视盘外的视网膜新生血管，可直接进行光凝止血和促进血管退化。全层视网膜裂孔应在裂孔周围制作 3~4 排相互融合的激光斑。在进行视网膜激光前，通过气液交换和眼内引流的方式去除网膜下液后，激光能量才能被吸收。

- 通过巩膜顶压来观察周边视网膜，确认是否有周边网膜裂孔，任何视网膜裂孔均应

该行激光封闭。

● 如果存在视网膜裂孔，需要用有硅胶头的笛针进行气液交换；如果没有视网膜裂孔，气液交换可减少术后低眼压发生的概率。

● 如果需要填充，可用长效气体与空气进行交换；最常用的眼内长效填充气体是无膨胀浓度的20%的SF_6和14%的C_3F_8。通过灌注管注入35~40ml填充气体，而眼内空气则通过含硅胶头的或者特殊设计的笛针经巩膜穿刺口流出。对于二次手术眼、严重的牵引网脱或是合并牵引性或孔源性视网膜脱离，如果需要长期填充，可使用硅油。用自动的硅油注入设备经巩膜穿刺口注入硅油，谨慎操作以免硅油进入前房。在无晶状体眼患者，注入硅油前，需先用切割头在下方行虹膜根切。

取出所有的巩膜套管并观察穿刺口是否自行密闭。如果明显渗漏，用8-0聚酯线或者6-0普通肠线经球结膜行巩膜切口缝合。硅油填充时则需常规行巩膜切口缝合。间断缝合即可（表36-3，图36-6至图36-9）。

（五）术后护理

手术结束后给予含或者不含激素的抗生素眼膏涂眼，然后遮盖术眼数小时或者至术后第1天上午。常规需在术后第1天检查，然后术后1周、3周和6周随访，或者根据医生检查情况和患者术后病情来确定复诊情况。局部抗生素眼药水术后1周内每日4次；1%泼尼松眼药水每日4次，3~4周内根据炎症情况逐步减量；1%阿托品眼药水每日2次放松睫状肌。填充气体的有晶状体眼或填充硅油的无晶状体眼，患者应遵医嘱保持面朝下或者避免面朝上。在术后的第一个1~2周内，患者应避免提举重物。

（六）并发症

糖尿病性视网膜病变玻璃体切割术后可能的并发症包括持续角膜上皮缺损、白内障、玻璃体积血、眼压升高、视网膜裂孔或脱离、视网膜中央动脉阻塞、视神经病变、黄斑囊样水肿、黄斑前膜、瞳孔阻滞、新生血管性青光眼、眼内纤维蛋白形成（包括纤维蛋白综合征）、前段玻璃体纤维血管增生和眼内炎。

表36-3　玻璃体切割术中解除玻璃体视网膜牵引的方法

方 法	备 注
分段切割	先解除前后方向的牵引，然后用切割头或者玻璃体剪刀通过剪断视网膜牵引岛之间的连接，以解除视网膜切线方向的牵拉
成片切割	先解除前后方向的牵引，然后用水平剪刀或镊子在视网膜平面上成片去除网膜前的纤维血管组织
"整体"切除	先解除切线方向的牵引，前后方向的视网膜牵引可协助提起和分离网膜前纤维血管组织，然后将视网膜前纤维血管组织连同玻璃体后皮质作为一个整体被一起切除

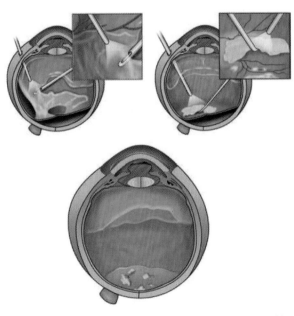

▲ 图36-6　一手（左手）持镊子，一手（右手）持水平剪，双手法操作去除PDR患者的视网膜前纤维血管组织

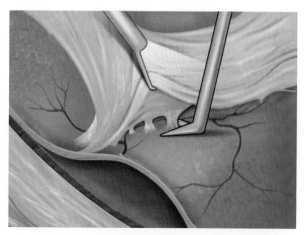

▲ 图 36-7　用剪刀分离视网膜表面的纤维血管膜

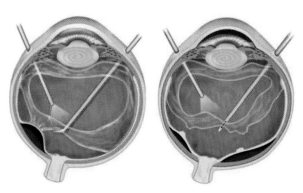

▲ 图 36-8　成片去除纤维血管膜

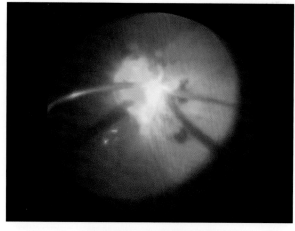

▲ 图 36-9　吊顶灯辅助下，双手操作行"整体"切割

经验与教训

- 局部激光治疗 CSME 不是立刻起效，首次治疗后 3～4 个月，CSME 仍持续存在或者复发时，才考虑再次行激光治疗。

- PRP 先从下方开始，因为治疗开始后患者可能出现玻璃体积血，遮挡下方视网膜，无法完成下方网膜的激光治疗。

- PDR 患者即使完成了 PRP 治疗，仍然高达 25% 患者会持续出现视网膜新生血管。

- 糖尿病牵引性网脱患者在玻璃体切割术前，应尽可能地行 PRP 治疗，有助于术中分离纤维膜。

- 玻璃体切割术前 1～10 天内玻璃体腔注射抗 VEGF 药有助于术中分离纤维膜和减少术中出血；但如果患者有全身活动性并发症可能需延缓玻璃体手术时，玻璃体注射抗 VEGF 药须谨慎，因为注药后不及时行玻璃体切割手术，抗 VEGF 药会加重牵引性视网膜脱离。

- 牵引性网脱玻璃体切割术中使用吊顶灯，术者能双手操作解除牵引。

- 在退化纤维血管组织没有分离、剪切前，或者黏附紧密的玻璃体未处理前，应避免暴力制作玻璃体后脱离。

- 如果视网膜出现裂孔，任何牵引的存在均会导致手术失败和孔源性视网膜脱离的发生。

参考文献

[1] Klein R, Klein B. National Diabetes Data Group. Diabetes in America. Bethesda, MD: National Institutes of Health, National Institute of Diabetes and Digestive and Kidney Diseases; 1995. Vision disorders in diabetes:293–337.

[2] Early Treatment Diabetic Retinopathy Study Research Group: Focal photocoagulation treatment of diabetic macular edema. ETDRS Report Number 19.Arch Ophthalmol. 1995;113:1144–55.

[3] Wells JA, Glassman AR, Ayala AR, et al. Aflibercept, bevacizumab, or ranibizumab for diabetic macular edema: two–year results from a comparative effectiveness randomized controlled trial. Ophthalmology. 2016;123:1351–9.

[4] Diabetic Retinopathy Study Research Group. Preliminary report on effects of photocoagulation therapy. Am J Ophthalmology. 1976;81:383–96.

[5] Machemer R, Buettner H, Norton EWD, et al. Vitrectomy: a pars plana approach. Trans Am Acad Ophthalmol Otolaryngol. 1971;75:813.

[6] Castillo J, Aleman I, Rush SW, et al. Preoperative bevacizumab administration in proliferative diabetic retinopathy patients undergoing vitrectomy: a randomized and controlled trial comparing interval variation. Am J Ophthalmol. 2017;183:1–10.

[7] Scott IU, Flynn HW, Smiddy WE. Diabetes and Ocular Disease: Past, Present and Future Therapies. 2nd ed. New York. Oxford University Press; 2010:207–34.

第 37 章　内镜下玻璃体切割术
Endoscopic Vitrectomy

S. Chien Wong　Emil Anthony T. Say　Thomas C. Lee　著

顾瑞平　张　婷　译

一、概述

　　绝大多数的玻璃体视网膜手术均可在显微镜下或者间接眼底镜下完成，只有极端的情况下才会选用内镜代替传统的接触式/非接触式显微镜或双目间接眼底镜进行玻璃体视网膜手术。内镜下行玻璃体视网膜手术有以下三大特点。

- 对眼后段的观察无须经过眼前段，而传统的成像系统则必须通过清晰的眼前段才能实现眼后段的观察。

- 内镜下手术医生看到的视野与传统成像系统看到的视野不一样，内镜下是从巩膜切口往内看，而传统成像系统则是鸟瞰，视角相差约 90°（图 37-1）。

- 传统成像系统，照明光线透过患者屈光间质反射至显微内，然后术者通过目镜观察；而内镜下，目标区域的照射光线和反射光线直接进入内镜内，因此内镜能更好地显示玻璃体和视网膜前膜（图 37-2）[1]。

二、适应证

- 前节混浊，如角膜瘢痕、前房积血或白内障等，前节混浊至无法通过传统成像系统

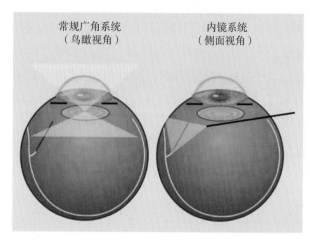

▲ 图 37-1　常规的鸟瞰视角与内镜下侧看视角，相差约 90°

观察到玻璃体腔。

- 前部玻璃体视网膜疾病导致传统显微成像系统无法看清后部玻璃体。

- 需要直视睫状沟以确保晶状体切除彻底时，如儿童葡萄膜炎行晶状体切术和玻璃体切割时（图 37-3）。

- 需直视下处理巩膜切口部位嵌顿的玻璃体和（或）视网膜时（图 37-4）。

- 当病灶位于睫状体和虹膜后表面时（图 37-5）。

- 眼底病变隆起较高时，如儿童的玻璃体视网膜疾病（早产儿视网膜病变和家族性渗出性玻璃体视网膜病变）继发的牵引性视

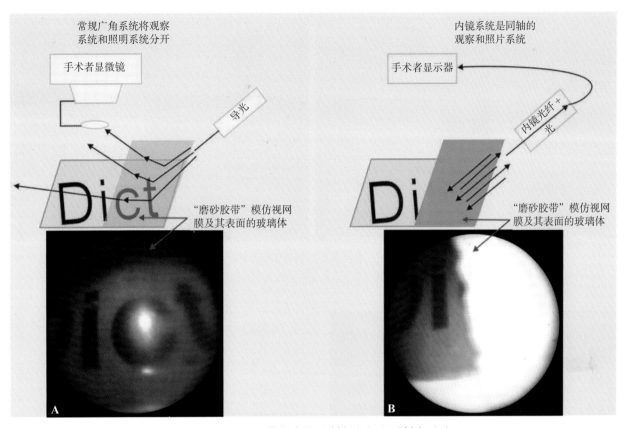

▲ 图 37-2 透明带实验展示透射（A）和反射光（B）

A. 常规的广角显微镜，术者的视轴跟眼内照明是分离的，因此照明光线需要透过患者清晰的玻璃体进入显微镜视轴后才能被看到，而当屈光间质混浊不可见时，则无法通过显微镜看清楚；B. 相比之下，内镜系统的照明光线与光线捕捉系统在同一个眼内探头内，反射光线可直接进入内镜内，术者通过监视器进行观察

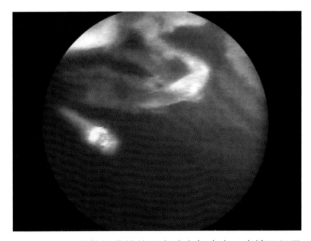

▲ 图 37-3 晶状体移位的马方综合征患者，内镜下经平坦部行晶状体切除，并移除睫状沟内残留的晶状体囊袋。通过常规的广角系统不能保证彻底切除晶状体囊袋，因为前段结构阻挡了对睫状沟的观察。以此为例——葡萄膜炎患者，尤其是儿童葡萄膜炎患者，彻底的晶状体囊袋切除更为重要

网膜脱离（图 37-6）。与传统鸟瞰模式相比，通过内镜侧向观察能更好地掌握周边网膜情况，组织分离时也更加安全。

- 移除网膜下增殖条索或者脉络膜新生血管时，用内镜操作更为简单（图 37-7）。
- 需要行角巩膜缘穿刺替代常规的平坦部巩膜穿刺时，如巩膜壁过薄、ROP 或 FEVR 继发的全网膜牵引性脱离，后段穿刺风险较大。
- 需要直视包裹的人工晶状体襻（图 37-8）。
- 为进行更为彻底的"眼内睫状体光凝"（相较于青光眼专家往往选择前节入路而言），可通过后节入路对睫状突进行激光并延伸至平坦部（图 37-9）。

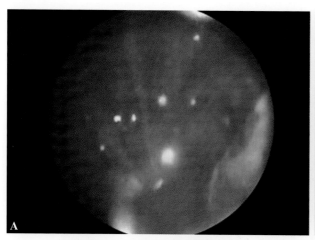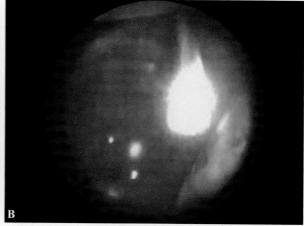

▲ 图 37-4　孔源性视网膜脱离术中，注入重水（全氟化碳液体）时，玻璃体嵌顿在巩膜切口处
A. 玻璃体在巩膜切口处"褶皱"，并周边发散；B. 解除嵌顿的玻璃体后，牵引立即缓解，"褶皱"消失

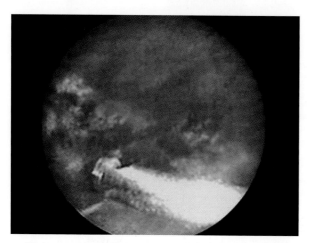

▲ 图 37-5　4A 期早产儿视网膜病变，内镜下见玻璃体前后牵引并黏附至虹膜后表面

三、禁忌证

- 需要双手操作的手术。然而，内镜仪器正在开发中，未来可能会实现双手操作。
- 当需要行 25G 或更小切口时。

四、外科手术

以下所描述的设置和技术是基于 Endo Optiks 系统（EndoOpticsInc., LittleSilver, NJ, USA），因为该系统是目前作者使用的系统。

（一）设置

内镜下玻璃体切割手术采用标准的三通道技术。23G 的内镜可以通过标准的 23G 巩膜套管（参见仪器设备）。如果需要更高的分辨率，则建议使用 19G 或 20G 内镜系统，需要用 20GMVR 刀行巩膜切口，为此，可选择扩大一个巩膜穿刺口作为 19G 或者 20G 的内镜通道（通常选择非主利手位置，当然也需要考虑病灶位置），剩下的两个巩膜穿刺口分别作为标准的 23G 或 25G 灌注口和切割头进入的通道。或者，如果选择 20G 玻璃体切割系统时，可在两侧均行传统的 20G 巩膜切开或 20G 套管穿刺，以方便两侧交换使用内镜。

液晶显示器（LCD）放置在患者脚旁并面向术者，展示内镜内捕捉到的画面，这样可方便术者轻微转头即可在 LCD 屏幕与显微操作之间切换。

（二）眼内操作

在内镜探头进入眼内之前，先确认液晶显示图像为水平位。可通过内镜底座的旋转按钮来调整，然后旋转底部黑圈，对焦至内镜进入眼内的入口。

内镜手柄进入眼内后，按照以下步骤进行调节增加眼内可见性。

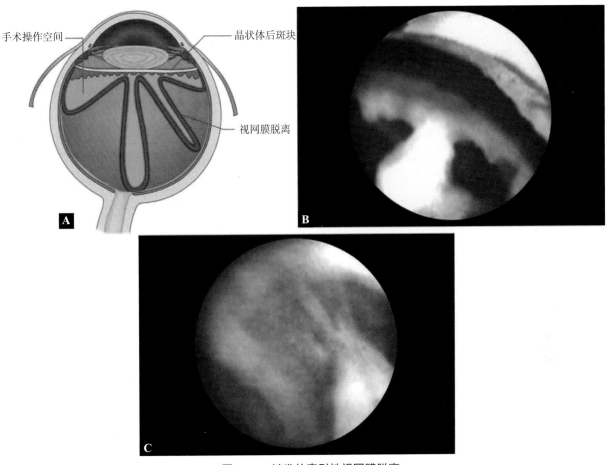

▲ 图 37-6　继发的牵引性视网膜脱离

A. 家族性渗出性玻璃体视网膜病变（FEVR）或早产儿视网膜病变中全部牵引视网膜脱离（TRD），主要为前后方向牵引；
B. FEVR 导致的完全牵引性视网膜脱离，从上往下看只能看到晶状体后斑块，因此用常规的广角系统很难看清和处理 TRD；
C. 在同一病例，用侧向观察的内镜时，绕过晶状体后斑块，可清楚看到其后方的纤维血管膜及牵引性视网膜脱离

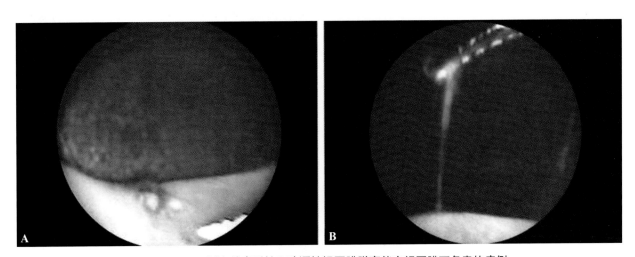

▲ 图 37-7　1 例合并牵引性和孔源性视网膜脱离伴有视网膜下条索的病例

A. 后极部血管弓附近的网膜下条索，解除条索牵引至少需要行 3 个钟点的视网膜切开。而内镜下，术者能够沿着视网膜下进行追踪，避免大范围视网膜切开。内镜可见上方裸露的视网膜色素上皮。B. 用 23G 有齿镊子取出视网膜下条索

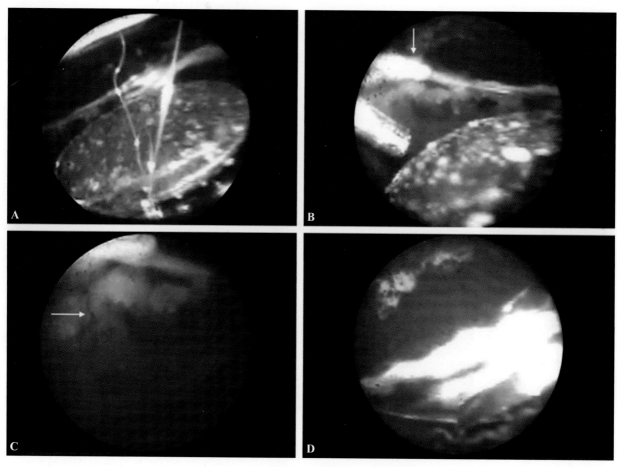

▲ 图 37-8　需要直视包裹的人工晶状体襻

A. 睫状沟缝线固定的混浊人工晶状体半脱位。B. 取出 IOL 时，发现人工晶状体襻被纤维条索包裹（白箭）。C. 内镜下近距离观察，确定纤维膜向后连于视网膜，因为可见视网膜血管（白箭），这增加了视网膜裂孔的风险。常规的广角系统不能看清人工晶状体襻附近的视网膜，因为位置过于靠前。D. 用 23G 剪刀剪断人工晶状体的体 - 襻连接处，而不是将其整片取出

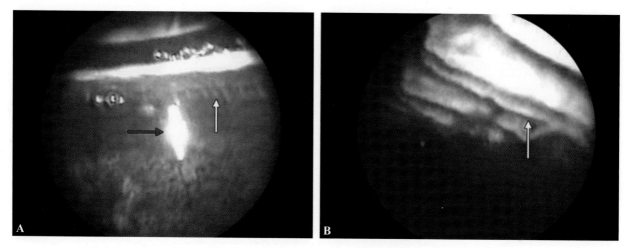

▲ 图 37-9　后入路内镜下对顽固性高眼压患者行睫状体光凝更加精确及彻底

A. 此患者为无晶状体眼，内镜下可见灌注管口（红箭）附近治疗过的睫状突萎缩样改变（白箭）；B. 由于持续的高眼压，需补充睫状体激光治疗，在内镜直视下对睫状突至睫状体平坦部未治疗的区域行凝光治疗，直接显影（白箭）穿过整个睫状突至皱襞部

- 保持方向：时刻保持方向，既可减少医源性损伤，又利于操作。内镜进入眼球之前，先保持直立为看清眼外图像（此时侧面看到角膜顶端位于屏幕最上方），内镜一旦进入玻璃体腔，建议定位屏幕图像，使患者晶状体位于屏幕上方 12 点钟，保持虹膜面水平。此时眼内图像是矢状位。内镜靠近后极时，保持上方的网膜位于屏幕上方。

- 放大：通过调整内镜与组织之间的距离来调整屏幕上的放大倍数，直径不超过 0.9mm 的 23G 切割头可被放大至充满整个 LCD 屏幕。在用切割头或镊子处理玻璃体及视网膜前膜时，由于器械与视网膜脉络膜的空间感与距离感较差，必须小心谨慎，以免造成医源性损伤。

- 照明：眼内照明的所需的光强度取决于与内镜的距离。因此此术中可能需要不断调整照明强度，可通过脚踏控制，或者助手帮忙调节控制端。

- 安全手术区：内镜手柄顶端会投射一个圆形图像至屏幕上，图像的中央是操作最安全的区域，此时屏幕能完整显示其周边比邻的组织关系。因此通过调整内镜手柄让目标区域位于屏幕中央非常重要（图 37-10），在圆形图像的周边操作，由于未能看清视野外的组织，很容易导致医源性损害。

- 学习曲线：一般与以下 3 点有关。①缺乏立体感；②空间感，术者通过观看 LCD 屏幕来操控手柄，与传统的直视下操作不同；③眼内定位。按照既往经验，推荐在初学阶段，选择屈光介质清晰的患者，同时安装内镜系统及广角成像系统，方便切换广角成像系统进行再定位。同时可在 Wet-lab 的模型眼上进行反复练习（以避

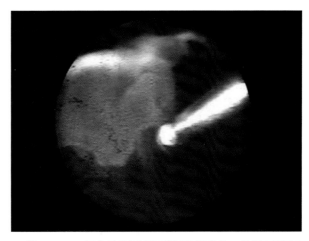

▲ 图 37-10　复杂孔源性视网膜脱离手术，做视网膜切开时切割头位于内镜视野的最中央

免在动物眼之间组织结构的不同）。

五、作用机制

内镜是一种光学管道，它将通过物镜捕获人体内难以看到的部位，然后通过继电器将捕获的图像传输到屏幕终端。内镜系统有内置照明、远端的物镜、继电器及近端的显示系统，显示系统可以是目镜或者传感器，以直接或者间接的方式显示捕获的图像。内镜设计最大的差别在于图像的延迟系统。

在眼科，有两种主要类型的内镜：屈光继电器透镜，又叫梯度折射率（GRIN）透镜系统和光纤系统。GRIN 系统图像更高清，因为从远端到近端的在传输中光线损失少。近端采用目镜更好地利用了术者的调节幅度，比代替照相系统捕获画面具有更好的景深，其缺点是视野受限并且需要刚性轴承来配备不同镜头。这限制了器械的灵活性，尤其是在玻璃体视网膜手术空间非常狭窄的情况下。

目前大多数可用的眼科内镜是使用光纤将图像传输给术者。使用光纤的主要优点是仪器直径小，更容易操作，并提供一个更为广角的视野。虽然光纤系统比 GRIN 系统的成像质量差，但目

前光纤内镜提供的图像质量足以用于完成玻璃体视网膜手术。

六、术后随访

一般来说，内镜下玻璃体视网膜术后患者的护理与常规经平坦部玻璃体切割术后患者护理没有差别。除了常规消炎、抗生素和止痛外，如果眼内气体填充，需要关注术后体位。此外，建议术后使用眼罩，以尽量减少术眼碰撞。

七、设备

目前有 19G、20G 和 23G 的光纤内镜，19G 和 20G 的内镜可提供 17000 像素图像和 140° 视野，而 23G 系统的图像像素为 6000，视野为 90°。同时有直或弯的内镜手柄可供选择。根据以往经验，弯曲的手柄在定位上较为困难，即使是经验丰富的医生，也容易发生意外造成医源性损伤。

Endo Optiks E2 内镜系统含有直径为 810nm 的二极管激光器、一个相机和一个 175W 或 300W 氙光源。虽然激光和照明可通过脚踏开关进行切换，但相机对焦则需要在无菌术野外手动调节。另外，Endo Optiks E4 内镜系统合并了 175W 的氙光源照明和相机，但是需要一个独立激光控制器。两个系统都可以用视频图形阵列（VGA）或 S-Video 信号进行视频输出。独立的无菌包装的探头建议一次性使用，但是也可反复消毒。还有其他制造商生产内镜可供选择，如 FiberTech 有限公司（东京，日本），但这些设备美国未普遍使用。

八、并发症

手术并发症与传统广角系统下经平坦部玻璃体切割术相似，然而内镜下玻璃体切割手术学习曲线较长，主要是因为内镜下操作缺乏立体感、近距离操作、相对小的视野及与传统广角成像系统完全不一样的视角。另外一个挑战是术者的手眼协调能力，术者需通过观察更远处的监视器而不是手术显微镜来完成操作，适应起来有一定难度。这些挑战往往存在于初学阶段，一旦克服，内镜下玻璃体切割的并发症与传统的玻璃体切割术相似。

九、手术结局的循证依据

自从内镜系统被手术医生接受并用于玻璃体视网膜手术后，几个研究团队发表了内镜下玻璃体切割的手术结果，大部分研究为小样本病例系列或个案病例报道[17]。最明显的优势是对角膜混浊的病例。与内镜相比，虽然人工角膜可以提供更清晰的术野和立体感，但是需要额外的操作、更长的手术时间和更加复杂的手术技巧。Chun 等研究并比较了眼外伤后屈光间质混浊的患者采用不同的玻璃体切割方式[2]，结论是"内镜下可对眼外伤患者进行更早的诊断和治疗，与临时的人工角膜移植相比，内镜下玻切手术时间更短和操作更少"。

与传统广角系统下相比，内镜下玻璃体切割，治疗孔源性视网膜脱离、眼外伤、增殖性糖尿病视网膜病变、睫状体平坦部放置引流管、巩膜壁人工晶状体固定、睫状体切除、眼内炎及前部玻璃体疝阻塞青光眼引流装置等，两者术后解剖结构及功能的恢复结果相似[23, 25-28]。尽管内镜曾用于荧光血管造影中观察睫状体及周边视网膜，但目前应用更外广泛还是广角拍照系统。最近内镜系统安装一个插件（Shinkooptical，东京，日本）可将二维图像实时转换为三维图像。表 37-1 列出一些已发表的内镜下行玻璃体切割手术治疗不同疾病的研究结果。

表 37-1　内镜玻璃体切除术各种适应证的研究总结

研　究	适应证（眼数）	内镜操作	结　果	随访（个月）	并发症（眼数）
Uram[3]	新生血管性青光眼（10）	ECP	90%眼压＜21mmHg	9	无
Uram[4]	伴有前部 PVR 的 RRD（10）	PPV	60%的视网膜复位	9	无
Boscher 等[5]	残留晶状体碎片和（或）后房 IOL 脱位（30）	PPV	63%最终视力≥20/40	21	视网膜裂孔（2），CME（2），视网膜脱离（2）
Ciardella 等[6]	复杂增殖性糖尿病视网膜病变（9）	PPV	75%的视力改善	11	视网膜裂孔（1）
Hammer 和 Grizzard[7]*	慢性低眼压（9）	PPV+睫状体膜去除	67%术后眼压＞5mmHg	未报道	无
Sasahara 等[8]	人工晶状体脱位（26）	PPV+TSS-IOL	96%稳定或改善视力 0%IOL 脱位	≥3	眼压升高（1），CME（0）
De Smet 和 Carlborg[9]	眼内炎伴随角膜混浊（15）	PPV	100%最终视网膜复位 100%稳定或改善视力	≥6	视网膜脱离（2）
Sonoda 等[10]	RRD 行 PPV 术中行视网膜下液引流（10）	视网膜下液引流	100%视网膜复位	6	一过性视网膜出血（2）
De Smet 和 Mura[11]	屈光介质混浊的 RRD（9）	PPV	89%视网膜复位 100%稳定或视力改善	11	视网膜脱离（1）
Olsen 和 Pribila[12]	悬吊后房人工晶状体植入（74）	TSS-IOL	4%的人工晶状体偏心，0.7logMAR（儿童）和 0.6logMAR（成人）术后平均视力改善	29	眼压升高（11），角膜失代偿（6），一过性玻璃体积血（2）
Tarantola 等[13]	未控制的慢性闭角型青光眼（19）	PPV+经平坦部引流管放置	在最后一次随诊，眼压从 31.3mmHg 显著降低至 11.4mmHg（P＜0.001）	62	眼球痨（2），分流管回缩（1），分流管堵塞（3），脉络膜上出血（1）
Kita 和 Yoshimura[14]	未发现裂孔的 RRD（20）	PPV	在 20 只眼中的 19 只（95%）发现视网膜裂孔，100%视网膜复位，视力稳定／改善	24	无
Al Sabti 和 Raizada[15]	眼外伤（50）	PPV	82%视力改善 90%视网膜复位	14	未报道

（续表）

研　究	适应证（眼数）	内镜操作	结　果	随访（个月）	并发症（眼数）
Ren 等[16]	眼内炎和 RD（21）	PPV	62% 视力优于 LP	≥ 18	复发感染（2）
Shaikh 等[18]	无虹膜眼压未受控制（9），创伤 / 化学烧伤（3），或 Axenfeld–Rieger（1）	PPV＋ 平坦部分流管放置	明显降低眼压，从 23mmHg 降低到 12mmHg 稳定 logMA R 视力（$P=0.55$）	18	无
Marra 等[19]	新生血管性青光眼（27）	PPV＋ 周边激光 +ECP	明显降低眼压，从 40.7 mmHg 降低到 12.3 mmHg（$P<0.001$） 与对照组［PRP，Avastin，PPV，滤过手术和（或）Ahmed 阀门］相比，眼压降低	12	眼球痨（2）
Tan 等[21]	难治性青光眼（53）	ECP＋ 睫状体光凝	眼压从 27.9mmHg 大幅下降至 10.7mmHg（$P<0.001$）	12	低眼压（4），脉络膜脱离（4），CME（4）
El Gendy 等[20]	儿童无晶状体眼（40）	PPV+TSS-IOL	5% 的人工晶状体偏心 58% 的视力改善	6	玻璃体积血（5），CME（7），RD（1）
Yokoyama 等[24]	不复杂的初次 RRD（127）	PPV＋ 视网膜下液引流	不使用全氟化碳液或引流视网膜切开的复位率 98.4%	3	眼内炎（1），低眼压（12）
Kaga 等[28]	PVRC 级的 RRD（8）	PPV＋ 视网膜下液引流，无视网膜切开或扣带	100% 视网膜复位 平均视力从 20/778 提高到 20/111（$P=0.014$）	17	无
Kita 等[27]	伴有 PVR 和角膜混浊的 RRD（4）	PPV	采用 1（3）或 2（1）操作，所有视网膜复位	未报道	无
Lee 等[22]	慢性低眼压（15）	PPV＋ 睫状体膜切除	4 只眼的眼压＞ 11mmHg 11 只眼的眼压＜ 6mmHg	6	没有因眼球痨或者眼痛行眼球摘除或剜除

CME. 黄斑囊样水肿；ECP. 内镜下睫状体光凝；LP. 光感；PPV. 玻璃体切除术；PVR. 增生性玻璃体视网膜病变；RD. 视网膜脱离；RRD. 孔源性视网膜脱离；TSS-IOL. 经巩膜层间人工晶体固定

* 该系列采用 GRIN 型内镜，所有其他系列均采用光纤内镜

十、内镜在眼科手术中的地位

内镜系统是对传统的显微成像系统的高度补充，可以与后者一起使用，有时可代替后者，然而内镜系统缺乏立体视觉，这一缺点超过了其优势，使它在眼科手术中只能成为一个有价值的替补。

总之，内镜系统是前段介质不透明的情况下观察眼后段结构的一种手段。其次，内镜可通过调整镜头的角度及术者的观察角度来进行近距离观察，能更好地观察靠前的病变，判断前后向关系。最后，不应低估内镜观察玻璃体的能力，在处理玻璃体及前膜时，内镜有很好的优势。

经验与教训

- 保持定位非常必要，入眼前先行直立位眼外整体观察。保持患者晶状体（如果朝前段看）或者上方视网膜位于屏幕12点钟位置（如果朝后段看）。

- 手术操作仅在图像的中央进行，保持周边区域持续可见。

- 由于放大倍数较高和视野小，因此发生医源性损伤的风险大。例如，由于术者可能由于屏幕放大倍率过大而错误的感知空间距离，导致切割头可能距离视网膜、RPE脉络膜复合体或者睫状体仅200~300μm。

- 操作时需要保持器械，如切割头或镊子等，全部进入视野内。

- 照明应该随时调整，尤其应该避免过度接近目标区域而导致曝光过度图像发白。

参考文献

[1] Wong SC, Lee TC. Endoscopic vitrectomy. In: Harnett ME. Ed. Pediatric Retina. 2nd ed. Philadelphia, PA: Lippincott: Williams & Wilkins; 2013.

[2] Chun DW, Colyer MH, Wroblewski KJ. Visual and anatomic outcomes of vitrectomy with temporary keratoprosthesis or endoscopy in ocular trauma with opaque cornea. Ophthalmic Surg Lasers Imaging. 2012;43:302–10.

[3] Uram M. Ophthalmic laser microendoscope ciliary process ablation in the management of neovascular glaucoma. Ophthalmology. 1992;99:1823–8.

[4] Uram M. Laser endoscope in the management of proliferative vitreoretinopathy. Ophthalmology. 1994;101:1404–8.

[5] Boscher C, Lebuisson DA, Lean JS, Nguyen–Khoa JL. Vitrectomy with endoscopy for management of retained lens fragments and/or posteriorly dislocated intraocular lens. Graefes Arch Clin Experiment Ophthalmol. 1998;236:115–21.

[6] Ciardella AP, Fisher YL, Carvalho C, et al. Endoscopic vitreoretinal surgery for complicated proliferative diabetic retinopathy. Retina. 2001;21:20–7.

[7] Hammer ME, Grizzard WS. Endoscopy for evaluation and treatment of the ciliary body in hypotony. Retina. 2003;23:30–6.

[8] Sasahara M, Kiryu J, Yoshimura N. Endoscope–assisted transscleral suture fixation to reduce the incidence of intraocular lens dislocation. J Cataract Refract Surg. 2005;31:1777–80.

[9] De Smet MD, Carlborg EAE. Managing severe endophthalmitis with the use of an endoscope. Retina. 2005;25:976–80.

[10] Sonoda Y, Yamakiri K, Sonoda S, et al. Endoscopyguided subretinal fluid drainage in vitrectomy for retinal detachment. Ophthalmologica. 2006;220:83–6.

[11] De Smet MD, Mura M. Minimally invasive surgery–endoscopic retinal detachment in patients with media opacities. Eye. 2008;22:662–5.

[12] Olsen TW, Pribila JT. Pars plana vitrectomy with endoscope–guided sutured posterior chamber intraocular lens implantation in children and adults. Am J Ophthalmol. 2011;151:287–96.

[13] Tarantola RM, Agarwal A, Lu P, Joos KM. Long–term results of combined endoscope assisted pars plana vitrectomy and glaucoma tube shunt surgery. Retina. 2011;31:275–83.

[14] Kita M, Yoshimura N. Endoscope–assisted vitrectomy in the management of pseudophakic and aphakic retinal detachments with undetected retinal breaks. Retina. 2011;31:1347–51.

[15] Al Sabti K, Raizada S. Endoscope–assisted pars plana vitrectomy in severe ocular trauma. Br J Ophthalmol. 2012;96:1399–403.

[16] Ren H, Jiang R, Xu G, et al. Endoscopy–assisted vitrectomy for treatment of severe endophthalmitis with retinal detachment. Graefes Arch Clin Experiment Ophthalmol. 2013: in press.

[17] Wong SC, Lee TC, Heier JS, Ho AC. Endoscopic vitrectomy.

Curr Opin Ophthalmol. 2014;25:195–206.

[18] Shaikh AH, Khatana AK, Zink JM, et al. Combined endoscopic vitrectomy with pars plana tube shunt procedure. Br J Ophthalmol. 2014;98:1547–50.

[19] Marra KV, Wagley S, Omar A, et al. Case-matched comparison of vitrectomy peripheral retinal endolaser and endocyclophotocoagulation versus standard care in neovascular glaucoma. Retina. 2015;35:1072–83.

[20] El Gendy HA, Khalil HE, Haround HE, El Deeb MW. Endoscopic-assisted scleral fixated IOL in the management of secondary aphakia in children. J Ophthalmol. 2016:8501842.

[21] Tan JCH, Francis BA, Noecker R, et al. Endoscopic cyclophotocoagulation and pars plana ablation (ECP-plus) to treat refractory glaucoma. J Glaucoma. 2016;25:e117–22.

[22] Lee GD, Goldberg RA, Heier JS. Endoscopy-assisted vitrectomy and membrane dissection of anterior proliferative vitreoretinopathy for chronic hypotony after previous retinal detachment repair. Retina. 2016;36:1058–63.

[23] Chen Y, Shen L, Zhao S, et al. Internal limiting membrane peeling by 23-gauge endoscopy for macular hole retinal detachment in a pathological myopic eye. Ophthalmic Surg Lasers Imaging Retina. 2017;48:179–82.

[24] Yokoyama S, Kojima T, Mori T, et al. Clinical outcomes of endoscope assisted vitrectomy for treatment of rhegmatogenous retinal detachment. Clin Ophthalmol. 2017;11:2003–10.

[25] Dirani A, Ciongoli MR, Lesk MR, Rezende F. Small-gauge endoscopy guided pneumatic anterior hyaloid detachment: a new surgical technique for combined pars plana vitrectomy and pars plana glaucoma drainage implant. Ophthalmic Surg Lasers Imaging Retina. 2018;49:48–50.

[26] Kita M, Mori Y, Hama S. Hybrid wide angle viewing endoscopic vitrectomy using a 3D visualization system. Clin Ophthalmol. 2018;12:313–7.

[27] Kita M, Fujii Y, Hama S. Twenty five-gauge endoscopic vitrectomy for proliferative vitreoretinopathy with severe corneal opacity. Jpn J Ophthalmol. 2018;62:302–6.

[28] Kaga T, Yokoyama S, Kojima T, et al. Novel endoscope assisted vitreous surgery combined with atmospheric endoscopic technique and or subretinal endoscopic technique for rhegmatogenous retinal detachment with grade C proliferative vitreoretinopathy. Retina. 2018: in press.

第38章 葡萄膜炎的外科治疗
Surgical Uveitis

Salman Porbandarwalla　G. Atma Vemulakonda　著

顾瑞平　张　婷　译

一、概述

葡萄膜炎患者完善辅助检查后（如影像学及血液实验室检查等），对患者的诊断或者治疗仍然存疑或者是当治疗的效果未达到预期时，可进一步考虑外科手段，常见于以下情形：所有的常规检测手段均不能确诊、治疗中病情仍然进展或累及对侧眼、怀疑恶性肿瘤及活检结果可改变后续治疗方案。

有多种可用于葡萄膜炎患者外科诊疗手段，这些方法各异，将分别介绍。

二、手术术式

（一）前房穿刺行分子学诊断和培养

适应证：如怀疑为病毒性视网膜坏死、眼内炎或病毒性前葡萄膜炎时，前房穿刺用于检测房水内病毒、细菌和真菌，该操作方便易行且微创，全身情况很差的患者也可耐受该操作。

操作：丙哌卡因/丁卡因眼液行表面麻醉，5%胺碘酮消毒眼睑及睫毛（图38-1），球结膜表面滴入1～3滴胺碘酮，并保持至少30s（图38-2）。置开睑器，33G针头连接1ml空针，从颞侧周边角

膜穿刺进入前房，缓慢抽吸0.1～0.2ml液体，避免损伤角膜内皮或虹膜（图38-3）。然后缓慢拔出针头，无菌棉签或碘伏棉签按压穿刺口。取下

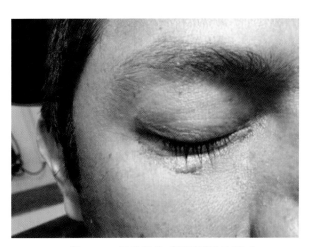

▲ 图 38-1 用碘伏棉球消毒眼睑和睫毛

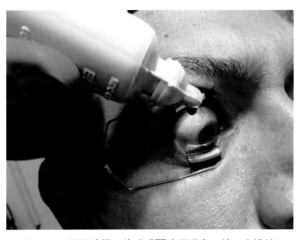

▲ 图 38-2 置开睑器，将胺碘酮涂于眼表，并至少维持 30s

开睑器，无菌平衡盐溶液冲洗眼睛。从注射器上取下针头，并用盖子密封注射器（图 38-4）送检，行病毒 / 细菌 / 真菌的 PCR 检测、培养和相关细胞学检测[1]。术后，可以根据医生的个人习惯，给予局部抗生素眼药水治疗，目前没有证据证明术后局部抗生素的必要性，而人工泪液可缓解患者眼部不适。

并发症：罕见，如感染、出血、低眼压、脉络膜渗漏、晶状体受损、人工晶状体脱位等。

（二）玻璃体穿刺行分子学诊断和培养

适应证：当怀疑是由病毒、细菌、寄生虫或

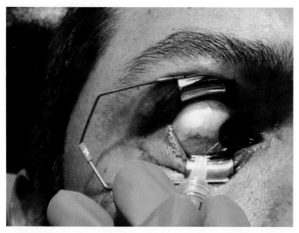

▲ 图 38-3 经颞侧周边角膜穿刺进入前房，缓慢持续的抽取 0.1～0.2ml 的液体。注意避开中央前房、角膜内皮或虹膜

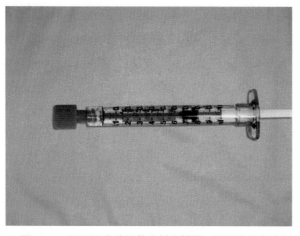

▲ 图 38-4 取下针头并用盖密封注射器，然后送至实验室

是真菌导致的眼内炎、脉络膜视网膜炎、全葡萄膜炎或者视网膜炎时，可行玻璃体穿刺[2]，跟玻切手术相比，玻璃体穿刺损伤更小，可在床旁进行，适合于全身情况较差的患者。

操作：丙哌卡因、丁卡因或利多卡因等麻醉药物直接滴入结膜囊内，或者棉签涂抹穿刺部位。炎症反应较重的眼睛，在表面麻醉及胺碘酮消毒后，可球结膜下注射利多卡因。极少数情况下，眼内炎患者疼痛明显，配合不佳，可行球后神经阻滞麻醉。5% 胺碘酮消毒眼睑及睫毛，置开睑器。穿刺部位滴入 5% 胺碘酮并保持至少 30s，然后用无菌或者时碘伏棉签推开球结膜，用 25～27G 穿刺针头连接 3ml 注射器，经角巩膜缘后 3～4mm 穿刺进入玻璃体腔，缓慢抽取 0.2～0.4ml 液体。如果第 1 次未能成功抽出玻璃体液，可换用 23G 穿刺针头。在拔出穿刺针头前可往玻璃体腔内回推少量液体，这样可确保嵌顿的玻璃体被回纳。然后拔出穿刺针头，用无菌或者碘伏棉签按压穿刺口。取下开睑器，无菌 BBS 冲洗眼球。取下穿刺针头，用盖子密封注射器后送检行实验室检测（如细菌、真菌、病毒的 PCR 检测及相关细胞学检测）[3]。术后根据医生的个人习惯，给予局部抗生素眼药水，尚无明确证据证明局部用药的必要性，而人工泪液可缓解患者眼部不适。

并发症：感染、出血、视网膜裂孔及脱离、脉络膜渗漏、低眼压及白内障等。

（三）Tenon 囊下注射激素

适应证：Tenon 囊下注射激素可用于治疗非感染性葡萄膜炎，如葡萄膜炎并发的或白内障术后（Irvine-Gass 综合征）的黄斑囊样水肿，尤其是对局部激素治疗有效且无激素性青光眼的患者，Tenon 囊下注射激素更为适用[4]。

操作：丙哌卡因、丁卡因或利多卡因等麻醉药物直接滴入结膜囊内，或者用棉签涂抹穿刺部位。5% 胺碘酮消毒眼睑及睫毛，置开睑器。部分医生习惯用 27G 或者 30G 针头注射 0.1～0.5ml 利多卡因至球结膜下。然后将激素注射至需要的象限，通常选曲安奈德或地塞米松。黄斑水肿的患者，部分医生建议在颞上象限注射，试图将激素尽可能地靠近黄斑。然而没有证据证明该选择是否有意义。在避开球结膜血管的同时，针头在 Tenon 囊下轻轻移动，避免针头刺入巩膜内。取下开睑器并用无菌 BBS 冲洗眼球。术后数周监测患者眼压。

并发症：意外穿通球壁、注射后眼压升高、白内障、感染和结膜 /Tenon 瘢痕形成。

（四）玻璃体腔注药：抗生素、抗真菌、抗病毒药物、激素、抗 VEGF 药及化疗药

适应证：玻璃体腔注射在感染性或非感染性疾病中均适用。感染性疾病包括感染性脉络膜视网膜炎 / 视网膜炎、眼内炎以部分视网膜静脉周围炎。非感染性疾病包括原发性眼内 / 玻璃体视网膜淋巴瘤、黄斑囊样水肿以炎症性脉络膜新生血管。

操作：丙哌卡因、丁卡因或利多卡因等麻醉药物直接滴入结膜囊内，或者用棉签涂抹穿刺部位。5% 胺碘酮消毒眼睑及睫毛，置开睑器，推开睫毛。滴入 1 滴 5% 胺碘酮至角巩膜缘后 3～4mm 的穿刺部位，用无菌或碘伏棉签推开球结膜[5]。27G～32G 的穿刺针头连接 1ml 注射器，在角巩膜缘后 3～4mm 处完成玻璃体腔注射，然后缓慢拔出注射针头，用棉签按压穿刺口。取下开睑器，用无菌 BBS 清洗眼球。数据显示术后无须局部抗生素治疗[6-8]。

并发症：罕见，如眼内炎、出血、视网膜脱离、眼压升高和白内障。

（五）局部冷冻或激光

适应证：约 5% 的平坦部葡萄膜炎会继发前节或者后节新生血管。局部冷冻或激光不仅可减少玻璃体基底部新生血管，还可以减轻玻璃体炎症。因此局部冷冻 / 激光可用于治疗平坦部炎、病毒性视网膜炎以炎症性疾病并发的新生血管。

操作：冷冻用于非感染性中间葡萄膜炎 / 平坦部炎治疗，尤其是屈光间质混浊无法行激光治疗时。冷冻雪堤样病灶前或后的附近区域，以及周边无灌注区。如果患者有明显的玻璃体视网膜牵引，则应该避免行冷冻治疗。可同时联合局部或者全身激素治疗。

激光（532nm）治疗平坦部炎：非感染性中间葡萄膜炎 / 平坦部炎，屈光介质允许时，可行激光治疗，激光主要围绕雪堤样病灶行 3～4 排几乎融合的激光斑。可在围术期给予局部和或全身激素治疗。

激光治疗视网膜炎：巨细胞病毒性视网膜炎的非活动性病灶用激光包围可预防孔源性视网膜脱离，而活动性病灶行激光包围存在争议[9]。

并发症：少见，炎症加重、视网膜前膜、视网膜脱离（冷冻后更常见）和瞳孔强直（部分可缓解）。

（六）诊断性玻璃体切割、活检

适应证：病因不明的中间葡萄膜炎，诊断性玻璃体切割 / 活检有助于明确诊断和指导治疗，如非感染性的眼内淋巴瘤以及细菌、寄生虫、真菌及病毒等导致的感染性疾病。

操作：25G、23G 和 20G 的玻切系统均可用于完成诊断性玻璃体切割手术。根据炎症情况术前给予局部、球旁激素治疗，部分患者可酌情全身激素治疗。术前使用睫状肌麻痹剂，可放大瞳孔、缓解不适和防止虹膜后粘连。术中尽可能获

取未稀释的玻璃体原液，也可退而求其次取稀释的玻璃体样本。取原液时，用带套管的穿刺针巩膜穿刺或者行巩膜切开，直视下确保灌注管进入玻璃体腔，然后关闭灌注管。手动打开切割头抽吸管道与机器之间的连接端（图38-5），然后连接3～5ml的注射器至抽吸端（图38-6和图38-7）。玻切头置于玻璃体腔行高速切割，助手通过注射器缓慢抽吸。这样可取到足够多的样本，残留于管道内的样本量亦可提供足够的诊断线索。一般根据患者出血风险及眼球情况，取0.6～1ml玻璃体。切割头退出眼球后穿刺口应立即塞入巩膜塞，并打开灌注。如果取样出现低眼压，助手停止抽吸，打开灌注管，然后再拔出切割头。取出的样本根据检测需要进行送检。

- 细胞学检测：按50∶50的比例与RPMI组织培养基混合。
- PCR检测：立即冻存或者尽快送实验室检测。
- 培养：玻璃体切割继续进行。稀释的玻璃体样本以积液袋内的液体可直接送培养。怀疑眼内淋巴瘤时，稀释的玻璃体样本可用RPMI进一步稀释后行流式细胞分析[10]。

术后治疗包括局部或全身消炎、局部抗生素，部分患者给予睫状肌麻痹剂治疗。

并发症：不常见，包括眼内炎、出血、视网膜脱离、眼压升高和白内障（40岁以上的患者中更常见）。

（七）脉络膜视网膜活检

适应证：虽然脉络膜视网膜活检等侵入性手段可能会导致严重的并发症，在其他检查手段均不能明确诊断时，只能通过活检来明确诊断及指导治疗。尽管给予治疗，但是患者视力差且病情逐步恶化、怀疑有恶性肿瘤的病例，或者治疗效果达不到预期且逐步恶化的患者[11]可考虑行脉络膜视网膜活检。

操作：先行彻底的玻璃体切割，并确保玻璃体后皮质与视网膜分离。然后升高灌注压（60～80mmHg），用眼内电凝标记活检区域，并

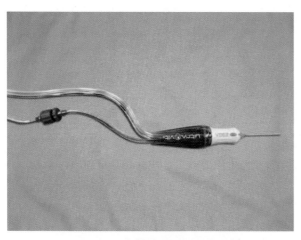

▲ 图38-5 标准玻璃体切除术手柄

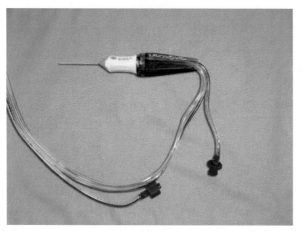

▲ 图38-6 断开切割手柄上的抽吸皮条

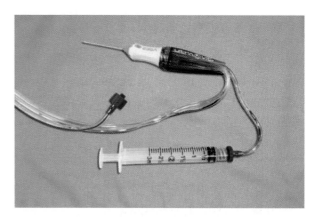

▲ 图38-7 将注射器连接到抽吸皮条上，以便手动抽吸样品

电凝至巩膜裸露，活检样本应包括正常网膜及病变网膜。如果电凝后脉络膜视网膜组织未能与周围组织游离，可使用玻璃体剪刀进行。视网膜往往与脉络膜分离，取材送病理时应该尽量维持视网膜与脉络膜的解剖位置。取材成功后，可在高灌注下移出眼球内，也可降低灌注压后再取出。灌注压应缓慢降低，眼内出血应及时电凝。灌注压降至正常且眼内无活动性出血时，可扩大平坦部切口以便轻柔的取出活检样本，避免对样本的过度牵拉破坏样本解剖结构。激光封闭活检的视网膜边界（如果有视网膜脱离，先行视网膜复位再激光）。关闭平坦部巩膜穿刺口，360° 巩膜顶压检查周边网膜以确保无视网膜裂孔。然后进行气液交换，并根据活检的位置、大小及术后顶压时间的要求等，选择气体或者硅油填充。

并发症：眼内炎、出血、视网膜脱离、眼压升高和白内障形成。

（八）0.59mg 氟轻松植入

适应证：氟轻松缓释剂（Retisert，Bausch and Lomb，Rochester，NY，USA）被 FDA 批准用于治疗慢性非感染性后葡萄膜炎。

操作：需要在手术室完成。用 0.3mm 显微镊子和 Westcott 剪刀行球结膜剪开（通常在颞下方），烧灼止血。用 MVR 刀或者 V-lance 刀片在角巩膜缘后 3～4mm 制作长 4mm 的巩膜切口。将套包内的 8-0 聚丙烯双股缝线，穿过植入物缝线卡槽，打 3 个简单的间断线结。用镊子夹住巩膜切口边缘，植入物通过巩膜切口进入玻璃体腔，直视下观察确保植入物进入玻璃体腔而不是在网膜下或者脉络膜上腔。有 2 种方法关闭巩膜切口。第一种方法，8-0 聚丙烯缝线的两端都以 90% 深度穿入巩膜，然后以 3-1-1 的方式缝合固定，线尾留足够长度并沿巩膜切口放置，再用 9-0 聚丙烯线缝合切口，8-0 线尾巴通过 9-0 缝线间断缝合固定在巩膜壁上，并旋转包埋线结。第二种方法，将 8-0 针头引导线尾通过切口顶部以方便包埋，再用 8-0 或者 9-0 聚丙烯缝线缝合巩膜[12]。酌情选择是否联合行玻璃体切割手术治疗。

0.59mg 氟轻松缓释剂可长时间（30 个月）持续释放高浓度激素至玻璃体腔，术后需监测眼压、白内障及眼内感染情况。术后应常规给予局部激素、抗生素及睫状体麻痹药。双眼发病的患者应维持全身激素治疗，直至对侧眼行氟轻松植入[13]。植入后，许多患者全身免疫抑制可减量甚至停用。

并发症：IOP 升高的风险大，需要药物降眼压，有时甚至需手术，白内障形成风险大，眼内炎和低眼压（特别是切口闭合不良时）。

经验与教训

- 注射器前房穿刺取样时，应带着针芯主动抽吸，可保证实验室结果更可靠。
- 1ml 注射器的套筒可用来标记角巩膜缘后 3～4mm。
- Tenon 囊下注射激素时，应谨慎操作，避免针尖穿透巩膜壁，针头斜面朝下（斜面朝向眼表）。球旁注射激素前应除外感染。
- 对于中间葡萄膜炎患者，针对平坦部的雪堤样表现进行治疗没有任何必要和好处，而且对其冷冻治疗有可能导致视网膜脱离。
- 在玻切活检取样中出现低眼压，可注入气体而不是 BBS 来维持眼压。手术结束后应仔细检查周边网膜以防止出现视网膜撕裂、裂孔或者脱离。

- 脉络膜视网膜活检时，应充分止血，否则术后出现网膜下出血、脉络膜出血、视网膜脱离及其他并发症的风险较高。

- 上方及鼻侧脉络膜视网膜活检，术后可行气体填充，术后体位保持也更容易（图 38-8 和图 38-9）。

- 慢性葡萄膜炎患者，在氟轻松植入时联合减压阀植入、超声乳化人工晶状体植入，在术后 12 个月有助于眼压控制和减少术后降眼压药物的用量[14]。

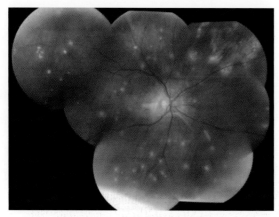

▲ 图 38-8 弥漫性脉络膜视网膜炎

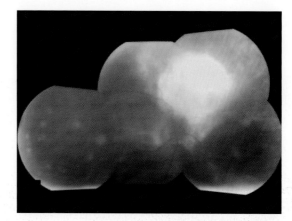

▲ 图 38-9 脉络膜视网膜活检术后包绕的激光瘢痕

参考文献

[1] Anwar Z, Galor A, Albini TA, Miller D, Perez V, Davis JL. The diagnostic utility of anterior chamber paracentesis with polymerase chain reaction in anterior uveitis. Am J Ophthalmol. 2013;155(5):781–6.doi:10.1016/j.ajo.2012.12.008.

[2] Endophthalmitis Vitrectomy Study Group. Results of the Endophthalmitis Vitrectomy Study: A randomized trial of immediate vitrectomy and of intravenous antibiotics for the treatment of postoperative bacterial endophthalmitis. Arch Ophthalmol. 1995;113:1479–96.

[3] Nandi K, Ranjan P, Therese L, Biswas J. Polymerase chain reaction in intraocular inflammation. Open Ophthalmol J. 2008;2:141–5.

[4] Choudhry S, Ghosh S. Intravitreal and posterior subtenon triamcinolone acetonide in idiopathic bilateral uveitic macular oedema. Clin Exp Ophthalmol. 2007;35:713.

[5] Bhavsar AR, Googe JM Jr, Stockdale CR, Bressler NM, Brucker AJ, Elman MJ, Glassman AR, for the Diabetic Retinopathy Clinical Research Network. The risk of endophthalmitis following intravitreal injection in the DRCR.net Laser–Ranibizumab–Triamcinolone Clinical Trials. Arch Ophthalmol. 2009;127:1581–3.

[6] Dave SB, Toma HS, Kim SJ. Changes in ocular flora in eyes exposed to ophthalmic antibiotics. Ophthalmology. 2013;120:937–41.doi:10.1016/j.ophtha.2012.11.005.

[7] Dave SB, Toma HS, Kim SJ. Ophthalmic antibiotic use and multidrug–resistant Staphylococcus epidermidis: a controlled, longitudinal study. Ophthalmology. 2011;118:2035–40.doi:10.1016/j.ophtha.2011.03.017.

[8] Kim SJ, Toma HS, Midha NK, Cherney EF, Recchia FM, Doherty TJ. Antibiotic resistance of conjunctiva and nasopharynx evaluation study: a prospective study of patients undergoing intravitreal injections. Ophthalmology. 2010;117:2372–8. doi:10.1016/j.ophtha.2010.03.034.

[9] Pulido JS, Mieler WF, Walton D, Kuhn E, Postel E, Hartz A, Jampol LM, Weinberg DV, Logani S. Results of peripheral laser photocoagulation in pars planitis. Trans Am Ophthalmol Soc. 1998;96:127–41.

[10] Yeh S, Weichel ED, Faia LJ, Albini TA, Wroblewski KK, Stetler–Stevenson M, Ruiz P, Sen HN, Chan CC, Nussenblatt RB. 25–Gauge transconjunctival sutureless vitrectomy for the diagnosis of intraocular lymphoma. Br J Ophthalmol. 2010;94:633–8.doi:10.1136/bjo.2009.167940.

[11] Martin DF, Chan CC, de Smet MD, Palestine AG, Davis JL, Whitcup SM, Burnier MN Jr, Nussenblatt RB. The role of chorioretinal biopsy in the management of posterior uveitis. Ophthalmology. 1993;100:705–14.

[12] Berger BB, Mendoza W. Sclerotomy closure for retisert implant. Retina. 2013;33:436–8.

[13] Pavesio C, Zierhut M, Bairi K, Comstock TL, Usner DW; Fluocinolone Acetonide Study Group. Evaluation of an intravitreal fluocinolone acetonide implant versus standard systemic therapy in noninfectious posterior uveitis. Ophthalmology. 2010;117:567–75, 575.e1.doi:10.1016/j.ophtha.2009.11.027.

[14] Chang IT, Gupta D, Slabaugh MA, Vemulakonda GA, Chen PP. Combined Ahmed glaucoma valve placement, intravitreal flucinolone acetonide implantation and cataract extraction for chronic uveitis. J Glaucoma. 2016;25:842–6.

第五篇

青光眼手术
Glaucoma Surgeries

第39章 青光眼手术的适应证
Indications for Glaucoma Surgery

George L. Spaeth **著**

陈雪莉 **译**

一、概述

外科医生在考虑青光眼患者的治疗时，必须同时考虑他们目前的状态和预期的未来状况。有许多没有症状的青光眼患者，他们所要采取的方案与那些几乎已经没有视力，或者很快就会完全丧失视力的人完全不同。此外，处于青光眼的不同分期和类型，患者面临的风险也有很大的不同。要让一个完全没有症状的人手术后变得更好几乎是不可能的。如果一个人没有意识到他/她患有一种叫作青光眼的疾病，那么手术就不太可能被接受。因为这种情况下，外科医生在手术后，能说的最好的话恐怕就是"嗯，我知道你的眼睛现在有点不舒服，视力也不如以前，但至少你的视力能维持现状了"。同样，一个哪怕只剩很小视野的患者，他/她在很费劲的情况下还有一定的阅读能力，但在青光眼手术后可能仍然高兴不起来，因为他/她在术后可能还不能像术前一样好地阅读了；虽然我们作为外科医生认为手术很成功，因为眼压得到了控制。

青光眼手术的首要原则是明确手术的目的、风险和好处，并绝对确保患者充分意识到手术的目的、风险和好处。

医生往往会忘记，对患者来说最重要的是患者的感受和功能。患者并不总是对他们的眼压、角膜厚度甚至视野感兴趣，除非他们被医生洗脑认为这些东西是首要的。他们更看重的是生活质量和行动能力。

青光眼是一个并不完美的疾病名称，因为它缺乏明确的同质性。一些青光眼患者（具有特征性的视神经损伤，与视神经受到的病理性眼压升高相关）根本不需要手术治疗，因为他们没有症状，并且可能在他们的余生中一直没有症状。相比之下，一些目前视力正常但患了青光眼的患者可能会在几个小时内失明，显然，这种情况下的预防性处理就是有必要的。尽管晚期青光眼患者的功能目前够用，但随着他们的晚期青光眼的迅速进展，他们可能会在几周内变得无视力。早期闭角型青光眼患者可以通过 5min 的几乎无不良反应的 Nd：YAG 激光虹膜切开术而治愈，而对于新生血管性青光眼患者，即使进行了出色的导管植入手术，也可能无法挽救任何视力。因此，明智的做法是不要笼统地考虑"青光眼患者的手术适应证"，而应该高度具体地认识到，每个人都是不同的，每个人的需要和愿望都不同，青光眼的具体表现形式也多种多样，从相对良好的预后到非常严重的视觉丧失都有可能。

一个对于选择，比较有用的原则是，认为除

非是不治疗这个人就将会出现严重影响生活质量的视觉障碍甚至残疾，否则任何形式的治疗都不是必需的。每一种治疗都有风险，更准确地说，每一种治疗都会在某种程度上让接受治疗的人感受更糟。实际上，仅仅是告诉一个人，他 / 她患有青光眼，就会立即降低他 / 她的生活质量。因此，可以确定的是，青光眼的治疗，特别是在考虑是否手术的时候，应该是如果不手术，会显著的影响视功能；或者说如果不手术，会显著的降低生活质量。这句话中最重要的词就是"显著"，缓慢而逐渐的视力下降并不总是手术指征。病情的恶化必须严重到危及患者的功能；同样，视神经变得更深或视野受损并不总是充分的手术指征。然而，对于那些病情恶化程度极低或者没有症状的患者，有一些手术治疗还是很有必要的，因为他们将来发展为残疾几乎是确定的，承担手术治疗的风险而采取手术或是一个较好选择，这尤其适用于大多数早期慢性闭角型青光眼患者，他们进行激光虹膜周切术常能获得较好疗效。

有一个青光眼图表对患者和医生决策是否手术都有帮助，它以图形方式绘制（图 39-1）。青光眼图表说明（绿色部分显示）没有人生来就有青光眼损害（不包括婴幼儿型青光眼），甚至大部分轻微的视野缺损多为单侧，因此表现为无症状（黄色）。它还显示，以红色表示患有青光眼的患者发展到最后阶段，表现为视觉残疾和生活质量下降。因此，治疗的目标不是防止人们进入黄色区域，即说有一些轻微的视野损失，而是要避免进入红色区域，或者如果已经在红色区域中以防止任何程度的进一步恶化。当一个人已经患有与青光眼相关的残疾时，任何恶化都会导致他们的感受能力和行动能力受到影响。四个关键考虑因素是：①青光眼的病程；②变化率（已记录到的或可预测到的）；③该疾病可能持续的时间；④社会经济因素。

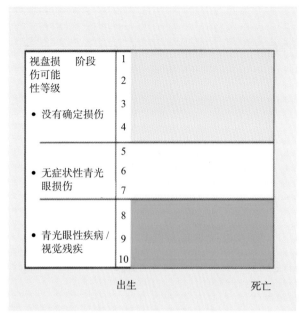

▲ 图 39-1　彩色青光眼图表

青光眼的病程相对容易确定，可以依据视盘损伤可能性等级（DDLS）[1-5] 做出判断，DDLS 在针对盘沿 / 视盘比值和视盘大小基础上进行损伤程度的分级。一个计算 DDLS 的列线图如文中（图 39-2）所示。DDLS 的计算方法是通过各种方式估算视盘大小，然后确定盘沿变窄的程度，以盘沿 / 视盘比值或盘沿缺损的周向量来表示。最大可能出现的盘沿 / 视盘比值为 0.5。在平均大小的视盘（视盘直径在 1.5～1.75mm）如果没有剩余盘沿，如 < 0.1 盘沿 / 视盘比，DDLS 则为 5。在小视盘（视盘直径 < 1.25mm）中具有相同的窄边，DDLS 得分则是 6；而在大视盘中（视盘直径 > 1.75mm），DDLS 等级则为 4。

在注意到视力下降或视野缺损以前，患者很少有症状，直到他们的视神经严重受损，通常此时 DDLS 约为 7，当然，这与是否双眼受累有关。确定变化率的最好方式是通过估算视神经结构变化来完成，视野变化通常要到患者受到严重的

DDLS 分级	最窄盘沿宽度（盘沿 / 视盘比）			原始评分	示例图		
	小视盘 < 1.50mm	中等视盘 1.50～2.00mm	大视盘 > 2.00mm		1.25mm 视神经	1.75mm 视神经	2.25mm 视神经
1	≥ 0.5	≥ 0.4	≥ 0.3	0a			
2	0.4～0.49	0.3～0.39	0.2～0.29	0b			
3	0.3～0.39	0.2～0.29	0.1～0.19	1			
4	0.2～0.29	0.1～0.19	< 0.1	2			
5	0.1～0.19	< 0.1	0 for < 45°	3			
6	< 0.1	0 for < 45°	0 for 46°～90°	4			
7	0 for < 45°	0 for 46°～90°	0 for 91°～180°	5			
8	0 for 46°～90°	0 for 91°～180°	0 for 181°～270°	6			
9	0 for 91°～180°	0 for 181°～270°	0 for > 270°	7a			
10	0 for > 180°	0 for > 270°		7b			

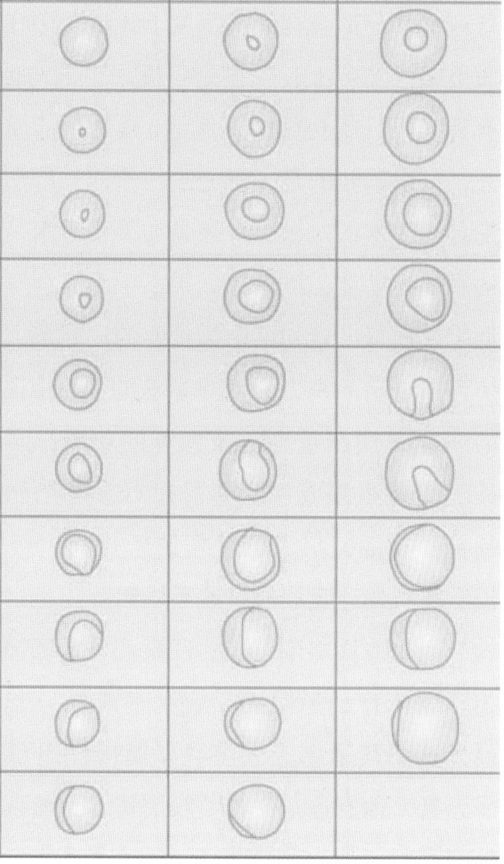

▲ 图 39-2 视盘损伤可能性等级

该图的最左侧一栏中显示了当前判断视盘损伤可能性等级分数的评分方法。第五列中的阶段，代表最初进入系统时的原始评分，"0a" 和 "0b" 似乎很尴尬，难以管理分级。因此，根据盘沿系统进行调整，从而在最左侧一栏中显示了这样的连续数字

视神经损害，也就是处于 DDLS 为 4，甚至 5 时才会被发现，一些患者在发展到那个阶段前即已接受了手术。例如，一位 20 岁的患有青少年型开角型青光眼的健康女性，初始眼压 40/50，在 2 年的时间里 DDLS 从 2 变为 4，则在她去世之前将会失明，因此对她而言，等到视野发展到很严重才接受手术是不明智的。将已经受损的视盘 / 视野缺损同正常标准的变化率进行比较是不明智的，问题是要针对特定人群的变化率进行个性化讨论，这种变化率将导致他 / 她的视功能或视觉体验快速恶化。

社会经济因素通常是决定是否应该进行手术的关键。对于那些照顾自己的认知度有限、获取医疗条件受限及严重的、进展迅速的疾病个体，通常最好是通过外科手术治疗。而疾病进展速度相同的患有相同疾病的个体，对青光眼疾病有很好的认知，知道如何照料自己及拥有财力来获取医疗资源，则可能完全不需要手术。

通常另一影响外科手术是否进行的因素是医生个人的性格。一些眼科医生和其他医生属于"但有疑问，将其剔除"类别，而另一些眼科医生则可能完全处于另一极端，认为但有可能都

应避免手术。前一个阵营是危险的，后一个阵营也是危险的。青光眼患者任何治疗均无法避免风险，但确定风险的严重性非常重要。在面对失明风险很小的时候，需要冒险的理由很少；但是，如果患者极有可能失明，不去冒必要的风险（包括手术）则是不道德的。

同样重要的是需要记住，药物治疗本身并非没有风险。长期使用含防腐剂的眼药水可能会导致严重的眼表疾病，OSD 通常比轻度甚至严重的视野缺损给患者带来更大的困扰。除了不在乎医疗开支的富人外，药物的成本也是所有因素中的一个重要考量，即使这些富人也经常担心与长期昂贵使用青光眼药物有关的成本。白内障并发症的发生经常被认为是不进行青光眼手术的原因，但在我看来，正确进行青光眼手术，并合理地在术后使用皮质类固醇药物，是不会导致白内障发生率增加的，复杂的青光眼手术可能会导致白内障加重。利用包括小梁切除术在内的现代技术，应该有可能在几乎所有的情况下避免大多数并发症。高眼压症治疗试验和其他临床研究已明确证

明，白内障是长期使用眼部药物治疗的结果。此外，有些医生还认为小梁网会受到青光眼药物的损害。这些人还强烈认为，由于使用了青光眼药物，轻度青光眼可以变成严重的青光眼。因此，"药物更安全"的默认立场并非总是正确，这完全取决于治疗的持续时间、药物的类型、眼部的反应及个人体质。

盲目积极主张手术的外科医生并不是好的外科医生。与生活中的其他一切一样，最重要的原则是"了解自己"，缺乏对自己能力短板和手术局限性正确认识的外科医生不太可能对何时进行手术做出明智的决定。

二、结论

博学、诚实、适当的个性化是决定青光眼手术是否合适的关键。表 39-1 总结了本章中提出的许多观点，该表提供了粗略的指导意见。应将它与青光眼图表结合使用，这种组合几乎在所有情况下都能提供有益的指导。

表 39-1　青光眼或疑似患者是否进行侵入性手术、激光或药物治疗的影响因素

因　素	推荐选择		
患　者	侵入性手术	激光治疗	药物治疗
生活不能自理	×		
能轻松获取医疗资源			×
眼压需降至 10mmHg 以下	×		
需要紧急降眼压	×		
中央固视点以内视野丢失，但视力在 20/200 以上			×
青光眼导致的视力下降（20/40 到 20/200 之间）			×
需要降眼压治疗，但依从性差	×		

（续表）

疾　病			
房角狭窄，并有周边虹膜前粘连，眼压＜35mmHg，无青光眼性视神经损害		×	
轻微视野损害的慢性闭角型青光眼，眼压＜30mmHg		×	
慢性闭角型青光眼，眼压控制不良	×（常联合白内障摘除术）		
开角型青光眼，DDLS＜5，眼压＜35mmHg			×
开角型青光眼，DDLS＜5，眼压＞35mmHg，且EYR＞10	×或	×	
开角型青光眼，DDLS＞5，预测在死亡前DDLS变化程度会＞7	×		
眼压控制欠佳的开角型青光眼且DDLS＞7		×	
开角型青光眼，眼压预计会造成进一步损害，DDLS＞7且无其他易感因素	×		
最大耐受剂量药物治疗下仍记录到病情进展的开角型青光眼，且DDLS＞7	×		
继发于眼内恶性肿瘤的青光眼	不能	CPC	×

DDLS. 视盘损伤可能性等级；EYR. 预期生存年限

参 考 文 献

[1] Bayer A, Harasymowycz P, Henderer JD, et al. Validity of a new disc grading scale for estimating glaucomatous damage: correlation with visual field damage. Am J Ophthalmol. 2002;133:758–63.

[2] Henderer JD, Liu C, Kesen M, et al. Reliability of the disk damage likelihood scale. Am J Ophthalmol. 2003;135:44–8. 2a. Spaeth GL, Henderer J, Steinmann W. The disk damage likeli-hood scale (DDLS): its use in the diagnosis and management of glaucoma. Highlights Ophthalmol. 2003;31:4–19.

[3] Danesh-Meyer HV, Ku JYF, Papchenko TL, et al. Regional correlation of structure and function in glaucoma, using the disc damage likelihood scale, Heidelberg retina tomograph, and visual fields. Ophthalmology. 2006;113:603–11.

[4] Spaeth GL, Henderer J, Liu C, et al. The disc damage likelihood scale: reproducibility of a new method of estimating the amount of optic nerve damage caused by glaucoma. Trans Am Ophthalmol Soc. 2002;100:181–6.

[5] Read RM, Spaeth GL. The practical clinical appraisal of the optic disc in glaucoma: the natural history of cup progression and some specific disc-field correlations. Trans Am Acad Ophthalmol Otolaryngol. 1974;78:OP255–74.

第 40 章　现代意义的滤过性手术
Guarded Filtration Surgery

Marlene R. Moster　Augusto Azuara-Blanco　著

陈雪莉　译

一、概述

降低眼内压作为青光眼的治疗已有 100 多年的历史了。现代意义的滤过性手术，俗称小梁切除术，是目前青光眼最常用的切入性、经外路手术。Cairns 在 1968 年报道了第 1 例[1]。

二、适应证

当药物或激光治疗不足以控制疾病时，一般采用现代滤过性手术，在某些情况下可考虑将其作为初始治疗方案。

青光眼的治疗旨在预防视力残疾，并保持患者的生活质量。眼压是唯一可以治疗的危险因素，降低眼压被证明对减少青光眼视野丧失的进展是有益的。

每每开始青光眼治疗时都会出现两个基本问题需要解决。

- 眼压应该降低到什么程度？

- 如何通过药物或者手术干预达到这一水平？

三、目标眼压：眼压应该降低到什么程度

设定目标眼压既是医学科学的一部分，也是医学艺术的一部分。此项决定必须考虑到每个患者的特点，包括疾病的严重程度和自然病程，以及患者预期寿命。目标眼压可以根据对治疗的反应和预期的将要采用的治疗或干预的医源性风险进行调整。

四、如何达到目标眼压

至于最初的治疗应该是药物治疗还是手术治疗，目前仍无定论，因为它们在降低眼压方面的相对有效性及其与长期视觉疗效和生活质量的关系尚不清楚。对于确定为高失明风险［如黑种人和（或）目前病情严重］的个人，治疗选择是否应该有所不同？一般来说，药物治疗是在青光眼刚被诊断出来的时候即开始，如果最初的药物治疗无效，进一步的治疗应该是手术治疗还是增加药物治疗？

一般来说，当药物和激光治疗都不足以控制青光眼，并且疾病的进展可能会降低患者的生活质量时，青光眼手术是必要的。如果药物治疗不

能将眼压维持在被认为足够低以防止进一步损害的范围内，或者药物治疗不耐受，或者没有良好依从性时，那么药物治疗可能被认为是不够的。青光眼手术适应证的这一基本原则允许有个别解释的空间，因为此项决定必须考虑到每个患者的特点。患者的视觉需求和与视觉相关的生活质量差异很大，应该单独评估。在确定手术是否合适时需要考虑的另一个因素是手术成功的可能性和并发症的风险（见下文）。青光眼滤过手术也可被作为是初诊青光眼患者的最初治疗。来自协作性初始青光眼治疗研究（CIGTS）试验的证据支持这种可能性，这可能对那些初诊病情即严重的患者特别有帮助[2, 3]。

五、禁忌证

禁忌证包括以下几个方面。

- 眼球结膜上广泛瘢痕，从技术上讲很难分离解剖结膜和巩膜，因此成功的机会很小。
- 眼前节结构非常紊乱的眼睛，如广泛的周边前粘连、活动的新生血管或前房内玻璃体。
- 具有非常高的失败和并发症风险的患者，如伴有活动性炎症、无晶状体眼、小眼球、巩膜上静脉压升高和角膜上皮内生长。
- 在无法进行术后随访和护理的情况下。

六、作用机制

滤过性手术通过在眼内隔和结膜下空间（即滤过泡）区域形成一个瘘道来降低眼压。这一替代路径允许房水在结膜下积聚，形成水泡状的穹顶或滤过泡。瘘管被巩膜瓣覆盖，对流出提供一定的阻力，从而防止严重的低眼压。

七、手术技巧

图 40-1 至图 40-11 依次显示了现代意义的滤过性手术步骤。可以使用任何类型的区域性麻醉（球后麻醉、球周麻醉和筋膜下麻醉），局部麻醉也是可行的：表面使用 2% 利多卡因凝胶，0.1ml 1% 新开封利多卡因前房内麻醉，联合从颞上象限注射 0.5ml 1% 利多卡因至结膜下，使其隆起并跨越上直肌。

滤过手术应该在上方角膜缘进行，因为位于下方或侧面的滤过泡与滤泡相关性感染的风险较高。使用固定或牵引缝线来保持眼睛向下转，以便为手术提供良好视野。在计划手术的象限内进行角膜牵引缝线（7-0 或 8-0 黑色丝线或尼龙线，或带铲针的 8-0 薇乔可吸收缝线）是达到这一目的的理想选择。针穿过透明的中等厚度角膜基质层，距离角膜缘大约 2mm，跨距 3～4mm；或者可以使用上直肌牵引缝线（带圆针的 4-0 或 5-0 黑色丝线）向下旋转眼球，使上方球结膜暴露于视野，用肌肉拉钩将眼球向下旋转，用有齿镊夹住结膜和上直肌后，将缝针穿过组织束。

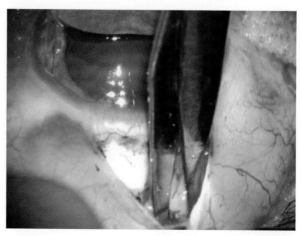

▲ 图 40-1 用 Westcott 剪刀将以穹窿部为基底的结膜解剖向后延伸

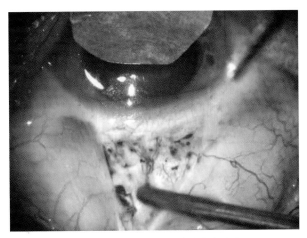

▲ 图 40-2　巩膜表面稍微电凝止血

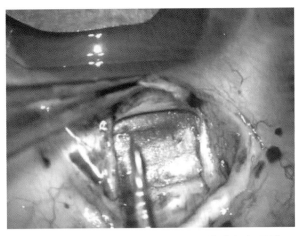

▲ 图 40-5　巩膜瓣充分解剖，为后面的小梁切除造口做准备

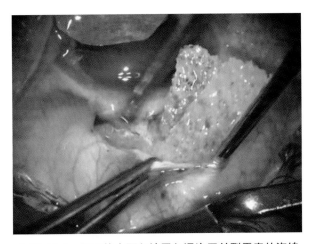

▲ 图 40-3　尽可能大面积地置入浸泡了丝裂霉素的海绵

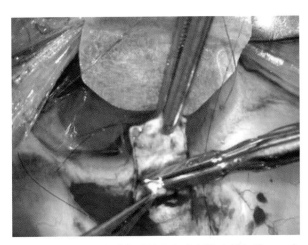

▲ 图 40-6　通过切除角膜缘组织来制作小梁切除口，本例中使用了锋利尖刀片和 Vannas 剪刀，请注意巩膜瓣已经预置了缝线

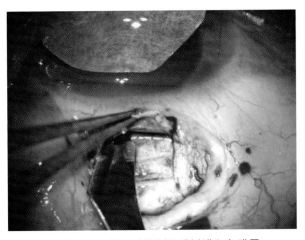

▲ 图 40-4　很好地解剖巩膜瓣进入角膜层

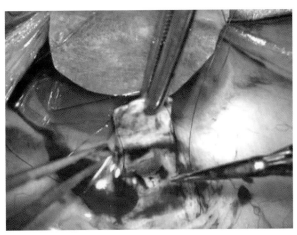

▲ 图 40-7　周边虹膜通过小梁切除口突出，因此直接切除（即周边虹膜切除术）

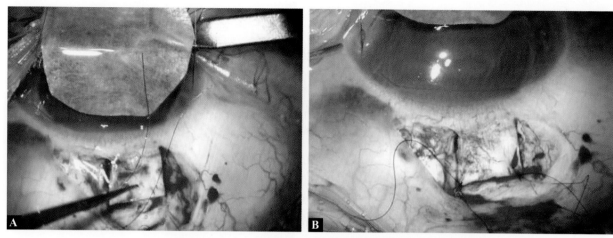

▲ 图 40-8　两针 10-0 尼龙线缝合巩膜瓣两角

A. 缝线用活结系结，以评估巩膜瓣周围水流；B. 扎紧两角的缝线并修剪

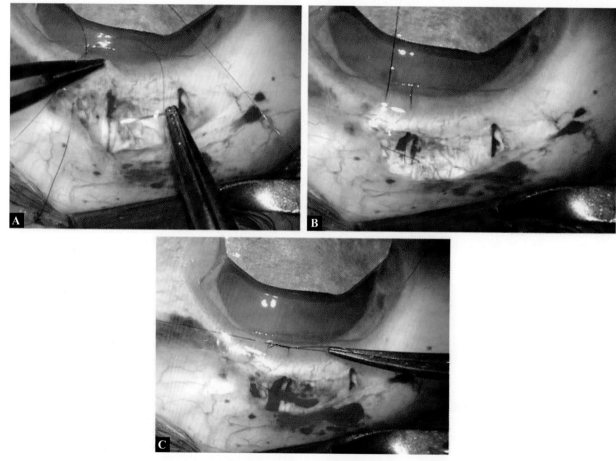

▲ 图 40-9　可拆除缝线，使用可拆除缝线可以使巩膜瓣更紧密地闭合，从而在术后即刻限制房水流出

A. 10-0 尼龙可拆除缝线放置在巩膜瓣的侧面，首先，将针头从周围的角膜面引向与巩膜瓣相邻的巩膜；B. 其次，针头穿过巩膜瓣，然后从相邻的巩膜引至角膜面；C. 将缝线扎紧在角膜上并修剪

以角膜缘为基底或穹窿部为基底的结膜瓣用
Westcott 型剪刀和无齿镊制作完成。当制作角膜
缘为基底的结膜瓣时，结膜切口应位于角膜缘后

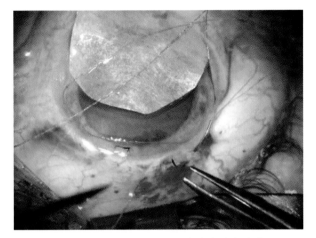

▲ 图 40-10　用 8-0 可吸收缝线缝合结膜

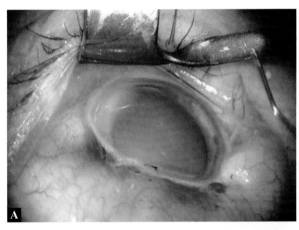

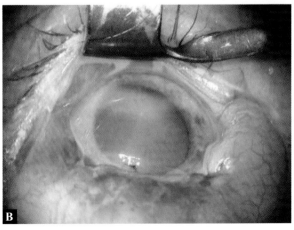

▲ 图 40-11　隆起的滤过泡

A. 使滤过泡隆起以确认结膜瓣水密；B. 荧光素滴眼可用于确认无渗漏

8～10mm 处，结膜和 Tenon 囊的切口应延长至
8～12mm 的长度，然后向前分离结膜瓣，直到
暴露出角巩膜沟。当制作穹窿部为基底的结膜瓣
时，结膜和 Tenon 囊要分层切开，在角膜缘环形
切开 2～3 个钟点（6～8mm）就够了，向后钝性
分离。以穹窿部为基底的结膜瓣通常会产生更为
弥散的滤过泡。一项针对以角膜缘为基底和以穹
窿部为基底的结膜瓣手术疗效进行比较的试验系
统评价报道，显示两组并无疗效差异[4]。

在轻轻烧灼出血的血管进行止血后，切开巩
膜瓣，巩膜瓣的形状或大小可能对手术结果影响
很小，而瓣的厚度应在 1/3～2/3，重要的是要向
前方解剖巩膜瓣（大约进入透明角膜 1mm），以
确保小梁切除内口在巩膜突和睫状体的前方。

在打开眼球之前用 30G 或 27G 针头或锋利的
刀片进行角膜穿刺，然后在角膜巩膜交界处切除
一小块组织。首先用锋利的刀片或刀从透明角膜
开始切出两条放射状切口，向后延伸 1～1.5mm，
两条切口相距约 2mm，使用刀片或 Vannas 剪刀
将两条切口两端分别剪开，从而去除一块矩形组
织。或者使用平行于角膜缘且垂直于眼球的前角
膜切口进入前房，并使用 Kelly 或 Gass 小梁打孔
器来切除组织。巩膜瓣应完全覆盖瘘管，以阻止
房水快速流出。

然后可以进行周边虹膜切除术。在许多情
况下（如人工晶状体眼和深前房且房角开放的患
者），可不行虹膜切除术，但对于前房浅的闭角
型青光眼患者建议进行虹膜切除术。用有齿镊夹
住虹膜根部，通过小梁切除口将虹膜拉出，并
用 Vannas 或 De Wecker 剪刀进行虹膜切除。虹
膜切除术应尽量避免虹膜根部和睫状体受损引起
出血。

用间断的两根 10-0 尼龙缝线（如果是矩形
瓣）或用一根缝线（三角形瓣）缝合巩膜瓣。活

结可用于调节巩膜瓣的松紧度控制房水流出的速度，可以增加缝线数来更好地控制流出。在巩膜瓣缝合过程中，可通过角膜穿刺口进行前房注水，观察巩膜瓣周围的水流。如果流量过大或前房变浅，则应加固活结或增加缝线；如果水不能从巩膜瓣下流出，手术医生则应放松活结或将缝线重新缝松。在某些情况下，巩膜瓣应缝合稍紧，以避免术后低眼压，尤其在闭角型青光眼、术前高眼压的情况下。可以使用可拆除缝线来代替间断缝合，可拆除缝线尾端在外侧，很容易去除，在结膜发炎、结膜出血或筋膜增厚的情况下非常有效。

角膜缘切口的结膜瓣闭合可通过双线或单线缝合（可为 8-0 或 9-0 可吸收缝线或 10-0 尼龙线）完成，许多手术医生偏爱圆针。在以穹窿部为基底的结膜瓣中，需要将结膜和角膜紧密对合，切口边缘的缝线（采用 10-0 尼龙缝线褥式缝合）可将结膜完全固定在角膜上。

切口闭合后，使用 30G 针通过角膜穿刺口用平衡盐溶液填充前房，以抬高结膜滤过泡并测试渗漏（图 40-11B）。可以在前房内或结膜下使用抗生素；如果使用结膜下抗生素，可以添加皮质类固醇，视患者的视力和所使用的麻醉情况而定，可以对眼球进行个性化处置。

抗代谢药物 MMC 使用时的术中操作技巧

为了减少术后结膜下纤维化，尤其是在失败风险高的情况下，需要使用丝裂霉素（MMC），这一点特别重要。使用抗纤维化药物的成功率更高，尽管并发症的风险也可能增加，建议对风险/收益比进行个性化评估。

将丝裂霉素（0.2～0.5mg/ml 溶液）浸泡后的纤维素海绵放置于巩膜上浸润涂抹 1～5min，也可以在巩膜瓣下应用，结膜 Tenon 囊覆盖于海绵上，避免 MMC 与伤口边缘接触，涂抹后除去海绵，并用平衡盐溶液彻底冲洗整个区域。根据有毒废物法规，对接触过液体的塑料设备和积液袋进行更换和处置。

另外，也可以在进行结膜切口之前在结膜下注射 MMC（0.1ml）。

八、术后处理

患者可以很快就恢复日常活动，但是术后低眼压的患者应避免 Valsalva 动作和较剧烈的身体活动。

局部类固醇激素（如 1% 的二氟泼尼酯或醋酸泼尼松龙，每天 4 次）在 6～8 周内逐渐减量。另外，一些临床医生使用局部非甾体抗炎药（如每天 1 次，持续 1 个月或更长时间来控制炎症），手术后 1～2 周需要使用抗生素。术后睫状肌麻痹剂是个体化的，主要是在前房浅或炎症强烈的患者中使用。

在术后随访期间，为了增强滤过，尤其是在激光断线后，可以通过按压下眼睑，对下方巩膜或角膜施压，或在上方巩膜瓣的后缘用湿棉棒尖进行局部压迫。当眼压升高，滤泡平坦且前房深时，必须进行激光断线或者拆除可拆除缝线。必须在进行激光治疗之前先进行房角镜检查，以确认小梁内口没有被组织或血块堵塞。尽管在使用了丝裂霉素的患者即使手术后数月进行断线或者拆线也可能成功，但还是推荐在手术后最初几周内完成。如果出现早期失败的征象（如滤泡血管化和异常增厚），则建议前几周在结膜下反复应用氟尿嘧啶（5-FU）（0.1ml 溶液，含 5mg）和抗血管内皮生长因子治疗（见后述）。

（一）抗血管内皮生长因子治疗

尽管没有确凿的证据支持这种做法，但已有

人提出使用抗 VEGF 药物（贝伐单抗和雷珠单抗）作为滤过性手术的辅助手段[5]。伤口愈合过程通过成纤维细胞激活和血管生成而增强，因此抗 VEGF 药物应该可以通过减少新生血管的生长，可能形成更健康的滤泡，较少地产生瘢痕，而使长期控制眼压效果更好。对于那些小梁切除术中仅使用丝裂霉素或 5-FU 可能失败的患者，抗 VEGF 药物可能与丝裂霉素和 5-FU 具有协同作用。

（二）外路滤过泡针拨

如果发生结膜下 - 巩膜表层纤维化，可以尝试外部重建或针拨滤过泡，使用 27G 或 25G 的针头切开巩膜瓣的边缘并恢复房水流出，可能需要将针尖插入巩膜瓣下方的前房，但此操作在有晶状体的眼球上应格外小心。如果在流出道被阻塞之前确定有过良好功能的滤过泡，这样操作的成功率会更高。滤泡重建后反复进行结膜下注射 5-FU 可增加成功率。还有人提出在针拨前或后联合使用丝裂霉素，目前我们在针拨时使用的是 0.1ml 新开封的 1% 利多卡因与 0.1ml 的 0.4mg/ml 丝裂霉素混合液。

（三）内路滤过泡重建

瘢痕化的滤过泡也可通过内路途径予以重建（图 40-12）。当严重结膜瘢痕无法施行结膜下分离或在进行了常规的外路针拨仍然失败时，抑或患者不能在诊室内裂隙灯下进行针拨操作配合时，这种方法尤其有用。过去几年中，在房角镜辅助下，手术医生尝试用睫状体分离铲插入小梁切除内口，然而，由于设备的限制，这个操作很困难。最近，一种新型的专门为经前房内路下进行滤过泡重建的小铲被设计出来[6]。这种小铲具有很多独特的功能，包括其外观可更好地显示于

结膜下、适合于眼球弧度的轻微前弯、增加的长度、钝化的前尖端而略显锋利的侧面斜边，这些改进均可较好地适用于巩膜瓣和结膜下的钝性剥离。眼球同时应接受结膜下丝裂霉素预处理，以抑制术后纤维化反应。

九、特殊器械

此项青光眼手术不需要特殊器械，手术医生使用的器械类型差异很大。作为一般原则，最好用钝头剪刀（如 Westcott 剪）进行结膜钝性分离；应用无齿镊处理结膜和巩膜；任何锋利的刀均可进行巩膜瓣剥离；Kelly 或 Gass 小梁打孔器可能会有助于切除小梁；Vannas 或 De Wecker 剪也可用；缝合材料也多种多样，但 10-0 尼龙线是作者的首选缝线。

十、滤过性手术并发症

青光眼手术后短暂性低眼压很常见，通常耐受性良好，但偶尔可能导致其他并发症，包括前房消失、Descemet 膜皱褶、脉络膜脱离或脉络膜上腔出血。持续的低眼压可导致黄斑和视盘水肿，以及脉络膜视网膜皱褶（主要发生在年轻的近视患者中）。前房积血和早期滤过泡漏也并非罕见，但通常可以通过保守治疗解决。

晚期与滤过泡相关的感染可能是非常严重的并发症，有可能导致眼内炎。在补充了丝裂霉素的手术中及在渗漏、无血管、薄壁的局限滤过泡中更常见。

白内障在滤过手术后通常发展得比较快，而白内障手术有可能会损害滤过泡的功能，特别是在那些青光眼手术后第 1 年内就进行的白内障手术，术后的滤泡功能会大大下降。

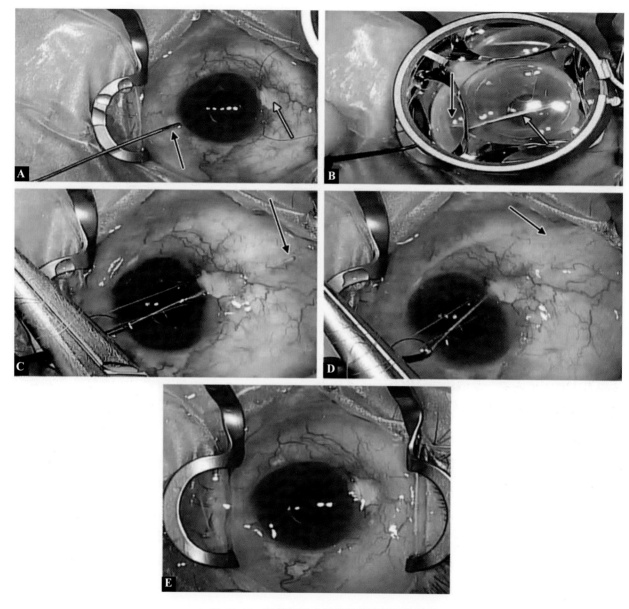

▲ 图 40-12　用特制的小铲进行内路滤过泡重建

A. 独特设计的斜面、锥形和蓝色的巩膜切开铲（黑箭），失败的滤过泡区域（黄箭）；B. 当从房角镜的反射镜面观察时，小铲的尖端被引导进入小梁切除内口（黑箭），小铲穿过前房时的部分（黄箭）；C. 小铲的蓝色尖端在结膜下可见，因为它穿过了巩膜瓣边缘和结膜下的粘连部分（黑箭）；D. 当用小铲分离时，巩膜瓣后部形成了一个水泡，这样形成了一个新的结膜下滤过泡；E. 在操作结束时滤泡形成

十一、手术效果：从随机临床试验中得到的科学证据

术中使用丝裂霉素或术后使用 5-FU，无论在青光眼复发的眼球还是首次接受手术的眼球均可降低手术失败的风险[7,8]。但使用抗瘢痕药物也会增加并发症的可能性，如低眼压、低眼压性黄斑病变、迟发性滤过泡渗漏和与滤泡相关的感染。

将滤过性手术与局部药物治疗作为新诊开角型青光眼（OAG）[2,3]的初始治疗方法进行了比较。最近的临床试验纳入了平均在早期的 OAG[2] 参与者，在随访 5 年时，初始药物治疗组和初始滤过手术组，基于复合视野得分的三个单位变化，进行性视野丧失的风险并没有显著性差异。在基于平均缺损（MD 值）作为单一视野损伤指标的分析中，两个治疗组之间的 MD 差异为 -0.20dB（95%CI -1.31～0.91）。对于具有更严重青光眼（MD-10dB）的亚组，一项探索性分析的结果表明，与初始药物治疗组相比，初始滤过手术组与 5 年后视野丧失的相关性略低（平均差异 0.74dB）（95%CI -0.00～1.48），初始滤过手术组的平均眼压更低（平均差 2.20mmHg）（95%CI1.63～2.77），但眼部症状比药物治疗组多。超过 5 年后，在两组初始治疗组间视力没有差异[2]。

对于接受最大药物量治疗的晚期青光眼患者，进展期青光眼干预研究（AGIS）提出，最佳眼压为 12mmHg 左右，是避免视野进一步丧失并具有可接受不良反应风险的最佳方法[9]。但是，激光小梁成形术和滤过手术的相对疗效存在种族差异。在白人中，滤过手术是药物治疗失败后的最佳选择，而在黑人中，氩激光小梁成形术是最佳的初始选择（AGIS）。

对于有高失败风险的患者（如有过眼科手术史的患者），小梁切除术与青光眼引流植入物已在相对较小的随机试验中进行了比较，结果没有显示出使用这两种技术[10]进行眼压控制或并发症方面的明显优势。正在进行的一项具有类似研究设计的临床试验正在进行中，它将比较滤过手术和青光眼引流植入物对低失败风险的眼球（即手术干预作为青光眼的初始治疗）的结果。

小梁切除术可以在手术过程中通过使用辅助工具或设备进行改进。当前的研究报道了使用各种装置，如 Ex-PRESS 引流钉、Ologen 胶原蛋白基质植入物、羊膜、膨胀聚四氟乙烯（E-PTFE）膜、Gelfilm 生物胶、金分流器和 T-flux 植入物，但是评估此类设备的研究质量都很低[11]。

经验与教训

- 在晚期青光眼、高眼压和进展快的患者考虑早期手术。

- 术后密切随访与成熟的手术技术一样重要，以提高手术效果。如果术后早期滤过泡血管化和增厚，可以考虑增加局部类固醇使用、5-FU 注射，还可以结膜下抗 VEGF 治疗；激光断线和可拆除缝线的拆线时机至关重要。

- 管理患者的心理预期：小梁切除术后的早期视力可能会受损；由于白内障，长期视力可能也会降低；青光眼手术失败或者以后仍需药物治疗也并不少见。

- 小梁切除口尽可能靠前，如进入角膜，并不需要较大面积小梁切除（组织切除）。

- 开角型青光眼患者可不需要周边虹膜切除术，尤其是人工晶状体眼。然而，如果虹膜突入小梁切除口，最好进行周边虹膜切除术。

- 巩膜瓣缝合后，通过角膜穿刺口注入平衡盐溶液升高眼压，确认瓣下有水流，试着评估房水开始在瓣下流动时的眼压有多高，以及房水停止流动时的眼压有多低。流量是可以控制的：为减少流量，可以系紧缝线；而增加流量，则松开缝线。术后首次就诊时选择低滤过、相对高眼压可能比滤过过畅、低眼压更可取。

- 对于术前眼压非常高的眼睛和患有闭角型青光眼的眼睛，应避免滤过过畅和低眼压。

- 关闭结膜后确认无滤过泡渗漏。

参考文献

[1] Cairns JE. Trabeculectomy. Preliminary report of a new method. Am J Ophthalmol. 1968;66:673–9.

[2] Musch DC, Gillespie BW, Lichter PR, Niziol LM, Janz NK, CIGTS Study Investigators. Visual field progression in the Collaborative Initial Glaucoma Treatment Study the impact of treatment and other baseline factors. Ophthalmology. 2009;116:200–7.

[3] Burr J, Azuara–Blanco A, Avenell A, Tuulonen A. Medical versus surgical interventions for open angle glaucoma. Cochrane Database of Syst Rev. 2012:CD004399. doi: 10.1002/14651858. CD004399.pub3.

[4] Al–Haddad C, Abdulaal M, Al–Moujahed A, Ervin A. Fornixbased versus limbal–based conjunctival trabeculectomy flaps for glaucoma. Cochrane Database of Syst Rev. 2015:CD009380.

[5] Cheng J, Cheng S, Wei R, Lu G. Anti–vascular endothelial growth factor for control of wound healing in glaucoma surgery. Cochrane Database of Syst. Rev. 2016:CD009782.

[6] Grover DS, Fellman RL. Outcomes for ab interno bleb revision with a novel translimbal sclerostomy spatula. J Glaucoma. 2017;26:633–7.

[7] Wilkins M, Indar A, Wormald R. Intraoperative Mitomycin C for glaucoma surgery. Cochrane Database of Syst Rev. 2005:CD002897. doi: 10.1002/14651858.CD002897.pub2.

[8] Wormald R, Wilkins M, Bunce C. Postoperative 5–Fluorouracil for glaucoma surgery. Cochrane Database of Syst Rev. 2001:CD001132. doi: 10.1002/14651858. CD001132.

[9] Anonymous. The Advanced Glaucoma Intervention Study (AGIS): 7. The relationship between control of intraocular pressure and visual field deterioration. The AGIS Investigators. Am J Ophthalmol. 2000;130:429–40.

[10] Gedde SJ, Schiffman JC, Feuer WJ, Herndon LW, Brandt JD, Budenz DL. Tube versus Trabeculectomy Study Group. Treatment outcomes in the Tube Versus Trabeculectomy (TVT) study after 5 years of follow–up. Am J Ophthalmol. 2012;153:789–803.

[11] Wang X, Khan R, Coleman A. Device–modified trabeculectomy for glaucoma. Cochrane Database Syst Rev. 2015:CD010472.

第 41 章　微小切口青光眼手术
Microincisional Glaucoma Surgery

Steven D. Vold　Mary Anne Ahluwalia　Davinder S. Grover　Ronald Leigh Fellman　著

陈雪莉　译

一、概述

一类新型的青光眼手术目前具有潜在的市场优势，因此在讨论除滤过性或分流性术以外的其他手术时，术语"微小切口青光眼手术"（MIGS）的使用变得越来越频繁。因此，Ahmed 和他的同事 Hady Saheb 进一步阐述了"MIGS"一词的意义。MIGS 被定义为微小切口青光眼手术，被描述为具有以下特征：①经内路手术入路；②最小的组织创伤；③出色的安全性和较低的并发症；④至少中等程度的降低眼压功效；⑤快速时间恢复（框 41-1）[1]。为了进一步减少对这些手术的混淆，Vold 发表了目前可用于青光眼手术的外科分类系统（流程图 41-1）[2]。

框 41-1　微小切口青光眼手术特征

- 经内路手术入路
- 较小的组织损伤
- 出色的安全性和较低的并发症率
- 至少有轻度降眼压作用
- 患者恢复迅速

切开性青光眼手术技术正处于快速发展的时期。随着青光眼微小切口手术技术和创新性[3]微支架技术的最新进展，似乎正在对青光眼治疗模式进行彻底改造。本章的目的是提供一个框架来帮助思考这类有前途的新型青光眼手术技术。

二、适应证

MIGS 手术的出现为晚期青光眼疾病患者提供了更早进行外科手术的机会。以前的传统观念将切开性青光眼手术用于治疗那些患有更晚期的青光眼疾病或药物治疗和激光治疗[4]效果差的难治性青光眼。此外，在与医疗依从性问题做斗争的患者中，MIGS 可能也比滤过性手术更容易接受。尽管 MIGS 的适应证尚未完全阐明，但由此临床医生已经开始将青光眼作为一种外科疾病来对待。

三、禁忌证

微小切口青光眼手术的禁忌证尚未完全阐明。然而，在集液管系统严重受损的晚期开角型青光眼中，小梁旁路手术通常是要避免的。此外，继发性青光眼和房角关闭的眼球通常认为不是理想的 MIGS 病例选择。需要有进一步的研究来更好地确定这些手术的相对和绝对禁忌证。

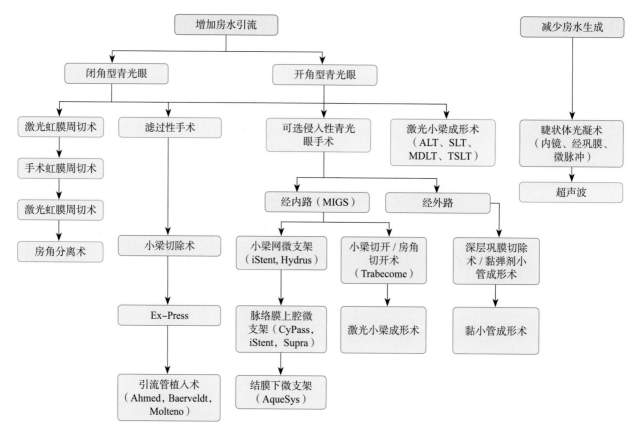

▲ 流程图 41-1　青光眼外科手术的建议分类

ALT. 氩激光小梁成形术；MDLT. 微脉冲二极管激光小梁成形术；MIGS. 微小切口青光眼手术；SLT. 选择性激光小梁成形术；TSLT. 钛 - 蓝宝石激光小梁成形术

制造商信息：Express 青光眼滤过器（Alcon Laboratories，Inc.），AqueSys 设备（AqueSys），Ahmed 青光眼引流阀（New World Medical，Inc.），Baerveldt 青光眼引流植入物（Abbott Medical Optics Inc.），Molteno 植入物（Molteno Ophthalmic Limited），iStent 和 iStent Supra（Glaukos Corporation），Hydrus（Ivantis Inc.），CyPass 微支架（Transcend Medical），小梁消融器（NeoMedix Corporation）

四、作用机制

小梁旁路手术通过将前房直接连接到 Schlemm 管而绕过小梁网，恢复房水的正常生理通道引流。睫状体上腔微支架则是通过连接前房和脉络膜上腔来增加葡萄膜巩膜途径的房水流出。结膜下微支架是将前房与结膜下间隙连接起来，形成滤过泡。

（一）小梁网旁路手术

1. 小梁消融术

使用小梁消融器（NeoMedix Corporation，

Tustin，CA，USA）（图 41-1）内路小梁切开术，适用于开角型青光眼患者。在较明显的白内障和轻至中度开角型青光眼患者，外科医生经常将小梁消融手术与白内障超声乳化手术相结合，但也可作为独立手术进行，一些外科医生主张将其也应用于先天性和晚期开角型青光眼 [5, 6]。

2. iStent、iStent 推注式小梁旁路微支架和 Hydrus 微支架

iStent、iStent 推注式小梁旁路微支架（Glaukos Corporation，Laguna Hills，CA，USA）（图 41-2 和图 41-3）和 Hydrus 微支架（Ivantis，Inc.，Irvine，CA，USA）（图 41-4）都是新型的内路 MIGS 装

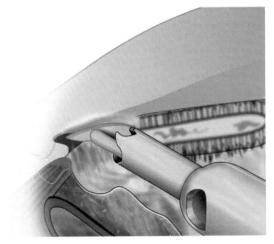

▲ 图 41-1　使用小梁消融器进行内路小梁切开

置。iStent 和 iStent 推注器是 FDA 在美国批准的可用于在白内障手术 [7-9]，同时治疗轻中度原发性开角型青光眼的装置。FDA 批准的 Hydrus 手术临床试验 [10] 目前正在类似条件下进行，以评估该装置的可靠性和安全性。

（二）脉络膜上腔微支架

CyPass 睫状体上腔微支架（Alcon，Ft Worth，TX，USA）（图 41-5）和 iStent Supra（Glaukos Corporation，Laguna Hills，CA，USA）（图 41-6）

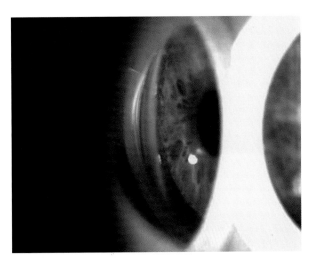

▲ 图 41-2　在 Schlemm 管中适当地植入两个小梁旁路装置 iStent

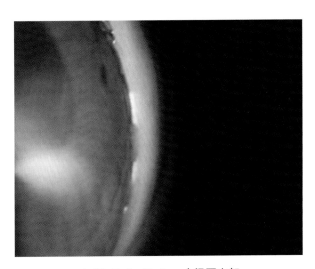

▲ 图 41-4　Hydrus 小梁网支架

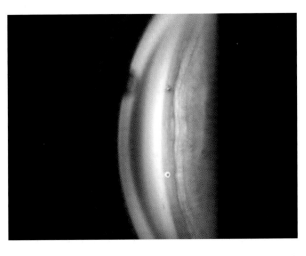

▲ 图 41-3　植入了两个 iStent 推注式微支架

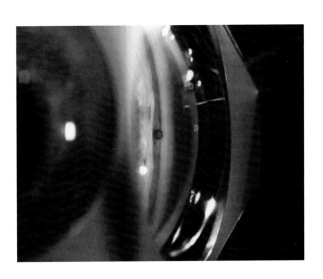

▲ 图 41-5　CyPass 睫状体上腔微支架

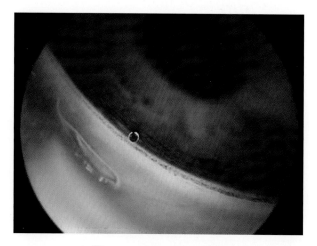

▲ 图 41-6　iStent Supra 微支架

是用于白内障手术时治疗轻至中度原发性开角型青光眼的内路睫状体上腔微支架。这些设备可能在更晚期的青光眼疾病中提供益处，并最终可能在闭角型青光眼中发挥作用。

（三）结膜下微支架

XEN45 植入物（Allergan，Irvine，CA，USA）是最近批准的 MIGS 装置，用于某些难治性青光眼患者（图 41-7）。XEN 旨在通过内路方法通过针头输送的明胶支架产生滤过泡。

五、手术技巧

（一）使用小梁消融器进行内路小梁切开

当小梁消融联合白内障手术时，可以在超声乳化术之前或之后进行内路小梁切开术。将小梁消融手柄插入眼球时，应控制其绝缘性脚板使其保持在与虹膜平行的位置，其尖端紧贴在穿刺口的后唇上，并施加适度的向后压力以使手柄轻松移入眼球。当手柄被导入前房后，该技术可在输液套筒周围保持水密性密闭，在穿刺口周围打上黏弹剂可使器械更易于插入，但大多时候并不需要。然后，在使用连续灌注以维持前房的情况

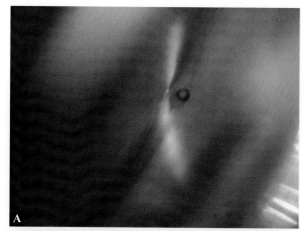

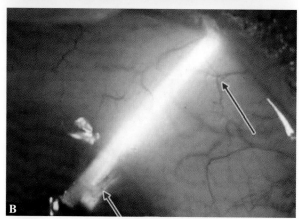

▲ 图 41-7　XEN45 明胶植入
A. 房角镜视角；B. 裂隙灯下观察植入物

下，将脚板推过前房，可以在直视下将脚板的尖端指向 Shlemm 管，并轻轻摇动手柄以确保位置正确放置，放置到位后，可以使用脚踏开关激活手柄的抽吸和电切功能，沿 Schlemm 管缓慢推进器械尖端。为了将治疗面积最大化，当到达小梁网的可见弧的末端时，应减小放大倍数以使更大范围可见，然后脚板尖端的方向旋转 180°[11-13]，以便消融剩余的可见象限。

（二）iStent

iStent 是第一个 FDA 批准的小梁旁路微支架。它为一种钛金属微支架，长度为 1.0mm，厚度 0.33mm，管道大小为 0.25mm×120μm，iStent已经预装在一次性插入器中。在完成小切口白内

障手术并用眼科黏弹剂填充眼前房后，应从包装中取出器械，并避免将 iStent 植入到角膜伤口部位下方。轻压角膜伤口降低眼压，可使血液回流到管腔中，这样更容易识别 Schlemm 管。对右利手手术医生来讲，使用正手动作就可将左向 iStent 正确地放置。对于 MIGS 新手来说，正手操作可能会更容易。将 iStent 以大约 15° 的角度朝向靠近小梁网的上 1/3。一旦将微支架放入 Schlemm 管中，手术医生就可以平行释放以使设备滑入 Schlemm 管中，按下插入器上的按钮以释放 iStent，iStent 放置后的血液倒流可以证实正确的放置位置。iStent 应该沿着 Schlemm 管的外壁牢固地放置好，有时可能需要重新安装 iStent 以确保其处于正确位置。建议将 iStent 放置在鼻侧象限中较大的集液管附近。放置好后认真移除黏弹剂有助于防止术后出现眼压高峰。尽管 FDA 批准的手术每次只放置一个 iStent，但有证明说放置两个或三个 iStent 可以最大限度地降低眼压[14, 15]。

iStent 推注器

为了使 iStent 的植入简单化和自动化，iStent 推注系统被开发出来，这样可通过单个推注器放置多个 iStent。这些改造过的钛微支架具有铆钉形外观，在直接显微镜观察下，将推注器的尖头放在小梁网的前侧，轻轻按下推注器上的按钮，将 iStent 放置到 Schlemm 管内，建议将微支架[16]放置在鼻侧两个象限的大集液管口附近。集液管口的识别很困难，但是可以通过房水汇入附近的浅层巩膜静脉或小梁网中的间断性色素沉着而推断出位置。

（三）Hydrus

Hydrus 是一个 6mm 长放置于 Schlemm 管中的弹性"脚手架"[17, 18]。它由镍钛合金制成，

旨在重新建立起通往集液管的房水引流通道。Hydrus 以扩张并支撑大约 3 个钟点的 Schlemm 管为目标，其独特的设计还可以通过后期利用钇氩石榴石（YAG）激光打到设备中的三个小梁网孔上，而增加房水流出。

（四）CyPass 微支架

CyPass 微支架是一种由聚酰亚胺材料制成的睫状体上腔房水引流装置，它具有 300μm 的管腔，长度为 6mm，该装置通过弯曲的插入头经2.0mm 左右大小的透明角膜切口植入，使用黏弹剂将前房加深有助于 CyPass 微支架的正确插入角度[19]。

（五）iStent Supra

iStent Supra 的设计类似于 CyPass 微支架的设计，它也是通过内路方法植入睫状体上腔。

（六）XEN 植入物

XEN 植入物是一种猪胶原蛋白衍生的 6.0mm 明胶植入物，在水合后[20]变得柔软而有弹性，不引起炎症反应，可减轻植入物移位的问题。使用专门设计的插入器将 XEN 管注射到角膜缘后2.0～3.0mm 的结膜下腔中，该插入器无须使用直接房角镜就可以进行装置植入。但是，对于新手来说，房角镜引导极大地改善了在适当解剖标志下准确角度的插入。理想情况下，应留植入物1.0～2.0mm 在前房中[14]。

六、术后护理

对于这些患者的随访建议与单纯白内障手术相似。但是，青光眼的严重程度可能会增加更多的随访次数，通常在术后 1 天、1 周和 1 个月

检查患者。但是，在滤过泡形成过程中，可能会出现渗漏、纤维化、感染和装置堵塞或移动，因此对这些患者需要进行仔细检查。目前围术期使用局部抗生素以预防感染，术后约 1 个月，患者还应使用局部抗炎药，如 1% 的泼尼松龙或 0.5% 的氯替泼诺（Lotemax，Bausch & Lomb，Rochester，New York）。接受小梁旁路手术的患者容易出现类固醇诱导的眼压峰值，因此，在这些患者中有时会提倡使用氯苯泼尼醇或非甾体抗炎药，而不使用醋酸双氟泼尼或醋酸泼尼松龙。作为替代方案，1% 醋酸泼尼松龙可以相对较快地逐渐减量，以避免类固醇诱导的 IOP 峰值。对于 XEN 植入物手术，可以考虑使用双氟泼尼酯进行更积极的类固醇治疗。小梁消融手术后，有时需要在术后数周内局部使用毛果芸香碱，以防止周边前粘连形成。在 MIGS 联合白内障摘除手术后，局部使用非甾体抗炎药可能有助于预防黄斑囊样水肿的形成。

器械

目前在美国，MIGS 手术通常与白内障手术相结合。但是，这些程序通常在其他国家 / 地区作为独立操作执行。在所有手术过程中，经常在手术显微镜下使用术中房角镜检查是常见的组成部分。对于许多眼科手术医生来讲，术中房角镜检查是施行 MIGS 手术中最具有挑战性的一项技能。对于 MIGS 新手手术医生来说，重要的是在手术前先在门诊进行房角镜检查，以便轻松地辨别房角解剖结构。大多数内路进行的房角手术都需要用到术中直接房角镜，需要使手术显微镜向外科医生倾斜约 30°，并使患者头部远离外科医生倾斜 30°，并且手术医生在操作时必须具有较好的灵活性，才能清晰地观察到前房角。在使用这些房角镜时，可以优选使用局部麻醉，因为这允许患者通过鼻部凝视以最佳地观察到前房结

构。在进行房角镜检查时，必须小心地不要压迫角膜，这可能会使清晰度降低，并在手术过程中使前房变浅。

所有 MIGS 手术都有自己的插入装置，所有这些插入装置都有其自身的特点，可通过尽可能小的角膜切口在前房内进行便捷操作，并且这一领域正在快速进展，最近的迭代似乎正在朝着更加自动化的插入技术方向发展。

七、并发症

除了与白内障手术相关的并发症外，小梁旁路手术的潜在并发症还包括前房积血、微支架植入不良、角膜内皮损伤、虹膜接触 / 嵌顿、虹膜前粘连、慢性葡萄膜炎、术后眼压升高或者不降[21]。除了这些潜在的并发症外，脉络膜上微支架偶尔还与慢性炎症、装置阻塞、装置挤压和低眼压[22]有关。结膜下 XEN 植入物可能会导致类似传统滤过性手术后[23]观察到的并发症。评估 iStent 技术的研究表明，与单纯白内障手术相比，iStent 并未显著增加术中并发症的风险。

八、手术结局的科学证据和 Meta 分析

目前，大多数 MIGS 手术的公布数据时间短数量少。小梁消融术目前拥有 MIGS 中的最长期数据，已发表的研究表明，在大多数采用此操作的青光眼患者中，眼压能够有效降低，药物使用也减少，并发症的发生率极低，与早期的仅采用小梁消融手术的并发症相当的是，超声乳化似乎还能在单纯小梁消融的基础上进一步加强青光眼的眼压控制。通过这样的联合手术，临床医生通常能如期比术前眼压水平降低至少 20%，并且术

后减少 1～2 种必需青光眼药物[3-5]。

同样，在 12 个月时，Samuelson 等证实了 72% 的 iStent 受试者在不使用药物的情况下维持 IOP ≤ 21mmHg，而仅白内障手术者仅 50%，两个治疗组的 IOP 均较基线值显著降低。此外，在 1 年时，不使用药物的情况下，有 66% 的 iStent 治疗眼与 48% 的对照眼实现了 IOP 降低 ≥ 20%（P=0.003）。各组之间不良事件的总发生率相似，没有意外的植入物相关并发症。通过 24 个月的随访，两组的不良事件发生率均较低。此外，支架组的平均眼压在 12～24 个月保持稳定［分别为 17.0 ± 2.8（SD）和 17.1 ± 2.9mmHg］，但在对照组中则增加了（分别为 17.0 ± 3.1 和 17.8 ± 3.3mmHg）。12 个月时，支架组的降眼压药物使用量在统计学上显著降低；在 24 个月时也更低些，但是差异不再具有统计学意义。

Hydrus（Ivantis，Inc，Irvine，CA，USA）是一种软质的 Schlemm 管支架，在白内障手术后 24 个月均可降低 IOP，明显优于单纯白内障手术（16.9mmHg vs.19.2mmHg）[10]，药物用量少且在安全性上无差异。Hydrus 还显著抑制了常见的青光眼患者术后第 1 天 IOP 上升高峰。

COMPASS 的 2 年期临床试验比较了开角型青光眼合并白内障患者的微支架手术和超声乳化术。微支架组的平均眼压降低为 7.4mmHg，而仅白内障手术患者为 5.4mmHg，微支架组的用药量明显减少，未观察到威胁视力的不良事件，证实了该葡萄膜巩膜引流装置的安全性[24]。此外，已发现在青光眼手术失败的人工晶状体眼中适应证外使用 CyPass，能对 IOP 控制起重要作用[25]。

目前，在美国，XEN45 凝胶支架是唯一的滤过性 MIGS 手术，丝裂霉素（MMC）的使用对于抑制可能围绕支架发生的纤维瘢痕化是非常重要的。在第 12 个月时，XEN 减少了 9mmHg 的 IOP，而用药量却明显减少了；但是，手术后需要进行针拨等滤过泡的维护工作相当多[26, 27]。

经验与教训

- 几个关键因素在决定患者的视觉效果方面起着重要作用。首先，必须正确选择患者。如果外科医生选择了小梁网和 Schlemmn 管区域集液管系统差或有明显瘢痕的患者，那么小梁旁路手术注定会失败。因此，一般建议手术医生在早期病例中选择轻度至中度开角型青光眼患者。此外，对青光眼病因具有炎症或血管因素的眼睛，MIGS 手术的效果可能较差。

- 其次，手术的成功很大程度上取决于对房角解剖结构的了解。可以理解，精确定位这些微支架的重要性不可低估。在大集液管通道附近放置小梁旁路微支架对于提高这些患者的术后眼压降低效果至关重要。脉络膜上腔和结膜下装置需要精确放置，并小心避免损伤角膜内皮。

- 总而言之，MIGS 手术是为青光眼患者的治疗提供了有希望的新技术。但是，仍然需要进行大量研究来确定最佳的手术时机及哪些机构来从事这样的操作[28]。

参考文献

[1] Saheb H, Ahmed II. Micro–invasive glaucoma surgery: current perspectives and future directions. Curr Opin Ophthalmol. 2012;23:96–104.

[2] Vold S. What's in a name. Glaucoma Today. (Internet), April 2012. http://glaucomatoday.com/2012/04/whats-ina- name.pdf.

[3] Francis BA, Singh K, Lin SC, et al. Novel glaucoma procedures: a report by the American Academy of Ophthalmology. Ophthalmology. 2011;118:1466–80.

[4] Minckler DS, Baerveldt G, Alfaro MR, et al. Clinical results with the Trabectome for treatment of open–angle glaucoma. Ophthalmology. 2005;112:962–7.

[5] Francis BA, Minckler D, Dustin L, et al. Combined cataract extraction and trabeculotomy by the internal approach for coexisting cataract and open–angle glaucoma: initial results. J Cataract Refract Surg. 2008;34:1096–103.

[6] Samuelson TW, Katz LJ, Wells JM, et al. Randomized evaluation of the trabecular micro–bypass stent with phacoemulsification in patients with glaucoma and cataract. Ophthalmology. 2011;118;459–67.

[7] Craven ER, Katz JK, Wells JM, et al. Cataract surgery with trabecular micro–bypass stent implantation in patients with mild–to–moderate open–angle glaucoma and cataract: two–year follow–up. J Cataract Refract Surg. 2012;38: 1339–45.

[8] Fea A. Phacoemulsification versus phacoemulsification with micro–bypass stent implantation in primary openangle glaucoma: randomized double–masked clinical trial. J Cataract Refract Surg. 2010;36:407–12.

[9] Arriola–Villalobos P, Martinez–de–la–Casa JM, Diaz–Valle D, Morlaes–Fernandez L, Fernandez–Perez C, Garcia–Feijoo J. Glaukos iStent inject trabecular micro–bypass implantation associated with cataract surgery in patients with coexisting cataract and open–angle glaucoma or ocular hypertension: a long–term study. J Ophthalmol. 2016, article ID 1056573, doi: 10.1155/2016/1056573.

[10] Pfeiffer N, Garcia–Feijoo J, Martinez–de–la–Casa JM, et al. A randomized trial of a Schlemm's canal microstent with phacoemulsification for reducing intraocular pressure in open–angle glaucoma. Ophthalmology. 2015;122:1283–93.

[11] Hann CR, Vercnocke AJ, Bentley MD, Jorgensen SM, Fautsch MP. Anatomic changes in Schlemm's canal and collector channels in normal and primary open–angle glaucoma eyes using low and high perfusion pressures. Invest Ophthalmol Vis Sci. 2014;55:5834–41.

[12] Fallano K, Bussel I, Kagemann L, Loewen N. Training strategies and outcomes of ab interno trabeculectomy with the trabectome. Version 2. F1000Res. 2017 (revised 201. Jan 1);6:67. doi: 10.12688/f1000research.10236.2. eCollection 2017.

[13] Francis BA, Akil H, Bert BB. Ab interno Schlemm's canal surgery. Dev Ophthalmol. 2017;59127–46.

[14] Belovay GW, Naqi A, Chan BJ, et al. Using multiple trabecular micro–bypass stents in cataract patients to treat open–angle glaucoma. J Cataract Refract Surg. 2012;38:1911–7.

[15] Katz LJ, Erb C, Carceller GA, et al. Long–term titrated IOP control with one, two, or three trabecular microbypass stents in open–angle glaucoma subjects on topical hypotensive medication: 42–month outcomes. Clinc Ophthalmol. 2018;12:255–62.

[16] Bahler CK, Hann CR, Fjield T, et al. Second–generation trabecular meshwork bypass stent (iStent inject) increases outflow facility in cultured human anterior segments. Am J Ophthalmol. 2012;153:1206–13.

[17] Camras LJ, Yuan F, Fan S, et al. A novel Schlemm's canal scaffold increases outflow facility in a human anterior segment perfusion model. Invest Ophthalmol Vis Sci. 2012;53:6115–21.

[18] Johnstone MA, Saheb H, Ahmed II, Samuelson TW, Schieber AT, Toris CB. Effects of a Schlemm canal scaffold on collector channel ostia in human anterior segments. Exp Eye Res. 2014;119:70–6.

[19] Hoeh H, Ahmed II, Grisanti S, et al. Early postoperative safety and surgical outcomes after implantation of a suprachoroidal micro–stent for the treatment of openangle glaucoma concomitant with cataract surgery. J Cataract Refract Surg. 2013;39:431–7.

[20] Tan SZ, Walkden A, Au L. One–year result of XEN45 implant for glaucoma: efficacy, safety, and postoperative management. Eye. 2018;32:324–32.

[21] Ahuja Y, Malihi M, Sit AJ. Delayed–onset symptomatic hyphema after ab interno trabeculotomy surgery. Am J Ophthalmol. 2012;154:476–80.

[22] Perez CI, Chansangpetch S, Hsia YC, Lin SC. Use of Nd:YAG laser to recanalize occluded CyPass micro–stent in the early postoperative period. Am J Ophthalmol Case Rep. 2018;10:114–6.

[23] Karri B, Gupta C, Mathews D. Endophthalmitis following XEN stent exposure. J Glaucoma. Jun 26, 2018. (Epub ahead of print).

[24] Vold S, Ahmed II, Craven ER, et al. Two–year COMPASS trial results: supraciliary microstenting with phacoemulsification in patients with open–angle glaucoma and cataract. Ophthalmology. 2016;123:2103–12.

[25] Kerr NW, Wang J, Perucho L, Barton K. The safety and efficacy of supraciliary stenting following failed glaucoma surgery. Am J Ophthalmol. 2018;190:191–6.

[26] Grover Ds, Flynn WJ, Bashford KP, et al. Performance and safety of a new ab interno gelatin stent in refractory glaucoma at 12 months. Am J Ophthalmol. 2017;183:25–36.

[27] Chaudary A, Salinas L, Guidotto J, Merboud A, Mansouri K. XEN gel implant: a new surgical approach in glaucoma. Expert Rev Med devices. 2018;15:47–59.

[28] Richter GM, Coleman AL. Minimally invasive glaucoma surgery: current status and future prospects. Clin Ophthalmol. 2016;10:189–206.

第 42 章　青光眼引流装置
Glaucoma Drainage Devices

Eileen Choudhury　Joseph F. Panarelli　Steven J. Gedde　著
陈雪莉　译

一、概述

青光眼引流装置（GDD）植入和小梁切除术是用于对药物和激光治疗欠佳的青光眼的最常用手段。GDD 在传统上用于高危性青光眼病例的治疗，如葡萄膜炎和新生血管性青光眼。然而，人们越来越关注与小梁切除术形成的滤过泡相关并发症，而对 GDD 功效的评价更高，促使 GDD 替代小梁切除术的应用越来越广泛。Medicare 索赔数据显示，1994—2012 年 [1]，小梁切除术的数量减少了 72%，同时 GDD 手术增加了 410%。1996 [2]、2002 [3]、2008 [4] 和 2016 [5] 年，美国青光眼学会（AGS）成员的匿名调查提出了八种独特的临床方案来评估手术实践模式。在 1996 年的 AGS 调查中，在所有临床情况下，使用丝裂霉素（MMC）的小梁切除术优于 GDD；相比之下，在 2016 年 AGS 调查的八种情况中，有七种情况下 GDD 优于 MMC 小梁切除术。

二、适应证

传统上，青光眼引流装置是为那些因标准滤过性手术失败的高风险患者准备的，这包括先前有过眼科手术史、创伤或瘢痕性疾病（如眼瘢痕性天疱疮、Stevens–Johnson 综合征）而导致结膜广泛结疤的眼睛；几种继发性青光眼最好也用 GDD 治疗，如新生血管性青光眼、葡萄膜炎性青光眼、上皮或纤维下生长和 ICE 综合征；对于需要长期使用隐形眼镜（如无晶状体和高度近视）的眼睛，GDD 比小梁切除术更受青睐，原因是担心其与角膜缘滤泡长期接触引起感染风险。GDD 与小梁切除术比较研究（TVT）发现，GDD 可以有效地用于治疗先前有过白内障和（或）青光眼手术史但无明显结膜瘢痕的青光眼患者，这种人群的失败风险比以往做过 GDD 手术的低 [6]；将来可能需要接受眼科手术的眼是植入 GDD 的较好适应证，因为相对于小梁切除术，它们具有更高的成功率。这些设备的安全性和有效性表明，即使在手术失败风险较低的眼中，它们也适合作为首选术式。

三、禁忌证

青光眼引流装置的术后维护过程可能相对复杂，因此对于那些不能按期遵照术后随访的患者，应避免使用；解剖学上前房角窄和角膜内皮功能差是前房内放置引流管的相对禁忌证；对于结膜闭合可能成为问题的广泛结膜瘢痕患者，也应谨慎选择。

四、作用机制

所有现代 GDD 均由一根硅胶管组成，该硅胶管将房水从前房或后房引流到位于眼球赤道区域的引流盘。植入后数周，纤维囊会在引流盘周围形成，房水在引流盘和周围囊之间的潜在间隙中聚集，然后它通过囊壁被动扩散到眼周毛细血管和淋巴管中，纤维囊对 GDD 的房水流出具有主要的限制作用。

五、手术技巧

尽管某些患者可能需要全身麻醉，但大部分 GDD 手术使用球后或球周阻滞麻醉后即可施行，然后再以常规消毒、铺巾、置开睑器这样的步骤开始手术。

（一）结膜切口

GDD 植入一般选择在某一象限中基于角膜缘或穹窿部为基底制作结膜瓣，通常选择颞上象限作为单个引流盘植入物的放置位置，因为这个区域手术暴露效果更好、术后斜视的发生率较低。通常避免使用鼻上象限，因为它与复视的发生率较常相关，并且位于该象限中的后方植入物容易损伤视神经[7-9]。下斜肌纤维的存在及可能涉及的下眼睑美观问题使得颞下象限也不太令人满意。因此，对于不能进行颞上象限植入的眼球，鼻下象限是一个安全有效的替代选择。

（二）象限解剖

从巩膜上分离结膜和 Tenon 囊，为植入物创造空间（图 42-1）。巩膜上烧灼止血，角膜牵引

缝线用于增强暴露。

（三）引流盘的固定

植入物在插入之前置于抗生素溶液中，邻近的直肌由肌肉拉钩识别，引流盘放置于直肌之间（图 42-2）。350mm² 的 Baerveldt 植入物的侧翼设计用于放置在相邻的直肌下方，引流盘用不可吸收缝线（尼龙或聚丙烯缝线）用铲针缝合到角膜缘后 8~10mm 的巩膜上（图 42-3）。线结要拉进固定孔中，以防止侵蚀穿穿结膜。当使用双盘植入物时，将两个盘分别放置在两个象限中，连接它们的管可以放置在直肌下方或上方。

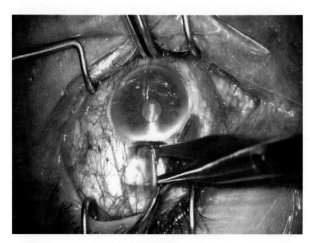

▲ 图 42-1 从巩膜上分离结膜和 Tenon 囊，为植入物创造空间

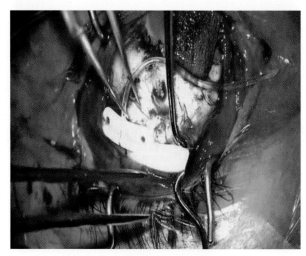

▲ 图 42-2 引流盘固定于两条直肌之间

（四）植入物的准备

1. 无阀植入物的房水流量限制

当使用无阀的植入物时，需要术后一段时间限制管的引流，直到引流盘周产生纤维包囊。在手术后的最初 4～6 周内，在靠近管盘连接处用 7-0 可吸收缝线将管结扎以限制水流（图 42-4），通过从引流管注入平衡盐溶液（在 30 号套管上）来确认完全封闭。手术后 4～6 周，可吸收缝线裂解，管道自发打开。如果需要，手术医生可以在缝线自行溶解之前在门诊进行激光断线。用于

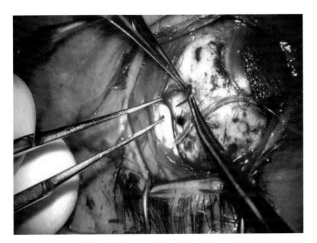

▲ 图 42-3　引流盘用不可吸收缝线（尼龙或聚丙烯缝线）用铲针缝合到角膜缘后 8～10mm 的巩膜上

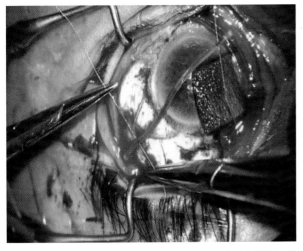

▲ 图 42-4　在手术后的最初 4～6 周内，在靠近管盘连接处用 7-0 可吸收缝线将管结扎以限制水流

临时限制管引流的其他手段还包括使用 4-0 或 5-0 尼龙或聚丙烯缝线与管并排放置并一起缝到结扎线中，这些"撕裂线"缝线位于结膜下，放于与植入物不同的象限内，几周后可以用 Vannas 剪刀和镊子轻松拆除。最后的选择还有使用前房内 9-0 聚丙烯缝线结扎导管，以后可通过使用氩激光以熔化线圈来打开管腔。

将管结扎后，可在结扎处前给管开窗以在术后早期提供压力控制，手术医生可使用带 7-0 可吸收缝线（TG-140）的针头开一个或多个窗孔；或者可将 9-0 或 10-0 的可吸收缝线留在管开窗孔中，以用作持续引流出水的灯芯。对于哪种方法最好，目前尚无普遍共识，因为每种技术的结果差异很大。

2. 带阀植入物的初始化

带阀的植入物必须通过向管内注入平衡盐溶液来"初始化"，这样的操作使 Ahmed 植入物的两个硅胶片之间表面张力破坏，使瓣膜系统起作用。对 Krupin 阀也是执行相同的步骤，以确保阀的功能正常。

（五）引流管的插入

将引流管插入前房前，可进行角膜穿刺术，以更好地控制前房；将管铺在角膜上剪切成前斜角，使 2～3mm 的管子从插入部位延伸到前房（图 42-5）。如果将管放置在前房此平面内，则应做一个前斜面管口；而当将管放置在睫状沟时，则应剪切成一个后斜面管口。使用 23G 针头进行插入部位穿刺，因为这种尺寸的针头会使管道插入口密闭（图 42-6）。用无齿镊将引流管穿过针头轨道，然后用 8-0 或 9-0 尼龙缝线将管固定在巩膜上。

（六）引流管的覆盖

引流管在角膜缘部分需要有覆盖，以减少术后暴露的风险。异体巩膜、角膜、心包或羊膜都

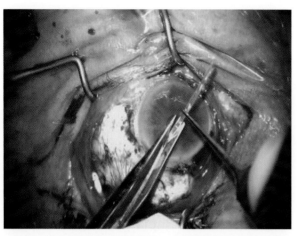

▲ 图 42-5　将引流管平铺在角膜上剪成前斜角，使 2～3mm 的管子从插入部位延伸到前房

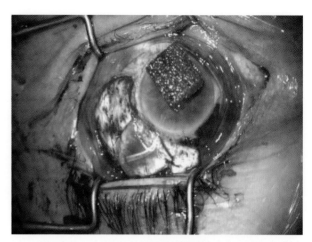

▲ 图 42-7　用可吸收缝线将移植物固定到位

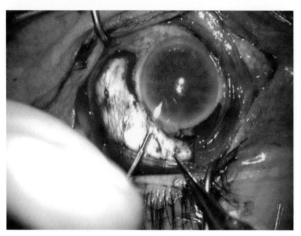

▲ 图 42-6　使用 23G 针头进行插入部位穿刺，因为这种尺寸的针头会使管道插入口密闭

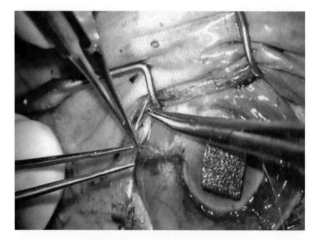

▲ 图 42-8　根据是否基于穹窿部或角膜缘为基底的结膜切口，使用间断和（或）连续缝合技术将结膜重新缝合

可以用作覆盖的移植物材料，用可吸收缝线将移植物固定在适当的位置（图 42-7）。

（七）缝合结膜

然后根据是基于穹窿部或角膜缘为基底的结膜切口，使用间断和（或）连续缝合技术将结膜重新缝合（图 42-8）。在手术结束时，可以进行结膜下抗生素和皮质类固醇激素注射。

六、术后处理

在术后第 1 天对患者进行评估，并开始使用

局部抗生素和类固醇滴眼液。如果眼压升高，可以恢复使用先前的青光眼药物。然后在第 1 周对患者进行随访，此后每 1～2 周进行随访，直到使用无阀植入物的打开了引流管为止。术后早期可以减少类固醇滴眼液的使用，然而，当无阀植入物打开时，通常需要增加局部类固醇药物治疗，因为此过程通常与炎症增强有关。一旦炎症得到控制，类固醇药物可以在几周内逐渐减少。有时，在放置引流管后会出现一个"高眼压期"，这是由滤泡的通透性低所致，此时可以使用房水生成抑制药来控制眼压。随着滤泡囊的逐渐形成，病情通常会稳定下来。

七、特殊器械

（一）无阀植入物

1. Baerveldt 青光眼引流植入物

Baerveldt 青光眼植入物（Abbott Medical Optics，Santa Ana，CA，USA）具有硅树脂引流盘，其表面积为 250mm²（103～250）或 350mm²（101～350），增加的表面积会在引流盘周围产生更大的封闭表面积来降低眼压。两种型号在盘上都有开孔，可增加纤维带的生长，从而降低滤泡高度。用于睫状体平坦部植入的型号（102-350）具有 90° 的弯头，有助于将引流管放置在睫状体平坦部。

2. Molteno 青光眼引流植入物

与以前的型号相比，Molteno3 植入物（Molteno Ophthalmic Limited，Dunedin，New Zealand）具有更大、更薄、更灵活的引流盘，并且其形状适合眼球曲率，可提供表面积为 185mm² 或 245mm² 的单盘植入物，这些装置具有更扁平的盘和更向前定位的缝合孔，使得植入更加容易。双盘的 Molteno 植入物（R2/L2 和 DR2/DL2）通过 10mm 硅胶管连接，该硅胶管可位于上直肌上方或下方，最大表面积为 530mm²。Molteno3 和 DR2/DL 双盘 Molteno 植入物在引流盘的上表面具有压力凸脊，该凸脊旨在减少术后低眼压的发生。

（二）带阀植入物

1. Ahmed 青光眼引流植入物

Ahmed 青光眼阀（New World Medical，Rancho Cucamonga，CA，USA）具有由硅胶（FP7，FP8，FX1，FX4，PC7 和 PC8 型）或聚丙烯（S2，S3，B1，B4，PS2 和 PS3 型）制成的甲壳虫形状引流盘。Ahmed 植入物的单盘型号的表面积为 96（S3 和 FP8）或 184mm²（S2 和 FP7）。FP7 和 S2 之间的主要区别是窗孔的存在和前者的轮廓较薄。较小的 S3 和 FP8 植入物设计用于儿科人群。双盘植入物的表面积为 364mm²（FX1 和 B1）。这些型号中的四个（PC7、PC8、PS2 和 PS3）都装有一个睫状体平坦部夹，该夹子设计用于插入眼后段。最近推出的最新植入物是 M4，该植入物的表面积为 191mm²，其引流盘由生物相容的多孔聚乙烯壳组成。Ahmed 青光眼阀利用锥形梯形腔来产生文丘里效应，以帮助流体流经该装置。眼内压通过由弹性膜组成的阀系统来调节，该膜不断改变其形状以控制流量并降低低眼压的风险。

2. Krupin 盘管植入物

带圆盘的 Krupin 阀（Benson Hood Laboratories，Pembroke，MA，USA）具有椭圆形硅胶引流盘，表面积为 183mm²，引流管的远端包含有水平和垂直狭缝，起到阀门的作用。

八、并发症

（一）术中并发症

植入 GDD 期间可能出现的并发症包括前房积血、巩膜穿孔、脉络膜上腔出血和玻璃体脱出。

（二）术后早期并发症

低眼压、脉络膜上腔出血、引流管阻塞和房水迷流是 GDD 植入术后的最初几个月内可出现的并发症。

（三）术后长期并发症

GDD 手术的长期并发症包括引流管或引流

盘暴露、引流管移位、眼内炎、复视和角膜内皮失代偿。

九、手术结局的科学证据

（一）与小梁切除术比较

Wilson 等进行了第一个前瞻性随机临床试验，比较了 GDD 与小梁切除术式。总共 123 例患者被随机分配接受 Ahmed 青光眼引流阀或小梁切除术作为青光眼的首次手术方法。平均随访 31 个月，两组的平均眼压和辅助药物相当。两组在视力、视野和短期或长期并发症方面均无统计学差异。在最终随访中，两种手术的成功累积概率相似（小梁切除组为 68.1%，Ahmed 组为 69.8%）[10, 11]。

TVT 研究是一项多中心随机临床试验，评估了 212 例曾接受过白内障摘除人工晶状体眼植入和（或）滤过性手术失败的患者，行引流管植入术（350mm^2 Baerveldt 青光眼植入）和行 MMC 小梁切除术（0.4mg/ml，持续 4min）的安全性和有效性。在 5 年的随访中，引流管植入手术的成功率高于小梁切除术（70.2% 的引流管组，53.1% 的小梁切除组）。在 5 年时，两种手术之间的眼压和青光眼药物使用均无明显差异。与引流管植入术相比，小梁切除术后早期术后并发症更为常见，尽管这些并发症多数是短暂的和自限性的。两种方法的术后晚期并发症、严重并发症和视力丧失的发生率相似。小梁切除术后相对于引流管植入手术，青光眼的再手术率更高[6, 12]。

TVT 初始治疗研究是一项多中心随机临床试验，旨在比较在以下患者中进行引流管植入术（350mm^2 Baerveldt 青光眼植入）和 MMC 小梁切除术（0.4mg/ml，持续 2min）的安全性和有效性，病例选择为药物治疗无效且未接受过侵入性眼科手术的青光眼患者[13]。在 1 年时，进行引流管植入术后的累积失败率高于采用 MMC 小梁切除术（引流管组为 17.3%，而小梁切除术组为 7.9%）[14]。在随访的第 1 年中，与引流管植入术相比，MMC 小梁切除术可降低眼压并减少青光眼药物的使用。但是，MMC 小梁切除术与术后早期并发症、严重并发症和因并发症而再次手术的发生率较高。在视力下降和长期并发症的发生率上，两种手术相似。

（二）不同的房水引流类型的比较

有许多回顾性病例研究比较了不同的房水引流类型。几项研究发现手术成功率存在显著差异，但这些研究的平均随访时间不到 2 年[15-17]。Tsai 等进行了一项较大的临床研究，平均随访了 4 年，发现 Ahmed 和 Baerveldt 植入物[18, 19] 在手术成功率上相似，其他几项病例研究也发现了不同房水引流类型之间相似的结果[20-23]。在这些回顾性研究中，患者的选择偏倚和手术医生的选择偏好也可能会影响结果。

有两项独立的多中心随机临床试验（Ahmed Baerveldt Comparison Study[24] 和 Ahmed Versus Baerveldt Study[25]），比较了在具有滤过性手术高失败风险的眼压失控青光眼患者中植入 Ahmed 阀（FP-7 型）与 Baerveldt 阀（101-350 型）的差异。两项研究在设计、患者人群和结果评判标准方面相似。两项试验的 5 年汇总数据分析一共包括 514 例患者[26]。与 Baerveldt 组相比，Ahmed 组在 5 年时的累积失败率更高（Ahmed 组为 49%，Baerveldt 组为 37%）。高眼压是两组治疗失败的最常见原因，而 Ahmed 组比 Baerveldt 组有更高的青光眼再手术率。在术后 6 个月的所有术后访视中，Baerveldt 组的平均眼压低于

Ahmed 组；此后，该组使用更少的青光眼药物获得了更大的眼压降低幅度。但与 Ahmed 组相比，Baerveldt 组的低眼压风险更高；两组之间的视觉结果相似。

（三）相似的房水引流类型，不同大小或材料盘的比较

几个回顾性病例研究比较了具有不同引流盘尺寸或材料的类似房水引流设备，比较各种 Baerveldt、Molteno 或 Ahmed 植入物的所有研究均未发现手术成功率有显著差异。Siegner 等在评估 350mm^2 Baerveldt 植入物时发现其平均眼压低于 200mm^2 和 250mm^2 Baerveldt 植入物。而 Hinkle 等报道，与聚丙烯盘（S2 型）[27, 28] 植入物相比，硅胶盘（FP7 型）Ahmed 植入物患者的眼压较低。Law 等对硅酮和聚丙烯植入物进行了类似的研究，但未观察到眼压降低的差异[29]。

有三项随机临床试验比较了具有不同引流盘尺寸或成分的相似的房水分流设备。Heuer 等在 132 例非血管性青光眼患者[30] 中比较了单盘和双盘 Molteno 植入物，双盘组的成功率更高，尽管该组的脉络膜出血、浅前房、眼球萎缩和需要手术引流的浆液性脉络膜渗漏的发生率较高。Lloyd 等招募了 73 例无晶状体、人工晶状体或滤过性手术失败的非血管性眼压失控青光眼患者，将他们随机分配到 350mm^2 或 500mm^2 的 Baerveldt 植入物中，在 18 个月时，发现手术成功率相似[31]；Britt 等又额外招募了 34 名患者，并对所有 107 名患者进行了长期随访，在 5 年时，350mm^2 Baerveldt 组的成功率更高，视力丧失或并发症的发生率没有显著差异[32]。Ishida 等进行了一项多中心试验，比较了硅胶盘（FP7 型）Ahmed 植入物和聚丙烯盘（S2 型）植入物，在硅胶盘组中观察到较高的成功率和较低的平均眼压，视力丧失无明显差异，但聚丙烯盘组的手术并发症发生率较高[33]。

十、手术治疗选择中的地位

青光眼引流装置现在在青光眼的治疗中越来越常用，这些设备不再专门用于难治性青光眼患者。对于滤过性手术失败风险较低、药物无法控制的青光眼患者，如先前有白内障摘除术和（或）滤过手术失败的患者，GDD 是可接受的治疗选择。市场上有许多类型的 GDD，它们在盘的材质和尺寸上有所不同。上述研究的结果为指导手术决策提供了有价值的信息。当然，手术方式的选择不完全取决于文献证据，还取决于手术医生对每种植入物的操作技能和经验。

> **经验与教训**
> - 一些手术医生倾向于选择将引流管穿入长巩膜隧道中，这样在顶部就不必使用其他移植物覆盖，可以降低总体滤泡高度和引流管暴露的可能性。
> - 如果第一个 GDD 失败，则可放置第二个 GDD。在这种情况下，如果第一根引流管放置在颞上方，则可将第二根管放置在鼻下。如果可能的话，也可取出第一个 GDD，然后将第二个 GDD 植入不同的位置，因为第一个引流管所在的位置会有较多瘢痕组织。
> - 将 GDD 引流管放置在 Schwalbe 线后面，可减少内皮细胞损伤的机会。如果手术医生觉得他们以后可能需要修剪引流管，那么在管插入眼球之前，将引流管左右弯曲一点，以留出足够的长度，这一点很重要。

参考文献

[1] Arora KS, Robin AL, Corcoran KJ, et al. Use of various glaucoma surgeries and procedures in Medicare beneficiaries from 1994 to 2012. Ophthalmology. 2015;122:1615–24.

[2] Chen PP, Yamamoto T, Sawada A, et al. Use of antifibrosis agents and glaucoma drainage devices in the American and Japanese Glaucoma Societies. J Glaucoma. 2007;16:14–9.

[3] Joshi AB, Parrish RK, Feuer WF. 2002 survey of the American Glaucoma Society: practice preferences for glaucoma surgery and antifibrotic use. J Glaucoma. 2005;14:172–4.

[4] Desai MA, Gedde SJ, Feuer WJ, et al. Practice preferences for glaucoma surgery: a survey of the American Glaucoma Society in 2008. Ophthalmic Surg Lasers Imaging. 2011;42:202–8.

[5] Vinod K, Gedde SJ, Feuer WJ, et al. Practice preferences for glaucoma surgery: a survey of the American Glaucoma Society. J Glaucoma. 2017;26:687–93.

[6] Gedde SJ, Schiffman JC, Feuer WJ, Herndon LW, Brandt JD, Budenz DL. Treatment outcomes in the Tube Versus Trabeculectomy (TVT) study after five years of follow-up. Am J Ophthalmol. 2012;153:789–803.

[7] Prata JA, Jr., Minckler DS, Green RL. Pseudo-Brown's syndrome as a complication of glaucoma drainage implant surgery. Ophthalmic Surg. 1993;24:608–11.

[8] Ball SF, Ellis GS, Jr., Herrington RG, Liang K. Brown's superior oblique tendon syndrome after Baerveldt glaucoma implant. Arch Ophthalmol. 1992;110:1368.

[9] Smith SL, Starita RJ, Fellman RL, Lynn JR. Early clinical experience with the Baerveldt 350–mm2 glaucoma implant and associated extraocular muscle imbalance. Ophthalmology. 1993;100:914–8.

[10] Wilson M, Mendis U, Smith S, Paliwal A. Ahmed glaucoma valve implant vs. trabeculectomy in the surgical treatment of glaucoma: a randomized clinical trial. Am J Ophthalmol. 2000;130:267–73.

[11] Wilson M, Mendis U, Paliwal A, Haynatzka V. Long-term follow-up of primary glaucoma surgery with Ahmed glaucoma valve implant versus trabeculectomy. Am J Ophthalmol. 2003;136:464–70.

[12] Gedde SJ, Herndon LW, Brandt JD, Budenz DL, Feuer WJ, Schiffman JC. Postoperative complications in the Tube Versus Trabeculectomy (TVT) study during five years of follow-up. Am J Ophthalmol. 2012;153:804–14.

[13] Gedde SJ, Chen PP, Heuer DK, et al. The Primary Tube Versus Trabeculectomy Study: methodology of a multicenter randomized clinical trial comparing tube shunt surgery and trabeculectomy with mitomycin C. Ophthalmology. 2018;125:774–81.

[14] Gedde SJ, Feuer WJ, Shi W, et al. Treatment outcomes in the Primary Tube Versus Trabeculectomy Study after 1 year of follow-up. Ophthalmology. 2018;125:650–63.

[15] Aung T, Seah SK. Glaucoma drainage implants in Asian eyes. Ophthalmology. 1998;105:2117–22.

[16] Goulet RJ, 3rd, Phan AD, Cantor LB, WuDunn D. Efficacy of the Ahmed S2 glaucoma valve compared with the Baerveldt 250–mm2 glaucoma implant. Ophthalmology. 2008;115:1141–7.

[17] Taglia DP, Perkins TW, Gangnon R, Heatley GA, Kaufman PL. Comparison of the Ahmed glaucoma valve, the Krupin Eye Valve with Disk, and the double-plate Molteno implant. J Glaucoma. 2002;11:347–53.

[18] Tsai JC, Johnson CC, Dietrich MS. The Ahmed shunt versus the Baerveldt shunt for refractory glaucoma: a single-surgeon comparison of outcome. Ophthalmology. 2003;110:1814–21.

[19] Tsai JC, Johnson CC, Kammer JA, Dietrich MS. The Ahmed shunt versus the Baerveldt shunt for refractory glaucoma II: longer-term outcomes from a single surgeon. Ophthalmology. 2006;113:913–7.

[20] Smith MF, Doyle JW, Sherwood MB. Comparison of the Baerveldt glaucoma implant with the double-plate Molteno drainage implant. Arch Ophthalmol. 1995;113:444–7.

[21] Syed HM, Law SK, Nam SH, Li G, Caprioli J, Coleman A. Baerveldt-350 implant versus Ahmed valve for refractory glaucoma: a case-controlled comparison. J Glaucoma. 2004;13:38–45.

[22] Wang JC, See JL, Chew PT. Experience with the use of Baerveldt and Ahmed glaucoma drainage implants in an Asian population. Ophthalmology. 2004;111:1383–8.

[23] Yalvac IS, Eksioglu U, Satana B, Duman S. Long-term results of Ahmed glaucoma valve and Molteno implant in neovascular glaucoma. Eye. 2007;21:65–70.

[24] Barton K, Gedde SJ, Budenz DL, et al. The Ahmed Baerveldt Comparison Study methodology, baseline patient characteristics, and intraoperative complications. Ophthalmology. 2011;118:435–42.

[25] Christakis PG, Tsai JC, Zurakowski D, Kalenak JW, Cantor LB, Ahmed, II. The Ahmed versus Baerveldt study: design, baseline patient characteristics, and intraoperative complications. Ophthalmology. 2011;118:2172–9.

[26] Christakis PG, Zhang D, Budenz DL, et al. Five-year pooled data analysis of the Ahmed Baerveldt Comparison Study and the Ahmed Versus Baerveldt Study. Am J Ophthalmol. 2017;176:118–26.

[27] Siegner SW, Netland PA, Urban RC, Jr., et al. Clinical experience with the Baerveldt glaucoma drainage implant. Ophthalmology. 1995;102:1298–307.

[28] Hinkle DM, Zurakowski D, Ayyala RS. A comparison of the polypropylene plate Ahmed glaucoma valve to the silicone plate Ahmed glaucoma flexible valve. Eur J Ophthalmol. 2007;17:696–701.

[29] Law SK, Nguyen A, Coleman AL, Caprioli J. Comparison of safety and efficacy between silicone and polypropylene Ahmed glaucoma valves in refractory glaucoma. Ophthalmology. 2005;112:1514–20.

[30] Heuer DK, Lloyd MA, Abrams DA, et al. Which is better? One or two? A randomized clinical trial of single-plate versus double-plate Molteno implantation for glaucomas in aphakia and pseudophakia. Ophthalmology. 1992;99:1512–9.

[31] Lloyd MA, Baerveldt G, Fellenbaum PS, et al. Intermediateterm results of a randomized clinical trial of the 350– versus the 500–mm² Baerveldt implant. Ophthalmology. 1994;101:1456–63.

[32] Britt MT, LaBree LD, Lloyd MA, et al. Randomized clinical trial of the 350–mm² versus the 500–mm² Baerveldt implant: longer term results: is bigger better? Ophthalmology. 1999;106:2312–8.

[33] Ishida K, Netland PA. Ahmed Glaucoma Valve implantation in African American and white patients. Arch Ophthalmol. 2006;124:800–6.

第43章 房角手术：小梁切开术和房角切开术
Angle Surgery: Trabeculotomy and Goniotomy

Ronald Leigh Fellman Davinder S. Grover 著

陈雪莉 译

一、概述

小梁切开术和房角切开术是有悠久历史的外科手术，通过切开或清除患病或畸形的经典房水流出结构来降低对房水流出的阻力。通过改善房水经 Schlemm 管进入相邻的集液管通道而不形成滤泡，从而降低眼内压。与压力非依赖的葡萄膜巩膜途径相比，经典途径是我们所熟悉的压力依赖性小梁途径（小梁网 - 邻管组织 -Schlemm 管 - 集液管通道至巩膜深部和中部，最后是巩膜房水静脉）（图 43-1）。小梁切开术可以是经内路或外路手术，而房角切开术通常是内路手术。

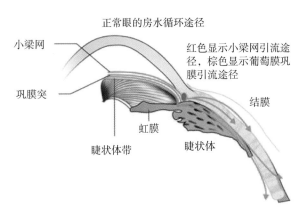

正常眼的房水循环途径

小梁网

巩膜突

红色显示小梁网引流途径，棕色显示葡萄膜巩膜引流途径

结膜

虹膜

睫状体带 睫状体

▲ 图 43-1 房水流出途径

人眼中有两种已知的主要流出途径：①压力依赖性的小梁网 - 集液管 - 房水静脉途径，约占流出的 75%；②压力非依赖的葡萄膜巩膜途径，约占 25%。随时间变化、年龄增长，这些占比中葡萄膜巩膜外流途径通常会逐渐减少

从历史上看，小梁切开术和房角切开术仍然是治疗先天性青光眼有效的房角手术。此外，成人青光眼的现代小梁切开术的适应证继续扩大，尤其是经内路的全周小梁切开术，这是因为全周的 Schlemm 管开放大大改善了先天性和青少年型青光眼的预后，并扩大到了成人原发性和继发性青光眼的适应证。由于增加自然房水流出通道并因此避免产生滤泡的愿望强烈，成为持续改进小梁切开术的动力。改进的切开 Schlemm 管的方法及使用照明的微导管（Ellex iScience Inc.，Freemont，CA，USA）探查 Schlemm 管的方法已使之成为可能。与 50 年前较为古老的小梁切开术相比，切开 360° Schlemm 管的能力提高了该项手术的成功率。最近，在房角镜辅助下的内路小梁切开术已经实现，完全在不打开结膜和无缝线的情况下施行。小梁消融术（一种小梁切开术 / 房角切开术）将在另一章节中进行综述。

房角切开术仍与 Barkan[1] 最初的描述相似，但随着房角镜头和黏弹剂维持前房方面有技术改进，因而对于房角结构的观察有所改善。房角切开术的一个缺点是角膜混浊限制了房角的可视性。一些作者尝试了内镜下房角切开术[2]，从而解决了这个问题，但是还需要进一步研究。坐位进行房角切开术时，仅打开一部分 Schlemm 管系统，但是小梁切开术和房角切开术对先天性青光眼都是有确切疗效的手术。房角切开术 / 小梁切开术不同方法的改进包括了切开 Schlemm 管的装置（如 KDB 双刃小梁切开刀）的设计改进，以及使用微导管对 Schlemm 管进行全周穿行的能力。

二、适应证

（一）先天性青光眼

小梁切开术和房角切开术在原发性先天性青光眼中均非常有效，但在先天性和发育性继发性青光眼类型（如先天性无虹膜、Axenfeld-Rieger 综合征及许多可能存在严重眼前节发育不良的染色体异常）中效果不佳。

（二）青少年型青光眼

在 4—35 岁被诊断的青光眼，即青少年型青光眼，通常与小梁网发育不良的程度较轻有关，这两种房角手术都可能非常有效。

（三）成人型青光眼

全世界范围内，小梁切除术是多种类型的开角型青光眼及某些继发性青光眼的主要手术方法，如假性剥脱（PXF）和色素性青光眼。房角切开术（有时称为房角小梁切开术）在成人青光眼中使用的程度较小。

（四）激素性青光眼

小梁切开术在类固醇激素诱导的青光眼中可能是有效的，因为该手术会切开小梁网，即类固醇激素产生阻力的部位。

（五）滤过性手术和房水分流手术失败后

滤过性手术和房水分流手术都放弃了患者的自然引流系统。但是，当这些操作失败时，小梁切开术或房角切开术仍可通过提高自然集液管系统的流量来使眼压降低，从而使这个原本废弃的途径恢复活力。

三、禁忌证

- 新生儿青光眼在出生后第 1 个月被发现时，通常进行房角手术的预后较差；这不是绝对禁忌，而是既定事实。应告知家人，在出生 1 个月内发现青光眼时，房角手术的成功率要低得多。这反映出胎儿在子宫中可能就存在严重的小梁网发育不良。
- 即使刮去角膜上皮，混浊的角膜也可能无法在房角切开手术中充分观察到房角，因此在手术之前，手术医生应注意留好备选方案。
- 由于新血管性青光眼或葡萄膜炎而引起的广泛性周围前粘连会使小梁切开术或房角切开术中房角处的分离不充分，并且 PAS 再次形成也很常见。
- 先天性无虹膜的患者通常 Schlemm 管有严重畸形，而妨碍了在小梁切开术中进行外路手术的可视化，因此行房角切开术或引流植入术可能是更好的初始治疗方案。

患有晚期青光眼的成年患者可能无法耐受因房角手术产生的短暂性前房积血相关的眼压峰值，而可能需要进行额外的紧急滤过性或房水分流手术。另外，晚期青光眼可能需要将眼压降至 12 左右，这可能在房角手术难以实现。这主要是由于在 360° 小梁切开术后流出阻力仅降低了 50%，因此，集液管的下游部分仍然对房水流出具有相当大的阻力 [4]。

四、手术技巧

（一）房角切开术

最初在先天性和青少年型青光眼患者中进行的经典的房角切开术方法是使用针或者尖头刀做。随着新技术的日新月异，房角切开术/小梁切开术手术领域改进很多，并扩展到成人青光眼中。对于计划行房角切开术的先天性青光眼，在全身麻醉下进行评估（EUA）是非常必要的，其原因有以下几个：诱导麻醉后立即测量验证眼压值，评估眼底杯盘比，检查房角部位，了解眼压升高的机制而最终制定手术计划。相对透明的角膜使房角切开术大为便捷。在全身麻醉下，通过Swan-Jacob或类似的房角镜可观察到房角。如果角膜混浊，可以用棉签擦除角膜上皮，以提高角膜透明度。手术医生颞侧坐位，显微镜向手术医生倾斜约30°，患者头部远离手术医生倾斜以观察房角。先进行前房穿刺，往前房内注射缩瞳药以保护晶状体，并使用黏弹性剂以维持前房，将房角切开刀片插入前房后辅以房角镜以观察靠近房角的刀片尖端。房角就在Schwalbe线的下方切开，并顺时针和逆时针前进以打开几个钟点位的畸形房角。应避免施以房角切开刀片过大的压力，因为这里的组织通常非常脆弱。在进行房角切开术时，可以看到周边虹膜和睫状体组织沉向后方，此时能看到Schlemm管。房角切开手术完成后，将大多数黏弹性剂从前房冲出，仅留下少量黏弹剂可能会减少Schlemm管的出血。

（二）外路小梁切开术

外路手术技巧包括使用外路方法识别和扩张Schlemm管，类似于制作小梁切除术的巩膜瓣。外路手术有三项主要进步：第一项涉及仪器和技术，第二项涉及一次切开的开放角度扩展，第三项涉及创新技术。关于打开导管的器械，已经从使用金属小梁切开刀到使用丝状缝线，最后发展到使用照明的微导管进行导管插入和切割的过程。

（三）技术说明

Schlemm管的识别：充分麻醉后，上方角膜置牵引缝线，使眼球下转，偶尔一些手术医生喜欢反方向，将牵引缝线放置在下方角膜，暴露下方组织进行手术，这为以后的滤过性手术保留了上方结膜组织。出于描述方便，这里将讲述上方入路的方法。当眼球向下旋转后，就可以制作一个以穹窿部为基底的结膜瓣，行角膜缘周结膜切开术，将Tenon囊和结膜向后分层解剖。在拟行巩膜瓣的区域使用少量的湿法烧灼止血，用手术医生熟悉而常用的形状，在巩膜上勾勒出2/3厚的巩膜瓣，并均匀地切入透明角膜。接近角膜缘时，识别出巩膜突，为巩膜纤维聚集的圆线状白色区域，因为Schlemm管通常位于该白色标志区域的正前方。用超锋利的刀片直接或垂直于巩膜突向前后等距做一个1~2mm切口。如果在正确的位置，则Schlemm管呈现为较暗的区域，有时带有色素，并且通常在Schlemm管外壁被刺穿时会出现水的渗出或少量渗血。此时，在线性切口的两侧横向略微扩展切口，以扩大通向Schlemm管的通道。该区域比周围组织暗，一旦确定了Schlemm管，可以使用三种方法将其切开：①金属小梁切开刀；②小梁切开缝线器；③iTrack微导管（Menlo Park，California）。

（四）金属小梁切开刀

识别出Schlemm管后，将黏弹剂注入前房，以压迫来自Schlemm管的广泛出血。使用指定的器械左旋或右旋曲度，将金属小梁切开刀（Harms，McPherson 或类似的探针器械）小心地沿一个方向插入到 Schlemm 管中。器械上通常会在上方有一个导向器，以帮助追踪小梁切开刀在 Schlemm 管中的范围和位置。当刀柄完全插入后，将器械轻轻旋转到前房中，在旋转过程中保持与虹膜平行，从而切开相应的 Schlemm 管部分。在左右夹角打开约 5 个钟点位后，冲洗出大部分黏弹剂，如果存在虹膜脱出，则行虹膜根切术后将巩膜瓣水密缝合。根据手术医生的习惯，闭合以穹窿部为基底的结膜切口。局部点缩瞳药和抗生素 / 皮质类固醇或联合结膜下注射，包扎术眼。成年人中通常在恢复室使用口服碳酸酐酶抑制药（CAI），因为术后第 1 天常有一个眼压高峰。

（五）全周小梁切开术（缝线或导管）

在确定了 Schlemm 管后，准备使用 5-0 或 6-0 的聚丙烯缝线进行 Schlemm 管的插入和切开。当将缝线从其套管中取出时，其固有形态有一部分呈环状，缝线的该弯曲部分是有用的，因为它在缝线前进时用作跟随管的自然轮廓引导。用可控温的电熔烫钝缝线的一端，以在缝线的末端形成一个小钝形泡，在 Schlemm 管中插入此钝端不易于撕裂或刮断。准备一段易于在 360° 范围内绕管的缝线，额外准备多余的 10mm 长，以便在绕过 Schlemm 管后便于拉动缝线末端。一旦准备好缝线，就将其按曲率在角膜缘上对齐，使其钝端平行于角膜缘，准备好将其插入 Schlemm 管中。缝线以其自然曲率在角膜缘上方对齐放好，小心地将钝的缝线末端插入 Schlemm 管，不要将其穿通到前房。缓慢地、有条不紊地推进缝线，直到其穿过 360° 范围并从切开部位的另一侧露出为止。缝线绕过 Schlemm 管 360° 后，抓

住其两边末端并沿角膜缘相切方向拉动以劈开 Schlemm 管，前房内充填的黏弹剂可压迫止血。当缝线切开 Schlemm 管后会出现在前房中时，透过角膜可以看到缝线。打开 Schlemm 管后，将缝线或导管移开，冲洗前房。如果存在虹膜脱出，则需要行小的虹膜周切术以复位虹膜。通常，可以残留一些黏弹剂以减少出血。巩膜瓣与结膜均以水密方式闭合，要格外小心，以确保巩膜瓣两侧是水密的，避免形成滤泡。根据手术医生的习惯使用抗生素和皮质类固醇激素。该技术对于外路微导管方式而言类似（图 43-2）。

（六）在全周穿管失败时的备选方案

有时，缝线或导管在 Schlemm 管中不能全周行进，经常会在 180° 处停止。此时，按照复杂性顺序有以下几个选择：①将探头回退 2 个钟点，在阻塞点之前稍稍用肌肉拉钩或类似器械的尖端在外部角膜缘施加压力，然后再推进缝线。通常，缝线会通过先前的阻塞点，因为外部压力会关闭探头先前进入的侧面集液管通道口，从而使其在 Schlemm 管中得以继续延伸。②如果失败，将探针完全撤回并以相反方向重新插入 Schlemm 管。通常，此时探头会轻松绕 360° 旋转。③如果以上两次操作均失败，请考虑将缝线更换为微导管，用微导管对 Schlemm 管进行环行更容易。如果缝线不能前进超过 180°，可尝试使用房角镜观察房角处 Schlemm 管中的蓝色缝线或从外部观察发光的微导管尖端，用染色笔标记尖端相应的角膜缘位置。打开该区域的结膜，并在预期部位制作巩膜瓣，使用相同的技术来识别 Schlemm 管并将缝线尖端拉出，拉动缝线两端将劈开一半的房角形成 180° 小梁切开，通常足以控制 IOP。通常，使用缝线或微导管从相反方向可以打开另一 180° Schlemm 管，如果可行，打开了另一

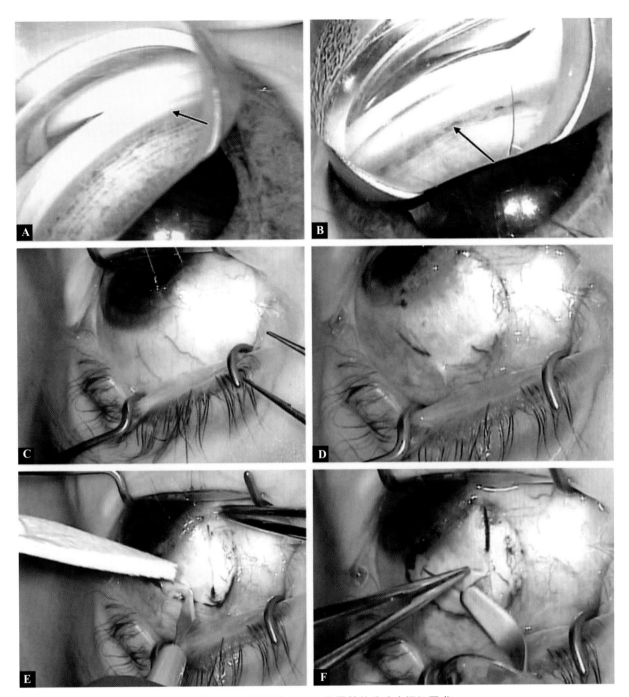

▲ 图 43-2　使用带 iTrack 微导管的外路小梁切开术

A. 与年龄相符的右眼房角。6 个月大婴儿相对正常的右眼房角外观，眼压为 15mmHg，角膜透明，眼底杯盘比正常，房角发育未完全，巩膜突不明显，但与左眼相比总体相对正常，存在少量色素的小梁网区域呈现毛玻璃外观（箭）。B. 相应左眼发育不良的房角。存在周边虹膜萎缩（箭），这些较暗区域的出现是由于透见后部虹膜神经上皮，这是先天性青光眼的常见体征。箭上方显示流出结构发育不良，房角缺乏明显可识别的结构，这是小梁网发育不良的一种形式。眼压为 34mmHg，能观察到 Haab 纹，并且眼底杯盘比显示出青光眼性损害，需要进行手术，如下图所示。C. 角膜牵引缝线。用 7-0 或 8-0 可吸收缝线穿过上方角膜，并向下转动眼球，这样可以很好地暴露上方手术野。D. 以穹窿部为基底的结膜瓣。准备一个以穹窿部为基底的结膜瓣，然后进行轻度湿法烧灼止血，避免过度烧灼，以免造成巩膜萎缩和可能穿透巩膜瓣造成不必要的渗漏。E. 勾勒出巩膜瓣大致轮廓。这个较大的 5mm×5mm 巩膜瓣可提供足够的巩膜床区域，以便探查 Schlemm 管。Schlemm 管往往位于巩膜突的前后，但最好有较大的巩膜瓣可以留出足够区域，必要时可能使用到一个以上的径向切口，这样才有适当覆盖切口部位的巩膜瓣来实现水密缝合。F. 开始剥巩膜瓣。青光眼患儿的巩膜组织偶有巩膜变薄，巩膜瓣往往容易制作过薄，尽量保持 2/3 厚度的均匀巩膜瓣

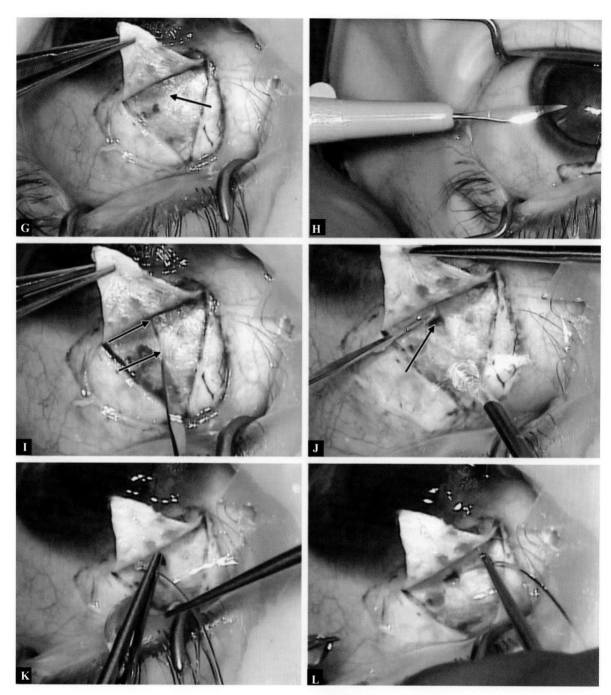

▲ 图 43–2（续） 使用带 iTrack 微导管的外路小梁切开术

G. 巩膜瓣制作完成。巩膜瓣制作进透明角膜，使前缘跨过 Schlemm 管。完美地制作均匀而充分的巩膜瓣是成功进行小梁切开术的第一步。箭指向巩膜突，因为 Schlemm 管往往位于该重要标志的正前方，但并非总是如此。H. 颞侧行角膜穿刺。制作侧切口是方便给予前房内注射乙酰胆碱和黏弹剂，并根据需要冲洗血液和黏弹剂。I. 跨巩膜突纵向切开。使用超锋利的刀片在巩膜突上逐根切开巩膜纤维。黑箭指示切口的范围，在巩膜突两侧 1～2mm，这个长度是必要的，因为 Schlemm 管可以在巩膜突的前面或后面。一旦 Schlemm 的外壁被刺穿，就会表现为颜色加深，有时是色素，还常有血液。J.T 形切口露出 Schlemm 管内壁。怀疑是 Schlemm 管时，可沿切线方向扩大切口以露出管壁，通常情况下，Schlemm 管看起来比周围组织暗，可能会有水渗出。如果第一次做的 T 形切口 Schlemm 管不明显，则在另一侧准备第二个切口。K. 灵活的 iTrack 微导管。微导管的尖端头约 250μ 大小，可发光，使手术医生可以随时了解其位置，这项功能在确保安全性方面非常出色。将尖端头与切开的 Schlemm 管相切，使其更容易插入。L. 将 iTrack 插入 Schlemm 管。T 形切口的管入口要足够大，以容纳微导管，如果插入困难，可尝试扩大切口部位，不需要用很大力气，因为如果微导管位置正确，是很容易插入和推进的

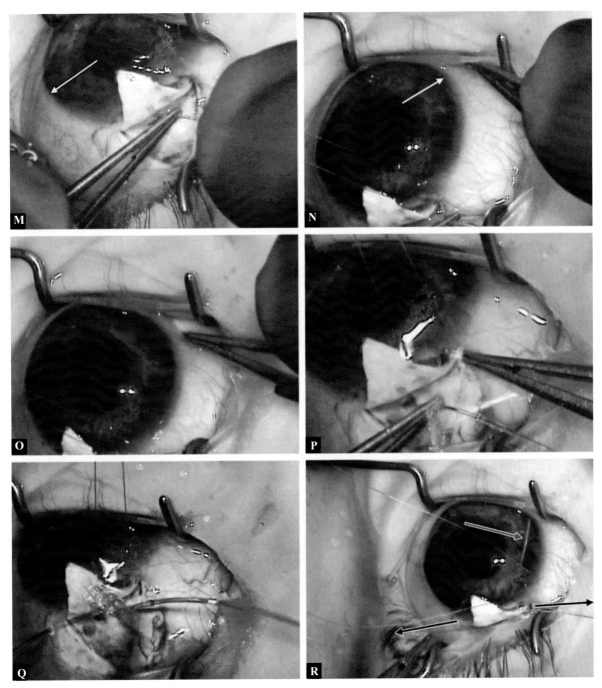

▲ 图 43-2（续）　使用带 **iTrack** 微导管的外路小梁切开术

M. 推进 iTrack 微导管。最初，需要用一点力使导管在 Schlemm 管中前进，调暗显微镜灯光并通过观察探针的圆周运动跟踪探针的位置。白箭表示可看到从角膜缘的 Schlemm 管腔内发光的尖端头。N. 推进 iTrack 困难。有时，iTrack 难以推进，发生这种情况通常是因为尖端头滑入了集液管。O. 角膜缘局部施以压力以推进 iTrack。将尖端头缩回 1 个钟点，同时在停止点之前稍稍施加局部压力，然后再次推动探头，此时它通常会留在主管中，并因集液管侧通道被压缩和关闭而能得以前进。P. 几乎完成 iTrack 全周穿行。发光的尖端头表明导管探针已接近完成全部行程，使用聚丙烯缝线或尼龙线则没有这项照明优势。Q. 从 Schlemm 管中分离并抓住远端导管末端，轻轻地使用镊子等工具，将导管探针的远端固定在 Schlemm 管上，并切向拉动以准备拉绳操作。R.360° 拉开微导管行小梁切开术。抓住微导管的两端（黑箭），并以切线的方式拉动以将 Schlemm 管劈开 360°。红箭指示在导管首次穿过鼻侧房角后，导管在前房中的位置，全周切开过程完成后拔下导管

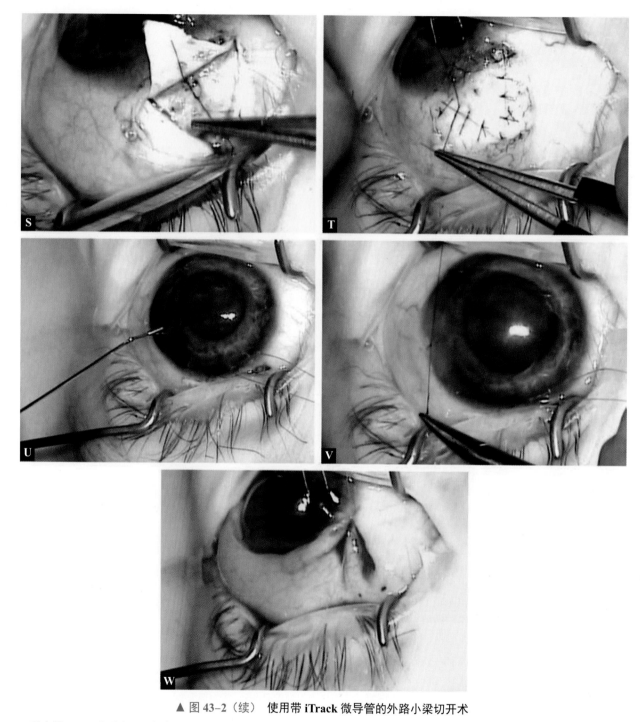

▲ 图 43-2（续） 使用带 iTrack 微导管的外路小梁切开术

S. 缝合管口。一些手术医生倾向于关闭该部位，尤其是在手术过程中扩大过切口。如果有虹膜脱出，通常需要做一个小的虹膜周切口。T. 闭合巩膜瓣。用尼龙缝线以水密方式间断缝合巩膜瓣，反复检查是否有渗漏，并根据需要添加缝线。U. 前房冲洗。前房积血在小梁切开术中很常见，一旦伤口是水密的，就从前房反复冲洗血液，通过注射平衡盐溶液升高眼压，然后水密切口，再次检查巩膜瓣是否渗漏。V. 缝合穿刺部位。眼内炎是任何眼内手术的严重并发症。毫无疑问，必须确保穿刺口密闭，特别是婴儿的眼睛，组织相对疏松，以后可以在麻醉检查期间或在成人裂隙灯下拆线。W. 结膜关闭。像小梁切除术一样缝合结膜，这一步是必要的，因为无论巩膜瓣关闭得如何，都可能会有少量渗漏。可能会形成短暂的滤泡，但通常会在几周内消失

180° Schlemm 管后将缝线或微导管移除，以水密方式闭合两个巩膜瓣。使用 iTrack 微导管的方法与缝线非常相似。然而，微导管具有压倒性的优势，因为被照亮的尖端充当标记能提示手术医生是否探头从 Schlemm 管中出来，这有助于识别 Schlemm 管，在不穿入脉络膜上腔的情况下提高手术的安全性，总的来说，更容易将 Schlemm 管环穿 360°。在许多情况下，这可以节省大量时间，并且可以在减少麻醉时间的情况下提高手术的安全性。

（七）内路小梁切开术：房角镜辅助下全周小梁切开术

内路入路方法是一种无缝线、不干扰结膜的双手技术，是一种手眼协调运动。此方法涉及通过房角镜观察 Schlemm 管，就像进行房角切开术一样，但此外，还使用 iTrack 在眼内对 Schlemm 管进行插管，或者将缝线环行穿行和劈开，而不侵犯结膜或巩膜（图 43-3）。

五、作用机制

一般的概念是，房角切开术和小梁切开术都可通过切开经典房水流出通道最大阻力部位——小梁网和邻管组织来提高房水流出易度。由于青光眼的愈合过程和病因不同，成人和婴儿之间的作用机制可能不同。最近来自日本成人青光眼的组织病理学报告表明，经典通路的增强可能不是降低眼压的唯一原因，新创建的非经典通路也很重要 [5]。

六、术后处理

小梁切开术或房角切开术后的术后处理比滤过性手术简单得多。护理与白内障手术非常相似，使用局部抗生素滴眼液治疗 1 周，联合局部使用皮质类固醇激素眼药水并逐渐减少用量。第 1 周以内由于前房积血或之后的类固醇激素反应可能导致眼压升高，而需要进行降眼压治疗，睡前使用缩瞳药可能有助于减少 PAS 的形成。

七、特殊器械

总体而言，小梁切开术和房角切开术需要使用到的器械相对简单明了。

（一）房角切开术

- Koeppe 房角镜，用于术前评估房角。
- 利用手持式生物显微镜 Koeppe 房角镜，可在术前通过立体观察房角并了解解剖标志。
- Barkan 或类似的房角镜，用于在手术过程中观察房角。
- 房角切开刀。

（二）外路小梁切开术

- 对于使用缝线进行小梁切开术的，使用 5-0 或 6-0 聚丙烯缝线，或者 4-0 或 5-0 尼龙缝线。
- 必要时可方便进行房角观察的术中无菌房角镜。
- 对于微导管小梁切开术，美国加州 Iscience 公司的 iTrack 微导管。

（三）内路小梁切开术

- Swan-Jacob 或类似房角镜，右手和左手模式。
- iTrack 微导管。
- 23G 针用于 iTrack 的侧切口穿刺道制作。
- 注吸装置。

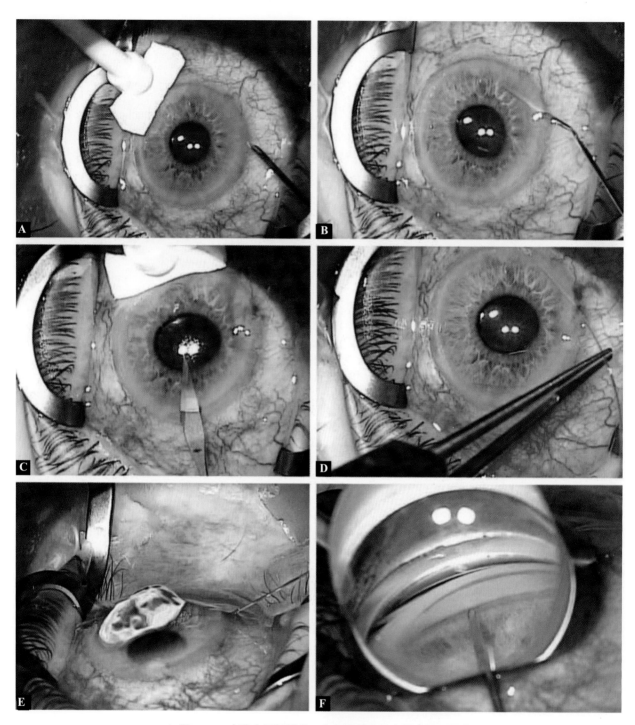

▲ 图 43-3 内路小梁切开术：房角镜辅助下全周小梁切开术

A. 制作 iTrack 微导管的穿刺道。该患者为 80 岁患有原发性开角型青光眼的老人，小梁切除术后失败，使用 23G 针在右眼上创建穿刺点，针道不应是放射状的，而应是切线方向，并以此作为微导管探头的插入部位。B. 注入黏弹剂。注射 Healon GV 以维持前房深度。C. 颞叶前房穿刺术。颞侧的角膜穿刺口是显微外科手术器械的进入部位。D. iTrack 微导管插入。将微导管对准鼻侧房角大约在 5 点钟位置插入。E. 使显微镜和头部倾斜以进行颞侧入路。使眼球位置处于鼻侧房角最清晰的视野，并在角膜上给予黏弹偶联剂。F. 切开 Schlemm 管的入口部位。使用房角切开的刀片，在 Swan-Jacob 房角镜观察下切开小梁网

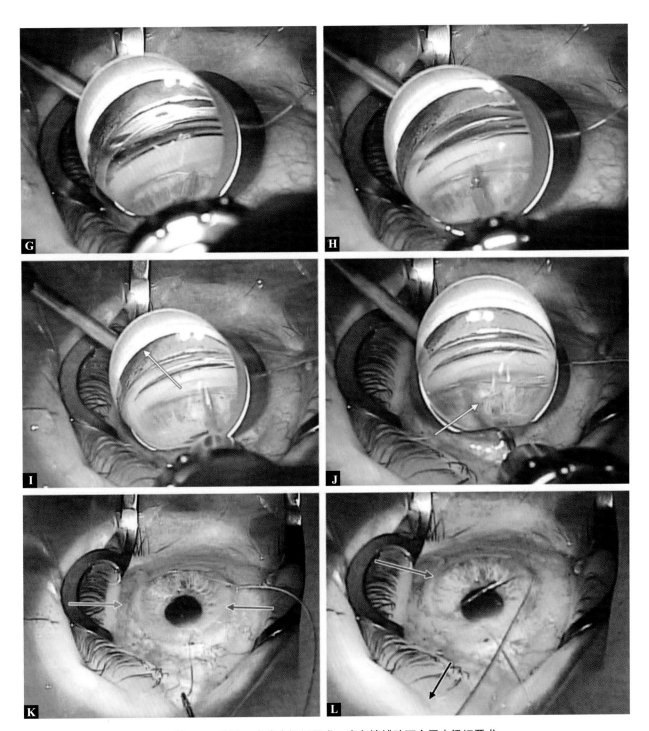

▲ 图 43-3（续）　内路小梁切开术：房角镜辅助下全周小梁切开术

G. 将 iTrack 插入 Schlemm 管。在前房内，用显微外科手术器械轻轻抓住 iTrack，并引导其穿入房角切开刀制作的切口。H. 推进 iTrack 微导管。继续推进 iTrack，直到它绕 Schlemm 管一圈。I. 发光的尖端可作为标志。白箭指向 iTrack 的发光尖端，可确认其位置，它在 Schlemm 管中，已经穿越了全周 3/4。J. 从 Schlemm 管中取出尖端头。尖端头旋转 360° 后，抓住它（白箭）并向瞳孔方向拉，然后器械从颞侧穿刺部位退出，开始小梁切开术。K. 下方房角内路小梁切开术。当 iTrack 从颞下穿刺部位拉出时，下方房角被劈开（红箭），而后面将劈开上方房角（绿箭）。L. 上方房角小梁切开术。iTrack 的近端部分被拉出（黑箭），这导致上方房角劈开（红箭），这就几乎完成了 360° 小梁切开术

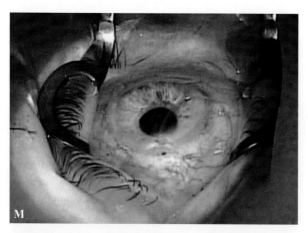

▲ 图 43-3（续）　内路小梁切开术：房角镜辅助下全周小梁切开术

M. 移走 iTrack。打开全周房角后，将 iTrack 微导管移走，从前房冲洗黏弹剂，并将角膜穿刺口水密，该手术完成

八、并发症

（一）前房积血的处理

术后处理主要集中在处理前房积血引起的早期眼压高峰，特别是在全周 Schlemm 管开放的情况下，这时大部分血液来自 Schlemm 管。在大多数情况下，这是自限性的，因为血液会从前房逐渐清除然后 IOP 下降。IOP 峰值也可能很大，此时就应重新使用青光眼药物，通常是抑制房水产生的药物。另外，可以在睡前开始使用弱剂量缩瞳药，通常为 1% 毛果芸香碱，以减少因房角处血液而形成 PAS。

（二）类固醇激素反应

从理论上讲，局部使用皮质类固醇激素不会引起 IOP 升高，因为小梁网中的阻力已大大降低。然而，在某些患者中，小梁切开术后类固醇反应仍是一个重大问题。最好的选择是最弱的类固醇，以及将炎症降低至可接受水平所需的最少点药频率。局部类固醇激素停用后 1～2 周，眼压通常会下降，而后应不再使用皮质类固醇激

素。不幸的是，目前我们对 Schlemm 管内及管周的伤口愈合过程了解还很有限。

（三）房角镜检查、Schlemm 管和 PAS

术后经常使用房角镜检查对于 Schlemm 管状态的了解至关重要。通常需要 7～10 天的时间才能将血液从管中完全清除。如果 IOP 升高，但 Schlemm 管呈打开状态，可能是由于类固醇激素反应所致，外用皮质类固醇应尽快减少。如果看到 PAS 阻塞了房角，这显然可以解释 IOP 升高。

九、手术效果

（一）成人型青光眼

现在对于成人型青光眼行全周小梁切开术的想法仍然是一个新的观点，因为过去是采用金属小梁切开刀进行 Schlemm 管节段开放，这些较早期的结果并不理想，最终导致其在数十年前被摒弃。但是，用缝线或柔性微导管对 Schlemm 管全周进行手术的能力已大大改变了这种趋势，从而提高了先天性、青少年和成人病例的治疗结果。小梁切开术在美国和全球范围内用于治疗先天性青光眼。全周小梁切开术的数量在全球范围内正在增加，尤其是对于成人青光眼，这是因为结膜和巩膜还可以用于将来的滤过性手术。日本最近发表的有关成人全周小梁切开术结果的报道发现，与金属刀小梁切开术相比，360° 使用缝线的小梁切开术对成人原发性青光眼和继发性青光眼的眼压降低效果更显著，采用全周小梁切开术的成功率更高，分别为 84% 和 31%。与金属刀小梁切开术 [6] 相比，全周切开组用药更少，IOP 更低，在 12 个月时，平均用 0.5 种药物后

的 IOP 为 13.1mmHg，而金属刀组用 1.4 种药物的平均 IOP 为 15.2mmHg。用房角镜辅助下全周小梁切开术治疗开角型青光眼的结果显示，眼压下降 40%，并且每年减少一种药物，9% 的患者因需要再次青光眼手术而失败[7]。先前接受过青光眼手术失败的患者在 GATT 后也表现良好，在 2 年内[8]减少一种药物的 IOP 从 25mmHg 降至 15mmHg。这项手术使得小梁切除失败眼免于行引流管植入术，或者使引流管失败眼免于接受第二根引流管植入。

成人开角型青光眼的房角切开术不如小梁切开术受欢迎，但 Quaranta 发现，通过 Barkan 镜头，使用 Swann 房角切开的眼，具有 87.5% 成功率，称为内路房角小梁切开术[9]。

（二）先天性和青少年型青光眼

根据 Yeung 和 Walton[10] 的报道，在平均年龄 16 岁的青少年型青光眼行房角切开术平均随访 8 年后，总体成功率为 77%。这些病例几乎都是双眼的，且房角结构显示都相当正常。Tamcelik[11] 报道说，使用黏弹剂结合 Harms 标准小梁切开刀在先天性青光眼行小梁切开术中取得了出色的结果，而其他人在标准金属刀小梁切开术[12] 中也发现了较好结果。但是，许多使用缝线或微导管对 Schlemm 管进行手术的手术医生仍在继续探索。Beck 和 Lynch[13] 报道了使用缝线将管打开 360° 的出色结果，而最近的研究则支持将微导管辅助全周小梁切开术用于治疗先天性和青少年型青光眼[14, 15]，成功率高达 90%。最近的一项研究尽管规模很小，但与先天性青光眼的房角切开术相比，全周小梁切开术的结果更好[16]。当角膜足够清晰以观察房角时，GATT 手术对先天性和青少年型青光眼也有效[17]。

十、手术治疗选择中的地位

（一）先天性青光眼

对于先天性和发育性青光眼，房角切开术和小梁切开术都是被广泛接受的治疗手段。但是，如果角膜混浊，则进行房角切开术的视野不佳。作者对于儿童青光眼更喜欢采用全周小梁切开术而不是房角切开术，因为角膜混浊就不成问题，并且通常一次就可以将整个房角切开，这可以显著减少手术程序。

从成人青光眼的角度来看，许多轻至中度青光眼患者可能并不需要复杂的滤过性手术或引流物植入，而通过增加自然引流系统的房水流出来降低 IOP 而不产生滤泡，这对于许多患者而言，成为绝佳的选择。此外，小梁切开术可与超声乳化术结合使用，效果极佳。成功的小梁切开术降低眼压幅度可能不如滤过性手术那么大，但是许多青光眼患者在接受一种青光眼药物治疗的情况下，可使眼压维持在 15mmHg 左右。尽管未经证实，但在成人青光眼中，在病程早期进行房角手术可能会更好，能更持久地维持安全眼压，而不是在疾病的后期进行，因为此时远端的集液管会因多年无房水流出而萎缩，并因多年局部青光眼药物的使用，其蓄积的防腐剂和赋形剂加重组织硬化。

（二）对于识别 Schlemm 管的新手技巧

在确定 Schlemm 管方面应付出相当大的努力，在寻找 Schlemm 管时，可能有必要在巩膜床中进行第二次邻近部位的切口。另外，将一段带有钝头的 4-0 透明尼龙线部分插入 Schlemm 管可能有助于识别 Schlemm 管。将 4-0 尼龙线放置在可疑管内的位置，将缝线的近端向后弯曲到巩膜上方。如果缝线实际上是在房角而不是在 Schlemm 管中，则远端会出现在前房中。此外，如果远端尖端位于脉络膜上腔，则当近端向前弯曲时，释放后它将不会弹回到其原来的位置。同样，如果没有可用的照明微导管，则可以将导光纤维的尖端放在透明的 4-0 尼龙线的近端上，而钝化的一端会亮起来，露出其在巩膜下的位置。

（三）缺乏对小管手术效果的预测标志

Schlemm 管手术的成功在于提高流入巩膜静脉积液管系统的流量。但是，目前我们尚没有一种可靠的方法来测量表层巩膜和集液管静脉中的流量[18]。这使得很难研究我们的新式手术并确定其效果。例如，在成功的滤过性手术中，滤泡的

形成与之相关，并且与临床过程相关，这就是极好的可观察标志[19]。小管手术后，我们可以研究 Ascher 房水静脉，这很费力，非常困难，但在手术室中还是可行的。我们等待着表层巩膜静脉血流技术的发展，以更好地了解基于小管手术的结果。

经验与教训
- 无法识别 Schlemm 管。
- 如果手术医生在进行小梁切开术时完全无法识别 Schlemm 管，则通常会将其转换为滤过性手术，或者将关闭切口行引流管植入。术前应充分与患者进行沟通，做好知情同意。

参考文献

[1] Barkan O. A new operation for chronic glaucoma. Restoration of physiological function by opening Schlemm's canal under direct magnified vision. Am J Ophthalmol. 1936;19:951–66.

[2] Kulkarni SV, Damji KF, Fournier AV, et al. Endoscopic goniotomy early clinical experience in congential glaucoma. J Glaucoma. 2010;19:264–9.

[3] Honjo M, Tanihara H, Inatani M, Honda Y. Trabeculotomy for the treatment of steroid–induced glaucoma. J Glaucoma. 2000;9:483–5.

[4] Rosenquist R, Epstein D, Melamed S, Johnson M, Grant WM. Outflow resistance of enucleated human eyes at two different perfusion pressures and different extents of trabeculotomy. Curr Eye Res. 1989;8:1233–40.

[5] Amari Y, Hamanaka T, Futa R. Histologic investigation failure of trabeculotomy. J of Glaucoma. 2013. doi: 10.1097/IJG.0b013e31829e1d6e.

[6] Chin S, Nitta T, Shinmei Y, et al. Reduction of intraocular pressure using a modified 360–degree suture trabeculotomy technique in primary and secondary open–angle glaucoma: a pilot study. J Glaucoma. 2012;21:401–7.

[7] Grover DS, Godfrey DG, Smith O, et al. Gonioscopy-assisted transluminal trabeculotomy, ab interno trabeculotomy. Ophthalmology. 2014;121:855–61.

[8] Grover DS, Godfrey DG, Smith O, et al. Outcomes of Gonioscopy-assisted transluminal trabeculotomy (GATT) in eyes with prior incisional glaucoma surgery. J Glaucoma. 2017;26:41–5.

[9] Quaranta L, Hitchings RA, Quaranta CA. Ab–interno goniotrabeculotomy versus MMC trabeculectomy for open angle glaucoma. Ophthalmology. 1999;106:1357–62.

[10] Yeung HH, Walton DS. Goniotomy for juvenile open–angle glaucoma. J Glaucoma. 2010;19:1–4.

[11] Tamcelik N, Ozkiris A. Long–term results of viscotrabeculotomy in congenital glaucoma: comparison to classic trabeculotomy. Br J Ophthalmol. 2008;92:36–9.

[12] Ikeda H, Ishigooka H, Muto T, Ranihara H, Nagata M. Long–term outcome of trabeculotomy for the treatment of developmental glaucoma. Arch Ophthalmol. 2004;122: 1122–8.

[13] Beck AD, Lynch MG. 360 degrees trabeculotomy for primary congenital glaucoma. Arch Ophthalmol. 1995;113:1200–2.

[14] Sarkisian SR Jr. An illuminated microcatheter for 360–degree trabeculectomy in congenital glaucoma: a retrospective case series. J AAPOS. 2010;14:412–6.

[15] Girkin CA, Marchase N, Cogen MS. Circumferential trabeculotomy with an illuminated microcatheter in congenital glaucomas. J Glaucoma. 2012;21:160–3.

[16] Girkin CA, Rhodes L, McGwin G, Marchase N, Cogen MS. Goniotomy versus circumferential trabeculotomy with an illuminated microcatheter in congenital glaucoma. J AAPOS. 2012;16:424–7.

[17] Grover DS, Smith O, Fellman RL, et al. Gonioscopy assisted transluminal trabeculotomy: an ab interno circumferential trabeculotomy for the treatment of primary congenital glaucoma and juvenile open angle glaucoma. Br J Ophthalmol. 2015;99:1092–6.

[18] Fellman RL. Lack of a visible outcome marker fuels the perfect storm of Dr Singh's editorial. Ophthalmology. 2014;121:e12.

[19] Fellman RL, Grover DS. Episcleral venous fluid wave: evidence for patency of the conventional collector system. J Glaucoma. 2014;23:347–50.

第 44 章 青光眼手术的并发症及处理
Complications of Glaucoma Surgery and Their Management

Sunita Radhakrishnan   Andrew G. Iwach 著

陈雪莉 译

一、小梁切除术的并发症

（一）术中并发症

谨慎仔细的手术技术可避免大多数术中并发症。结膜上的纽孔常最终导致滤过泡失败，最好通过预防措施加以解决。手术视野差和使用不合适的器械是结膜撕裂的常见原因，应予以避免。在手术结束时通过向前房（AC）内注入液体来使滤泡隆起，可以检测到结膜小纽孔，然后将其缝合关闭。通过解剖足够厚度的巩膜瓣并且轻柔操作，可将巩膜瓣的并发症降至最低。可以通过调整巩膜瓣缝线位置或在更深的平面或完全在新的部位制作新的巩膜瓣来处理部分撕裂的巩膜瓣，全巩膜瓣离断可以用异体巩膜瓣修复。术中应根据需要使用烧灼止血。所幸术中脉络膜上腔出血并不多见，但如果真发生了，主要目的是立即关闭所有切口。在高风险的情况下（如无晶状体眼、玻璃体切除术后、病理性近视、术前高眼压、Sturge–Weber 综合征），预防措施包括使用预置巩膜缝线，通过角膜侧切口逐渐降低 IOP，以及维持好手术期间的血压。

（二）术后并发症

术后早期并发症

(1) 低眼压：短暂性低眼压在滤过性手术后很常见，通常不需要干预。低压有一般定义为眼压 < 5mmHg，但在许多眼睛中，该眼压下仍具有正常视力，不会导致眼前节或后节的结构改变。"非生理性"低眼压通常伴随着视力下降和解剖学变化的不同组合，如浅前房或前房消失、角膜褶皱和（或）水肿、白内障、脉络膜渗漏、低眼压性黄斑病变和视盘水肿。

滤过性手术后处理低眼压的第一步是查明原因。在以下可能的因素列表中，滤过过畅和伤口渗漏是最常见的原因。仔细进行裂隙灯检查，尤其对滤泡部位的观察，对于确定低眼压的原因很重要。应酌情使用房角镜检查和眼前节成像。滤过过畅时常存在较高的滤泡，而在扁平或低滤泡下的低眼压则很有可能是滤过泡渗漏造成的。在某些情况下，可能需要用荧光素染色检查和（或）在眼球上施加轻微的压力才能确定渗漏的部位。

- 由于房水流出增加导致的低眼压。
  - 滤过过畅。
  - 伤口渗漏。
  - 未被察觉的术中结膜纽孔。

➢ 医源性睫状体解离。

● 由于房水生成减少导致的低眼压。

➢ 葡萄膜炎。

➢ 之前过度的睫状体光凝。

➢ 全周睫状体脱离。

➢ 房水抑制药的使用——有意或无意的治疗对侧眼时。

低眼压和浅前房或前房消失：在低眼压的情况下，浅前房的 Spaeth 分类有助于术后处理。1 度浅前房仅有周边虹膜角膜接触（图 44-1），2 度浅前房具有更多虹膜角膜接触，从周边虹膜延伸至瞳孔边缘，而 3 度浅前房则前房完全消失，虹膜角膜内皮接触，且角膜内皮和晶状体（或玻璃体）接触。对于监测 1 度和 2 度浅前房，还可以根据角膜内皮和瞳孔平面之间的"角膜厚度"值对前房深度半量化描述。对 1 度和 2 度浅前房的治疗，可使用皮质类固醇激素和睫状肌麻痹剂保守治疗，通常对 2 度浅前房的眼睛应进行更密切的随访。当前房消失时，应立即采取干预措施以防止并发症，如角膜内皮失代偿和白内障形成。这种情况下的处理选择包括采用黏弹剂形成前房、闭合渗漏部位（缝线或结膜纽孔）或适

当缝紧巩膜瓣并进行脉络膜上腔放液。根据临床情况，可以选取这些方法中的一种或联合多种使用。

伤口渗漏的处理取决于渗漏口的大小和位置、前房深度和滤泡外观。在前房存在的情况下，沿缝合线的小渗漏通常会自愈，而结膜上的大裂口往往需要重新缝合。

低眼压和脉络膜渗出：低眼压经常伴有不同程度的脉络膜渗出，范围从环形的睫状体上腔积液，只能通过影像学检查观察到（图 44-2），到严重的并发"接吻"的脉络膜脱离。在协作性初始青光眼治疗研究（CIGTS）中报道的脉络膜渗出的发生率为 11%[1]，在英国进行的小梁切除术全国调查中，报道的脉络膜脱离在 1240 例[2] 患者中占 14%。某些眼部疾病，如 Sturge-Weber 综合征和小眼球，与术后脉络膜脱离的高风险相关。脉络膜渗出在滤过过畅的情况下通常可以通过保守治疗解决。炎症是一个促成因素，因此应积极局部使用皮质类固醇治疗。在这种情况下，甾体二氟泼尼酯往往更有效，通常会对炎症吸收有所帮助。仅在有并发接触的脉络膜脱离或其他临床发现（如结膜纽孔大或前房消失）的情况下

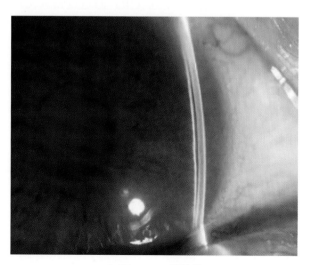

▲ 图 44-1　浅前房

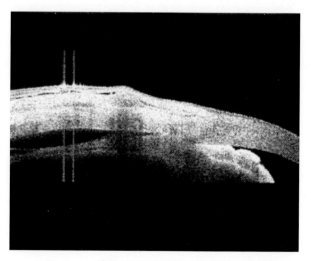

▲ 图 44-2　前节 OCT 成像显示睫状体上腔积液

图片由 Sunita Radhakrishnan. San Francisco, USA 提供

才建议不得已而采取手术干预，此时也可对较高的脉络膜积液进行放液处理。如果在引流的巩膜瓣过松时，由于滤过过畅引起的脉络膜渗出通常还会再次形成。

低眼压性黄斑病变：这种并发症的特征是由黄斑部的脉络膜视网膜褶皱导致视力下降，伴有或不伴有黄斑和视盘水肿（图 44-3）。并非所有的低眼压患者都会发展出黄斑病变，与这种并发症相关的典型人群是年轻的男性近视患者。为减小这种并发症的发生，建议在这种患者中更紧密地缝合巩膜瓣。确定低眼压的根本原因是治疗的第一步，并且通常初始采用保守治疗，当保守措施无效时，可能需要采取手术干预措施，包括缝紧巩膜瓣或滤过泡加压缝线，经结膜缝合巩膜瓣的方法特别有用[3]。对于低眼压性黄斑病变的干预时间尚无共识，尽管随着低眼压持续时间的延长，永久性视网膜改变的可能性更高，但是据报道，患有黄斑病变多年的眼睛在低眼压矫正后仍

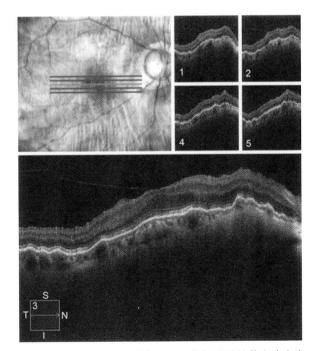

▲ 图 44-3　频域 OCT 图像显示 1 位低眼压性黄斑病变患者的脉络膜视网膜皱褶
图片由 Sunita Radhakrishnan. San Francisco，USA 提供

可以恢复视力[4,5]。

（2）高眼压：眼压极早期就升高通常表明手术存在技术问题。在以下列表中，缝线过紧和黏弹剂残留是滤过性手术后眼压高于期望值的最常见原因。

- 巩膜切口堵塞——虹膜、血凝块或玻璃体。
- 黏弹剂残留。
- 巩膜瓣缝线过紧。
- 睫状环阻滞。
- 脉络膜上腔出血。
- 滤过泡包裹最早可在术后 2~4 周内发生。

滤过手术后高眼压的处理取决于病因，通常通过仔细的临床检查（包括必要的房角镜检查和超声成像）可以不难发现。巩膜切口的虹膜堵塞通常发生在浅前房或前房消失之后或周边虹膜切除口太小时，毛果芸香碱和激光虹膜成形术在这种情况下是有帮助的。玻璃体束阻塞巩膜口通常发生在之前接受过白内障手术的眼，这是更难于通过非手术措施解决的并发症。如果眼睛可以耐受暂时的高眼压，则可以保守地处理残留的黏弹剂，如果不能耐受，可以进行手指按压滤泡部位或通过前房穿刺来释放黏弹剂，但需要注意的是，黏弹剂可能会因突然排出后，导致前房消失，尽管效果并不理想，但在某些情况下可以临时使用房水生成抑制药。巩膜瓣缝合过紧很容易通过激光断线或拆除可松解缝线来解决，但是，最好在手术后的头几天避免这种情况，因为通过指压巩膜瓣边缘通常就能降低眼压，直到可以松解缝线或断线为止，同时也建议一次只断一根缝线，以防止低眼压的发生。据报道，滤过泡包裹（图 44-4）在以角膜缘为基底的结膜瓣小梁切除术[6]和先前接受 β 受体阻滞剂治疗[7]的眼中更为常见，建议使用房水生成抑制药进行药物治疗，而后可以逐渐减少药物用量或最终停药。在某些

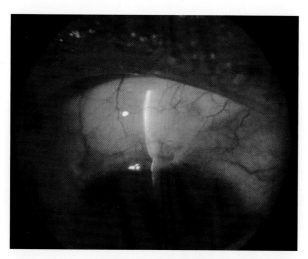

▲ 图 44-4　滤过泡包裹

情况下，需要进行滤过泡针拨和（或）手术重建滤过泡。

睫状环阻滞或恶性青光眼：这种并发症在原发性闭角型眼中更为常见，其特征是在有虹膜周切口的情况下眼压升高、前房均匀变浅或消失。在滤过性手术后发生时，眼压可能只会轻度升高，并且可能会漏诊，直到一些干预措施未能解决问题才被发现。在诊断睫状环阻滞性青光眼之前，必须先确定没有瞳孔阻滞或后部前向推动的机制，如脉络膜上腔出血的存在。

初始治疗包括使用长效的睫状肌麻痹药物（如阿托品）和降眼压药物，包括口服碳酸酐酶抑制药和高渗药。在人工晶状体眼中，使用 Nd：YAG 激光行玻璃体切开术可以解决这种情况，目的是创建一个从前房穿过虹膜、后囊和玻璃体前界膜而进入玻璃体的通道，以利于房水的自由通过。这可以通过现有的周边虹膜切开口来实现，也可以在人工晶状体光学部的边缘在散瞳下进行。如果对先前存在的虹膜切除口的通畅性有任何疑问，应创建一个新的虹膜切除位点。如果这些措施均告失败，则需要手术干预。这里描述了几种处理技术，包括通过前节入路进行虹膜 – 悬韧带 – 前部玻璃体切除术 [8]、单纯经睫状体平坦

部玻璃体切除术、联合虹膜切除和局部悬韧带切除的完整玻璃体切除术、玻璃体切除联合房水引流装置（ADD）植入术和睫状体光凝术。最近对 24 只恶性青光眼的治疗方案进行的回顾性研究显示，药物治疗的复发率最高（100%），全玻璃体切除联合虹膜周边切除和局部悬韧带切除术，在有晶状体眼还联合超声乳化术的疗效最佳（复发率为 0），该研究的平均随访时间相对较短，为 2 个月（13 天～7.5 个月）[9]。另有研究对 28 只恶性青光眼进行回顾性分析，结果显示成功治愈了 27 只眼，这些眼中 63% 仅采用一种干预措施，药物治疗的 4 只眼（15%）、激光玻璃体切开术的 7 只眼（26%）、玻璃体 – 悬韧带 – 虹膜切除术的 4 只眼（15%）和透巩膜睫状体光凝术的 12 只眼（44%）。在这项研究中，中位随访时间更长，为 6.4 个月 [10]。

脉络膜上腔出血：这是滤过性手术后罕见、但具有严重破坏性的并发症。眼部危险因素包括近视、先前接受过玻璃体切除术、无晶状体眼和术后低眼压。全身系统性危险因素包括抗凝治疗、出血性疾病、高血压和动脉硬化。术后大出血通常发生在手术后的第 1 周内。典型的病史追溯是在 Valsalva 动作后突发剧烈疼痛并视力丧失。检查显示前房浅或消失，其眼压视出血程度而定。眼底检查通常会显示出病理特征，如果眼后段无法观察到，超声检查是有帮助的（图 44-5）。初始治疗包括止痛、睫状肌麻痹和降低眼压的药物。当前房消失、脉络膜脱离高或隆起接触、疼痛或眼压不受控制时，应进行手术干预。脉络膜上腔出血最好在发病后 5～10 天进行引流，以在血凝块溶解后施行，并可以通过一个或多个后巩膜切开口使其更易于引流。

(3) 前房积血：术后早期的前房积血（图 44-6）通常很少且自限。常见的出血来源是睫

状体、虹膜、角膜巩膜切口和 Schlemm 管的切开端，大多数情况下不需要干预，前房积血会在几天内消失，通常建议限制活动并抬高头位。阻塞于巩膜切开部位的血块可能会导致暂时性眼压升高，通常可以进行药物处理，直到血凝块在几天后溶解，通过巩膜瓣重建房水引流，很少需要手术干预。是否需要手术很大程度上取决于前房积血的程度、眼压的水平及镰状细胞性贫血等全身疾病的存在。如果前房积血呈液态，简单的冲洗和抽吸就足以清除前房内的血，较大的血块需要通过角膜切口排出或借助玻璃体切除设备清除。

（4）术后长期并发症：包括以下几种。

① 滤过泡相关的感染：滤过泡炎和滤过泡相关性眼内炎（BRE）（图 44-7）是具有潜在灾难性的并发症，可能在手术后数月至数年发生。因为即使是表面感染，也有可能迅速扩散到眼中并导致永久性视力障碍，并且由于患者不一定总是将感染症状与可能在多年前进行的手术相关联，所以必须对接受过滤过性手术的患者进行宣教并定期提醒有关滤过泡相关感染的症状，并指导他们开始局部应用抗生素，同时还应立即联系其眼科医生。

在两项回顾性研究中，使用丝裂霉素的滤过性手术后 BRE 的发生率据报道为每年 1.3%[11, 12]。在 DeBry 等[12] 的研究中，在 5 年内，患滤泡炎和 BRE 的可能性分别估计为 6.3% 和 7.5%。英国最近的一项回顾性研究报道，与滤过泡相关的感染（滤泡炎和眼内炎）的累积发生率从 1993—1997 年的 5.7% 下降到 1999—2005 年[13]的 1.2%。尽管本研究的回顾性并没做出因果关系的结论，但在这两个时期之间，手术技术最重要的变化是从过去的以角膜缘为基底的结膜瓣为主向以穹窿部为基底的结膜瓣为主。

滤过泡相关感染中常见的致病菌是葡萄球

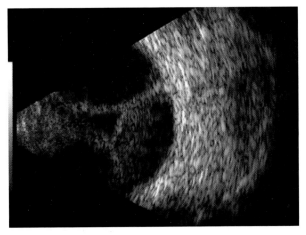

▲ 图 44-5　脉络膜上腔出血

图片由 Bradley F Jost, MD, Dallas, TX 提供

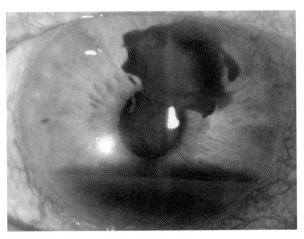

▲ 图 44-6　前房积血

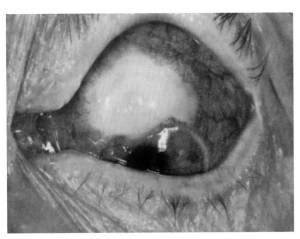

▲ 图 44-7　滤过泡相关的感染

菌和链球菌。症状包括眼红、眼痛、流泪或分泌物、畏光和视力下降。检查发现结膜充血，通常在滤泡周围最严重，滤泡本身具有乳白色外观，并且经常会出现滤过泡漏。经常看到轻微的前房反应。若有前房积脓或玻璃体炎症的存在，则指示眼内炎。如果不能确定诊断，也应出于谨慎，积极使用抗生素治疗。

滤泡炎的初始治疗是使用局部广谱抗生素，建议每天密切随访，直至病情得到改善。如果还存在前房反应，则可以使用口服莫西沙星。可以在滤泡渗漏的情况下加上房水生成抑制药。而 BRE 则应立即转诊至玻璃体视网膜专家，进行玻璃体内抗生素注射和（或）玻璃体切除术治疗。如果发生滤泡炎，如果初期保守治疗情况不改善的，也应考虑转诊至玻璃体视网膜专家。在多数滤泡炎病例中预后良好，而 BRE 通常视力预后较差。

对于预防与滤过泡相关的感染有帮助的措施包括积极治疗眼睑炎和结膜炎，及时发现和处理滤过泡漏，避免机械性滤泡微创伤，如佩戴隐形眼镜，以及在游泳等情况下使用眼部保护，因为在这些情况下，滤泡可能会暴露在潜在的污染物中。

② 后期滤过泡漏：无血管、薄壁滤过泡更容易出现自发的后期滤过泡漏（图 44-8）。滤过泡漏可能是无症状的，也可能表现为视力下降和流泪，相关体征包括低眼压、浅前房 / 前房消失、脉络膜脱离和滤泡感染等多种表现。许多滤过泡漏可自行愈合，并建议使用局部抗生素和房水生成抑制药进行初始保守治疗。在手术医生中，是否进行滤过泡修补及时机的选择变化很大，主要基于眼压水平、前房深度、视力损伤水平、与滤泡相关感染病程及滤过泡失败的风险。许多治疗滤过泡漏的技术都显示出不同程度的效果，包括

自体血液注射、绷带隐形眼镜、滤泡压缩缝线、滤过泡针拨和滤过泡烧灼。修复滤过泡漏的明确方法是手术修补，最常见的包括滤泡剥离和切除，然后将附近结膜延伸覆盖。在大约 10% 的病例中，滤过泡修复手术后需要再次行青光眼降眼压手术[14, 15]。

③ 滤过泡脱垂：侵入角膜上方的大的囊性滤过泡可能导致患者不适和泪膜异常，形成角膜小凹（图 44-8 和图 44-9）。人工泪液和润滑型眼膏可用于初始治疗，有一些不同的化学和热收缩方法来收紧滤泡的报道，其他干预措施包括滤泡压缩缝线、滤过泡针拨，可以在降低其高度的同时

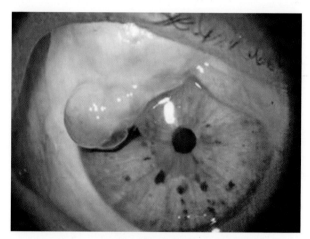

▲ 图 44-8　无血管、薄壁滤过泡，并向角膜脱垂

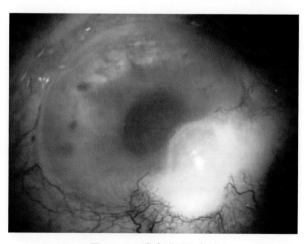

▲ 图 44-9　滤泡脱垂至角膜上

图片由 Andrew G Iwach. San Francisco, CA, USA 提供

增加滤泡表面积、"滤泡窗"固定术——在睑裂中创建结膜窗并将其游离缘固定在裸露的巩膜上，以及将延伸至角膜的部分简单切除。与修复滤过泡漏一样，通过滤泡切除和结膜延伸进行手术修复的成功率很高。

④滤过失败：后期滤过失败通常是由于结膜下和巩膜表面的瘢痕形成，而这种类型的滤过失败常见危险因素是年轻、黑色人种和炎症。因为小梁切除内口堵塞而导致的失败相对较少，一般在虹膜角膜内皮综合征患者中常见。滤过失败的迹象包括血管化增加和滤泡增厚。滤过泡针拨可以延长滤泡的有效使用期，最好在瘢痕化较早期施行，而不要等到完全失败后。各种避免手术失败的技术都有报道，术中和术后辅助性使用抗代谢药物是最常用的。作者首选的滤过泡针拨技术是在手术室中采用相对较大的 25G 针，透结膜使用丝裂霉素，然后缝合进针口[16]，在结膜下空间并未使用抗代谢药物或麻醉药的情况下，用这种技术很容易观察到房水流出增加后出现的滤泡隆起（图 44-10）。

(5) 使用 ExPress 引流钉滤过性手术的并发症：ExPress 引流钉植入是一种经过改良的小梁切除术，房水通过植入于部分巩膜瓣下的小型不锈钢装置而流出，其并发症类似于小梁切除术，另与植入物相关的其他并发症也有可能发生，足够的巩膜床和巩膜瓣对于其良好的定位非常重要。在术后发生浅前房的眼，虹膜组织可能会堵塞 ExPress 引流钉的尖端以及侧端口，导致眼压升高（图 44-11），这通常可以通过 Nd：YAG 激光处理来解决堵塞处虹膜。由于前房和巩膜浅层之间没有通道连接，因此在 ExPress 引流钉植入后的滤过泡针拨的方法应该有所不同，在巩膜瓣拨开以后，针头可以继续推进到前房中，注意入口点不要靠近 ExPress 引流钉。

二、房水引流植入物的并发症

房水引流植入物手术后，其并发症除与小梁切除术类似的并发症以外还有一些独特的与植入物相关的不良事件[17]。

（一）引流管暴露

引流管蚀穿结膜（图 44-12）可能发生在手术后多年，应进行手术修复，以减少患眼内炎

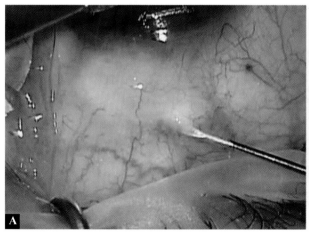
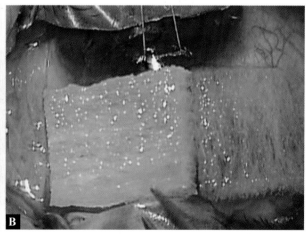

▲ 图 44-10　首选的滤过泡针拨技术

A. 滤过泡针拨；B. 经结膜使用丝裂霉素（图片由 Sunita Radhakrishnan，Andrew G Iwach. San Francisco, CA, USA 提供）

的风险。在引流管植入与小梁切除的对比研究（TVT）经过 5 年的随访，发现其发生率为 5%[18]，最近对 3255 只眼的 Meta 分析中平均随访 26 个月，管暴露的总发生率为 2%[19]。通过放置新的异体巩膜瓣并缝合结膜（图 44-12）对植入物进行处理，有时可能需要在同一象限中重新放置引流管到更后方或将管重新在另一象限中建立管入口。而与引流管暴露相比，植入引流盘的暴露几乎就总是需要拆除了。

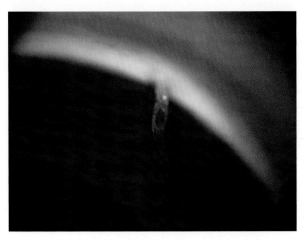

▲ 图 44-11　虹膜堵塞 ExPress 引流钉尖端

图片由 Sunita Radhakrishnan，Terri-Diann Pickering，San Francisco，CA 提供

（二）复视

与房水引流物植入相关的运动障碍主要归因于机械性的引流盘周眼外肌（EOM）限制、大的滤过泡引起的 EOM 拉伸、与植入物相邻的 EOM 形成瘢痕或来自引流盘上的大滤泡的质量效应。在 TVT 研究里，在植入 Baerveldt 植入物后 5 年的随访中，有 6% 的患者报道了新发生的持续性复视。两项比较 Ahmed 和 Baerveldt 植入物的随机对照试验的 1 年结果显示[20, 21]，复视或运动障碍在 3%～7%，两种装置之间无统计学差异。与 ADD 相关的斜视可以通过棱镜、EOM 手术或植入物取出来解决。

（三）持续性角膜水肿

ADD 放置后角膜水肿的发病机制是多因素的，其原因是机械性的管口与角膜内皮接触（图 44-13），而多次手术导致的内皮功能逐渐丧失也是重要因素。据报道，TVT 研究[18]的 Baerveldt 组在 5 年时出现了持续性角膜水肿发生率为 16%。在两项随机对照试验中报道的 1 年结局中，Baerveldt 组（12%～22%）比 Ahmed 组（2%～12%）发生更高比例的持续性角膜水肿，

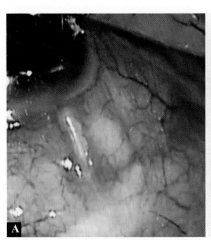
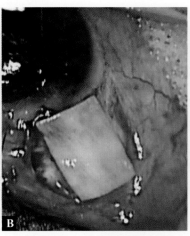
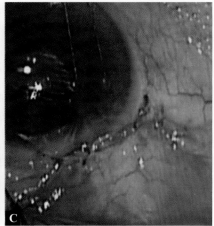

▲ 图 44-12　引流管蚀穿结膜

A. 引流管上发生结膜蚀穿；B. 用异体巩膜瓣覆盖引流管；C. 缝合结膜（图片由 Sunita Radhakrishnan，Andrew G Iwach，San Francisco，CA，USA 提供）

差异有统计学意义[20, 21]。通过将引流管置于远离角膜内皮的位置，可将角膜水肿的风险降至最低。对于有内皮细胞损伤高风险的眼睛和那些进行过角膜移植的眼睛，应考虑将引流管放置于睫状沟或睫状体平坦部。

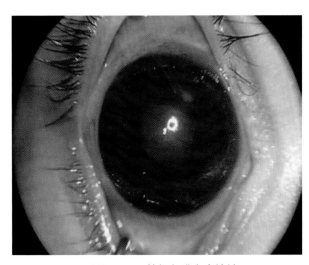

▲ 图 44-13　管与角膜内皮接触

图片由 Ta Chen Peter Chang, MD, Bascom Palmer Eye Institute, Miami, FL 提供

三、结论

青光眼手术可伴有许多并发症。预防、早期发现和及时处理问题相结合通常会有良好预后。滤过泡相关的感染是滤过性手术长期以来的可怕并发症，必须定期提醒患者有关感染的症状，出现后应立即采取措施（如外用抗生素和联系青光眼专家）并给予指导。

参考文献

[1] Jampel HD, Musch DC, Gillespie BW, et al. Perioperative complications of trabeculectomy in the collaborative initial glaucoma treatment study (CIGTS). Am J Ophthalmol. 2005;140:16–22.

[2] Edmunds B, Thompson JR, Salmon JF, et al. The National Survey of Trabeculectomy. III. Early and late complications. Eye. 2002;16:297–303.

[3] Shirato S, Maruyama K, Haneda M. Resuturing the scleral flap through conjunctiva for excess filtration. Am J Ophthalmol. 2004;137:173–4.

[4] Delgado MF, Daniels S, Pascal S, et al. Hypotony maculopathy: improvement of visual acuity after 7 years. Am J Ophthalmol. 2001;132:931–3.

[5] Oyakhire JO, Moroi SE. Clinical and anatomical reversal of long–term hypotony maculopathy. Am J Ophthalmol. 2004;137:953–5.

[6] Scott DR, Quigley HA. Medical management of a high bleb phase after trabeculectomies. Ophthalmology. 1988;95:1169–73.

[7] Yarangumeli A, Koz OG, Kural G. Encapsulated blebs following primary standard trabeculectomy: course and treatment. J Glaucoma. 2004;13:251–5.

[8] Lois N, Wong D, Groenewald C. New surgical approach in the management of pseudophakic malignant glaucoma. Ophthalmology. 2001;108:780–3.

[9] Debrouwere V, Stalmans P, Van Calster J, et al. Outcomes of different management options for malignant glaucoma: a retrospective study. Graefes Arch Clin Exp Ophthalmol. 2012;250:131–41.

[10] Dave P, Senthil S, Rao HL, et al. Treatment outcomes in malignant glaucoma. Ophthalmology. 2013;120:984–90.

[11] Greenfield DS, Suner IJ, Miller MP, et al. Endophthalmitis after filtering surgery with mitomycin. Arch Ophthalmol. 1996;114:943–9.

[12] DeBry PW, Perkins TW, Heatley G, et al. Incidence of lateonset bleb–related complications following trabeculectomy with mitomycin. Arch Ophthalmol. 2002;120:297–300.

[13] Rai P, Kotecha A, Kaltsos K, et al. Changing trends in the incidence of bleb–related infection in trabeculectomy. Br J Ophthalmol. 2012;96:971–5.

[14] Radhakrishnan S, Quigley HA, Jampel HD, et al. Outcomes of surgical bleb revision for complications of trabeculectomy. Ophthalmology. 2009;116:1713–8.

[15] Lin AP, Chung JE, Zhang KS, et al. Outcomes of surgical bleb revision for late–onset bleb leaks after trabeculectomy. J Glaucoma. 2013;22:21–5.

[16] Iwach AG, Delgado MF, Novack GD, et al. Transconjunctival mitomycin–C in needle revisions of failing filtering blebs. Ophthalmology. 2003;110:734–42.

[17] Gedde SJ, Parrish RK, Budenz DL, et al. Update on aqueous shunts. Exp Eye Res. 2011;93:284–90.

[18] Gedde SJ, Herndon LW, Brandt JD, et al. Postoperative complications in the Tube versus Trabeculectomy study during five years of follow–up. Am J Ophthalmol. 2012;153:804–14.

[19] Stewart WC, Kristoffersen CJ, Demos CM, et al. Incidence of conjunctival exposure following drainage device implantation in patients with glaucoma. Eur J Ophthalmol. 2010;20:124–30.

[20] Budenz DL, Barton K, Feuer WJ, et al. Treatment outcomes in the Ahmed Baerveldt Comparison study after one year of follow–up. Ophthalmology. 2011;118:443–52.

[21] Christakis PG, Kalenak JW, Zurakowski D, et al. The Ahmed versus Baerveldt Study. One–year treatment outcomes. Ophthalmology. 2011;118:2180–9.

第45章 激光小梁成形术
Laser Trabeculoplasty

Fabiana Q. Silva　Scott D. Smith　著

陈雪莉　译

一、概述

Zweng 和 Flocks 于 1961 年首次描述了光能在前房角中的应用来治疗青光眼。他们使用 Meyer–Schwickerath 的氙弧光凝器，并选择性地光凝动物模型的前房角，从而导致睫状体和小梁的灼伤[1]。

20 世纪 70 年代，Krasnov 等的研究证实，由于其眼压降低的时间短暂和并发症原因，治疗效果不佳[2-6]。然而，在 1979 年，Wise 和 Witter 报道了将低能量、非穿透性氩激光烧灼应用于小梁网（TM）来治疗原发性开角型青光眼（POAG）的成功率很高，这被认为是第一个成功的激光小梁成形术方案，尽管后来进行了一些改良，但仍是沿用至今的技术[7]。

1995 年，Latina 和 Park 设计了一种新的激光治疗 POAG 患者的方法，使用 Q 转换的 532nm Nd：YAG 激光，称为选择性激光小梁成形术（SLT）。该技术选择性地瞄准小梁网中的色素细胞，而不会对非色素细胞或其他结构造成间接的热损伤[8]。

二、适应证

激光小梁成形术可用于治疗任何房角开放大于 180°[9] 的有晶状体眼、无晶状体眼或人工晶状体眼，该手术已被发现对 POAG、正常眼压性青光眼、高眼压症和青少年开角型青光眼均有效，尤其对假性剥脱性青光眼和色素性青光眼患者有效[9-15]，常规青光眼手术失败或药物治疗不耐受而需要加强眼压控制的青光眼也是其适应证。

最近，Tokuda 等对 SLT 治疗激素性青光眼的疗效进行了评价，研究显示激光治疗后眼压显著下降[16]。此外，一些研究人员建议，对于玻璃体腔注射曲安奈德后眼压升高的患者，应考虑采用 SLT 作为一种常规临时性治疗和预防措施[17-19]。

在特殊情况下，也可以考虑使用激光小梁成形术作为初始治疗。一项青光眼激光临床试验将患者随机分配某些为一只眼接受氩激光治疗，另一只眼接受标准外用药物治疗，以确定 ALT 对新诊断的 POAG 患者是否有效。在这个试验过程及后期的随访研究中，与最初接受局部药物治疗眼相比，最初接受 ALT 治疗眼的眼压更低，视野和视盘状况更好[20, 21]。然而，作为初始治疗，药物治疗仍然比激光小梁成形术更常用，尤其是在这些研究之后的时间里，出现了更有效的局部降眼压药物。

三、禁忌证

小梁成形术在以下病例中的治疗可能是不利的。

- 闭角型青光眼。
- 先天性青光眼。
- 葡萄膜炎性青光眼。
- 外伤性继发性青光眼。
- 虹膜角膜内皮综合征。
- Axenfeld-Rieger 综合征。
- 青光眼伴有巩膜外静脉压升高。

四、作用机制

激光小梁成形术的作用机制尚不清楚。Wise 提出了一种机械理论，他认为激光灼伤引起的凝固反应会导致邻近组织的挛缩，使小梁环收紧，并可能使邻近的小梁孔隙扩大 [22]。已有支持这一理论的组织病理学证据，研究显示，在 ALT 治疗 4 周后，一系列正常猴眼的邻管区域的小梁内间隙扩大 [23]。

基于激光小梁成形术可能引起的细胞和生化改变，已经有人提出关于激光小梁成形术作用机制的其他理论：在小梁网上应用激光可以清除一些小梁细胞，刺激残余细胞更新，活跃小梁细胞外基质的合成和（或）翻转 [24, 25]；它还可能促进小梁上基质金属蛋白酶的更新，并可能刺激小梁内膜细胞的巨噬细胞样能力 [26]。当然，这些 ALT 作用机制的概念并不是相互排斥的，可能是共同作用的结果。

此外，不同的激光器可以导致不同类型的效应。Kramer 和 Noecker 进行了一项 ALT 和 SLT 后小梁网组织病理学表现的比较研究。结果表明，与 ALT 相比，SLT 对人小梁网没有凝固性损伤，对其结构损伤也较小，这支持了 SLT 的作用机制是生物学的而不是机械性的。SLT 的脉冲持续时间较短，低于组织的热松弛时间，因此不会造成热损伤。此外，激光能量更均匀地分布在小梁网上，这表明 SLT 可能是一个比 ALT 更安全、更可重复的过程 [27, 28]。

五、手术技巧

滴入少量局部麻醉剂和 α 受体激动药，用溶液填充房角镜后放置在角膜上，可以使用标准的 Goldmann 三面镜或单面房角镜镜头，有为 ALT 和 SLT 设计的特殊房角镜镜片，它们包含了与相应的激光波长相匹配的抗反射涂层。在接触镜就位后，外科医生比较容易根据色素沉着和房角宽度来识别出不同的房角结构。

（一）氩激光治疗

用波长为 514nm 的绿色氩激光进行，最常用的设置是：光斑大小为 50μm，脉冲持续时间为 0.1s；根据临床观察到的对小梁网进行温和漂白的范围，所使用的能量水平在 600～1200mW。调整能量的总量，直到在小梁网上形成一个气泡，然后，逐渐减小至有轻微发白和最小气泡形成。激光斑应间隔 2～3 个光斑直径，激光应瞄准沿着色和非着色的前部小梁网的边缘处，这样可以减少周围前粘连的发生。有研究表明，在 180° 或 360° 房角范围内进行 50 次光斑治疗与在 360° 范围内进行 100 次光斑治疗，其降眼压的效果相似 [29-31]。

（二）选择性激光小梁成形术

采用 532nm 倍频、调 Q 的 Nd：YAG 激光器，脉冲持续时间为 3ns，光斑大小为 400μm，并与一套裂隙灯传输系统和氦氖瞄准激光器相组合。光斑的大小和脉搏持续时间是固定的，医生不能对其调整，脉冲能量最初设置在 0.5～0.8mJ，然后以 0.1mJ 的量增加，直到在小梁网上出现细小的气泡，然后将后续的治疗能量降低 0.1mJ，总共使用大约 100 个相邻的、不重叠的点，打在 270°～360° 范围的小梁网位置上。

ALT、SLT 设置参数见表格（表 45-1）。

表 45-1　**ALT 和 SLT 的常规参数设置**

类型	激光能量 × 光斑数	治疗范围
ALT	600～1200mW，0.1s×（50～100）	180°～360°
SLT	（0.5～1.2）mJ×100	270°～360°

ALT. 氩激光小梁成形术；SLT. 选择性激光小梁成形术

六、术后处理

术后再点 1 滴 α 受体激动药；局部使用类固醇或非甾体抗炎滴眼液 3～7 天；术后约 1h 应检查眼压，以确定眼压是否出现短期升高；患者的青光眼药物治疗应照常进行；在激光小梁成形术后数周内，如果眼压已得到显著降低，则可以考虑减少青光眼药物使用。

七、并发症

激光小梁成形术最严重的早期并发症是短暂性眼压升高。在大多数情况下，这些眼压高峰是短暂性的，不会超过 10mmHg。通常，这种高眼压对药物治疗反应良好，并在治疗后 24h 内消失 [32-34]。一些患者比其他患者有更高的眼压峰值风险：小梁网的假性剥脱和色素沉着是与瞬时眼压上升密切相关的眼部特征 [35]。此外，在第一次激光治疗后眼压升高的眼睛，在第二次激光治疗

后眼压升高的可能性更大。从理论上讲，用更低的能量、更少的治疗点数可以降低这种风险。

虹膜炎是激光小梁成形术后的另一常见早期并发症。在大多数情况下，炎症是短暂性的，这在色素性青光眼和剥脱综合征患者眼更常见，可以用 1% 的泼尼松龙或同等剂量激素治疗，每日 4 次，持续 5～7 天 [36]。

ALT 的另一个并发症是周围虹膜前粘连，这与激光应用的位置有关。如果治疗程序正确，这种并发症一般不会发生在 SLT 后。

八、手术结局的科学证据

研究表明，ALT 降眼压的有效率可高达 90% [20]。据报道，作为 POAG 患者的主要治疗手段，SLT 对眼压的影响，在一项 18 个月后的随访研究中显示平均眼压降幅可达 30% [33]。

许多因素影响激光小梁成形术的眼压反应。初始眼压越高，眼压下降幅度越大 [9]；青光眼分型也影响结果，对假性剥脱性青光眼和色素性青光眼治疗反应更好 [9, 13]，这些种类青光眼较高的成功率与小梁网处色素沉着增多有关，使得激光治疗反应更好 [37]。

尽管激光治疗后眼压下降可能持续数年，但相当多的患者在其后眼压仍呈上升趋势。治疗后 1 年内失败率最高，约为 23%，随后以每年 5%～9% 的失败率增加。因此，接受小梁成形术 5 年内有 1/2 的眼、10 年内有 2/3 的眼可能需要额外的治疗 [38]。

在失败的情况下，小梁成形术可以重复和在原有范围基础上扩大范围治疗。据报道，在最初治疗成功的病例再次重复 ALT 治疗，1 年的成功率为 21%～73% [39, 40]。然而，对初次治疗反应不佳，12 个月内即失败的眼，不太可能对第二

次治疗有反应[39]。在小梁网的同一区域不应进行两次以上的 ALT 治疗，因为光凝损伤可能使其他补充治疗无效，或实际上反而可能导致眼压升高。

SLT 后，小梁网没有结构损伤，这表明这种处理可以经受多次重复。Hong 等报道，在第一次 SLT 治疗后 6～12 个月再次接受 SLT 治疗的眼，与在 SLT 治疗超过 12 个月再次接受 SLT 治疗的眼相比，其疗效没有差异，这说明早在治疗后 6 个月就可以重复进行 SLT 治疗了[41]。

在一项前瞻性随机试验研究中，既往 ALT 治疗失败的患者经 SLT 治疗后眼压下降明显大于重复进行 ALT 治疗[42]。

九、手术治疗选择中的地位

对于眼压高于目标眼压约 30% 及以下的 POAG 患者和眼压高于目标眼压 40%～50% 的假性剥脱性青光眼或色素性青光眼患者，激光小梁成形术是一个很好的选择。更高眼压的患者不太可能取得成功，因为此项治疗通常不会使眼压降幅超过这个值。

激光小梁成形术可作为初始治疗，或在药物治疗不理想或不耐受的患者在治疗过程的早期使用。例如，由于患者不愿使用药物、治疗费用高、不良反应大或使用眼药水的依从性差，导致无法进行持续可靠的治疗时，激光小梁成形术可能是一个很有优势的选择。

参考文献

[1] Zweng HC, Flocks M. Experimental photocoagulation of the anterior chamber angle. A preliminary report. Am J Ophthalmol. 1961;52:163–5.

[2] Krasnov MM. Laseropuncture of anterior chamber angle in glaucoma. Am J Ophthalmol. 1973;75:674–8.

[3] Krasnov MM. Q–switched laser goniopuncture. Arch Ophthalmol. 1974;92:37–41.

[4] Worthen DM, Wickham MG. Argon laser trabeculotomy. Trans Am Acad Ophthalmol Otolaryngol. 1974;78:OP371–5.

[5] Ticho U, Zauberman H. Argon laser application to the angle structures in the glaucomas. Arch Ophthalmol. 1976;94: 61–4.

[6] Wickham MG, Worthen DM. Argon laser trabeculotomy: long–term follow–up. Ophthalmology. 1979;86:495–503.

[7] Wise JB, Witter SL. Argon laser therapy for open–angle glaucoma. A pilot study. Arch Ophthalmol. 1979;97:319–22.

[8] Latina M, Park C. Selective targeting of trabecular meshwork cells: in vitro studies of pulsed and CW laser interactions. Exp Eye Res. 1995;60:359–72.

[9] Brooks AM, Gillies WE. Do any factors predict a favourable response to laser trabeculoplasty? Aust J Ophthalmol. 1984; 12:149–53.

[10] Latina MA, Tumbocon JA. Selective laser trabeculoplasty: a new treatment option for open angle glaucoma. Curr Opin Ophthalmol. 2002;13:94–6.

[11] Mao AJ, Pan XJ, McIlraith I, et al. Development of a prediction rule to estimate the probability of acceptable intraocular pressure reduction after selective laser trabeculoplasty in open–angle glaucoma and ocular hypertension. J Glaucoma. 2008;17:449–54.

[12] Popiela G, Muzyka M, Szelepin L, et al. Use of YAG–Selecta laser and argon laser in the treatment of open angle glaucoma. Klin Oczna. 2000;102:129–33.

[13] Ritch R, Liebmann J, Robin A, et al. Argon laser trabeculoplasty in pigmentary glaucoma. Ophthalmology. 1993;100:909–13.

[14] Lieberman MF, Hoskins HD, Jr, Hetherington J, Jr. Laser trabeculoplasty and the glaucomas. Ophthalmology. 1983;90:790–5.

[15] Lunde MW. Argon laser trabeculoplasty in pigmentary dispersion syndrome with glaucoma. Am J Ophthalmol. 1983;96:721–5.

[16] Tokuda N, Inoue J, Yamazaki I, et al. Effects of selective laser trabeculoplasty treatment in steroid–induced glaucoma. Nihon Ganka Gakkai Zasshi. 2012;116:751–7.

[17] Bozkurt E, Kara N, Yazici AT, et al. Prophylactic selective laser trabeculoplasty in the prevention of intraocular pressure elevation after intravitreal triamcinolone acetonide injection. Am J Ophthalmol. 2011;152:976–81.

[18] Rubin B, Taglienti A, Rothman RF, et al. The effect of selective laser trabeculoplasty on intraocular pressure in patients with intravitreal steroid–induced elevated intraocular pressure. J Glaucoma. 2008;17:287–92.

[19] Aktas Z, Deniz G, Hasanreisoglu M. Prophylactic selective laser trabeculoplasty in the prevention of intraocular pressure elevation after intravitreal triamcinolone acetonide injection. Am J Ophthalmol. 2012;153:1008–9.

[20] The Glaucoma Laser Trial (GLT). 2. Results of argon laser trabeculoplasty versus topical medicines. The Glaucoma Laser Trial Research Group. Ophthalmology. 1990;97:1403–13.

[21] The Glaucoma Laser Trial (GLT) and glaucoma laser trial

follow-up study: 7. Results. Glaucoma Laser Trial Research Group. Am J Ophthalmol. 1995;120:718-31.

[22] Wise JB. Glaucoma treatment by trabecular tightening with the argon laser. Int Ophthalmol Clin. 1981;21:69-78.

[23] Melamed S, Pei J, Epstein DL, et al. Delayed response to argon laser trabeculoplasty in monkeys. Morphological and morphometric analysis. Arch Ophthalmol. 1986;104:1078-83.

[24] Van Buskirk EM, Pond V, Rosenquist RC, et al. Argon laser trabeculoplasty. Studies of mechanism of action. Ophthalmology. 1984;91:1005-10.

[25] Bylsma SS, Samples JR, Acott TS, et al. Trabecular cell division after argon laser trabeculoplasty. Arch Ophthalmol. 1988;106:544-7.

[26] Johnson DH, Richardson TM, Epstein DL, et al. Trabecular meshwork recovery after phagocytic challenge. Curr Eye Res. 1989;8:1121-30.

[27] Kramer TR, Noecker RJ. Comparison of the morphologic changes after selective laser trabeculoplasty and argon laser trabeculoplasty in human eye bank eyes. Ophthalmology. 2001;108:773-9.

[28] Cvenkel B, Hvala A, Drnovsek-Olup B, et al. Acute ultrastructural changes of the trabecular meshwork after selective laser trabeculoplasty and low power argon laser trabeculoplasty. Lasers Surg Med. 2003;33:204-8.

[29] Schwartz LW, Spaeth GL, Traverso C, et al. Variation of techniques on the results of argon laser trabeculoplasty. Ophthalmology. 1983;90:781-4.

[30] Weinreb RN, Ruderman J, Juster R, et al. Influence of the number of laser burns administered on the early results of argon laser trabeculoplasty. Am J Ophthalmol. 1983;95:287-92.

[31] Lustgarten J, Podos SM, Ritch R, et al. Laser trabeculoplasty. A prospective study of treatment variables. Arch Ophthalmol. 1984;102:517-9.

[32] Weinreb RN, Wilensky JT. Clinical aspects of argon laser trabeculoplasty. Int Ophthalmol Clin. 1984;24:79-95.

[33] Melamed S, Ben Simon GJ, Levkovitch-Verbin H. Selective laser trabeculoplasty as primary treatment for open-angle glaucoma: a prospective, nonrandomized pilot study. Arch Ophthalmol. 2003;121:957-60.

[34] Lanzetta P, Menchini U, Virgili G. Immediate intraocular pressure response to selective laser trabeculoplasty. Br J Ophthalmol. 1999;83:29-32.

[35] Glaucoma Laser Trial Research Group. The Glaucoma Laser Trial. I. Acute effects of argon laser trabeculoplasty on intraocular pressure. Arch Ophthalmol. 1989;107:1135-42.

[36] Hoskins HD Jr, Hetherington J Jr, Minckler DS, et al. Complications of laser trabeculoplasty. Ophthalmology. 1983;90:796-9.

[37] Rouhiainen H, Leino M, Teräsvirta M. The effect of some treatment variables on long-term results of argon laser trabeculoplasty. Ophthalmologica. 1995;209:21-4.

[38] Shingleton BJ, Richter CU, Dharma SK, et al. Long-term efficacy of argon laser trabeculoplasty. A 10-year follow-up study. Ophthalmology. 1993;100:1324-9.

[39] Feldman RM, Katz LJ, Spaeth GL, et al. Long-term efficacy of repeat argon laser trabeculoplasty. Ophthalmology. 1991;98:1061-5.

[40] Grayson DK, Camras CB, Podos SM, et al. Long-term reduction of intraocular pressure after repeat argon laser trabeculoplasty. Am J Ophthalmol. 1988;106:312-21.

[41] Hong BK, Winwe JC, Martone JF, et al. Repeat selective laser trabeculoplasty. J Glaucoma. 2009;18:180-3.

[42] Damji KF, Shah KC, Rock WJ, et al. Selective laser trabeculoplasty v argon laser trabeculoplasty: a prospective randomized clinical trial. Br J Ophthalmol. 1999;83: 718-22.

第46章　激光周边虹膜切除术和虹膜成形术
Laser Peripheral Iridotomy and Iridoplasty

Jocelyn L. Chua　Monisha E. Nongpiur　Andrew Tsai　Tin Aung　著
陈雪莉　译

一、激光周边虹膜切除术

（一）概述

激光周边虹膜切除术（LPI）是处理瞳孔阻滞引起的房角关闭的一线治疗手段（图46-1）。瞳孔阻滞被认为是房角关闭的主要发病机制，其特征是在瞳孔水平上存在房水从后房流到前房的阻力，LPI可以减小这种压力差[1-3]。

（二）适应证

- LPI最明确的适应证是急性原发性房角关闭（APAC）[4]。原发性房角关闭的急性表

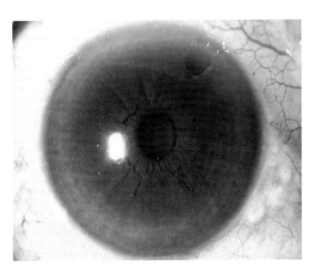

▲ 图46-1　右眼鼻上象限的激光周边虹切口

现为头痛、恶心、视物模糊、眼红、瞳孔中度散大和眼压显著升高。由于角膜水肿的存在，在APAC眼进行LPI通常是困难的。使用药物来降低眼压的初步治疗可能会提高角膜清晰度，其他降眼压的选择包括角膜压陷、前房穿刺和周边虹膜成形术，所有这些都可能有必要选择来方便激光手术[5]。

- 预防性的对侧眼进行LPI术已被证明对预防该眼发展为急性发作是有效的。

- 几项既往研究报道，LPI对原发性闭角型青光眼（PACG）和原发性房角关闭（PAC）[1, 6]的眼有降眼压作用，而LPI可能没有明确的对青光眼性视神经病变眼有治疗效果，在这样的眼，它仍然是最初治疗，但是患者应严格定期监测眼压，以控制可能出现的治疗后眼压升高。

- 对解剖性房角狭窄或疑似PAC（PACS）的眼进行预防性LPI也是常见的做法。然而，目前还没有足够的证据表明，预防性的LPI对于预防PACS的疾病进展是有益的。中山房角关闭预防性临床试验旨在进一步评估在PACS中进行LPI的适应证，并帮助确定哪些患者发生进展的风险最大[7]。

- LPI的其他适应证包括缓解其他原因引起

的瞳孔阻滞，如无晶状体眼和人工晶状体眼的瞳孔阻滞，以及产生 360° 瞳孔后粘连和虹膜膨隆的葡萄膜炎性青光眼。

（三）禁忌证

LPI 的禁忌证包括：周边虹膜不清晰、前房角明显粘连性关闭，以及患者不能配合激光手术。导致周边虹膜不清晰的情况包括。

- 角膜水肿。
- 严重的老年环和角膜混浊。
- 前房消失。

引起前房角粘连性关闭的情况包括新生血管性青光眼和虹膜角膜内皮综合征（ICE）。

（四）手术技巧

LPI 可使用序贯的 Nd：YAG 激光器治疗或仅使用 Nd：YAG 激光器。前一种技术通常在较深色的虹膜上进行，因为氩激光有助于使虹膜局部厚度变薄，同时尽量减少周围虹膜组织的损伤，然后使用 YAG 激光会产生光爆破效应，造成更大的虹膜切开口。仅使用 Nd：YAG 激光就足以完成较浅颜色虹膜的 LPI 术。

1. 术前
- 局部使用毛果芸香碱（1%～4%）来使虹膜间质疏松拉伸。
- 局部使用溴莫尼定用于减小术后的眼压高峰。

2. 术中
- 手术在局部麻醉下进行，使用的是 Abrahams 或 Weiss 角膜接触镜头。这种镜头有一个透镜体，它能将激光能量集中到虹膜的一个焦点上。
- 作者的首选虹膜切开位置是上方或鼻上象限周边 1/3 的虹膜。然而，一些外科医生喜欢在 3 点钟或 9 点钟位进行治疗，因为

他们觉得这样可以减少上睑泪膜产生的棱镜效应。

- 氩激光能量使用 50μm 大小光斑，在 50ms 的时间内，每次发射能量为 500～1000mW，虹膜的全层穿透可通过色素柱的出现来识别。
- 然后使用 Nd：YAG 激光（2.0～3.0mJ）扩大虹膜切开孔。虹膜切除口的开放可通过后照法透光和加深的前房得以确认。

（五）术后处理

- 眼压测量通常在手术后 30min 进行。
- 局部类固醇激素每天使用 4～6 次，持续 1 周，以控制炎症。
- 在出现激光诱发的眼压高峰时，使用降眼压药物。

（六）LPI 治疗后的解剖变化

除了缓解潜在的瞳孔阻滞和降低眼压外，LPI 还可加深前房和加宽房角（图 46-2）[3, 8-10]。LPI 治疗后房角打开的量，术前预测因素包括较大的晶状体拱高、较厚的虹膜和较高的基线眼压可产生较大的效应[10]。

前房加深表现为前房的深度、面积和容积增加。房角的加宽可通过房角镜检查观察到，用超声生物显微镜和前节光学相干断层扫描可以将房角打开距离，对小梁 - 虹膜间隙面积和房角隐窝面积进行定量。同样，影像学研究通过虹膜曲率的降低进行定性和定量评估，也显示出 LPI 后虹膜变平[3, 8-10]。

（七）并发症

与 LPI 相关的常见并发症包括激光后眼压升高[11, 12]、炎症和前房积血。这些并发症通常是自限性的、无须解决且无后遗症。其他较不常见但

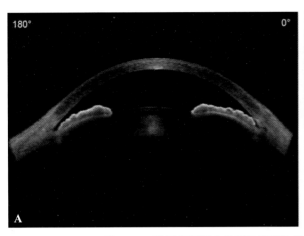 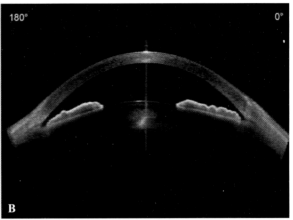

▲ 图 46-2　除了缓解潜在的瞳孔阻滞和降低眼压外，**LPI** 还可加深前房和加宽房角

A. 激光虹膜周切术前的前节 OCT（ASOCT）图像；B. 激光虹膜周切术后的 ASOCT 图像显示加宽的房角

较差预后的并发症包括单眼视觉障碍、白内障形成、角膜内皮失代偿和恶性青光眼[13]。

降眼压药物的预处理可有效预防激光后眼压升高，另外，在 Nd：YAG 激光行周边虹膜切除治疗之前用氩激光可最大限度地减少出血的发生[14]。

有报道 LPI 后出现视觉障碍，如重影、亮水平线和眩光。这些症状会使视力减弱，因此，在进行激光手术之前，需要对患者进行适当的沟通。尽管尚未完全阐明出现这些视觉障碍的原因，但视觉障碍通常（但并非总是）是短暂的，虽然症状最初归因于虹膜切开口定位不当，上眼睑未完全覆盖[15]，但一项研究表明，虹膜切开口的大小和部位均与这些激光后视觉症状无关[16]，皮质性白内障的严重程度可能是这种并发症的原因。LPI 后的前 12 个月内[17]，白内障进展呈核性、皮质性和（或）后囊下混浊。当 LPI 后患者出现视觉障碍时，应向他 / 她解释这是正常现象，并且症状是暂时性的。如果症状在 1 个月或 2 个月内没有得到解决并且相当困扰，则可以尝试采用多种策略来解决该问题，如彩色隐形眼镜、扩大虹膜切开口、覆盖 LPI 口的角膜染色或白内障手术。当发生这种情况时，与患者进行充分交流对于维持健康的医患关系至关重要。

LPI 术后角膜内皮失代偿的发病率在 1.8%～20%[18]，相关的危险因素包括原本存在角膜内皮病变，如 Fuchs 角膜内皮营养不良、之前有急性房角关闭病史、角膜内皮的直接激光损伤［由于激光能量高和（或）激光斑数量多］。研究表明，在激光治疗区域的角膜内皮细胞计数确有减少[19]。

经验与教训

- 用毛果芸香碱预处理以使瞳孔缩小和虹膜变薄；使用局部青光眼药物，如溴莫尼定和多佐胺，以防止激光后眼压升高。

- 在预期的虹膜切开部位用氩激光（即序贯的氩 -Nd：YAG）进行预处理，以减少发生前房积血的风险。

- 避免在 12 点钟位置进行虹膜切开，因为由激光手术产生的气泡可能会妨碍进一步的激光操作。

- 对于在急性原发性房角关闭眼，应适当降低眼压，使角膜恢复透明，确保可以顺利进行 LPI。

- 可通过聚焦透镜进行激光操作，以最大限度地减少对角膜的伤害。

- 如果可能，将 LPI 放在虹膜隐窝或虹膜基质的较薄区域上。
- 在炎症（与葡萄膜炎或原发性房角关闭急性发作相关）的情况下，偶尔很难在一个疗程中完成全厚度 LPI。首次尝试后，可以使用局部皮质类固醇和降低眼压的药物治疗，几天后再次完成 LPI。
- 如果患者的一只眼出现闭角，请对另一只眼进行房角镜检查，因为这将有助于深入了解其潜在机制。
- 如果患者出现双侧房角关闭，则必须排除睫状体前旋，这有时可在使用了托吡酯或某些具有磺胺成分的药物中看到。

二、激光虹膜成形术

（一）概述

氩激光周边虹膜成形术（ALPI）（图 46-3）是一种无创、简单且有效的手术，可以打开对应关闭处的前房角（ACA）。

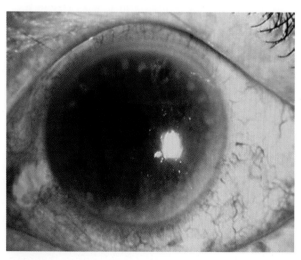

▲ 图 46-3　接受过激光虹膜成形术的急性房角关闭眼（同时进行了激光周边虹膜切除）

（二）适应证

氩激光周边虹膜成形术可在各种房角关闭的情况下进行，或可用作联合治疗。

- 在高褶虹膜构型眼中，虹膜切除术无法打开 ACA，ALPI 可以将虹膜根部拉离小梁网。
- 在急性原发性房角关闭眼中，ALPI 可被作为初始治疗或在有某些因素无法成功进行周边虹膜切除术的治疗，包括角膜水肿、浅前房、严重炎症或极端大瞳孔。在施行 LPI 和其他最终治疗之前，可以使用 ALPI 来缓解房角关闭并降低眼压 [20]。
- 在慢性房角关闭眼中，ALPI 可以治疗对应方位的关闭房角。
- 虹膜成形术可用于其他原因导致的继发性房角关闭，如在较小眼球或真性小眼球、虹膜囊肿或存在睫状体旋前的情况下，以及在巩膜扣带术后。在这些情况下，房角关闭但通常不存在瞳孔阻滞因素。
- 在患有晶状体相关性青光眼或晶状体向前半脱位的眼中，ALPI 可作为缓解房角关闭的临时措施。
- 虹膜成形术可以用作辅助治疗，以加深前房角，以利于后续的激光小梁成形术。
- ALPI 在患有周边虹膜前粘连（PAS）的眼中成功率相对有限。然而，一些作者描述了在 PAS 发生时间较短的眼中使用 ALPI 的情况，激光是在房角镜辅助下进行，应将激光打在粘连处的基底部，这也被称为房角成形术。应该指出的是，ALPI 通常用于贴附性房角关闭可更成功 [21]。
- 在接受过切开性房角分离术后，ALPI 可以用作辅助性治疗，以打开持续性或复发性的房角粘连关闭[22]。

（三）禁忌证

ALPI 的禁忌证很少。对于前房消失或前房非常浅的眼睛，存在对角膜内皮不可避免的损害风险，因此不应进行 ALPI。

如果出现广泛的角膜水肿或混浊，这会使外科医生的操作视野不良，并导致激光不能聚焦，这在虹膜成形术中是禁忌的，因为可能会损坏眼部结构的连续性；继发于葡萄膜炎、新生血管性青光眼或虹膜角膜内皮综合征的房角粘连性关闭也是 ALPI 的禁忌证[20]。

相对禁忌证是浅色虹膜，因为 ALPI 会引起某种形式的创伤性瞳孔散大，这在双眼同时进行治疗时有时可能造成双侧瞳孔不对称。

（四）手术技巧

ALPI 可在门诊进行局部麻醉下施行。

1. 术前

- 在治疗前 1h 局部使用 2% 或 4% 毛果芸香碱可拉伸虹膜基质。
- 局部使用溴莫尼定可降低术后眼压峰值。
- 降低眼压还有助于减轻角膜水肿并改善虹膜的可视性。方法包括局部和全身性降眼压药，如乙酰唑胺或甘露醇、前房穿刺或使用局部甘油。

2. 术中

最常用的是氩激光器，激光设置应是低功率、大光斑和长时间。推荐使用 Abraham 虹膜周切镜头。

初始激光设置通常为 100～400mW、300～500μm和 300～500ms。其他报道的激光设置为 50～500μm、500ms 和 150～1000mW。

然后，根据情况逐步调整激光的治疗功率

和持续时间。如果没有虹膜收缩，则稍微增加功率；如果释放出色素、听到爆裂声或看到气泡，则应适当降低功率。浅色虹膜由于激光能量吸收减少，而需要更大的功率。

治疗区域：每象限进行 5～6 次周边虹膜激光烧灼，在全周 360° 范围总共 20～24 个光斑（相隔两个光斑大小）。在急性原发性房角关闭眼中，如果将 ALPI 用作初始治疗，则对 180° 范围的周边虹膜治疗即足以中止发作。

激光束应垂直于虹膜表面以均匀收缩虹膜，如果需要，可以在第一行激光斑的更周边处进行第二行激光治疗。应注意避开 PAS、放射状的虹膜血管、虹膜缺损或异常的部位。

一些作者描述了二极管激光器或倍频 Nd：YAG 激光的应用，并取得了良好的效果[23, 24]。

（五）作用机制

虹膜成形术收紧了周边虹膜，将其从小梁网向后拉，因此，前房角被拉开。

组织病理学研究显示，前 2/3 厚度的虹膜基质有收缩沟槽形成、成纤维细胞样细胞增殖、胶原沉积于虹膜表面、基质胶原变性、血管凝固性坏死[25]。短期效果是通过热收缩来实现的，长期来看，在激光应用区域有成纤维细胞膜的收缩。

（六）术后处理

局部给予溴莫尼定可预防眼压升高。可以每天使用 4～6 次局部类固醇激素、持续 5 天，以减少炎症反应。

（七）并发症

ALPI 最常见的并发症是轻度短暂的虹膜炎，通常可以用局部类固醇激素治疗；眼压升高可由色素播散、蛋白质渗漏或炎症引起，这通常可使用局部降眼压药控制。

角膜内皮灼伤可能发生，特别是在浅前房和广泛角膜水肿眼。轻度的内皮灼伤在几天内自行消退，但偶有长期角膜内皮失代偿的风险，尤其是在已有 Fuchs 角膜内皮营养不良的患者中。为了防止角膜内皮灼伤，一些作者描述了在进行 ALPI 之前，先将最初的收缩烧灼部位放置在更靠瞳孔的中心位置以加深前房[20]。

其他并发症包括瞳孔变形、局灶性虹膜萎缩和虹膜穿孔。少数情况下，过度治疗也可能导致虹膜坏死。

（八）手术效果

1. 急性房角关闭

急性房角关闭的最终治疗方法是 LPI，虹膜成形术可作为一种初始治疗方案。它已被证明在前 2h 内比全身药物降眼压更快[26]。Lai 等比较了 ALPI 和全身性降压药［如乙酰唑胺和（或）甘露醇］的使用后，在平均 15 个月的随访中，接受 ALPI 和全身降眼压药治疗眼的平均眼压和青光眼药物需求方面并没有差异[27]。

2. 高褶虹膜综合征

高褶虹膜综合征是虹膜成形术的绝对适应证，它可以缓解高褶虹膜在 LPI 术后的贴附性房角关闭。一项研究发现，在接受治疗大于 6 年后，87% 接受治疗的眼在仅接受一次治疗后仍然保持房角开放[28]。

3. 晶状体相关性青光眼

晶状体相关性青光眼的明确治疗方法是白内障摘除。Tham 等对 10 例同时外用阿托品

和噻吗心胺的患者进行了 ALPI 作为初始治疗的连续疗效评估。在行 ALPI 后，平均眼压从 56.1 ± 12.5mmHg 降至 15 分钟的 45.3 ± 14.5mmHg，30 分钟 37.6 ± 7.5mmHg，60 分钟 34.2 ± 9.7mmHg，120 分钟 25.5 ± 8.7mmHg，1 天 13.6 ± 4.2mmHg，而无 ALPI 相关并发症[29]。

（九）手术治疗选择中的地位

ALPI 在治疗贴附性房角关闭是有用的，在除了瞳孔阻滞以外的其他房角关闭因素存在时，ALPI 也可以作为一种暂时性的治疗措施。但是，仍然需要明确的处理办法来解除其主要潜在机制。

经验与教训

- 成功实现 ALPI 的前提条件是贴附性的房角关闭。理想情况下，术前房角镜检查应由经验丰富的检查人员进行。

- 良好的视野对于防止对角膜的连续性损害至关重要。理想情况下，术前应将眼压控制良好，尽管在某些 APAC 发作情况下可能无法做到。

- 为了使虹膜周边部得到烧灼，使瞄准光束在巩膜上于角膜缘形成新月形是很有用的，可以嘱咐患者朝光束方向看[20]。

- 仔细缓慢提高 / 减小功率和持续时间，对于防止诱发过度炎症和眼压升高也很重要。

- 应该以周边虹膜作为目标，以最大限度地发挥虹膜收缩的功效。

参考文献

[1] Nolan WP, Foster PJ, Devereux JG, et al. YAG laser iridotomy treatment for primary angle closure in East Asian eyes. Br J Ophthalmol. 2000;84:1255–9.

[2] Snow JT. Value of prophylactic peripheral iridectomy on the second eye in angle closure glaucoma. Trans Ophthalmol Soc U K. 1977;97:189–91.

[3] Gazzard G, Friedman DS, Devereux JG, et al. A prospective ultrasound biomicroscopy evaluation of changes in anterior segment morphology after laser iridotomy in Asian eyes. Ophthalmology. 2003;110:630–8.

[4] Saw SM, Gazzard G, Friedman DS. Interventions for angle–closure glaucoma: an evidence–based update. Ophthalmology. 2003;110:1869–78.

[5] Friedman DS, Chew PT, Gazzard G, et al. Long–term outcomes in fellow eyes after acute primary angle closure in the contralateral eye. Ophthalmology. 2006;113:1087–91.

[6] Salmon JF. Long–term intraocular pressure control after Nd–YAG laser iridotomy in chronic angle–closure glaucoma. J Glaucoma. 1993;2:291–6.

[7] Jiang Y, Friedman DS, He M, et al. Design and methodology of a randomized controlled trial of laser iridotomy for the prevention of angle closure in southern China: the Zhongshan angle Closure Prevention trial. Ophthalmic Epidemiol. 2010;17:321–32.

[8] Ang GS, Wells AP. Changes in Caucasian eyes after laser peripheral iridotomy: an anterior segment optical coherence tomography study. Clin Exp Ophthalmol. 2010;38:778–85.

[9] Lei K, Wang N, Wang L, et al. Morphological changes of the anterior segment after laser peripheral iridotomy in primary angle closure. Eye (Lond). 2009;23:345–50.

[10] How AC, Baskaran M, Kumar RS, et al. Changes in anterior segment morphology after laser peripheral iridotomy: an anterior segment optical coherence tomography study. Ophthalmology. 2012;119:1383–7.

[11] Jiang Y, Chang DS, Foster PJ, et al. Immediate changes in intraocular pressure after laser peripheral iridotomy in primary angle–closure suspects. Ophthalmology. 2012;119:283–8.

[12] Lee TL, Yuxin Ng J, Nongpiur ME, et al. Intraocular pressure spikes after a sequential laser peripheral iridotomy for angle closure. J Glaucoma. 2014;23:644–8.

[13] Cashwell LF, Martin TJ. Malignant glaucoma after laser iridotomy. Ophthalmology. 1992;99:651–8.

[14] Goins K, Schmeisser E, Smith T. Argon laser pretreatment in Nd:YAG iridotomy. Ophthalmic Surg. 1990;21:497–500.

[15] Spaeth GL, Idowu O, Seligsohn A, et al. The effects of iridotomy size and position on symptoms following laser peripheral iridotomy. J Glaucoma. 2005;14:364–7.

[16] Congdon N, Yan X, Friedman DS, et al. Visual symptoms and retinal straylight after laser peripheral iridotomy: the Zhongshan Angle–Closure Prevention Trial. Ophthalmology. 2012;119:1375–82.

[17] Yip JL, Nolan WP, Gilbert CE, et al. Prophylactic laser peripheral iridotomy and cataract progression. Eye (Lond). 2010;24:1127–34.

[18] Ang LP, Higashihara H, Sotozono C, et al. Argon laser iridotomy–induced bullous keratopathy a growing problem in Japan. Br J Ophthalmol. 2007;91:1613–5.

[19] Park HY, Lee NY, Park CK, et al. Long–term changes in endothelial cell counts after early phacoemulsification versus laser peripheral iridotomy using sequential argon:YAG laser technique in acute primary angle closure. Graefes Arch Clin Exp Ophthalmol. 2012;250:1673–80.

[20] Ritch R, Tham CC, Lam DS. Argon laser peripheral iridoplasty (ALPI): an update. Surv Ophthalmol. 2007;52: 279–88.

[21] Wand M. Argon laser gonioplasty for synechial angle closure. Arch Ophthalmol. 1992;110:363–7.

[22] Tanihara H, Nagata M. Argon–laser gonioplasty following goniosynechialysis. Graefes Arch Clin Exp Ophthalmol. 1991;229:505–7.

[23] Chew PT, Wong JS, Chee CK, et al. Corneal transmissibility of diode versus argon lasers and their photothermal effects on the cornea and iris. Clin Exp Ophthalmol. 2000;28:53–7.

[24] Lai JS, Tham CC, Chua JK, et al. Immediate diode laser peripheral iridoplasty as treatment of acute attack of primary angle closure glaucoma: a preliminary study. J Glaucoma. 2001;10:89–94.

[25] Sassani JW, Ritch R, McCormick S, et al. Histopathology of argon laser peripheral iridoplasty. Ophthalmic Surg. 1993;24:740–5.

[26] Lam DSC, Lai JSM, Tham CCY, et al. Argon laser peripheral iridoplasty versus conventional systemic medical therapy in treatment of acute primary angle–closure glaucoma: a prospective, randomized, controlled trial. Ophthalmology. 2002;109:1591–6.

[27] Lai JSM, Tham CCY, Chua JKH, et al. To compare argon laser peripheral iridoplasty (ALPI) against systemic medications in treatment of acute primary angle–closure: mid–term results. Eye. 2006;20:309–14.

[28] Ritch R, Tham CCY, Lam DSC. Long–term success of argon laser peripheral iridoplasty in the management of plateau iris syndrome. Ophthalmology. 2004;111:104–8.

[29] Tham CCY, Lai JSM, Poon ASY, et al. Immediate argon laser peripheral iridoplasty (ALPI) as initial treatment for acute phacomorphic angle–closure (phacomorphic glaucoma) before cataract extraction: a preliminary study. Eye. 2005;19:778–83.

第 47 章　睫状体光凝术
Cyclophotocoagulation

Donna Nguyen　Kimberly A. Mankiewicz　Nicholas P. Bell　著

陈雪莉　译

一、概述

19 世纪 30 年代，首先采用透热法对睫状体破坏性手术进行了介绍，选择性地破坏睫状突，从而降低房水的生成速度[1, 2]。此后，出现了其他几种方式，包括 β 射线照射[3]、电解[4]、冷冻[5]、超声[6] 和手术切除[7]。冷冻疗法被认为在诱发睫状突坏死和萎缩方面具有较小的破坏性和可预测性。然而，术后剧烈疼痛和炎症的发生率很高，并有较高比例的眼球萎缩和视力丧失[8, 9]。

使用光能对睫状体进行光凝治疗的概念形成了当今进行的睫状体光凝（CPC）[10] 方法。最初使用红宝石激光（693nm）[11]，但发现 Nd：YAG 激光（1064nm）在透巩膜和睫状上皮的能量吸收方面更为有效[12]。现在，半导体巩膜激光器（750～850nm）[13-14] 已成为透巩膜睫状体光凝（TSCPC）的首选激光器，即使巩膜透射比 Nd：YAG 激光 CPC 少。二极管激光器可以使睫状上皮中的黑色素吸收更多的能量[15]，从而使治疗更加集中，额外损害更少。内镜下睫状体光凝术（ECP）使用 810nm 二极管激光器在氙气光源和摄像机的内镜指导下直接处理睫状突。本章将重点介绍 TSCPC 和 ECP。

二、适应证

（一）透巩膜睫状体光凝

- 滤过性青光眼或房水引流植入物手术后，由于结膜瘢痕的形成限制了进一步青光眼手术的成功，因此青光眼的控制是不够的。

- 视力差的难治性青光眼，侵入性手术的风险超过了潜在的获益（眼内炎、明显出血和交感性眼炎）。通常包括新生血管性、外伤性、无晶状体、小儿、发育性、炎症性和硅油引起的青光眼，以及角膜移植引起的青光眼或结膜瘢痕严重的青光眼。

- 健康状况不佳，全身麻醉不安全的患者。

- 严重视力丧失或无光感但因眼压升高而引起顽固性疼痛。

- 获得医疗护理的途径有限，作为青光眼的一种初始外科治疗。

- 之前有过 TSCPC 失败，而眼压失控的患者。

- 术中出现脉络膜上腔出血高风险的患者，特别是由于不能停止抗凝剂、出血素质、血液病或高风险解剖结构（高度近视），可能是 TSCPC 的合适人选。

（二）内镜下睫状体光凝

- 难治性和人工晶状体儿童青光眼。
- 原发性青光眼手术联合白内障手术。

TSCPC 和 ECP 的适应证在过去的 10 年中都有了发展，往往是在传统的滤过性手术治疗失败以后，会采用这些治疗方案。CPC 通常用于治疗难治性青光眼，然而，在对视力良好眼进行初始手术治疗的研究中显示出了积极的结果，在加纳进行的一项前瞻性随机研究中，对接受 TSCPC 治疗的原发性开角型青光眼（POAG）患者，47% 的眼（92 只眼中的 37 只）眼压降低了 20% 或更多，无严重并发症，如低眼压、眼球萎缩、交感性眼炎等；然而，28% 的人出现了瞳孔散大。76% 的眼（79 只眼中的 60 只）在接受光凝治疗后视力保持不变甚至有所改善 [16]。一项回顾性研究显示，对 POAG 眼的平均治疗前视力范围在 20/20～20/120，进行单次 60～160J 能量的二极管 TSCPC 治疗，平均视力没有下降，尽管最终有 3 例（23 只眼，13%）发生视力减退，其中 2 个是由于白内障进展 [17]。其他评价 TSCPC 作为一种初始手术治疗的研究表明，即使有少见的严重并发症，但其显示出较好的成功率 [18-20]。

三、禁忌证

由于存在较大的视力丧失风险，CPC 通常不能在视力良好的眼中进行。然而，如上所述，TSCPC 已被评估作为一种初始手术治疗手段，特别是在发展中国家，这些国家缺乏常规的青光眼治疗手段，或无法进行充分的手术后随访以确保良好的治疗效果。对于一些老年人工晶状体眼青光眼患者，他们不能接受侵入性青光眼手术，是使用缓慢光凝设置 TSCPC 的适宜患者人群

（表 47-2）。对于一些巩膜变薄的眼球，应谨慎使用 TSCPC，如已有炎性结缔组织疾病、类风湿关节炎和 Wegner 肉芽肿病的患者，或之前接受过大巩膜切口的白内障手术眼。

ECP 与白内障手术等 [21, 22] 内眼手术相结合，可以减少对降眼压药物的需求，而具有较低的低眼压、眼球萎缩和严重视力丧失的风险。然而，由于 ECP 降眼压的程度似乎不大 [22]，所以 TSCPC 对压力非常高的眼球收益可能更大，尤其是在视觉潜力有限的情况下。对于视力良好但眼压过高且术中手术风险很小的健康患者，滤过性手术、房水引流物植入或微小切口青光眼手术可能是一种更合理的选择。

四、作用机制

睫状体光凝通过凝固和破坏睫状体以减少房水的生成来降低眼压。其机制被认为包括睫状上皮组织的破坏和睫状体血流量的减少。使用 Nd: YAG 激光的 TSCPC 对家兔的研究显示，睫状上皮凝固性坏死、睫状体上治疗区域 [23] 的血管破坏，人眼也有类似的结果 [24, 25]。在另一项研究中，使用二极管 TSCPC 处理的组织显示出睫状体肌肉和基质、睫状突和睫状上皮的明显破坏。相比之下，ECP 处理的组织显示睫状肌少量保留，而架构紊乱也相对较少 [26]。另一项研究也显示，TSCPC 和 ECP 在治疗区域立即产生血流量的严重减少甚至完全消失；然而，在透巩膜处理组的睫状突一直是无灌注的，而内镜处理组显示出一些随时间增加的再灌注 [27]。因此，二极管 TSCPC 术后引起睫状上皮慢性灌注不良的结论可能是其长期疗效和严重并发症的部分原因，包括低眼压和眼球萎缩。此外，手术引起的炎症反应被认为可能通过增加了葡萄膜巩膜流出途径来降低眼压 [28]。

五、特殊器械

用于接触式 TSCPC 最广泛使用的半导体是 Oculight SLx（Iridex, Mountain View, CA, USA）（图 47-1 和图 47-2）。该 G- 探头手柄即使每次使用后都用酒精清洗的情况下，仍可重复使用几次而不会能量减少[29]。

ECP 激光装置（Endo Optiks, Little Silver, NJ, USA）由激光内镜和设备控制台组成。激光内镜包含 810nm 二极管激光光纤、氙气光源、氦氖激光瞄准光束及连接到控制台的视频成像摄像机。控制台有调整激光功率、持续时间、光线和瞄准光束强度的功能。由手术医生控制的脚踏板通过观看视频监视器而不是通过手术显微镜来控制手术进程[22]。

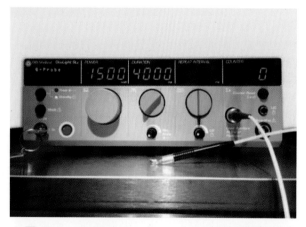

▲ 图 47-1　**Oculight SLx（Iridex）**用于透巩膜睫状体光凝的二极管激光系统

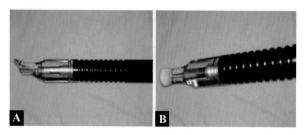

▲ 图 47-2　**Oculight SLx 光学纤维手柄 G- 探头（Iridex）**外观

A. 从侧面看；B. 从顶上看

六、手术技巧

（一）透巩膜睫状体光凝

由于 TSCPC 术中疼痛严重，如果是在小手术或激光治疗时保持清醒的患者，需要进行球后或球周麻醉。我们推荐使用 2% 的利多卡因和 0.75% 的布比卡因 1∶1 混合，因为它还能控制术后几个小时的疼痛。在眼球被充分麻醉之前不应开始治疗。二极管 TSCPC 通常使患者在仰卧或斜卧位进行。如果患者不能忍受局部麻醉阻滞（年轻或焦虑的患者），可以在手术中诱导全麻（气管内麻醉或喉罩麻醉），即使在全身麻醉的情况下，也可以在术后的前几个小时内进行球后麻醉，以减少术后不适，开睑器通常用来充分暴露眼球。

接触式 TSCPC 最初使用 Nd：YAG 激光使用圆形蓝宝石探头尖端进行，但被更便携、紧凑和相对便宜的半导体固态二极管激光系统所取代。该二极管激光器利用波长为 810nm，其巩膜透射比 Nd：YAG 激光器少，但黑色素对能量的吸收大得多。一种常用的商用二极管激光器是 Oculight SLx（Iridex）（图 47-1）。激光能量通过一种名为 G- 探头（Iridex）的光纤手柄传输。G- 探头脚板呈球形弯曲，以匹配眼球的周围曲率。探头的跟部放置在邻近角膜缘的结膜上，因此光纤头在角膜缘后 1.2mm，就正好在睫状体位置上（图 47-2）。探头在每次激光发射的整个持续时间内牢固地固定在结膜和巩膜上（图 47-3）。传统的初始功率设置为 1500～1750mW，持续时间设置为 2000ms（2s）（表 47-1）[13]，功率以 250mW 的增量增加，直到听到爆裂声，然后以较小的增量减少，直到听不到爆裂声，其余的治疗在这个功率下完成。可听到的爆裂声是由过度

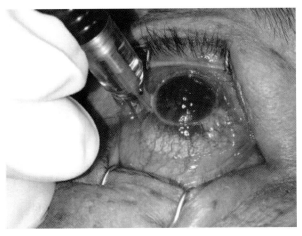

▲ 图 47-3　透巩膜睫状体光凝的应用

表 47-2　二极管透巩膜睫状体光凝设置 *

能量	1500～2500mW
时间	2.0s

*. 光斑间距为半个完整探头尖端大小

的组织爆破引起的，因此人们认为，设置比该水平低一挡的功率是减少炎症反应的首选设置[30]。通过将塑料探头的侧边对准，由前一次激光放置的结膜压痕的光纤点形成的压痕标记上，沿圆周使用激光治疗，每次应用间隔为探头尖端宽度的一半。大约可以处理 270° 以上，保留颞侧象限，以最大限度地减少眼前段缺血的风险。然而，另一种选择是处理 360° 的全周睫状突，只留出 3 点钟和 9 点钟的位置。

表 47-1　缓慢光凝设置 [30, 31] *

虹膜颜色	能量（mW）	时间（s）
黑色或浅棕	1200～1250	4～4.5
其他	1500	4.0

*. 光斑间距为一个完整探头尖端大小

较低的能量水平和较长的持续时间也被报道成功使用[8, 31]。这种"慢凝技术"是笔者的首选治疗方法（表 47-2）[32]。持续时间翻倍至 4000ms，初始功率设置更低（1250mW）。与传统的治疗设置一样，功率被缓慢调整到刚好低于可听到爆裂声水平。由于持续时间越长，睫状突破坏面积越大，治疗点数就越少，间距为一个完整探头尖端大小（而不再是一半）。

如果采用重复治疗来逐渐进行眼压控制，可以使用超过 180° 的激光范围来降低过度治疗和引起眼球萎缩的风险。额外的 TSCPC（3 次或更多次数）也可以以 180° 的增量进行，与之前的 180° 重叠处理 90°。

虽然目前还不常见，非接触式 TSCPC 可以用 Nd：YAG 激光器执行，是一个波长为 1064nm 的连续波的热模式激光器。患者坐在激光裂隙灯前，光束瞄准睫状体上方的结膜，但离焦 1.0～1.5mm 后（巩膜下），从而凝固睫状突。一个平行于角膜缘后 1.0mm 的接触镜头可以用来撑开眼睑并使结膜变白，或者也可以使用开睑器。每个象限使用 8～10 次发射，处理 270°～360° 的范围，但是对于有低眼压风险的患者可以调整到 180°。

（二）内镜下睫状体光凝

ECP 治疗可采用球后、球周、局部或前房内麻醉，在某些情况下可以考虑全身麻醉。采用 ECP 方法达到睫状体部位有两种主要入路：角膜缘和睫状体平坦部。

角膜缘入路时，扩瞳后，在颞侧制作 1.5～2.0mm 长的穿刺口。在白内障手术中常用的透明角膜和巩膜隧道切口都可作为 ECP 探头足够的入路切口。前房内充满内聚型的黏弹剂，并在虹膜和晶状体之间，也予填充，以加深睫状沟的间隙，使 ECP 探头更容易接近睫状突。然后将 18 或 20 号探头通过切口插入睫状沟，在 ECP 系统监视器上可以看到睫状突后就可以开始治疗了。激光被设置为连续波，能量设置在 300~900mW[22] 逐渐调整。ECP 探头被放置在离组织 1.0~3.0mm 的位置，激光能量打到每一个睫状突上，直到出现收缩和白化。睫状突被单个处理或在多个之间以"绘图"的方式处理。如果能量过大，睫状突会爆裂（或"爆破"）并形成气泡，可能导致过度炎症。约 180° 的睫状突可以用一个切口治疗，但更大范围的治疗需要用弯曲探头治疗。在鼻侧 180° 睫状突治疗后，第二个切口可选在鼻侧，来处理前面第一个切口下的睫状突。建议通过两个切口部位进行至少 270° 治疗，以更大程度、更长时间的降低眼压[33]。在闭合伤口之前，用注吸的方法将前房的黏弹剂彻底去除，以防止术后眼压高峰的发生。

如果存在前房型人工晶状体、眼前节破坏或视野困难，最好采用睫状体平坦部入路。对于玻璃体切除后的眼，无论是人工晶状体还是无晶状体眼，都可以很容易地在平坦部进行切口，使睫状体突完全可见。对于那些没有进行过玻璃体切除的失明眼，除非可以同时进行玻璃体切除，否则这个操作通常是比较困难的。通过下方平坦部或前房插入进水管，在上方创建两个切口分别使用 ECP 探头（和玻切头，如果处理玻璃体的话）和照明线路。ECP 探头插入其中一个上方入口，然后另外 180° 睫状突的处理采用相反的方向。

七、术后处理

- 二极管 TSCPC 术后炎症明显，应预防处理。建议在手术结束时在结膜下注射短效类固醇激素[34]，手术后立即在包眼前使用阿托品和类固醇眼膏，当麻醉阻滞作用消失后，可以在晚间摘除眼罩，恢复青光眼的药物治疗。

- 如果担心黄斑水肿或炎症加重，可临时停用前列腺素或胆碱类药物。必要时再重新开始术前青光眼药物治疗以控制眼压。

- 术后局部类固醇激素应每天至少使用 4 次，但可能需要将频率提高到每 1~2 小时 1 次。局部类固醇激素应在炎症消退后 1~2 个月逐渐减少。

- 1% 阿托品，每日 1~2 次，用于睫状肌放松。阿托品的剂量可根据眼部搏动和疼痛的水平逐渐调整。

- 术后疼痛通常是轻度到中度的，弱的镇痛药通常足以维持手术后几天的疼痛。然而，如果疼痛非常严重，口服止痛药物可能也是必要的。

- 我们建议患者在 7~14 天内复查，以评估眼压、炎症程度和患者的不适程度。如果降眼压幅度较小，我们建议也等到眼部炎症安静后再重复这个治疗。

- 单纯 ECP 和 ECP 联合白内障手术的术后处理与单纯白内障手术相似，只是消炎药应在 1~2 个月后逐渐减少。在手术结束时结膜下或筋膜下注射短效类固醇激素和局部睫状肌麻痹剂也可以使用。

八、并发症

在 TSCPC 后，疼痛和结膜充血是常见的，但通常在最初的几天到几周内减轻；前房积血也很常见，尤其是在新生血管性青光眼患者中；前房炎症从轻度到中度不等，尽管少有一些患者会出现纤维蛋白凝块或前房积脓表现，这些都可以通过术后类固醇激素解决；可能出现暂时性眼压升高，其他报道的并发症包括低眼压[35]、可能由睫状体水肿引起的恶性青光眼[36, 37]、坏死性巩膜炎[38]和交感性眼炎[39, 40]。虽然是罕见并发症，但可能在 CPC 术后的长期低眼压发展至眼球萎缩。

最重要的并发症是视力丧失。在许多情况下，视力丧失部分与潜在的疾病过程有关，而不完全是激光治疗的直接结果[41]。CPC 在历史上曾被用于那些视力低下的人，但也被成功地用作视力良好的眼球的初始手术治疗，如前所述。

据报道，ECP 的并发症包括纤维蛋白渗出、前房积血、黄斑囊样水肿、视力丧失和脉络膜脱离[42]。目前还没有报道眼内炎、脉络膜出血或交感性眼炎并发于 ECP 的病例，但由于手术属于眼内操作，这些都有潜在的危险。术后早期眼压高峰可由残留的黏弹剂[33]和因 ECP 探头放置不当[43]造成的虹膜损伤引起。由于 ECP 的文献有限，潜在的和晚期的并发症可能还没有遇到或者被报道。

九、手术效果

透巩膜睫状体光凝术是一种公认的治疗顽固性青光眼的方法，同时广泛应用于视力潜力极小的晚期病例[44]。27 例顽固性严重青光眼患者（包括有晶状体、人工晶状体和无晶状体合并 POAG 和各种继发开角和闭角型青光眼）接受了 TSCPC 治疗，1 年累计成功率为 72%，2 年累计成功率为 52%。一项为期 10 年（平均 5.85 年）的回顾性研究分析了 68 只接受 Nd：YAG 激光 TSCPC 治疗的眼球，术前眼压为 36.3mmHg，1 年眼压为 22.6mmHg，5 年眼压为 18.9mmHg，10 年眼压为 18.9mmHg。10 年的总成功（IOP 3～25mmHg，无二次干预）为 48%[45]。在一项比较二极管透巩膜睫状体光凝和 Ahmed 青光眼引流阀的

随机试验中（New World Medical，Inc. Rancho Cucamonga，CA），在新生血管性青光眼患者中，二极管 TSCPC 组的眼压降低了 57%，而 Ahmed 组的眼压降低了 47%。TSCPC 组中有 6 只眼视力下降（33 只眼中，24%），而 Ahmed 组有 9 只眼视力下降（33 只眼中，27%）[46]。

在过去的 10 年间，内镜下睫状体光凝术在青光眼的治疗中得到了越来越广泛的应用。在一项对 68 只患有难治性青光眼的研究中，除接受白内障摘除和 ECP 联合治疗的患者外，所有患者的最大药物剂量治疗都失败了，而且大多数患者之前都接受过一次或多次青光眼手术。采用睫状体 180°～360°范围内的角膜缘或睫状体平坦部入路治疗，术前平均 IOP 为 27.7mmHg，平均 IOP 降低 34%，在平均 12.9 个月的随访期内，青光眼药物治疗从术前平均 3.0 减少到术后 2.0，在最后一次随访中，控制 IOP ＜ 22mmHg 的成功率为 90%[42]。

一项对 68 只眼进行的随机试验，比较了 ECP 和 Ahmed 青光眼引流阀治疗难治性青光眼的效果，发现这两种方法在降低眼压方面效果相同。ECP 组和 Ahmed 组在有或没有外用药物治疗的情况下，成功率分别为 73.6% 和 70.6%，IOP 在 6～20mmHg。总的来说，ECP 组的并发症发生率低于 Ahmed 组[47]。

在一项随机前瞻性研究中，对 58 例患者的 58 只眼进行了超声乳化联合 ECP 与超声乳化联合小梁切除术的比较，报道显示 30% 接受 ECP 治疗的患者在不用药的情况下眼压得到控制（＜ 19mmHg），65% 患者联合药物治疗眼压得到控制。在小梁切除术组，40% 和 52% 的患者在不用药和药物治疗的情况下眼压得到控制。

经验与教训

透巩膜睫状体光凝

- 最初对二极管 TSCPC 与 G- 探头的研究使用了 2000ms（2s）的持续时间来进行激光治疗，全周以半个 G- 探头直径的间距；对于 4000ms（4s）的持续时间，特别是对于色素较多的眼，作者建议在激光应用中将间距放到一整个 G- 探头直径，以防止由于治疗时间长而导致的结膜和巩膜过度灼伤。

- 用光纤或类似的探头透巩膜照射来确认睫状体的位置和范围是非常有用的，特别是在眼球解剖改变、睫状体先前破坏、巩膜葡萄肿区域或接受过眼内手术的眼。这可以在术前或术中，将光纤在一个较暗的房间中放置于巩膜上，观察巩膜缘区域，不规则的透光区可能为先前的睫状体破坏或损伤所造成；而不透光区域，通常表明睫状体所在的位置。

- 对于急性炎症和高眼压的眼球，特别是新生血管性青光眼，由于组织 pH 值低，麻醉剂渗入组织的能力差，很难获得良好的麻醉效果。因此，有必要进行多次球后注射并预留足够的时间使麻醉药物渗入组织，用眶上注射补充球后阻滞可能会有帮助。

- 激光能量剂量应逐渐调整。为了尽量减少睫状体休克导致的慢性低眼压和最终眼球萎缩的风险，在初始设置时不要过于激进。

- 根据我们的经验，拥有相对健康眼的年轻人的睫状体似乎恢复得更快，通常需要更多的治疗才能达到预期的眼压。由于增殖性糖尿病性视网膜病变或视网膜中央静脉阻塞（甚至终末期 POAG）而导致顽固性新生血管性青光眼的老年人往往对 CPC 反应较好，这可能是由术前睫状体已有血管损伤所致。

内镜下睫状体光凝

- 虽然 ECP 可以用局部或前房内麻醉进行，但对于新手 ECP 的手术医生来说，持续的止痛和制动可能是球后麻醉的优势[48]。

- 对于睫状体平坦部入路，如果前段手术医生对后段手术没有丰富的经验，应寻求视网膜外科医生的协助，建立睫状体平坦部入路口，进行前部玻璃体切除术[22]。

- 在 ECP 过程中，最好将探头保持在距离睫状突 2mm 的范围内。这个距离可以通过在监视器上以探头计算肉眼可见的睫状突数目来判断：2mm 的组织距离对应于肉眼可见 6 个睫状突[33]。

- 在睫状突的治疗过程中，重要的是要处理整个可见的睫状突，而不要为了追求担心的视力下降而仅仅治疗睫状突的顶部[49]。

- 虹膜拉钩可用于无晶状体眼或后囊膜受损、黏弹剂排出较困难的眼，这在 ECP 治疗中可抬高虹膜，以提供一种更安全的手段，能防止术后眼压升高[33]。

- 联合白内障手术时，在白内障摘除后植入人工晶状体之前行 ECP 可以提高睫状突的可视性[33]。

十、微脉冲睫状体光凝

微脉冲透巩膜睫状体光凝（MP-TSCPC）是一种新兴的光凝方法，也使用 810nm 激光光凝睫状体。然而，MP-TSCPC 并不是使用连续的能量波，而是使用短脉冲能量，让组织在激光脉冲之间有时间冷却，从而减少对周围组织的伤害。MP-TSCPC 与连续波 TSCPC 的激光功率（以 mW 计）和处理范围（180°～360°）相似，MP-TSCPC 唯一的变量是总处理时间和在治疗区域扫描探头时使用的技术（快与慢）[50]。Emanuel 等回顾性调查了 84 只接受 MP-TSCPC 治疗的眼，1 个月时 IOP 降低了 41.2%（平均 16.3～27.7mmHg），在 12 个月的随访中 IOP 继续下降，药物治疗也从术前的 3.3 减少到术后 1 个月直至 12 个月的 1.9，并发症包括低眼压、眼压高峰、前房积血、浆液性脉络膜脱离和视力丧失。3 个月后，近一半的眼球炎症持续，74% 的眼仍在接受局部类固醇眼药水治疗，41% 的患者在 3 个月时观察到至少有一行视力下降[51]。MP-TSCPC 与连续波 TSCPC 相比较的 48 例患者随机对照试验中，Aquino 等发现，在 12 个月时，MP-TSCPC 组 75% 的患者取得成功的初步结果（IOP6～21mmHg，从基线下降 30%），相比之下，TSCPC 患者 29% 的达到这个目标（$P < 0.01$）。然而，在 18 个月时，MP-TSCPC 组 52% 和 TSCPC 组 30% 取得了成功的初步结果（$P=0.13$），这时没有统计学意义。两组间再治疗率和用药情况无显著差异[52]。MP-TSCPC 组并发症多（$P=0.01$），但视力下降率无显著差异[52]。Lee 等发现，与儿科患者相比，成人患者的成功率更高，但样本量非常小（$n=9$）[53]。由于这项技术仍属新技术，目前尚没有长期研究。

十一、结论

总之，TSCPC 和 ECP 在青光眼手术治疗中都有一定的作用。其作用机制是通过光凝破坏睫状突而减少房水的产生，以及潜在增强了葡萄膜巩膜途径流出，其机制尚不清楚。术后炎症在两者中都很常见，但在 TSCPC 后更明显。有报道称，TSCPC 和 ECP 均能很好地降低眼压，尽管后者的效果更为温和。TSCPC 由于存在视力丧失风险，一直被用于晚期视力低下的难治性青光眼。然而，近年来，TSCPC 作为一种初始治疗方案，在视力良好的患者中也取得了较好的成功。ECP 通常用于视力良好的轻中度青光眼患者，特别是在白内障手术中。需要进一步的研究来更好地评估 ECP 的长期疗效，但它似乎是一种相对安全的外科治疗方案。TSCPC 和 ECP 将继续发展，并在青光眼手术治疗中继续发挥重要作用。

参考文献

[1] Vogt A. Versuche zur intraokularen Druckherabsetzung mittels Diatermieschadigung des Corpus ciliare (Zyklodiatermiestichelung). Klin Monastbl Augenheilkd. 1936;97:672-7.

[2] Weve H. Die Zyklodiatermie das Corpus ciliare bei Glaukom. Zentralbl Ophthalmol. 1933;29:562-9.

[3] Haik GM, Breffeilh LA, Barber A. Beta irradiation as a possible therapeutic agent in glaucoma. Am J Ophthalmol. 1958;31:945-52.

[4] Berens C, Sheppard LB, Duel AB. Cycloelectrolysis for glaucoma. Trans Am Ophthalmol Soc. 1949;47:364-82.

[5] Bietti G. Surgical intervention on the ciliary body; new trends for the relief of glaucoma. J Am Med Assoc. 1950;142:889-97.

[6] Coleman DJ, Lizzi FL, Driller J, et al. Therapeutic ultrasound in the treatment of glaucoma. II. Clinical applications. Ophthalmology. 1985;92:347-53.

[7] Freyler H, Scheimbauer I. [Excision of the ciliary body (Sautter

procedure) as a last resort in secondary glaucoma (author's transl)]. Klin Monbl Augenheilkd. 1981;179: 473–7.

[8] Pastor SA, Singh K, Lee DA, et al. Cyclophotocoagulation: a report by the American Academy of Ophthalmology. Ophthalmology. 2001;108:2130–8.

[9] Shields MB. Cyclodestructive surgery for glaucoma: past, present, and future. Trans Am Ophthalmol Soc. 1985;83: 285–303.

[10] Vucicevic ZM, Tsou KC, Nazarian IH, et al. A cytochemical approach to the laser coagulation of the ciliary body. Bibl Ophthalmol. 1969;79:467–78.

[11] Beckman H, Kinoshita A, Rota AN, et al. Transscleral ruby laser irradiation of the ciliary body in the treatment of intractable glaucoma. Trans Am Acad Ophthalmol Otolaryngol. 1972;76:423–36.

[12] Beckman H, Sugar HS. Neodymium laser cyclocoagulation. Arch Ophthalmol. 1973;90:27–8.

[13] Gaasterland DE, Pollack IP. Initial experience with a new method of laser transscleral cyclophotocoagulation for ciliary ablation in severe glaucoma. Trans Am Ophthalmol Soc. 1992;90:225–43; discussion 43–6.

[14] Peyman GA, Naguib KS, Gaasterland D. Trans–scleral application of a semiconductor diode laser. Lasers Surg Med. 1990;10:569–75.

[15] Schuman JS, Puliafito CA, Allingham RR, et al. Contact transscleral continuous wave neodymium:YAG laser cyclophotocoagulation. Ophthalmology. 1990;97:571–80.

[16] Egbert PR, Fiadoyor S, Budenz DL, et al. Diode laser transscleral cyclophotocoagulation as a primary surgical treatment for primary open–angle glaucoma. Arch Ophthalmol. 2001;119:345–50.

[17] Ansari E, Gandhewar J. Long–term efficacy and visual acuity following transscleral diode laser photocoagulation in cases of refractory and non–refractory glaucoma. Eye (Lond). 2007;21:936–40.

[18] Kramp K, Vick HP, Guthoff R. Transscleral diode laser contact cyclophotocoagulation in the treatment of different glaucomas, also as primary surgery. Graefes Arch Clin Exp Ophthalmol. 2002;240:698–703.

[19] Lai JS, Tham CC, Chan JC, et al. Diode laser transscleral cyclophotocoagulation as primary surgical treatment for medically uncontrolled chronic angle closure glaucoma: long–term clinical outcomes. J Glaucoma. 2005;14:114–9.

[20] Rotchford AP, Jayasawal R, Madhusudhan S, et al. Transscleral diode laser cycloablation in patients with good vision. Br J Ophthalmol. 2010;94:1180–3.

[21] Lin S. Endoscopic cyclophotocoagulation. Br J Ophthalmol. 2002;86:1434–8.

[22] Lin SC. Endoscopic and transscleral cyclophotocoagulation for the treatment of refractory glaucoma. J Glaucoma. 2008;17:238–47.

[23] Devenyi RG, Trope GE, Hunter WS. Neodymium– YAG transscleral cyclocoagulation in rabbit eyes. Br J Ophthalmol. 1987;71:441–4.

[24] Marsh P, Wilson DJ, Samples JR, et al. A clinicopathologic correlative study of noncontact transscleral Nd:YAG cyclophotocoagulation. Am J Ophthalmol. 1993;115: 597–602.

[25] Feldman RM, el–Harazi SM, LoRusso FJ, et al. Histopathologic findings following contact transscleral semiconductor diode laser cyclophotocoagulation in a human eye. J Glaucoma.

1997;6:139–40.

[26] Pantcheva MB, Kahook MY, Schuman JS, et al. Comparison of acute structural and histopathological changes in human autopsy eyes after endoscopic cyclophotocoagulation and trans–scleral cyclophotocoagulation. Br J Ophthalmol. 2007;91:248–52.

[27] Lin SC, Chen MJ, Lin MS, et al. Vascular effects on ciliary tissue from endoscopic versus trans–scleral cyclophotocoagulation. Br J Ophthalmol. 2006;90: 496–500.

[28] Liu GJ, Mizukawa A, Okisaka S. Mechanism of intraocular pressure decrease after contact transscleral continuouswave Nd:YAG laser cyclophotocoagulation. Ophthalmic Res. 1994;26:65–79.

[29] Carrillo MM, Trope GE, Chipman ML, et al. Repeated use of transscleral cyclophotocoagulation laser G–probes. J Glaucoma. 2004;13:51–4.

[30] Simmons RB, Prum BE, Jr., Shields SR, et al. Videographic and histologic comparison of Nd:YAG and diode laser contact transscleral cyclophotocoagulation. Am J Ophthalmol. 1994;117:337–41.

[31] Kosoko O, Gaasterland DE, Pollack IP, et al. Long–term outcome of initial ciliary ablation with contact diode laser transscleral cyclophotocoagulation for severe glaucoma. The Diode Laser Ciliary Ablation Study Group. Ophthalmology. 1996;103:1294–302.

[32] Oculight SLx [Manufacturer's Instructions]. Mountain View, CA: Iridex; 2009.

[33] Kahook MY, Lathrop KL, Noecker RJ. One–site versus two–site endoscopic cyclophotocoagulation. J Glaucoma. 2007;16:527–30.

[34] Hampton C, Shields MB, Miller KN, et al. Evaluation of a protocol for transscleral neodymium: YAG cyclophotocoagulation in one hundred patients. Ophthalmology. 1990;97:910–7.

[35] Maus M, Katz LJ. Choroidal detachment, flat anterior chamber, and hypotony as complications of neodymium: YAG laser cyclophotocoagulation. Ophthalmology. 1990; 97:69–72.

[36] Hardten DR, Brown JD. Malignant glaucoma after Nd:YAG cyclophotocoagulation. Am J Ophthalmol. 1991;111: 245–7.

[37] Wand M, Schuman JS, Puliafito CA. Malignant glaucoma after contact transscleral Nd: YAG laser cyclophotocoagulation. J Glaucoma. 1993;2:110–1.

[38] Ganesh SK, Rishi K. Necrotizing scleritis following diode laser trans–scleral cyclophotocoagulation. Indian J Ophthalmol. 2006;54:199–200.

[39] Bechrakis NE, Muller–Stolzenburg NW, Helbig H, et al. Sympathetic ophthalmia following laser cyclocoagulation. Arch Ophthalmol. 1994;112:80–4.

[40] Pastor SA, Iwach A, Nozik RA, et al. Presumed sympathetic ophthalmia following Nd: YAG transscleral cyclophotocoagulation. J Glaucoma 1993;2:30–1.

[41] Shields MB, Shields SE. Noncontact transscleral Nd:YAG cyclophotocoagulation: a long–term follow–up of 500 patients. Trans Am Ophthalmol Soc. 1994;92:271–83; discussion 83–7.

[42] Chen J, Cohn RA, Lin SC, et al. Endoscopic photocoagulation of the ciliary body for treatment of refractory glaucomas. Am J Ophthalmol. 1997;124:787–96.

[43] Gayton JL. Traumatic aniridia during endoscopic laser cycloablation. J Cataract Refract Surg. 1998;24:134–5.

[44] Vernon SA, Koppens JM, Menon GJ, et al. Diode laser cycloablation in adult glaucoma: long–term results of a

standard protocol and review of current literature. Clin Experiment Ophthalmol. 2006;34:411–20.

[45] Lin P, Wollstein G, Glavas IP, et al. Contact transscleral neodymium:yttrium–aluminum–garnet laser cyclophotocoagulation long–term outcome. Ophthalmology. 2004;111:2137–43.

[46] Yildirim N, Yalvac IS, Sahin A, et al. A comparative study between diode laser cyclophotocoagulation and the Ahmed glaucoma valve implant in neovascular glaucoma: a long–term follow–up. J Glaucoma. 2009;18:192–6.

[47] Lima FE, Magacho L, Carvalho DM, et al. A prospective, comparative study between endoscopic cyclophotocoagulation and the Ahmed drainage implant in refractory glaucoma. J Glaucoma. 2004;13:233–7.

[48] Kahook MY, Noecker RJ. Endoscopic cyclophotocoagulation. Glaucoma Today. 2005;November:24–9.

[49] Allingham RR, Damji KF, Freedman SF, et al. Cyclodestructive surgery. In: Shields' Textbook of Glaucoma. 6th ed. Philadelphia: Lippincott Williams & Wilkins; 2011.

[50] Amoozgar B, Phan EN, Lin SC, et al. Update on ciliary body laser procedures. Curr Opin Ophthalmol. 2017;28:181–6.

[51] Emanuel ME, Grover DS, Fellman RL, et al. Micropulse cyclophotocoagulation: initial results in refractory glaucoma. J Glaucoma. 2017;26:726–9.

[52] Aquino MC, Barton K, Tan AM, et al. Micropulse versus continuous wave transscleral diode cyclophotocoagulation in refractory glaucoma: a randomized exploratory study. Clin Exp Ophthalmol. 2015;43:40–6.

[53] Lee JH, Shi Y, Amoozgar B, et al. Outcome of micropulse laser transscleral cyclophotocoagulation on pediatric versus adult glaucoma patients. J Glaucoma. 2017;26: 936–9.

第48章 内镜下睫状体光凝术
Endoscopic Cyclophotocoagulation

Brian A. Francis　Christine V. Nguyen　著

陈雪莉　译

一、概述

内镜引导下的经角膜缘或睫状体平坦部入路能准确有效地将激光能量传递到睫状突，适用于各种类型及严重程度的青光眼。对于以下患者的选择，内镜下睫状体光凝术（ECP）最好与白内障手术联合进行，人工晶状体可选择植入或者不植入。

二、患者选择

- 青光眼及明显白内障：ECP 联合超声乳化吸除可协同降低眼压，可在同一切口进行。此外，ECP 保留了巩膜和结膜，使传统的经结膜滤过性手术，如房水引流物植入或小梁切除术仍可在将来进行[1, 2]。

- 传统滤过性手术后失控的青光眼：经房水引流植入物手术或滤过性手术失败后的眼睛往往结膜受损严重，但仍是此种手术的理想对象。减少房水生成同时增加房水引流，并帮助控制这些患者的眼压，而不需要进行多次滤过性手术操作[3, 4]。

- 滤过性手术后存在减压并发症的高危眼：对于一些滤过性降压手术后可能存在高风险

并发症，如无晶状体眼、高度近视眼、很长或很短眼轴长度眼、玻璃体切除术后眼，出血体质、使用抗凝剂、容易恶性青光眼 / 房水迷流和巩膜扣带术后严重结膜瘢痕，此术式提供了一个可能的选择[4]。

- ECP 甚至可以用于既往有过透巩膜睫状体光凝失败的患者[4, 5]。在这些病例中，内镜的方法更有针对性，并可能发现外部消融方法没有处理到的目标组织。

- 儿童性青光眼通常难以治疗，可能需要多种手术方法来长期控制眼压。ECP 在这些病例中也取得了一定的成功，通常被用作基于房角或外部滤过性手术的辅助手段[6, 7]。

三、适应证

- 原发性或继发性、开角型或闭角型青光眼。

- 使用多种药物治疗的轻至中度青光眼，术前 IOP 在 18～30mmHg 范围内。

- 在最大限度的药物治疗中发生青光眼进展性损害、小梁切除术失败，以及植入一个或多个引流管。在这些情况下，可以采用经睫状体平坦部入路（ECP plus）。

- 同时接受了新式房角手术的青光眼患

者，如内路小梁成形术（Ellex, Adelaide, Australia）、Visco360（Sight Sciences, Menlo Park, CA, USA）、小梁消融术（内路小梁切开术；Neomedix, Tustin, CA, USA）、KDB 双刃小梁切开刀（New World Medical, Rancho Cucamonga, CA, USA）、房角切开术（Neomedix）、Trab360（Sight Sciences）、房角镜辅助下内路小梁切开术（GATT, Ellex catheter）、iStent（trabecular micro bypass stent, Glaukos, Laguna Hills, CA, USA），可以同时联合手术或在原手术不能控制眼压时。选用如果目标眼压设定在 12mmHg，又需要避免进行外部滤过性手术，那么增加内部引流的手术联合减少房水生成即可达到这个目标。

- 具有经内路植入的睫状体上腔引流支架，如 Cypass（Alcon, Fort Worth, TX, USA）的患者，也可以考虑采用此方法。

四、禁忌证 / 注意点

- 由于睫状体上覆盖着致密的白色纤维组织，晚期的假性剥脱患者由于色素缺乏，激光能力吸收受限。
- 对于那些血 - 房水屏障受损的患者，如新生血管性青光眼或葡萄膜炎性青光眼，应谨慎对待，因为可能出现严重炎症反应和前房纤维蛋白或睫状膜形成而导致低眼压。
- 接受最大限度药物治疗眼压仍不能控制的晚期视神经损伤严重患者，在白内障超声乳化 -ECP 联合手术后最初几小时内可能会出现危害视力的眼压高峰，应进行相应的监测和治疗。

五、手术技巧

（一）基本考虑

睫状突对手术操作非常敏感，因此，表面麻醉是不够的。通常情况下，不含防腐剂的利多卡因可以在前房内注射，可用于联合施行超声乳化白内障摘除术时，球旁、筋膜下或球后注射利多卡因和布比卡因可用于更激进的治疗。

外科医生通常会坐于患者头位或颞侧。控制台上的设置功率为 0.25~0.4W，使用连续消融模式（由手术医生控制），瞄准光束能量设置为 20~40W，激光的强度取决于内镜离目标组织的距离。

（二）前部入路

前房部分填充黏弹剂，睫状沟用黏弹剂撑开以在晶状体和虹膜之间创造空间。在角膜缘附近做一个 2mm 的透明切口，切口应足够大，以便探头进入时没有太大阻力。由于某些黏弹剂会有气泡，作者推荐内聚型黏弹剂，如透明质酸钠（Healon, Abbott Medical Optics, Santa Ana, CA, USA）。更厚的透明质酸盐（Healon GV, Abbott Medical Optics）也可以使用。对于无晶状体眼或曾经做过玻璃体切除术的眼睛，使用含平衡盐溶液的前房灌注来保持眼球压力。

内镜的尖端从前房推进到瞳孔边缘，然后手术医生将视线从显微镜转移到监视器上。探头向睫状沟推进，直到看到 6~8 个睫状突，这一距离是组织吸收激光能量的最佳距离。瞄准光束集中在一个睫状突上，踩下脚踏板就会激发激光，睫状突会缩小并变白，表示得到了正确的治疗。重要的是要处理整个可见的睫状突（图 48-1），处理相邻的睫状突直到完成 180° 方

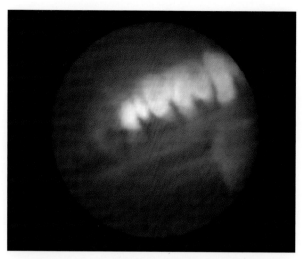

▲ 图 48-1　内镜下睫状突光凝的常规过程

经治疗的睫状突在右侧显示出均匀的白化，并可见整个部位睫状突都收缩，瞄准光束激光在中间正在治疗，左边是未经处理的睫状突

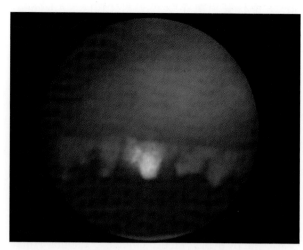

▲ 图 48-2　内镜下睫状体光凝术中睫状体沟撑开不足

值得注意的是，虹膜突出于睫状突上，使前部的睫状突不能充分暴露，从而导致治疗不足或烧灼到虹膜（图片由 Robert Noecker, MD, USA 提供）

位。建议再次回到初始位置，再同时治疗睫状突之间的区域，此时应该更容易达到间隙部位，以确保足够的能量吸收。睫状沟要足够撑开，才能使治疗顺利（图 48-2）。功率可以逐渐调整，避免过度治疗的风险。请记住，探头与睫状突的接近程度是能量输送的主要决定因素，因此，当探头离睫状突很近时，应该减少功率或发射时间，以避免过度治疗。过度治疗可见到有气泡形成、睫状突破裂、细胞和血液释放（图 48-3）。做第二个切口可对剩余的睫状突进行 360° 的处理，治疗结束时需冲洗、抽吸、充分排出黏弹剂，避免术后出现 IOP 高峰。

（三）白内障超声乳化 -ECP

内镜下睫状体光凝联合白内障超声乳化（Phaco-ECP）手术是最常见的联合手术之一[8-10]。该手术可用于开角型青光眼合并白内障患者，以降低眼压和减少药物使用。此外，Phaco-ECP 可用于慢性粘连性房角关闭的患者，在这些患者中，房角手术或引流管植入手术都较难施行。

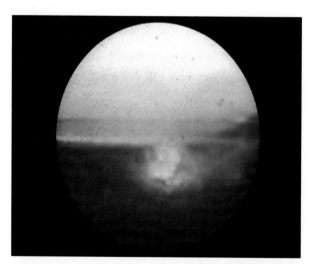

▲ 图 48-3　内镜下睫状体光凝术中睫状体的过度治疗

注意由于过度使用激光能量而导致睫状体破裂时形成气泡（图片由 Robert Noecker, MD, USA 提供）

一个有意思的适应证是在顽固性高褶虹膜综合征人群中，它可被采用缩小睫状突以使其远离后部虹膜和房角结构[11, 12]。先进行白内障摘除，人工晶状体植入术后将黏弹剂洗出。然后，前房重新填充黏弹剂，撑开睫状体沟，并进行上述程序。一个单独的颞侧切口可以治疗 270° 范围的睫状体，如果需要 360° 的治疗，从颞侧切口

90° 方位行第二次穿刺（扩大穿刺口）可处理另外 90° 范围的睫状突。

（四）经睫状体平坦部入路和 ECP–Plus

睫状突平坦部入路提供了最好的睫状突视野，可用于前房存在病变阻碍内镜探头清晰路径的病例，但它不能在有晶状体眼中进行。在鼻和颞部进行结膜切开后，用 20G 的 MVR 刀片在距角膜缘 3mm 处进行巩膜切开。采用三孔或二孔技术，在 ECP 前进行全或有限的后部玻璃体切除术，在双孔设置中，前房灌注维持或在一个巩膜穿刺口中灌注（而 ECP 探头被放置在另一个巩膜穿刺口中）。在三孔入路中，进水口留在下方巩膜穿刺口中，其中一个孔被塞住或用于支撑玻璃体。ECP 探头通过巩膜穿刺口放置，使睫状突可见，治疗方法与前路相同。但是，后入路可以使整个睫状突得到治疗；因此，对于新生血管性和葡萄膜炎性青光眼，应特别注意不要过度治疗，以避免低眼压。最后，对于顽固性青光眼的眼睛，整个睫状突都可以得到治疗，从而可产生巨大的眼压降幅，但必须小心避免低眼压的发生。

ECP-Plus：对于其他治疗难以治愈的青光眼，除了通过睫状体平坦部入路进行睫状突治疗外，还可以增加对睫状体平坦部的治疗（图 48-4）[13]。这可能导致更大幅度的眼压下降。原因有三。第一，睫状上皮可从邻近的睫状冠延伸至平坦部，而平坦部的治疗可产生更完全的房水抑制；第二，平坦部的治疗可能导致葡萄膜巩膜途径房水流出增加；第三，可能引起睫状体血流减少。

六、作用机制

二极管激光器发出一束波长为 810nm 的光，

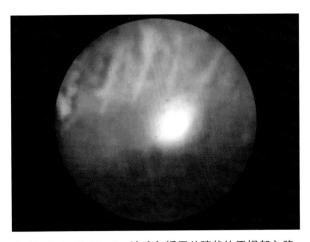

▲ 图 48-4 **ECP-plus 治疗包括了从睫状体平坦部入路，而不是角膜缘入路，除睫状突外的平坦部治疗**

注意图中正在治疗的是平坦部，治疗过的睫状突在上面和前面。ECP. 内镜下睫状体光凝术

能被睫状体组织中的黑色素色素团很好地吸收，产生足够的热能使其凝固[14]。

ECP 的组织病理学分析显示，正常的睫状突结构保留下来，睫状上皮发生改变，如色素颗粒减少和小血管的丢失[15-17]。相比之下，TCP 显示出睫状上皮层永久性丢失和广泛的凝固性坏死，而其他睫状体破坏手术则发生部分或全部睫状体结构永久性受损。其睫状体间质或邻近组织的破坏明显减少，有证据表明随时间推移，上皮双层细胞出现再生和部分血管发生再灌注。

七、术后处理

两种最常见的术后并发症是炎症和 IOP 高峰。第一种可以通过积极的抗炎药物来避免，围术期可以静脉注射类固醇（泼尼松或地塞米松 8～10mg）、球内注射不含防腐剂的地塞米松（500～800μg）或曲安奈德 1～4mg（25～100μl 40mg/ml 混悬液）（Triesence，Alcon，Fort Worth，TX，USA），以及结膜下使用类固醇。一般避免使用长效类固醇激素，以防止类固醇反应，局部非甾体抗炎药用于预防黄斑囊样水肿。如果术后需要，口服类固醇是可以的，但要注意逐渐减量。

为了控制眼压，必须将前房和睫状沟间隙的所有黏弹剂洗出，患者继续使用所有的局部青光眼药物，有时还增加静脉或口服碳酸酐酶抑制药，以防止术后早期眼压高峰。随着时间的推移，药物用量可以减少，类固醇和抗青光眼药物治疗的程度一般取决于青光眼损害的严重程度和 ECP 的治疗程度。平坦部入路的 ECP 和 ECP-Plus 需要更积极的术后处理。

八、特殊器械

目前 FDA 批准在美国使用的系统只有 Beaver Visitech/Endo Optiks，Inc（Little Silver，NJ，USA）生产的 E_2 和 E_4。E_2 结合了二极管激光器、瞄准光束和用于查看的光纤摄像头，而 E_4 只是一个内镜。ECP 在青光眼治疗中的应用是其最常见的适应证。ECP 采用了一个波长为 810nm 的二极管激光器，一个 175W 的氙气光源，一根氦氖瞄准光纤，以及集成到光纤系统中的视频成像，该系统通过一个 19~20G 的探头传输，也有一种 23G 的探头，只有一个观察系统（没有二极管激光），可以用于前 / 后段手术的辅助工具。

九、并发症

炎症已经被讨论过，它将根据严重程度而不同，并且可能取决于激光的治疗量及青光眼的类型和其他眼部疾病，这在葡萄膜炎或新生血管性青光眼患者中最常见。炎症可导致睫状体功能丧失，并导致术后低眼压、黄斑囊样水肿，或有过穿透性角膜移植手术的患者发生角膜移植

排斥反应。

对于深前房的有晶状体患者该治疗也是可能的，但这有晶状体前囊损伤和白内障形成的风险。当眼前段存在瘢痕时，如虹膜前、后粘连，使手术视野差，会增加出血、角膜损伤、人工晶状体脱位和术后炎症的风险。

睫状体平坦部入路增加了视网膜脱离和玻璃体积血的风险，手术结束时应使用内镜仔细检查视网膜。如果需要，二极管激光器可以用来进行激光视网膜固定术。眼部手术的其他罕见并发症，如眼内炎和出血，与其他眼前 / 后段手术相似。

十、手术结局的科学证据和 Meta 分析

Chen 等回顾性研究了 68 例在角膜缘或睫状体平坦部进行 ECP 手术的难治性青光眼患者，联合或不联合白内障超声乳化手术。所有患者均在最大剂量药物治疗和滤过性手术后失败后，部分患者曾失败于 TCP。在平均 1 年以上的随访后，眼压从 27.7 ± 10.3mmHg 降至 17.0 ± 6.7mmHg，青光眼药物治疗从 3.0 ± 1.3 降至 2.0 ± 1.3。1 年后，94% 的患者 IOP ≤ 21mmHg，2 年后 82% 的患者 IOP ≤ 21mmHg，没有低眼压症或眼球萎缩发生。

Uram [18] 报道了他在 10 例新生血管性青光眼患者采用睫状体平坦部入路 ECP 手术的成功，显示在手术后 9 个月 IOP ＜ 21mmHg，尽管平均术前眼压是 43.6mmHg。最近，Uram 又报道了 10 例通过半个角膜缘切口入路 ECP 联合白内障超声乳化吸出术的患者，术前眼压 31.4mmHg，在手术后 12 个月，平均眼压下降至 13.5mmHg。

Kahook 等 [19] 回顾性比较了 15 例单个角膜切口 ECP（240°～300°）和 25 例双角膜切

口 ECP（360°）联合白内障超声乳化手术的结果，经过 6 个月的随访，双切口 ECP 组术后 IOP（平均 13mmHg）明显低于单切口 ECP 组（平均 16mmHg），且与手术相关的并发症发生率并没有增加。

Murthy 等[20] 报道了一项前瞻性干预非对比性研究，50 名患者通过前路或平坦部入路行 ECP，随访 12 个月，患者的平均 IOP（从 25.84±9.16mmHg 降低到 13.96±7.71mmHg）和平均抗青光眼药物数量（2.51±0.97 降低到 1.09±1.16）均有统计学意义。

Gayton 等在一项随机试验中比较了基于角膜缘 ECP 联合白内障手术和小梁切除术联合白内障手术。ECP 联合白内障手术后炎症发生率明显低于小梁切除术联合组，在治疗后随访至少 6 个月的患者中，32% 接受 ECP 治疗的患者在不用药的情况下控制了眼压（＜ 21mmHg），另有 45% 患者仍接受药物治疗；与之相比，接受小梁切除术的患者 54% 不使用药物，另外 18% 患者接受药物治疗，两组间 IOP 下降程度相似。

Marco 等[21] 也比较了 ECP 联合超声乳化与小梁切除术联合超声乳化。术后 6 个月，平均眼压降低无统计学意义，成功率（定义为眼压＜ 21mmHg 且＞ 6mmHg，不使用青光眼药物治疗）ECP 组为 75%，而小梁切除组为 31%。ECP 联合超声乳化手术后第 1 天 IOP 高峰出现较多，术后前房细胞反应较多，但术后并发症发生率无统计学差异。

Morales 等[22] 回顾性研究了接受 ECP 联合白内障超声乳化手术的晚期青光眼患者，回顾手术后眼压和用药数量，患者的绝对成功率较低，但用药负担明显减轻。

Siegel 等[23] 回顾性比较了 ECP 联合超声乳化和单纯超声乳化在轻中度青光眼患者中的效果。随访 36 个月，超声乳化联合 ECP 组术后平均 IOP 为 14.6mmHg，而单纯超声乳化组术后平均 IOP 为 15.5mmHg。完全成功定义为眼压降低至少 20%，同时减少至少一种降眼压药物。超声乳化联合 ECP 手术成功率（61.4%）与单纯超声乳化手术成功率（23.3%）比较，具有统计学差异。

Lindfield 等[24] 报道了 58 例 ECP 联合超声乳化手术患者的结果。术前基线 IOP 为 21.54mmHg，术后 18 个月平均 IOP 为 14.43mmHg，术后 24 个月平均 IOP 为 14.44mmHg。在所有时间点，眼压与基线相比，下降均有统计学意义。同样，Clement 等报道，在进行超声乳化和 ECP 手术后 12 个月的患者中，眼压降低是有统计学意义的。

Francis 等[25] 报道了一项前瞻性研究，比较了单纯白内障摘除与 ECP 联合白内障摘除在药物控制的开角型青光眼中的区别。两组在年龄和基线眼压方面是匹配的，他们发现，2 年后，与单纯白内障组相比，ECP 联合白内障组的 IOP（16.0mmHg：17.3mmHg）更低，使用青光眼药物治疗的数量也更少（1.1：0.4）。

Ferguson 等[26] 报道了一系列病例，比较了超声乳化和 ECP 联合微支架植入，与单纯超声乳化联合微支架植入的效果，术后 12 个月，研究组眼压平均降低 7.14mmHg，对照组眼压平均降低 4.48mmHg。

Lima 等[27] 研究了 ECP 与 Ahmed 引流植入物在难治性青光眼患者中的成功率。68 例用抗代谢药物联合小梁切除术失败的人工晶状体眼患者分别接受了 ECP 或 Ahmed 引流物植入术。两组患者术前平均 IOP 均较高（Ahmed 组 41.2mmHg，ECP 组 41.6mmHg），随访 2 年（分别为 14.7 和 14.1）时 IOP 相似。接受 Ahmed 引流植入物手术组的视力下降率较高，术后早期视力减退，需要术后随访。

Neely 和 Plager 报道了一项为期 6 年，对 36 例接受单切口角膜缘 ECP 治疗的儿童患者进行的研究，并进行了至少 6 个月的随访，在平均 10 个月的随访中，34% 的患者成功控制了病情，60% 的患者在 ECP 治疗后没有得到成功控制，需要进一步治疗。Barkana 等证实了 ECP 在解剖可能存在异常的儿童人群中的优势，在这个案例报道中，之前的 TCP 是不成功的，在 ECP 的时候，发现过去激光烧灼部位在睫状体平坦部。

Kraus 等 [28] 回顾了 TCP 与 ECP 在儿童患者中的疗效和安全性。研究表明，两种方法在降低眼压方面没有统计学上的显著差异，而且两种方法同样安全。

Carter 等 [29] 报道了 ECP 在无晶状体眼或人工晶状体眼青光眼的患儿中的结果。在报道的 34 例患者中，有 18 例患者成功（定义为 IOP < 21mmHg，IOP >降低 15%）。其中 13 只眼睛只经过了一次治疗就取得了成功。

内镜下的睫状体光凝术也可以在滤过性手术后进行。Francis 等 [3] 报道了 25 名在 Baerveldt 青光眼引流物 350（AMO，Santa Ana，CA，USA）植入术后眼压失控的前瞻性病例系列。1 年后，平均 IOP 从 24.0 下降至 15.4mmHg，药物治疗从 3.2 到 1.5，88% 的患者实现了 3mmHg 或以上

IOP 的降低。

总之，ECP 对于青光眼手术医生来说是一个有用的手段，它可以与标准的超声乳化手术和人工晶状体植入手术相结合。在控制眼压方面，它已被证明可与其他滤过性手术或房水分流手术相当。它可以用来有效治疗其他治疗方式无效的难治性青光眼。在儿科患者中，结果就不那么好了，这可能是由于先天性青光眼常见的眼部结构异常严重，特别是与其他眼前节病变相关的，或者是由于儿童组织再生能力较强。

十一、手术治疗选择中的地位

睫状体消融手术仍然是青光眼治疗的有效工具。证据表明，ECP 是一种有效的手术，其不良反应良好，可用于早期青光眼的手术治疗，如用于目前药物控制的轻度青光眼（联合白内障摘除术）和多次滤过性手术失败后的难治性青光眼，它也可以作为任何滤过性手术的联合手术，从新的以房角部位为基础的微小切口青光眼手术到小梁切除术或引流管植入术，均可联合。目前较多的研究，多集中在观察术后 1～2 年的 ECP 并发症和疗效，还需要进一步的更长期研究来评估。

经验与教训

● 一般来说，应尽可能多地处理睫状突，以达到最大的眼压降幅。这通常意味着 270°～360° 的治疗，包括整个可见的睫状突和睫状突之间的睫状上皮区域 [19]。把探头向另一个方向扫描时，已经处理过的区域可以再次处理，以确保吸收了足够的能量。注意不要在特定位置过度治疗，因为这会导致睫状突破裂。不要治疗虹膜的后表面，因为这只会导致更多的炎症和瞳孔不规则。

● 炎症：局部强效类固醇眼药水、结膜下注射、眼球内注射无防腐剂的类固醇激素、术后口服类固醇激素或围术期静脉注射类固醇激素可用于预防 ECP 最常见的并发症。对于葡萄膜炎或新生

血管性青光眼患者，建议采用侵袭性较低的治疗方法，治疗 180°～270°，而不是 360°，并减少能量的使用 [20]。类固醇的使用有时可以抵消因类固醇反应引起的眼压下降。因此，一旦炎症得到控制，我们建议减少类固醇激素使用，如果没有达到理想的降低效果，我们建议重新评估眼压。

- 巩膜加压可用于通过前入路或后入路来使睫状突的治疗更容易进行。这一操作将使睫状突展开，并允许对这些睫状突和它们之间的区域进行更完整的处理。这也将使更多的后部睫状突可见，而从前入路进行治疗。

- 如果有明显的眼前节病变，可以考虑睫状体平坦部入路。

- 可以分离前粘连和后粘连以进入睫状沟。必要时可切除残留的晶状体组织或虹膜后粘连，但通常可通过操作探头绕开粘连部位。这通常会导致探头尖端更接近睫状突，因此需要降低功率。

- 植入前房型人工晶状体的患者仍然可以通过前入路进行治疗，探头从晶状体后方穿过瞳孔。

- 对于玻璃体切除后的眼睛，前房灌注至关重要，因为黏弹剂不能保持眼球形态充分维持，也可以用睫状体平坦部灌注。

- 治疗的功率和持续时间应根据探头尖端与睫状突的距离来逐步调整。如果睫状突吸收了太多的能量，它可能会爆裂，导致严重的炎症反应。

- 内镜可作为一个独立的装置，以更好地显示眼前节的解剖改变，包括但不限于囊袋问题、人工晶状体脱位、睫状体解离、异物和植入管错位 [30]。

参考文献

[1] Lin SC. Endoscopic and transscleral cyclophotocoagulation for the treatment of refractory glaucoma. J Glaucoma. 2008;17: 238–47.

[2] Uram M. Endoscopic cyclophotocoagulation in glaucoma management. Curr Opin Ophthalmol. 1995;6:19–29.

[3] Francis BA, Kawji AS, Vo NT, et al. Endoscopic cyclophotocoagulation for glaucoma after tube shunt surgery. J Glaucoma. 2011;20: 523–7.

[4] Chen J, Cohn RA, Lin SC, et al. Endoscopic photocoagulation of the ciliary body for treatment of refractory glaucomas. Am J Ophthalmol. 1997;124:787–96.

[5] Barkana Y, Morad Y, Ben-nun J. Endoscopic photocoagulation of the ciliary body after repeated failure of trans-scleral diode-laser cyclophotocoagulation. Am J Ophthalmol. 2002;133: 405–7.

[6] Neely DE, Plager DA. Endocyclophotocoagulation for management of difficult pediatric glaucomas. J AAPOS. 2001;5:221–9.

[7] Plager DA, Neely DE. Intermediate-term results of endoscopic diode laser cyclophotocoagulation for pediatric glaucoma. J AAPOS. 1999;3:131–7.

[8] Friedman DS, Jampel HD, Lubomski LH, et al. Surgical strategies for coexisting glaucoma and cataract: an evidence-based update. Ophthalmology. 2002;109:1902–13.

[9] Gayton JL, Van Der Karr M, Sanders V. Combined cataract and glaucoma surgery: trabeculectomy versus endoscopic laser cycloablation. J Cataract Refract Surg. 1999;25:1214–9.

[10] Uram M. Combined phacoemulsification, endoscopic ciliary process photocoagulation, and intraocular lens implantation in glaucoma management. Ophthalmic Surg. 1995;26:346–52.

[11] Ahmed IK, Podbielski DW, Naqi A, et al. Endoscopic cycloplasty in angle-closure glaucoma secondary to plateau iris. Poster presented: at American Glaucoma Society Annual Meeting; March, 2009; San Diego,CA.

[12] Francis BA, Pouw A, Jenkins D, et al. Endoscopic cycloplasty (ECPL) and lens extraction in the treatment of severe plateau Iris syndrome. J Glaucoma. 2016;25:128–33.

[13] Tan J, Francis BA, Noecker R, et al. Endoscopic cyclophotocoagulation and pars plana ablation (ECP-plus) to treat refractory glaucoma. J Glaucoma. 2016;25:117–22.

[14] Vogel A, Dlugos C, Nuffer R, et al. Optical properties of human sclera, and their consequences for transscleral laser applications. Lasers Surg Med. 1991;11:331–40.

[15] Lin SC, Chen MJ, Lin MS, et al. Vascular effects on ciliary tissue from endoscopic versus trans-scleral cyclophotocoagulation. Br J Ophthalmol. 2006;90: 496–500.

[16] Pantcheva MB, Kahook MY, Schuman JS, et al. Comparison of acute structural and histopathological changes in human autopsy eyes after endoscopic cyclophotocoagulation and trans–scleral cyclophotocoagulation. Br J Ophthalmol. 2007;91:248–52.

[17] Alvarado J, Francis B. Characteristics of ciliary body lesions after endoscopic and transscleral laser cyclophotocoagulation. Poster presented: at the American Academy of Ophthalmology Annual Meeting; November, 1998. New Orleans, LA.

[18] Uram M. Ophthalmic laser microendoscope ciliary process ablation in the management of neovascular glaucoma. Ophthalmology. 1992;99:1823–8.

[19] Kahook MY, Lathrop KL, Noecker RJ. One–site versus two–site endoscopic cyclophotocoagulation. J Glaucoma. 2007;16:527–30.

[20] Murthy GJ, Murthy PR, Murthy KR, et al. A study of the efficacy of endoscopic cyclophotocoagulation for the treatment of refractory glaucomas. Indian J Ophthalmol. 2009;57:127–32.

[21] Marco S, Damji KF, Nazaril S, et al. Cataract and glaucoma surgery: endoscopic cyclophotocoagulation versus trabeculectomy. Middle East Afr J Ophthalmol. 2017;24:177–82.

[22] Morales J, Al Qahtani M, Khandekar R, et al. Intraocular pressure following phacoemulsification and endoscopic cyclophotocoagulation for advanced glaucoma: 1–year outcomes. J Glaucoma. 2015;24:157–62.

[23] Siegel MJ, Boling WS, Faridi OS, et al. Combined endoscopic cyclophotocoagulation and phacoemulsification versus phacoemulsification alone in the treatment of mild to moderate glaucoma. Clin Exp Ophthalmol. 2014;43:531–39.

[24] Lindfield D, Ritchie RW, Griffiths MF. 'Phaco–ECP': combined endoscopic cyclophotocoagulation and cataract surgery to augment medical control of glaucoma. BMJ Open. 2012;2:e000578.

[25] Francis BA, Berke SJ, Dustin L, Noecker R. Endoscopic cyclophotocoagulation combined with phacoemulsificatin versus phacoemulsification alone in medical controlled glaucoma. J Cataract Refract Surg. 2014;40:1313–21.

[26] Ferguson TJ, Swan R, Sudhagoni R, et al. Microbypass stent implantation with cataract extraction and endocyclophotocoagulation versus microbypass stent with cataract extraction for glaucoma. J Cataract Refract Surg. 2017;43:377–82.

[27] Lima FE, Magacho L, Carvalho DM, et al. A prospective, comparative study between endoscopic cyclophotocoagulation and the Ahmed drainage implant in refractory glaucoma. J Glaucoma. 2004;13:233–7.

[28] Kraus CL, Tychsen L, Lueder GT, et al. Comparison of the effectiveness and safety of transscleral cyclophotocoagulation and endoscopic cyclophotocoagulation in pediatric glaucoma. J Pediatr Ophthalmol Strabismus. 2014;51:120–7.

[29] Carter BC, Plager DA, Neely DE, et al. Endoscopic diode laser cyclophotocoagulation in the management of aphakic and pseudophakic glaucoma in children. J AAPOS. 2007;11:34–40.

[30] Francis BA, Kwon J, Fellman R, Noecker R, Samuelson T, Uram M, Jampel H. Endoscopic ophthalmic surgery of the anterior segment. Surv Ophthalmol. 2014;59:217–31.

第49章　非穿透性青光眼手术

Nonpenetrating Glaucoma Surgery

Richard A. Lehrer　著

陈雪莉　译

一、概述

对安全的、可预测的、组织靶向性青光眼手术的追求导致了非穿透性青光眼手术（nonpenetrating glaucoma surgery，NPGS）的出现，其临床应用已超过 20 年。与全层巩膜切除的手术相比，现代意义的小梁切除术（trab）有巩膜瓣保护，可减少严重并发症，研究人员和临床医生继续探索更安全的方法来降低眼压并保持疗效。

1959 年，Epstein[1] 在南非完成了第一个NPGS。他认为"覆盖 Schlemm 管的深部板层巩膜切除术"将是一种形成新的房水通道的方法。Walker 和 Kanagasundaram[2] 在 1964 年认为，在前房和结膜下间隙之间保留一层小梁组织，可以避免许多滤过性手术的并发症，他们的手术被称为 SC 的外部瘘道（external fistulization of SC，EFSC）。在 EFSC 中（图 49-1），用镊子在 SC 中进行钻孔，然后用结膜和 Tenon 囊覆盖。1968 年，Krasnov[3] 发表了关于微窦切开术（sinusotomy，SOS）的文章，他写道，大多数青光眼是"巩膜内"型，而不是"小梁"型，SOS 是专门针对SC 远端流出系统的，如果他打开 SC 发现血流很少，那么他认为青光眼在机制上是"小梁"型。

在 SOS（图 49-2）中，解剖向下至 SC，并沿角膜缘周方向扩展延伸 120°。这些作者指出，这是一个有点困难的解剖操作，有可能破坏 SC 的内部部分，结膜也倾向于在 SC 上留下瘢痕，导致长期结果不好而被放弃，尤其是 Sugar 和 Cairns 在 20 世纪 60 年代末开始提出了现代意义的小梁切除术并流行至今。

20 世纪 80 年代，美国的 Zimmerman 等[4]提出，在无晶状体青光眼中，玻璃体脱出的并发症可以通过非穿透性小梁切除术（nonpenetrating trabeculectomy，NPT）来避免。在巩膜瓣下进行手术（图 49-3），他们将避免结膜纤维化，与有晶状体眼的小梁切除术相比[5]，成功率更高，并发症更少。俄罗斯的 Fyodorov 等[6] 和Koslov 等[7] 也发表了非穿透性深层巩膜切除术（nonpenetrating deep sclerectomy，NPDS）的结果。在切除深层巩膜瓣后，为了提高远期的成功率，其他人对 NPDS 进行了进一步的改进，增加了间隔装置。许多不同的间隔物已用来开发使用，包括胶原蛋白[6-8]（Aqua-Flow，STAAR surgical，Monrovia，CA，USA）、网状透明质酸[9]（SK-Gel，Corneal，Paris，France）、自体巩膜[10]、PMMA[11]（T-Flux，IOLTECH，La Rochelle，France）、陶瓷[12] 和其他一些材料。为了提高成功率，还加

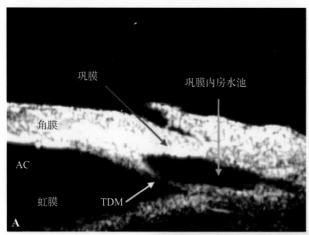

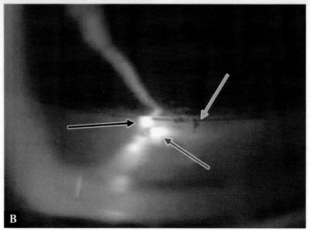

▲ 图 49-1　非穿透性青光眼手术

A. 巩膜内房水池。巩膜内房水池（绿箭）和 TDM（小梁狄氏膜，白箭）都是通过切除深层巩膜瓣（深层巩膜切除术）而形成的，深层巩膜切除术是所有 NPGS 的标志。房水必须通过 TDM 才能进入房水池，作为房水流出的巩膜内（无泡）管道。B. 黏小管成形术部位的房角镜照片。蓝色聚丙烯缝线（绿箭）在 Schlemm 管内 360° 绕行。黑箭表示缝线收紧的量，将管道和小梁网向内拉，这是手术成功的重要特征。缝线张力最好通过裂隙光束打过缝线时发生弯曲现象来观察。红箭表示一个房角穿刺点，这是提高 1 年后房水池流量所必需的

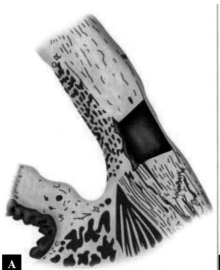

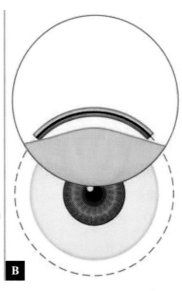

◀ 图 49-2　微窦切开术

A.Krasnov 微窦切开模式图显示了 Schlemm 管的向外暴露情况（侧面观）；B.Krasnov 微窦切开模式图显示了 SC 管的向外暴露情况（俯视图），延伸了 4 个钟点位置，约 120° 范围

入了抗代谢的丝裂霉素（MMC）[13]，这些改进目前仍在使用中。

20 世纪 90 年代，Stegmann[14] 关注青光眼手术的滤泡相关并发症，并通过使用高黏度透明质酸钠（HVSH）扩张 SC，将其留在由此产生的巩膜内"池"中，以改进 NPT。他还发现，通过紧密闭合浅层巩膜瓣，在大多数情况下可以避免滤泡形成。为了提高成功率，导管（iTrack）和光源（iLumin）（图 49-4）被美国的 John Kearney 和 iScience Interventional（Ellex iScience，Freemont，CA，USA）共同开发，称为黏小管成形术[15]（canaloplasty，CP）。这涉及导管绕 SC 旋转 360°，并用 HVSH 扩张 SC，而后通过放置一个由一根或两根 9-0 或 10-0 聚丙烯缝线组成的支架来改进这个手术[16]。为了进一步提高手术成功率，Barnebey 在手术中加入了 MMC[17]，并在术中加入了缝线收紧术（canaloplasty with suture tensioning，CPST），观察到更多的房水流出（图 49-5）。

此外，所有这些手术都与现代小切口白内障手术相结合，取得了更大的成功。

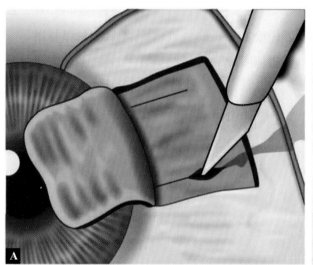
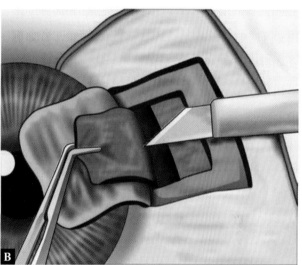
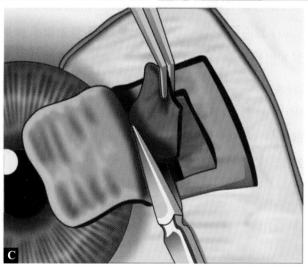

▲ 图 49-3　非穿透性小梁切除术

A. NPT 切开浅层瓣下的深层巩膜瓣；B. NPT 切开有房水渗漏的小梁 -Descemet 窗；C. 在关闭浅瓣之前，NPT 切除深层巩膜瓣（深层巩膜切除术）（引自 Zimmerman 等 [4]）

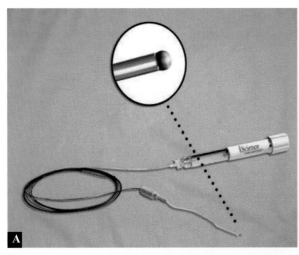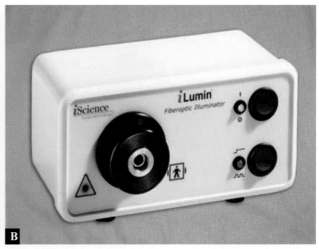

▲ 图 49-4　导管（iTrack）和光源（iLumin）

A. iTrack 导管；B. iLumin 光源

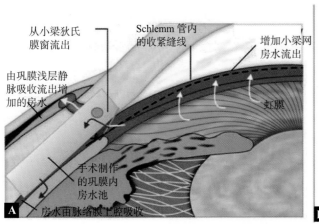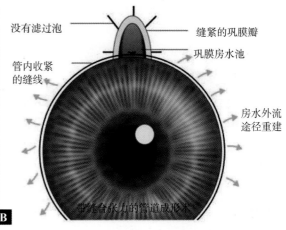

▲ 图 49-5　在手术中加入了 MMC，并在术中加入了缝线收紧术，观察到更多的房水流出

A. 缝线收紧小梁成形术的侧面示意图；B.CPST 的俯视示意图。CPST 的所有机制尚不完全清楚，有几个过程是同时发生的：①经证实，管腔内的黏弹剂扩张和导管置入会在管腔内小梁网的邻管组织造成微裂口，增加管腔的通透性，从而减少房水流出阻力；②被拉紧的缝线或支架本身也被证明有助于这种流出，流量与张力相关；③黏弹剂扩张可改善远端集液管系统的流出，打开以前功能不良的通道，使该系统流量增加；④ TDW 有流向巩膜内房水池的出口，然后可能进入 Schlemm 管，或可能在一定程度上通过脉络膜上腔途径流出房水

上述手术已经开始了现代青光眼手术的革命，它们大部分被经内路的微创手术所取代，CP 和 CPST 有助于提高对青光眼手术治疗的认识。

二、适应证及考虑要点

- 用于开角型青光眼（OAG）和高眼压（OHT）患者。

- 其他的继发性青光眼，包括假性剥脱、色素播散、外伤性和葡萄膜炎性青光眼。

- 对于无滤泡禁忌，目标眼压≥ 12mmHg 的眼睛，可以考虑 NPDS。

- 当有滤过泡相关并发症的风险，如眼表疾病、角膜移植后状态、对侧眼发生过滤过泡相关并发症，以及目标 IOP ≥ 15mmHg 时，可以考虑 CPST。

- 当眼睛有低眼压相关并发症的高风险，如高度近视，尤其是年轻患者，以及先前发生过对侧眼低眼压时，也可以考虑 CPST。
- CPST 可与超声乳化及人工晶状体植入手术联合使用。

三、禁忌证及考虑要点

- 窄房角青光眼，但在本质上不是晶状体相关类型的。
- 先前的侵入性手术破坏了 Schlemm 管，可能会导致 CPST 不能全周穿线、Schlemm 管内无法导管置入，这可能包括 SC 支架和房角切开类型的手术。
- 之前的外伤或手术后造成明显的结膜瘢痕。
- 先前的 ALT 可能使手术难度增加。

四、手术技巧

过去最广泛使用的是 NPDS 和 CPST，这两种术式有共同的要素，它们包括结膜和 Tenon 膜的剥离、制作浅层巩膜瓣、制作深层巩膜瓣、剥离 Schlemm 管和建立 TDW。

（一）共同要点

同青光眼滤过手术一样常规进行局部麻醉。作者偏好于先局部使用 1% 丁卡因，然后结膜下或筋膜下通过 30G 针向后方注射 1% 利多卡因与 1:100000 肾上腺素混合物。然后，放置开睑器、将缝线牵引部分厚度角膜将眼球向下旋转，在进行深层解剖分离时不扭曲上部眼球解剖结构。在上方角膜缘行 6～8mm 结膜环形切开，CPST 时应尽量减少或避免烧灼，以保留巩膜表面的房水静脉。CPST 时往后解剖 4～5mm 结膜和筋膜，在 NPDS 中则解剖 10～12mm 结膜和筋膜，然后制作部分厚度的以角膜缘基底的浅层巩膜瓣。在 CPST 中，做巩膜深度约 1/3（约 200μm）4mm×4mm 弧形巩膜瓣，以实现不透水闭合；对于 NPDS，巩膜瓣形状通常为 4mm×4mm 的方形。巩膜瓣可以用校准过的金刚石刀片或金属刀片描出轮廓，在高度近视患者应谨慎，他们的巩膜较薄，Schlemm 管较靠后。然后用宝石、钻石或金属刀片将巩膜瓣向角膜缘解剖，进入透明角膜 1～2mm。如果使用 MMC，将 0.2～0.4mg/ml 的溶液浸饱和后的海绵放在浅层巩膜瓣下方 30～90s，然后取出海绵，冲洗该区域。深层巩膜瓣在浅表巩膜瓣边缘内 1mm 的范围内勾画，可以是三角形、正方形或抛物线形，解剖平面开始于睫状体（CB）浅表，一直往前方解剖，直到 Schlemm 管外壁被揭开为止。如果同时进行白内障手术，则在颞侧透明角膜切口内完成超声乳化术。去除所有黏弹剂是很重要的，以便评估房水渗流情况。NPDS 应缝合白内障切口，因为术后前 1～2 天内眼压可能比较低，这就是两种操作的不同之处。

（二）非穿透性深层巩膜切除术（NPDS）

打开 Schlemm 管后，通过角膜穿刺降低眼压以避免 TDW 穿孔是很重要的（图 49-6）。将深层巩膜瓣进行缓慢向上的牵拉，可轻柔地使用海绵进一步将 TDW 向前切至透明角膜 1～2mm。改良的 Drysdale 刮刀或 Khan 分离器也可用于此步骤。瓣的侧面锋利的解剖切开，注意不要穿入前房，剪刀或钻石拉链刀片（Mastel Precision Surgical Instruments，Rapid City，SD，USA）可以使这一步更容易。然后用剪刀或刀片切除深层巩膜瓣，同样要注意不要扭转巩膜瓣，使之穿透 TDW。然后用细小尖端镊子（Mermoud，Huco，

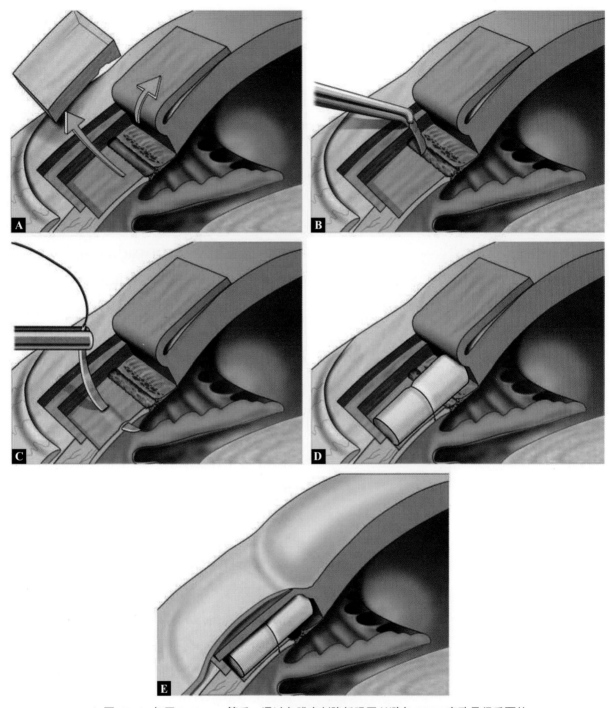

▲ 图 49-6　打开 Schlemm 管后，通过角膜穿刺降低眼压以避免 TDW 穿孔是很重要的

A. 非穿透性深层巩膜切除术的深层巩膜瓣切除；B.NPDS 术的 Schlemm 管内壁剥除；C.NPDS 术中缝合深层巩膜床；D.NPDS 中的胶原缝合植入在原深层巩膜瓣部位；E. 关闭浅层巩膜瓣和结膜瓣后完成 NPDS

Switz. 或 Ahmed，MST，USA）剥去 SC 的内壁，并注意到房水渗出，在 ALT 手术后，这可能更难见到，而这一步的房水流是手术成功的关键，如果没有观察到水流动，可以再次尝试，或者用金刚石毛刺轻轻地抛光 SC 区域；如果仍然没有水流，一些人会等到以后行激光穿刺术，而另一些人会使用 30G 针头在前面做 2～3 个小穿孔，以防止虹膜脱垂。如果发生 TDW 穿孔，有明显的

虹膜脱垂，可以做一个小的周边虹膜切开术，手术仍然可以继续进行。然后将 AquaFlow 这样的植入隔离物缝合到夹层的深层巩膜床上，在此植入物前方与切除的深层巩膜瓣前缘对齐。如果 TDW 没有穿孔，则用两根 10-0 尼龙线缝合浅层巩膜瓣，并尽量对合，以避免引起散光；如果 TDW 穿孔发生，则需要额外的缝合，以更紧密的关闭巩膜瓣。根据房水流出逐渐调整到所需的眼压，然后用 8-0 或 9-0 可吸收缝线缝合，以水密方式关闭结膜，移除角膜牵引缝线，使用抗生素 / 类固醇滴液，然后放置眼罩。

（三）使用张力缝线的小管成形术（CPST）

打开 Schlemm 管后，通过角膜穿刺降低眼压避免 TDW 穿孔是很重要的。然后，黏小管成形（CP）导管内注入 HVSH，连接到灯箱，并置入手术视野。然后将 iTrack 导管放入 Schlemm 管开口内，向前推进 360° 直到导管从另一个开口出现。聚丙烯缝线系在 iTrack 的远端侧，轻轻将导管撤回，缝线留置于 Schlemm 管中。在取出 iTrack 时，助手会将少量 HVSH 注射到 Schlemm 管中，在导管每行进 2 个钟点时助手即"点击"一次校准过的输送注射器，以进一步扩大 Schlemm 管和集液管系统。然后将 iTrack 和缝线连接处剪断，将 iTrack 移走。接着，如上文 NPDS 中介绍的那样，切除深层巩膜瓣，制作 TDW。然后用可调节松紧的方式将缝线两端打一个活结、拉紧，并轻轻地"滑入" Schlemm 管内，并收紧使其尽可能靠前，然后将结锁定并修剪线端。而后用 10-0 尼龙线、聚丙烯或聚酯纤维缝线将浅层巩膜瓣以水密方式闭合。在关闭巩膜瓣之前，将 HVSH 置于巩膜内间隙或"房水池"内，以保持该间隙的存在并发挥其潜在的抗炎特性。最后水密关闭结膜，这和 NPDS 完成步

骤一样，文中（图 49-7）显示了黏小管成形术的步骤。

（四）NPDS 的作用机制

房水的滤过是通过巩膜瓣下的 TDW 进入结膜下间隙，在胶原蛋白需要 6~9 个月被吸收的情况下，这样的间隔物可以更长时间的促进这一外流通道。MMC 可防止瘢痕形成。也可能有睫状体上腔滤过成分起作用，因为偶尔有小的、局部的积液在间隔物下能被 UBM 或 OCT 发现，NPDS 通常也存在血管化的扁平滤过泡。

（五）CPST 的作用机制

许多研究试图阐明其作用机制，但所有的机制都没有被完全理解。几个过程是同时发生的：黏弹剂扩张和导管插入 Schlemm 管可以使 Schlemm 管和小梁网邻管组织发生小撕裂，增加这些组织和 Schlemm 管内壁的渗透性。缝线或者支架，被拉紧后也已被证明能促进这样的房水流出，且流出呈张力相关。然而，过度的张力又会导致流出减少，这已经在 Grant 灌注模型中得到证实，黏弹剂扩张可改善集液管通道系统，打开以前功能不良的通道，并使该系统流出增加，房水有从 TDW 向巩膜内房水池流动的出口。然后，它可能进入 Schlemm 管或可能在一定程度上通过前述的脉络膜上腔通路排出房水，MMC 可能有助于预防该区域的瘢痕形成。

五、术后处理

这两种术式是相似的：局部每天使用抗生素 4 次持续 1 周，局部非甾体抗炎药物每天用 2~4 次持续 4 周，局部类固醇激素每天使用 4~6 次持续 6 周，然后逐渐减少。如果眼压在

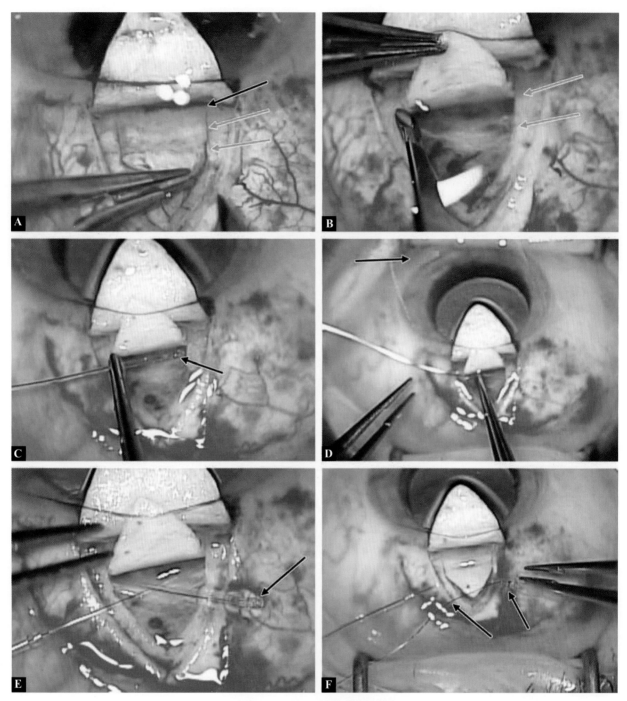

▲ 图 49-7　黏小管成形术的步骤

A 和 B. 勾勒出深层巩膜瓣的轮廓，并在深层巩膜瓣切开之后去除 Schlemm 管的外壁，注意角膜缘标志，黑箭表示其前缘边界，绿箭表示后缘边界，蓝箭表示角膜缘中部。关键是要记住，蓝箭下面是 Schwalbe 线，绿箭下面是 Schlemm 管的大致位置。有了合适的深层巩膜瓣平面，向前剥离将揭开 Schlemm 管的外壁。B. 使用径向向上的力量小心轻柔解剖巩膜瓣到 Schlemm 管上方的位置，仔细地解剖 Schlemm 管上方的巩膜瓣边缘是完全揭开 Schlemm 管所必需的。蓝箭和绿箭保持在原位置不变，然后将深层巩膜瓣固定在牵引缝线下，以使角膜缘结构清晰可见。C 至 E.iTrack 插管、黏弹剂扩张和放线。照明的微导管直接进入 Schlemm 管（C），并向前推进 360°（D 和 E）。D 中的黑箭指向 Schlemm 管中绕行的发光导管尖端。E 中 iTrack 尖端穿出，准备放置缝线。F 和 G. 收紧缝线。将 9-0 或 10-0 聚丙烯缝线绑在微导管的末端，两条 prolene 缝线系在尖端，如果结断裂或系不牢，可以使用第二根

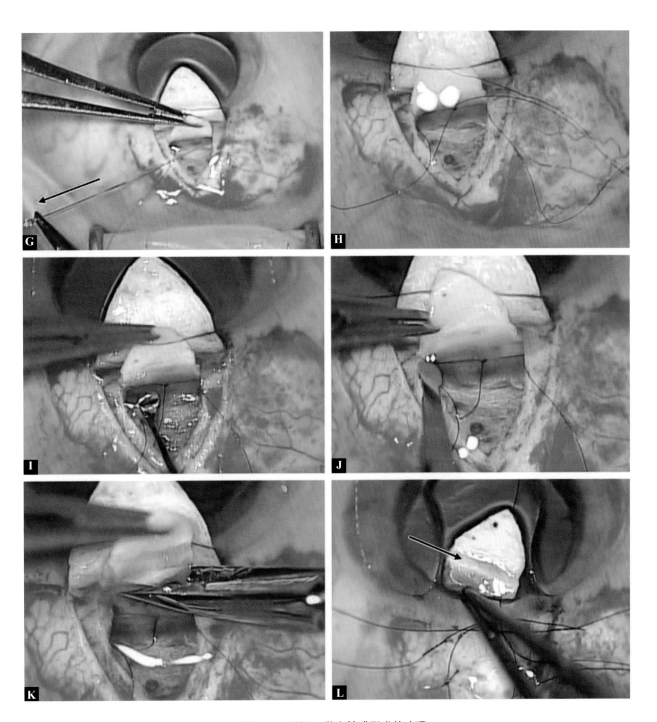

▲ 图 49-7（续）　黏小管成形术的步骤

G. 黑箭表示将 iTrack 拉回并沿收紧的方向拉聚丙烯缝线。当行进 iTrack 时，每两个钟点向 Schlemm 管内注入黏弹剂以扩张管腔。H. 给管内缝线扎线。iTrack 绕 1 周牵引出缝线后，剪断连接处，移开导管，并用一定的张力收紧缝线端，以使管道变得更紧。I 和 J. 推进深层巩膜瓣。用铲子将巩膜瓣与 Descemet 膜进一步分离，并将巩膜瓣的末端在透明角膜上进一步向前分离，以形成较大的 TDM。K. 深层巩膜瓣切除术。使用 Vannas 剪刀仔细取出深层巩膜瓣。L. 深层巩膜瓣的检查。黑箭表示组织中有一条凹槽，这是 Schlemm 管的前部外壁

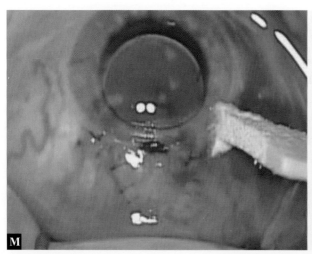
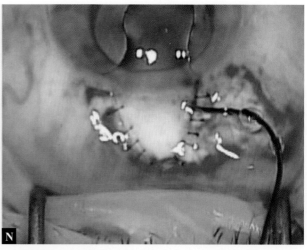

▲ 图 49-7（续） 黏小管成形术的步骤

M. 封闭浅层巩膜瓣，注射黏弹剂。这一浅瓣必须以水密方式关闭，以促进房水经管道内流出，而不是在结膜下。将黏弹剂注射到潜在的房水池中，以止血并帮助维持间隙存在。N. 结膜闭合。即使是结膜也是水密闭合的，因为在第一周形成滤泡的并不少见

至少 2 周后开始超过目标值，Nd：YAG 激光做微穿刺对两种手术都能有效起到辅助作用，其操作方法相似。如果需要进一步降低眼压，可在 CPST 中使用激光断线术，将其转变为青光眼滤过性手术，用 MMC 并进行针拨可以进一步降低眼压。

六、特殊器械

- 两种术式：用于解剖浅层和深层巩膜瓣的刀片、用于扩大 TDW 的剥离器、用于 TDW 侧面解剖的刀片、TDW 剥离镊子。
- NPDS：选择性使用浅层巩膜瓣下间隔物。
- CPST：iScience iLumen 和 iTrack 导管套装、HealonGV（AMO，Santa Ana，CA，USA）。

七、并发症

- 两种术式。
  ➤ TDW 破裂。

➤ 浅层巩膜瓣撕脱。
➤ 暂时性前房积血。
➤ 虹膜嵌顿至 TDW。
- NPDS。
  ➤ 低眼压。
  ➤ 滤过泡渗漏。
- CPST。
  ➤ 内弹力膜脱离（浆液性或出血性）。
  ➤ 部分或全部的房角切开。

八、手术结局的科学证据

在同行评审期刊上有许多关于这些术式的文献，与小梁切除术的比较研究也有报道，大多数研究表明，其成功率与小梁切除术相当，且并发症减少。

九、手术治疗选择中的地位

这两种手术都是有用的青光眼手术，已经

被带有或不带有支架的经内路微创手术所取代。两者都对许多类型的 OAG 有用，当目标眼压在 15mmHg 上下，并且需要显著降低眼压时，使用 CPST，尤其在不能出现滤泡时，它特别有用；当需要显著降低眼压且低平滤泡不是禁忌时，NPDS 可用于使 15mmHg 上下的眼压进一步有所降低；作者在需要设置目标眼压个位数到 12mmHg 左右眼压时，更倾向于选择 MMC 小梁切除术。

经验与教训

- 两种术式。
  - 使用高倍率手术显微镜有助于正确识别解剖结构。
  - 为了找到正确的解剖平面，切开深层巩膜瓣的后端以暴露睫状体，然后在睫状体的表层开始制作向前平行的平面。
  - 切开 Schlemm 管之后，通过角膜穿刺降低眼压，以避免 TDW 穿孔是很重要的。
- NPDS。
  - 当出现 TDW，缝合垫片以填充破裂。
  - 缝合浅表层巩膜瓣时，应尽量对合缝合，以最大限度地减少散光。
- CPST。
  - 如果在拔除导管的过程中出现卡顿，可能会发生局灶性后弹力膜脱离，并可能出血，鼻下象限特别脆弱，此过程尽量做到平滑而缓慢。
  - 将导管和缝线打湿可以防止 Schlemm 管张力过大，可防止房角撕裂。
  - 注意术后类固醇激素药物反应引起的眼压升高。

参考文献

[1] Epstein, E. Fibrosing response to aqueous; its relation to glaucoma. Br J Ophthalmol. 1959;43:641–7.

[2] Walker WM, Kanagasundaram CR. Surgery of the canal of Schlemm. Trans Ophthalmol Soc UK. 1964;84:427–42.

[3] Krasnov MM. Externalization of Schlemm's canal (sinusotomy) in glaucoma. Br J Ophthalmol. 1968;52:157–61.

[4] Zimmerman TJ, Kooner KS, Ford VJ, et al. Effectiveness of nonpenetrating trabeculectomy in aphakic patients with glaucoma. Ophthalmic Surg. 1984;15:44–50.

[5] Zimmerman TJ, Kooner KS, Ford VJ, et al. Trabeculectomy vs. non–penetrating trabeculectomy: a retrospective study of two procedures in phakic patients with glaucoma. Ophthalmic Surg. 1984;15:734–40.

[6] Fyodorov SN, Ioffe DI, Ronkina TI. Deep sclerectomy: technique and mechanism of a new glaucomatous procedure. Glaucoma. 1984;6:281–3.

[7] Koslov VI, Bagrov SN, Anisimova SY, et al. Nonpenetrating deep sclerectomy with collagen. Ophthalmic Surg. 1990;3:44–6.

[8] Shaaraway T, Karlen M, Schnyder C, et al. Five–years results of deep sclerectomy with collagen implant. J Cataract Refract Surg. 2001;27:1770–8.

[9] Sourdille P, Santiago PY, Villain F, et al. Reticulated hyaluronic acid implant in nonperforating trabecular surgery. J Cataract Refract Surg. 1999;25:332–9.

[10] Mousa ASG. Preliminary evaluation of nonpenetrating deep sclerectomy with autologous scleral implant in openangle glaucoma. Eye. 2007;21:1234–8.

[11] Dahan E, Ravinet E, Ben–Simon GJ, Mermoud A. Comparison of the efficacy and longevity of nonpenetrating glaucoma surgery with and without a new, non–absorbable hydrophilic implant. Ophthalmic Surg Lasers Imaging. 2003;34:457–63.

[12] Basso A, Roy S, Mermoud A. Biocompatibility of an x–shaped zirconium implant in deep sclerectomy in rabbits. Graefe's Arch Clin Exp Ophthalmol. 2008;246:849–55.

[13] Kozobolis VP, Christodoulakis EV, Tzanakis N, Zacharopoulos I, Pallikaris IG. Primary deep sclerectomy versus primary deep sclerectomy with the use of mitomycin C in primary open-angle glaucoma. J Glaucoma. 2002;11:287–93.

[14] Stegmann R, Pienaar A, Miller D. Viscocanalostomy for open-angle glaucoma in black African patients. J Cataract Refract Surg. 1999;25:316–22.

[15] Cameron B, Field M, Ball S, Kearney J. Circumferential viscodilation of Schlemm's canal with a flexible microcannula during non-penetrating glaucoma surgery. Digit J Ophthalmol. 12. www.djo.harvard.edu/site. php?urlZ/physicians/oa/929.

[16] Lewis RA, von Wolff K, Tetz M, et al. Canaloplasty: threeyear results of circumferential viscodilation and tensioning of Schlemm's canal using a microcatheter to treat openangle glaucoma. J Cataract Refract Surg. 2011;37:682–90.

[17] Barnebey H. Canaloplasty with intraoperative low dosage mitomycin C: a retrospective case Series. J Glaucoma. 2013;22:201–4.

第六篇

眼整形、眼眶和泪道手术
Oculoplastic, Orbital and Lacrimal Surgeries

第50章　解剖及影像学考虑

Anatomical and Radiological Considerations

Jonathan J. Dutton　著

任　慧　译

一、概述

眼眶疾病的评估需要对正常的眼眶解剖和功能有深刻的理解。人类眼眶内含有紧密排列的组织结构，其多数是为视觉功能起辅助作用的。由一层致密筋膜包裹的眼眶脂肪充填在这些组织结构间并支撑它们，并在眼球运动的过程中帮助维持住眼外肌的排列[1]。

眼眶里主要的组织结构包括骨、肌肉、神经、血管成分和结缔组织[2]，所有这些在病理过程中皆会被累及，可能是原发的也可以是继发的。将眼眶的解剖知识与影像学结合起来可以帮助对患者的临床评估，从而得出一个更加准确的诊断。

影像学检查对任何怀疑有眼眶疾病的患者的临床评估都有重要的辅助功能。它可以证实解剖正常或者显示出各种病理过程[3, 4]。仔细选择影像序列不仅可以缩小鉴别诊断的范围，而且可以指导选择合适的临床处理或手术治疗。但是影像学检查不能取代仔细的临床检查，只是用来证实或者缩小可能的诊断。CT 和磁共振扫描（MRI）是现代影像检查的主流，但是一些更新的技术，如正电子发射成像技术（PET）尤其是结合 CT 时可以增加一些有用的信息[5]。每种影像学技术都可以提供相互间不同的信息，因此从临床检查

中得到的鉴别诊断范围可以帮助选择出最合适的影像学技术[6]。例如，假如怀疑是骨性疾病如骨折、窦腔黏液囊肿、恶性肿瘤侵蚀骨质或者骨纤维异常增生，那么含有骨窗的 CT 扫描可以用来评估骨的细节而这些细节在 MRI 扫描中是看不到的。相反，视神经疾病如视神经胶质瘤或者炎症性视神经炎用 MRI 来扫描会比 CT（即便是增强 CT）更好。MRI 在眶尖和海绵窦的成像中也比 CT 更好，因为在 CT 中邻近的骨结构会对软组织的细节观察造成干扰。

二、眶骨

眼眶由 7 块骨组成，它们包绕着维持视觉功能的眼球和软组织[2]。除了一些与周围沟通的沟、裂和孔之外，眼眶是一个前部开放的封闭结构（图 50-1）。这就是在眼眶疾病的早期突眼成为一个常见的临床体征的原因。眶骨可以是很多眼眶疾病的原发部位，但它也可以被邻近的颅腔或鼻旁窦累及。由于 CT 的成像是基于 X 线通过不同密度的组织的反射，因此具有相同密度的两种组织在 CT 上很难区分。然而由于骨密度很高，在 CT 成像中主要表现为不能看出任何细节的白色。骨窗将成像的对比值调整到接近骨，从而可

以提供一些细节，如骨的侵蚀或者局部细微的破坏。MRI 的成像依赖质子在磁场中的运动，基于组织的生物化学特性。由于骨组织中含有很少的质子，所以它在 MRI 中并不显影。

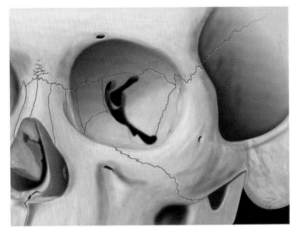

▲ 图 50-1　眼眶骨正面观

（一）眶顶

眶顶由额骨及蝶骨小翼（眶尖部）组成。眶顶向后向下倾斜至眶尖，终止于视神经管和眶上裂（图 50-2A）。在 CT 上可以看到眶顶呈现为一层薄的骨密度线架在眼眶上方，将它与前颅底分割开来（图 50-2B）。在颅底一侧，眶顶的表面有轻微的波动，对应的是上方脑组织的脑沟和脑回。眶顶前方可以看到成对的额窦。眼眶上方的占位性病变可以由于病程长导致眶顶的形态发生改变，或者直接侵蚀骨质造成骨质的不连续，以及病变侵入颅内（图 50-2C）。骨质破坏是恶性肿瘤或者严重炎症反应的表现。眶顶也是眼眶异物穿透的常见位置（图 50-2D），这个最好用 CT 进行评估[7]。

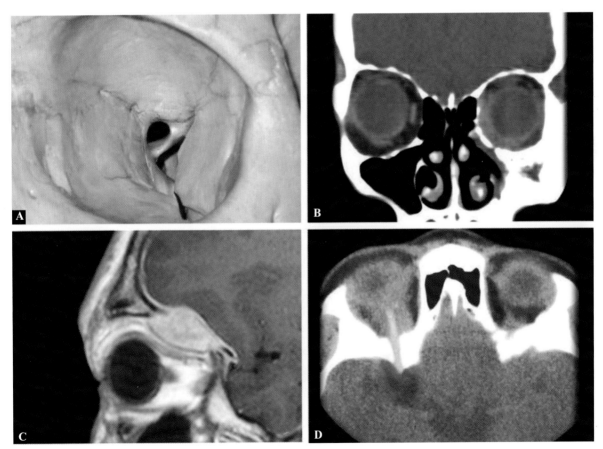

▲ 图 50-2　眶顶由额骨及蝶骨小翼（眶尖部）组成

A. 眼眶正面观可见眶顶向后倾斜，向下至视神经管上缘；B. 眶顶在冠状位 CT 平扫上显示为一块来自额骨的起伏不平的薄骨；C. 磁共振扫描显示眼眶肿瘤侵蚀眶顶；D. CT 平扫可见一木质异物穿透眶顶

（二）眼眶外侧壁

眼眶外侧壁是由蝶骨大翼、额骨颧突及颧骨眶突组成（图 50-3）。眼眶外侧壁下缘与眶下裂融合、内侧则与眶上裂融合。过了眶缘之后，在颧骨与蝶谷大翼融合的位置，眼眶外侧壁变得很薄。在外侧开眶手术时，截骨到这个平面可以很容易将眼眶外侧壁向外折。迂曲的额颧线走行近乎水平，它穿过外上眶缘靠近泪腺窝。在额颧线上方 5～15mm 处，额骨增宽包围中颅窝的前端及大脑颞叶。累及眼眶外侧壁的病变并不多见。它可以被泪腺肿瘤侵蚀，或者由于皮样囊肿等先

天性疾病导致缺损（图 50-4A）[8]，或者由于眶缘的骨折导致移位从而影响外直肌（图 50-4B）。

（三）眶底

眶底是眶壁中最短的。它主要由上颌骨组成，颧骨组成其前外侧部分、腭骨组成眶底的后部。眶底终止于上颌窦的后极，因此它并不延伸至眶尖（图 50-5）。在 CT 扫描中，眶底是分隔上颌窦与眼眶的薄骨片。上颌窦由于含有空气在 CT 成像中显示为黑色。眶下沟的神经血管在眶底的中央呈前后方向走行，在 CT 冠状片上显示为一个椭圆形的孔。眶底最薄的位置就在眶下神

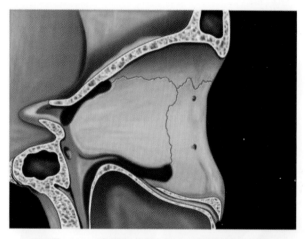

▲ 图 50-3　眼眶矢状位切面可见眼眶的外侧壁

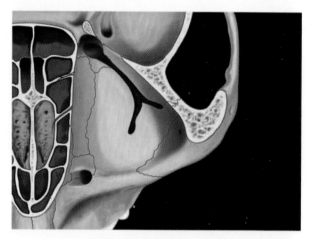

▲ 图 50-5　眼眶水平位切面显示上颌骨形成的眶底

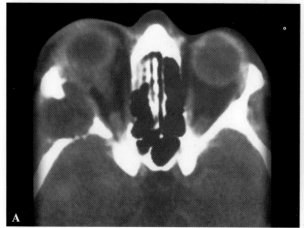

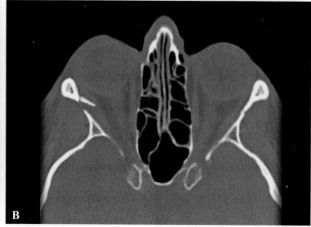

▲ 图 50-4　眼眶外侧壁

A. 眼眶 CT 扫描可见囊肿导致右侧颧骨缺损；B. CT 骨窗位可见外伤导致眼眶外侧壁蝶骨大翼骨折

经沟的内侧，因此这是眼眶骨折最常见的位置[9]。在眼眶骨折中经常可以看到眶骨位置移位、眶内组织进入上颌窦（图 50-6A）且上颌窦由于积血而显影。对眼眶骨折的评估最好使用冠状位 CT 的骨窗[10]。下直肌朝骨折方向纵向延长表示骨折部位有肌肉嵌顿。临床表现为持续存在的复视。上颌窦炎症或肿瘤可能会向上通过眶底到达眼眶下方（图 50-6B）。

（四）眼眶内侧壁

左右眼眶的内侧壁几乎互相平行，且与矢状平面也几乎平行。眼眶内侧壁主要由非常薄的筛骨纸板组成，它将眼眶与筛窦气房隔开（图 50-7）。它是眼眶外伤中骨折的好发部位，导致筛骨纸板和眶内组织进入筛窦（图 50-8A）[11]。内直肌会被嵌顿在这些骨性成分中。筛骨纸板对筛窦黏液囊肿的扩张几乎没有抵抗作用，筛窦黏液囊肿可以慢慢扩张进入眼眶内侧，导致内直肌甚至视神经移位（图 50-8B）。鼻窦的炎症可以通过筛骨纸板或筛孔形成眼眶内侧壁骨膜下脓肿（图 50-8C）。在甲状腺相关眼病眼眶减压手术中，筛骨纸板被去除使眶内脂肪和内直肌膨向筛窦来减轻突眼（图 50-8D）[12]。

三、眼外肌

眼球是一个直径约为 24mm 的近球形，它位于眼眶的前半部分。6 条眼外肌附于其上来控制眼球运动（图 50-9）。4 条外直肌起于眶尖的 Zinn 环，该环是在视神经孔、眶上裂处与眶骨膜和硬脑膜连续的纤维条索。外直肌向前方走行，它们与眼眶壁的骨膜之间有一层肌锥外的脂肪分隔。在眼球前部，外直肌穿过 Tenon 囊穿入角巩缘后 6～8mm 的巩膜[2]。在 CT 和 MRI 扫描中，眼外肌表现为中等组织密度的轻度纺锤形条索，肌腹最厚、肌止点处的腱膜最薄（图 50-10）。由 4 条

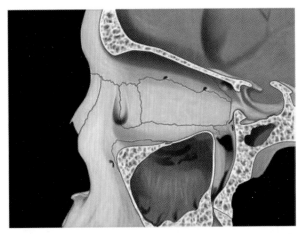

▲ 图 50-7　眼眶矢状位切面显示筛骨纸板及前部由泪骨组成的眼眶内侧壁

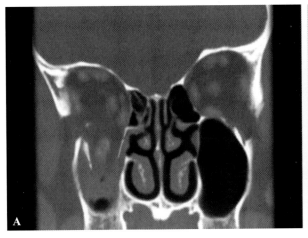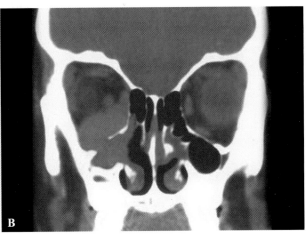

▲ 图 50-6　眼眶骨折与上颌窦肿瘤

A. CT 扫描显示眶底爆裂性骨折，骨折碎片及下直肌进入上颌窦；B. CT 软组织窗显示上颌窦肿瘤侵蚀眶底至眼眶下方

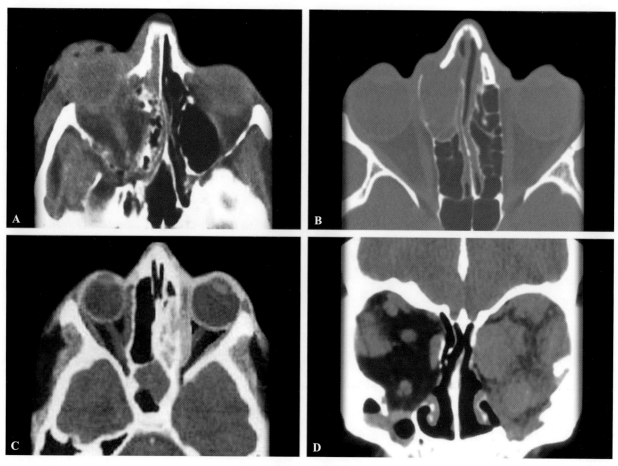

▲ 图 50-8　眼眶内侧壁

A. CT 扫描显示右侧破裂的眼球及内侧壁爆裂性骨折；B. CT 骨窗位可见筛窦囊肿及扩张的筛骨纸板进入眼眶内侧；C. CT 显示筛窦炎及眼眶内侧骨膜下脓肿；D. CT 显示甲状腺相关眼病眼眶减压术后内直肌进入筛窦

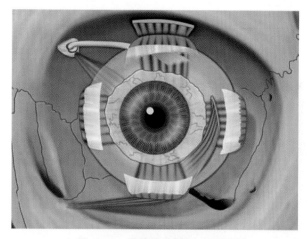

▲ 图 50-9　眼外肌的解剖（正面观）

外直肌组成一个想象中的锥形，在其内的称为肌锥内，而在眶壁和肌肉之间的称为肌锥外。上斜肌起自总腱环上方，刚好在视神经孔内上方。它

沿着眼眶内上方向前行到达眼眶内上方的滑车软骨。上斜肌的腱膜通过滑车后转向外后方止于眼球的颞上方。

　　下斜肌起源于眼眶前部上颌骨一个小的凹陷中，位于泪囊窝的外下方。它在下直肌下方稍靠后的位置向外侧走行，止于靠近黄斑的眼球下后方表面。在前部，下斜肌的腱膜和下直肌的腱膜融合，它们与 Tenon 囊一起在眶缘后形成 Lockwood 下方悬韧带。在眼眶下方的手术中必须注意不要损伤这根肌肉，因为它就分布在眶缘后。

　　很多疾病能影响眼外肌。在甲状腺相关眼病中，多根肌肉的肌腹因为黏多糖的沉积而增粗，

而肌止点通常是正常的（图 50-11A）。通常情况下累及的是下直肌和内直肌，虽然任何肌肉都可以增粗 [13]。眼眶肌炎是一种非特异性疾病，典型表现为一根或多根肌肉的炎性浸润，累及肌腹和肌腱（图 50-11B）。转移癌经常转移至眼外肌，因为眼外肌血供丰富。转移至眼外肌的肿瘤可能表现为一根或偶尔表现为多根肌肉的局灶结节状增大（图 50-11C）[14]。在眼眶骨折中，眼外肌通常因为水肿或者出血表现为更圆钝的外观。它也可以被嵌顿或牵扯进入骨组织，表现为朝骨折部位的延长（图 50-6A）。

四、眼眶的运动神经

眼外肌由第 Ⅲ、第 Ⅳ 和第 Ⅵ 脑神经支配（图 50-12）。动眼神经（第 Ⅲ 脑神经）分成两支从海绵窦进入眼眶。上支支配上直肌和提上睑肌。下支分出神经纤维支配下直肌、内直肌和下斜肌。滑车神经通过总腱环从眶上裂进入眶内。它在上直肌和提上睑肌复合体的上方穿过，在肌锥外靠近眶顶，然后沿着上斜肌的外表面走行直到它穿入眼眶的后 1/3。在这个贴着眶顶的位置，滑车

神经很容易在钝挫伤中受损，或者在眼眶深部手术时因为眶周组织的移位而受损。外展神经由眶上裂通过总腱环进入眼眶。它在肌锥内间隙的外侧走行支配外直肌。

眼眶后部的任何病变都会影响支配眼外肌的这些神经 [15]。这会引起眼球运动异常，根据受累神经的不同而出现特征性的眼球偏斜。动眼神经上支的损伤经常导致上睑下垂。三根神经同时受累的情况通常见于位于眶尖或者海绵窦的病变（图 50-13）[16]。

五、眼眶的感觉神经

视神经本质上来说并不是感觉神经，而是由视网膜神经节细胞形成的中枢神经。每只眼球的鼻侧视神经纤维在视交叉处交叉，然后沿着视路到达外侧膝状体的突触，然后再放射状到达视皮层。眶内的视神经长约 3cm，为了便于眼球运动而略弯曲且偏长。它向后穿过视神经管，并与眼动脉邻近。在 CT 和磁共振上，视神经通过视神经管到达垂体柄后方的视交叉（图 50-14）。由于视神经的直径只有 3mm 左右，有必要进行高

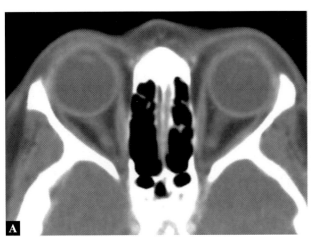
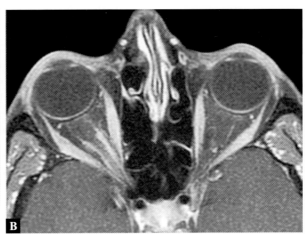

▲ 图 50-10　眼外肌
A. CT 扫描显示正常的眼外肌；B. 磁共振扫描显示正常的眼外肌

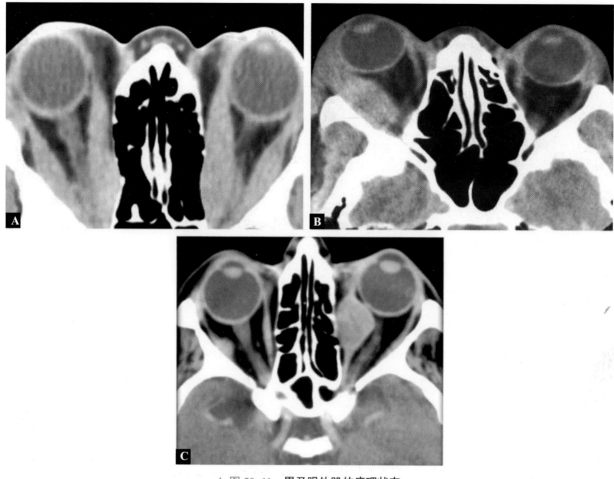

▲ 图 50-11　累及眼外肌的病理状态

A. CT 软组织窗显示甲状腺相关眼病累及所有的眼外肌；B. CT 显示右侧外直肌肌炎；C. CT 水平位显示黑色素瘤转移至左侧的内直肌

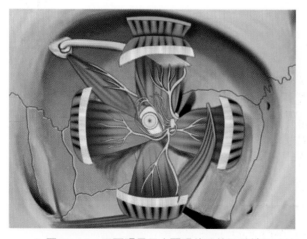

▲ 图 50-12　正面观显示支配眼外肌的运动神经

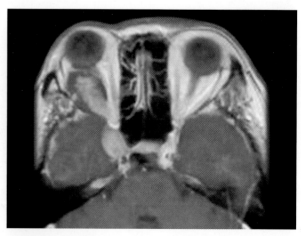

▲ 图 50-13　磁共振平扫显示右侧眶尖及海绵窦的肿瘤导致眼肌麻痹

分辨率的薄层扫描来对视神经进行成像。累及视神经的病变会导致视神经增粗，如视神经胶质瘤引起纺锤形的增粗（图 50-15A）或者视神经

鞘脑膜瘤引起结节样增生[17]。在后者中，中央的神经仍为低密度而鞘膜增强形成典型的双轨征（图 50-15B）。炎症性视神经炎则表现为视神经的增粗且表面毛糙（图 50-15C）。

眼眶的感觉主要由三叉神经眼支分配。三叉神经在海绵窦分出眼支然后通过眶上裂入眶。三叉神经眼支包括泪腺、额和鼻睫神经（图 50-16A）。泪腺神经在总腱环上方进入肌锥外，然后向前到达泪腺和上睑。额神经在提上睑肌和上方眶周组织间向前行，然后在上方眶缘的眶上切迹或眶上孔出眶。鼻睫神经是唯一一根经过总腱环到达肌锥内的感觉神经。它在视神经的上方从外侧走向内侧，并发出小的感觉支经过睫状神

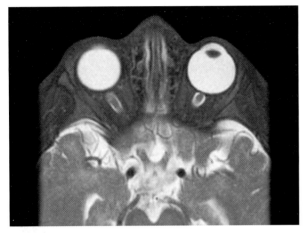

▲ 图 50-14　磁共振平扫显示视神经及视交叉

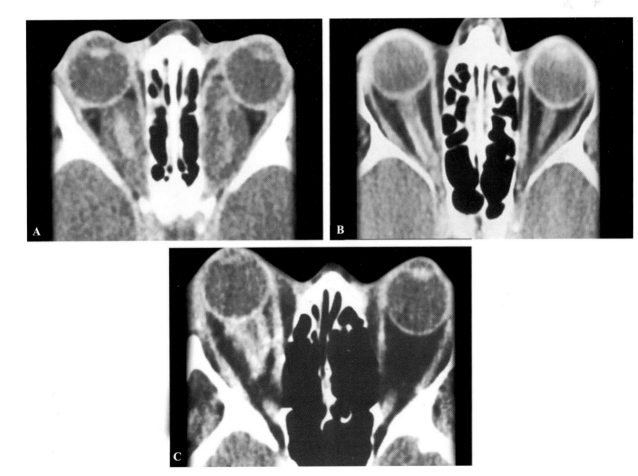

▲ 图 50-15　视神经病变

A. CT 扫描显示双侧视神经胶质瘤；B. 增强扫描显示右侧视神经鞘脑膜瘤；C. 非特异性炎性视神经周围炎，CT 上表现为视神经鞘膜毛糙的浸润

经节后作为睫状后短神经到达眼球。当睫状神经到达眼眶内侧后，它发出睫状后长神经到达眼球后方。在眶内侧，鼻睫神经继续前行并分出筛前神经和筛后神经，然后作为滑车下神经出眶。感觉神经可被炎症或者肿瘤所影响。医生需要警惕上睑和前额的感觉异常可能是由眶尖或者海绵窦的病变引起的。眶内的神经源性肿瘤例如神经纤维瘤、神经鞘瘤常见于眼眶上方，因为它们通常影响感觉神经（图 50-16B）。

六、眼眶的动脉血供

眼眶的动脉血供来自起源于颈内动脉系统的眼动脉（图 50-17）。眼动脉通过视神经管，在视神经的颞下方入眶，然后发出分支到眼眶的各个部位[18, 19]。视网膜中央动脉通常是眼动脉的第一根分支。它沿着视神经下方走行，然后在球后约 1cm 的位置穿过硬脑膜。第二根分支通常是泪腺动脉，它向前上方走行到达肌锥外的泪腺。泪腺动脉的两侧发出内侧和外侧睫状后长动脉，与视神经平行向前到达眼球[20]。

当眼动脉向前至眼眶内侧时，它发出多根肌肉动脉进入肌锥表面的直肌和斜肌。眶上支沿着

眼眶上方肌锥外间隙通过眶上切迹或孔出眶。眼动脉继续向前在内眦上方作为鼻额动脉出眶。出眶后成为滑车上和鼻背动脉与来自颈外动脉的面动脉吻合。

在正常的 CT 和磁共振上，可以在视神经的外下方看到进入眼眶的眼动脉。在靠近眶尖处它从外向内穿过视神经（图 50-18）。有时候可以在内直肌的内侧看见前行的眼动脉。

眼动脉本身很少受眶内病变的直接影响。动脉瘤作为动静脉畸形的一种偶尔可见，通常在血管造影中表现为团状扩张血管。

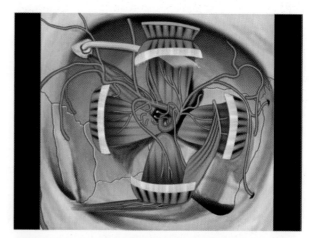

▲ 图 50-17　眼眶正面观显示眼动脉在眶内的分支

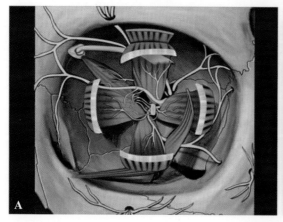
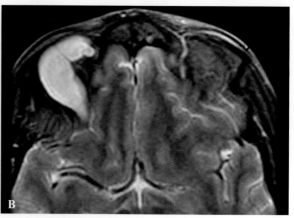

▲ 图 50-16　眶内的神经源性肿瘤通常影响感觉神经

A. 眼眶正面观显示三叉神经眼支的感觉神经分支；B. 眼眶上方三叉神经眼支的神经鞘瘤

七、眼眶的静脉引流

眼眶的静脉引流是通过眼上和眼下静脉及它们的分支向后引流至海绵窦（图 50–19）[21]。眼上静脉起自眶缘内上方面静脉系统的分支——内眦静脉、滑车上静脉和眶上静脉。它向后走行，在眶中部的上方从内向外跨过视神经，涡上静脉、筛前静脉、眼外肌和泪腺静脉的分支汇入其中，然后继续向后通过眶上裂进入海绵窦。

在各种眼眶疾病中可以看见眼上静脉显示，例如眼眶静脉曲张在影像学上表现为不规则的团块，有时候伴有扩张的静脉管腔（图 50–20A）。扩张的眼上静脉（图 50–20B）提示颈动脉海绵窦或者硬脑膜海绵窦瘘导致静脉压增高，它也与眼外肌的淤血相关[22]。

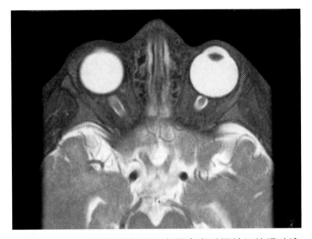

▲ 图 50–18　磁共振平扫显示在眶尖穿过视神经的眼动脉

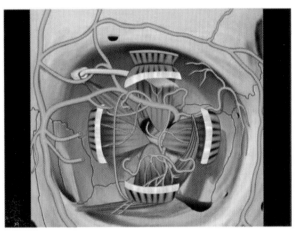

▲ 图 50–19　眼眶正面观显示眼眶静脉的解剖

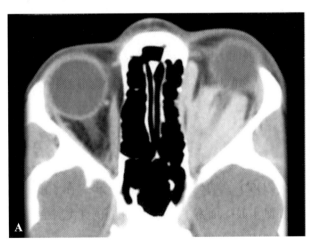

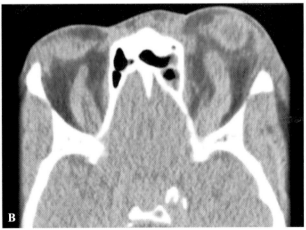

▲ 图 50–20　眼眶静脉系统的病变

A. 眼眶 CT 扫描显示充满大部分左侧眼眶的静脉曲张；B. 眼眶 CT 扫描显示因颈动脉 – 海绵窦瘘导致的双侧眼上静脉扩张

经验与教训

- 眼眶由各种解剖成分致密排列组成。

- 软组织成分在除了眶前部外的眼眶各个方向都有骨性结构相邻。

- 对眼眶疾病的评估需要对眼眶的解剖、疾病对解剖的改变有深入的了解，然后通过影像进行证实。

- 放射成像对任何眼眶疾病来说都是重要的辅助检查。

- 眼眶成像不能取代认真的体格检查来进行鉴别诊断。

- CT 利用 X 线在任何平面形成二维图像，这是基于 X 线对组织的穿透力的单参数模式。

- 磁共振成像是一种多参数模式，利用组织质子的原子特性及其在外磁场中的行为。因此，图像反映了组织之间在质子所处的分子环境基础上的生物化学差异。

参 考 文 献

[1] Koornneef L. Orbital septa: anatomy and function. Ophthalmology. 1979;86:876–80.

[2] Dutton JJ. Atlas of Clinical and Surgical Orbital Anatomy. 2nd ed. London: Elsevier Saunders; 2011:262.

[3] Aviv RI, Casselman J. Orbital imaging: part 1. Normal anatomy. Clin Radiol. 2005;60:279–87.

[4] Aviv RI, Miszkiel K. Orbital imaging: Part 2. Intraorbital pathology. Clin Radiol. 2005;60:288–307.

[5] Gayed I, Eskandari MF, McLaughlin P, et al. Value of positron emission tomography in staging ocular adnexal lymphomas and evaluating their response to therapy. Ophthal Surg Lasers Imaging. 2007;38:319–25.

[6] Dutton JJ. Introduction to orbital imaging. In: Dutton JJ, Byrne SF, Proia AD, eds. Diagnostic Atlas of Orbital Diseases. Philadelphia, PA: WB Saunders; 2000:31–41.

[7] Pinto A, Brunese L, Daniele S, et al. Role of computed tomography in the assessment of intraorbital foreign bodies. Semin Ultrasound CT MR. 2012;33:392–5.

[8] Qin W, Chong R, Huang X, et al. Adenoid cystic carcinoma of the lacrimal gland: CT and MRI findings. Eur J Ophthalmol. 2012;22:316–9.

[9] Jo A, Rizen V, Nikolic V, et al. The role of orbital wall morphological properties and their supporting structures in the etiology of "blow–out" fractures. Surg Radiol Anat. 1989;11:241–8.

[10] Caranci F, Cicala D, Cappabianca S, et al. Orbital fractures: role of imaging. Semin Ultrasound CT MR. 2012;33:385–91.

[11] Song WK, Lew H, Yoon JS, et al. Role of medial orbital wall morphologic properties in orbital blow–out fractures. Invest Ophthalmol Vis Sci. 2009;50:495–9.

[12] Borumandi F, Hammer B, Noser H, Kamer L. Classification of orbital morphology for decompression surgery in Graves' orbitopathy: two–dimensional versus three–dimensional orbital parameters. Br J Ophthalmol. 2013;97:659–62.

[13] Müller–Forell W, Kahaly GJ. Neuroimaging of Graves' orbitopathy. Best Pract Res Clin Endocrinol Metab. 2012;26:259–71.

[14] Gupta P, Singh U, Singh SK, et al. Bilateral symmetrical metastasis to all extraocular muscles from distant rhabdomyosarcoma. Orbit. 2010;29:146–8.

[15] Adams ME, Linn J, Yousry I. Pathology of the ocular motor nerves III, IV, and VI. Neuroimag Clin N Am. 2008;18:261–82.

[16] Korchi AM, Cuvinciuc V, Caetano J, et al. Imaging of the cavernous sinus lesions. Diagn Interv Imaging. 2014;95:849–59. doi: 10.1016/j.diii.2013.04.013. Epub 2013 Jun 12.

[17] Lee AG, Johnson MC, Policeni BA, et al. Imaging for neuroophthalmic and orbital disease—a review. Clin Experiment Ophthalmol. 2008;37:30–53.

[18] Hayreh SS, Dass R. The ophthalmic artery, II. Intra–orbital course. Br J Ophthalmol. 1962;46:165–85.

[19] Hayreh SS. The ophthalmic artery, III. Branches. Br J Ophthalmol. 1962;46:212–47.

[20] Erdogmus S, Govsa F. Anatomic characteristics of the ophthalmic and posterior ciliary arteries. J Neuroophthalmol. 2008;28:320–4.

[21] Brismar J. Orbital phlebography, III. Anatomy of the superior ophthalmic vein and its tributaries. Acta Radiol (Diagn) (Stockh). 1974;15:481–96.

[22] Miller NR. Dural carotid–cavernous fistulas: epidemiology, clinical presentation, and management. Neurosurg Clin N Am. 2012;23:179–92.

第51章　基本器械和技术
Basic Instrumentation and Techniques

Charles Kim　Gary J. Lelli Jr　著

任　慧　译

一、概述

眼整形眼眶手术的成功受多种因素的影响，包括对基本手术原则和与病例相关的病理生理的深刻理解。其中特别重要的是熟悉眼整形手术所需的器械。可控且一致地使用各种器械可以使手术医生预测并解决各种术中可能出现的并发症，从而优化手术的结果。

这个章节将对眼整形医生通常会使用的器械进行一个回顾并指出它们各自的用处和适当的使用方法。

二、眼科整形手术托盘

表51-1是标准眼整形托盘中的器械汇编，其中许多如图51-1所示。具体内容会根据拟行手术的性质及外科医生的喜好而有所不同。

三、切口

虽然可以使用各种手术刀刀片来创建皮肤切口，但最常用的是15号Bard Parker刀片，它是直线和曲线切口的理想选择。相比之下，10号刀片的腹部更大，这使得它特别适用于面部大切口、皮瓣形成和真皮脂肪移植物的获取。11号手术刀片由于其到尖端逐渐变细，是切除小的病灶或者刺入切口的首选（图51-2）。同样，Beaver 57号刀片也被用来切除较小的病变。

撇开风格差异不谈，握刀的标准技术包括拇指、食指和中指之间的三点固定（图51-3）。需

表51-1　标准眼整形手术包中的器械

蚊式钳（4）	0.3mm镊子（2）	Senn牵引器，钝的	吸引管［7FR，8FR，9FR］	Adson敷料钳
虹膜剪，0020直的	0.5mm镊子（2）	Senn牵引器，尖的	Desmarress牵开器［0，1，2，3］	Adson组织钳（2）
虹膜剪，弯的	Westcott剪刀，尖的（2）	Webster持针器	Allis钳	Brown-Adson钳（2）
Jameson肌肉拉钩	Westcott剪刀，钝的（2）	Castroviejo持针器	尺子	Stevens剪刀，直的
Blair牵开器，尖的（2）	Bayonet钳	皮肤拉钩（2）	骨膜剥离子	Stevens剪刀，弯的
Knapp牵开器，钝的（2）	眼眶牵开器，小的（2）	Mayo剪刀	Jewelers钳	双极钳
钢丝窥镜	眼眶牵开器，大的（2）	窥鼻器	Bard-Parker刀柄（2）	

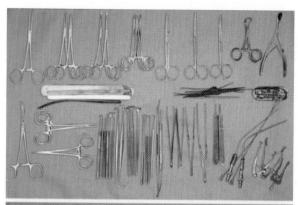

▲ 图 51-1　在标准的眼科整形托盘中发现的具有代表性的手术器械汇编

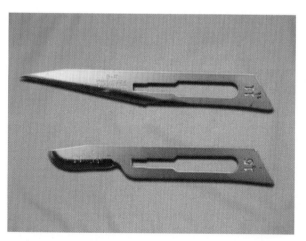

▲ 图 51-2　11 号刀片（上）和 15 号 Bard Parker 刀片（下）都是眼科整形外科医生常用的刀片

要注意的是，用刀片的腹部，而不是它的尖端来创建切口。通过避免过大的握力和将前臂稳定在坚实的界面上，可以最大限度地减少手部震颤。

除了手术刀片，皮肤切口的制作也可以使用锋利的剪刀，这在处理菲薄的眼睑皮肤时很有用

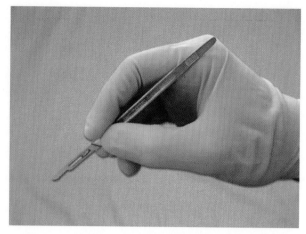

▲ 图 51-3　用拇指、食指和中指夹持手术刀的传统三点固定技术

（图 51-4）。创建切口的其他方法包括电刀和二氧化碳激光，尽管这些方法可能会对邻近组织造成热损伤并影响伤口的愈合[1]。

四、组织分离

一旦做了切口并确定了合适的平面，就可以用钝头的 Stevens 或 Westcott 剪刀解剖组织。Metzenbaum 剪刀在组织致密的区域可能会有帮助。这些剪刀也可以用来直接剪开解剖过程中遇到的结缔组织带。

在眶内可以用剥离子钝性分离，它也可以用来将骨膜从骨上分离、牵拉和复位软组织（图 51-5）。或者，神经外科脑棉等也可以用于眼眶组织的分离。

五、暴露术野

选择合适的暴露方式取决于许多不同的因素，包括手术地点、外科医生的偏好和有无助手。机械装置，如泪道镜、开睑器、Kennerdell-Maroon 和 Greenberg 眼眶系统都是受欢迎的选择（图 51-6）。对于大多数美容和眼睑重睑手术

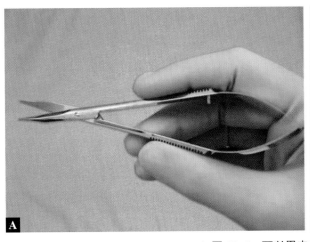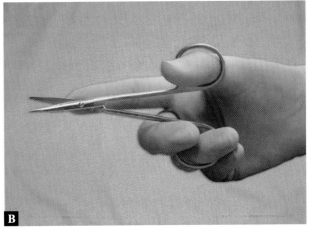

▲ 图 51-4　可以用来切割和分离组织的剪刀

A. Westcott 剪刀；B. Stevens 剪刀

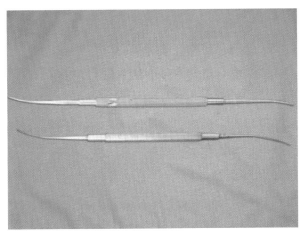

▲ 图 51-5　骨膜剥离子在眼眶手术中有多种功能

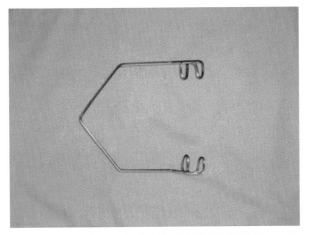

▲ 图 51-6　开睑器可在术中使眼睛保持睁开的状态，为手术提供适当的暴露区

来说，可以使用皮肤拉钩和耙子、Desmarres 牵开器和睑缘缝线的任何组合（图 51-7）。眼眶病例可以通过使用可伸缩的牵开器来得到很大的帮助，这可以看得更深。然而，在放置这些牵开器时必须非常小心，以防止组织损伤。Desmarres、Converse 和 Senn 牵开器也常用于眼眶手术。

六、止血

应在患者病情允许的情况下在手术前停止抗凝药物的使用，并且必须与患者的初级保健医生协调。如果决定暂停抗凝剂，阿司匹林应该在术前 10～14 天停用，华法林在术前 5 天停用，非甾体抗炎药在术前 3～5 天停用。

术前向手术部位注射含有肾上腺素的局麻药（1∶100 000）是必不可少的第一步。术中，大血管的出血通常需要结扎，而小血管的出血可以通过直接加压（填塞）来控制。或者，凝血酶和微纤维胶原产品可以直接应用于活动性出血部位。电凝在手术中经常用于止血（图 51-8）。最常见的模式是 Bovie，它也可以用于组织的切割和电凝。Bovie 电凝是单极的，因此需要在患者背部

457

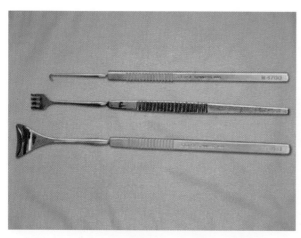

▲ 图 51-7 **Desmarres** 眼睑拉钩（底部），皮肤耙子（中间）和皮肤拉钩（顶部）

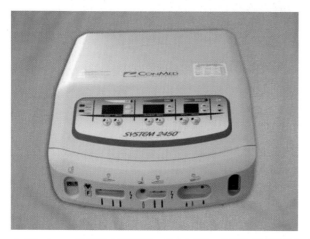

▲ 图 51-8 标准的电凝装置，具有切割、电凝和双极设置

或大腿上放置参考电极。必须特别考虑使用起搏器的患者，因为单极电流可能使除颤器失效或导致其放电不当。因此，每次放电不能超过 30s，且应与麻醉师仔细的心脏监测相结合[2]。

相反，双极电凝结合了作用电极和参考电极，通常在一对钳子的平行齿中。因此，电流只通过电极之间的组织，消除了对安装起搏器的患者的上述风险，并提供了受控的凝血区域，对邻近组织的损害最小。然而，双极电凝由于其设置的功率低，可能需要更长的止血时间，并且由于其倾向于与组织紧密黏附，还可能撕裂血管。

如果上述止血措施仍不充分，可能需要在手术切口内放置 Hemovac 引流系统、Jackson Pratt

或硅胶管。这些装置接入负压球，通常在术后早期取出。

七、缝合

眼科整形外科医生可以选择各种各样的缝线——根据成分和吸收能力的不同而有所不同。

缝线可以由天然或合成材料组成，由单股（单丝）或多股编织（复丝）组成。单丝本身引起的组织反应较少，而复丝能在伤口上保持更大的张力。可吸收缝合线包括肠线（快速吸收线、平线和铬线）、薇乔线、德胜线、单晶线和聚二氧杂环己酮线，它们的降解时间各不相同。永久性缝合线包括尼龙、聚酯、聚丙烯和不锈钢。

附着在缝合线上的针根据它们的形状、大小和尖端来区分。最常见的品种是 3/8 圆针，可以在各种条件下使用，以及反向切割针，由于其外侧曲面上存在尖锐的边缘，可以在不扩大针道的情况下穿过组织。

Castroviejo 和环形持针器是大多数外科医生用于缝合的首选。前者用传统的握笔方法手持，而握住后者的时候需要把拇指放在一个环里，而无名指放在另一个环里（图 51-9）。

八、软组织移植物

取皮刀可以用来制作通常用于眼窝重建所需的大的较厚的皮片，这些皮片可以使用开窗设备进一步扩大。与之类似的是，黏膜移植物可以用黏膜刀和显微取皮刀来采集，它们使黏膜再生成为可能，并允许移植物根据需要重新获取。相比之下，在眼睑手术中，手工切取全层皮片仍然是最受欢迎的方法。

鉴于羊膜普遍可以获得，具有易用性及固有

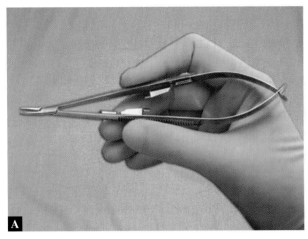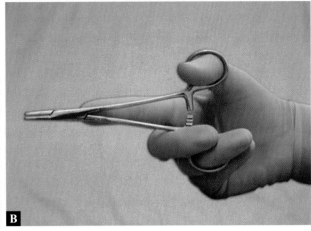

▲ 图 51-9　使用 Castroviejo（A）和环形（B）持针器的正确姿势

的抗炎和抗血管特性，羊膜是穹窿重建术的常用基质[3]。硬腭黏膜移植为眼睑提供了刚性和灵活性，在眼睑错位的情况下可作为后层的可行替代品。这些移植物还避免了在自体游离睑板移植物切取过程中遇到的对侧眼的并发症。然而，角化的硬腭黏膜可能会刺激角膜，随着时间的推移，供体部位可能会出现严重的并发症[4]。

合成材料，如来自尸体的脱细胞人类真皮Alloderm，可以作为眼睑重建中自体移植物的替代品。Alloderm 异体真皮在免疫学上是惰性且僵硬的，为结膜上皮的迁移和移植物表面的再生提供了必要的基质[5]。

然而，许多外科医生仍然倾向于选择硬腭黏膜移植物进行眼睑重建，因为它们被证明是长效的[6, 7]。

九、骨和软骨

骨操作是眼眶骨折修复、眼眶手术和泪囊鼻腔吻合术（DCR）的必要组成部分。尖端小的截骨器和锤子可以用来制造可控的骨折，而咬骨钳，可以去除骨头并扩大骨窗。长柄的 Kerrison 咬骨钳能够接触到深部的骨骼，这在眼眶减压和泪囊鼻腔吻合术中特别有用。咬骨钳的使用必须是温和的，从一边到另一边，以防止无意中使骨折向后部延伸。

气动钻和锯子也可以创造出受控的截骨术。此外，这些钻头用于创建放置螺钉、缝合线和钢丝所需的孔。外壁眼眶减压术所需的切削钻头可以用于骨的轮廓化和雕刻。在外侧开眶术中可以使用摆动锯来形成骨窗，以改善视野。锯片在初始切割前应处于运动状态，在切割过程中应牢牢地紧贴在骨头上，并在运动时退出截骨区。在截骨的过程中，可延展的牵开器用来保护眶内组织，并用生理盐水灌洗骨防止骨坏死。

软骨刀、鼻镜和鼻科剪可以用来从鼻中隔、外耳或肋骨上获取软骨移植物。

十、眼眶植入物

（一）修复眼眶骨折

许多不同的自体组织和异体材料可用于眼眶重建（表 51-2）。多年来，与自体骨移植相比，异体材料越来越受到青睐，因为自体骨移植具有不同的吸收率。异体植入物可分为无孔型和多孔型。无孔植入物提供了良好的结构支撑，但通常不允许血管向内生长，导致在移植物 – 宿主界面形成包膜，如聚四氟乙烯、尼龙箔（SupraFOIL）、硅胶（硅橡胶）和钛网。钛提供了极好的结构支撑，尽管它易于操纵且在化学上是惰性的，但是还是可以进行骨整合。

相比之下，多孔植入物，如 Medpor（多孔高密度聚乙烯），允许血管和骨骼向内生长，导致更好的生物相容性。较大的孔径（100～200μm）可防止包膜形成，维持宿主免疫反应，并将感染降至最低[8]。然而，Medpor 的延展性不如钛，在成像检查中也不能很好地显示。因此，钛网整合多孔聚乙烯的植入物应运而生。这些植入物提供出色的结构支撑和延展性，同时允许宿主快速整合和抵抗感染[9, 10]。

表 51–2　可用于眼眶重建手术的自体和异体基质的概述

自　体	异　体	
骨	无孔	多孔
软骨	• 有机硅聚合物 • 聚氨酯 • 氧化铝陶瓷 • 聚四氟乙烯聚合物 • 超酰胺（聚酰胺） • 尼龙箔（SupraFOIL） • 钛网 • Vitallium 网 • 聚二氧杂环己酮板	• 羟基磷灰石 • GORE-TEX（发泡聚四氟乙烯） • 明胶薄膜 • 聚乙烯海绵 • 薇乔网（聚乳酸） • 聚乳酸板 • 多孔聚乙烯（Medpor）

（二）眼眶容积的增加

眼眶内使用球形植入物来弥补眼眶内容积的损失，并在摘除眼球后给义眼片传导动力。这些异体植入物由整合性或非整合材料组成。

非整合植入物是由惰性物质组成的单个球体，如硅胶、丙烯酸或聚甲基丙烯酸甲酯。因为这些植入物不允许眼外肌的整合，所以需要对肌肉进行鳞状重叠来为植入物和义眼片提供动力。

相比之下，整合性植入物，如羟基磷灰石和 Medpor，允许纤维血管植入并随后将植入物整合到眼眶内，提供了比无孔品种更多的好处。羟基磷灰石是一种磷酸钙盐，天然存在于人体骨骼中。由于其固有的粗糙表面，羟基磷灰石容易侵蚀覆盖的软组织。因此，包裹材料，如异体巩膜、阔筋膜和合成材料，通常用于在植入前包裹植入物，并最终将眼外肌缝在包裹材料上。

如上所述，Medpor 是允许纤维血管长入的另一种常用的整合性植入物，虽然它的整合速度比羟基磷灰石慢。眼外肌可以直接连接到 Medpor 植入物上，尽管它们也可以被包裹起来。

整合性植入物可以连接上钉子，以在植入物和义眼片之间形成固定的连接。虽然钉子与高并发症发生率有关[11]，但它们允许更小更轻的义眼片，从而减少下眼睑随着时间的推移而移位的风险。

（三）眼眶组织扩张器

无眼球是一种先天性疾病，部分或全部眼组织不能正常发育，导致小眼球畸形和小睑裂畸形。由于骨性眼眶发育迟缓，整个半面部也会发育不全。按照惯例，植入逐渐变大的义眼片和球形眼眶植入物用于眼眶和眼周软组织的扩张。然而，最近已经生产了由能够自我膨胀的高亲水性聚合物组成的水凝胶组织扩张器。这些扩张器施加恒定的静水压力，旨在刺激眼眶增长。此外，文献中还描述了可整合的眼眶组织扩张器模型的使用[12-14]。

十一、上睑下垂手术

额肌悬吊术中可以通过简单的缝合（如 ski 针上的 4–0Supramid）、硅胶带（如用于巩膜扣带的 240 号）、1mm 硅胶棒、阔筋膜条或保存的阔筋膜和肌腱转移来实现上睑下垂的矫正[15-17]。

使用 Putterman 钳可以极其方便地通过 Müller 肌结膜切除术来修复上睑下垂，从而实现高效、准确的组织切除。值得注意的是，纤维蛋白密封剂（Tisseel）可以在这个过程中有效地使用用于切口关闭[18]。

十二、泪小管断裂吻合

任何可能涉及硅胶置管的泪小管或鼻泪道探通都需要使用窥鼻器和 Boyonet 器械，在围术期用浸泡在血管收缩剂（如盐酸羟甲唑啉、苯肾上腺素和可卡因）中的脑棉填塞鼻腔。

如果断裂的泪小管的近端不能直接定位，可以用猪尾巴探针插入泪道系统的完整侧，探针最终将进入撕裂的小管的远端，并从伤口内出来。

十三、泪道置管

虽然已经报道了多种泪道置管的方法，但最常用的是双管和单管硅胶管。"迷你 Monoka"管用于单根泪小管断裂的情况，它被设计成贴合壶腹，使其塞子和领子部平放在眼睑边缘（图 51-10）。这种系统的变种包括带有穿孔塞子的管子，这些塞子可以使泪小点保持打开，并使其能够引流泪水[19]。

十四、泪道阻塞

对疑似泪道引流系统阻塞的患者的检查通常包括探查和冲洗（图 51-11）。生理盐水反流的位置和程度被用来确定梗阻的位置。探查可以确认泪小点、泪小管或泪囊的阻塞。

气囊泪道成形术由 Becker 和 Berry 于 1989 年首次提出，用于扩张先天性阻塞的鼻泪管[20]。

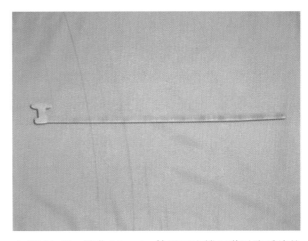

▲ 图 51-10　迷你 Monoka 管用于支撑泪道引流系统的泪小管部分

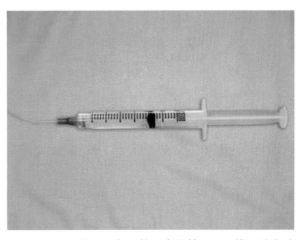

▲ 图 51-11　在疑似鼻泪管阻塞的情况下，使用装有冲洗针头的注射器来探测和冲洗泪液引流系统

它主要用于 12 个月以上的儿童，并作为探查或泪道置管失败后的第二次手术。最近，气囊泪道成形术被用于泪小管狭窄和阻塞[21, 22]。

十五、内镜手术

内镜的使用在眼科整形外科医生中变得越来越流行，既用于前额年轻化手术（提眉），也用于泪囊鼻腔吻合手术。内镜提供了充分的可视化，同时最大限度地减少了切口的使用。硬质内镜的直径通常为 4.5mm，长度范围为 18~23cm，并配有 0°~30° 镜头。照明由卤素或氙气光源提供。内镜系统配备有将图像投影到视频监视器上的耦合装置。

（一）内镜下提眉

内镜检查可以在提眉术中提供安全有效的视野。旁正中额部和颞部发际线切口小，与传统方法相比，愈合时间更短，术后舒适性更好。

提眉术的专门工具包括有角度的内镜护套，它延伸到镜头尖端之外，并允许在双手解剖过程中改善视野。此外，外科医生应该有直的和弯曲的骨膜剥离子，以及锋利的和钝头的剥离子，以松解骨膜的粘连。

可以使用各种方法提眉，包括骨隧道缝合、

螺钉固定、Mitek2.0mm 快速锚钉和 Endotle 额部装置 [23, 24]。

（二）内镜下泪囊鼻腔吻合手术

在泪囊鼻腔吻合术中可以使用内镜显示鼻旁窦，因此不需要在外部做切口。有报道估计内镜下泪囊鼻腔吻合术的成功率约为90%，这至少与外入路的成功率相当 [25]。

Takahashi 和 Blakesley 钳通常见于耳鼻喉科鼻窦手术托盘，用于抓住黏膜和碎骨片。可以通过上泪小管插入光纤光管（直径20G）以照亮需要做骨窗的位置 [26, 27]。

参考文献

[1] Liboon J, Funkhouser W, Terris DJ. A comparison of mucosal incisions made by scalpel, CO_2 laser, electrocautery, and constant–voltage electrocautery. Otolaryngol Head Neck Surg. 1997;116:379–85. Epub 1997/03/01.

[2] Sherman DD, Dortzbach RK. Monopolar electrocautery dissection in ophthalmic plastic surgery. Ophthal Plast Reconstr Surg. 1993;9:143–7. Epub 1993/06/01.

[3] Solomon A, Espana EM, Tseng SC. Amniotic membrane transplantation for reconstruction of the conjunctival fornices. Ophthalmology. 2003;110:93–100. Epub 2003/01/04.

[4] Cohen MS, Shorr N. Eyelid reconstruction with hard palate mucosa grafts. Ophthal Plast Reconstr Surg. 1992;8:183–95. Epub 1992/01/01.

[5] Pushpoth S, Tambe K, Sandramouli S. The use of AlloDerm in the reconstruction of full–thickness eyelid defects. Orbit. 2008;27:337–40. Epub 2008/10/07.

[6] Rubin PA, Fay AM, Remulla HD, et al. Ophthalmic plastic applications of acellular dermal allografts. Ophthalmology. 1999;106:2091–7. Epub 1999/11/26.

[7] Lee S, Maronian N, Most SP, et al. Porous high–density polyethylene for orbital reconstruction. Arch Otolaryngol Head Neck Surg. 2005;131:446–50. Epub 2005/05/18.

[8] Romano JJ, Iliff NT, Manson PN. Use of Medpor porous polyethylene implants in 140 patients with facial fractures. J Craniofac Surg. 1993;4:142–7. Epub 1993/07/01.

[9] Ellis E, 3rd, Messo E. Use of nonresorbable alloplastic implants for internal orbital reconstruction. J Oral Maxillofac Surg. 2004;62:873–81. Epub 2004/06/26.

[10] Garibaldi DC, Iliff NT, Grant MP, et al. Use of porous polyethylene with embedded titanium in orbital reconstruction: a review of 106 patients. Ophthal Plast Reconst Surg. 2007;23:439–44. Epub 2007/11/22.

[11] Moshfeghi DM, Moshfeghi AA, Finger PT. Enucleation. Surv Ophthalmol. 2000;44:277–301. Epub 2000/02/10.

[12] Mazzoli RA, Raymond WR, 4th, Ainbinder DJ, et al. Use of self–expanding, hydrophilic osmotic expanders (hydrogel) in the reconstruction of congenital clinical anophthalmos. Curr Opin Ophthalmol. 2004;15:426–31. Epub 2005/01/01.

[13] Tse DT, Pinchuk L, Davis S, et al. Evaluation of an integrated orbital tissue expander in an anophthalmic feline model. Am J Ophthalmol. 2007;143:317–27. Epub 2006/12/16.

[14] Gundlach KK, Guthoff RF, Hingst VH, et al. Expansion of the socket and orbit for congenital clinical anophthalmia. Plast Reconstr Surg. 2005;116:1214–22. Epub 2005/10/12.

[15] Park S, Shin Y. Results of long–term follow–up observations of blepharoptosis correction using the palmaris longus tendon. Aesthetic Plast Surg. 2008;32:614–9. Epub 2008/05/01.

[16] Leibovitch I, Leibovitch L, Dray JP. Long–term results of frontalis suspension using autogenous fascia lata for congenital ptosis in children under 3 years of age. Am J Ophthalmol. 2003;136:866–71. Epub 2003/11/05.

[17] Esmaeli B, Chung H, Pashby RC. Long–term results of frontalis suspension using irradiated, banked fascia lata. Ophthal Plast Reconstr Surg. 1998;14:159–63. Epub 1998/06/05.

[18] Foster JA, Holck DE, Perry JD, et al. Fibrin sealant for Muller muscle–conjunctiva resection ptosis repair. Ophthal Plast Reconstr Surg. 2006;22:184–7. Epub 2006/05/23.

[19] Reifler DM. Management of canalicular laceration. Surv Ophthalmol. 1991;36:113–32. Epub 1991/09/01.

[20] Becker BB, Berry FD. Balloon catheter dilatation in lacrimal surgery. Ophthal Surg. 1989;20:193–8. Epub 1989/03/01.

[21] Zoumalan CI, Maher EA, Lelli GJ, Jr, et al. Balloon canaliculoplasty for acquired canalicular stenosis. Ophthal Plast Reconstr Surg. 2010;26:459–61. Epub 2010/09/28.

[22] Yang SW, Park HY, Kikkawa DO. Ballooning canaliculoplasty after lacrimal trephination in monocanalicular and common canalicular obstruction. Jpn J Ophthalmol. 2008;52:444–9. Epub 2008/12/18.

[23] Romo T, 3rd, Zoumalan RA, Rafii BY. Current concepts in the management of the aging forehead in facial plastic surgery. Curr Opin Otolaryngol Head Neck Surg. 2010;18:272–7. Epub 2010/06/15.

[24] Chowdhury S, Malhotra R, Smith R, et al. Patient and surgeon experience with the endotine forehead device for brow and forehead lift. Ophthal Plast Reconstr Surg. 2007;23:358–62. Epub 2007/09/21.

[25] Yung MW, Hardman–Lea S. Analysis of the results of surgical endoscopic dacryocystorhinostomy: effect of the level of obstruction. Br J Ophthalmol. 2002;86:792–4. Epub 2002/06/27.

[26] Codere F, Denton P, Corona J. Endonasal dacryocystorhinostomy: a modified technique with preservation of the nasal and lacrimalmucosa. Ophthal Plast Reconstr Surg. 2010;26:161–4. Epub 2010/05/22.

[27] Tsirbas A, Davis G, Wormald PJ. Mechanical endonasal dacryocystorhinostomy versus external dacryocystorhinostomy. Ophthal Plast Reconstr Surg. 2004;20:50–6. Epub 2004/01/31.

第52章　上睑和下睑内翻
Upper and Lower Eyelid Entropion

Christoph Hintschich　著

任　慧　译

一、概述

眼睑保护眼球并维持眼表的湿度。眼睑位置异常会引起眼表疾病并威胁视力。这一点对最常见的眼睑位置异常——眼睑内翻来说非常正确。这个章节关注各种上睑和下睑内翻及它们的处理方法。

二、定义

内翻是眼睑位置异常的一种，表现为睑缘翻转朝向眼球。睑缘不论有无睫毛都会摩擦结膜和角膜引起异物感和疼痛，从而导致上皮缺损、溃疡最终引起角膜瘢痕形成（图 52-1）。内翻需要与双行睫和睫毛乱生鉴别，因为两者的临床表现类似，但是处理方法不同。假如存在睑缘内翻，睑缘内翻必须先行处理，而不是先处理睫毛异常。

三、内翻的分类

根据病因的不同，内翻可以分为如下几类。

- 先天性内翻。
  - 内翻（下睑）。
  - 内眦赘皮（下睑）。
  - Tarsal kink 综合征（上睑）。

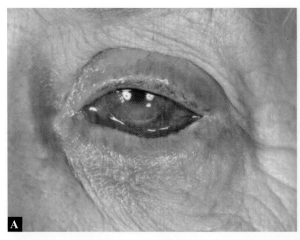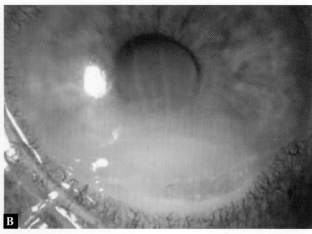

▲ 图 52-1　睑缘不论有无睫毛都会摩擦结膜和角膜引起异物感和疼痛，从而导致上皮缺损、溃疡，最终引起角膜瘢痕形成
A. 退行性下睑内翻；B. 伴有角膜溃疡的眼表疾病，由退行性下睑内翻引起（同一患者）

- 获得性内翻。
  - ➤ 退行性内翻（下睑）。
  - ➤ 瘢痕性内翻（上睑和下睑）。
  - ➤ 急性痉挛性内翻（下睑）。

四、解剖考量

不论是上睑和下睑，在解剖学上都可以区分出前层和后层。前层包括皮肤和眼轮匝肌，而后层由睑板及覆盖其后表面的睑结膜组成。两层间都可以相互对抗翻转，如在"前层复位"手术中翻转上睑缘来纠正轻中度上睑内翻。

内外眦韧带分别将眼睑固定在眼眶的内外侧壁。任何涉及眦角的手术操作都必须牢记一个原则，那就是韧带后支固定时的切线方向必须朝向眼眶的后方，只有这样才能保证睑缘是贴着球壁的。

五、手术指征

眼睑内翻的手术指征为患者存在不适感和（或）眼表疾病的发生。在处理睑缘异常的患者时，首先需要区分病情是否影响到正常的眼睑功能，假如影响，需要限期进行手术处理；假如只是外观的问题，那么手术可以选择性进行。

六、临床检查

手术操作的选择基于临床表现和眼睑解剖的改变，因此建议系统性地评估这些问题。

首先，通过翻转眼睑来排除后层瘢痕性改变。

判断在上视和下视时睑缘的主要位置如何。这个可以了解眼睑缩肌的状态和紧张度。

然后通过大拇指将下睑往下拉，然后松手

看眼睑回到眼球的速度来检查眼睑水平位的松弛度，假如眼睑弹回去，那么松弛不明显；假如眼睑缓慢回到原位，那么存在轻度松弛；假如只有在患者眨眼后眼睑才能完全回到原位，那么存在中度松弛；假如即便患者眨眼后眼睑也不能完全回到原位，那么松弛非常显著（图52-2）。

判断眦角韧带有无延长。通过轻轻地将眼睑朝内或者朝外牵拉来检查内外眦韧带。假如下泪小点向外移位超过3mm，那么就存在内眦韧带的松弛。眦角韧带松弛需要在眦角进行矫正（图52-3）。

判断是否存在眼轮匝肌亢进或者位置异常。眼轮匝肌向上移位是典型的退行性"痉挛性"内翻的体征。

判断皮肤紧致还是松弛。皮肤缺损需要进行皮肤移植；假如皮肤明显松弛，那么需要仔细切除松弛的皮肤。

判断是否存在眼表疾病，如结膜充血、角膜上皮损伤甚至是溃疡。

七、麻醉

绝大多数手术可以在局麻下进行，利用2%的利多卡因或者0.5%布比卡因混合1∶200 000的肾上腺素。一些手术医生会在溶液中加入透明质酸酶使起效更快。幽闭恐惧症患者或者心理不稳定的患者通常需要静脉使用镇静药物或者全麻，后者对婴幼儿来说是必需的。

八、下睑内翻

（一）先天性内翻

先天性下睑内翻罕见，需要与内眦赘皮进行

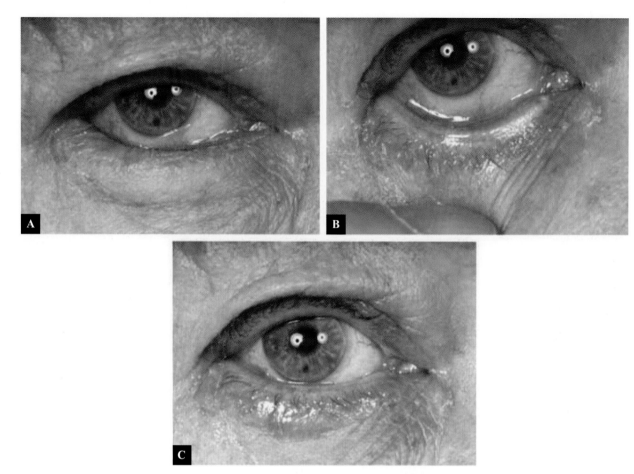

▲ 图 52-2　下睑内翻弹跳试验：眼睑水平位轻度松弛

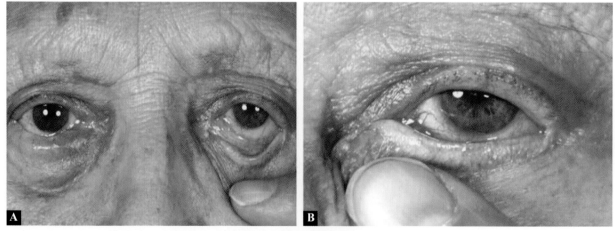

▲ 图 52-3　眼睑水平位松弛严重

A. 退行性下睑内翻合并下睑水平位显著松弛；B. 退行性下睑内翻合并稳定的外眦韧带

鉴别。先天性下睑内翻累及眼睑全长，睫毛朝向眼球（图 52-4），而在内眦赘皮中，睫毛通常是垂直生长的（图 52-5）。先天性内翻通常会持续存在并引起角膜病变，而内眦赘皮通常会自行缓解。

（二）内眦赘皮

内眦赘皮的特征性表现为睑板前的轮匝肌和皮肤直接骑跨睑缘，导致睫毛位置垂直。它主要见于亚裔，累及下睑内侧。

并不是所有内眦赘皮的儿童都需要紧急手术处理，即便睫毛已经接触角膜了。通常这个情况可以在 1 岁之内自行缓解。假如无法自行缓解或者出现角膜刺激症状则需要进行手术。反复发作的结膜炎和持续畏光提示存在有症状的眼表疾病。

1. 手术治疗原则

手术可以用 Hotz 操作[1]，包括眼睑前层的缩短及睑板固定。在下泪小点下方及外侧切除椭圆形的条形皮肤及其下的眼轮匝肌。皮肤边缘与睑板下缘或者下睑缩肌用可吸收线缝合以防止眼轮匝肌骑跨过睑缘（图 52-6）。双眼对称性手术

可使术后的效果更加美观。皮肤切除的垂直量需要适当以防止术后出现医源性下睑外翻以及泪小点外翻。

2. Hotz 操作——技巧

眼睑鼻侧 1/3 内翻睑缘及泪小点下方的皮肤及眼轮匝肌行椭圆形切除（图 52-7）。切除皮肤的量可以根据钳夹后刚好使睑缘到正常位置来确定，一般不超过几毫米；假如切除过多的皮肤可能会出现继发性外翻。3～4 针 6-0 可吸收缝线间断缝合皮肤、睑板下缘的下睑缩肌、皮肤。缝线可以不拆直到其自行吸收，或者在术后 10～14 天拆除。

真正的先天性睑内翻可以通过下睑缩肌缩短（如 Jones 操作）来矫正。

（三）获得性睑内翻

获得性睑内翻可能是退行性的或者是瘢痕性。另外，有一种急性痉挛性睑内翻见于一些因为眼部刺激引起眼睑痉挛的敏感患者。

（四）退行性睑内翻

退行性睑内翻是所有睑内翻中最常见的，也有可能是所有眼睑位置异常中最常见的。由于此

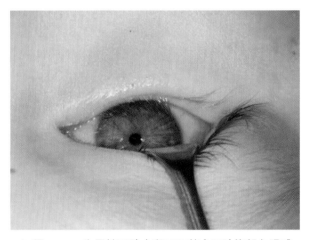

▲ 图 52-4　先天性下睑内翻可见整个下睑缘朝向眼球

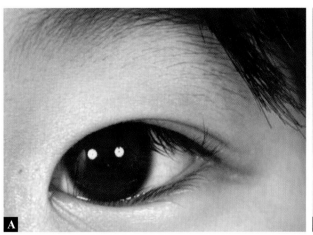

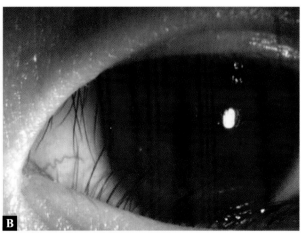

▲ 图 52-5　内眦赘皮中，睫毛通常垂直生长

A. 一个亚裔女孩的内眦赘皮；B. 内眦赘皮（部分患者）引起眼表疾病

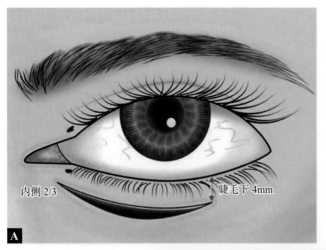

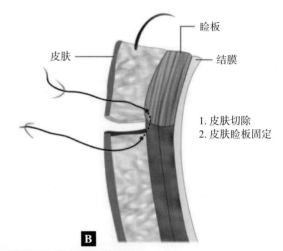

内侧 2/3　　　　睫毛下 4mm

睑板
皮肤
结膜

1. 皮肤切除
2. 皮肤睑板固定

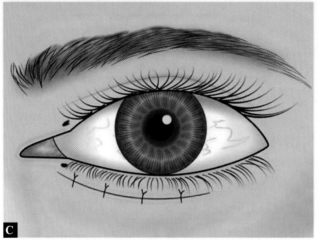

▲ 图 52-6　手术切除内眦赘皮（Hotz 操作）

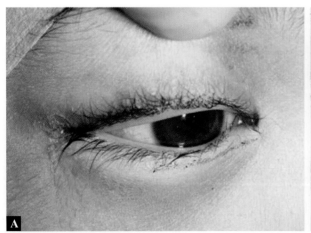

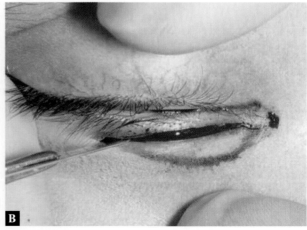

▲ 图 52-7　Hotz 操作，术中步骤

A. 切口画线；B. 皮肤切除

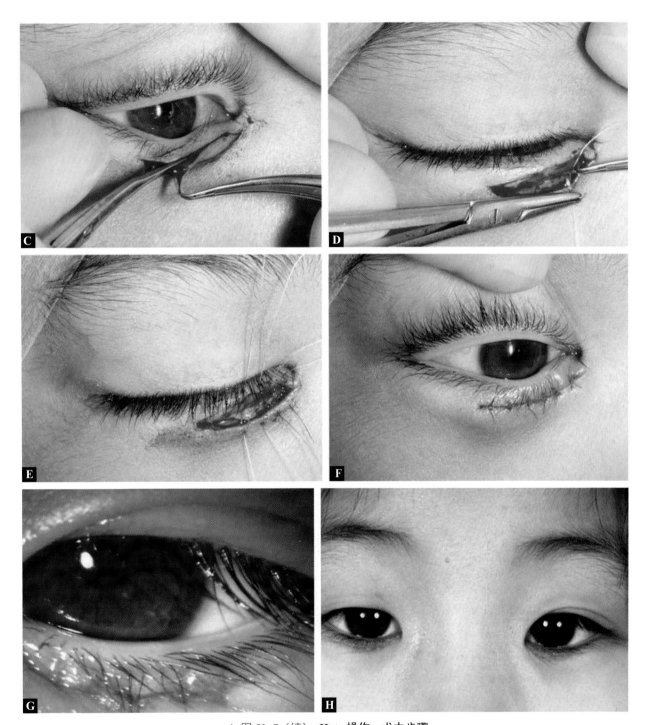

▲ 图 52-7（续）　**Hotz** 操作，术中步骤

C. 皮肤和眼轮匝肌切除；D. 第一针 6-0 薇乔缝线从皮肤到下睑缩肌皮肤；E. 4 针使下睑外翻的缝线；F. 切口关闭后的状态；G. 术后 1 天；H. 术后 6 周

类内翻是由退行性改变中眼睑的解剖改变引起的，此病在老年患者中尤为常见。此类眼睑位置异常是由多种因素混合引起的 [3, 4]。它包含如下特征。

- 水平位眼睑松弛 [内外眦韧带断裂和（或）睑板松弛]。
- 下睑缩肌复合体松弛或断裂。
- 睑板前轮匝肌骑跨过睑缘。

由于眶脂萎缩引起的眼球内陷可能也会加重退行性下睑内翻的进展，不过目前并不认为它在此病的病因中占有重要作用。

任何手术操作都应该解决这些因素。

九、治疗

使用胶布或者治疗性角膜接触镜可以暂时缓解眼部刺激症状。但最终还是需要手术干预来解决眼睑位置的异常。

为了达到持久的效果，造成睑内翻的病因包括眼睑水平位松弛、垂直位松弛和眼睑各层的分离都需要予以解决（图 52-8）。在如下的篇幅将介绍一些手术操作来解决大部分退行性睑内翻。

（一）解决下睑水平位松弛的操作

1. 眼睑水平位缩短和皮肤切除（Kuhnt-Szymanowski）

假如存在下睑水平位松弛及皮肤松弛，而内外眦腱膜附着牢固，可以通过睫毛下切口将眼睑后层五边形切除并切除松弛皮肤来达到拉紧眼睑的目的。

方法：睫毛下缘做皮肤切口，延长至外眦皮纹处。下睑外侧和上方做肌皮瓣，用直剪或者 11 号刀片作下睑外 1/3 五边形全层切除。用 6-0 薇乔缝线间断缝合睑板，睑缘用 6-0 丝线间断缝合两针，这两针对合好灰线并将它轻微隆起。嘱患者张嘴并朝上看，以此来评估皮肤肌肉组织切除的量并予以切除以避免过矫。用 6-0 丝线连续缝合皮肤切口。

2. 外侧睑板条（外眦 sling）

这个方法是纠正各种下睑水平位松弛的好方法。这个方法是作者的首选，可用于下睑内翻和外翻的矫正[5]。根据病因的不同，它可以和其他翻转方法合用。假如存在内眦韧带松弛，则外侧睑板条的方法并不推荐使用（除非该方法和内眦韧带加强联合），因为它会导致难以接受的下泪小点外移。

手术原则：这个操作的原则就是将睑板的外侧与眼眶前部的眶壁（在眶缘后方）附着。为了得到一个良好的手术效果，我们必须将外侧睑板表面的上皮组织去除，然后将它缝合在眶缘的后方。这么做是为了避免植入性囊肿的产生，同时使睑缘与球壁贴合更好（图 52-9）。

方法：从外眦向外延长作一长约 10mm 的水平切口，以便能到达外眦和颧骨。切断外眦韧带

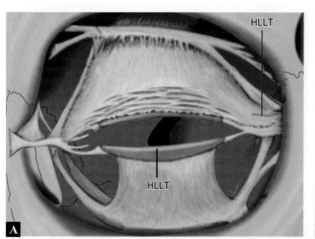
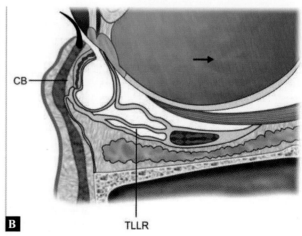

▲ 图 52-8　退行性下睑内翻矫正原理

A. 下睑水平位拉紧（HLLT）；B. 下睑缩肌拉紧（TLLR）和睑板与睑板前轮匝肌之间的瘢痕屏障（CB）

的下支。去除下睑外侧的睑缘包括睫毛毛囊、轮匝肌和结膜。在下睑水平位松弛明显的患者可以去除几毫米睑板。假如睑板条太短不能附着到眶周，那么可以做一个骨膜瓣。骨膜瓣可以通过将颧骨表面的骨膜做一个门形切开，保留靠近眶侧骨膜的完整，然后翻转而成。睑板条可以用双针的 5-0 缝线缝合到眶缘后的眶周组织或者骨膜瓣上。外眦角可以通过简单的埋藏缝合恢复，然后关闭皮肤切口。通常可以使用单线的非可吸收缝线，如 6-0 聚丙烯缝线，不过作者倾向于使用长效的可吸收缝线，如 5-0 薇乔。

（二）处理下睑缩肌的方法（拉紧或者缩短）

1. 横贯／翻转缝合

这个简单快速甚至可在床旁实施的方法可用于纠正没有明显下睑松弛的退行性睑内翻。这个方法的疗效可以维持 6 个月以上，在老年患者中尤为有用[6]。

横贯缝合水平缝合在睑板下方以阻止眼轮匝肌骑跨睑缘[7]。翻转缝合则通过眼睑倾斜缝合以拉紧下睑缩肌，并将它们的牵引力转向睑缘[8]。

方法：横贯缝合在下睑的外 2/3 的位置，三根双针 5-0 薇乔缝线从结膜到皮肤穿过眼睑，进针部位为睑板下方，然后穿出位置稍高于进针位置，两针的间距约为 2mm（图 52-10）。翻转缝合则更加倾斜，它从下穹窿进针，从睫毛下穿出。缝线打紧，假如存在过矫，则可以拆除缝线。通常缝线并不拆除，而是让其自行吸收。

2. Wies 方法

Wies 方法包括横断的眼睑分开及翻转缝合[9]。通过在水平位将眼睑全层切开形成一个纤维组织瘢痕来永久地阻止睑板前轮匝肌的骑跨。这个方法与翻转缝合结合来拉紧下睑缩肌并增加它们对睑缘的牵拉。假如没有水平位眼睑的松弛，这个方法的效果持久。

方法：在睫毛下方 4～5mm 将下睑全层水平切开。切口尽量水平，内侧切缘不超过下泪小点。三根双针 5-0 薇乔缝线先从切口下方的结膜（及其下的下睑缩肌）进针，然后通过睑板前眼轮匝肌再穿过皮肤。从结膜切口下方 1～2mm 处进针，然后从睫毛下方 1～2mm 的皮肤出针，出针间距约为 2mm。在将翻转缝合打结之前用 6-0 丝线将皮肤的水平切口连续缝合。1 周后拆除皮肤缝线。翻转缝线通常让其自行吸收除非存在明

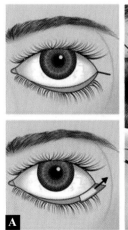
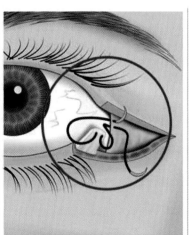
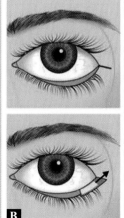
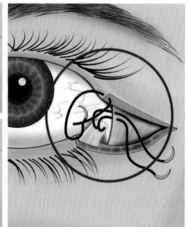

▲ 图 52-9　避免植入性囊肿的产生，同时使睑缘与球壁贴合更好

A. 外眦 sling 方法［将睑板的外侧与眼眶前部的眶壁（在眶缘后方）附着］；B. 用埋藏的 6-0 薇乔缝线恢复外眦角

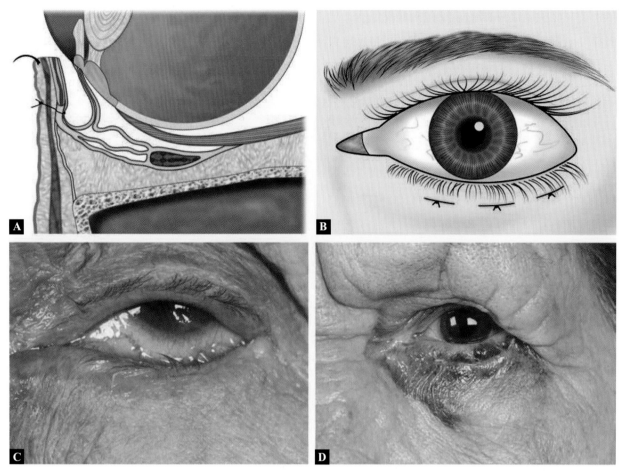

▲ 图 52-10　横贯/翻转缝合拉紧下睑缩肌
A 和 B. 缝合原理；C 和 D. 术前/术后

显的过矫，而过矫通常会出现在眼睑水平位松弛的患者。

3. Jones 方法

对于不存在水平位松弛的下睑内翻复发患者，以及需要避免对结膜造成手术创伤的患者，我们可以通过皮肤入路折叠下睑缩肌。这对眼表类天疱疮造成的下睑瘢痕性睑内翻尤其适用，可以避免手术操作加重结膜面的瘢痕。

在 Jones 方法中，下睑缩肌通过皮肤入路切口暴露并予以缩短，缝线用来形成一个屏障阻止睑板前的轮匝肌骑跨睑缘[10]（图 52-11）。在同时存在下睑水平位松弛尤其是外眦韧带松弛的患者中，这个手术操作可以联合外侧睑板条方法来缩短并拉紧下睑。

Jones 方法需要在下睑做更多的分离，因此需要对下睑的解剖有更好的了解。

（三）处理睑板前轮匝肌骑跨睑缘的方法

如同 Wies 操作或者 Jones 操作一样，这个原则适用于所有操作，目的在于让睑板和睑板前轮匝肌之间形成一个瘢痕。这也是横贯缝合的一个作用。

（四）整合不同原则的方法

1. Quickert 方法

在大多数退行性睑内翻中都存在下睑水平位的松弛。在这些病例中需要进行额外的下睑水平位的缩短（目前下睑水平位的缩短多数通过外

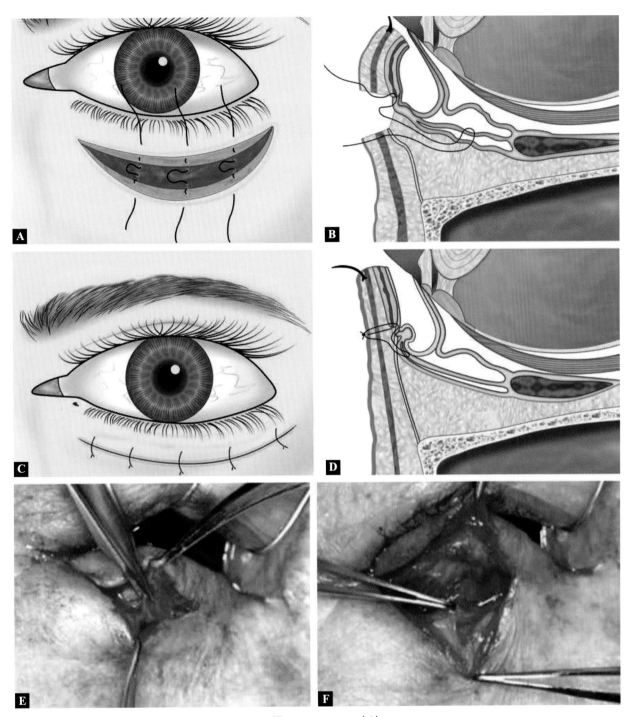

▲ 图 52-11 Jones 方法

A 至 D. 下睑缩肌拉紧（原则）；E. 打开眶隔；F. 暴露下睑缩肌

眦角 sling 的方法来达成）。Quicker 方法[11] 是另一种选择，它整合了 Wies 方法和水平位下睑全层切除。水平位下睑全层切开可以形成一个纤维瘢痕来阻止睑板前轮匝肌骑跨睑缘。翻转缝合拉紧下睑缩肌并增加了下睑缩肌对睑缘的牵拉力，

而下睑水平位缩短矫正了下睑的松弛并稳定了下睑。

方法：在睫毛下方 4～5mm 做一个水平的皮肤切口，横跨整个下睑。然后在外眦角内侧 5mm 做一个垂直切口，全层切开眼睑直到水平的切

口。沿着垂直切口向其内侧和外侧分离，最后切除多余的睑缘／睑板。切除的量通过在轻微的张力下重叠切口内侧和外侧的睑板来估计。3 根双针 5-0 薇乔缝线从下方结膜切口进针（如 Wies 方法一样），然后将睑缘对齐，分别用 6-0 薇乔缝合睑板、6-0 丝线缝合睑缘。接下来的手术操作同 Wies 方法。所有的丝线在术后 1 周拆除，而翻转缝线留着自行吸收。

Quickert 方法的结果通常不错，复发率较低，约为 3.7%[4]。

2. 外侧睑板条方法和横贯／翻转缝合

外侧睑板条方法可以和横贯／翻转缝合联合。这是一种简单有效的方法，可以用来纠正明显且病程长的退行性睑内翻。

3. 外侧睑板条方法和 Jones 方法

这两个方法的组合非常有效，可以纠正复杂的情形，如复发的睑内翻合并残余的下睑松弛。

（五）瘢痕性睑内翻

瘢痕性睑内翻是因为组织收缩导致眼睑后层缩短。严重的眼睑后层瘢痕通常会导致眼睑退缩。引起瘢痕性睑内翻的原因包括机械性和化学性外伤、热灼伤、沙眼衣原体感染（通常位于上睑）及瘢痕性结膜炎，如青光眼药物的使用、疱疹病毒感染、Stevens — Johnson 综合征和眼表类天疱疮。瘢痕性睑内翻可见于上下睑。在手术矫正之前，各种可能导致瘢痕增生的疾病，如眼表类天疱疮都应该进行排查，假如存在需要先行治疗。

1. 手术治疗

纠正下睑瘢痕性睑内翻的手术方法取决于下睑内翻的严重程度、退缩的情况及病因。在眼表类天疱疮中，手术应仅限于眼睑前层的操作而尽量避免加重结膜的病变。下睑缩肌拉紧的操作，如 Jones 方法可以作为一个选择（表 52-1）。

表 52-1　矫正退行性下睑内翻的外科手术概要

方　　法	指　　征
横贯／翻转缝合	退行性下睑内翻而无水平位松弛
Wies	退行性下睑内翻而无水平位松弛
Quickert	退行性下睑内翻合并水平位松弛
外侧睑板条 + 翻转缝合	退行性下睑内翻合并水平位松弛
Jones	• 无水平位松弛的退行性内翻 • 无水平位松弛的复发 • 轻中度瘢痕性内翻 • 类天疱疮
Jones+ 外侧睑板条	有水平位松弛的复发病例

2. Z- 成形／黏膜移植

局限的结膜瘢痕可以被切除并用 Z- 成形纠正。中等程度的瘢痕性睑内翻合并轻微的下睑退缩可以用"睑板裂伤"的方法处理。在睑板中央做一个水平的切口横跨眼睑全长深达眼轮匝肌。3 根 5-0 薇乔缝线从切口下方进针，穿过皮肤从睫毛下方出针。缝线打结后可以造成轻微的过矫，然后术后 2 周予以拆除。

在严重的瘢痕性下睑内翻且伴有更严重的眼睑退缩时，矫正需要进行眼睑后层的移植。睑结膜通过移植物拉长，移植物移植在靠近睑缘的位置使其翻转。全层口腔黏膜、睑板、硬腭黏膜或异体巩膜用 6-0 薇乔连续缝合在水平切开的睑板中（图 52-12）。植片通过翻转缝合紧贴植床，缝合的缝线在睫毛下方打结使睑缘保持翻转。

十、急性痉挛性睑内翻

局部用药物来治疗导致眼表刺激的疾病可能可以反转眼睑的错位。假如无法翻转，那么和一般退行性睑内翻相同的因素可能出现导致永久的内翻。此时需要进行手术干预，处理原则同前。

十一、上睑内翻

上睑内翻是指睑缘朝向眼球的眼睑位置异常。它可以导致严重的眼表疾病。该病在北半球相对少见，而在沙眼感染严重的其他国家和地区比较多见。

上睑内翻可以是先天性的，但是相当少见，主要由眼睑后层的瘢痕引起。不论是机械性还是化学性外伤，还是结膜感染都可以造成上睑内翻。在全世界而言，沙眼（图 52-13）是造成上睑位置异常的主要原因。其他原因见于文中（框52-1）。除了仔细问病史之外，翻开上睑对后层

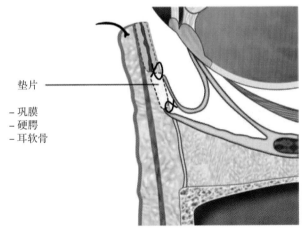

垫片
- 巩膜
- 硬腭
- 耳软骨

▲ 图 52-12　用移植物纠正下睑瘢痕性睑内翻

及上穹窿进行仔细检查对明确病因是至关重要的。明确上睑内翻的诊断并将它与单纯的倒睫鉴别开来可以避免进行没有意义的上睑睫毛的脱毛操作。

上睑的沙眼可以进一步根据严重程度分为轻、中或重度。这对选择最合适的手术方法至关重要。

框 52-1　造成上睑瘢痕性睑内翻的原因

- 沙眼
- 慢性眼睑结膜炎
- 多形性红斑
- 化学 / 热灼伤
- 术后（眼睑重建术后状态）
- 类天疱疮
- Stevens–Johnson/Lyell 综合征
- 眼球摘除后眼窝综合征
- 疱疹感染
- 特发性 / 不明原因

（一）手术治疗的原则

手术治疗的原则在于翻转睑缘，防止它摩擦眼表。对于在睑缘或者睑板存在严重角质和瘢痕形成的病例，这些角质或者瘢痕需要予以切除并进行黏膜移植。

（二）前层复位

这个操作适用于轻到中度的上睑内翻。这个

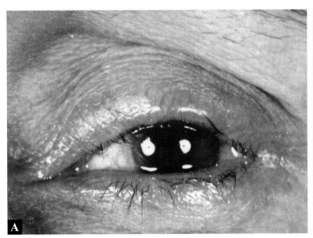
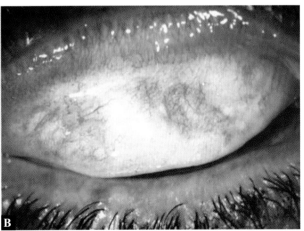

▲ 图 52-13　沙眼
A. 由沙眼引起的上睑瘢痕性睑内翻；B. 翻转上睑可以看到睑板的瘢痕

操作简单、安全，可用于纠正北半球大多数上睑内翻[12]。这个手术的原理是分开上睑的前后层，通过将前层缝合在睑板更高的位置而将前层朝上方移位。这个手术通常联合在睑缘的灰线处将眼睑分开，从而增加睑缘的翻转效果。这个操作需要一个稳定的睑板。

方法

通过重睑切口将上方睑板从覆盖在其表面的眼轮匝肌上充分游离，直到睫毛根部。睑缘从灰线处（正好在睑板腺开口的前方）全程劈开，深度为 1～2mm。5～6 根双针 6-0 薇乔缝线通过睑板上 1/3 然后穿过眼轮匝肌和皮肤，从睫毛上方穿出（图 52-14）。通过打紧这些缝线，眼睑前层被提起且含有睫毛的睑缘被翻转过来。睑缘的切口任其自行愈合，而缝线留其自行吸收。

（三）其他方法

在更严重的上睑内翻中可以进行睑板的楔形切除或将睑板下方翻转[2, 13]。在外伤后上睑内翻病例，尤其是严重的灼伤患者，睑板通常比较薄且不稳定。在这些病例中，通常合并上睑退缩、结膜瘢痕和上穹窿的缩短。在这样的情况下，前面提到的方法都不适用。此时有指征进行后层的移植来稳定并延长上睑。自体移植物放在上睑缘或者残存的睑板与退缩的上睑缩肌之间

（图 52-15）。推荐使用硬腭黏膜，因为它兼有硬度和黏膜，是矫正上睑内翻的理想材料。缝线和线结需要用组织盖住以免损伤角膜。有必要的话，任何乱生的睫毛及睑缘的位置异常可以通过睑板全层楔形切除同时进行纠正。

1. 睑板楔形切除

假如睑板增厚，那么最好通过睑板前部的楔形切除来巩固通过翻转缝合及睑缘切开达到的纠正上睑内翻的效果。

2. *方法*

沿着重睑线水平切开上睑皮肤，通过钝性分离暴露睑板。避免暴露睫毛根部。在睑板增厚最明显的位置，沿着睑板表面做两个相互垂直的切口，将两个切口之间的楔形睑板去除。在大多数情况下，有必要在睑板上缘切开 Müller 肌纤维的附着点，以充分推进眼睑后层。3～4 根双针 6-0 丝线穿过睑板的下方、睑板上方部分然后穿过睫毛上方的皮肤。像眼睑前层调位那样切开睑缘。将线结打紧之后，当睑板楔形切除处的睑板贴合在一起后睑缘会翻转过来（睑缘的切口会裂开且眼睑前层的位置会调整）。切除松弛的眼睑皮肤，然后切口用缝线间断或者连续缝合。皮肤缝线在术后 1 周拆除。翻转缝线需要留的时间长一点，

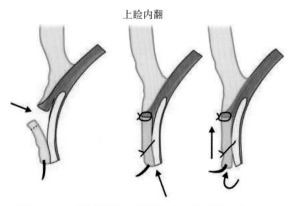

▲ 图 52-14　通过睑缘切开进行眼睑前层的调位（原理）

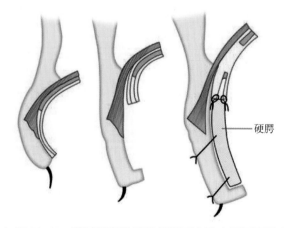

▲ 图 52-15　通过硬腭黏膜移植矫正上睑内翻及眼睑前层调位

如 3～4 周。长效的可吸收缝线可以不必拆除，而是让其自行吸收。

（四）后层前移

严重的上睑内翻伴有菲薄的睑板不适合进行睑板的楔形切除。假如睑结膜完整且睑缘没有角化或者角化程度轻微，那么眼睑后层可以通过眼睑切开，并在切开处形成的睑板伤口用黏膜移植物覆盖即可。

方法

用刀片将眼睑分成前后两层。切口位于睑板腺开口的前方，眼睑后层游离至上穹窿；Müller 肌需要水平切开使后层在垂直向尽量伸展。尽量分离直到眼睑能轻松闭合。为了使后层对应前层进行前移，用数根双针 5-0 长效可吸收缝线穿过睑板上缘，然后从皮肤面的重睑线穿出。缝线穿出皮肤面的位置要比睑板上缘略低一点，这样才可以使睫毛翻转。眼睑前层的下缘用 6-0 可吸收缝线间断缝合在睑板上。用 6-0 或 7-0 可吸收缝线移植全层黏膜条。缝线可以在术后 10～14 天拆除。

在进行任何恢复视力的手术（如角膜移植术）之前都应该先纠正瘢痕性上睑内翻。否则，由于上睑位置异常而对眼表造成的持续刺激将损伤任何其他手术的效果。同样，在外伤 6 个月之内可能就需要进行眼睑手术，以避免对眼表的持续损伤，即便早期手术的失败率更高。矫正或者整形手术通常至少在外伤后 6～9 个月后进行，以使瘢痕修复完成。

（五）Tarsal kink 综合征

Tarsal kink 是一种罕见的情况，表现为上睑板水平向完全折叠导致睑缘内翻[14]。在这种情况下，睫毛通常看不见并有严重的角膜溃疡。新生儿表现为严重的眼睑痉挛、溢泪、畏光，以及看上去似乎睫毛缺如。为了避免视觉发育异常，需要紧急进行手术矫正[15]。为了获得一个正常的睑板，睑板中的扭结必须完全矫正。如果扭结不完全或患者就诊得太晚，可以通过简单的前层重新定位来完成。就诊迟的患者会出现明显的内翻，恰好在睑缘上方向内翻转，剩下的睑板会增厚并发炎。如果患者被早期发现，睑板可以通过经结膜或经皮入路重建。

（六）睑板水平重建

睑板通过重睑切口暴露。识别睑板上的扭结，睑板的切口正好沿着这个"褶皱"。如此形成的睑板的两个部分现在可以重新对位，并用 6-0 可吸收线缝合。如果睑缘仍然是翻转的，可以进行翻转缝合。如果在睑板重新对位后睑缘位置正确，可以通过将 3 根 6-0 丝线经皮穿过睑板上下部分，在较高的水平穿过皮肤，并将它们绑在衬垫上，来确保睑缘的位置正常。

皮肤可以用一根可吸收线闭合，让它溶解或在 1 周后拆除。

> **经验与教训**
> - 上睑赘皮：只有在因眼表疾病出现症状时才进行手术。
> - 后天性睑内翻：首先排除瘢痕原因。
> - 如果存在水平位眼睑松弛：总是可以水平收紧眼睑，因为如果存在水平位眼睑松弛，下睑拉紧会导致医源性外翻形成。
> - 对于外侧睑板条手术：外眦深部固定的向量定位在眼眶的后方。
> - 新生儿眼球刺激，上睑明显没有睫毛：应该考虑到 "Tarsal kink 综合征"。

参考文献

[1] Hotz F. Eine neue Operation für Entropium und Trichiasis. Arch f Augenheilkunde. 1879;9:68.

[2] Collin JRO. A Manual of Systematic Eyelid Surgery. Edinburgh: Churchill Livingstone; 1989. pp. 7–108.

[3] Jones L. The anatomy of the lower eyelid and its relation to the cause and cure of entropion. Am J Ophthalmol. 1960;49:29–36.

[4] Collin JRO, Rathburn JE. Involutional entropion. A review with evaluation of a procedure. Arch Ophthalmol. 1978;96:1058–64.

[5] Anderson R, Gordy D. The tarsal strip procedure. Arch Ophthalmol. 1979;97:2192–6.

[6] Wright M, Bell D, Scott C, et al. Everting suture correction of lower lid involutional entropion. Br J Opthtalmol. 1999;83:1060–63.

[7] Schöpfer O. Über einen einfachen Eingriff zur Behandlung des Entropiums. Klin Monatsbl Augenheilk. 1949;115:40–2.

[8] Feldstein M. A method of surgical correction of entropion in aged persons. Eye Ear Nose Throat Mon. 1960;39:730.

[9] Wies F. Surgical treatment of entropion. J Int Surg. 1954;21:758–60.

[10] Jones L, Reeh M, Wobig J. Senile entropion: a new concept for correction. Am J Ophthalmol. 1972;74:327–9.

[11] Quickert M, Rathburn E. Suture repair of entropion. Arch Ophthalmol. 1971;85:304–5.

[12] Hintschich CR. "Reposition der vorderen Lidlamelle" zur Korrektur des Oberlidentropiums. Ophthalmologe. 1997;94:436–40.

[13] Trabut G. Entropion–Trichiasis en Afrique du Nord. Arch d' Ophthalmol. 1949;9:701.

[14] Briglan A. Buerger GJ. Congenital horizontal tarsal kink. Am J Ophthalmol. 1980;89:522–4.

[15] Sires B. Congenital horizontal tarsal kink: clinical characteristics from a large series. Ophth Plast Reconstr Surg. 1999;15:355–9.

第53章　上下睑外翻的手术矫正

Surgical Techniques for Upper and Lower Eyelid Ectropion

Steven M. Couch　　Philip L. Custer　著

任　慧　译

一、概述

当眼睑边缘向外旋转，不再与眼球平行时，就会出现眼睑外翻。外翻最常见的是影响下眼睑，但很少发生在上眼睑。重要的是要区分外翻与其他的眼睑位置异常，包括眼睑退缩和睑内翻。眼睑退缩是指睑缘下方移位，但与外翻不同的是，睑缘仍然贴附于眼表。一般情况下，方形的眼睑边缘位于角膜下缘 1mm 范围内的眼表。眼睑内翻是睑缘向内翻转使睫毛朝向眼球。

临床上，区分眼睑外翻的常见病因是很重要的，包括退行性、瘢痕性、麻痹性、机械性和少见的先天性。在某些患者中可能存在多种原因。导致外翻的解剖条件包括水平位眼睑松弛、下睑缩肌断裂、眼睑前层缩短、轮匝肌无力和机械牵拉。手术的决定是基于对潜在病因的识别和修复。

二、指征

- 角膜暴露（干眼、表层角膜炎）。
- 结膜角化（充血、分泌物增多、偶尔出血）。
- 溢泪。

- 美容方面的考虑。

三、禁忌证

- 极少的系统性疾病可能会导致手术无法进行。

四、根据病因决定手术方法

（一）退行性睑外翻

退行性睑外翻通常首先影响眼睑内侧。随着病情进展，根据下睑缩肌断裂和水平松弛的程度，眼睑外翻向外侧不同程度地扩展。轻中度外翻没有明显的水平松弛，可以通过内侧梭形方法纠正。水平眼睑松弛患者通常需要某种形式的眼睑收紧术。外侧睑板条通常是最理想的术式，因为这个方法可以复位移位的外眦且没有明显的瘢痕，尽可能地减少倒睫的产生。另一种选择是，对于那些有睑缘瘢痕的患者，可以采用全层块状切除术。通常，当整个眼睑外翻时，内侧梭形和外侧睑板条手术是同时进行的。

1. 外侧睑板条

外侧睑板条手术的目的是重建下眼睑和外眦

的固定[1]。眼睑固定在眶缘骨膜内。将眼睑前层和后层分离后去除睫毛毛囊、睑缘的上皮和结膜上皮，并切断下睑缩肌即可形成外侧睑板条。条带的长度取决于眼睑松弛的程度。应避免过度收紧，特别是眼球突出的患者。

步骤

- 外眦切开术，识别外眦韧带的下支并剪开（图 53-1A）。
- 暴露眶外侧眶缘骨膜。
- 确定外侧睑板条的长度和眼睑拉紧的程度，通过将下眼睑向外牵拉到所需的张力来判断（图 53-1B）。
- 沿着所需长度做睫毛下切口，制作小皮瓣（图 53-1C）。
- 沿灰线切开，然后切除剩余的睑缘前层和睫毛毛囊（图 53-1D）。
- 切除睑缘后层的黏膜上皮。
- 在睑板底部切开结膜和下睑缩肌。
- 表面烧灼或刮除睑结膜上皮（图 53-1E）。
- 分离眶骨膜附近组织直至外眦韧带上支，用于缝合外侧睑板条。
- 使用 5-0 丙烯（聚丙烯丝线）通过褥式缝合将睑板条沿着眶缘固定到骨膜上［其他外科医生使用 5-0 薇乔（polyglactin910）、Mersilene（聚酯）或 PDS 线］。需要把外侧睑板条缝合到之前设计的眶骨膜附近位置。评估眼睑的走行和张力（图 53-1F）。
- 用 6-0 薇乔重建外眦角并缝合眼轮匝肌。
- 用 6-0 肠线关闭皮肤切口。

2. 内侧梭形方法联合翻转缝线

当下睑缩肌断裂导致眼睑内侧外翻时，水平收紧眼睑不能完全矫正，此时可以使用内侧梭形方法[2]。单独使用内侧梭形方法可以有效地纠正只有下睑缩肌断裂而无眼睑松弛的下睑外翻

患者。在切除多余的结膜和结膜下组织后，通过褥式缝合来加强下睑缩肌并将眼睑边缘向内旋转。

步骤

- 证实眼睑内侧结膜松弛。对睑板和下泪小点下方的多余结膜和结膜下组织进行椭圆切除（图 53-2A 至 C）。
- 通过双针 5-0 铬肠线褥式缝合来加强下睑缩肌。每一针都穿过睑板的下缘，然后穿过位于结膜下切口内的下睑缩肌。然后穿过眼睑前层，使其在低于其最初睑板缝合点的皮肤面穿出（图 53-2D）。结膜切口应关闭，缝合后眼睑边缘向内旋转（图 53-2E）。

3. 下睑缩肌重建

在严重的退行性睑外翻中，由于下睑缩肌断裂的进展外翻的睑缘逐渐向外侧扩展[3]。当外翻向外侧扩展时，可能需要对眼睑外翻进行分级修复。

步骤

- 根据需要进行下睑缩肌加强的范围做结膜切口。
- 切除多余的结膜和结膜下组织。
- 顺着梭形切口的方向用 5-0 铬肠线褥式缝合来加强下睑缩肌。

（二）瘢痕性睑外翻

皮肤光损伤、外伤和包括眼睑成形术在内的外科手术可导致下眼睑前层的缩短。偶尔，浸润性皮肤恶性肿瘤可引起瘢痕，在可疑病例，应在修复前进行活检。无论是退行性或麻痹引起的眼睑位置的长期异常也可以导致瘢痕性改变。眼睑瘢痕可以以节段的方式出现，也可以出现在整个眼睑。

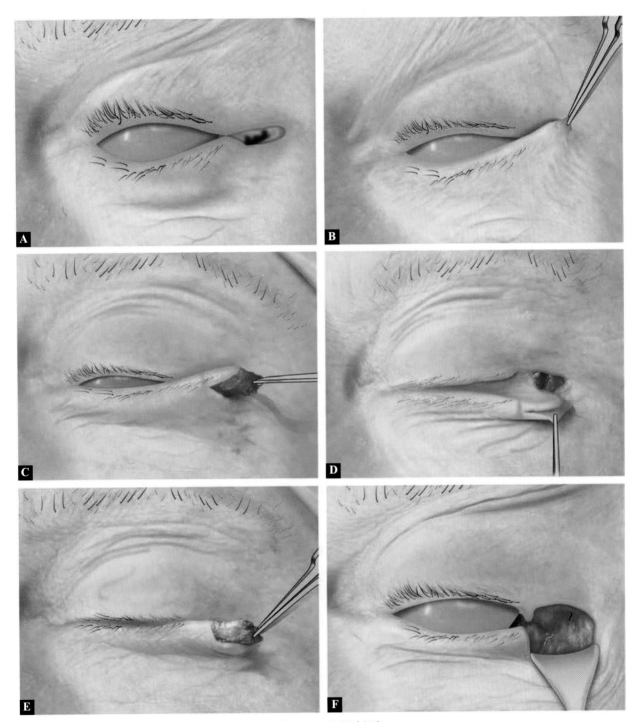

▲ 图 53-1 外侧睑板条

A. 切开外眦韧带下支；B. 确定合适的水平张力后标记出新的外眦角；C. 做睫毛下切口及小的肌皮瓣；D. 在切除皮脂腺前沿灰线切开；E. 烧灼眼睑后层来去除结膜细胞；F. 睑板条固定在眶缘内侧

1. 局部皮瓣

当节段性眼睑瘢痕引起眼睑外翻时，Z 形成形术或其他局部皮瓣可以有效缓解眼睑边缘的皮肤张力。对于轻度皮肤短缺和面颊下垂的患者，

可以进行中面部提升手术，以增加垂直向眼睑前层的高度。

2. 全厚皮肤移植

当出现明显的眼睑前层瘢痕或垂直缺损时，

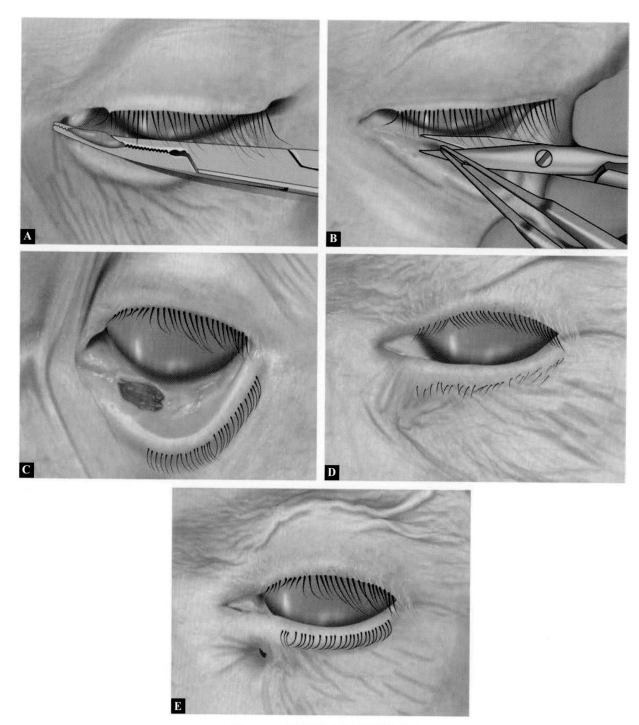

▲ 图 53-2　内侧梭形方法联合翻转缝线

A. 用血管钳夹起眼睑内侧松弛的结膜及眼睑缩肌；B. 切除结膜及松弛的下睑缩肌；C. 暴露出下睑缩肌的边缘；D. 双针铬肠线使眼睑翻转；E. 最终的眼睑位置

可能需要植皮。重要的是要考虑到有瘢痕改变的患者也有显著的水平位松弛，需要同时进行睑板条手术。

步骤

- 切口设计：当出现瘢痕时，通常将切口置于瘢痕的上缘。睫毛下切口是普遍用于那些有皮肤短缺却没有瘢痕的患者。皮下分离以松解深层瘢痕的方式进行，同时为移植物提供平整的植床。

- 在眼睑位置正常的情况下测量皮肤的缺损范围。
- 在取皮的位置切取皮肤、关闭切口。
- 植片切除多余的皮下组织和脂肪。
- 植片放在植床上、精细修剪然后用 6-0 肠线缝合。
- 在可能的情况下，使用非附着敷料作为垫枕和固定缝合线，可防止移植物脱出和移植物下液体聚集。

（三）麻痹性外翻

保持眼睑的正常位置和功能需要完整眼轮匝肌的收缩。当眼轮匝肌薄弱，眼睑的水平松弛可能会被夸大。手术修复水平松弛通常会用到外侧睑板条方法，这个方法也有助于悬吊麻痹的眼睑。其他常见的治疗包括内眦成形术和局限的外侧睑缘缝合。

内眦成形术

通常情况下，当眼轮匝肌无力是导致眼睑外翻的主要原因时，也会发生内侧眼睑的收缩和眼角的张开。内眦成形术包括关闭内眦角，以改善暴露和使内侧眼睑贴附于眼球上。

步骤

- Bowman 探针放置在上下泪小管。
- 沿着黏膜与皮肤连接处做眼睑皮肤切口，从内眦角延伸至距泪小点 1～2mm 处。
- 每个切口处向上向下分出几毫米的皮瓣。
- 切除毗邻每个切口的结膜，远离下方的内眦韧带和泪小管。
- 通过精确地放置 7-0 薇乔间断缝线来闭合内眦角，在避开泪小管系统的同时接合眼轮匝肌和内眦韧带。

- 通过 Bowman 探针确认没有泪小管断裂。
- 采用 6-0 肠线缝合皮肤。

五、术后护理

手术后，需要进行适当的伤口护理，局部使用抗生素软膏是必要的。术后 1 周拆除缝线，因为肠线并不能完全被降解。翻转铬线通常保留完好达几个星期。如果进行皮肤移植，垫枕可以在最初的 5～8 天内去除。对移植物的健康和存活至关重要的是，在垫枕去除前后对移植物进行润滑。

六、特定的器械

需要常规的眼睑手术器械。外侧眶缘的暴露可以使用 Ragnell 拉钩。

七、并发症

- 外侧睑板条。
  - 眼睑张力异常（过松或过紧）。
  - 眦角位置异常，在眦角处眼睑走行异常。
  - 充血。
- 内侧梭形切除联合翻转缝线 / 下睑缩肌重建。
  - 睑缘位置不正确持续内翻或外翻。
  - 泪道系统损伤。
  - 结膜切除过多。
- 局部皮瓣。
  - 持续的瘢痕改变伴有眼睑位置异常。
  - 瘢痕。
  - 皮瓣坏死。

- 全厚皮片移植。
  - ➤ 移植物收缩。
  - ➤ 皮肤颜色不匹配。
  - ➤ 移植物坏死 / 感染。
  - ➤ 取皮位置的并发症。
- 内眦成形。
  - ➤ 泪道系统损伤。

八、手术治疗选择中的地位

在选择手术方法治疗睑外翻时，最重要的考量是导致外翻的病因，并针对病因进行手术处理。描述的各种手术方法分别用来解决特定的解剖异常，需要通过仔细的体格检查及病史询问来选择合适的方法。

九、结论

睑外翻是一种常见的眼睑位置异常，最常影响下眼睑。必须进行仔细的病史询问和临床资料收集以指导手术计划。多种手术技术可用于治疗眼睑外翻的潜在机制。

经验与教训

- 如果在放松的眼睑上可以看见泪小点，则表现为外翻。
- 存在适当的眼睑张力，使眼睑舒适地贴靠在眼球上是最理想的。手术过度收紧的倾向是常见的，应该避免。
- 初期修复后的持续性或复发性外翻很少由眼睑松弛引起。更常见的是，有残余的下睑缩肌断裂、皮肤短缺或轮匝肌无力。
- 慢性睑外翻可能会导致睑缘炎症和挛缩，从而使睫毛上转。当通过手术使眼睑位置正常后可能会出现倒睫的刺激症状。外翻修复后可能需要睫毛脱毛或电解。
- 慢性退行性外翻可导致眼睑前层缩短。
- 眼睑内侧垂直的皱纹可能表明存在皮肤轻度短缺，需要进行小的皮肤移植。
- 眼睑皮肤短缺也可以通过上凝视或张大嘴巴引起的眼睑外翻来识别。
- 麻痹性外翻中的溢泪是由多种因素引起的，包括泪小点位置异常、干燥引起的反射性流泪和泪泵功能障碍。
- 过敏性睑缘炎是瘢痕外翻的常见原因。对潜在病因进行治疗往往不需要手术就能完全或部分解决眼睑的错位。

参 考 文 献

[1] Anderson RL, Gordy DD. The tarsal strip procedure. Arch Ophthalmol. 1979;97:2192.

[2] Nowinski TS, Anderson RL. The medial spindle procedure for involutional medial ectropion. Arch Ophthalmol. 1985;103:1750–3.

[3] Tse DT, Kronish JW, Buus D. Surgical correction of lower eyelid tarsal ectropion by reinsertion of retractors. Arch Ophthalmol. 1991;109:427–31.

第54章 睫毛异常
Abnormalities of the Eyelashes

Alexander Foster　Bradford W. Lee　Don O. Kikkawa　Bobby S. Korn　著

任　慧　译

一、概述

睫毛是位于眼睑边缘的浓密、弯曲的毛发，用来保护眼表。它们由毛囊的角化细胞形成，由硬角蛋白组成，每个眼睑有100~150根睫毛[1]。它们的保护功能是由与它们相关的神经丛的低兴奋阈值促进的，在受到刺激时会产生快速的眨眼反射。毛囊内的皮脂腺分泌的皮脂沿着睫毛润滑眼睛。因此，任何影响睫毛的疾病最终都可能对眼表造成损害。

倒睫是指在眼睑位置正常的情况下长在眼睑前层的睫毛生长方向的异常[2]（图54-1）。这是一种典型的获得性病变，其病因包括机械破坏，如创伤或先前切口的不良愈合，以及瘢痕形成，如化学烧伤、Stevens-Johnson综合征、慢性睑缘炎或沙眼。睫毛可能是孤立的、节段的或弥漫性的被影响。

双行睫是指非正常睫毛生长在正常睫毛的后面（图54-2）。这些不正常的睫毛来自眼睑睑板腺所在的睑板部分。这种情况可以是先天的或者获得性的。先天性双行睫是由于胚胎毛囊皮脂腺异常分化为毛囊而不是睑板腺[2]。获得性双行睫发生在引起睑板腺上皮化生的过程中，如化学损伤、Stevens-Johnson综合征、睑缘炎、眼类天疱疮和其他慢性炎症[1]。

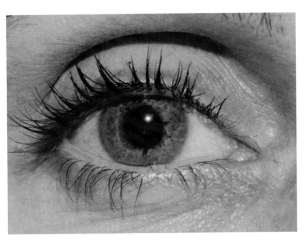

▲ 图 54-1　右眼下睑倒睫

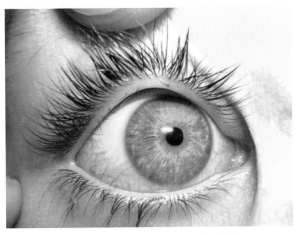

▲ 图 54-2　右眼上睑及下睑双行睫

二、适应证

- 眼表刺激症状。
- 结膜和（或）角膜损伤、血管化、瘢痕、溃疡。
- 继发性溢泪。

三、禁忌证

- 特定治疗模式的医学禁忌证。
- 对植入心脏装置的患者使用电灼时要谨慎。

四、手术方法

（一）机械拔毛

在涉及相对较少的睫毛的情况下，可以使用镊子进行机械拔毛。再生是常见的，复发发生在3～8周内。当进行机械拔毛时，必须去除整个毛囊至根部，因为折断的睫毛和短的睫毛再生比成熟的睫毛对角膜的刺激更大。

（二）电解和射频消融

对于生长方向错误的睫毛，一个更明确的治疗方法是使用低功率电解或射频消融毛囊来治疗有限数量的倒睫 [3, 4]。这种手术最好采用局部麻醉，目的是选择性破坏倒睫处的毛囊干细胞。电解可以使用各种类型的仪器尖端进行。针状的尖端对睫毛的电解效果特别好。器械的尖端与毛囊基底部平行，在某些情况下，由于睫毛生长方向异常，尖端必须是倾斜的。一旦尖端的方向正确，使用能量后可以看到气泡从睫毛基底部出现。假如处理得当，可以用镊子很容易地将睫毛拿下。如果脱毛有阻力，那么探头的位置可能不

够理想或处理功率可能不够。在这种情况下，可以进行再治疗以提高治疗的成功率。应注意避免进行多次治疗，因为这可能导致眼睑边缘组织瘢痕，从而加重先前存在的倒睫。

（三）冷冻

更广泛和顽固性的倒睫可在局部麻醉下冷冻治疗。双重冻融技术是冷凝涉及的区域一次25s、解冻，然后再冷凝20s [5]。睫毛随后被机械去除。不良反应包括治疗区附近的睫毛脱落、眼睑皮肤脱色素、先前存在的眼睑瘢痕加重、眼睑坏死和眼睑边缘瘢痕凹陷（图54-3）。由于有可能导致皮肤脱色，不建议对皮肤色素较深的患者进行冷冻治疗。

（四）氩激光烧灼

氩激光光凝是一种治疗倒睫的有效方法。患者坐在裂隙灯前，眼睑翻转，使睫毛根部与激光束同轴。使用50～200μm光斑，功率0.2～1.5W。最近，钇铝石榴石和二极管激光器被证明比氩激光穿透力更好 [6]。这种疗法对局限性倒睫的患者更可取，更广泛的倒睫需要手术来治疗。强烈建议在治疗前放置角膜保护罩。

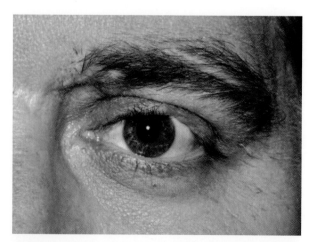

▲ 图 54-3 右眼上睑冷冻治疗倒睫后形成的睫毛缺失及睑缘的切迹

（五）睫毛环钻术

对于孤立性倒睫，可使用泪道环钻去除异常的睫毛。在这个步骤中，环钻的方向与异常的睫毛平行。一个圆柱形睑板包围整个睫毛作为一个单独的单位被移除。该手术可在办公室环境局部麻醉下快速完成，并发症少 [7]。

（六）眼睑全层楔形切除

确切的治疗倒睫可以通过眼睑节段楔形切除来实现。切除包括受累区域的全层五边形眼睑全层（图 54-4A）。一期眼睑重建用 3 针 6-0 丝线，用于缝合睫毛线、灰线和皮肤黏膜结合处。睑板用 7-0 聚乳酸蛋白缝合线缝合，皮肤用 6-0 快速可吸收肠线或 6-0 聚丙烯缝合线缝合（图 54-4B）。如果眼睑不够松弛，可同时行外眦切开术或使用半圆形旋转皮瓣。

五、术后护理

术后护理因每个手术的创伤程度而异。对于不进行睑缘切开的机械脱毛、电解、射频、激光光凝或冷冻治疗，局部润滑、口服镇痛（如对乙酰氨基酚）是足够的。当存在手术切口时，如冷冻治疗进行睑缘切开或全层眼睑楔形切除，眼科抗生素类固醇药膏局部应用，每天 2 次，持续 14 天。口服抗生素很少使用。手术后 14 天拆除用于修复眼睑边缘的丝线。

六、并发症

治疗异常睫毛最常见的并发症是复发，并告知患者可能需要再次治疗。

复发最常见的是机械性脱毛，而热能作用于睫毛根部的情况较少。为了降低与许多此类手术相关的角膜损伤风险，可以使用角膜护盾来保护眼表。多次或过度积极的治疗可能会导致瘢痕、切迹和眼睑边缘的明显溃疡。也可能导致过多的睫毛脱落，尤其是冷冻治疗。极少数情况下，如果睑缘血管弓明显被破坏，则可能出现睑缘的坏死。

七、手术结局的科学证据

目前还没有关于倒睫治疗的 I 级科学研究的报道，而且大多数研究都是 II 级或更高水平。

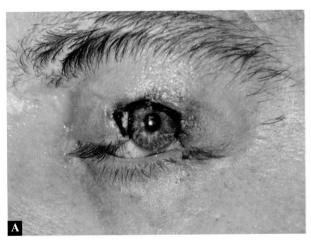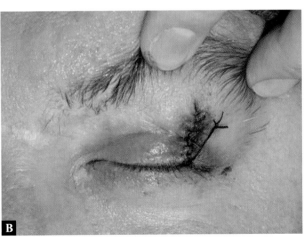

▲ 图 54-4　眼睑全层楔形切除
A. 顽固性倒睫行上睑全层楔形切除；B. 眼睑全层楔形切除后一期关闭切口

值得注意的是，在射频消融方面，Kormann 和 Moreiera 用射频消融治疗了 34 名倒睫患者的 54 只眼睑。22 名患者经过一次治疗就治愈了，剩下的 12 名患者需要额外的 1～2 个疗程。在这个系列中没有并发症的报道[4]。关于冷冻治疗，Khafagy 等的研究结果表明，将睑缘切开后进行冷冻的方法是有效的，治疗成功率为 90%，复发率为 10%，研究中共治疗了 20 个眼睑[5]。

参 考 文 献

[1] American Academy of Ophthalmology. Basic and Clinical Science Course Section 7: Orbit, Eyelids, and Lacrimal System. San Francisco: American Academy of Ophthalmology; 2013.

[2] Choo PH. Distichiasis, trichiasis, and entropion: advances in management. Int Ophthal Clin. 2002;42:75–87.

[3] Vaugn GL, Dortzbach RK, Sires BS, et al. Eyelid splitting with excision or microhyfrecation for distichiasis. Arch Ophthalmol. 1997;115:282–4.

[4] Kormann RB, Moreiera H. Treatment of trichiasis with high-frequency radiowave electrosurgery. Arg Bras Oftamol. 2007;70:276–80.

[5] Khafagy A, Mostafa M, Fooshan F. Management of trichiasis with lid margin split and cryotherapy. Clin Ophthalmol. 2012;6:1815–7.

[6] Basar E, Ozdemir H, Ozkan S, et al. Treatment of trichiasis with argon laser. Eur J Ophthalmol. 2000;10:273–5.

[7] McCracken MS, Kikkawa DO, Vasani SN. Treatment of trichiasis and distichiasis by eyelash trephination. Ophthal Plast Reconstr Surg. 2006;22:349–51.

第 55 章　面瘫的治疗
Management of Facial Palsy

Sally L. Baxter　Richard L. Scawn　Bobby S. Korn　Don O. Kikkawa　著

任　慧　译

一、概述

面瘫的特征是继发于多种原因（表 55-1）的功能和审美缺陷（图 55-1）。面神经支配眼轮匝肌，眼轮匝肌是闭合眼睑的主要肌肉。除了重力因素之外，麻痹的眼轮匝肌使眼睑缩肌的功能失去对抗，导致上下睑退缩、眼睑闭合不全和暴露性角膜炎。其他临床特征包括眉下垂、下睑外翻和溢泪（可继发于泪泵衰竭）、下睑退缩、鼻唇沟消失和面部下垂[1-3]。

表 55-1　面瘫的原因

分 类	例 子
特发性	特发性面神经麻痹
外伤	颧骨和颞骨骨折（如钝挫伤或枪伤）、手术中的医源性损伤
感染	单纯疱疹病毒、拉姆齐 – 亨特综合征（带状疱疹）、莱姆病、结核、慢性 HIV 病毒、脊髓灰质炎、腮腺炎、麻风、中耳炎
肿瘤	听神经瘤、面部神经鞘瘤、腮腺肿瘤
先天性	Moebius 综合征、Goldenhar 综合征、DiGeorge 综合征、CHARGE 综合征、产伤
系统性	糖尿病、高血压、淀粉样变性、结节病
神经源性	多发性硬化症、格林 – 巴利综合征、重症肌无力、脑血管意外

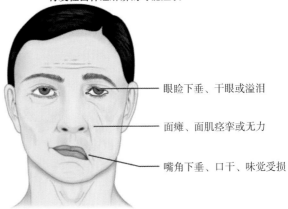

特发性面神经麻痹的可能症状

- 眼睑下垂、干眼或溢泪
- 面瘫、面肌痉挛或无力
- 嘴角下垂、口干、味觉受损

▲ 图 55-1　由面神经麻痹引起的改变

面瘫可能会引起几种改变，包括前额平滑、眉下垂、上下眼睑退缩、眼睑闭合不全、下睑外翻、面中部下垂、鼻唇沟消失和嘴角下垂

面瘫有可能导致威胁视力的角膜病变，因此治疗的首要目标是保护角膜。次要目标是美容、解决溢泪及由于肌肉麻痹、神经错生后引起的并发症。面瘫的预后多变，没有可靠的早期预后指标。与那些推测可能由病毒感染（如特发性面神经麻痹）引起的面瘫相比，肿瘤浸润的病例恢复的可能性较低。最初的治疗包括支持性措施，如润滑眼膏和眼药水、眼睑粘贴、湿房、环境湿化、软性角膜接触镜或巩膜镜[2, 4, 5]。但是，如果患者在 6～12 个月内没有自行恢复的迹象，或随后发生危及视力的暴露性角膜炎，则可能需要手术干预[3, 6]。本章主要描述了面瘫上中部面部的外科治疗（框 55-1）。

框 55-1　治疗面神经麻痹的手术方法

- 上下睑复合体
  - 睑缘缝合
- 上睑的手术方法
  - 金或铂重片植入
  - 眼睑弹簧植入
- 下睑的手术方法
  - 下睑缩短和拉紧
  - 外侧睑板条
  - 下睑内侧拉紧：经泪阜内眦成形、内侧梭形
  - 后层移植
  - 骨膜下面中部提升 / 眼轮匝肌下脂肪垫提升
  - 下睑筋膜悬吊
- 辅助方法
  - 眉下垂矫正
  - 上睑成形
  - 上睑缩肌手术（提上睑肌后退和 Müller 肌切除）
  - 神经毒素药物注射
  - 面部修复手术

二、适应证

- 药物治疗无效的暴露性角膜炎。
- 6～12 个月内没有恢复迹象的面瘫。
- 神经营养性角膜炎、减少或消失的特发性面神经麻痹现象使早期手术治疗变得更有可能。

- 继发于眉毛下垂和皮肤松弛的视力损害。
- 审美问题。
- 溢泪。

三、禁忌证

- 医学上不适合手术，虽然有些手术可以在局部麻醉下在床边进行。

四、手术方法和原理

（一）上下睑复合体

睑缘缝合

睑缘缝合（图 55-2）包括缩小水平向和垂直向的睑裂。它可以缝在外侧、内侧，或者内外都缝。睑缘缝合可以是暂时性的，也可以是永久性的。永久性睑缘缝合需要在上下睑对应处需要缝合的位置行睑缘灰线处切开。眼睑的前后层分开。切除上、下眼睑后层的黏膜皮肤交界处，露出睑板，形成新鲜的去上皮化表面。应保留外眦角，以便在不发生永久性水平睑裂缩短的情况下进行翻转[7]。睑板瓣采用多针 7-0 薇乔线进行板

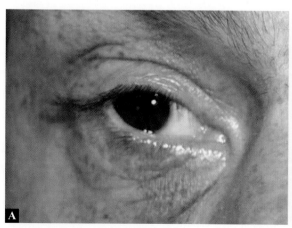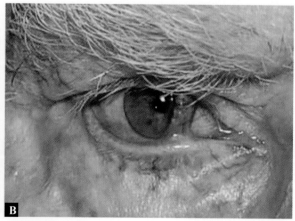

▲ 图 55-2　睑缘缝合

A. 展示一名曾接受外侧睑缘缝合的患者，该手术使外侧睑板和眼睑前层对位。这会缩短水平和垂直向的睑裂，从而改善角膜保护，但也可能限制周边视力。B. 显示一名柱状睑缘缝合术患者，它缩短了垂直向而不是水平向的睑裂，同时保留了睑缘

层缝合，然后用 6-0 快速可吸收肠线以水平褥式缝合的方式闭合前层皮瓣，以使睫毛翻出。永久性睑缘缝合的另一种选择是结膜柱状睑缘缝合。以上穹窿为基底做 3～4mm 的睑结膜瓣。然后将该睑结膜瓣固定到下睑结膜上。该手术方法的优点是不干扰睑缘，又不会使水平睑裂变窄。

在暂时性睑缘缝合中，上皮不会被剥离，灰线保持不变。不可吸收的 6-0 聚丙烯缝合线以水平褥式缝合的方式穿过皮肤，从灰线穿出，然后通过对应眼睑的灰线回到皮肤外面。垫枕是用来防止缝合线切割组织的。

外侧永久性睑缘缝合是传统的一线手术方法。由于它的静态性质、不美观、影响周边视野、通常对中央角膜保护不足，一些外科医生倾向于使用上睑增加重量的方法 [2, 3, 8]。然而，睑缘缝合对于那些其他方法无效、无法配合支持疗法或者无法按时随访的患者来说还是有效的 [2, 6]。

（二）上睑

上睑下移在很大程度上是导致眼睑闭合的原因，也是面瘫治疗的重点。

1. 上睑负重

在上睑植入重物（图 55-3）是麻痹性睑裂闭合不全和上睑退缩的常用手术 [1, 9]。虽然传统上使用黄金重物，但我们首选的材料是铂金。铂可用于黄金过敏患者，由于其较高的比重因此植片

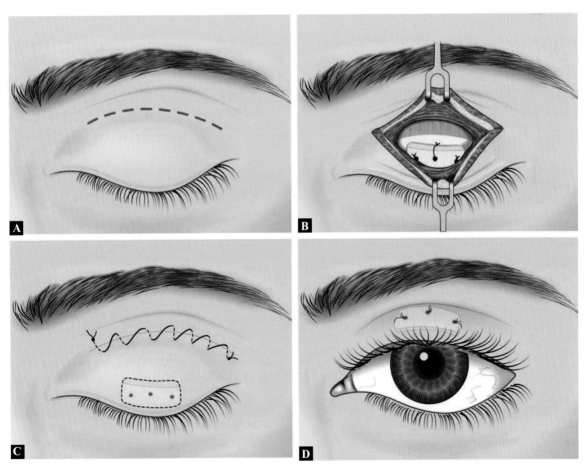

▲ 图 55-3　上睑植入金片

这幅插图描述了上眼睑负重的外科手术技术，用于治疗麻痹性眼睑闭合不全。A. 在上眼睑重睑处做一个切口，通过这个切口进行分离，露出上睑板边缘；B. 黄金重物放在眼轮匝肌和睑板之间；C. 在眼轮匝肌和皮肤切口闭合后；D. 重量应该允许患者在最小或没有机械性上睑下垂的情况下完全闭合眼睑

可以更薄，与磁共振成像兼容，并且包膜形成和暴露的可能性更低[10]。

在术前计划期间，在患者的上睑皮肤上放置试重物，以确定既能保护角膜又能将机械性上睑下垂降至最低的理想重量。通常，1.0～1.6g的重量足以实现完全的眼睑闭合[2]。做上睑重睑线切口，暴露出睑板上缘。制作睑板前轮匝肌袋，靠近睑缘的轮匝肌不动，以避免发生暴露。重物放在眼轮匝肌和睑板之间，用7-0薇乔缝线穿过板层睑板固定在睑板上[2,4]。缝合后应外翻眼睑，检查结膜是否有被缝入[3]。眼轮匝肌用7-0薇乔线缝合，皮肤用6-0快吸收肠线或聚丙烯缝线缝合。对于眼睑前层较薄的患者，可以用筋膜覆盖在植入物和提上睑肌表面、将植入物放在睑板上方[2,4]。

重物植入的成功依赖于重力，因此眼球的大小和位置可能会影响效果，较小和更凹陷的眼球具有最大的重力效益[3]。尽管放置了重量，仰卧位可能仍然存在不完全闭合的情况，需要润滑或粘贴眼睑[5]。

2. 眼睑弹簧术

除了重量放置外，另一种选择是使用眼睑弹簧进行动态眼睑复活（图55-4）[1, 5, 11]。弹簧预弯到一定的张力，使眼睑完全闭合。随着上眼睑的抬高，张力增加，导致眼睑闭合时放松[11]。因为不依赖重力，患者的眨眼看起来更自然，仰卧位也可以获得足够的眼睑闭合[3, 12]。虽然该技术在某些病例中更有效，眼睑弹簧术由于其出现并发症及再手术的概率更高而没有得到普遍使用。

（三）下睑

下睑瘫痪可能会导致下睑退缩，从而导致眼睑闭合不全。随之而来的是泪泵衰竭和眼睑外翻[13]。有多种技术可以帮助提升和复位下眼睑，以改善功能和美观。建议患者最初过度矫正是很

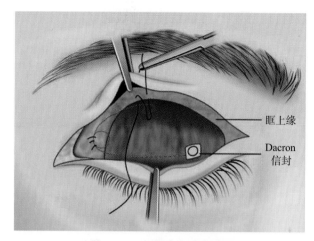

▲ 图 55-4 上眼睑的眼睑弹簧术

请注意，支点固定在外侧眶缘。使用金属记忆调节支点的张力，目的是使睑裂与对侧对称

重要的，因为随着时间的推移，肌肉张力的缺乏和重力通常会导致眼睑下降和松弛。

1. 下睑缩短和拉紧

外侧睑板条术（图55-5）是治疗面瘫患者中轻度到中度眼睑松弛的最常见的下睑缩短术[14]。在外眦切开和下睑松解后，确定需要缩短的眼睑长度使眼睑张力适当。将皮肤和眼轮匝肌与睑板分离，去除结膜，睑板条缝合到外侧眶缘的骨膜上，水平收紧并抬高下睑外侧部分[1-3]。内侧眼睑收紧技术包括泪阜后内眦韧带折叠到泪后嵴和内侧梭形术可以解决下睑内侧松弛的问题[2]。

2. 后层移植

后层移植可垂直加长下睑，增加稳定性[2, 3]。后层移植结合前层提升术结合骨膜或其他固定是典型的治疗方法。硬腭黏膜移植（HPG）（图55-6）是常用的[3, 15]，但替代材料，如猪脱细胞真皮（Endura-Gen；Stryker Corp，Kalamazoo，MI，USA）可作为一种替代材料，以避免HPG供区并发症[1-3]。在外眦切开之后，通过结膜和下睑缩肌做睑板下方切口，该切口横跨整个下睑，从泪小点下方到外眦角。移植物用6-0可吸收缝线固定在睑板下缘和后退的下睑缩肌之

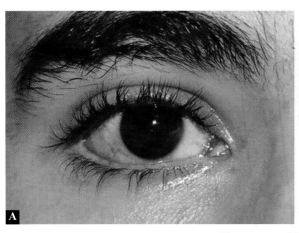
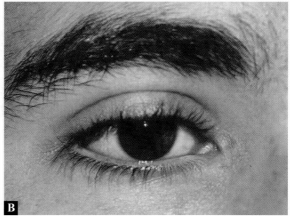

▲ 图 55-5 下睑的外侧睑板条手术

A. 由于面瘫，这位患者存在下睑水平向松弛和下垂；B. 显示外侧睑板条手术后下睑缩短并上抬

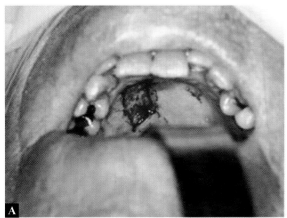
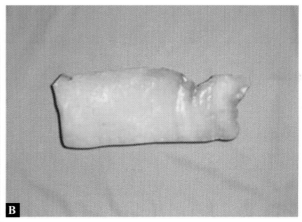
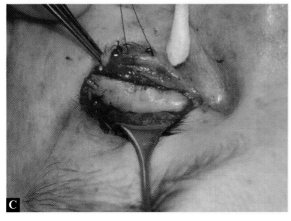

▲ 图 55-6 硬腭黏膜移植支持下眼睑

硬腭黏膜可用作垫片材料，用于下睑的提升并提供额外的垂直支撑。A. 显示取硬腭黏膜的位置；B. 移植物被收获；C. 将其削薄并放置在下睑缩肌和睑板之间

间[15]。EnduraGen 作为支架，由结膜上皮填充，因此不需要黏膜移植。这一过程通常与眼轮匝肌下脂肪（SOOF）或面中部提升相结合。

3. 骨膜下面中部提升 / 眼轮匝肌下脂肪提升

眼睑缩短手术可以解决眼睑水平松弛的问题，并对下睑进行一定的提升，但它们不能解决面中部下降的问题。抬高 SOOF 垫支撑眼眶周围的下睑皮肤和软组织，从而抵消下睑向下的向量，改善外观和功能[16, 17]（图 55-7）。在外眦切开之后，在下睑板下方 6～8mm 做一个结膜切口。沿眶下缘外侧前方进行解剖，游离眶颧侧韧带附着。可以进行骨膜下松解，然后用 4-0 聚半乳素

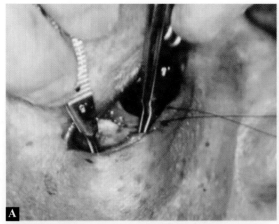

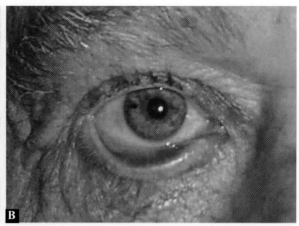

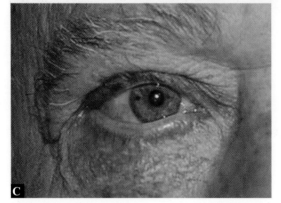

▲ 图 55-7　眼轮匝肌下脂肪垫提升

眼轮匝肌下脂肪垫提升术通常与外侧睑板条手术和下睑退缩修复手术一起进行，以解决面中部下沉的问题，并提供足够的组织抬高来支撑下眼睑。A. 演示术中用镊子手动抬高眼轮匝肌下脂肪垫平面，然后这个平面被固定在外侧眶缘上；B. 这位面瘫患者的术前照片显示下眼睑退缩；C. 在眼轮匝肌下脂肪垫提升术后有了实质性的改善

缝线将面中部固定在骨膜上 [7]。

4. 下睑悬吊缝线

临时悬吊线（Frost）是下睑手术减少牵引力的有效辅助工具，尤其是在术后早期组织肿胀最明显的时候。6-0 聚丙烯缝线通过将上下睑缘绑在垫枕上，固定在眉毛上方，可以在术后第 1 周内在诊室去除。

（四）辅助方法

1. 眉下垂矫正

眉毛提升术可能是一种有用的辅助手术，可以提供更对称的外观和增加视野，特别是当与上眼睑成形术相结合时 [12, 18]。手术选择包括直接提眉术（冠状切口、前额中切口或眉部切口）、内镜或使用可生物降解的稳定装置（ENDOTINE，COAPT Systems Inc，Palo Alto，CA，USA）的微创颞侧眉提升术 [19]。面瘫患者中通常存在显著

的眉下垂，因此将眉毛固定在骨膜上的直接提眉术是受欢迎的，特别是在男性患者中。轻微的过矫通常是可取的，因为术后会继续下降。

2. 上睑成形术

皮肤松弛症在面瘫中很常见，常与眉下垂并存。切除上眼睑多余的皮肤可以改善这些患者的上方视野 [1]，但在切除多余的眼睑皮肤之前，需要制订仔细的术前计划，以确定皮肤松弛与眉下垂的相对贡献。

3. 上睑退缩手术

上睑退缩可能在面神经麻痹患者中出现，因为提上睑肌的对抗肌作用减弱。如果眼睑退缩是眼睑闭合不全的原因，可以考虑提上睑肌或 Müller 肌后退 [12]。

4. 肉毒素注射

A 型肉毒素可以使提上睑肌麻痹，导致完全性上睑下垂，并提供暂时的角膜保护，效果通常

持续 3 个月。这可以作为无法愈合的角膜上皮缺损或角膜溃疡的辅助治疗手段[2, 12]。可以采用经皮或经结膜入路。经皮注射通常在眼眶上缘和重睑线中点的瞳孔线上进行[20]。一个意想不到的不良反应是药物局部扩散导致上直肌麻痹，从而减弱 Bell 征并可能使角膜暴露更加严重。

肉毒素也可以用在面神经错生，错生可以导致眼睑或者面部肌张力障碍或者由嗅觉刺激导致的流泪（"鳄鱼的眼泪"）[21, 22]。选择性注射肉毒素可以减轻联合运动[21]（图 55-8），并减轻过度流泪。鳄鱼泪综合征的治疗需要经结膜向睑部泪腺注射 2.5U 肉毒素[23]。

5. 面部修复

如果在手术中横断面神经，可以在术中进行一期端到端的吻合或神经移植，以使功能恢复最佳[1, 5]。如果近端面神经节段不可用或不适合吻合，可以在早期考虑舌下 – 面神经（Ⅻ～Ⅶ）吻合[24]。其他可能的神经转移包括转移第Ⅴ脑神经的运动支[25]和跨面神经移植，这可以单独进行或与游离肌肉转移结合进行[26]。如果出现肌肉纤维化或萎缩，可以考虑游离肌肉转移，如颞肌或股

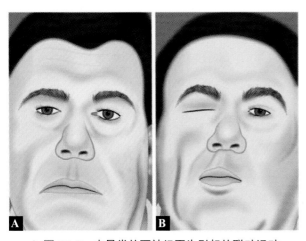

▲ 图 55-8　由异常的面神经再生引起的联动运动

在异常的面神经再生中，支配其他面部肌肉的纤维，如口轮匝肌，可能会被错生到眼轮匝肌，导致同步运动。有针对性的神经毒素注射可以帮助缓解这些联动运动

薄肌[1, 5, 26, 27]。下部面部重建的附加手术包括带筋膜的面部吊带、除皱术及颞肌腱转移到口角。

五、术后护理

这些手术的术后护理可能会因手术方法和外科医生的喜好而略有不同，但通常包括持续眼部润滑、局部抗生素和局部类固醇软膏。角膜绷带镜可能会有帮助，特别是在后层移植后。我们通常不使用口服抗生素。大多数上眼睑和下眼睑前层手术需要的止痛药通常很少，对乙酰氨基酚或布洛芬就足够了。骨或深层组织手术可能需要口服镇静药 3～5 天。

六、并发症

一般来说，面神经麻痹的手术治疗耐受性良好。对于任何涉及将异物植入眼睑的手术（如黄金或铂金重物、眼睑弹簧或移植物材料），都有感染、移位和（或）暴露的风险。尤其是眼睑弹簧经常需要多次手术。重物和眼睑弹簧术后的屈光变化有被报道。对患者期望的管理很重要。患者应该意识到，完美的对称是不现实的，减轻症状和改善外观是目标。尽管手术效果良好，但通常仍需要眼部润滑剂。还应该告知患者，提升手术的效果会随着时间的推移而消退，从长远来看，可能需要反复干预。

七、手术效果和决策

本章描述的技术已被证明在减轻面瘫的特征方面是有效的。个别技术相对于其他技术的有效性很难确定，因为大多数已发表的研究涉及回顾性病例系列、病因不同且外科医生的操作偏好

不同。达到令人满意的最终结果需要艺术和医学科学。

框 55-2 概述了有关手术管理的要点。已经提出了一些临床算法来指导面神经麻痹的手术治疗。虽然对于理想的系统方法没有达成共识，但我们发现列出的程序在我们的实践中最有用。流程图 55-1 中概述了我们中心使用的算法。

<table>
<tr><td>框 55-2　面瘫管理的要点</td></tr>
<tr><td>

• 角膜知觉缺失和（或）特发性面神经麻痹现象缺失的患者发生角膜病变的风险最大
• 管理应该从润滑眼睛和保护角膜的保守措施开始
• 注射肉毒素也可以通过诱导保护性上睑下垂而成为一种有效的暂时性措施
• 对于有证据表明有长期麻痹的患者（如 6 个月后没有自发性神经恢复），可以选择手术干预
</td></tr>
</table>

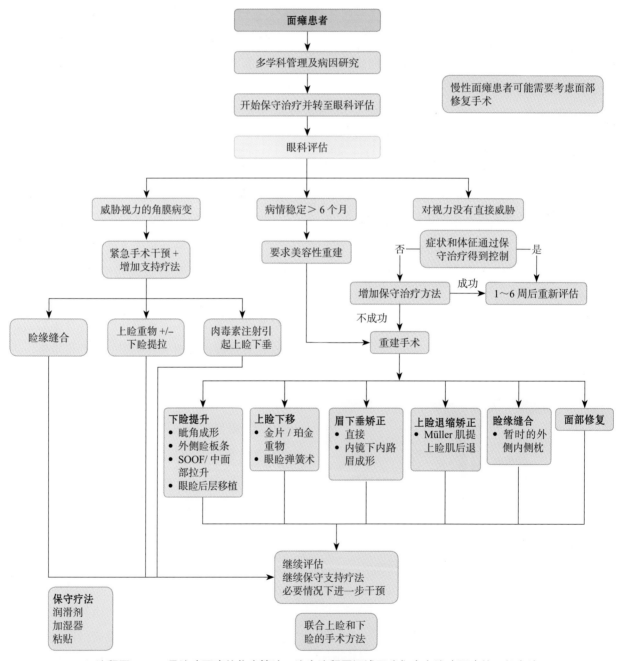

▲ 流程图 55-1　是治疗面瘫的临床算法。这个流程图概述了我们中心治疗面瘫的一般方法

参考文献

[1] Mehta RP. Surgical treatment of facial paralysis. Clin Exp Otorhinolaryngol. 2009;2:1–5.

[2] Bhama P, Bhrany AD. Ocular protection in facial paralysis. Curr Opin Otolaryngol Head Neck Surg. 2013;21:353–7.

[3] Momeni A, Khosla RK. Current concepts for eyelid reanimation in facial palsy. Ann Plast Surg. 2014;72:242–5.

[4] Amer TA, El–Minawi HM, El–Shazly MI. Low–level versus high–level placement of gold plates in the upper eyelid in patients with facial palsy. Clin Ophthalmol (Auckland, NZ). 2011;5:891–5.

[5] Liu JK, Saedi T, Delashaw JB, Jr, McMenomey SO. Management of complications in neurotology. Otolaryngol Clin N Am. 2007;40:651–67, x–xi.

[6] Bergeron CM, Moe KS. The evaluation and treatment of upper eyelid paralysis. Facial Plast Surg FPS. 2008;24: 220–30.

[7] Korn BS, Kikkawa DO. Video Atlas of Oculofacial Plastic and Reconstructive Surgery. Edinburgh: Elsevier Saunders; 2011.

[8] Boerner M, Seiff S. Etiology and management of facial palsy. Curr Opin Ophthalmol. 1994;5:61–6.

[9] O'Connell JE, Robin PE. Eyelid gold weights in the management of facial palsy. J Laryngol Otol. 1991;105: 471–4.

[10] Silver AL, Lindsay RW, Cheney ML, et al. Thin–profile platinum eyelid weighting: a superior option in the paralyzed eye. Plast Reconstr Surg. 2009;123:1697–703.

[11] Demirci H, Frueh BR. Palpebral spring in the management of lagophthalmos and exposure keratopathy secondary to facial nerve palsy. Ophthalm Plast Reconstr Surg. 2009;25:270–5.

[12] Sadiq SA, Downes RN. A clinical algorithm for the management of facial nerve palsy from an oculoplastic perspective. Eye (London, England). 1998;12:219–23.

[13] Terzis JK, Kyere SA. Minitendon graft transfer for suspension of the paralyzed lower eyelid: our experience. Plast Reconstr Surg. 2008;121:1206–16.

[14] Tucker SM, Santos PM. Survey: management of paralytic lagophthalmos and paralytic ectropion. Otolaryngol Head Neck Surg. 1999;120:944–5.

[15] Wearne MJ, Sandy C, Rose GE, et al. Autogenous hard palate mucosa: the ideal lower eyelid spacer? Br J Ophthalmol. 2001;85:1183–7.

[16] Hoenig JA, Shorr N, Shorr J. The suborbicularis oculi fat in aesthetic and reconstructive surgery. Int Ophthalmol Clin. 1997;37:179–91.

[17] Olver JM. Raising the suborbicularis oculi fat (SOOF): its role in chronic facial palsy. Br J Ophthalmol. 2000;84: 1401–6.

[18] Shindo M. Management of facial nerve paralysis. Otolaryngol Clin N Am. 1999;32:945–64.

[19] Meltzer NE, Byrne PJ. Management of the brow in facial paralysis. Facial Plast Surg FPS. 2008;24:216–9.

[20] Yucel OE, Arturk AN. Botulinum toxin–A–induced protective ptosis in the treatment of lagophthalmos associated with facial paralysis. Ophthal plast Reconstr Surg. 2012;28: 256–60.

[21] Alsuhaibani AH. Facial nerve palsy: providing eye comfort and cosmesis. Middle East Afr J Ophthalmol. 2010;17: 142–7.

[22] Nava–Castaneda A, Tovilla–Canales JL, Boullosa V, et al. Duration of botulinum toxin effect in the treatment of crocodile tears. Ophthal Plast Reconstr Surg. 2006;22: 453–6.

[23] Wojno TH. Results of lacrimal gland botulinum toxin injection for epiphora in lacrimal obstruction and gustatory tearing. Ophthal Plast Reconstr Surg. 2011;27:119–21.

[24] Julian GG, Hoffmann JF, Shelton C. Surgical rehabilitation of facial nerve paralysis. Otolaryngol Clin N Am. 1997;30: 701–26.

[25] Wang W, Yang C, Li W, et al. Masseter–to–facial nerve transfer: is it possible to rehabilitate the function of both the paralyzed eyelid and the oral commissure? Aesth Plast Surg. 2012;36:1353–60.

[26] Manktelow RT, Zuker RM. Muscle transplantation by fascicular territory. Plast Reconstr Surg. 1984;73:751–7.

[27] Ueda K, Harii K, Yamada A, et al. A comparison of temporal muscle transfer and lid loading in the treatment of paralytic lagophthalmos. Scand J Plast Reconstr Surg Hand Surg/Nordisk plastikkirurgisk forening [and] Nordisk klubb for hand– kirurgi. 1995;29:45–9.

第56章 眼睑肿瘤手术
Eyelid Tumor Surgery

Roshmi Gupta　Santosh G. Honavar　著

任　慧　译

一、概述

手术是眼睑肿瘤最常用的治疗方式，无论是良性的还是恶性的。治疗原则为肿瘤完全切除、切缘阴性，最大限度地减少复发和重建的机会，保留眼睑的功能和美观。

二、手术方法

（一）削切

累及睑缘的良性肿瘤可以通过切除改善外观。在削切的时候，眼皮要靠着睑板垫伸展开，并配上 15 号刀片沿着睑缘切除肿物。睫毛线没有累及。如果病变的一部分涉及睫毛底部，这部分病变留着不动。不需要缝合。这项技术在有任何可疑恶变的病例中是不合适的（图 56-1）。

（二）切除眼睑的囊性病变

几种不同种类的潴留囊肿可能来自眼睑上的各种腺体。大多数的囊性病变在临床检查中都很明显。检查时，含有透明液体的囊肿呈透明状。在大多数情况下，覆盖在囊肿表面的皮肤可以在囊肿上自由移动。在病变边缘做一个切口，做这个切口时要小心，只能切到皮肤。皮肤切口

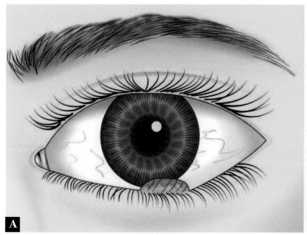
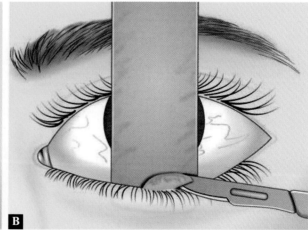

▲ 图 56-1　削切

A. 睑缘的病变；B. 沿着睑缘切除肿物，未累及睫毛线

的位置首选皮纹或者顺着放松的皮肤张力线。显微剪刀在皮肤和病变之间展开，通过牵拉周围组织远离病变来切断组织附着物。解剖到达病变周围并继续深入，将其与下面的组织分开。避免用镊子抓住囊肿的薄壁，手术目的是将囊壁全部去除。囊肿表面的皮肤通常是松弛的。可以从切口边缘切除多余的皮肤，从而可以平滑地闭合切口。

（三）完整切除肿物且切缘阴性

任何怀疑为恶性的眼睑肿瘤都需要特别注意。必须进行完整切除并进行组织病理学检查，同时核实切除区域的切缘阴性。这可以通过冰冻切片或 Mohs 显微外科手术直接切除和验证切缘阴性来实现[1]。在眼睑中，要获得与身体其他部位一样的宽切缘是不可行的，4～5mm 的无肿瘤切缘被认为是足够的。边界不清晰的肿瘤是一个特别的挑战，如皮脂腺癌或基底细胞癌的pagetoid 扩散或跳跃性生长。

（四）直接切除并进行冰冻切片检查

1. 累及眼睑前层的肿瘤

在使用任何浸润麻醉之前，在肿瘤周围4～5mm 标记切缘线。使用锋利的 Bard-Parker刀片，切开全层皮肤，然后用剪刀将肿瘤从后层上剪除。该方法特别适用于不太可能累及眼睑全层的肿瘤，如基底细胞癌。

2. 肿瘤全层切除

切口线清晰可见，临床无瘤边界为 4～5mm。在眼睑后面放置角膜保护盾或睑板垫以保护眼球。睑缘处于牵引状态，用锋利的 Bard-Parker刀片切开切口线和睑缘。关注睑缘和刀片的方向，保证睑缘切口的角度正确。切除是用锋利的直剪刀完成的。弯曲的剪刀可能会导致不同层之

间的组织倾斜，导致皮肤和结膜的切缘不平整。我们避免大量使用电外科设备，以减少对切缘的灼伤，并确保器械锋利，以避免挤压。

3. 结膜的地图样活检

皮脂腺癌以在结膜上的 pagetoid 扩散而闻名，报道的发病率高达 44%～80%[2, 3]。在切除皮脂腺癌的同时，还要对结膜进行了地图样活检。在不同的象限切除少量组织然后平铺在滤纸上，并用图表表示位置（图 56-2）。每个样本都有标记。病理医生能够报告肿瘤阳性样本的确切位置。

4. 将组织进行标记用于定向

切除的眼睑肿瘤贴在滤纸上，并附有一张标明肿瘤位置的手绘示意图。薄的边缘被单独切除和安放，清楚地标记为鼻侧、颞侧、下方或上方（图 56-3）。新鲜的组织被运送到实验室，与病理医生就暂定的临床诊断进行清晰的沟通是很重要的。

5. 冰冻切片

新鲜切除的组织被转移到病理实验室。它被冷冻在低温恒温机中，病理医生对切除肿物的边

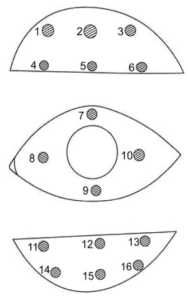

▲ 图 56-2　地图样活检的标本放在滤纸上，并绘制眼球示意图标明标本的位置

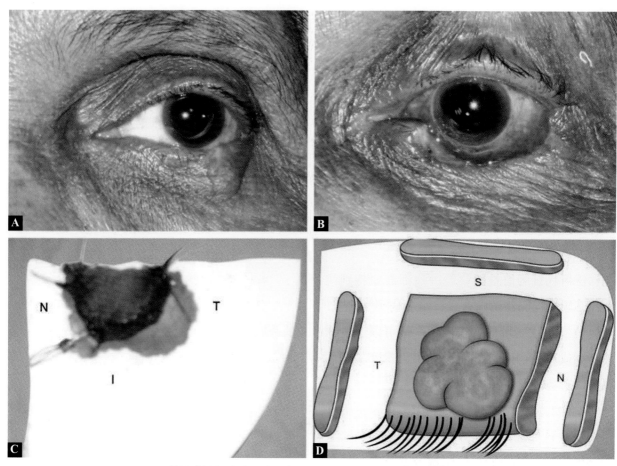

▲ 图 56-3　薄的边缘被单独切除和安放，清楚地标记为鼻侧、颞侧、下方或上方

A. 下睑皮脂腺癌；B. 切除肿物且切缘干净；C. 将肿物贴在滤纸上并标记好；D. 眼睑肿物与切缘分开切除，标记好方位

缘和基底是否有肿瘤细胞做出评价。方向标记有助于定位出感兴趣的区域。如果需要，再切除更多的组织条带，重复这个过程，直到获得没有肿瘤的切缘，然后外科医生继续进行眼睑重建。病理医生还将对永久切片进行详细的组织病理学检查。

在无法进行冰冻切片检查的地方，仍应验证无肿瘤的切缘。切除肿物后，包扎好眼睛，然后将组织做好定位标记，用 10% 的福尔马林浸泡后运送到病理医生那里。病理结果一般在 2～3 天后获得，然后再进行眼睑重建。延迟重建并不会造成任何严重的后果[4, 5]。

6. Mohs 法显微手术

Mohs 法显微手术是由一位名叫 Mohs 的外科医生提出的，该医生还检查了组织病理学。Frederick Mohs 描述的原始手术包括肿瘤组织的活体固定和分层切除，每层之间有几天的间隔。目前，Mohs 手术采用新鲜组织技术[6, 7]。

手术是在局部麻醉下进行的。可以用手术刀或刮匙（假如肿瘤比较软的话）将肿瘤剥开。围绕肿瘤边缘做一个 1ml 的切缘，刀片呈 45° 角来做切口（图 56-4A）。最后，通过将手术刀的刀刃平放来切除基底。假如切下的组织够小，能放在一张载玻片上，那么会将其作为一个整体进行检查。否则，每个节段将单独放置在载玻片上，每段都有清晰的编号。每层组织被切成很多片，并且这些部分使用永久性组织染色进行编码。遵循的规则是，对于每个区段，其两侧的区段都有不同的颜色，这样可以准确识别每个位置。为了帮助定位，我们绘制了精确的示意图。

每段组织都放置在载玻片上并被展平，以使底部和边缘位于同一平面上。鸟氨酸氨酰基转移酶被应用于组织，整个切片在低温恒温器中被冷冻成固体。切片用切片机切开，苏木精伊红染色。检查每个切片，如果看到肿瘤组织，它就会被标记在玻片上。最后，在初始图上标记肿瘤阳性区域，颜色编码有助于识别确切位置。下一层仅切除肿瘤细胞检测呈阳性的区域（图 56-4B）。重复这个过程，直到底部和边缘没有病变。

整形外科医生在手术当天或第 2 天修复手术区域。修复计划是在知道最终组织缺损的程度后制定的。

7. 淋巴结活检

眼睑肿瘤的淋巴结活检包括临床疑似引流淋巴结的针吸活检和前哨淋巴结活检。

耳前和颈部临床受累淋巴结的细针抽吸活组织检查可能显示淋巴结中存在转移瘤[8]。

前哨淋巴结活检是一项新技术，其前提是引流受累眼睑的第一个淋巴结可以指示其余淋巴结是否需要根治性清扫和切除[9]。肿瘤周围的眼睑区域注射 0.2ml 异硫氰蓝和 0.2ml 放射性 ^{99m}Tc 硫胶。间隔一段时间后，探查引流淋巴结的区域。手持式伽马探头上的蓝色或追踪放射活性可以识别第一个淋巴结。然后解剖这个淋巴结，检查是否有淋巴转移。如果检测呈阳性，淋巴链的其余淋巴结就会被切除。前哨淋巴结活检对有转移倾向的眼睑肿瘤有重要意义，如皮脂腺癌或恶性黑色素瘤。

三、术后护理

在手术区域铺上一层薄薄的敷料。使用全身抗生素和止痛药。手术后第 2 天取下敷料，然后涂上抗生素软膏。患者在术后 1 周回来复查，在这次复查中，永久切片的组织病理学报告通常可以获得，然后根据报告计划进一步的治疗。

四、并发症

眼睑肿瘤手术后的手术并发症非常罕见。伤口感染很少发生。修复后伤口裂开表明手术技术不当，在张力过大的情况下关闭了伤口。靠近睑缘的病变术后可能会导致倒睫。瘢痕可能对眼睑的功能和外观都有影响。

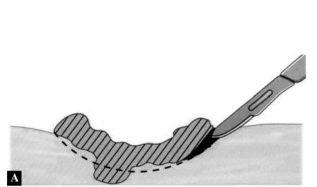
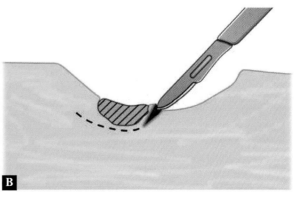

▲ 图 56-4　**Mohs 法显微手术**
A. Mohs 法手术切除的第一层；B. 切除的第二层，只有残留肿瘤的区域才进行切除

五、手术效果

获得阴性的肿瘤切缘可降低眼睑恶性肿瘤的转移和死亡率。在规范使用切缘验证技术之前，眼睑恶性肿瘤的转移率和死亡率为 2%～36% [10]。技术改进后，鳞癌和基底细胞癌的死亡率和转移率降低到 1%～2%，皮脂癌的死亡率和转移率降低到 11% [11-14]。

用 Mohs 显微外科手术或冰冻切片对照治疗的眼睑肿瘤病例系列包括基底细胞癌和鳞状细胞癌。皮脂腺癌和眼睑恶性黑色素瘤是较为罕见的肿瘤。Mohs 显微手术治疗的眼睑肿瘤的复发率最低，基底细胞癌为 1%，鳞状细胞癌为 1.9% [11, 15]。冰冻切片对照也被推荐为一级证据，基底细胞癌的复发率为 1.6%～2% [1, 4, 16]。

皮脂腺癌和眼睑恶性黑色素瘤的结果来自回顾性研究，提供了 II 级证据。然而，对于皮脂腺癌和恶性黑色素瘤，冰冻切片对照或 Mohs 显微手术是首选的手术方法 [1]。地图活检被推荐用于检查皮脂腺癌的 pagetoid 扩散；在循证医学上，该建议对于眼睑肿瘤治疗具有 1 级评级 [1, 3, 17]。pagetoid 扩散更多见于上睑板和穹窿结膜。这种疾病的识别有助于计划进一步的治疗，如冷冻治疗、切除或局部化疗。

前哨淋巴结在眼附属器皮脂腺癌和恶性黑色素瘤患者中的阳性检出率为 20%～33%。初步研究显示有 20%～25% 的假阴性结果，随后有所改善 [18]。前哨淋巴结活检目前推荐用于厚度＞ 1mm 的眼睑恶性黑色素瘤，每高倍视野有丝分裂象＞ 1，皮脂腺癌直径＞ 10mm，以及所有 Merkel 细胞癌 [19, 20]。

六、方法的局限性

采用冰冻切片控制切缘的切除方法简便易行，应用广泛。然而，用标准的组织病理学技术，可能会漏掉边缘某一特定区域的肿瘤细胞。

Mohs 显微外科手术将保护组织与切除边缘的所有肿瘤细胞相结合。由于 Mohs 手术法和重建是由不同的外科医生在不同的地点进行的，所以利益冲突较少，手术室时间得到了更好的利用。

然而，Mohs 显微外科手术有一定的局限性 [6]。不连续生长的肿瘤可能不能被 Mohs 的显微外科手术充分清除，如皮脂腺癌。在冰冻切片中，肿瘤相关炎症细胞与肿瘤不能很好地区分。

七、结论

眼睑肿瘤长在可以被早期诊断的位置。眼睑组织稀少，无法像身体其他部位那样切除如此宽广的边缘。适当的处理技术可以降低复发和死亡率。

参考文献

[1] Cook BE, Jr, Bartley GB. Treatment options and future prospects for the management of eyelid malignancies: an evidence–based update. Ophthalmology. 2001;108: 2088–100.

[2] Rao NA, Hidayat AA, McLean IW, et al. Sebaceous carcinomas of the ocular adnexa: a clinicopathologic study of 104 cases with five–year follow–up data. Hum Pathol. 1982;13:113–22.

[3] Shields JA, Demirci H, Marr BP, et al. Conjunctival epithelial involvement by eyelid sebaceous carcinoma. The 2003 J. Howard Stokes lecture. Ophthal Plast Reconstr Surg. 2005;21:92–6.

[4] Hamada S, Kersey T, Thaller VT. Eyelid basal cell carcinoma: non–Mohs excision, repair, and outcome. Br J Ophthalmol. 2005;89:992–4.

[5] Hsuan JD, Harrad RA, Potts MJ, Collins C. Small margin excision of periocular basal cell carcinoma: 5 year results. Br J Ophthalmol. 2004;88:358–60.

[6] Odland P, Whitaker DC. Mohs micrographic surgery. In: Tse D (Ed). Colour Atlas of Oculoplastic Surgery. 2nd ed. Philadelphia, PA: Lippincott Williams & Wilkins; 2011: 196–201.

[7]　Rivlin D, Moy RL. Mohs' surgery for periorbital malignancies. In: Bosniak S, ed. Ophthalmic Plastic and Reconstructive Surgery. Philadelphia, PA: WB Saunders; 1996:352–5.

[8]　Goyal S, Honavar SG, Naik M, Vemuganti GK. Fine needle aspiration cytology in diagnosis of metastatic sebaceous gland–carcinoma of the eyelid to the lymph nodes with clinicopathological correlation. Acta Cytol. 2011;55:408–12.

[9]　Golio D, Esmaeli B. Sentinel lymph node biopsy for conjunctival and eyelid malignancies. In: Guthoff R, Katowitz J (Eds). Essentials in Ophthalmology: Oculoplastics and Orbit. Heidelberg, Berlin: Springer–Verlag; 2006:38–46.

[10]　Payne JW, Duke JR, Butner R, Eifrig DE. Basal cell carcinoma of the eyelids. A long–term follow–up study. Arch Ophthalmol. 1969;81:553–8.

[11]　Mohs FE. Micrographic surgery for the microscopically controlled excision of eyelid cancers. Arch Ophthalmol. 1986;104:901–9.

[12]　Kass LG, Hornblass A. Sebaceous carcinoma of the ocular adnexa. Surv Ophthalmol. 1989;33:477–90.

[13]　Shields JA, Demirci H, Marr BP, et al. Sebaceous carcinoma of the ocular region: a review. Surv Ophthalmol. 2005;50:103–22.

[14]　Shields JA, Demirci H, Marr BP, et al. Sebaceous carcinoma of the eyelids: personal experience with 60 cases. Ophthalmology. 2004;111:2151–7.

[15]　Downes RN, Walker PJ, Collin JRO. Micrographic (MOHS') surgery in the management of periocular basal cell epitheliomas. Eye. 1990;4:160–8.

[16]　Frank HJ. Frozen section control of excision of eyelid basal cell carcinomas: 8 1/2 years' experience. Br J Ophthalmol. 1989;73:328–32.

[17]　Putterman AM. Conjunctival map biopsy to determine pagetoid spread. Am J Ophthalmol. 1986;102:87–90.

[18]　Ho VH, Ross MI, Prieto VG, et al. Sentinel lymph node biopsy for sebaceous cell carcinoma and melanoma of the ocular adnexa. Arch Otolaryngol Head Neck Surg. 2007;133:820–6.

[19]　Pfeiffer ML, Savar A, Esmaeli B. Sentinel lymph node biopsy for eyelid and conjunctival tumors: what have we learned in the past decade? Ophthal Plast Reconstr Surg. 2013;29:57–62.

[20]　Esmaeli B, Nasser QJ, Cruz H, et al. American Joint Committee on Cancer T category for eyelid sebaceous carcinoma correlates with nodal metastasis and survival. Ophthalmology. 2012;119:1078–82.

第57章　眼睑再造技术
Techniques in Eyelid Reconstruction

Samuel Baharestani　Jonathan Pargament　Jeffrey Nerad　著

任　慧　译

一、概述

软组织创伤或肿瘤切除后可能需要眼睑重建。无论适应证如何，恢复正常的解剖和功能始终是目标。有许多不同的眼睑修复技术，选择哪种取决于眼睑缺损的大小、位置和深度。对这些变量的准确测定需要对眼睑和眼周解剖学有透彻的了解。我们将在本章开始回顾相关的解剖学原理，并使用这些基本原理来讨论如何描述眼睑缺损。然后，我们将探讨每种眼睑再造技术的优缺点和手术步骤。

（一）眼睑解剖

眼睑有多种功能，最重要的是保护眼睛。然而，维持正常的眼睑解剖结构对于泪液在眼睛表面的分布和促进泪液排出是至关重要的。从根本上讲，眼睑的结构可以分为睑缘、前层和后层及内外眦角[1]。

1. 睑缘

睑缘结构可以被描述为一个平坦的平台，前后缘成一个角度。睑缘的后缘称为黏膜皮肤交界处。向前移动，遇到的结构是睑板腺开口、灰线和睫毛毛囊（图 57–1）。这些结构的精确排列对于恢复解剖和功能至关重要。

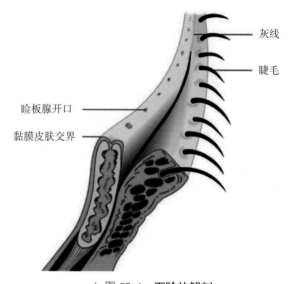

▲ 图 57–1　下睑的解剖

灰线

睫毛

睑板腺开口

黏膜皮肤交界

2. 前层和后层

将眼睑分为前层和后层是一个有用的概念[2]。前层由皮肤和眼轮匝肌组成。后层由睑板和睑结膜组成。睑缘的灰线将前层和后层分开。正如我们将描述的，前层缺损的修复方式与后层缺损的修复方式不同。

3. 外眦角

外眦韧带是由从每个睑板延伸而来的上下支组成。

腱膜在额颧缝下方约 10mm 的眼眶外侧缘内侧的 Whitnall 结节处插入。眼睑的额外外侧支持是由眼轮匝肌、眶隔、提上睑肌腱膜和下睑缩肌提供的。外眦角的重建相对简单，需要将剩余的外侧组织重新连接到眼眶外侧缘的内侧，以实现眼睑与眼球的贴附。

4. 内眦角

内眦韧带分为围绕泪囊的前支和后支。前支附着于上颌骨的前突，后支插入泪后嵴。泪囊周围是一层坚韧的组织，称为泪囊筋膜，它与眶缘和眶壁的骨膜融合在一起。因此，后支的缺损可能会导致内侧下睑与眼球的贴附受影响。

（二）眼睑缺损的描述

描述眼睑缺损的第一步是彻底检查，以确定涉及哪些结构。尤其重要的是要评估是否累及泪小管、内外眦韧带和眶隔。接下来，对缺损深度进行评估。深度可以描述为部分厚度，包括前或后层，以及涉及眼睑的所有层面的全层。最后一步是根据眼睑缺损的百分比来估计大小。对眼睑缺损的有效描述为外科医生提供了确定最合适的眼睑重建技术所需的信息。

二、前层缺损

累及睑板前的皮肤和肌肉的眼睑缺损称为前层缺损。然而，我们将使用相同的术语来描述本就没有后层睑板的睑板上方和下方的皮肤和肌肉的缺损。前层缺损的修复有多种选择，包括肉芽愈合、有或无局部松解的一期缝合、游离皮片移植和肌皮瓣推进。这些技术各有优缺点，可以相互结合以获得最佳效果。

（一）肉芽愈合

肉芽愈合是远离眼睑边缘的小缺损的一种选择。愈合过程长，并可能导致瘢痕的形成。肉芽组织会引起组织收缩，从而改变正常的解剖和功能。位于内外眦韧带上方和下方的等量缺损代表可能存在肉芽愈合的机会。

（二）有或无局部松解的一期缝合

一期缝合加或不加局部松解是修复中小面积前层缺损的一种很好的技术。如果患者有大量多余的皮肤，可以在不松解的情况下进行一期缝合。下睑和内眦角通常有最少的多余皮肤，而眉间、上睑和颞侧通常有更多的多余组织。

松解可以使远离睑缘的前层缺损的皮肤闭合时的张力降到最低。然而，为了避免损伤潜在的神经和血管，对松解的组织平面有一个透彻的了解是至关重要的。例如，由于面神经从耳屏到外侧眉的走行，其最表浅的位置是在颧弓上。松解应在皮下脂肪的神经浅层进行。眼睑的松解应该在眼轮匝肌下面。相反，眶缘外的松解应在皮下组织内进行。记住，在距自然皮纹 90° 的地方进行松解时，组织最容易被移动，这一点很有帮助。顺着皮纹重建可以最大限度地减少组织变形，并有助于掩饰瘢痕。然而，在修复下睑缺损时，外科医生必须留下垂直瘢痕，以最大限度地减少垂直牵引，并减少外翻或眼睑退缩的风险。

在进行了充分的松解后，可以使用锚定缝线来支撑深层组织并减轻最终闭合时的额外张力。锚定缝合将深层组织沿着眼眶下缘和外侧缘固定在骨膜上，或固定在颞深筋膜上。下睑重建术中的锚线有助于防止下睑退缩或外翻。深层组织的间断缝合可以减少缺损边缘的张力。然后，可以用间断缝合进行常规皮肤闭合，以使伤口边缘轻微外翻且不会对最终的伤口闭合造成压力。

（三）游离皮片移植

游离皮片移植用于修复前层缺损。然而，与肌皮瓣相比，它们的美容效果较差。游离植皮可以是全厚的，也可以是中厚的。全层移植物的供体部位需要缝合，而中厚移植物的供体部位愈合时不需要缝合，新的皮肤在缺损处生长。两种类型的移植物都是从供体部位获取的，用于修复前层缺损。移植物存活与否取决于受体部位能否提供足够的血供。全厚移植物通常用于眼睑重建。由于移植物收缩及颜色、质地和厚度的不匹配，只有当缺损范围对于全厚移植物太大并且肌皮瓣不可行时，才使用中厚移植物。这个讨论将集中在全层皮肤移植上。

全层皮肤移植的第一步是选择一个颜色、质地和厚度与缺损周围区域最相似的供体部位。供体部位包括上睑皮肤、耳后或耳前区、锁骨上区或上臂内侧（图 57-2）。上眼睑皮肤被认为是最好的供体部位，但应该考虑不对称和睑裂闭合不全的风险。耳前皮肤是一个很好的选择，因为它的特点和可获得性。耳后移植物提供了很好的覆盖率，但皮片的获取和切口的关闭可能比任何其他供区都更困难。

（四）肌皮推进皮瓣

肌皮推进皮瓣是治疗较大前层缺损的最佳选择。它们是通过解剖覆盖在缺损周围的眶隔上的前层，然后将其伸展到缺损处。使用周围的组织意味着颜色和质地的完美匹配。其他优点包括保留运动和感觉神经，丰富的血液供应，以及术后

功能接近正常的概率高。肌皮瓣也可以用来覆盖裸骨，因为它们带来了自己的血供。

肌皮瓣的制作始于在自然皮纹处做一个切开。在制作皮瓣时，请记住在讨论一期闭合和松解时强调的原则。重要的是要了解需要移行的平面，并回避横过眉毛、行至颧弓表面的面神经。外科医生应尽量将张力保持在水平方向，因为垂直张力可能会导致眼睑退缩或外翻。随着皮瓣的游离，定期暂停并检查是否动员了足够的组织来覆盖缺损且没有张力。在愈合过程中总是会有少量的收缩，所以当可疑不足时，可以进一步游离。一旦皮瓣足以覆盖缺损区，从皮瓣的下表面到眶缘的骨膜上放置锚定缝合线，以支撑皮瓣并减少皮肤闭合时的张力。在外眦角对皮瓣垂直高度进行小幅过度矫正可以防止眼睑退缩和外眦角异位。为了避免在张力状态下闭合前层缺损后引起后层松弛，同期进行外侧睑板条手术的可能性较高。

三、全层缺损高达 25% 的眼睑重建

（一）一期睑缘缝合术

修复全层眼睑缺损有多种技术。经典的说法是，用来修复眼睑的技术是根据缺陷的百分比来选择的。然而，患者之间在组织松弛和性格上的差异意味着最有效的修复可能与给定百分比的

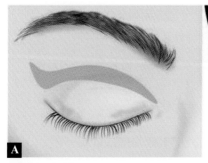
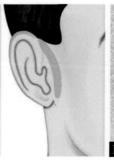
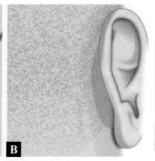
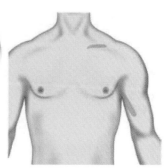

▲ 图 57-2　用于修复眼睑前层缺损的供体位置

缺损无关。最好的方法是试着把缺损部位拉在一起，然后选择最简单的技术，在没有张力的情况下闭合缺损。如果缺损可以在没有过度张力的情况下闭合，则使用一期睑缘缝合技术。

一期睑缘缝合的第一步是确定相关的解剖结构。局部麻醉剂和肾上腺素被注射到伤口边缘，表面麻醉药滴入结膜囊。使用垂直褥式（7-0 薇乔）缝线穿过睑板腺开口，边缘对齐并外翻。将这个缝线留长用于眼睑牵引是有帮助的。在睑缘对齐的情况下，用 2~3 根间断的 5-0 薇乔缝线板层缝合睑板。这些缝线很重要，因为它们增加了闭合的强度。下一步，在灰线前面加一条垂直的褥式缝合线，这样可以对齐睫毛并提供进一步的眼睑外翻。最后，使用永久性或可吸收的缝线，用间断的简单或垂直缝线重新贴合皮肤。

（二）外眦缺损＜ 25%

累及外眦角的小缺损可以用外侧睑板条手术修复[3]。首先，从剩余的睑板形成一条睑板条，并缝合到眼眶外侧壁内侧的眶周。使用 P-2 小圆针将使睑板条的锚定变得容易。如果肿瘤切除必须牺牲眼眶外侧缘的骨膜，则应在眼眶外侧缘钻两个孔，作为睑板复位的锚定点。

在全层缺损较大，其余睑板不能伸展至眶缘的情况下，可从上外侧眶缘形成一条 5mm 的骨膜条，缝合到睑板的切断端。前层需要用上面讨论的肌皮瓣修复。如果缺损太大，骨膜条不足，可能需要使用游离睑板移植或 Hughes 皮瓣。下面将讨论这些技术。在某些情况下，需要组合使用这些技术。

（三）内眦缺损＜ 25%

累及内眦角的眼睑缺损因累及泪道引流系统

和难以将眼睑重新附着到泪后嵴而变得复杂[4]。如果累及泪道引流系统，可以尝试用猪尾巴探针 Crawford/Monoka 支架进行泪小管重建。如果不重建泪小管，内眦角可能可以达到更好的解剖复位。首先，用 Westcott 剪刀切开结膜皱襞和泪阜之间的结膜。然后使用 Stevens 剪刀进行钝性分离以进入眼眶内侧壁。下一步，用永久性缝合线将睑板的断端重新连接到泪后嵴上。如果缺损无法延伸到眼眶内侧壁，可能需要进行眦角切开和松解术，以允许眼睑向外侧移动。如果切除肿瘤需要牺牲整个泪道系统、骨膜和内眦韧带，Y型微型板是重新连接剩余眼睑的最佳选择。微型板固定在额骨的上颌突上。微型板的高度和后方位置稍微过矫将有助于达到最佳效果。使用带针的聚丙烯缝线将剩余的眼睑组织缝合到微型板上。

四、25%～50% 眼睑全层缺损的修复

眦角切开、松解术和睑缘缝合术

过大而不能一期缝合的全层眼睑缺损需要眦角切开和松解术[5-7]。这项技术涉及在眼眶外侧缘向内侧推进少量皮肤，使其成为眼睑外侧缘的一部分。首先，在外眦角皮肤和结膜下注射含有肾上腺素的局部麻醉剂。使用 Westcott 剪刀、Stevens 剪刀或 Colorado 针切开外眦角约 1cm（图57-3）。眦角松解术是用剪刀跟睑缘成 90° 角来"牵拉"深层组织来找到韧带。一旦找到，该组织被剪断，直到眼睑从眶缘松开。如果眦角切开和松解术不能充分调动组织使切口闭合不受张力，则应该进行 Tenzel 皮瓣术。下面将描述该技术。

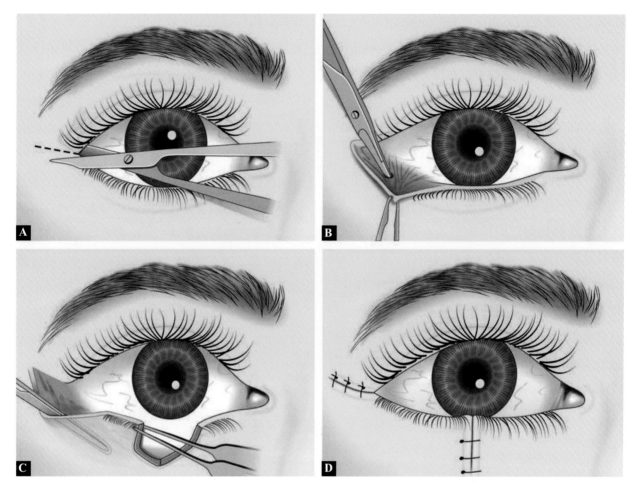

▲ 图 57-3　外眦角切开和松解术募集并活动外侧眼睑，以实现睑缘的对位

五、修复 50% ～ 75% 的眼睑缺损

Tenzel 皮瓣

Tenzel 皮瓣可以在一期手术中封闭累及 50% 睑缘的眼睑缺损[8-11]。这一手术包括进行外眦角切开和松解，形成一个朝向眼眶外侧缘并经常越过眼眶外侧缘的长拱形切口。这种旋转皮瓣为闭合较大的眼睑缺损提供了良好的供体组织，可以被认为是较大的称为 Mustarde 颊部旋转皮瓣的开始。

值得注意的是，面神经的额支经过这一区域，因此，切口保持浅表以避免意外伤害面神经很重要。皮瓣制作完成后，可能有必要间歇性检查切口边缘的张力，以使外眦角的切口与伤口对

位达到完美匹配。一旦注意到位置良好，可以用前所述的标准方式修复睑缘。

六、修复 75% 或以上的下睑缺损

（一）Hughes 手术

Hughes 手术用于无法用 Tenzel 瓣修复的大范围全层下睑缺损[12]。该手术通过从上睑借用睑板结膜瓣来修复下睑缺失的睑板和结膜。一期修复后睑结膜瓣保持与血管蒂的连接，这使患者保持单眼直到睑裂切开。

测量下睑缺损后，从上睑切取 Hughes 皮瓣。传统上，最多 20mm 的睑板可以下移到下睑，而上睑必须留出 3mm 的睑板以防止内翻。移植物

固定在剩余的下睑睑板上，而前层缺损的修复可以使用上述技术完成。睑裂切开通常在 3～4 周后进行，重新建立双眼视。正如人们可以想象的那样，对于独眼患者来说，这种手术不是最理想的选择。

（二）游离睑板移植物

可以从对侧上眼睑切取游离睑板，以取代缺失的下睑缺损的后层[13]。游离睑板移植的优点是它只需要一次手术。然而，游离睑板没有自身的血供，因此必须用肌皮推进皮瓣覆盖。除了需要切断睑板之外，该方法与 Hughes 手术相似，当有足够的前层可供覆盖时，游离睑板移植为大范围后层重建提供了一个极好的选择。

七、结论

获得性眼睑缺损的重建是眼科整形外科医生面临的共同挑战，可以循序渐进地进行，以获得功能上和美观上都可以接受的结果。手术的选择取决于眼睑松弛的程度、眼睑皮肤的质量、缺损的位置和大小及外科医生的经验。眼睑解剖和动态功能的恢复可以通过局部组织的募集或远端移植物的获取来实现，以重建任何大小的眼睑缺损。

参考文献

[1] Orbit, eyelids, and lacrimal system. BCSC Section 7. American Academy of Ophthalmology; 2008.

[2] Nerad JA. Techniques in Ophthalmic Plastic Surgery with DVD: A Personal Tutorial. Philadelphia, PA: Saunders; 2010.

[3] Anderson RL, Gordy DD. The tarsal strip procedure. Arch Ophthalmol. 1979;97:2192–6.

[4] Daily RA, Habrich D. Medial canthal reconstruction. In: Bosniak S, (Ed). Principles and Practice of Ophthalmic Plastic and Reconstructive Surgery, Vol. 2. Philadelphia, PA: WB Saunders; 1996:387–99.

[5] Jackson IT, ed. Local Flaps in Head and Neck Reconstruction. St. Louis: CV Mosby; 1985.

[6] McCord CD. System of repair of full–thickness eyelid defects. In: McCord CD, Tannenbaum M, Nunery WR, eds. Oculoplastic Surgery, 3rd edn. New York: Raven Press; 1995:85–97.

[7] McCord CD, Nunery WR, Tanenbaum M. Reconstruction of the lower eyelid and outer canthus. In: McCord CD, Tannenbaum M, Nunery WR, eds, Oculoplastic Surgery. 3rd edn. New York: Raven Press; 1995:119–44.

[8] Patrinely JR, Marines HM, Anderson RL. Skin flaps in periorbital reconstruction. Surv Ophthalmol. 1987;31:249–61.

[9] Wesley RE, McCord CD. Reconstruction of the upper eyelid and medial canthus. In: McCord CD, Tannenbaum M, Nunery WR, eds, Oculoplastic Surgery. 3rd edn. New York: Raven Press; 1995:99–117.

[10] Shinder R, Esmaeli B. Eyelid and ocular adnexal reconstruction. In: Black EH, Nesi FA, Calvano CJ, Gladstone, GJ, Levine MR (Eds). Smith and Nesi's Ophthalmic Plastic and Reconstructive Surgery, 3rd edn. New York: Springer; 2012:551–70.

[11] Tenzel RR, Stewart WB. Eyelid reconstruction by the semicircle flap technique. Ophthalmology. 1978;85:1164–9.

[12] Hughes WL. Total lower lid reconstruction: technical details. Trans Am Ophthalmol Soc. 1976;74:321–9.

[13] Stephenson CM, Brown BZ. The use of tarsus as a free autogenous graft in eyelid surgery. Ophthal Plastic Reconstr Surg. 1985;1:43–50.

第58章　肉毒素注射的功能性和美观性
Botulinum Toxin Injections: Functional and Esthetic

Shubhra Goel　Cat Nguyen Burkat　著

任　慧　译

一、概述

注射 A 型肉毒素是当今世界最流行的非侵入性面部年轻化技术之一。虽然起源于一种潜在的致命物质，但它在眼科、眼科整形和面妆领域的历史一直非常引人入胜。

肉毒素的历史可以追溯到公元 800 年，当时它被称为"香肠毒素"，因为这种细菌被认为是从处理不当的肉类产品中生长出来的。1822 年，Kerner 发表了他关于使用肉毒素治疗神经疾病的想法[1]。1949 年晚些时候，Burgen 做出了里程碑式的发现，即肉毒素阻断了神经肌肉接头的神经递质[2]。随后，Alan Scott 在 1970 年成为第一批使用肉毒素治疗斜视患者的人之一。1978 年，FDA 批准人类使用肉毒素，此后肉毒素被用于治疗食管贲门失弛缓症、眼睑痉挛和其他面部肌张力障碍[3]。1992 年，Carruthers 和 Carruthers 发表了使用肉毒素缓解面部皱纹的文章。Allergen 于 1988 年购买了将该毒素用于临床试验的权利，1989 年[3-6]美国食品药品管理局（FDA）批准肉毒素用于治疗 ≥ 12 岁患者的斜视、眼睑痉挛和与肌张力障碍相关的面肌痉挛。1991 年，肉毒素的商标名为 BOTOX3。随后出现了分子分析并分为 A～C 类。1997 年，FDA 批准了一种新的散

装毒素来源，用于生产 A 型肉毒素（BTX-A）。这种名为 BOTOX 的新产品在临床疗效上与"原来的"BOTOX 相当，但它的神经毒素蛋白显著减少，从而减少抗体的产生。

2000 年，FDA 批准 BOTOX（Allergen，A 型肉毒素）和 Myobloc（Elan 制药，B 型肉毒素）用于治疗颈部肌张力障碍。在接下来的几年里，肉毒素扩大了功能应用，如多汗和偏头痛，并在 2002 年被 FDA 批准治疗眉间皱纹用于美容。

肉毒素的临床应用仍在医学的各个领域不断涌现。它无疑已成为眼面部美容领域最理想的非手术治疗方式之一。因此，医生必须对面部解剖、适应证、技术和个体变异有透彻的了解，以避免不必要的并发症。

二、眼科和眼整形外科的适应证

（一）功能性

眼睑痉挛是眼轮匝肌的局灶性肌张力障碍，表现为眼睑的非自愿闭合和夸张的眨眼。平均每侧可以注射 12.5～25U 的肉毒素到眼轮匝肌上或皮下[3-7]。常见的注射方式是沿外眦角和眼眶下缘注射，并注射到眼眶内侧和外侧眼轮匝肌（内

侧和外侧眉的上下）。一般来说，将肉毒素注射在靠近睑缘的眶隔前和睑板前眼轮匝肌中会增加下睑外翻的风险。如有必要，极少情况下可以注射到睑板前眼轮匝肌的内侧和外侧部分，避免中央眼睑区域，将上睑下垂的风险降至最低（图58-1）[4]。

- 失用症是指在没有瘫痪、感觉丧失或协调障碍的情况下，无法进行习得的复杂动作。眼睑失用症或睁眼失用症指的是，在没有提上睑肌损伤的情况下，非麻痹性上睑不能抬起。失用样眼睑与疾病有关，如肌张力障碍帕金森综合征、进行性核上性麻痹和孤立的提上睑肌控制丧失。见于良性特发性眼睑痉挛患者的睁眼失用症值得注意，因为注射方式可能包括将1.25～2.5U肉毒素注射到睑板前眼轮匝肌部分以帮助眼睑张开[6]。在某些情况下，眼睑失用症患者使用化学去神经支配的效果不太理想，可能会更早进展到眼轮匝肌切除术。

- 面肌痉挛是指从前额额肌到颈部颈阔肌的

半张脸的不自主的大肌肉痉挛。完整的神经学评估必须包括脑干桥小脑角的影像学检查，以排除肿块压迫面神经。如果患者不是面神经减压手术的候选者，可以通过将肉毒素注射到眼眶周围区域来显著缓解痉挛，如上所述，对于眼睑痉挛，如果需要的话，还可以将肉毒素注射到面中部和下部。如果痉挛突出，一些潜在的注射部位包括鼻唇沟顶部、口角、沿下颌的口角降肌、颧肌和颈阔肌束[4]（图58-2）。

- 面神经麻痹后的面部联动：面神经麻痹可导致永久性运动功能障碍，并可能表现为瘫痪或非瘫痪侧的眨眼和眼睑痉挛增加。这可能是由介导三叉神经反射的面部运动神经元的兴奋性增加所致。明显的联动可导致面部畸形、不适当的眼睑闭合、流口水和模仿半面部痉挛的面部抽搐。以类似于面肌痉挛的注射方式使用肉毒素可以有效地减少不适、社交尴尬和面部不对称。

- 治疗性化学性睑裂缝合术：眼睑下垂可能是眼眶周围注射肉毒素的潜在不良反

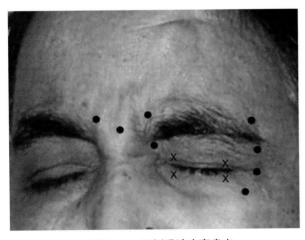

▲ 图58-1　双侧眼睑痉挛患者

除眼轮匝肌外，眉间肌复合体也经常痉挛。因此，注射部位应包括皱眉肌、降眉肌、眼眶内侧和外侧轮匝肌（眉毛上方和下方）。睑板前轮匝肌仅用于效果不佳或睁眼失用的患者

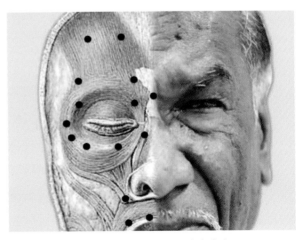

▲ 图58-2　左侧面肌痉挛患者

注射部位针对受影响的前额、眼周和面部下部肌肉［唇提肌Ⅱ（鼻唇褶沟顶部）、口角降肌（口角以下）、颏肌（下巴中部）、口轮匝肌］。颈阔肌的化学去神经也是其指征

应，原因是毒素不经意间扩散到提上睑肌腱膜。这种并发症在美容患者来说是不可接受的。然而，这种诱导的上睑下垂对于眨眼反射差、睑裂闭合不全或角膜溃疡无法愈合的患者是有益的。1～3 针 2.5～5U 的肉毒素直接注射到提上睑肌或 Müller 肌中，可以在特定的患者中导致化学性睑裂缝合。这可以改善角膜保护以促进愈合，同时允许轻松地进行频繁检查。注射可以经皮在上方睑板水平或将眼睑翻转经结膜注射在睑板上方。注意不要注射太浅，以至于注射到眼轮匝肌上，因为这可能会导致眼睑闭合减弱，从而加剧角膜暴露[6]。

- 眼睑退缩：甲状腺相关眼病患者的上睑退缩通常会对外观造成不良影响，还可能导致角膜暴露和继发性流泪或干眼。肉毒素注射可以是一种简单的替代方案，可在诊室内进行，尽管是暂时的，但对于那些没有接受手术干预、手术后有残余退缩的患者，或者仍然处于甲状腺相关眼病活动期的患者来说，肉毒素是一种简单的办公室替代方案。如上所述，小剂量的肉毒素可以经皮肤或结膜注射到上睑的提上睑肌或者 Müller 肌中，注射 1～3 个部位。

- 下睑内翻：痉挛性下睑内翻发生在任何眼表刺激导致眶隔前眼轮匝肌骑跨睑板前眼轮匝肌时。睑缘的翻转会使睫毛摩擦角膜表面，从而进一步导致更多的挤眼和眼睑内翻。这种痉挛循环可以通过经皮沿眶隔前眼轮匝肌注射 2.5U 肉毒素减弱下睑肌张力来暂时缓解。注射位置过高进入睑板前轮匝肌，或大剂量的肉毒素（特别是如果有预先存在的水平眼睑松弛），可能会导

致医源性眼睑外翻。因此，适当的技术可以缓解因倒睫引起的角膜炎患者的症状，而不需要手术干预（图 58-3）。

- 流泪：原发性泪腺分泌过多和味觉溢液都是极其罕见的，但就像严重的反射性流泪一样，可能会导致持续的刺激、流泪和眼周皮炎。总共 2.5～5U 的肉毒素可以注射到睑部泪腺中，以有效地减少泪液的产生[3]（图 58-4）。

- 干眼症：慢性干眼症的标准治疗，如泪点烧灼、泪点栓塞、自体血清和润滑滴眼液，往往不足以缓解症状。将肉毒素少量

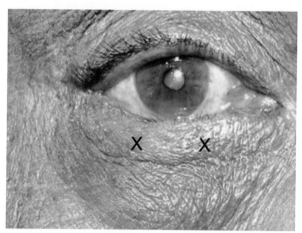

▲ 图 58-3　矫正下睑痉挛性内翻的典型注射部位，经皮注射在眶隔前眼轮匝肌内

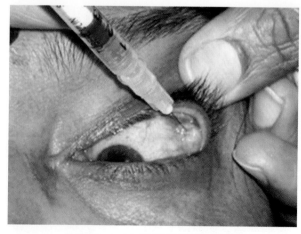

▲ 图 58-4　肉毒素注射到睑部泪腺

重要的是，不要把针朝向眼球，以避免不经意的穿孔

注射到下睑的睑板前轮匝肌的内侧部分，或者同时注射到上睑和下睑，会降低围绕泪小管的眼轮匝肌泵的作用。这与保守的药物治疗相结合，可以显著改善症状。

- 伤口愈合、创伤和眼睑重建：在伤口愈合中使用肉毒素是一种相对较新的治疗方式。一般来说，沿着松弛的皮肤张力线在最小张力下修复的伤口更稳定，愈合时瘢痕最小。在张力作用下，切口会形成更宽、更厚、更肥大的瘢痕。肉毒素可以通过暂时削弱引起紧张的周围肌肉来减少伤口紧张。

（二）美容

- 去皱：肉毒素是最受欢迎的非手术面部年轻化方法，可以治疗动态面部皱纹，而不是静态皱纹。虽然FDA在2002年批准只用于矫正眉间纹，但它在标签外用于美容性面部年轻化已经实践多年。下面的技术部分将重点介绍肉毒素美容适应证的一些实用经验。

- 提眉：非手术矫正外侧眉下垂是将肉毒素注射到位于眉尾正下方的上外侧眶缘的眼轮匝肌上[5, 8-10]。

- 颈部年轻化：垂直颈带，或称颈阔肌带，可以通过沿颈带全长的几个部位注射肉毒素来软化。即使是少量的肉毒素，沿着颈阔肌脊线间隔1~3cm，也能有效地削弱颈阔肌的收缩，从而创造出更平滑的颈部轮廓。激进注射会影响吞咽功能[5, 8-10]。

- 痤疮：虽然没有长期的研究来支持肉毒素对这一适应证的疗效，但它在活动性痤疮患者中显示出了令人振奋的结果。肉毒素被认为可以通过阻断化学物质乙酰胆碱来减少皮脂的分泌，乙酰胆碱可以刺激油脂的产生，其次是通过麻痹毛孔周围的小肌肉来防止毛孔扩张。

- 腋窝多汗症：2004年FDA批准用肉毒素治疗严重腋窝多汗症。肉毒素通过针对节后胆碱能交感神经来减少汗腺分泌。通常情况下，许多小剂量肉毒素网格状注射到腋窝上，每个部位通常从2.5U开始，出汗的显著改善可以在注射后几周内发生。

三、禁忌证

- 对肉毒素、Myobloc、DySPORT或Xeomin或白蛋白（鸡蛋）有过敏史。
- 怀孕。
- 哺乳。
- 神经肌接头疾病（如重症肌无力、肌萎缩侧索硬化症），因为可能会加剧全身的虚弱状态。
- 使用药物，如氨基糖苷类、青霉胺、奎宁和钙通道阻滞剂，可进一步减少神经肌肉传递。
- 注射部位的感染，还应仔细检查疱疹感染史。

相对禁忌证

- 慢性抗凝剂的使用。
- 阿司匹林、非甾体抗炎药，如布洛芬、维生素E、生姜、银杏叶、人参和大蒜，最好在手术前7~14天停用，以减少出血和瘀血。
- 不切实际的期望。

四、结构与重组

肉毒素以七种不同的血清型 A～G 存在，每种血清型都有不同的末端结合构型。神经毒素分子由梭状芽孢杆菌合成，作用于胆碱能神经末梢。肉毒素的基本作用机制是抑制神经肌肉接头处细胞外乙酰胆碱的释放，从而降低动作电位传导并引起肌纤维收缩的可能性。这会导致肌肉的局部化学去神经支配和目标肌肉的瘫痪。肉毒素对乙酰胆碱分泌的抑制是暂时的，神经传递最终会在几周到几个月内恢复。这种功能恢复被认为是继发于末梢轴突的神经纤维非侧支发芽[3-6]。

肉毒素的效力用单位（U）表示。一个 U 的定义是腹腔注射毒素对 50% 的瑞士 Webster 雌性小鼠是致命的，也被称为小鼠半数致死量（LD_{50}）。肉毒素化妆品有冷冻干燥形式，50/100/200U 每瓶装。这些瓶子是真空密封的，里面装着 0.5mg 的人类白蛋白和 0.9mg 的不含防腐剂的氯化钠。在使用前，需要用 0.9% 含防腐剂的或不含防腐剂生理盐水配制成 2～10U/0.1ml 的浓度。例如，用 4ml 生理盐水稀释产生 2.5U/0.1ml 肉毒素的浓度，而 2ml 稀释剂产生 5U/0.1ml 的浓度（表 58-1 和表 58-2）。在加入稀释剂之前，瓶盖应该用 70% 的酒精消毒。根据制造商的使用说明，如果真空瓶不能将稀释剂拉入瓶中，则应将瓶丢弃。然而，注射器的活塞应该在加入生理盐水之前握住，并在稀释剂沿着小瓶内壁流动的情况下缓慢释放，以避免毒素的搅动。不鼓励将稀释剂湍流注入小瓶，或在混合时剧烈摇晃小瓶，因为这可能导致蛋白质变性，从而降低毒素的效力。然后，可以将小瓶轻轻滚动几次，以确保溶液充分混合。溶液应该是透明的、均匀的、无色的，没有气泡，没有颗粒。

1ml 胰岛素或结核菌素注射器，带有 30G 或 32G 针头，是最理想的注射器，因为 0.05ml 或 0.1ml 的注射量可以更准确地实现（图 58-5）。平均起效时间为 3～5 天，高峰在 2～4 周，持续时间为 3～4 个月。

表 58-1　关于在面部美容中使用 A 型肉毒素的储存建议

参　数	建　议
储存	
复溶前	2～8℃，最长 24 个月
复溶后	2～8℃下 4h，4℃下最多 6 周
处理	不需要特别预防措施

表 58-2　面部美容中使用 A 型肉毒素的复溶建议

参　数	建　议	
稀释液	含防腐剂的 0.9% 盐水（首选） 不含防腐剂的 0.9% 盐水	
浓度	2.5U/0.1ml 起始量，根据需要最高可达 4U/0.1ml、5U/0.1ml 或 10U/0.1ml，以将较高浓度的肉毒素优化为较小的体积，因为注射体积大的时候肉毒素容易扩散到周围组织和肌肉	
稀释	稀释 100U 小瓶加入的生理盐水量（ml）	每 0.1ml 剂量（单位）
	1.0	10
	2.0	5
	4.0	2.5
	8.0	1.25
	10.0	1.0

溶解会将毒素从蛋白质复合体中释放出来。尽管公司指南建议在制备后 4h 内使用该药，但许多临床实践使用溶液保存长达 4～6 周，如果在 4℃保存得当，效力损失小。

临床使用的肉毒素（A 型和 B 型）也有不同的临床形式，不同的制造工艺和相关蛋白质的量

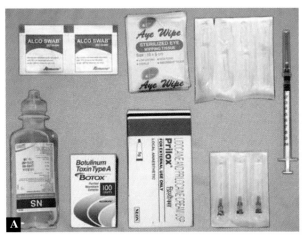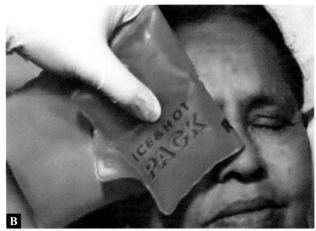

▲ 图 58-5　肉毒素注射的基本工具包括真空密封的 100U 肉毒素小瓶、无菌生理盐水、30G 或 32G 注射针、1ml 注射器、无菌纱布、酒精垫、1% 局部利多卡因乳膏和冰袋

也不同。A 型肉毒素的一些流行变种有 PurTox、Xeomin、BTX-A 和 Dysport。B 型肉毒素在结构和功能上与 A 型相似，但在分子大小和细胞构成上有所不同。它是一种液体配方，不需要重新配制。它的 pH 为 5.6，有很长的保质期，可以使用长达 9 个月 [3-6]。

在面部美容中使用肉毒素时，任何范围的稀释和体积都是可以接受的，主要取决于注射部位、动态皱纹的强度和医生的偏好。表 58-1 和表 58-2 汇总了关于溶解和处理的建议。批准的包装插页也是一个有用的肉毒素使用指南。推荐的稀释液是 0.9% 无菌盐水，生理盐水可以是加防腐剂的，也可以是不加防腐剂的。

五、注射技术

与任何手术一样，患者期望以最小的不良反应获得最大的益处。建议进行彻底的面部检查，与患者建立现实的期望，并就肉毒素的作用机制、效用维持时间和预期的不良反应告知患者。如果可能，建议患者在治疗前至少 1 周停止使用抗凝剂。因为肉毒素使用白蛋白作为赋形剂，所以不应该给对该成分不耐受或过敏的患者使用。

如前所述，有全身性肌肉无力病史的患者也应避免使用肉毒素。应签署知情同意书，并记录瓶子的批号和有效期。面部地图通常对记录每次就诊期间的注射部位、剂量（单位数）和注射模式很有用。也可以拍摄治疗前和治疗后的照片。

虽然通常不是必要的，但含有 1% 利多卡因的表面麻醉膏［EMLA 乳膏（利多卡因 2.5% 和丙胺卡因 2.5%），Prilox］可以显著减少不适，特别是对于可能感到焦虑或第一次注射的患者。表面麻醉膏可以在注射前至少 10min 或更长时间使用。据报道，较小的 30G 或 32G 针头造成的不适和瘀血较小。可以使用酒精清洁皮肤，但由于毒素不稳定，酒精应完全干燥。一些内科医生更喜欢使用冰作为局部麻醉剂，以及用于眼眶周围区域的血管收缩。

无论是功能性还是美容性患者，精确的治疗计划都取决于对构成面部结构的变量的透彻理解。每个部位注射单位的数量取决于注射面积、肌肉厚度、皮肤厚度、性别差异和患者的期望。注射垂直于皮肤，用于将肉毒素放置在目标肌腹上方或进入目标肌腹。然而，直接注射到肌肉中可能会增加出现瘀血的机会。眼睛和嘴唇周围的皮肤很薄，注射应该在皮下平面保持浅表。肉毒素在美容领域的一般注射模式和剂量在图 58-6 至图 58-11 概括。

美容注射肉毒素前的重要考虑因素如下。

- 评估休息时和动作过程中的面部表情，并评估受累肌肉的活动范围。
- 静态纹可能需要软组织隆起和（或）皮肤表面重塑来矫正。
- 在注射前触诊肌肉，注意不对称和变异。例如，皱眉肌的尾部可以从眉中延伸到眉外侧任意位置，注射部位也应该相应改变。
- 肌腹在皮纹的两侧最大，而不是在皮纹下面，因此，注射应该放在这些部位。如果

开始治疗，应该通过临床照片来研究面部的地形和需要治疗的区域。

- 对于那些因为手术可能改变了潜在解剖结构的患者需要谨慎。
- 从保守的低剂量开始，如果 2 周后仍然没有足够的效果，则增加额外的单位或注射部位。
- 更高浓度的肉毒素在较小的体积内比较大体积较低浓度的毒素更可取，因为这样可以更准确地放置注射，而不会出现可能导致并发症的药物的不必要扩散。
- 额肌注射应该从眉毛和发际线之间至少一半的水平开始，以避免眉毛下垂。

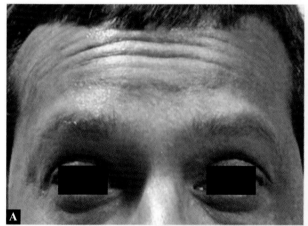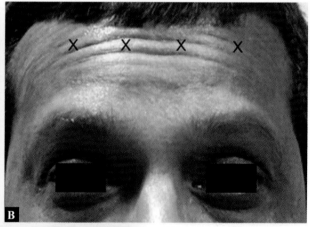

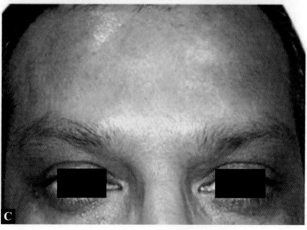

▲ 图 58-6 额部水平皱纹

A. 由于额肌过度活动而引起的突出的水平动态皱纹；B. 典型的注射部位，距离眉毛区域至少 2cm 或在额中水平以上；C. 注射后使皱纹变得平滑

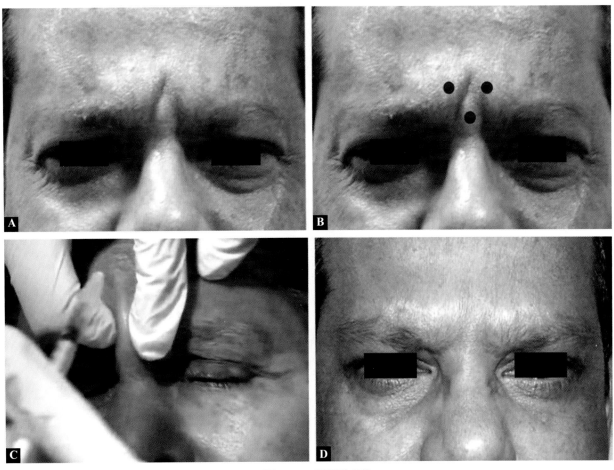

▲ 图 58-7 眉间垂直纹

A. 由于皱眉肌和降眉间肌过度活动而产生的垂直或倾斜的眉间皱纹使患者看起来很生气；B. 典型的注射部位是针对眉毛内侧和眉间的肌肉，如果皱眉肌的外侧非常结实，对眉中以上到外侧眉的皮肤产生拉扯或凹陷的外观，则可以在此注射少量；C 和 D. 眉间垂直纹；C. 可以在注射过程中捏紧肌肉，以减少疼痛，并限制分散；D. 1 周后垂直皱纹改善

- 注射下眼睑眶隔前皱纹和口周唇线是先进的技术，应该在有足够的专业知识后进行。
- 避免面部肌肉完全瘫痪的不自然现象。
- 要求患者做出面部表情可以帮助在每次注射之前定位目标皱纹和肌肉，以实现最佳的个体化。
- 适当的照明和放大可能有助于避免血管内注射。
- 在注射前和（或）注射后敷冰块可以最大限度地减少瘀血。
- 面部皱纹通常应该对称处理。

六、并发症

注射肉毒素有许多潜在的不良反应。然而，大多数不良反应是由于靶肌肉过度的化学去神经支配或毒素向周围肌肉的扩散，是轻微的和短暂的。这些不良反应中的大多数都可以很容易地用优秀的技术来避免[3-7]。

潜在的不良反应如下。

- 局部疼痛。
- 瘀斑。
- 效果不佳。
- 不对称。

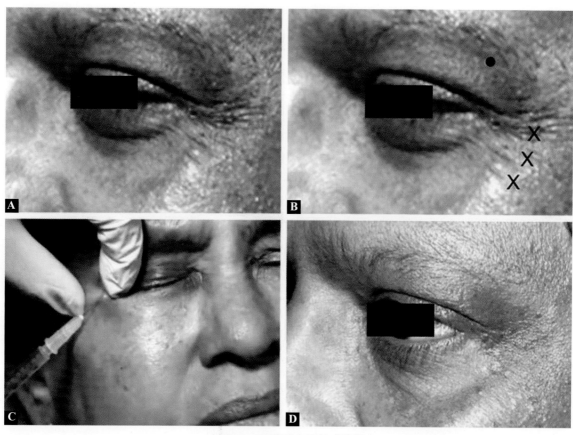

▲ 图 58-8 眼周鱼尾纹或笑纹

A. 眼眶外侧鱼尾纹是由眼眶轮匝肌垂直纤维收缩所致；B. 皮下注射部位可在外眦角外的一个至多个部位，以减少皱纹，具体取决于动态纹的程度和范围；C. 注射时食指可放在眼眶外侧缘内，以避免眼球损伤和扩散到上睑；D. 注射后可消除外侧的皱纹

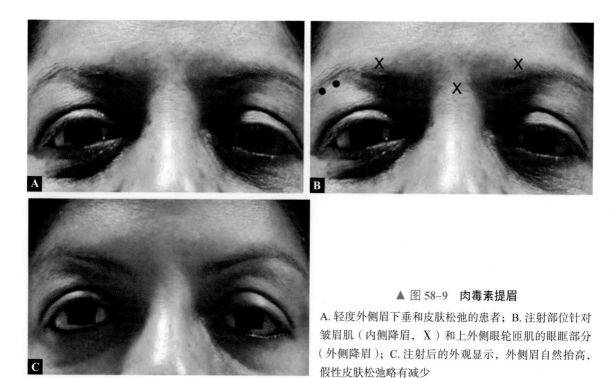

▲ 图 58-9 肉毒素提眉

A. 轻度外侧眉下垂和皮肤松弛的患者；B. 注射部位针对皱眉肌（内侧降眉，X）和上外侧眼轮匝肌的眼眶部分（外侧降眉）；C. 注射后的外观显示，外侧眉自然抬高，假性皮肤松弛略有减少

- 上睑下垂。
- 溢泪。
- 干眼。
- 复视。
- 眼睑外翻。
- 眼睑内翻。
- 面部无力。
- 睑裂闭合不全。
- 嘴角下垂、流口水、嘴唇抽动乏力。
- 面部麻木。
- 过敏反应。
- 死亡。

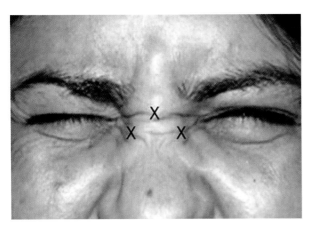

▲ 图 58-10 矫正鼻部"兔子线"——鼻子两侧的水平皱纹

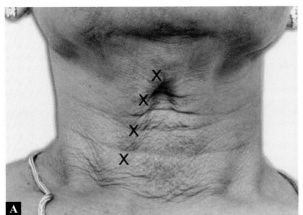

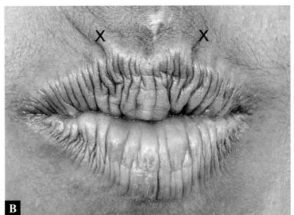

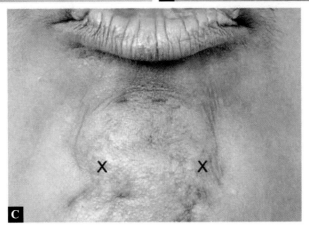

▲ 图 58-11 肉毒素用于面颈部动态皱纹

A. 垂直颈带是由颈阔肌失去弹性所致。应该沿着每条带进行皮下注射，每个部位相隔 1～3cm，最初每个部位使用 1～4U 的低浓度。B. 垂直的上唇或下唇线条的治疗最初应该保守，因为这会增加并发症和口腔无力的风险。每个部位注射入口轮匝肌 1～2U 肉毒素是合理的。最好先用非常低的剂量开始治疗，如果需要，几周后再对患者进行重新评估，以便进行额外的治疗。C. 下巴凹陷就像"橘皮"一样，可以用一个中心部位或两个部位的肉毒素注入颏肌来很好地抚平

几乎所有患者在注射和毒素渗透时都会有轻微的局部不适和灼热。瘀血也并不少见，特别是在眼周区域，因为皮肤薄，血管高度集中。据报道，高达 13.4% 的患者会发生上睑下垂。在治疗鱼尾纹和抬高外侧眉时，避免注射到提上睑肌附近的中央上睑，并停留在眼眶外侧缘和上眶缘外 1cm，可以最大限度地减少上睑下垂。眉毛上方的积极注射也会造成眼睑沉重，如果这个感觉非常突出，注射应该仅限于眉毛内侧和皱眉肌尾部上方的部位。额肌注射低于额中水平（或在眉毛上方 2cm 范围内），或使用剂量达到每个部位 5U，也可能导致严重的额头和上睑下垂。对于有轻度到中度额部水平皱纹的患者，或刚开始治疗的患者，即使是沿着额部四到五个部位进行每部位 1.25～2.5U 的低剂量治疗也可能非常有效。对于额头高的患者，额头上半部分和发际线可能仍有残余运动，在这些患者中，可以将第二排小剂量注射放到更高的发际线区域，而不会导致眼睑或眉毛下垂。请记住，如果额肌得到治疗，就会有非对抗性的降眉作用，眼眶外侧轮匝肌可能需要在眉尾下方进行注射，以帮助抬起外侧眉。

据报道，大约 60% 的患者由于功能性治疗眼睑痉挛后眼轮匝肌减弱而导致眨眼受损从而出现睑裂闭合不全。因此，如果上睑需要治疗以改善睁眼失用，每个部位应该进行非常少量的 1～2U 注射（皮下注射），以将这种风险降至最低。引导针尖远离眼眶对于避免眼球损伤也总是很重要的。

据报道，在面中部和面下部注射治疗面肌痉挛和口颌肌张力障碍及美容性年轻化时，嘴角下垂和流口水的发生率高达 12%。重要的是保持每个部位的剂量为 1～2U，并在口腔周围非常浅地注射。一开始，在上唇和下唇垂直线上最多只能上下唇各注射四处。如果需要，患者可以在 2 周后回来评估是否需要沿着垂直线稍高一点的位置进行额外小剂量注射。了解解剖学对于避免嘴角下垂非常重要，因为错误的口周肌肉注射会导致嘴角下垂。在面肌痉挛的情况下，应该告知患者继发于一半面部肌肉治疗而出现面部不对称的可能性。因此，他们可能会选择对对侧皱纹进行美容治疗，以保持对称性。

七、治疗后管理

- 在治疗后的 24h 内避免剧烈的体力活动。
- 避免在注射后 24h 内按压或按摩治疗区域，因为这可能会将肉毒素分散到不需要的区域。
- 24h 内避免躺下时压到脸部。
- 在这一天剩下的时间里尽量减少饮酒量。
- 24～48h 内避免面部按摩。
- 冷敷可用于治疗不适和瘀伤。
- 治疗后第 2 天可恢复服用抗凝药物。

八、结论

肉毒素已经发展成为功能性和美容性眼整形领域中最常见、最有效的非侵入性治疗方法之一。了解面部肌肉解剖学是必要的，以便能够对每个患者进行个体化治疗，并避免不良并发症。

如果使用得当，肉毒素可以为患者和医生提供安全和高度令人满意的结果。

参考文献

[1] Kerner–Erbguth FJ, Naumann M. On the first systematic descriptions of botulism and botulinum toxin by Justinus Kerner (1786–1862). J Hist Neurosci. 2000;9:218–20.

[2] Burgen AS, Dickens F., Zatman LJ. The action of botulinum toxin on the neuro–muscular junction. J Physiol. 1949;109:10–24.

[3] Dutton JJ, Fowler AM. Botulinum toxin in ophthalmology. Major review. Surv Ophthalmol. 2007;52:13–21.

[4] Carruthers JD, Carruthers JA. Treatment of glabellar frown lines with C. botulinum–A exotoxin. J Dermatol Surg Oncol. 1992;18:17–21.

[5] Said SZ, Meshkinpour A, Carruthers A, et al. Botulinum toxin A. Its expanding role in dermatology and esthetics. Am J Clin Dermatol. 2003;4:609–16.

[6] Carruthers J, Fagien S, Matarasso SL. The Botox Consensus Group. Consensus recommendations on the use of botulinum toxin type A in facial aesthetics. Plast Reconstr Surg. 2004;114:1S–20S.

[7] Lee C, Kikkawa DO, Pasco NY, et al. Advanced functional oculofacial indications of botulinum toxin. Int Clin Ophthalmol. 2005;45:77–91.

[8] Kalra HK, Magoon EH. Side effects of use of botulinum toxin for treatment of benign essential blepharospasm and hemifacial spasm. Ophthalmic Surg.1990;21:335–8.

[9] Faigen S, Brandt FS. Primary adjunctive use of botulinum toxin type A in facial aesthetic surgery. Beyond Glabella. Nonoperative techniques for facial rejuvenation, Part II. Clin Plast Surg. 2011;28:127–4.

[10] Ascher B. Injection treatment in cosmetic surgery. New York: Taylor & Francis; Informa UK Ltd; 2009.

第 59 章　眼周填充物
Periocular Fillers

Andre S. Litwin　Raman Malhotra　著

任　慧　译

一、概述

在过去的 10 年里，整容手术领域发生了一场革命。目前最流行的非手术整容手术是肉毒素注射和透明质酸（HA）填充物[1]。与 15 年前相比，这是一个巨大的变化，当时大多数美容手术都是外科手术[2]。这种转变是基于一个新的认识，即衰老的脸不是围绕重力的影响，而是体积减小。这一点，再加上在获得自然结果的同时对侵入性更小、更可预测的手术的追求，有助于解释目前填充物在面部美容治疗中的流行。

体积丢失越来越被认为是面部衰老的一个重要方面，尤其是眼周区域[3-5]。当体积因萎缩或切除而丢失时，骨性眼眶变得更明显，眼睛看起来更圆、更凹陷。传统的、切除或收紧的手术信条增加了眼眶周围区域的清晰度，往往会导致与看起来更年轻的眼睑外观截然相反的结果[6]。这些丢失的体积可以通过放置填充物来恢复，这是美容性年轻化中技术驱动转变的一个例子[7]。眶周复合体由太阳穴、眉毛、上眶缘、上眼睑、外眦角、下眼睑、下眶缘和面颊组成。与切除组织相比，重新定位与增加体积相结合，如今被认为是改善眼睛周围外观的更有针对性的方法。

从体积减小的角度来看待衰老的脸部，改变了恢复年轻化的模式，现在除了简单地切除和提升组织外，还包括"填充"，或者更确切地说，是"再饱满"脸部。有人曾说"看起来更紧并不一定意味着看起来更年轻或更健康"。

眼眶周围区域是年轻脸部吸引人的焦点，脸部由各种凸度错综复杂的轮廓组成。这些光滑的凸起是构成柔软、自然、年轻和健康外观的基础。

二、临时填充物

（一）胶原蛋白

胶原蛋白可以从不同的来源获得，每种来源都有自己的特点。然而，由于担心朊病毒的传播及填充物放置不准确或不均匀，这些产品已经不受欢迎。

（二）透明质酸

它的独特之处在于，它天然存在于所有哺乳动物的真皮细胞内基质中，其形式都是相同的。透明质酸是含有葡萄糖醛酸和 N- 乙酰氨基葡萄糖的双糖单元，它们连接在一起形成一个均匀的线性多糖分子。外源性透明质酸被迅速消除，组织半衰期仅为 1～2 天，通过交联进行修饰可获得更持久的效果[8]。这些新产品可持续数月，有时甚至数年[9]。

透明质酸（如 Restylane、Perane、Juvederm、Captique、HydraFill、PuroGen 和 Hylaform）用于老化程度不严重的患者，或希望避免费用更高或恢复时间更长的侵入性手术的患者[10]。Restylane 是第一个获得美国食品药品管理局批准的透明质酸，它具有良好的安全边际及性价比[11]。自推出以来，已有很多其他产品可用，每种产品在来源、方法、交联量和颗粒大小方面都略有不同。了解产品对于其有效使用至关重要。增大颗粒大小将增加其黏度，降低注射简易性，并延长使用效果。太小的粒子不会产生持久的效果，太大的粒子不会产生理想的美容效果。Restylane、Perlane 和护肤品，如 Vital 和 Vital Light，每种都含有 20mg/ml 的非动物稳定化透明质酸（NASHA）。Perlan 的凝胶珠大小为 1000μm，浓度为 10 000U/ml，而 Restylane 的凝胶珠大小为 250μm，浓度为 100 000U/ml[12]。较小的颗粒不太持久，但更适用于浅层皱纹，而较大的颗粒配方更持久。浅表注射的产品被看见或摸到的风险风大[11]。

（三）聚乳酸

聚乳酸又称 Sculptra，是一种人工合成的可生物降解材料。它与缝合材料中使用的物质基本相同。当注射到真皮深处时，它会逐渐刺激胶原蛋白的形成。经过 3 次最初的治疗（每一次相隔 6～8 周），结果应该会持续长达 2 年。聚乳酸已获得 FDA 批准用于 HIV 治疗引起的面部脂肪萎缩患者。

三、永久性和半永久性填料

也有不可生物降解的填充物可供选择。临时填充物的频繁注射对患者和医生来说都是相当令人厌倦的，因此应用不可生物降解的或永久性的填充物可能会有吸引力，尽管涉及的成本很高。重要的是要记住，所有年龄段的患者都可以接受医学美容治疗，而且很难预测随着时间的推移永久填充物的外观[13]。

（一）硅胶

可注射硅胶是最古老的可注射填充材料之一。由于严重的不良反应，FDA 在 1991 年宣布使用可注射硅胶是非法的。它也没有在欧盟内使用的许可[11]。

（二）羟基磷灰石钙

羟基磷灰石钙（如 Radiesse）是由人工合成的磷酸钙珍珠制成的，被归类为生物陶瓷，涉及钙离子和磷酸根离子的离子结合。注射后，它在基质中形成一个基础，允许成纤维细胞的局部浸润。与其他填充物不同的是，它在 X 线片上是可见的，应该告知患者这一点。

（三）聚丙烯酰胺

聚丙烯酰胺（如 Aquamid）由 97.5% 的水和 2.5% 的交联聚丙烯酰胺组成。推荐用于皱纹、皮肤雕刻和面部萎缩。它对细小的皱纹无效。聚丙烯酰胺应该使用皮下隧道技术进行深部注射。

（四）聚烷基酰亚胺

聚烷基酰亚胺（如 Bio-Alcamid）由烷基酰亚胺网络（约 4%）和水（约 96%）组成。该产品有两种不同黏度的唇部和面部填充产品，可用于皱纹、皮肤雕刻（包括嘴唇）和面部萎缩，但不用于治疗细纹。这种材料必须注射在皮下，根据制造商提供的信息，当注射体积较大时，它应该很容易被移除。由于聚烷基酰亚胺 4% 的亲水性和内在假体性质，这个产品的迁移是意料之外的。然而，我们观察到在双手操作产品后发生填充物迁移，并破坏了周围的胶原膜。聚烷基酰亚胺 4% 的去除只能通过吸入和双手操作来实现，这本身可能会加速产品的长期迁移[14]。

四、适应证

从事医学美容的医生会知道，许多患者并不知道他们真正需要的是什么。医生了解衰老过程的解剖学基础，然后必须在患者的期望和可能的情况之间找到折中方案。为了了解容积是如何影响外表的，了解正常的年轻外表和随着年龄增长而出现的容积减少是必不可少的。眼眶周围容积丢失可以以多种方式出现，涉及的病因很多。眼眶和眶周容积丢失的管理首先包括调查和诊断潜在原因，并治疗任何促成因素。只有到那时，才可以考虑容积替代。衰老引起的软组织萎缩是眼科整形外科医生最常见的容积减少原因。图 59-1 突出显示了典型特征。

五、禁忌证

畸形患者全神贯注于真实或假想的缺陷。他们甚至可以拿起镜子指出医生没有注意到的缺陷。无法处理不可避免的瘢痕也是一个警告，表明整容手术后患者可能会出现不满情绪。如果患者有强烈的眼眶周围水肿倾向、季节性过敏、下睑或面中部手术史，提示医生注射填充物后出现持续水肿的可能性[15]。如果患者有出现眼眶周

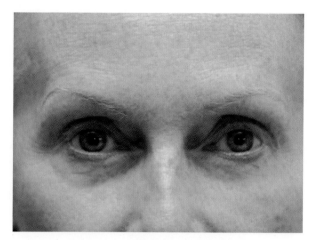

▲ 图 59-1　面部老化时的容积丢失

在面部老化过程中，我们可以看到下睑脂肪垫、内外侧眶下缘沟（内侧为泪沟）、上眶区凹陷，以及上睑睑板前显示增加，提示容积减少，还有眉下降和太阳穴凹陷

围水肿的强烈倾向，医生不应倾向对其注射透明质酸[16]。

六、外科技术

（一）必备资料

为了确保安全和有效的手术，需要所有治疗的文件。建议在治疗前后通过摄影记录下外观。除了作为法律文件外，这些照片还有助于改善我们与患者的沟通。还应该要求患者提供他们自己的旧照片，如 20 多岁和 30 多岁时的照片，以便为评估发生的变化提供参考，并指导治疗的方向。患者需要在每个手术的同意书上签名并注明日期。这应该伴随着一份患者信息手册，其中包括关于估计的疗效和可能的不良事件的所有必要信息，包括遥远的不可逆转的失明风险[17]。所用产品的细节应该附在患者的记录上，以便在发生不良反应时有一定的可追溯性[9]。

（二）注射技术

通常报道的用于填充物注射的技术有四种：连

续穿刺、线性穿行、扇形和交叉影线（图 59-2）。目前没有用于选择注射技术的标准。虽然某些情况可能适合特定的技术，但这一决定通常取决于外科医生，并与经验、缺陷大小和位置及所使用的特定填充物有关[12, 18]。虽然使用的针通常是30G、约 1.27cm 长的针，但也有适用于其他特定方法的其他尺寸的针。其他的针头调整可能包括使用更长的针（约 2.54cm），使用更细的针，或者弯曲针头以接近面部的特定轮廓。

现在描述的是微导管而不是标准针的使用。Niamtu 描述了 0.9mm（20G）微量注射套管的使用（Tulip Medical，Inc.，San Diego，CA，USA）[19]。感觉到的优势是无创注射，可以减少水肿、瘀伤和表面不规则[20]。我们通过摄影评估回顾了我们使用 Pix'L 套管的早期经验。我们客观地发现，在使用标准技术的患者中，几乎有一半的患者在治疗后立即增加了瘀伤，而使用 Pix'L 技术的患者中，这一比例低于 20%[21]。

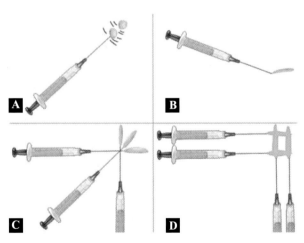

▲ 图 59-2　根据要填充区域的大小，可以采用各种注射技术

A. 在连续穿刺法中，将针插入到适当的深度，并将产品分成小块输送，以填补缺损；B. 对于沿特定褶皱的填充物的浅表注射，使用线性穿行，随着针头的抽出，产品以缓慢、连续的方式输送；C. 扇形技术与线性类似，但针的方向以放射状方式连续改变，而不会抽出针尖；D. 交叉影线包括一系列相互垂直注入的线

（三）瘀伤

当针穿过轮匝肌血管层时，就会出现瘀伤。因此，当需要多个扇形通路来创建平滑轮廓时，最好将针抽出到足以改变方向，但不要抽出太多，使其通过眼轮匝肌层退回。通过这种方式，可以最大限度地减少实际穿过眼轮匝肌的针头数量[16]。最大限度地减少皮肤穿刺次数也可以减少相关的创伤[22]。为了减少瘀伤的风险，建议患者在手术前 2 周不服用以下药物：鱼油类补充剂、大蒜、人参、银杏、生姜和阿司匹林（用于一级预防并咨询他们的医生）。要求患者在治疗当天不喝酒（以避免脸红），并考虑在可能安全的情况下暂停选择性 5- 羟色胺再摄取抑制药，为期1 周[23]。

（四）疼痛

有几种方法可以用来减轻注射疼痛。在注射前立即使用冰块进行冰敷止痛，或在注射过程中轻拍牵引，可以减少不适[24]。疗效是基于这样一个事实，即振动感觉和剧烈疼痛是通过共同的神经通路传递的[22]。传统上，治疗面颊甚至嘴唇需要神经阻滞；然而，最近，在单一汇报中引入局部麻醉剂（利多卡因）和透明质酸相结合的填充物，显著改善了患者在治疗期间的体验。Juvederm 是第一个推出的含有利多卡因的透明质酸凝胶[25]。我们个人偏爱的填充材料是 Nasha，包括广泛使用的含有 0.3% 利多卡因的 Restylane（Restylane-L）或含有 0.3% 利多卡因的 Perane（Perlane-L Galderma UK）。

七、太阳穴凹陷

太阳穴凹陷是脸部老化的常见特征，但很少

代表寻求美容咨询患者的具体担忧[26]。待注射的区域用冰袋冷敷 2min。用酒精湿巾清洁皮肤。患者坐直，头靠在头枕上。注射使用标准的 27G 针头，或使用 Luer–Lock 小瓶上的钝头柔性套管。在进针前，应避免向颞浅动脉和静脉注射。在额颞突后面进行注射，以软化眼眶外侧缘的骨性轮廓。太阳穴上方的皮肤被轻轻地拉伸，垂直于针杆，针杆向下倾斜，到达颞浅筋膜内的皮下平面。当使用标准针时，填充物通过连续穿刺技术进行注射，每次注射约 0.3ml。典型的处理量为每侧 1ml，但对于深度凹陷，这一范围可达 3ml。目的是模糊从突出的骨弓到缺乏体积的太阳穴软组织之间的明显界限。然后对填充物进行塑形，以获得所需的轮廓并减少任何突出的结块（图 59–3）[27]。

八、眉毛皱缩

在评估和治疗上眼睑和眉毛时，想象一个与眉毛、眉间、颞窝和面中上部接壤的"眶周框架"是很有用的。随着时间的推移，眉毛往往会失去外侧弓，在年长的患者中会显得有些扁平。收缩的眉毛对上睑高度动态变化的影响较小，因此通常表现为主动抬高（"眉毛补偿"）。

再膨胀眉毛时，要注意保持眉毛和太阳穴之间的平滑连续体。因此，通常有必要将填充物延伸到太阳穴甚至外眦角，超出眉尾。注射深至眼轮匝肌和骨膜前，小等分，直至眉毛丰满。眶上缘下缘以下不能注射。典型的注射量是每个眉毛 0.5～1ml。大多数患者对矫正不足感到满意[6]。眉毛的任何不均匀或肿块都是可见的，因为这一区域的皮肤相对较薄，特别是在年长的患者中。因此，重要的是要"雕刻"眉毛以达到想要的效果。最好的观点是，眉毛是丰满的，而不是向上抬起的[9]。

九、上眼睑

在治疗上眼睑凹陷的患者时，平衡比例的概念可能非常有帮助（图 59–4）。内侧凹陷或全面凹陷的患者在上睑软组织填充后效果非常好。合并皮肤松弛和眉毛皱缩的患者通常在上睑成形术后效果更好，无论是否进行提眉和上睑下垂矫正手术。

薄薄的上睑皮肤需要使用中低黏度的化合物，以防止可见的肿块。填充物的放置应尽可能深，达到骨膜前平面，以最大限度地减少这一问

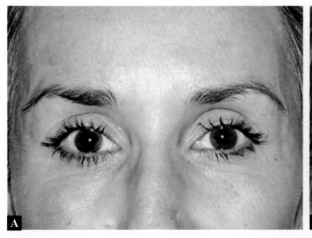
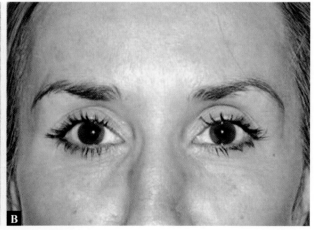

▲ 图 59–3　在进针前应避免向颞浅动静脉注射

在额颞突后面进行注射，以软化眼眶外侧缘的骨质轮廓。A. 治疗前太阳穴的外观；B. 治疗后太阳穴的外观

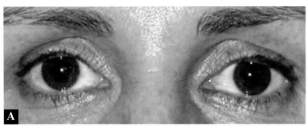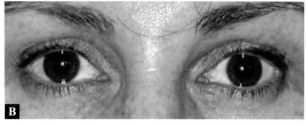

▲ 图 59-4　在治疗上眶区凹陷的患者时，平衡比例的概念会非常有帮助

上睑比例用直视时睑板前显示（睑缘和上睑皮肤褶皱之间的距离）到眶隔前显示（皮肤褶皱和眉毛之间的距离）来比较。一般来说，上睑比例从内侧向外侧递增。A. 治疗前外观；B. 治疗后外观

题。眼睑皮肤用冰块麻木，然后用酒精棉签擦拭。当患者仰卧，眼睛向下凝视时，手动抬起眉毛，并在外侧壁和顶壁的交界处进针。针或套管尖端在眼轮匝肌下平面向前推进，直到到达眶上缘的下缘，骨膜前注入 0.1ml 填充物。然后收回尖端，凸起的填充物在眼眶边缘的前部向内侧成型，以获得平滑的轮廓。这个过程重复 2～3 次，使用连续穿刺技术，每次注射向更内侧行进，或者使用套管。一般来说，0.4～0.5ml 的填充物适用于每个上眼睑的治疗，尽管填充剂的量可以在 0.1～1ml 波动。避开眶上切迹，以最大限度地减少对眶上神经血管复合体的损伤。眉毛放松时，必须重新评估上眼睑轮廓，以评估任何残留的不规则 [28]。其他作者建议以扇形的方式通过多次注射填充，每次注射非常少量的填充物，类似于脂肪填充的技术 [6]。

十、泪沟和眼睑 - 面颊交界处

面部衰老过程中最重要的区域之一是下眼睑和上脸颊或面中部交界处的体积损失 [10]，如鼻颊沟 [29]。延伸到外眦韧带区域的凹陷被称为"眼睑 - 面颊交界处"，表示下眼睑和面颊或颧脂之间的分割（图 59-5）。

已经报道了一系列的注射技术来填充泪沟 [29-31]。系列穿刺和钝尖套管技术是治疗这一区域的两种主要方法。注射开始于内侧，拉紧泪沟处的皮肤，而 30G 针穿过眼眶下缘前方的骨膜前平面。注射 0.1～0.2ml 填充物，抽出针头，将填充物朝骨方向成型，以获得所需的轮廓。沿着泪沟依次在更外侧的位置重复注射。通常情况下，3～5 次注射就足够了。必须注意避免在眶隔前下睑位置放置更黏的凝胶，因为在这里很难成型填充物，而且非常浅的位置会导致突出的肿块或颜色变蓝，从而引起患者的不满。填充物的放置延伸到颧骨外侧区域，有助于获得更平滑的下睑 - 面颊轮廓，通常会产生更好的美学效果。

当使用钝尖套管技术时，最初使用 21G 针，或者更重要的是，一根大于 25 号 Pix'L 套管的针，在眶下外侧缘下方约 1cm 处刺入皮肤，直接向下延伸到骨膜。预置的套管进入这个入口到骨膜，再将套管尖端推进到眼轮匝肌下平面，注射一小份含有利多卡因的透明质酸，以麻醉这一区域。在注射之前，转动微导管，使开口指向骨膜，如尖端底部的标记所示。

十一、可注射软组织填充物在眼眶周围的其他应用

可注射软组织填充物的优点使其在眶周区域的作用扩大。下睑退缩传统上是通过外科手术治疗的。可注射组织填充物在用于产生可调节的组

织扩张时可以提供一种临时的替代方案。填充物被放置在眶隔前区域的眼轮匝肌下平面内，并采用"干草堆"的方式与眶颧部韧带相邻。以这种方式放置 1ml 透明质酸，下方巩膜显示率通常缩小 1mm。填充物的效果是暂时的，1/3 的患者需要在 4 个月后补充 [32]。

透明质酸已经用于无眼球和有视力的眼眶，以增加眼眶容积（图 59-6）[33]。描述透明质酸用于其他眶周病变的报道也已经出现，这些治疗并不总是与增加容积直接相关。已经描述了用填充物临时植入上睑，而不是植入黄金或铂金重物 [34]。下睑瘢痕性外翻也用软组织填充物来临时充当组织扩张器来治疗，拉伸该区域有缺损的前层 [35, 36]。以类似的方式，眼睑赘皮也得到了治疗 [37, 38]。

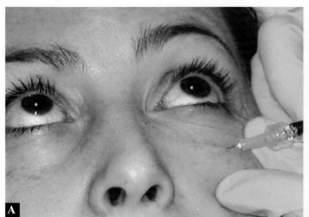
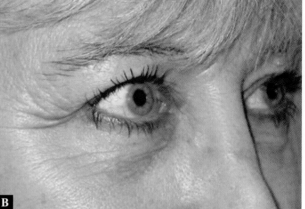
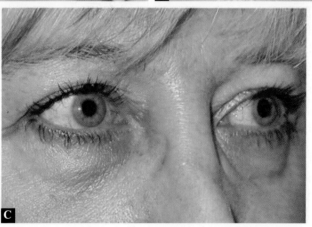

▲ 图 59-5　面部衰老过程中最重要的区域之一是下眼睑与上脸颊或面中部交界处的体积损失
A. 注射部位；B. 治疗前外观；C. 治疗后外观

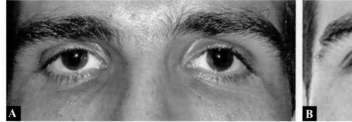
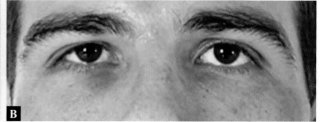

▲ 图 59-6　**2ml 大颗粒黏性透明质酸，如 Restylane SubQ，通过颞下球周注射进入后眶，放置在后方，可以减少眼球内陷达 2mm，并可以逆转眼眶周围容积不足的迹象**

A. 治疗前的表现；B. 治疗后 12 个月的表现

十二、术后处理

为了将瘀血的可能性降到最低，直接用冰敷持续施压于注射部位，直到没有出血的迹象。24h 内应避免饮酒和锻炼。理想情况下，头位抬高睡一晚，可以服用非处方止痛药或非甾体抗炎药来缓解轻微的不适和肿胀。护肤品可以当天恢复使用。我们不建议患者在治疗后 1 周内自行塑造任何隆起的点。应该教授精确的技术[9]。当计划注射时，患者应该在任何重要的社会或摄影事件之前留出 2 周的时间。

十三、并发症

总体而言，软组织填充物在治疗面部皱纹方面有很好的安全性。即刻并发症往往与注射技术有关。它们包括瘀血、注射过于表浅导致注射物可见或可触摸到、分布不均、过度矫正、矫正不足和过敏[39]。

（一）纠正不足

纠正不足也许是可取的，也是最容易纠正的问题。这应该是每个患者的目标。所有患者都应该接受咨询，了解可能需要第二次手术才能获得理想的结果。透明质酸填充物矫正不足可在初次治疗后 2～4 周进行修补。

（二）瘀血

虽然总体上是轻微的，但患者报告的主要不良反应是瘀血。其发生通常在治疗后 1 天内，中位数为 7 天[30]。

（三）感染

感染是罕见的，但可能发生在治疗后 2 天到几周之间。早期炎性结节红肿疼痛，应视为感染。如果有任何波动或即将发生皮肤糜烂，应切开引流并培养。经验性抗生素治疗应持续 4～6 周。如果已使用透明质酸，则应使用透明质酸酶将其溶解。如果在 7～10 天内没有反应，可以在继续口服抗生素的同时，在病灶内注射皮质类固醇。最初的手术后几周、几个月，甚至几年后，可能会出现活动性临床反应，需要怀疑感染的可能。当填充物被感染时，抗生素治疗只能减轻炎症过程，停药后复发是不可避免的。因此，有必要清除或溶解所有受感染的物质[39]。

据报道，在接受面部扩容手术的患者中，对 Restylane SubQ 的迟发性超敏反应是一种罕见的并发症。过敏反应发生在治疗后 1 周～4 个月，通常可以用透明质酸酶成功治疗。有趣的是，所有患者以前（和之后）都接受过其他 Nasha 产品的治疗，没有不良反应[40]。

（四）过矫

肿块的产生是由于材料太大或注射位置太浅。稀释类固醇注射和按摩可以治疗这些区域，但持续性肿可能需要直接手术切除。最好通过保守地注射产品来避免过度纠正，特别是在开始的时候[10]。在对正常出现的过度饱满和不对称的区域采取任何措施之前，2 周是一个合理的随访时间，因为它们通常会自行改善[9]。浓度为 100～200U/ml 的透明质酸酶可以直接渗透到每个 Restylane 持续堆积处的正下方，在每个部位使用 0.025～0.05ml（10～20U）[29, 41]。在我们的经验中，透明质酸酶在 150U/ml 或以上（1500U 溶解在 10ml 注射用生理盐水中）对透明质酸有较好的溶解作用。

（五）颧骨水肿

颧骨水肿可能会持续数周甚至数月，特别是在术前就有水肿倾向的患者（如治疗前有颧丘）[16]。

（六）视网膜中央动脉阻塞致视力减退及注射部位坏死

注射入眉间区域是动脉栓塞或坏死风险最高的区域——注射入滑车上动脉或眶上动脉。紧随其后的是鼻唇沟，注入角动脉或鼻外侧动脉。在文献中，大多数医源性视网膜中央动脉阻塞是由自体脂肪注射引起的，其次是注射透明质酸。Restylane 的凝胶颗粒大小为 400μm，而视网膜中央动脉的管腔只有 160μm，眼动脉的直径为 2mm[17]。所提出的机制是一种逆行栓塞机制，如果很早就发现血管内注射，用透明质酸酶、局部敷硝酸甘油糊剂和按摩可能会有帮助[39, 42]。

无意中注射入角动脉或滑车上动脉可能会罕见地引起缺血反应，伴有紫蓝色变色、疼痛、糜烂和溃疡。无痛溶解是例行公事，如果注射了大剂量的物质会出现全层坏死[22]。

（七）后期变化

由于大多数填料的停留时间和持久性较长，注射得越浅，当较深的填充物消散时，残留的表面成分就会变得相当明显，尽管最初的结果非常令人满意[11]。

十四、手术治疗选择中的地位

软组织填充是面部年轻化的重要组成部分。美容市场一直充斥着代理商充满希望的改进。更新并不一定是更好的，在美容手术中，就像在生活中一样，有时也有微妙的地方。根据患者的选择向患者提供咨询将是医生面临的新挑战之一，反映了面部年轻化治疗的持续趋势。

经验与教训

- 眼眶或眶周容积减少可能是由于年龄以外的其他因素造成的，应该首先进行调查和治疗。
- 眼眶和眶周软组织填充物注射有罕见但非常严重的并发症，需要在治疗前告知并获得患者的同意。
- 不应让患者在美容过程中感到疼痛。
- 填充物可能会随着时间的推移而迁移，尽管制造商声称不会。
- 在眼科或面部手术中，许多外科医生常规地将透明质酸酶与他们的局部麻醉剂混合在一起。现在越来越重要的是，在手术的预定区域获得先前透明质酸注射的准确历史，以防止填充物效果的潜在逆转。
- 剩余的填充物不应保存以备日后使用。

参考文献

[1] Wilson YL, Ellis DAF. Permanent soft tissue fillers. Facial Plast Surg. 2011;27:540–6.

[2] Cohen JL, Dayan SH, Brandt FS, et al. Systematic review of clinical trials of small and large–gel–particle hyaluronic acid injectable fillers for aesthetic soft tissue augmentation. Dermatol Surg. 2013;39:205–31.

[3] Pessa JE. An algorithm of facial aging: verification of Lambros's theory by three–dimensional stereolithography, with reference to the pathogenesis of midfacial aging, scleral show, and the lateral suborbital trough deformity. Plast Reconstr Surg. 2000;106:479–88; discussion 489–90.

[4] Pessa JE, Chen Y. Curve analysis of the aging orbital aperture. Plast Reconstr Surg. 2002;109:751–5.

[5] Lambros V. Observations on periorbital and midface aging. Plast

Reconstr Surg. 2007;120:1367–76.

[6] Lambros V. Volumizing the brow with hyaluronic acid fillers. Aesthet Surg J. 2009;29:174–9.

[7] Goldberg RA. The shift toward minimally invasive aesthetic facial rejuvenation. Arch Ophthalmol. 2010;128:1200–01.

[8] Rohrich RJ, Ghavami A, Crosby MA. The role of hyaluronic acid fillers (Restylane) in facial cosmetic surgery: review and technical considerations. Plast Reconstr Surg. 2007;120: 41S–54S.

[9] Matarasso SL, Carruthers JD, Jewell ML. Restylane Consensus Group. Consensus recommendations for softtissue augmentation with nonanimal stabilized hyaluronic acid (Restylane). Plast Reconstr Surg. 2006;117:3S–34S.

[10] Buckingham ED, Bader B, Smith SP. Autologous fat and fillers in periocular rejuvenation. Facial Plast Surg Clin North Am. 2010;18:385–98.

[11] Fagien S, Klein AW. A brief overview and history of temporary fillers: evolution, advantages, and limitations. Plast Reconstr Surg. 2007;120:8S–16S.

[12] Bosniak S, Cantisano–Zilkha M. Restylane and Perlane: a six year clinical experience. Operat Tech Oculoplas Orbital Reconstr Surg. 2001;4:89–93.

[13] Broder KW, Cohen SR. An overview of permanent and semipermanent fillers. Plast Reconstr Surg. 2006;118: 7S–14S.

[14] Ross AH, Malhotra R. Long–term orbitofacial complications of polyalkylimide 4% (Bio–Alcamid). Ophthal Plast Reconstr Surg. 2009;25:394–7.

[15] Montes JR. Volumetric considerations for lower eyelid and midface rejuvenation. Curr Opin Ophthalmol. 2012;23:443–9.

[16] Goldberg RA, Fiaschetti D. Filling the periorbital hollows with hyaluronic acid gel: initial experience with 244 injections. Ophthal Plast Reconstr Surg. 2006;22:335–41; discussion 341–3.

[17] Park SW, Woo SJ, Park KH, et al. Iatrogenic retinal artery occlusion caused by cosmetic facial filler injections. Am J Ophthalmol. 2012;154:653–62.e1.

[18] Buck DW, Alam M, Kim JYS. Injectable fillers for facial rejuvenation: a review. J Plast Reconstr Aesthet Surg. 2009;62:11–8.

[19] Niamtu J. Filler injection with micro–cannula instead of needles. Dermatol Surg. 2009;35:2005–8.

[20] Berros P. Periorbital contour abnormalities: hollow eye ring management with hyalurostructure. Orbit 2010;29:119–25.

[21] Malhotra R, Norris JH. Blunt tip PIXL® cannula for tear trough filler: patient experience. International Master Course on Aging Skin (IMCAS). Paper presented at: 13th Annual meeting; 2011; Paris, France.

[22] Alam M, Dover JS. Management of complications and sequelae with temporary injectable fillers. Plast Reconstr Surg. 2007;120:98S–105S.

[23] Hougardy DMC, Egberts TCG, van der Graaf F, Brenninkmeijer VJ, Derijks LJJ. Serotonin transporter polymorphism and bleeding time during SSRI therapy. Br J Clin Pharmacol. 2008;65:761–6.

[24] Smith KC, Comite SL, Balasubramanian S, Carver A, Liu JF. Vibration anesthesia: a noninvasive method of reducing discomfort prior to dermatologic procedures. Dermatol Online J. 2004;10:1.

[25] Weinkle SH, Bank DE, Boyd CM, et al. A multi–center, double–blind, randomized controlled study of the safety and effectiveness of Juvéderm injectable gel with and without lidocaine. J Cosmet Dermatol. 2009;8:205–10.

[26] Rose AE, Day D. Esthetic rejuvenation of the temple. Clin Plast Surg. 2013;40:77–89.

[27] Ross JJ, Malhotra R. Orbitofacial rejuvenation of temple hollowing with Perlane injectable filler. Aesthet Surg J. 2010;30:428–33.

[28] Morley AMS, Taban M, Malhotra R, et al. Use of hyaluronic acid gel for upper eyelid filling and contouring. Ophthal Plast Reconstr Surg. 2009;25:440–4.

[29] Steinsapir KD, Steinsapir SMG. Deep–fill hyaluronic acid for the temporary treatment of the naso–jugal groove: a report of 303 consecutive treatments. Ophthal Plast Reconstr Surg. 2006;22:344–8.

[30] Morley AMS, Malhotra R. Use of hyaluronic acid filler for tear–trough rejuvenation as an alternative to lower eyelid surgery. Ophthal Plast Reconstr Surg. 2011;27:69–73.

[31] Griepentrog GJ, Lemke BN, Burkat CN, et al. Anatomical position of hyaluronic acid gel following injection to the infraorbital hollows. Ophthal Plast Reconstr Surg. 2013;29:35–9.

[32] Goldberg RA, Lee S, Jayasundera T, et al. Treatment of lower eyelid retraction by expansion of the lower eyelid with hyaluronic acid gel. Ophthal Plast Reconstr Surg. 2007;23:343–8.

[33] Malhotra R. Deep orbital Sub–Q restylane (nonanimal stabilized hyaluronic acid) for orbital volume enhancement in sighted and anophthalmic orbits. Arch Ophthalmol. 2007;125:1623–9.

[34] Mancini R, Taban M, Lowinger A, et al. Use of hyaluronic acid gel in the management of paralytic lagophthalmos: the hyaluronic acid gel "gold weight". Ophthal Plast Reconstr Surg. 2009;25:23–6.

[35] Taban M, Mancini R, Nakra T, et al. Nonsurgical management of congenital eyelid malpositions using hyaluronic acid gel. Ophthal Plast Reconstr Surg. 2009;25:259–63.

[36] Kwong Q, Malhotra R, Morley AMS, et al. Use of dermal filler to improve exposure keratopathy in a patient with restrictive dermopathy. Orbit. 2013;32:70–2.

[37] Almousa R, Nga M–E, Sundar G. Nonsurgical management of epiblepharon using hyaluronic acid gel. Ophthal Plast Reconstr Surg. 2010;26:205–6.

[38] Naik MN, Ali MJ, Das S, Honavar SG. Nonsurgical management of epiblepharon using hyaluronic acid gel. Ophthal Plast Reconstr Surg. 2010;26:215–7.

[39] Schütz P, Ibrahim HHH, Hussain SS, et al. Infected facial tissue fillers: case series and review of the literature. J Oral Maxillofac Surg. 2012;70:2403–12.

[40] O'Reilly P, Malhotra R. Delayed hypersensitivity reaction to Restylane® SubQ. Orbit. 2011;30:54–7.

[41] Soparkar CN, Patrinely JR, Tschen J. Erasing Restylane. Ophthal Plast Reconstr Surg. 2004;20:317–8.

[42] Lazzeri D, Agostini T, Figus M, et al. Blindness following cosmetic injections of the face. Plast Reconstr Surg. 2012;129:995–1012.

[43] Malik S, Mehta P, Adesanya O, et al. Migrated periocular filler masquerading as arteriovenous malformation: a diagnostic and therapeutic dilemma. Ophthal Plast Reconstr Surg. 2013;29:e18–20.

第60章　激光在眼科和美容手术中的应用

Lasers in Oculoplastic and Aesthetic Surgeries

Cat Nguyen Burkat　著

任　慧　译

一、概述

在过去的几年里，美容激光面部年轻化受到广泛的欢迎，因为这个行业蓬勃发展，产品和设备更新，经济变化，可支配收入减少，以及希望最大限度地减少占用工作的时间。虽然一些激光治疗皮肤血管异常和皮肤色泽障碍，但另一些激光用于剥脱性皮表重建。激光治疗的主要目标是校正皮肤光老化表现，以恢复年轻的外观。尽管这些手术在有经验的人手中相对安全，但并发症可能包括持续性红斑、炎症后色素沉着和色素减退、增生性瘢痕及细菌或疱疹感染。严重烧伤、下睑瘢痕性外翻、角膜损伤或眼球穿孔是最严重的并发症。治疗前彻底的皮肤评估、仔细的患者选择、知情同意、充分的培训、个性化和谨慎的方法是在获得最大美学效果的同时将并发症降至最低的必要条件。

二、适应证

- 皮肤松弛。
- 面部皱纹、细纹。
- 血管病变（血管瘤、葡萄酒色斑、毛细血管扩张症）。

- 酒渣鼻发红，"面色红润"，肥大性酒渣鼻。
- 老年性色泽异常、日光性色素沉着（图60-1）、黄褐斑。
- 色素沉着性病变、痣。
- 眼周静脉（图60-2）。
- 萎缩性痤疮瘢痕形成（图60-3）。
- 良性眼睑病变（粟粒疹、软垂疣、痣、黄色瘤）。
- 肥厚性或红斑性瘢痕（外伤、手术或皮表重建后）。
- 整容手术后或肉毒素或填充物后的瘀斑。
- 面部毛发。

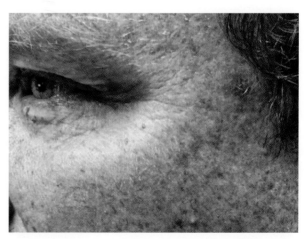

▲ 图 60-1　弥漫性日光性斑痣遍布面部

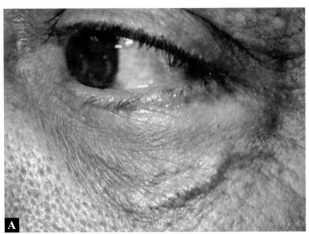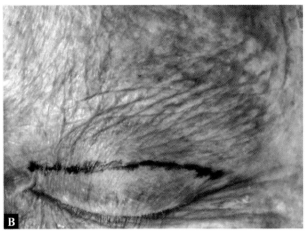

▲ 图 60-2　下睑、外眦角和上睑常见的突出的眼周静脉

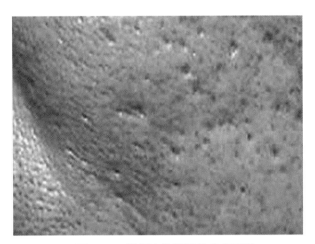

▲ 图 60-3　脸颊上的萎缩性痤疮瘢痕

三、禁忌证

- 伤口愈合不良史。
- 吸烟史。
- 糖尿病。
- 过去 1 年内维 A 酸服用史。
- 活动性皮肤感染。
- 有异常瘢痕或瘢痕疙瘩的个人病史。
- 不切实际的期望。
- 怀孕。
- 其他相对禁忌证包括白癜风、深部脱皮或磨皮病史、皮肤放疗史和眼睑位置异常。

四、相关解剖

（一）皮肤解剖

对于任何进行激光嫩肤的医生来说，了解皮肤的各层、每一层的厚度及在皮肤内引起某些变化所需的穿透深度是至关重要的。回顾一下，皮肤由表皮、真皮和疏松的脂肪结缔组织组成。最浅的一层是表皮，由四层组成：①角质化且不透气的角质层；②颗粒层；③血管层；④细胞基底层（角质形成细胞、黑色素细胞和成纤维细胞）。尽管表皮厚度因解剖部位的不同而有很大差异，但其厚度为 100～200μm（表 60-1）。

表 60-1　基于面部区域的平均皮肤厚度（μm）

部 位	表皮（μm）	真皮（μm）
前额	202	969
眉间	144	325
眼睑	130	215
脸颊	145	909
鼻尖	111	918
下巴	149	1375
颈部	115	158

表皮从高度血管化的乳头状真皮获得营养，真皮通过中间的基底膜与表皮紧密黏附。CO_2 激光剥脱性皮表重建，如使用水作为发色团蒸发表皮和部分真皮。

下方的真皮厚度为 500～1000μm，为表皮提供结构支撑[1]。真皮分为表面疏松的血管结缔组织（称为乳头状真皮）和较深的网状层（富含胶原和弹性纤维）。与较厚的网状真皮相比，乳头状真皮与表皮厚度大致相同。真皮的主要结构成分是胶原束和大约 5% 的弹性蛋白纤维。随着衰老的发生，皮肤会因为阳光、烟雾和其他环境污染物而退化。虽然身体试图修复皮肤内的这些老化，但随着时间的推移，胶原束的正常结构分解成碎片束，并在表皮表面表现为细纹和更深的皱纹。为了最佳地嫩肤、矫正皱纹和瘢痕，需要针对治疗位置的结构到达适当深度的真皮层。像葡萄酒色斑和毛细血管扩张这样的血管病变主要是真皮的，通过对真皮的治疗可以缩小它们（图 60-4）。

表皮的再生取决于真皮附件结构的完整性和功能，任何形式的处理，如磨皮、激光皮表重建或化学剥离，都取决于真皮附件结构的完整性和功能。皮肤附属物，包括毛囊、皮脂腺和汗腺，出现在更深的网状真皮和真皮下，并通过上皮衬里的导管穿过皮肤表面。正是通过这些腺体的上皮，在表面上皮被完全去除后，再上皮化发生，如剥脱性皮表重建。因此，缺少这些附属物的区域，如颈部和前胸，不太适合进行激光表面处理，因为可能会出现愈合不良和瘢痕形成的情况。真皮也是高度血管性的，它可以作为激光表面重塑的有用终点，以监测治疗的深度。

位于真皮下的皮下层主要由脂肪小叶组成。它的厚度和坚固的筋膜连接对年轻的面部至关重要，因此在衰老面部的体积分析中很重要。皮下层也起到了皮肤创伤的缓冲作用，因为皮下组织丰富的区域通常比皮下组织薄或没有皮下组织的区域愈合得更快，瘢痕更少。因此，在面部几乎没有皮下组织的区域，如嘴唇、下颌线和颈部，应该仔细进行深部真皮治疗。

（二）皮肤类型分类

治疗提供者必须了解皮肤分型对执行美容激光程序的重要性，因为这有助于指导选择最合适的激光治疗类型，以及激光设置的参数。最常用的标尺是 Fitzpatrick 分类表，或称照相标尺，由哈佛医学院皮肤科医生于 1975 年开发（表 60-2）[2]。这个数字尺度对一个人的肤色和他们对阳光的耐受性进行分类。它有助于确定一个人对面部治疗的反应，以及他们患皮肤癌的可能性有多大。通常，Fitzpatrick Ⅳ 型或更深色的患者不应该接受激光剥脱技术，或者应该极其谨慎和专业地治疗。

五、作用机制

在激光表面处理中，期望的效果是表皮剥脱，热诱导胶原收缩，乳头状真皮破裂，诱导毛囊胶原修复和再上皮化。尽管对激光的物理特性

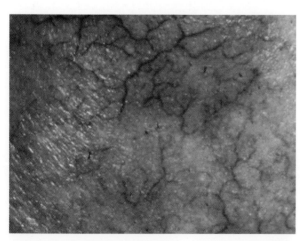

▲ 图 60-4　面部毛细血管扩张症，常见于脸颊和鼻翼周围，可以通过真皮治疗减少

表 60-2　**Fitzpatrick 分类表**

皮肤类型	肤　色	特　征
I	浅、淡白色；非常金黄的；红色或金色的头发；蓝眼睛；雀斑	总是灼伤，从不晒黑
II	白色；金色；红色或金色头发；蓝色、淡褐色或绿色眼睛	通常灼伤，晒黑很困难
III	中等，白色到橄榄色；白皙，有任何眼色或发色；非常常见	有时轻微烧伤，逐渐晒黑
IV	中棕色；地中海橄榄色皮肤	很少烧伤，容易晒黑
V	深褐色；中东肤色类型	很少烧伤，很容易晒黑
VI	非常深褐色到黑色	从不灼伤，很容易晒黑

及其作用机制的详细描述超出了本章的范围，但是存在三种基本的激光 – 组织相互作用：光凝、光破坏和光剥脱[3]。

每种激光模式可以实现这些效果中的一种或几种。在光凝中，激光被组织血管或黑色素吸收，产生热，使蛋白质变性或凝固。光破坏在很大程度上是一种机械效应，它会产生微型闪电，诱导机械冲击波破坏组织，就像 Nd：YAG 激光所看到的那样。这些激光也可以诱导光凝，因此，它们也可以用来治疗眼周血管瘤。光剥脱利用组织内细胞内水的沸点突然升高，从而导致蒸发。CO_2 和铒：YAG 激光可引起光消融，因此在美容性皮表重建方面非常受欢迎。CO_2 激光器的波长为 10 600nm，软组织的主要成分水对其很强的吸收作用。然而，不同的热量也会传导到周围的组织，这可能会导致侧面的热损伤和凝固性坏死，最终可能会导致瘢痕形成和愈合并发症。另外，周围组织的损伤确实会引起热胶原收缩和重塑的有益影响。为了最大限度地减少侧面热损伤，激光脉冲持续时间应该缩短到小于组织照射所需的时间，并将其温度降低到一半（热弛豫时间）[4]。许多现代激光都有超脉冲或连续模式系统，能够在高辐照度下提供精确的短持续时间脉冲，以较小的烧伤深度实现组织剥脱[5]。铒：YAG 激光的波长为 2940nm，与 CO_2 激光相比，水和胶原对它的吸收更有效，因此造成的热损伤更小。Nd：YAG 激光器通常发射波长为 1064nm 的红外光，并以脉冲和连续模式工作。氧合血红蛋白和黑色素对选择性的 1064nm 波长有很强的吸收，导致静脉和毛囊的选择性加热。

脉冲染料激光被广泛用于幼儿毛细血管瘤和葡萄酒色斑，它使用集中的黄色光束瞄准皮肤中的血管，而不损害周围的皮肤。强脉冲光（IPL）是 1994 年引入的一种高强度多色光源，它是发射波长在 400~1200nm 的宽带脉冲光。截止滤光片可用于缩小发射波长的带宽，以选择性地瞄准皮肤内不同深度的各种结构。例如，过滤器可以针对不同深度和直径的血管、毛囊或着色细胞而做出改变。它可以用短波长瞄准浅表的血管，而用长波长和脉冲针对更深层次的血管。75%~100% 的血管瘤和毛细血管扩张（图 60-5）可以在 1~3 次治疗后消失。高截止滤光片也可以用来减少黑色素的吸收，保护深色皮肤的表皮。由于真皮胶原的光诱导热变性导致反应性炎症和胶原合成，较新的 IPL 设备也显示出很好的治疗皱纹的能力。

六、技术

由于美容性面部年轻化的激光设备很多，各

种不同的设备不能全部涵盖。外科医生应该复习正在使用的设备的说明和参数，并通过广泛的实践、教育材料和激光培训会议或研讨会熟悉其设置和可达到的效果。

无论使用哪种激光方式，仔细选择消融深度和能量是必要的，以便在限制并发症的同时诱导所需的变化。几个激光通道可以应用于相同的区域，以达到真皮中更深的深度，从而引起更多的胶原蛋白变化，通常，它对静止皱纹较深的区域是有用的。根据需要，可以使用相同或不同的设置进行每次激光扫描。对于每个患者来说，在特定区域激光扫描的次数必须个性化，但保守的指导方针可以考虑如下：前额 = 2～3 次；眶内眼睑 = 1～2 次；脸颊 = 2～3 次；口周皮肤 = 2～3 次；下颌线 = 2 次；上颈部皮肤 = 1 次；上胸皮肤 = 1 次。

七、激光后护理

根据激光治疗的类型，告知患者疼痛通常很小，很容易用非处方类止痛药控制。前 48 小时的冷敷可以帮助缓解不适，第 1 天晚上应该

抬高床头，以将面部水肿降至最低。如果已经进行了剥脱性皮表重建，可以开口服抗生素或抗病毒药物；在脉冲染料、IPL、微激光剥离（最多 50μm）或紧肤激光之后，这些都不是必要的。

剥脱性皮表重建后用稀醋溶液（一杯水中一茶匙白醋）局部浸泡也有助于创造一个有较弱抗菌能力、也不利于真菌生长的局部环境。每次浸泡 15～30min，湿巾以"湿而不滴"的方式敷于面部，每次 15～30min，然后重新涂抹隔膜软膏。一般说来，激光治疗后的皮肤感染可以通过保持表面清洁并用屏障覆盖来避免。蜡膏、凡士林或 Aquaphor（图 60-6）可以在激光皮表重建后立即涂在面部的平滑层上，并根据需要不断重复涂抹，以防止处理后的皮肤干燥。保持皮肤湿润还能促进更快的再上皮化。在激光剥脱术后伤口愈合的早期阶段，应避免使用局部抗生素。

根据激光表面处理的深度不同，完全的再上皮化应该发生在 7～10 天后，尽管上皮需要长达 1 个月的时间才能恢复完整的厚度和完整性。患者不应摘除或刺激愈合早期出现的任何结痂，因为这可能会导致瘢痕形成。

化妆品和护肤品应该逐渐引入，以避免刺激，这可能会导致接触性皮炎、痤疮或愈合

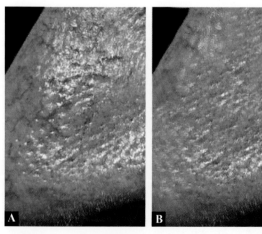

▲ 图 60-5 鼻部毛细血管扩张症消退，采用单一的强脉冲光治疗

A. 治疗前；B. 治疗 1 次后

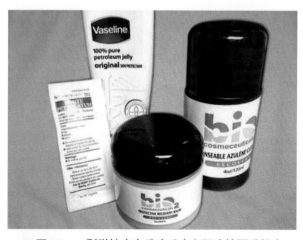

▲ 图 60-6 剥脱性皮表重建后应立即涂抹隔膜软膏

不良。如果治疗后痤疮红斑明显（发病率为 10%～15%），可以口服米诺环素或多西环素。皮肤可能会在几周到几个月内保持轻微的粉红色，可以用含有黄色或绿色的化妆品进行伪装。在水性配方中局部使用维生素 C 也可以将皮肤红斑的程度和持续时间降至最低。在激光治疗前后，使用广谱防晒霜（SPF30 或更高）和最大限度地减少没有保护性头罩的阳光暴露，也将减少紫外线对黑色素生成和色素沉着问题的刺激。新的胶原和弹性蛋白纤维的产生和收紧的效果将在皮表重建后长达 1 年的时间内继续改善。

八、专用仪器

激光安全性

对于美容激光的使用，必须对所有员工进行适当和最新的教育。必要的安全预防措施核对表包括以下内容。

- 金属眼罩用于保护患者免受眼部损伤（图 60-7），使用丙美卡因和眼膏。
- 认证的员工防护眼镜（图 60-8）。
- 烟雾/污染物排出器，用于清除病毒和潜在的致突变物质、气体和血源性病原体（图 60-9）。
- 避免在面部铺巾下吸氧。
- 使用适当的激光参数。
- 表面麻醉膏或神经阻滞（如 EMLA，4%LMX）（图 60-10）。
- 口罩、手套。
- 考虑围术期抗生素和抗疱疹药物。

九、并发症

尽管如今激光技术有了巨大的进步和广泛的

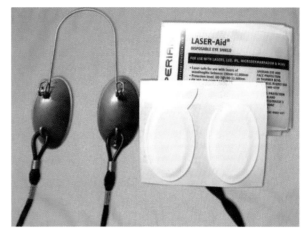

▲ 图 60-7　患者应始终佩戴保护眼睛免受伤害的眼罩

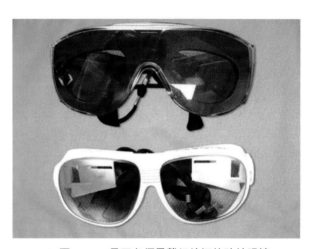

▲ 图 60-8　员工必须佩戴经认证的防护眼镜

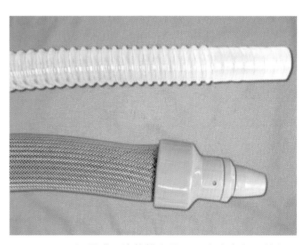

▲ 图 60-9　烟雾或污染物排出器可以清除病毒和潜在的致突变物质、气体和病原体

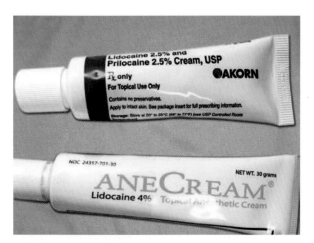

▲ 图 60-10　在治疗前 30～45min 使用的局部麻醉剂乳膏示例

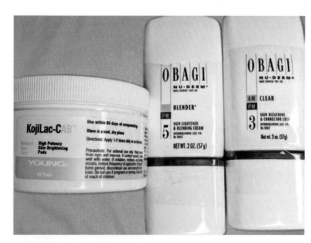

▲ 图 60-11　局部漂白剂可以最大限度地减少色素沉着的并发症

普及，美容的面部和眼周激光手术也不能幸免于并发症，其中一些可能会很严重[6]。

（一）色素沉着并发症

影响愈合的因素包括肤色和种族、年龄、遗传、吸烟和其他易患皮肤病的状态。治疗医生应询问患者与任何异常色素沉着改变或先前手术或创伤造成的瘢痕相关的任何问题。由于强烈的激光热损伤引起的过度炎症可能会导致显著的外侧组织热损伤，导致持续的血管扩张，大量的黑色素产生，并从毛囊黑色素细胞转移到再生的上皮细胞上，导致色素沉着增加。新胶原过度沉积会导致增生性瘢痕或瘢痕疙瘩的形成。

色素沉着和色素减退通常出现在第 1 个月，最常见于深色皮肤类型（Fitzpatrick Ⅲ～Ⅵ型）和有炎症后色素障碍病史的患者[7, 8]。通常，色素沉着过多无须治疗即可消失，但可能需要 6 个月或更长时间。对于炎症后色素沉着风险较高的患者，可以推荐使用漂白剂预处理 2～4 周，每天 1～2 次。更常见的漂白剂包括外用 2%～4%的氢醌或 2% 的曲酸（图 60-11），如果色素紊乱没有改善，可以随时开始使用[8]。同时使用维A 酸和 α- 羟基酸可能会促进这些化合物的渗透，

进一步刺激胶原再生。此外，在激光治疗前后，避免日晒和使用 SPF30 或防晒系数更高的广谱防晒霜将限制紫外线对黑色素生成的刺激[7, 9]。

激光手术后色素减退不太常见，但可能是由于深度热损伤导致的黑色素细胞丢失，或者更罕见的是白癜风的发病[7]。对 CO_2 激光重塑后皮肤的组织学研究显示，上皮下致密纤维生成，表皮黑色素数量减少[10]。以前的皮肤手术，如频繁的磨皮、先前的深化学剥离或局部使用氟尿嘧啶（5-FU），可能会增加激光后色素减退的风险[10]。

色素减退通常是一种晚期并发症，不幸的是，最好用化妆来掩饰。研究报道称，高达 30%的患者在激光美容后出现一过性炎症后色素沉着，而只有 1%～3% 的患者出现色素减退[11]。

（二）增生性瘢痕

有几个因素会影响患者的瘢痕倾向，深肤色的种族发生增生性瘢痕和瘢痕疙瘩的风险越高。增生性瘢痕是激光表面处理的一种潜在的破坏性后果，发生在大约 1% 的患者中[11]。最常见的原因是由技术不佳（次数不当、脉冲重叠过多或汽化 / 消融深度过深）导致的过度热损伤、感染、伤口护理不当或与患者相关的危险因素，尤

其是瘢痕疙瘩倾向。眼眶周围区域，特别是下睑内侧，由于皮肤极薄，激光后形成增生性瘢痕的风险较高。因此，睑板前和眶隔前的眼睑皮肤应该始终谨慎对待。应指导患者避免刺激、戳治疗区域或使用非处方局部用药，以防止瘢痕形成。在激光治疗之前，也可以通过在治疗前 2～4 周使用局部维 A 酸和漂白剂（如氢醌或曲酸）预处理皮肤，以最大限度地减少增生性瘢痕。当考虑对 Fitzpatrick 皮肤类型 III 或更高的患者进行激光表面处理时，这一点特别有帮助。一旦检测到激光后瘢痕形成，应立即使用局部类固醇和（或）病灶内类固醇注射，如曲安奈德，单独或与维生素 E 凝胶或舒痕凝胶联合使用[7]。染料激光治疗或分次 CO_2 激光治疗也有助于进一步去除持久性瘢痕。

（三）长期红斑

长期红斑是激光嫩肤最常见的并发症之一，其原因是真皮下的血管扩张。在 IPL 治疗色素障碍或非剥脱性紧肤激光治疗后，正常红斑可能会持续几分钟到几个小时，在微激光剥离后可能会持续几天。一般的指导方针是，每治疗 10μm 皮肤深度，可能会有相应的 1 天轻度红斑。更深的激光消融，红斑更强烈，持续时间更长，分次激光平均持续 1～2 周，完全激光消融最多 3～4 个月，具体取决于治疗深度。尽管术前对这种可能性进行了讨论，但长时间或不规则的红斑往往会导致患者不满意，尽管结果良好。虽然包括接触性或刺激性皮炎、特应性和表面感染在内的几个因素可能会导致长期红斑，但过度的热损伤和组织消融深度可能是最常见的原因，应该通过保守的设置来避免，直到患者被证明能很好地耐受激光治疗为止。

此外，长期红斑是增生性瘢痕和萎缩性纹理改变的危险因素。局部类固醇治疗可能有助于改善红斑，但是，由于存在萎缩改变或毛细血管扩张的风险，它们应该只使用很短的一段时间。局部使用维生素 C 水溶液也可以减少激光剥脱后红斑的程度和持续时间，用黄色或绿色的粉底可以帮助掩盖皮肤上的红肿[12]。

（四）感染

感染性并发症可能出现在最初的 1～2 周，特别是在眼周和口周深度剥脱皮表重建之后。报道显示，细菌性感染的发生率为 6.5%，疱疹和其他病毒感染的发生率为 1.7%，而眼周激光皮表重建术后真菌感染的发生率较低[11]。

在激光剥脱皮表重建后，原发性单纯疱疹病毒暴发或复发的比例可能高达 9%，并可能导致不良的瘢痕[9]。如果皮疹皮损发生在上皮完全再生之前，可能会出现一簇小的、刺痛的红色皮损，如果不及早开始治疗，可能会演变为典型的水泡性皮损。口服预防性使用阿昔洛韦 400mg，每天 4 次；伐昔洛韦 500mg，每天 2 次；或者泛昔洛韦一般从手术前 1 天开始使用，如果出现疱疹感染，则增加到全剂量（如阿昔洛韦 800mg，每天 5 次）。其他不常见的病毒感染包括带状疱疹、疣或传染性软疣。

最常见的细菌性皮肤感染是脓疱病，表现为无痛性皮肤结痂，原因是革兰阳性球菌（化脓性葡萄球菌、金黄色葡萄球菌或表皮葡萄球菌）。极少数情况下，坏死性筋膜炎、假单胞菌属和其他革兰阴性感染会导致更严重的局部甚至全身性疾病[7, 8, 13]。如果皮表重建是中度到广泛的，通常建议口服抗生素预防性治疗，持续 5～7 天。不鼓励使用局部抗生素软膏，因为当应用于裸露的表面区域时，接触性皮炎的风险极高。皮表重建后也应避免使用封闭敷料，因为它们可能会导致细菌或真菌感染[9]。

可能会发生浅表酵母菌感染，尤其是有阴道念珠菌感染史的患者，表现为红斑区、白色斑块、脓疱或粟粒样病变。如果需要，口服氟康唑或酮康唑在预防感染和术后都是有用的。

（五）皮肤前层缩短

据报道，激光下睑成形术或眼睑皮表重建术后有 6% 的患者出现一过性外翻，通常在水肿改善时就会消失。然而，永久性瘢痕性外翻在下睑皮表重建和下睑成形术后的发生率分别为 0.4% 和 0.1%，并且由于前层的严重收紧而可能导致瘢痕性泪小点外翻（图 60-12）[11]。激光手术后瘢痕性外翻的危险因素包括之前或同时进行下眼睑成形术或面部拉皮，显著的面部下垂，以及下睑过度松弛或外眦韧带松弛。如果可能的话，避免对眶隔前和睑板前的皮肤进行激光剥脱和激进的皮表重建，如果下睑松弛，考虑同时进行外眦固定术。幸运的是，严重的激光烧伤是罕见的，但可能导致长时间的红斑、严重的瘢痕和永久性的面部或眼睑挛缩，可能需要皮肤移植。

（六）眼外伤

在激光治疗期间，任何时候都必须使用合适的非反射眼罩，以防止角膜热损伤、眼球穿孔或视网膜损伤（图 60-13）。

十、美容性眼整形治疗选择中的地位

激光在美容性眼周和面部年轻化方面的应用有很多，在大多数情况下，它们可以和整形手术同时进行。本章重点介绍美容性诊室操作，眼面部实践中一些最常见手段旨在治疗以下情况。

（一）皮肤松弛

激光皮表重建的目标是诱导皮肤表面外观的显著改善。这对上睑和下睑的眼周皮肤特别有用，因为单纯的眼睑成形术可以减少多余皮肤的量，但剩余的皮肤仍然保持原有的色泽和松弛。对于较年轻的患者或皮肤过剩程度较小的患者，通常激光重建眼睑皮肤，无论是否有经结膜脂肪剥离，都是收紧皮肤的合适选择。一些患者最初也可能选择激光治疗以推迟手术。根据仔细考虑患者的皮肤和平均皮肤厚度，在眼睑皮肤朝向睫毛线方向进行单次或多次剥脱性皮表重建可显著恢复青春活力，深度最小可达 10μm，最大可达 120μm。这也可以与分束激光结合到

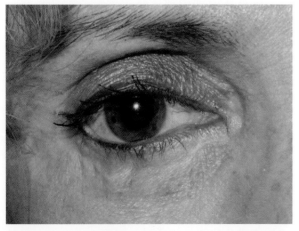

▲ 图 60-12　激进的激光剥脱后下睑瘢痕性外翻和退缩

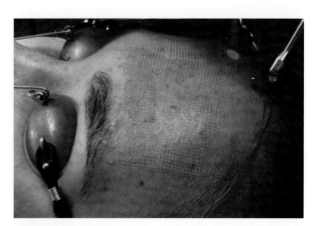

▲ 图 60-13　在任何时候，合适的非反射眼罩都是强制性的，以防止角膜损伤

更深的几百微米深度，以实现更显著的面部改善，但是这必须谨慎进行，以避免过度收紧的并发症。

其他非剥脱性激光、光源和射频设备也存在，它们可以在不损伤表皮的情况下诱导乳头状真皮和网状真皮胶原的类似变化，从而愈合更快。有了这些设备，激光或光能很难被皮肤中的发色团吸收，因此大部分能量将穿过表皮，被皮肤深处的结构散射。这个过程产生的热能不足以蒸发组织，但仍然能够使胶原失活，并启动修复过程，刺激乳头和上部网状真皮中的新胶原。理想情况下，表皮可以通过冷却组织的装置或器械进一步保护。然而，非剥脱性设备的最大效果也可能需要更长的时间，可能需要多次治疗，而且可能更微妙。Sciton SkinTyte Ⅱ 是一种在所有皮肤类型中都安全的设备，它可以紧固或收紧身体上任何需要改善皮肤松弛质地的区域，使用红外线技术促进胶原蛋白的收缩和部分凝固（图60-14）。表皮由集成的蓝宝石接触式冷却装置持续保护，精确地将温度保持在 0～30℃。

（二）面部皱纹和细纹

对于有"鱼尾纹"的患者（图 60-15），激光剥脱通过眼眶外侧眶周线（10～120μ），无论是否使用非剥脱性分束激光治疗，都可以使眼周纹路减少。对于那些有更严重静态纹的患者，可能需要进行更深层次的剥脱治疗，移除整个表皮，尽管需要告知患者红斑持续时间长且愈合可能需要几个月的时间。一般来说，次数少的激光治疗会导致更浅的皮表重建和更低的并发症风险，但它的缺点是改善不明显，需要更频繁的治疗。相反，更积极的治疗、更多的激光通过、更深的剥脱和穿透深度、多次治疗、更长的停工时间，往往可以消除更明显的皱纹和光损伤。在面部年轻化过程中，再进行 2～3 次更深的剥脱性或非剥脱性激光治疗，可以针对的其他区域包括口周垂直唇线、鼻唇沟、下巴线条和不规则凹陷，以及眉间和额部水平皱纹。

（三）血管病变、毛细血管扩张和酒渣鼻

脉冲染料激光和 IPL 是治疗血管瘤、葡萄酒色斑、面部和鼻部毛细血管扩张（图 60-4）和酒渣鼻等血管病变的理想选择。治疗只需要几分钟，大多数患者需要 1～3 次治疗，具体取决于病变的程度。在治疗血管或毛细血管扩张时，激

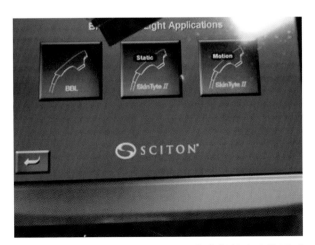

▲ 图 60-14　**Sciton SkinTyte Ⅱ** 可能在保护表皮的同时促进胶原收缩

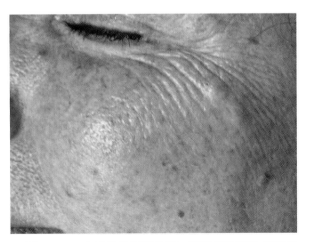

▲ 图 60-15　由于眼轮匝肌收缩，眼睑和面颊外侧皱纹突出，呈"鱼尾纹"

光应该治疗整个血管长度而不重叠，以及分支小动脉的主干。与任何其他治疗一样，可能会发生反应不完全或复发。鼻和鼻翼周围的毛细血管扩张症通常是突出的，对治疗也有很好的反应（图60-5）。

酒渣鼻患者或男性或十几岁的男孩，经常抱怨面部持续的"红润"外观，这可能会随着运动、压力或酒精而恶化（图60-16）。酒渣鼻患者的潮红通常也会相当严重和痛苦，可能会限制社交活动。与可以直接用脉冲染料、宽带光或IPL治疗的面部毛细血管扩张症一样，面部潮红或红斑也可以在4～6周间隔的几次疗程中得到改善，

尽管它可能不像独立的毛细血管扩张症那样完全改善。

（四）衰老的色泽障碍、日光色素沉着和黄褐斑

黄褐斑在老化或暴露在阳光下的脸部很常见，可以用各种皮肤治疗方法来治疗。剥脱性激光皮表重建到更浅的深度或分次激光，无论有没有表皮剥脱，都能显著改善日光斑痣和妊娠后黄褐斑。IPL在去除这些散布在面部的病变方面也特别出色，这些病变通常不仅涉及面颊和鼻子，还包括前额、发际线和耳前皮肤、颌线和颈部。这些色泽障碍的全部范围有时不容易被患者看到，但对整体迟钝和脸部色调不均匀有很大影响。使用515nm截止滤光片的单次全面部脉冲光传输将瞄准皮肤中的棕色色素沉着，并导致这些色素沉着变暗，并最终在几天到1周内脱落（图60-17）。较大的病灶可以通过使用更高能量和焦点适配器的另一次扫描来治疗（图60-18）。另一个不良反应是，IPL也倾向于改善整体皮肤质地，因此也改善了细纹。极暗的斑痣可能需要不止一次治疗。患者应该意识到过度的日晒会导致色素性皮损的复发。日常防晒霜和防护帽，以及可能

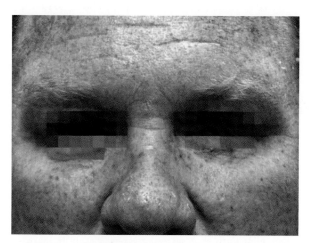

▲ 图 60-16 酒渣鼻或男性出现的"红润"脸部，会因运动而恶化并变得不舒服

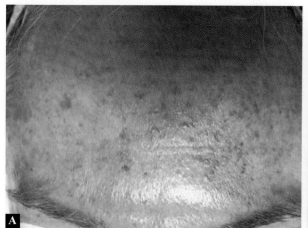

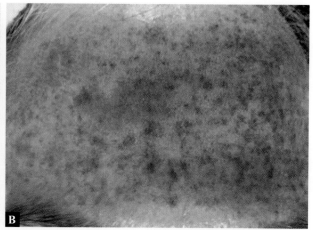

▲ 图 60-17 使用 515nm 截止滤光片的单次全面部脉冲光传输将瞄准皮肤中的棕色色素沉着，并导致这些色素沉着变暗
A. 脉冲光治疗前额部弥漫性色素沉着；B. 治疗后棕色皮损立即变暗，1 周后将脱落

的氢醌或曲酸产品，可以帮助减缓日光性斑痣的复发。患者还应该避免在治疗前1～2周内积极晒黑，因为晒黑的皮肤可能会吸收更多的光能，导致面部烧伤。

（五）眼周静脉

突出的眼周静脉，主要是下眼睑和外眦角的静脉多于上眼睑，是一种相对常见的美容问题，可能会导致眼睛周围有黑眼圈的印象（图60-2和图60-19）。激光治疗眼周静脉是一种很好的治疗方式，不良反应最小。Nd：YAG1064nm激光被氧合血红蛋白和黑色素强烈吸收，因此选择性地加热面部静脉和毛囊进行还原。在Sciton机器

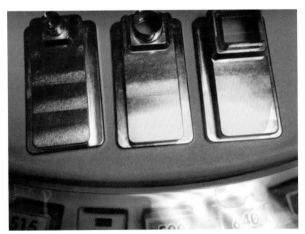

▲ 图 60-18 斑点适配器可用于将激光聚焦在特定的病变上

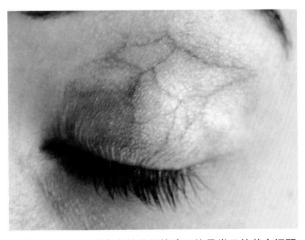

▲ 图 60-19 上睑突出的眼周静脉可能是常见的美容问题

上，ClearScan选项是不同直径静脉的极佳治疗方式。

（六）萎缩性痤疮瘢痕形成

不幸的是，萎缩性痤疮瘢痕或"凹陷性"在年轻和老年患者中很常见，并可能对患者的社会活动造成相当大的破坏（图60-3）。皮肤缺损的程度可能从宽阔、萎缩的浅表瘢痕，到细针尖深坑或洞，散布在脸颊、颌线或额头上。这些表现的治疗难度极大，可能需要多种治疗方法，包括表面剥脱以使表面上皮变平，以及深度分割激光以刺激新的胶原形成，从而从下方重塑并隆起萎缩性瘢痕。深度瘢痕有时会变色或成红斑状，因此也可以用IPL治疗以减少发红或色素沉着。

（七）眼睑病变消融术（粟粒疹、软垂疣、痣和黄色瘤）

隆起的皮肤病变通常可以用单点激光（如2mm或4mm的斑点）去除到所需的10～50μm深度或更深，以消融不需要的病变，而不会产生明显的瘢痕。通常，面部多发性色素沉着或无色素痣的患者会更喜欢这种治疗而不是切削切除。

（八）激光脱毛

不想要的面部毛发可能是一个美容问题，也可能是因为全身疾病，如多毛症，是非常受欢迎的激光治疗方面。仔细的患者选择和评估皮肤类型、发色和粗糙度将决定哪种设备是最合适的，并预测治疗反应。激光脱毛的理想人选是头发黑粗的患者。白色或非常浅的头发或细小的鹿茸毛更难治疗，应该避免眼睑皮肤，以减少并发症。晒黑的患者也应该避免治疗，直到晒黑的皮肤褪色。用于脱毛的方法包括红宝石（694nm）、翠绿宝石（755nm）、脉冲二极管激光

（800nm）、长脉冲 Nd：YAG 激光（1064nm）和 IPL（590～1200nm），所有这些方法都可以通过光热破坏毛囊获得潜在的长期有效的脱毛效果。一般来说，每隔 1～3 个月进行 1 次，≥ 5 次治疗通常是必要的，以达到合理减少多余毛发的目的。

（九）增生性或红斑性瘢痕（外伤、手术或皮表修复后）

脉冲染料激光或 IPL 还可以改善红色瘢痕或增生性瘢痕的外观，这对希望最大限度减少停工时间的整容患者很有帮助。532～560nm 的滤光片会将光线引导到血管区域，导致扩张的炎性毛细血管立即收缩和红斑的迅速改善。这可以在手术后几天到 1 周内进行。多个疗程的分次深度激光剥脱可用于增生性瘢痕，以分解不规则胶原，并刺激新的组织重塑，使瘢痕变平并协调。

（十）整容手术或美容注射后的瘀斑

在美容注射部位，如肉毒素或软组织填充物，有时会出现意想不到的瘀斑，这对患者来说是很麻烦的。使用 560 范围的滤光片的脉冲光治疗可以将光能聚焦到血红素区域，并在治疗后几分钟到几天内导致瘀斑几乎完全消失。这也是眼面部手术（如整形眼睑成形术）后理想的美容用法，当患者在术后第一次就诊时出现明显或持续的瘀斑时，这也是一种理想的美容方法。IPL 治疗可以显著减少瘀斑的程度和持续时间，从而提高患者的满意度（图 60-20）。

总之，强烈建议选择合适的患者，进行充分的术前和预防性治疗，进行适当的培训和熟悉激光的方式和适应证，以及采用谨慎保守的方法，以最大限度地减少眼面部激光年轻化术后的并发症。

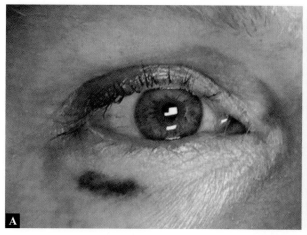 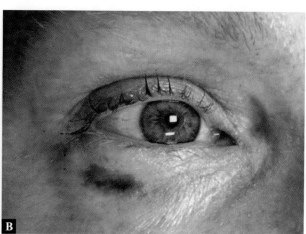

▲ 图 60-20　IPL 治疗

A. 美容性肉毒素注射后下睑瘀斑，1 周后无改善；B. 560 滤光片脉冲光治疗后瘀斑立即凝结且明显缩小

参考文献

[1] Ruess W, Owsley JQ. The anatomy of the skin and fascial layers of the face in aesthetic surgery. Clin Plast Surg. 1987;14:677–82.

[2] Glogau R. Physiologic and structural changes associated with aging skin. Dermatol Clin. 1997;15:555–9.

[3] Thall EH. Ophthalmology. In: Yanoff M, Duker JS (Eds): Principles of lasers. London, UK: Mosby; 1999:2.5.1–2.5.6.

[4] Goldbaum AM, Woog JJ. The CO2 laser in oculoplastic surgery. Surv Ophthalmol. 1997;42:255–67.

[5] Grossman AR, Majidian AM, Grossman PH. Thermal injuries as a result of CO2 laser resurfacing. Plast Reconstr Surg. 1998;102:1247–52.

[6] Blanco G, Soparkar CN, Jordan DR, et al. The ocular complications of periocular laser surgery. Curr Opin Ophthalmol. 1999;10:264–9.

[7] Linsmeier–Kilmer S. Laser resurfacing complications. How to treat them and how to avoid them. Int J Aesthet Restor Surg. 1997;5:41–5.

[8] Khan JA. Millisecond CO_2 laser skin resurfacing. Int Ophthalmol Clin. 1997;37:29–67.

[9] Nanni CA, Alster TS. Complications of cutaneous laser surgery. A review. Dermatol Surg. 1998;24:209–19.

[10] Laws RA, Finley EM, McCollough ML, et al. Alabaster skin after carbon dioxide laser resurfacing with histologic correlation. Dermatol Surg. 1998;24:633–6.

[11] Apfelberg DB. Summary of the 1997 ASAPS/ASPRS laser task force survey on laser resurfacing and laser blepharoplasty. Plast Reconstr Surg. 1998;101:511–8.

[12] Alster TS, West TB. Effect of topical vitamin C on postoperative carbon dioxide laser resurfacing erythema. Dermatol Surg. 1998;24:331–4.

[13] Jordan DR, Mawn L, Marshall DH. Necrotizing fasciitis caused by group A Streptococcus infection after laser blepharoplasty. Am J Ophthalmol. 1998;125:265–6.

第61章　上睑下垂矫正：Müller 肌切除
Ptosis Repair: Müllerectomy

Shubhra Goel　Cat Nguyen Burkat　著
任　慧　译

一、概述

随着眼面部外科技术的进步和不断完善，人们对避免可见瘢痕的外科手术方法的需求越来越大。由于上睑下垂矫正是最常见的眼睑手术之一，患者越来越多地认识到较传统的提上睑肌修复侵入性更小的替代方法。

Müller 肌结膜切除术（MMCR）最早于 1975 年由 Putterman 和 Urist 描述，也被称为结膜 Müller 肌切除术或内路上睑下垂矫正手术，是一种日益流行的后路上睑下垂矫正手术[1, 2]。与提上睑肌手术相比，这个手术操作更快，具有组织剥离少、预测性好、复发率低的优点。

二、先决条件

Müller 肌结膜切除术推荐用于轻度上睑下垂（上睑下垂 ≤ 3mm）、提上睑肌肌力好（≥ 10mm）、苯肾上腺素试验阳性（图 61-1）、皮肤略微松弛的患者。

三、适应证

- Horner 综合征。
- 先天性上睑下垂、提上睑肌肌力良好。
- 获得性上睑下垂 – 提上睑肌腱膜断裂或薄弱，原因为退行性变化、眼睑成形术后残留的上睑下垂、长期佩戴隐形眼镜或者眼睑外伤后长期佩戴义眼片。
- 传统的提上睑肌手术后残留的上睑下垂。

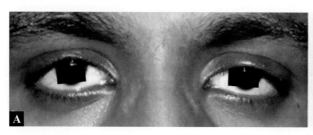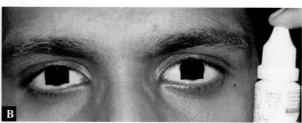

▲ 图 61-1　苯肾上腺素试验

A. 上睑轻度下垂，睑缘到角膜反光点的距离（MRD$_1$）为右眼 3mm，左眼 0mm，提上睑肌肌力为 12mm；B. 苯肾上腺素试验后左侧模拟上睑下垂矫正，MRD$_1$ 右眼为 3mm，左眼为 3mm

四、禁忌证

在下列情况下，不推荐使用 Müller 肌结膜切除术，或应咨询专家。

- 肌源性上睑下垂。
- 上睑下垂伴有提上睑肌肌力下降或差。
- 苯肾上腺素试验阴性的上睑下垂。
- 严重上睑下垂。

五、手术方法

应始终获得患者的书面知情同意。在术前 1~2 周患者还被要求停止使用抗凝剂、阿司匹林、布洛芬、维生素 E、鱼油和大蒜提取物（图 61-2 和图 61-3）。

- 在患者平视前方时，用手术记号笔在上睑标记出瞳孔的中央。
- 将少量（0.5~1ml）局部浸润麻药（2% 利多卡因与 1:100 000 肾上腺素与 0.25%~0.75% 马卡因等份混合）注入靠近睑缘的上睑。
- 脸部以眼科整形手术通常的方式进行消毒铺巾。
- 一条 4-0 真丝牵引缝合线放置在上睑缘的中央，并将眼睑外翻在一个小的 Desmarres 牵开器上。
- 预期切除量的一半（根据苯肾上腺素测试

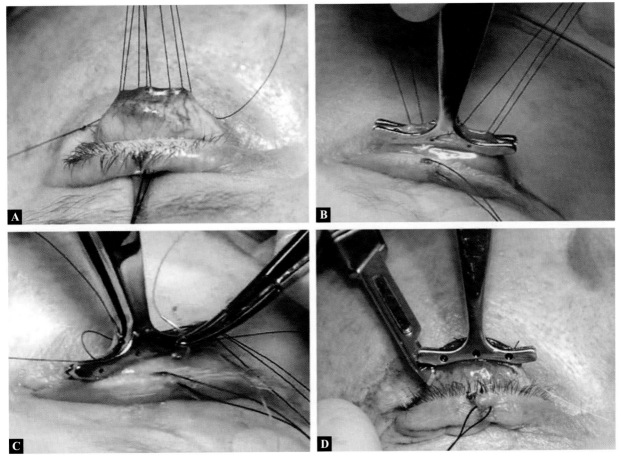

▲ 图 61-2 手术步骤

A. 卡尺用来测量上睑板所需切除量的一半，眼睑外翻在 Desmarres 牵开器上。放置在三个部位的丝线被均匀抬起，为放置夹子做准备。B. Putterman 夹子将拉起的组织夹住，直到睑板边缘，这导致结膜和 Müller 肌切除的总量等于术前计算的量。C. 水平褥式缝线在夹子的正下方通过，注意要缝到睑板。D. 15 号刀片靠着夹子切掉被包围的组织

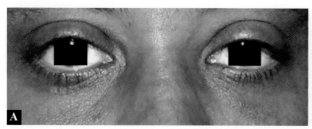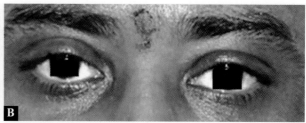

▲ 图 61-3　Müller 肌结膜切除术

A. Müller 肌结膜切除矫正左眼上睑下垂术后 2 周；B. 轻度水肿和瘀斑

结果和诺模图计算预计）从睑板的上方向上穹窿方向进行。这是用指南针卡尺测量的，并在三个位置（中央、内侧和外侧）用记号笔标记，注意内侧和外侧都要跟随睑板的弧度。另一个标记可以在中心标记的基础上做得更高一些，它将表示预期的总切除量。然后一条 6-0 丝线连续穿过所有三个标记的下方，穿过结膜和 Müller 肌。沿着三个部位将缝线提高相等的高度，将产生所需的总切除量（由中心部位上方的标记确认）。测量半划线更为准确，因为外翻时结膜后表面在 Desmarres 牵开器上弯曲，这可能会使冗长的线性测量变得不准确。

随着牵引缝合线向上抬高（确保内侧和外侧两端相等地抬起），Putterman 夹在结膜和 Müller 肌层上闭合。上睑板边缘应该冲洗。应该避免夹入睑板，因为这将导致类似于 Fasanella-Servat 技术更大的提升力。

- 一条 5-0 的聚丙烯缝线穿过皮肤到达一侧的结膜，然后在 Putterman 钳下以蛇形方式通过另一侧的皮肤穿出。任何时候都应注意在夹子下方相同距离处穿出缝合线。
- 用 15 号刀片切除被夹住的组织，使刀刃保持斜面朝向夹子，以避免割断缝合线。
- 缝线在皮肤表面打结，这样可以关闭切口并导致切口上方的提上睑肌复合体重叠

来矫正上睑下垂。或者，如上所述，可吸收缝线可以从夹子下面通过，然后在组织切除后从对侧穿回，从而将上方结膜和 Müller 肌以间断缝合的方式缝合到上睑板边缘。打好的结必须埋起来，朝皮肤表面旋转，以避免角膜擦伤。

- 牵引缝合线从睑缘移除。
- 一些外科医生可能会选择放置角膜绷带镜作为预防措施，以避免缝线对角膜的刺激。

六、操作的原理

除提上睑肌外，Müller 肌是眼睑的第二提升肌肉。它由交感神经系统支配，起源于距上睑板约 15mm 的提上睑肌腱膜复合体[3]。Müller 肌与下方结膜紧密附着，但很容易与提上睑肌腱膜分离[4]。一些作者推测提上睑肌腱膜终止于睑板上方 2~3mm，不支持前层，Müller 肌对上睑板施加主要拉力[5]。因此，人们认为，MMCR 手术理论上是通过提上睑肌腱膜的前伸向睑板以增强其对眼睑的拉力，并通过垂直向后层的缩短、伤口瘢痕和收缩来矫正上睑下垂[1, 6]。

（一）什么是苯肾上腺素试验

苯肾上腺素是一种拟交感神经药物，可以刺激 Müller 肌，临床表现为上睑下垂的改善（继发

于 Müller 肌平滑肌纤维的收缩）。苯肾上腺素试验通常在术前使用，用于预测 Müller 肌结膜切除术的效果。

- Putterman 在 1975 年首次描述。
- 确定患者是否适合接受 Müller 肌结膜切除术。
- 可作为确定结膜和 Müller 肌切除量的指导。
- 为患者和外科医生模拟术后结果。
- 揭开因 Herring 法则而导致的潜在的对侧上睑下垂。

（二）如何进行苯肾上腺素试验

- MRD1 是在额肌放松的情况下测量的。
- 将丙美卡因滴眼液滴在眼表。
- 1～2 滴 2.5%～10% 的苯肾上腺素滴入上睑下垂侧眼睛的上穹窿，此次嘱患者低头看。对于有明显心脏病史的患者应慎重对待。
- 5min 后重新测量 MRD1。如果需要，可以重复该过程。
- 应该记录 Herring 法则的存在，即如果眼睑下垂的改善导致对侧上睑下垂，而对侧上睑下垂最初是没有的。
- ≥ 1mm 的 MRD1 改善被认为是阳性，患者可以接受 Müller 肌结膜切除术。

七、手术计划的考量

有许多不同的算法可以帮助计算轻中度上睑下垂患者 Müller 肌结膜切除的量。一般来说，上睑每抬高 1mm，Müller 肌结膜需要切除 4mm。需要强调的是，任何算法都应该针对每个外科医生进行调整。

- 1982 年，Weinstein 和 Buerger[7] 建议对 2mm 的眼睑下垂进行 8mm 的切除（每

0.25mm 的变化为 ±1mm）。
- Putterman 和 Fett[8] 在 1986 年将其修改为 8.25mm 切除（范围：6.5～9.5mm 切除）。
- Dresner[1] 在 1991 年提出了一个被广泛使用并被其他人进一步修改的诺模图。在该图中，切除 4mm 矫正 1mm 的上睑下垂，6mm 矫正 1.5mm 的上睑下垂，10mm 矫正 2mm 的上睑下垂，11 或 12mm 矫正 > 3mm 的上睑下垂（表 61-1）。
- Perry 等[9] 提出了一种算法，该算法基于这样的假设，即用 10% 苯肾上腺素滴眼液最大限度刺激 Müller 肌时达到的眼睑高度可以用切除 9mm Müller 肌达到。苯肾上腺素试验期间任何残留的欠矫正都可以通过额外的睑板切除来纠正，切除的眼睑抬高比例为 1∶1，最大可达 2.5mm（以避免睑板不稳定）。表 61-2 和图 61-4 显示了如何使用 Dresner 的诺模图来规划 Müller 肌结膜切除的量。

表 61-1 **Dresner 提出的 Müller 肌结膜切除的诺模图**

期望的上睑抬高值（mm）	Müller 肌结膜切除量（mm）
1.0	4
1.5	6
2.0	8
3.0	10

表 61-2 **工作示例**

	右眼（mm）	左眼（mm）
试验前的 MRD1	1	3
试验后的 MRD1	3	3
Müller 肌结膜计划切除量	8	

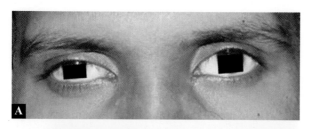

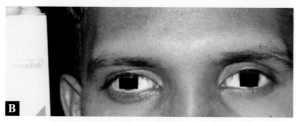

▲ 图 61-4　**Dresner 提出的诺模图，为了纠正 2mm 上睑下垂需要切除 8mmMüller 肌结膜**

A. 患者右眼存在 2mm 上睑下垂；B. 苯肾上腺素试验阳性且不存在 Herring 效应

八、优缺点

（一）优点

- 与提上睑肌修复和 Fasanella-Servat 技术相比，眼睑轮廓和稳定性不受影响[10-12]。
- 术后结果可预测性强。
- 根据上睑下垂的严重程度进行手术量的改变。
- 手术时间短。
- 无外切口，无瘢痕，恢复更快。
- 术中不需要调整。
- 对于有滤过泡和干眼的患者来说，它是安全的。
- 与提上睑肌修补术相比，再手术率更低。
- 它可以与眼睑成形术和其他眼睑修复技术相结合。

（二）缺点

- 眼表刺激或角膜擦伤[13, 14]。
- 缝线刺激和可能的滤过泡干扰。

- 潜在的结膜穹窿缩短，尽管一些研究发现 Müller 肌结膜切除术后穹窿深度测量没有变化。
- 无眼球和义眼患者要小心。
- 由于结膜切除（带有杯状细胞）和副泪腺（Krause 腺和 Wolfring 腺）受损，对泪液产生的暂时影响。
- 在术后早期很难对双侧不对称的患者在诊室进行调整。
- 对于严重上睑下垂或提上睑肌功能下降的患者不太理想。

九、术后护理

- 在 1 周内避免剧烈活动、弯腰或举重。
- 在接下来的 72h 里，头部抬高 30°～45°，或躺在两个枕头上睡觉。
- 手术后立即开始冷湿敷，并尽可能持续 48h，以最大限度地减少瘀伤和肿胀。
- 如有必要，用温水和干净的棉球轻轻清洁手术区域。
- 根据需要或者有轻微眼表刺激症状的患者使用人工泪液进行润滑。
- 如果有明显的异物感，可以考虑使用角膜绷带镜。
- 如果开了处方，每天将抗生素眼膏涂抹在眼睛里 2～3 次，这也可能会缓解不适。
- 1 周后恢复正常活动。
- 缝合线在 1 周后拆除，如果使用可吸收缝合线，则会自行溶解。

十、其他手术

其他手术，如眼睑成形术、提眉术、泪腺复

位术和睑外翻修复术，通常和 Müller 肌结膜切除同时进行。当同时进行眼睑成形术时，可以遵循诺模图作为指南 [15]（表61-3）。

表 61-3 同时进行眼睑成形术时修订的 Müller 肌结膜切除诺模图

上睑下垂的量（mm）	切除量（mm）
1.0	5
1.5	7
2.0	9

十一、结论

对于部分轻、中度上睑下垂且提上睑肌功能良好的患者，Müller 肌结膜切除手术是一种有效、可靠和极佳的上睑下垂矫正方法。它提供了一种简单、快速、无瘢痕的手术方式，这对许多患者来说是非常可取的。

参 考 文 献

[1] Dresner SC. Further modifications of the Muller's muscleconjunctival resection procedure for the blepharoptosis. Ophthalmic Plast Reconstr Surg. 1991;7:114–22.

[2] Putterman AM, Urist MJ. Müller muscle–conjunctiva resection. Technique for treatment of blepharoptosis. Arch Ophthalmol. 1975;93:619–23.

[3] Beard C. Müller's superior tarsal muscle: anatomy, physiology, and clinical significance. Ann Plast Surg. 1985;14:324–33.

[4] Chee-Chew Yip, Fong-Yee Foo, The role of Muller's muscleconjunctiva resection (MCR) in the treatment of ptosis. Ann Acad Med. 2007;36:10.

[5] Collin JRO, Beard C, Wood I. Experimental and clinical data on the insertion of the levator palpebral superioris muscle. Am J Ophthalmol. 1978;85:792–801.

[6] Buckman G, Jackobiec FA, Hyde K, et al. Success of Fasanella–Servat operation independent of Muller's muscle excision. Ophthalmology. 1989;96:413–8.

[7] Weinstein GS, Buerger GF. The modifications of Muller's muscle conjunctival resection operation for blepharoptosis. Am J Ophthalmol. 1993;5:647–51.

[8] Putterman AM, Fett DR. Muller's muscle in the treatment of upper eyelid ptosis: a ten-year study. Ophthalmic Surg. 1986;17:354–60.

[9] Perry JD, Kadakia A, Foster JA. A new algorithm for ptosis repair using conjunctival Müllerectomy with or without tarsectomy. Ophthal Plast Reconstr Surg. 2002;18:426–9.

[10] McCulley T, Kersten RC, Kulwin DR, et al. Outcome and influencing factors of external levator palpebral superioris aponeurosis advancement for blepharoptosis. Ophthal Plast Reconstr Surg. 2003;19:388–93.

[11] Baroody M, Holds JB, Sakamoto DK, et al. Small incision transcutaneous levator aponeurotic repair for blepharoptosis. Ann Plast Surg. 2004;52:558–61.

[12] Brown MS, Putterman AM. The effect of upper blepharoplasty on eyelid position when performed concomitantly with Müller muscle conjunctival resection. Ophthal Plast Reconstr Surg. 2000;16:94–100.

[13] Jordan DR, Anderson RB, Mamalis N. Accessory lacrimal glands. Ophthalmic Surg. 1990;21:146–7.

[14] Dailey RA, Saulny SM, Sullivan SA. Müller muscleconjunctival resection: effect on tear production. Ophthal Plast Reconstr Surg. 2002;18:421–5.

[15] Rose J, Lemke BN, Dresner SC, et al. Blepharoptosis treatment options during upper eyelid cosmetic blepharoplasty. Am J Cosmet Surg. 2003;20:73–8.

第62章　上睑下垂矫正：Fasanella-Servat 方法
Ptosis Repair: Fasanella–Servat Procedure

Vikas Menon　Santosh G. Honavar　著

任 慧 译

一、概述

　　轻度上睑下垂而提上睑肌功能良好的情况对任何眼科整形外科医生来说都是一个具有挑战性的情况。治疗方案包括少量提上睑肌切除术、Müller 肌结膜切除术和 Fasanella-Servat 手术。虽然提上睑肌手术对于轻度上睑下垂来说有点难以定量，而且可能需要频繁的术后调整，而 Müller 肌结膜切除术通过缩短 Müller 肌起作用，如果患者在苯肾上腺素刺激下表现出合理的良好反应，Müller 肌结膜切除术是最合适的。Fasanella 和 Servat 在 1961 年[1] 描述了他们治疗轻度上睑下垂的技术，这是一种相对简单的手术，不需要其他手术中有时需要的特殊器械。

　　对 Fasanella-Servat 技术的主要批评在于文献报道的成功率相对较低（28%～61%），以及对眼睑走行异常的频繁描述。然而，大多数作者将这些问题归因于糟糕的患者选择和不适当的技术[2, 3]。

二、适应证

　　● 轻度先天性上睑下垂（＜ 2.5mm），提肌

功能良好（＞ 10mm）（图 62-1）。
　　● Horner 综合征引起的轻度上睑下垂。
　　● 轻度退行性上睑下垂。
　　● 上睑下垂修复术后可能出现的持续少量不对称。

三、禁忌证

　　睑板垂直高度＜ 8mm 是相对禁忌证，因为为了防止术后上睑不稳，需要术后睑板宽度至少达到 4mm。

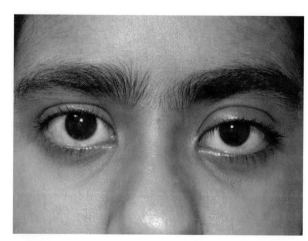

▲ 图 62-1　一名 12 岁女孩，患有左眼轻度先天性上睑下垂（2mm），提上睑肌肌力 12mm 和垂直睑板高度 9mm，这是 Fasanella-Servat 手术的理想条件

四、手术方法

（一）麻醉

对于老年人，Fasanella-Servat 手术最好在局部麻醉下进行。额神经阻滞辅以利多卡因局部浸润就足够了。然而，儿童需要全身麻醉。

（二）手术操作

3 条 4-0 牵引丝线穿过睑缘。上眼睑在 Desmarres 牵开器上翻转。另一组 3 条 4-0 丝线在距睑板上缘约 1mm 处通过，以便在手术过程中提供对眼睑后层的反向牵引。

在睑板上缘和毗邻的 Müller 肌、结膜内侧和外侧分别使用两个弧形止血器。一条 6-0 可吸收缝线沿着睑板全长在止血器正下方穿过睑板和结膜。然后移除止血器，并切除挤压痕迹远端的组织。然后将预先放置好的缝合线收紧，打结打在皮肤面。

文献中已经描述了对原始技术的各种修改。由于止血器放置不当会导致术后眼睑走行不佳，Samimi 等描述了一种改良的 Müller 肌结膜夹来代替弧形止血器，并报道了使用它的更好的结果[4]。Betharia 等描述了一种不使用止血钳或 Müller 肌结膜夹的改良方法[5]。作者目前遵循 Betharia 医生的改良技术。在这种方法中，上睑翻转，三条牵引线穿过翻转的睑板上缘。另一组三条线穿过上穹窿，在距离睑缘不远处穿出。这些缝线的目的是加强结膜后切缘，防止它在眼睑结膜切除完成后退缩。测量切除睑板的量，并在眼睑中央做标记。切除 2mm 的睑板可以矫正 1mm 的上睑下垂。标记沿着内侧和外侧的眼睑走行。必须注意留下至少 4mm 完整的睑板组织，以避免术后眼睑不稳定。切除标记以外的 Müller 肌睑板结膜复

合体。预置的穹窿缝线拉紧，结膜切缘通过 6-0 肠线连续缝合到残留的睑板边缘，打结在皮肤面（图 62-2）。Bodian 对技术进行了改进，使用 5-0 尼龙缝线代替可吸收缝线，以减少缝线引起角膜病变的发生率[6]。

近年来，与 Fasanella-Servat 手术相比，Müller 肌结膜切除术已成为治疗轻度上睑下垂的首选术式，这主要是因为它对上睑架构的干扰较小，最终眼睑走行较好。如前所述，如果苯肾上腺素试验呈阳性，Müller 肌结膜切除术效果最好，而 Fasanella-Servat 手术已被认为独立于对苯肾上腺素的反应。对 Fasanella-Servat 手术后获得的 40 个手术切除组织标本进行的组织病理学研究得出结论，Fasanella-Servat 手术的成功不取决于 Müller 肌的切除，而可能是由于：①眼睑后层垂直向缩短；②切口继发性瘢痕收缩；③Müller 肌 - 提上睑肌腱膜复合体在睑板上的折叠或加强[7]。

五、术后护理

术后护理包括口服抗生素和消炎镇痛药，为期 1 周。从第 2 天开始局部使用抗生素和类固醇眼药水。在术后早期，经常使用润滑滴眼液和凝胶是有用的。必须经常检查角膜，看是否有任何缝线引起的磨损，如果发现有磨损，可以短时间使用软性角膜绷带镜。

六、并发症

眼睑高度不对称：虽然 Fasanella-Servat 手术是一种预测性强的手术，但如果最初对患者的评估有误，有时可能会发生矫正不足的情况。矫正不足可以通过前路提上睑肌腱膜手术来处理。过度矫正更不常见，如果看到，通常是轻微的，可

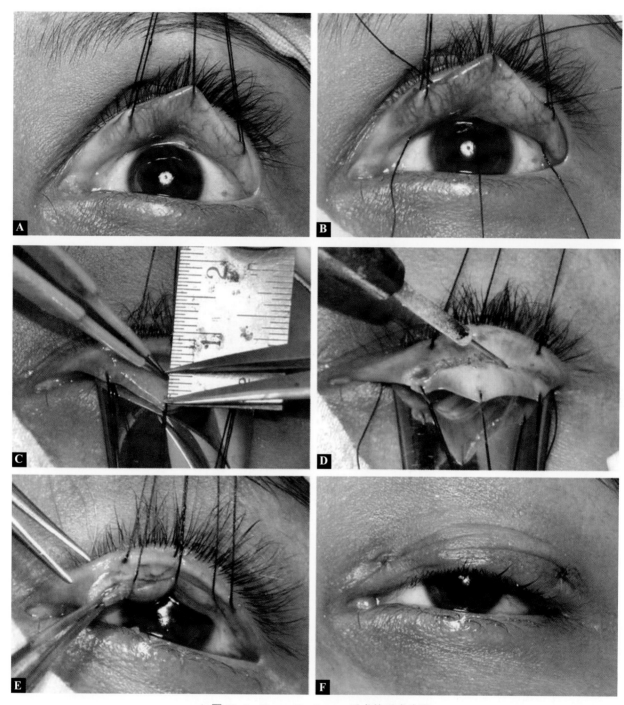

▲ 图 62-2　**Fasanella-Servat 手术的手术步骤**

A. 一套三条牵引线穿过翻转的睑板。B. 另一套三条牵引线穿过上穹窿，从睑缘附近穿出。C. 测量并在眼睑中心标记需要切除的睑板量。经验法则是，每 1mm 的上睑下垂切除 2mm 的睑板，在这个病例中，2mm 的上睑下垂切除 4mm 睑板。沿着眼睑走行标记内侧和外侧，分别停在距内眦角和外眦角 5mm 处。D. 用射频电刀在可控且出血少的情况下切除睑板连同折叠的结膜和 Müller 肌。E. 预先放置的穹窿线拉紧后露出结膜的切缘。F. 结膜的切缘与残余睑板的边缘用 6-0 肠线连续缝合，两侧的结均打在皮肤面

以在术后早期局部麻醉下简单地向下牵引眼睑或按摩眼睑来处理。

眼睑走行异常：如果在眼睑中央切除过多的睑板，可能会以中央成角的形式发生眼睑走行的异常。假如Müller结膜切除术后残余睑板＜4mm会出现睑板不稳定。

睫毛下垂：可能是眼睑后层缩短的结果，如果严重，可能需要从前路切除一小块皮肤和眼轮匝肌。

其他较小的并发症，如干眼、缝线诱导的角膜病变、眼睑内翻、皮肤松弛、出血和感染较少见。

经验与教训

- Fasanella-Servat手术是一种简单易学、实用的技术，在任何情况下结果都是相当可预测的。
- 避免切除过多睑板可以防止眼睑走行异常。
- 术后护理包括留意有无缝线引起的角膜并发症。

参考文献

[1] Fasanella RM, Servat J. Levator resection for minimal ptosis: another simplified operation. Arch Ophthalmol. 1961;65:493–6.

[2] Carroll RP. Preventable problems following the Fasanella–Servat procedure. Ophthalmic Surg. 1980;11:44–51.

[3] Sampath R, Saunders DC, Leatherbarrow B. The Fasanella– Servat procedure: a retrospective study. Eye (Lond). 1995;9:124–5.

[4] Samimi DB, Erb MH, Lane CJ, et al. The modified Fasanella–Servat procedure: description and quantified analysis. Ophthalmic Plast Reconstr Surg. 2013;29:30–4.

[5] Betharia SM, Grover AK, Kalra BR. The Fasanella–Servat operation: a modified simple technique with quantitative approach. Br J Ophthalmol. 1983;67:58–60.

[6] Bodian M. A revised Fasanella–Servat ptosis operation. Ann Ophthalmol. 1975;7:603–5.

[7] Buckman G, Jakobiec FA, Hyde K, et al. Success of the Fasanella–Servat operation independent of Müller's smooth muscle excision. Ophthalmology. 1989;96:413–8.

第63章　上睑下垂矫正：提上睑肌手术（外路手术）
Ptosis Repair: Levator Surgery (External Approach)

Vikas Menon　著

任　慧　译

一、概述

经前路提上睑肌手术是矫正上睑下垂最常用的手术方式之一。外科医生必须熟悉提上睑肌与眼睑其他重要组织的解剖关系。在决定进行提上睑肌手术之前，必须对患者进行详细的临床评估。Eversbusch 被认为是第一个描述前路提上睑肌手术的人，他通过折叠提上睑肌来矫正上睑下垂[1]。他的技术在 1896 年由 Wolff 通过切除提上睑肌腱膜进行了修改[2]。这项技术随着时间的推移而发展，至今仍然是矫正上睑下垂的最佳方法之一。本章描述了通过前路或经皮入路对提上睑肌进行的各种手术，如标准提上睑肌切除、提上睑肌切除加可调节缝线和腱膜修复手术。

二、适应证

- 先天性上睑下垂，有中度或良好的提上睑肌肌功能（＞ 5mm）。
- 先天性上睑下垂合并联动。
- 退行性上睑下垂。

三、禁忌证

虽然不是绝对的禁忌证，但提上睑肌功能较差（＜ 4mm）的患者，即使在最大限度切除后，提上睑肌手术也可能导致矫正不足。它还可能导致明显的睑裂闭合不全和眼睑退缩。因此，这类患者最好使用其他合适的技术来处理。

四、手术方法

（一）提上睑肌切除

提上睑肌功能一般或良好（＞ 4mm）的先天性上睑下垂患者最常行前路提上睑肌切除术。

1. 麻醉

对于老年人，提肌手术最好在额神经阻滞下进行，因为它能保持提上睑肌的运动功能，并允许术中调整眼睑高度。额神经阻滞采用 26G 针，在正中线眶上缘正下方刺入，注射利多卡因 0.5～1ml。沿着重睑线局部注射利多卡因作为额神经阻滞的补充。然而，儿童需要全身麻醉。

2. 手术操作

切口做在预期的新重睑水平上。建议使用细

尖记号笔，因为宽大的记号笔会因为几毫米的偏差导致重睑不对称。单侧上睑下垂时，以对侧眼重睑线作为参照标记切口。在双侧病例中，切口在女性睑缘上方约 10mm 处，而男性比女性低 1~2mm（图 63-1）。

用 4-0 丝线向下牵引有助于保持眼睑组织紧绷。上睑重睑切口用 11 号或 15 号手术刀切开。可以使用细的射频电刀通过眼轮匝肌加深切口，保持术野干净。拉起眼轮匝肌，将其与眶隔分开。然后在眼轮匝肌下方的平面进行解剖，露出睑板的前表面（图 63-2）。注意不要太靠近睑缘进行烧灼，否则睫毛根部可能会受到影响。近

端的皮肤 - 轮匝肌瓣被拉起，然后用 Desmarres 牵开器向上拉，暴露出多层眶隔并切开。它可以用射频电刀切开，也可以用 Westcott 剪刀手动剪开。一旦眶隔被切开，腱膜前脂肪就开始脱出（图 63-3），并成为识别提上睑肌腱膜的重要标志，提上睑肌腱膜在脂肪垫的正下方显示为一个宽阔的闪闪发光的白色纤维鞘（图 63-4）。提上睑肌从睑板前层分离，然后用棉签尖向上钝性分离使提上睑肌与其下方的 Müller 肌结膜复合体分开。在眼睑向下的方向上有足够的反作用力有助于防止结膜在这一阶段发生穿孔。根据切除量的不同，可能会保守地剪断腱膜内侧角和外侧角，

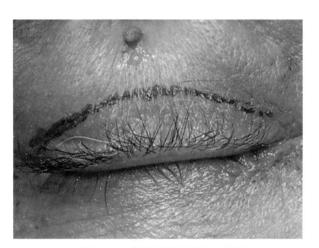

▲ 图 63-1　沿着重睑线做切口标记

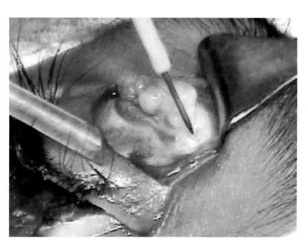

▲ 图 63-3　切开眶隔导致腱膜前脂肪垫脱出，这是确认提上睑肌腱膜的一个重要标志

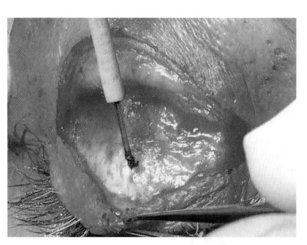

▲ 图 63-2　经过切口切开皮肤和眼轮匝肌后，向上继续分离，暴露出眶隔，向下分离暴露出睑板前表面

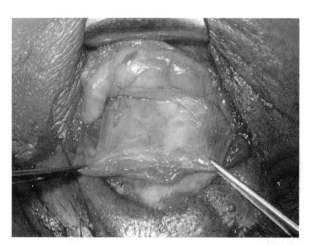

▲ 图 63-4　提上睑肌腱膜是一个宽阔的闪闪发光的白色纤维鞘，位于腱膜前脂肪垫下方

以释放更多的组织。在不损伤 Whitnall 韧带的情况下，必须注意将提上睑肌从所有的间隔附着中解脱出来，以减少术后的眼睑闭合不全。

有两种常用的诺模图，根据它们可以计划提上睑肌切除的量。Beard 的方法是基于要切除的提上睑肌的量[3]，而 Berke 的方法是基于术中眼睑的位置，这取决于术前提上睑肌的功能[4]（表63-1）。Berke 法具有术中不受腱膜牵拉影响的优点。然而，应该理解的是，诺模图只起到广泛的指导作用，每个外科医生最终都会根据自身经验调整他或她的定量技术。

表 63-1 提上睑肌切除诺模图

提上睑肌肌力	术中眼睑高度
Berke 法	
2～3mm	位于上方角巩缘
4～5mm	1～2mm 重叠
6～7mm	2mm 重叠
8～9mm	3～4mm 重叠
10～11mm	5mm 重叠
术前睑缘到角膜反光点距离	切除的量
Beard 法	
3～4mm	10～13mm
2～3mm	14～17mm
1～2mm	18～22mm
0～1mm	> 23mm

三条双臂缝线（可吸收或不可吸收缝合），即中央、内侧和外侧，根据切除的量化方法，穿过睑板前表面，然后在所需的水平穿过提上睑肌腱膜（图 63-5）。中央缝线首先用单掷蝴蝶结收紧；如果注意到矫正不足，可以将缝线穿过更高水平的腱膜。假如存在过矫，缝线可以从较低水

平的腱膜穿出或者后退几毫米。一旦矫正效果令人满意，中央缝线即可收紧，然后收紧内侧和外侧的缝线，注意睑缘的走行。超过这些缝线的多余的提上睑肌腱膜随后被切除（图 63-6）。

用聚乳酸 6-0 可吸收缝线缝合眼轮匝肌时带上深层的提上睑肌腱膜可以帮助形成重睑。用6-0 聚丙烯非可吸收缝线闭合皮肤切口。手术结束时，下睑通常要用 frost 缝线牵引。使用抗生素软膏和眼垫 24h。

（二）提上睑肌切除联合可调节缝线

标准提上睑肌手术的结果往往是不可预测

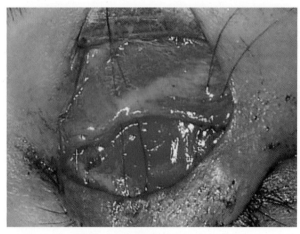

▲ 图 63-5 内侧、中央和外侧的缝线通过睑板前表面并在提上睑肌腱膜合适的高度穿出

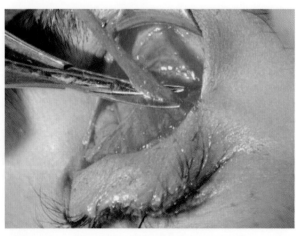

▲ 图 63-6 在拉紧提上睑肌缝合线并得到理想的上睑高度之后切除多余的提上睑肌腱膜

的，即使在大多数专业外科医生手中也是如此。许多外科医生描述了他们使用各种可调缝线的技术经验，试图克服这一问题并减少再手术的需要[5, 6]。作者更喜欢 Collins 和 O'Donnell 所描述的技术[6]。

手术方法

进行如提上睑肌切除术一样的所有的常规步骤直到将提上睑肌腱膜从睑板和 Müller 肌结膜复合体分离出来，然后将三条双针缝合线穿过睑板前表面，在所需的水平上穿过提上睑肌腱膜，但在此阶段，两条缝合线不再打结，而是每一端都穿过重睑切口的皮肤 – 轮匝肌瓣的游离缘，并打一个单掷蝴蝶结，这也关闭了切口。其余的切口像往常一样层层闭合（图 63-7）。术后第 3 天或第 5 天只要水肿消退令人满意，即可让患者坐位调整缝线，调整眼睑的高度，而不需将患者带回手术室。

（三）提上睑肌腱膜修补

提上睑肌腱膜修补用于退行性上睑下垂的患者，其病因为提上睑肌腱膜从其睑板前表面的附着点完全撕脱或者减弱或者腱膜的延长[7]。

这些患者通常提上睑肌肌力正常，重睑线位

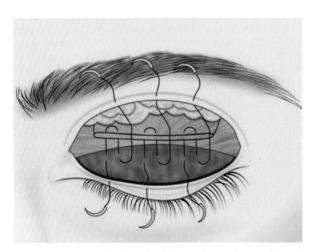

▲ 图 63-7 可调整缝线穿过睑板、提上睑肌腱膜和皮肤 – 眼轮匝肌瓣

置高，以及患眼下视时眼睑迟落的减少。

腱膜性或退行性上睑下垂可以单侧或双侧出现，虽然在老年人中较为常见，但也可能由于创伤、手术或眼皮水肿而在年轻人中发生。先天性腱膜性上睑下垂报道很少[8, 9]。与先天性上睑下垂不同，先天性上睑下垂有 Beard 和 Berke 诺模图，而腱膜性上睑下垂手术没有这样的诺模图。有些外科医生以术中眼睑的高度作为进行腱膜手术的参照[10]。

手术操作

对于单侧上睑下垂的患者，根据对侧的睑缘 – 重睑的距离或在双侧患者的睑缘上方 8～10mm 的位置切开重睑切口。通过切口切开眼轮匝肌，并按照标准提上睑肌切除的方法打开眶隔。在提上睑肌完全从睑板离断的情况下，上移位的腱膜游离缘可在拉开腱膜前脂肪垫后识别，表现为一条可见的白色横带。腱膜游离缘可在其上缘下方约 3mm 处用 6-0 聚丙烯缝线缝合至睑板前表面。

在仅有退行性腱膜薄弱或断裂的情况下，该技术本质上类似于前面描述的提上睑肌切除术。在退行性上睑下垂中，相对容易将腱膜与 Müller 肌和结膜分开。在大多数情况下，大约 10mm 的切除通常足以使睑缘到合适的高度。

单眼患者眼睑高度可以根据对侧眼睑调整，双眼患者眼睑高度保持在角膜缘以下 1～2mm。可以要求患者坐起来，以便更好地了解矫正的结果。如果注意到存在过矫，可以稍微松动缝线以产生悬垂效应，或者如果注意到矫正不足，可以将缝线通过腱膜更高的水平上缝合。然后穿过睑板和腱膜缝合内侧和外侧的缝线，以保持睑缘适当的走行。任何多余的腱膜都可以在这个时候切除。然后进行重睑形成的缝合，皮肤闭合如前所述。

（四）提上睑肌切断

提上睑肌切断是指提上睑肌有异常神经支配导致联动的情况，这种情况在 Marcus-Gunn 下颌瞬目现象的儿童中常见。这一过程有时也被认为是为了缓解第Ⅲ神经麻痹后继发的异常神经再生的联动。

提上睑肌切断会导致近乎完全性的上睑下垂，随后需要行额肌悬吊术来矫正。

手术操作

提上睑肌如前所述通过前路暴露。Whitnall 韧带为提上睑肌肌肉和腱膜交界处出现一条闪亮的白色横带，可被识别出来。将 Whitnall 韧带向下拉，一个肌肉拉钩穿过 Whitnall 水平上方的提上睑肌下并将其向前拉。轻轻转动眼球，以确保上直肌不会卡在肌肉拉钩中。在肌肉近端放置两个止血器，相距约 5mm，并切除两个止血器之间的肌肉段（图 63-8）。然后可以烧灼近端游离边缘，并允许其退回眼眶内或缝合到骨膜上。这种有限的提上睑肌切除方法通过保留腱膜来帮助维持上眼睑的一些结构支撑[11]。

五、术后护理

术后护理包括口服抗生素和消炎止痛药，为期 1 周。在术后早期，经常使用局部润滑眼药水和凝胶制剂是有用的。对于先天性上睑下垂，需要向患者家属解释睡前正确应用 frost 缝线，以避免暴露性角膜病变和相关并发症。如果角膜自然保护机制良好，大多数情况下 1 周内可以拆除 frost 缝线。眼睑高度通常在术后 6 周内稳定下来（图 63-9）。

六、并发症

● 欠矫：通常发生在提上睑肌切除不理想或者对于提上睑肌功能非常差的患者试图通过提上睑肌手术矫正上睑下垂。这类患者可能需要额肌悬吊术（图 63-10）。

● 过矫：提上睑肌手术后，过度矫正可能是

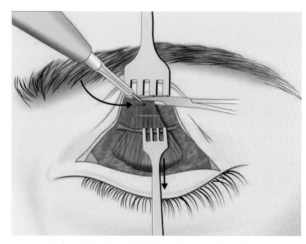

▲ 图 63-8　切除提上睑肌肌肉段来纠正异常联动的上睑下垂

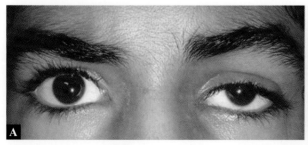
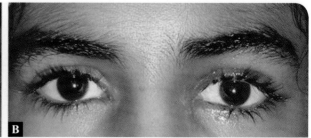

▲ 图 63-9　中度先天性上睑下垂经前路提上睑肌切除术矫正的术前和术后照片

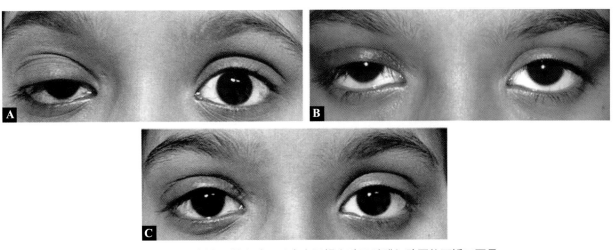

▲ 图 63-10　1 例先天性上睑下垂患者因提上睑肌腱膜切除不佳而矫正不足

在早期修复手术中，通过将缝线缝到更高的水平可以获得满意的最终结果

由于术前对提上睑肌功能的判断不准确而未能选择适当的技术，例如，在仅需要折叠提上睑肌的情况下切除了提上睑肌（图 63-11）。如果存在严重的过矫，不管是否需要进行提上睑肌后退都则应尽早松解缝合线。术后早期轻度过矫可以在局部麻醉下向下牵引，甚至向下按摩眼睑。晚期过度矫正的患者需要进行提上睑肌后退手术。在非常严重的情况下可能需要移植物。

- 睑裂闭合不全：大多数上睑下垂手术后都会出现不同程度的眼睑闭合不全。幸运的是，眼表可以耐受少量的眼睑闭合不全，但在天然角膜保护机制不足的情况下，这可能会变得很麻烦。眶隔纤维与提上睑肌腱膜分离不充分及腱膜切除过多是引起大多数睑裂闭合不全的常见原因。

- 结膜脱垂：假如提上睑肌和结膜的分离分到上穹窿，且所有结膜与上穹窿黏附的组织在这个过程被切断的话上穹窿的结膜可能脱垂。建议在手术结束时通过钝器检查并复位松动的穹窿结膜。脱垂可以在表面

麻醉下通过简单的结膜复位来治疗。在顽固性病例中，穹窿成形缝合通常可以解决问题。

- 眼睑走行异常：提上睑肌手术后眼睑走行不佳通常是由睑板上的缝线放置不当所致。它也可发生在眼睑松弛和睑板明显退行性侧移的患者中。

- 重睑异常：切口位置不当是造成双重睑不对称的主要原因，也见于重睑形成的缝线穿过提上睑肌的位置过高时。偶尔，这是术后睑板前皮肤收缩的结果。上睑

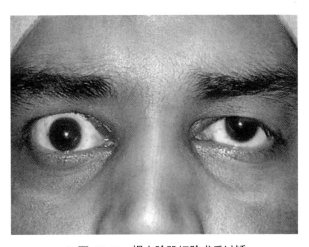

▲ 图 63-11　提上睑肌切除术后过矫

松弛皮肤折叠也会造成重睑不对称的印象，因此，建议在手术时去除多余的上睑皮肤。

- 其他不太常见的并发症包括眼外肌失衡、睫毛下垂、眼睑内翻、眼睑外翻、出血和感染。

经验与教训

- 矫正上睑下垂的手术方法有多种，对上睑下垂的准确评估对于选择适合患者的手术方式和避免错误至关重要。

- 这项技术需要一些经验才能掌握。即使在专家的手中，欠矫/过矫也并不少见，但只要及早干预，就可以相当容易地处理它们。

参 考 文 献

[1] Everbusch O. Zur operation der congenitalen blepharoptosis. Klin Monastbl Augenheilkd. 1883;21:100.

[2] Wolff H. Die vorlagerung des Musc. levator palp. superioris mit Plurchttrengnung der Insertion. Zwei neue methoden gegen ptosis congenita. Arch Augenheilkd. 1896;33:125.

[3] Beard C. The surgical treatment of blepharoptosis: a quantitative approach. Trans Am Ophthalmol Soc. 1966;64:401–87.

[4] Berke RN. Results of resection of the levator muscle through a skin incision in congenital ptosis. AMA Arch Ophthalmol. 1959;61:177–201.

[5] Hylkema HA, Koornneef L. Treatment of ptosis by levator resection with adjustable sutures via the anterior approach. Br J Ophthalmol. 1989;73:416–8.

[6] Collin JRO, O'Donnell BA. Adjustable sutures in eyelid surgery for ptosis and lid retraction. Br J Ophthalmol. 1994;78:167–74.

[7] Fujiwara T, Matsuo K, Kondoh S, et al. Etiology and pathogenesis of aponeurotic blepharoptosis. Ann Plast Surg. 2001;46:29–35.

[8] Martin PA, Rogers PA. Congenital aponeurotic ptosis. Aust NZJ Ophthalmol. 1988;16:291–4.

[9] Anderson RL, Gordy DD. Aponeurotic defects in congenital ptosis. Ophthalmology. 1979;86:1493–500.

[10] Linberg JV, Vasquez RJ, Chao GM. Aponeurotic ptosis repair under local anesthesia. Prediction of results from operative lid height. Ophthalmology. 1988;95:1046–52.

[11] McCord CD. Eyelid Surgery. Principles and Techniques. New York: Lippincott–Raven; 1995:125–6.

第64章 上睑下垂矫正：提上睑肌手术（内路手术）

Ptosis Repair—Levator Surgery (Internal Approach)

Andre S. Litwin　Raman Malhotra　著

任　慧　译

一、概述

退行性上睑下垂是最常见的获得性上睑下垂，需要手术矫正，它由几个众所周知的临床特征来定义。这些包括恒定的上睑下垂，良好的提肌功能，重睑线高或无，下视时眼睑偏移增加，以及眼睑变薄[1]。随着对腱膜认识的增加[2-5]，手术治疗退行性上睑下垂纠正了所谓的解剖学缺陷，如体积收缩和脂肪萎缩，却忽略了退行性变化影响。

最初描述的后路上睑下垂手术主要是切除性质的，如睑板结膜、Müller 肌和结膜或 Müller 肌[6-12]。切除不造成上睑下垂或对泪膜有积极贡献的结构，这在解剖学或生理学上都是可取的[13]。切除后部结构，如 Müller 肌，会导致相邻的后部和中层结构的增强，甚至折叠，如提上睑肌腱膜[14, 15]。

早期关于后路提上睑肌修复的报道将切口穿过上方睑板，随后形成结膜 -Müller 瓣[10, 16]。折叠的提上睑肌腱膜卷起的白带（白线）随后前移[10]。缝线在皮肤面打结并形成重睑。虽然结膜大部分保留了，但是上方睑板和远端的 Müller 肌被切除了。其他关于后路修复手术的描述也将最初的切口放在上方睑板，但随后牵拉腱膜前脂肪垫并暴露出提上睑肌复合体的前表面[12, 17]。这有效地将后路转变为熟悉的前路上睑下垂修复，而不需要皮肤切开。

内路上睑下垂手术现在已经得到改进，因此可以通过保留组织的结膜入路前徙和折叠提上睑肌腱膜[18]。所谓的白线前徙术结合了可预测的术后眼睑高度和腱膜复位、眼睑走行正常，这与后路 Müller 肌切除术[19] 所看到的一样，同时避免了任何组织的切除。提上睑肌折叠可能有助于体积的增加[20]，缝线的捆绑有助于重建自然的皮褶，甚至在儿童中也是如此。虽然传统上，内路提上睑肌手术用于那些对苯肾上腺素测试呈阳性反应的轻度上睑下垂患者，但这些新技术已被证明对苯肾上腺素阴性病例也有效[20, 21]。

二、解剖

上睑下垂是由睑板上的腱膜局限性或全部断裂引起的。变薄、开裂或撕脱的提上睑肌腱膜退缩、年龄相关性软组织萎缩、眶隔和隔前眼轮匝肌的联合退缩，以及下方 Müller 肌的伸展，这些都是导致上睑半透明度增加的原因[1]。在一些患者中，提上睑肌本身也有异常。提上睑肌腱膜由两层组成[22]。前一层较厚，在睑板上方几毫米处反折，与眶隔相连。腱膜的后层较薄，有更多的平滑肌纤维，并与睑板的下 1/3 和皮下组织融合[22]。至于更深的腱膜层和 Müller 肌是否附着在睑板上缘的近端，而不是睑板的下 1/3，仍存在争议。上睑板附着也表明，处理 Müller 肌的后部手术入路可能涉及比之前认为的更近端的腱膜切除[23]。

三、适应证

- 获得性退行性"腱膜性"上睑下垂。
- 轻度至重度退行性上睑下垂。
- 重度退行性上睑下垂伴有"明显的虹膜征"。
- 中度至良好的提上睑肌肌力[18]。
- 苯肾上腺素阳性或阴性。
- 需要避免眼睑皮肤切口。
- 干眼患者需接受上睑下垂手术。由于不切除睑板或结膜，保留了杯状细胞和副泪腺，不侵犯眼轮匝肌[24]。
- 先天性上睑下垂，提上睑肌肌力＞约 6mm 的"提上睑肌固定术"。

四、禁忌证

- 提上睑肌肌力≤ 4mm。
- 术前明显睑裂闭合不全。
- 进行性瘢痕性结膜病。

五、手术步骤

描述这项技术的旁白视频演示文稿可以在网上找到（搜索词"现场上睑下垂手术"）。通过一个经结膜后路切口，不切除睑板、结膜或者 Müller

肌，白线前徙涉及提上睑肌腱膜后层的前徙。白线最好描述为提上睑肌腱膜的远端游离缘，从后面看，它与腱膜的前表面是连续的。在我们的实践中，大多数患者在给局麻药之前首先接受静脉镇静，但对剩下的过程保持清醒。无论手术是否在全身麻醉下，所有患者都要接受局部麻醉。首先，翻转眼睑，在睑板上缘上方结膜下注射 0.5ml 麻醉剂（首选是 0.5% 布比卡因和 1 : 200 000 肾上腺素）（图 64-1）。再沿着重睑和瞳孔中央的睑板前区域注射 1ml 于皮下。患者应该做好无菌准备，让肾上腺素有时间发挥作用。如果同时进行眼睑成形术，在这个阶段应该首先切除皮肤和肌肉。

4-0 丝线穿过上睑顶端的灰线，眼睑在 Desmarres 牵开器上翻转（图 64-2）。温和的透热疗法应用于睑板的上缘及其上方（图 64-3）。沿着这条线用 15 号 Barde-Parker 刀片做结膜切口（图 64-4）。切开 Müller 肌和结膜，形成复合瓣，直到可以辨认出白线为止（图 64-5）。一根双针 5-0 薇乔缝线穿过白线中央的后腹部（图 64-6）。缝线穿过睑板结膜表面，在其上缘下方 1mm 处（图 64-7）。要保证缝线没有穿过眶隔，然后缝线穿过皮肤从重睑处穿出（图 64-8）。这一过程在缝合的第二针时重复，在接近第一针的位置穿过睑板，同时旨在通过与第一针相同的外部出口

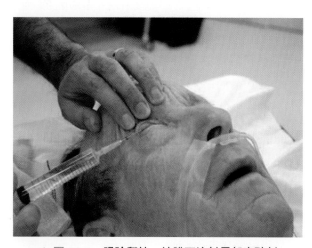

▲ 图 64-1　眼睑翻转、结膜下注射局部麻醉剂

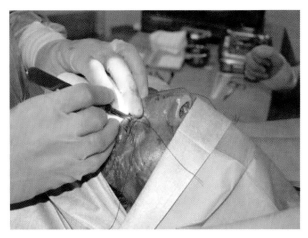

▲ 图 64-2　4-0 牵引缝线穿过上睑缘的灰线，同时进行眼睑成形术而做皮肤切口

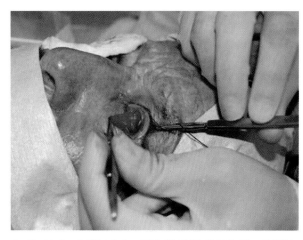

▲ 图 64-5　切开 Müller 肌和结膜形成复合瓣，直到白线可见

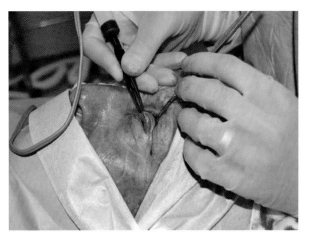

▲ 图 64-3　睑板的上缘上方做一条透热线

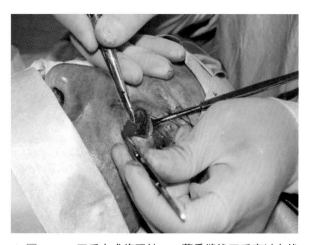

▲ 图 64-6　正手方式将双针 5-0 薇乔缝线正手穿过白线后腹部的中心位置

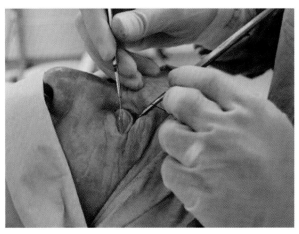

▲ 图 64-4　15 号 Barde-Parker 刀沿着透热线仔细切开结膜

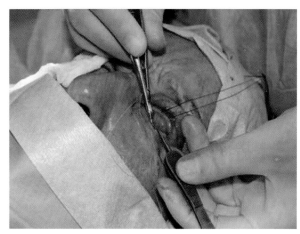

▲ 图 64-7　缝线穿过睑结膜表面，位于睑板上缘下方 1mm 处，同时确保不会缝到眶隔

点，以便于埋藏打结的缝合线（图 64-9）。

缝合线被收紧，同时确保没有滑脱，并打了一个活结来评估眼睑高度和走行（图 64-10）。如果认为满意，则手术可以进行到对侧类似的阶段。如果第一次缝合后眼睑高度太低，可以松开缝线，第二次缝合通过白线更高的位置，然后再次穿过睑板和皮肤，或者可以拆除第一次缝线并重新定位。假如第一针缝线打结后眼睑走行出现成角外观，那么可以松开缝线，在成角位置更靠近中央的地方缝合第二根缝线。以这种方式改变第二根缝线的位置可以对眼睑高度和走行进行轻

微调整，而在大多数情况下不会浪费时间拆除第一条缝合线。在这种情况下，第一条缝线被轻轻捆绑，以起到"支撑"的作用，而不是起到"主要"缝合的作用。

当外科医生对眼睑高度和走行感到满意时，应该切断活结的蝴蝶结，并拆除缝线的一端。另一端应该系好并剪短。Müller 肌和结膜可以自行愈合，不需要切除或缝合这些结构。如果同时进行了眼睑成形术，此时皮肤切口应关闭。

儿童手术方法

重复与上述相同的步骤，但如果提上睑肌肌

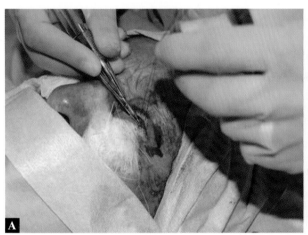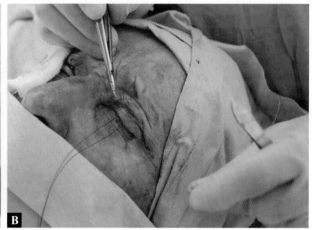

▲ 图 64-8　要保证缝线没有穿过眶隔，然后缝线穿过皮肤从重睑处穿出

A. 旋转眼睑，同时保持缝线稳定，以安全地将缝线穿过皮肤，出现在重睑区；B. 在这种情况下，已经进行了眼睑成形术

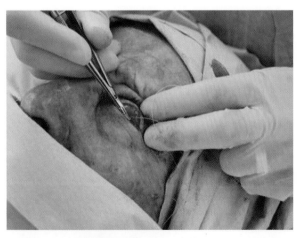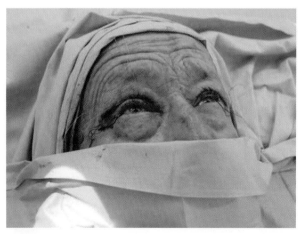

▲ 图 64-9　重复缝合的第二针，在接近第一针的位置穿过睑板，同时目标是从与第一次缝合相同的外部出口点露出，以便于埋藏打结的缝线

▲ 图 64-10　收紧缝线并打一个活结来评估眼睑高度和走行

力良好（≥ 10mm），且苯肾上腺素试验已将上睑高度矫正到与对侧上睑相差 1mm 以内，则第一次缝合通过白色腱膜上缘与提上睑肌的交界处。对于提上睑肌肌力＜ 8mm 的重度上睑下垂，第一次缝合通过水平较高的提上睑肌（在白色腱膜边缘上方 3~4mm）。因此，我们为这项技术创造了术语"提上睑肌固定术"，因为它在将提上睑肌缝合到睑板时有效地将其产生了褶皱。

当解剖到某个提上睑肌腱膜后间隙时，我们经常会遇到一个坚固的纤维薄脂肪垫黏在远端提上睑肌和结膜之间。在缝合第一条缝线之前，将第二条缝合线以相同的方式通过提上睑肌，垂直高度与第一针相同，但在第一条缝合线的内侧 2mm 处通过睑板，然后以同样的方式穿过皮肤。缝合线系在皮肤上，目的是让每条双针缝线通过相同的出口部位穿出。Müller 肌和结膜都可以自行愈合，不需要切除或缝合这些结构。

六、术后护理

如果没有禁忌证，预防性抗生素软膏每天 4 次涂手术眼，连续 14 天。缝合线不用拆除任其自行吸收。患者通常在术后 1 周和 3 个月后就诊。术后前 5 天使用冰袋可能会减少肿胀，加快恢复速度。

七、并发症

- 在这个手术中，晚期的"欠矫"比"过矫"更常见[18]。
- 如果欠矫（按照 3 个月预约时的判断），通过将提上睑肌进一步前徙，缝合位置更靠近提上睑肌近端来获得更高的眼睑高度。
- 过度矫正可以通过早期拆除缝线和重新分

离各层组织来处理。白线前徙的好处是不会移除任何结构，这意味着腱膜皱褶的释放应该允许患者回到基线。

八、手术结局的科学证据

白线前徙会带来可预见的结果。据报道成功率接近 90%，患者的眼睑走行通常良好[18]。那些需要进一步手术的患者中，大多数是欠矫。这个手术可以很容易地与眼睑成形术结合起来。在这些病例中，后方入路仍然是合理的，因为眶隔未被突破。

在提上睑肌肌力正常的情况下，传统的前路上睑下垂矫正手术的成功率也接近 90%，但定义成功的条件有所不同[25, 26]。关于眼睑高度和眼睑走行的不可预测性的担忧仍然存在，特别是残留的内侧欠矫。Müller 肌切除成功率相似，为 75%~98%，其中高达 90% 的患者在距对侧眼 1.5mm 的范围内实现了对称[14, 20]。

九、手术治疗选择中的地位

- 较新的后路提上睑肌前徙技术现在是大多数上睑下垂和提上睑肌肌力中等到良好的患者的一种选择，即使是在苯肾上腺素阴性的病例中也是如此。
- 这项技术很容易教授和学习。
- 当缝合线通过皮肤外露并打结时，睑板顶部的皮肤折痕被重塑[19]。
- 通过这种方法很容易识别相应的解剖结构，只需最小限度的分离。在保持组织平面和组织的同时尊重提上睑肌腱膜复合体的正常生理，意味着该技术具有潜在的可逆性，并且更容易再次手术。

经验与教训

* 重要的是要将缝线放入健康的白色腱膜薄片中。有时，在白线上放置缝线后，上睑下垂可能会有矫正不足的情况。我们发现，这通常是由于错误地将缝线放置到眶隔（提上睑肌的前层），它偶尔会出现一条白线。在这种情况下，提上睑肌腱膜通常非常薄，可以通过进一步解剖薄的 Müller 肌以外的结膜来发现。当 Müller 肌消失时，可以辨认出一条细小的白色线条。在此基础上，进一步解剖这条白线和结膜之间，可以看到一个更健康的白色薄片，即提上睑肌腱膜的后表面。在这个白色的薄片上放置缝线，即提上睑肌更健康的后表面，将比简单地将眶隔折叠到睑板上更有效并达到预期的矫正效果。

参 考 文 献

[1] Malhotra R, Salam A, Then SY, et al. Visible iris sign as a predictor of problems during and following anterior approach ptosis surgery. Eye. 2011;25:185–91.

[2] Jones LT, Quickert MH, Wobig JL. The cure of ptosis by aponeurotic repair. Arch Ophthalmol. 1975;93:629–34.

[3] Anderson RL, Beard C. The levator aponeurosis. Attachments and their clinical significance. Arch Ophthalmol. 1977;95:1437–41.

[4] Anderson RL, Dixon RS. Aponeurotic ptosis surgery. Arch Ophthalmol. 1979;97:1123–8.

[5] Anderson RL. Age of aponeurotic awareness. Ophthal Plast Reconstr Surg. 1985;1:77–9.

[6] Bowman WP. Report of the chief operations performed at the Royal Ophthalmic Hospital for the quarter ending September 1857. R Lond Ophthalmol Hosp Rep. 1859;1:34.

[7] Fasanella RM, Servat J. Levator resection for minimal ptosis: another simplified operation. Arch Ophthalmol. 1961;65:493–6.

[8] De Blaskovics L. Treatment of ptosis: the formation of a fold in the eyelid and resection of the levator and tarsus. Arch Ophthalmol. 1929;1:672–80.

[9] Agaston SA. Resection of levator palpebrae muscle by the conjunctival route for ptosis. Arch Ophthalmol. 1942;27:994.

[10] Werb A. Ptosis. Trans Ophthalmol Soc N Z. 1976;28:29–32.

[11] Putterman AM, Urist MJ. Müller muscle–conjunctiva resection. Technique for treatment of blepharoptosis. Arch Ophthalmol. 1975;93:619–23.

[12] Collin R. A ptosis repair of aponeurotic defects by the posterior approach. Br J Ophthalmol. 1979;63:586–90.

[13] Allen RC, Saylor MA, Nerad JA. The current state of ptosis repair: a comparison of internal and external approaches. Curr Opin Ophthalmol. 2011;22:394–9.

[14] Dresner SC. Further modifications of the Müller's muscleconjunctival resection procedure for blepharoptosis. Ophthal Plast Reconstr Surg. 1991;7:114–22.

[15] Marcet MM, Setabutr P, Lemke BN, et al. Surgical microanatomy of the Müller muscle–conjunctival resection ptosis procedure. Ophthal Plast Reconstr Surg. 2010;26:360–4.

[16] Berke RN. A simplified Blaskovics operation for blepharoptosis: results in 91 operations. Trans Am Ophthalmol Soc. 1951;49:297–350.

[17] Ichinose A, Tahara S. Transconjunctival levator aponeurotic repair without resection of Mullers muscle. Aesthetic Plast Surg. 2007;31:279–84.

[18] Patel V, Salam A, Malhotra R. Posterior approach white line advancement ptosis repair: the evolving posterior approach to ptosis surgery. Br J Ophthalmol. 2010;94:1513–8.

[19] Goldberg RA. Cosmetic outcome of posterior approach ptosis surgery (an American Ophthalmological Society thesis). Trans Am Ophthalmol Soc. 2011;109:157–67.

[20] Putterman AM, Fett DR. Muller's muscle in the treatment of upper eyelid ptosis: a ten–year study. Ophthalmic Surg. 1986;17:354–60.

[21] Baldwin HC, Bhagey J, Khooshabeh R. Open sky Muller muscle-conjunctival resection in phenylephrine testnegative blepharoptosis patients. Ophthal Plast Reconstr Surg. 2005;21:276.

[22] Kakizaki H, Malhotra R, Selva D. Upper eyelid anatomy: an update. Ann Plast Surg. 2009;63:336–43.

[23] Marcet MM, Meyer DR, Greenwald MJ, et al. Proximal tarsal attachments of the levator aponeurosis: implications for blepharoptosis repair. Ophthalmology. 2013;120:1924–9.

[24] Anderson RL. Predictable ptosis procedures: do not go to the dark side. Ophthal Plast Reconstr Surg. 2012; 28:239–41.

[25] McCulley T, Kersten R, Kulwin D, et al. Outcome and influencing factors of external levator palpebrae superioris aponeurosis advancement for blepharoptosis. Ophthalmic Plast Reconst Surg. 2003;19:388–93.

[26] Older J. Levator aponeurosis surgery for the correction of acquired ptosis. Ophthalmology. 1983;90:1056–9.

第65章 额肌悬吊方法

Techniques in Frontalis Suspension

Louis Savar　Stuart R. Seiff **著**

任　慧　**译**

一、概述

由于提上睑肌肌力弱或缺乏而导致的严重上睑下垂，不能通过提上睑肌或 Müller 肌手术来充分修复。眉毛可以用来抬高上睑的概念可以追溯到 1801 年，直到今天仍在进行手术改进 [1, 2]。额肌悬吊术最常用于先天性上睑下垂，但也用于先天性纤维化综合征、第Ⅲ脑神经麻痹、慢性眼外肌麻痹、眼咽肌营养不良、重症肌无力和下颌瞬目综合征患者。当怀疑发育迟缓或弱视时，儿童需要紧急修复上睑下垂。儿科人群的可能会把修复推迟到上学年龄 [3]。各种悬吊材料被使用，可分为自体、同种异体移植或合成材料。虽然每种材料都有各自的优点或缺点，但它应该是容易获得的、可调节的、周围组织耐受性好，并具有持久的张力。

二、适应证

- 提上睑肌肌力弱或缺乏所致的上睑下垂。
  - ➤先天性上睑下垂。
  - ➤先天性纤维化综合征。
  - ➤第Ⅲ脑神经麻痹。
  - ➤慢性眼外肌麻痹。
  - ➤眼咽肌营养不良。
  - ➤重症肌无力。
  - ➤下颌瞬目综合征。
- 当怀疑发育迟缓或弱视时，儿童需要紧急修复上睑下垂。

三、禁忌证

- 术后不能积极润滑眼表的患者。
- 额肌功能差的患者。
- 严重干眼的患者。

四、手术方法

（一）悬吊材料的选择

1. 自体组织

20 世纪初首次描述了用于上睑下垂手术的自体阔筋膜，它是额肌悬吊术的金标准材料 [4, 5]。更具体地说，采集的组织来自髂胫束 [6]。与其他材料相比，这种筋膜具有几个优点，包括可获得性、无排斥反应、张力强，并降低了上睑下垂复发的风险。缺点包括术后调整困难，婴儿组织可获得性降低，以及获取阔筋膜的部位可能出现肌肉疝、血肿、感染或可见瘢痕等并发症。近期，Leibovitch[7] 等报道了一系列成功接受自体阔筋膜悬吊矫正上睑下垂的年龄小于 3 岁的婴幼儿，可供选择的自体材料包括颞肌筋膜和掌长肌腱。颞肌筋膜的使用还有一个额外的优点，即不需要单独的无菌区域，而且由于切口是在发际线后面，所以瘢痕最小[8, 9]。这些组织往往比阔筋膜更纤细、更短。

自体阔筋膜：了解大腿的解剖标志是获取合适组织的关键[10]。患者的体位是腿部内旋和部分屈曲。在大腿下外侧距胫骨外侧髁上方 5～10cm 处切开 3cm 的垂直皮肤切口。向下分离直到看到髂胫束的闪闪发光的纤维。筋膜表面的软组织予

以清除，两个平行切口相距约 1cm，与筋膜纤维走行一致，筋膜纤维起自胫骨外侧髁上方朝后方走向髂嵴。然后通过在筋膜上做垂直切口将切口的下端连接起来，从而形成筋膜瓣。然后将这个皮瓣引入阔筋膜切取器，然后朝上后方行进，形成 20cm 长的条带。这个 1cm×20cm 的带子然后被切割成 3～4mm 宽的窄带。切口分层闭合，深部皮下组织用 3-0 薇乔缝线缝合，皮肤闭合用 5-0 快速可吸收肠线间断缝合（图 65-1）。各种阔筋膜获取手术被报道，包括在腿部更高的位置做切口，然后用内镜辅助，这样可以使瘢痕更加隐匿且术后出现肌肉疝的风险更小[11, 12]。

自体颞肌筋膜：大约在发际线后面 4cm，耳

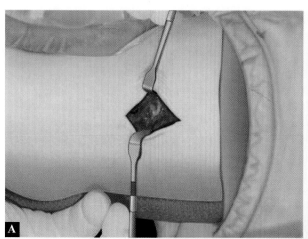
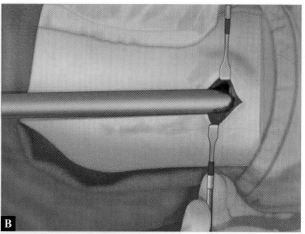
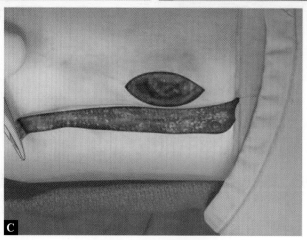

▲ 图 65-1 自体阔筋膜切取
A. 皮肤切开和解剖后可见髂胫束的闪烁纤维；B. 阔筋膜剥离器通过筋膜瓣周围的切口引入；C. 典型的阔筋膜条，然后可切割成更窄的条

朵上方 2cm 做一个 3cm 的垂直皮肤切口。钝性分离通过颞浅筋膜向下直至闪闪发光的深层颞肌筋膜。水平切开颞肌筋膜，切取一条 1cm 宽的条带。皮下组织用 3-0 薇乔缝线缝合，皮肤用吻合器或 5-0 快吸收肠线缝合。

自体掌长肌腱：掌长肌腱存在于大约 80% 的人群中，因此有必要通过让患者在屈腕时将拇指和小指尖相对来检查是否存在掌长肌腱[13]。通过抬起手臂并在前臂周围放置压力绷带，可以形成一个出血少的术野。

然后将止血带放在肘部上方 1min，然后解开压力绷带。手臂处于仰卧位，沿手腕屈折处做一个 1cm 的横向切口。通过浅筋膜和深筋膜对腱周组织进行分离，可以用蚊式血管钳从肌腱钝性分离。在距第一个切口近 10cm 处横向切开第二个宽约 1cm 的切口，于是可以将肌腱与周围软组织隔离。肌腱两端施加牵引力确认了它的走行。远端通过近端切口切断并取出。然后通过切断近端来获取肌腱。皮肤用 6-0 尼龙缝线缝合。

2. 同种异体组织

保存的阔筋膜最先由 Crawford 推广用于额肌悬吊术，好处是不需要做第二个手术，减少手术时间，并为原本可能没有足够组织可供切取的婴儿提供筋膜[10]。与自体材料相比，它的缺点包括更高的上睑下垂复发率，发生肉芽肿和排斥的概率更高，以及理论上有疾病传播的风险。据报道，冷冻干燥保存的阔筋膜术后 8 年复发率接近 50%[14]。使用放射保存的阔筋膜效果更好，术后 7 年失败率约为 21%[15]。其他保存的组织，如巩膜和心包，往往会失去张力，导致高的手术失败率。

3. 合成材料

Tillet 和 Tillet 首先描述了硅胶带在额肌悬吊术中的使用[16]。随后的改进导致更细的 0.8~1.0mm 的硅胶棒的使用。硅胶与其他材料相比有几个优点，包括可获得性、可调节、弹性和周围组织对其耐受性好[17]。许多其他材料会融入周围组织，而硅胶不会，即使在手术后数年也可以轻松调整或取出。这对于各种形式的上睑下垂，如慢性进行性眼外肌麻痹或重症肌无力的患者尤其重要。弹性使眼睑更容易闭合，这对于特发性面神经麻痹 Bell 征较差因此发生暴露性角膜炎风险更高的患者来说尤其重要，如慢性进行性眼外肌瘫痪、重症肌无力、第Ⅲ脑神经麻痹和限制性肌肉活动受限的患者。可能的缺点包括感染、暴露和植入物的迁移。报道的上睑下垂复发率很低（7%~13%），虽然最初被描述为一种暂时性治疗，直到患者到了可以获取自体阔筋膜的年龄，但一些硅胶悬吊已经保留了 30 多年[17, 18]。

用于额肌悬吊的其他合成材料包括单丝尼龙、聚丙烯、复丝缆式缝合线、编织聚酯、聚酯纤维网和膨化聚四氟乙烯（EPTFE）。光滑的、无孔的单丝状材料，包括尼龙、聚丙烯和复丝缆式缝合线，不会整合到周围组织中，更容易调整。风险包括豁开或滑脱、肉芽肿形成、感染和复发率从 28%~69%[19-21]。材料的易碎性导致创伤后上睑下垂复发。由于它们相对容易放置和可逆转性，这些材料经常被用作临时措施。聚酯纤维网和 ePTFE 为纤维向内生长提供脚手架。虽然这一特性可能解释了与其他合成材料相比，上睑下垂矫正效果的持久和较低的复发率，但它也使调整或移除变得更加困难。据报道，感染或肉芽肿形成的概率高达 45%。将植入物浸泡在抗生素溶液中并仔细缝合伤口可能会降低这些风险[21, 22]。

（二）悬吊材料的放置

儿童患者通常比成人更能耐受睑裂闭合不全，特别是特发性面神经麻痹 Bell 征差的患者。因此，在具有正常角膜保护功能的儿童中，睑缘高度通常设置在上方角巩缘。对于发生暴露性角膜炎风险较高的患者，可以将睑缘高度设置在较低的水平。在这些患者中应该强烈考虑硅胶带，因为它无法与周围组织整合且弹性大，因此允许更大程度的被动眼睑闭合和可调节性。各种悬吊方式有被报道。

1. 双三角形

Crawford 最初建议将双三角形结构用于自体阔筋膜，但后来又被用于其他材料（图 65-2A）。由于睑板上有两个独立的环和三个固定点，这种技术可以很好地控制眼睑走行和长期稳定性，但它增加了体积，使术后调整变得困难。麻醉后，在上睑缘放置 4-0 丝线牵引。然后将涂有软膏的 Jaeger 睑板垫放在眼睑下面，以保护眼球。用 15 号刀片做 6 个皮肤切口，每个切口长 2～3mm。在外侧角巩缘、瞳孔、内侧角巩缘上方分别做 3 个眼睑皮肤切口，切口在睫毛上方 2～3mm，直达睑板。与之前的眉上切口一样，在眉毛内侧和外侧正上方做两个皮肤切口，深达骨膜。最后一个切口在额头上，位于两个眉部切口之间，位于眉中部上方 10～15mm 处。这个切口是通过额肌切开的，在切口上方用肌腱剪在额肌深处形成一个口袋。一根 Wright 针从眼睑内侧切口进入，从眼睑中央切口穿出。悬吊带的一端被穿进针中，然后针通过内侧的眼睑切口退回。然后，将空的 Wright 针从眉毛内侧切口于眶隔后方穿到内侧眼睑切口。一定要小心，不要让针头穿过眼睑全层。然后将悬吊带的内侧端穿入针中，针向上退回，使悬吊带从眉毛内侧切口外露出来。然后，将空的 Wright 针从眉毛内侧切口于眶隔后方穿到中央眼睑切口。悬吊带的中心端穿入针中，针向上退回，这样两个悬吊带现在都在眉毛内侧切口处外露。在外侧和中央的眼睑切口处重复相同的操作，第二条悬吊材料的两端在外侧眉部切口处

外露。每套悬吊带的尾部都会进行调整，以给睑缘施加适当的张力，使眼睑走行合适。然后，它们被绑在一起，形成以睑缘为基底的两个单独的三角形环。每个三角形都留一条悬吊带，然后用 Wright 针将两条悬吊带分别从内外侧眉上切口引到额部切口。两个悬吊带末端用一个方形结绑在一起，并用不可吸收的缝线（如 6-0 尼龙）固定。悬吊带末端修剪成 10mm 长，埋在前额切口上方额肌深处的口袋里。额部、眉部切口用 6-0 铬线皮下缝合，皮肤用 6-0 快吸收肠线闭合。一些外科医生倾向于将悬吊材料固定到睑板表面，方法是在内侧、中央和外侧的眼睑切口缝上一条缝线。如果使用单个长重睑切口而不是如上所述的较小切口来放置悬吊带的话，这也是必要的。

2. 菱形或五边形

菱形[23] 和五边形悬吊[24] 的构型被 Freidenwald 和 Fox 推广（图 65-2B）。这项技术的优点包括使用较少的移植物材料和更容易调整。因此，它非常适用于预计术后需要调整的情况，而且大多数情况下都是使用硅胶棒作为悬吊材料进行的。麻醉后，在上睑缘放置 4-0 丝线牵引线。然后将涂有软膏的 Jaeger 睑板垫放在眼睑下面，以保护眼球。用 15 号刀片做 5 个皮肤切口，每个切口 2～3mm 长（图 65-3A）。在睫毛上方 2～3mm 处做两个眼睑皮肤切口，向下至睑板前表面，其位置与内侧和外侧角巩缘一致。与之前的睫毛上切口一样，在内侧和外侧眉毛上方做了两个皮肤切口，一直延伸到骨膜。最后一个切口在额头上，位于两个眉部切口之间，位于眉中部上方 10～15mm 处。这个切口是通过额肌切开的，在切口上方用肌腱剪在额肌深处形成一个口袋。Wright 针从眉毛内侧切口于眶隔后方到眼睑内侧切口。一定要小心，不要让针头穿过眼睑全层。然后悬吊带的一端被穿进针中，针被向上退

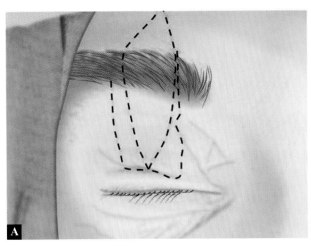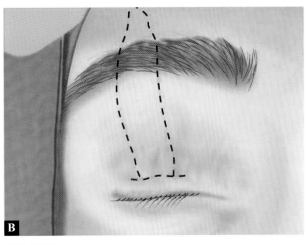

▲ 图 65-2 双三角形

A. 标记出 6 个皮肤切口的位置及 Crawford 双三角形构型中悬吊材料计划路线的皮肤标记；B. 标记出 5 个皮肤切口的位置和五边形构型中悬吊材料计划路线的皮肤标记

回，使悬吊带的末端从眉毛内侧切口外露出来。或者，可以使用已经连接了长针的硅胶棒来传递，而不是 Wright 针（图 65-3B）。空的 Wright 针用来穿过悬吊带的另一端，然后从内侧眼睑切口到外侧眼睑切口，全程贴着睑板前表面，然后与内侧一样的方式从外侧眼睑切口到达外侧眉毛切口（图 65-3C 和 D）。然后，将空的 Wright 针从额部切口到内侧眉部切口，然后将内侧悬吊带的末端从中央眉部切口引出（图 65-3E）。然后，悬吊带的外侧端以相同的方式穿过前额切口。

使用硅胶棒时，通过放置 Watzke 型硅胶套管将两个尾部固定（图 65-3F）。将尾巴朝同一方向穿过套管，可以更容易地将尾巴埋在前额切口上方的口袋里。然后调整悬吊带，使眼睑达到所需的高度，并通过 5-0 尼龙缝线穿过套管、绕着悬吊带的尾部将套管固定在适当的位置。当使用阔筋膜或网眼材料时，一旦达到所需的眼睑高度，就有必要将悬吊带尾部打结在一起或用不可吸收的缝线（如 5-0 尼龙）缝合。如果使用其他合成缝线材料，则两端打结在一起。悬吊带尾部修剪成 10mm 长，埋在前额切口上方额肌深处的口袋里（图 65-3G）。额部和眉部切口用皮下 6-0

铬线缝合，皮肤用 6-0 快速吸收肠线闭合（图 65-3H）。一些外科医生倾向于将悬吊材料固定到睑板表面，方法是在眼睑内侧和外侧切口各缝一针。如果使用单个长重睑切口而不是如上所述的较小的切口来放置悬吊带的话，这也是必要的。

3. 直接固定

Spoor 等描述了一种从睑板表面到额肌的广泛、直接的连接，没有闭合环，这项技术已经进行了修改并取得了相当的成功 [25, 26]。

五、手术原理

额肌悬吊在上睑缘的睑板和眉毛之间建立了联系。这种连接可以在提上睑肌肌力差的情况下，通过额肌来提升眼睑、使视轴清晰。

六、术后护理

手术后，眼睛和切口上涂上抗生素软膏。无论选择哪种材料和技术，在术后一段时间预计都会出现一定程度的睑裂闭合不全，必须进行积极的眼部润滑（图 65-4）。

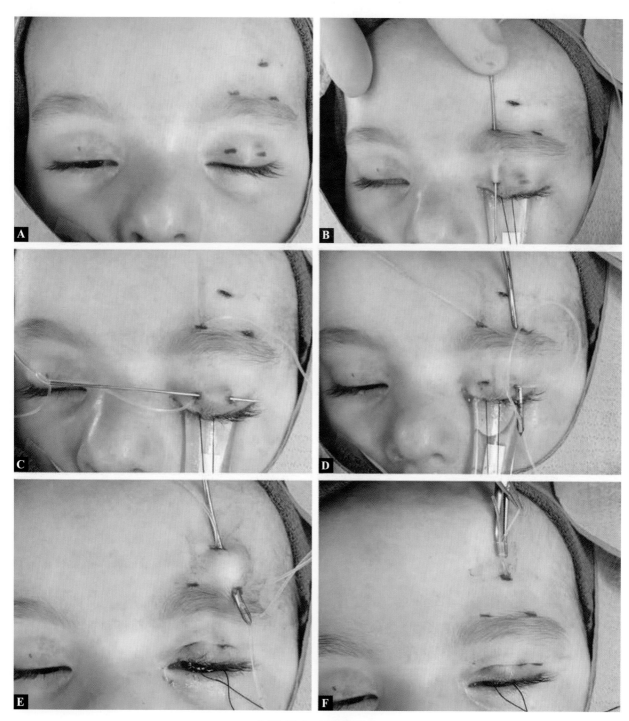

▲ 图 65-3　额肌悬吊术

A. 两个眼睑皮肤切口、两个眉部切口和一个额部切口的位置；B. 硅胶悬吊带从眉部内侧切口穿到内侧眼睑切口，而 Jaeger 睑板垫垫在眼睑下方保护眼球；C. 悬吊带从内侧眼睑切口到外侧眼睑切口，在睑板前面；D. Wright 针，用于将悬吊带从眼睑外侧传递到外侧眉部切口；E. Wright 针，用于将悬吊带从眉侧切口传递到额部切口；F. 将悬吊带两端从前额切口拉出后修剪，用 Watzke 硅胶套管稳固两端

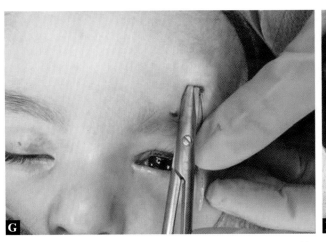
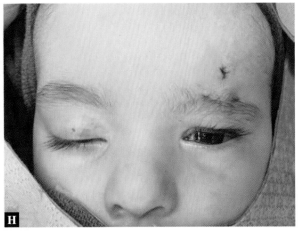

▲ 图 65-3（续）　额肌悬吊术

G. 从额部切口上方向上分离出一个额肌袋；H. 埋藏好悬吊带的末端后，所有切口用可吸收缝线缝合

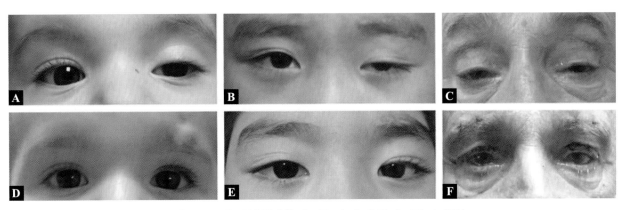

▲ 图 65-4　额肌悬吊术前（A 至 C）和术后（D 至 F）照片

七、特殊器械

Crawford 阔筋膜切取器：当切取自体阔筋膜时，如前所述，阔筋膜切取器可以通过小切口获得足够长度的组织。

Jaeger 睑板垫：用来保护眼球的睑板垫，在使用筋膜针时，应该涂上一层药膏，放在眼睛和眼睑之间。

Wright 针：筋膜针允许筋膜从皮下通过，也可以与不带针的合成材料一起使用。

八、并发症

- 疼痛。
- 感染。
- 出血。
- 肉芽肿形成。
- 悬吊带暴露。
- 角膜病变。
- 上睑下垂复发。

九、手术治疗选择中的地位

额肌悬吊术用于提上睑肌肌力差或无的上睑下垂患者。当儿童被怀疑弱视或发育迟缓时，应紧急考虑上睑下垂矫正手术。选择悬吊材料时必须谨慎，保护眼表功能差的患者需要适当欠矫。

参 考 文 献

[1] Scarpa A. Saggio di osservazioni e d'esperienze sulle principali malattie degli occhi. Pavia, Italy: Baldassare Comino Publisher; 1801.

[2] Hunt RT. On the treatment of ptosis by operation. London Med Gaz. 1831;7:361.

[3] Anderson RL, Baumgartner SA. Amblyopia in ptosis. Arch Ophthalmol. 1980;98:1068–9.

[4] Payr E. Plastik mittels freier faszientransplantation bei ptosis. Dtsch Med Wochenschr. 1909;35:822.

[5] Wright WW. The use of living sutures in the treatment of ptosis. Arch Ophthalmol. 1922;51:99–102.

[6] Jordan DR, Anderson RL. Obtaining fascia lata. Arch Ophthalmol. 1987;105:1139–40.

[7] Leibovitch I, Leibovitch L, Dray JP. Long-term results of frontalis suspension using autogenous fascia lata for congenital ptosis in children under 3 years of age. Am J Ophthalmol. 2003;136:866–71.

[8] Neuhaus RW, Shorr N. Use of temporal fascia and muscle as an autograft. Arch Ophthalmol. 1983;101:262–4.

[9] Telliog˜lu AT, Saray A, Ergin A. Frontalis sling operation with deep temporal fascial graft in blepharoptosis repair. Plast Reconstr Surg. 2002;109:243–8.

[10] Crawford JS. Repair of ptosis using frontalis muscle and fascia lata: a 20-year review. Ophthalmic Surg. 1977;8:31–40.

[11] Naugle TC, Jr, Fry CL, Sabatier RE, et al. High leg incision fascia lata harvesting. Ophthalmology. 1997;104:1480–8.

[12] Malhotra R, Selca D, Olver JM. Endoscopic harvesting of autogenous fascia lata. Ophthal Plast Reconstr Surg. 2007;23:372–5.

[13] Lam DS, Ng JS, Cheng GP, et al. Autogenous palmaris longus tendon as frontalis suspension material for ptosis correction in children. Am J Ophthalmol. 1998;126:109–15.

[14] Wilson ME, Johnson RW. Congenital ptosis. Long-term results of treatment using lyophilized fascia lata for frontalis suspensions. Ophthalmology. 1991;98:1234–7.

[15] Esmaeli B, Chung H, Pashby RC. Long-term results of frontalis suspension using irradiated, banked fascia lata. Ophthal Plast Reconstr Surg. 1998;14:159–63.

[16] Tillett CW, Tillett GM. Silicone sling in the correction of ptosis. Am J Ophthalmol. 1966;62:521–3.

[17] Carter SR, Meecham WJ, Seiff SR. Silicone frontalis slings for the correction of blepharoptosis: indications and efficacy. Ophthalmology. 1996;103:623–30.

[18] Hersh D, Martin FJ, Rowe N. Comparison of silastic and banked fascia lata in pediatric frontalis suspension. J Pediatr Ophthalmol Strabismus. 2006;43:212–8.

[19] Katowitz JA. Frontalis suspension in congenital ptosis using a polyfilament, cable-type suture. Arch Ophthalmol. 1979;97:1659–63.

[20] Wagner RS, Mauriello JA, Jr, Nelson LB, et al. Treatment of congenital ptosis with frontalis suspension: a comparison of suspensory materials. Ophthalmology. 1984;91:245–8.

[21] Wasserman BN, Sprunger DT, Helveston EM. Comparison of materials used in frontalis suspension. Arch Ophthalmol. 2001;119:687–91.

[22] Mehta P, Patel P, Olver JM. Functional results and complications of Mersilene mesh use for frontalis suspension ptosis surgery. Br J Ophthalmol. 2004;88:361–4.

[23] Friedenwald JS, Guyton JS. A simple ptosis operation; utilization of the frontalis by means of a single rhomboidshaped suture. Am J Ophthalmol. 1948;31:411–4.

[24] Fox SA. A new frontalis skin sling for ptosis. Am J Ophthalmol. 1968;65:359–62.

[25] Spoor TC, Kwitko GM. Blepharoptosis repair by fascia lata suspension with direct tarsal and frontalis fixation. Am J Ophthalmol. 1990;109:314–7.

[26] DeMartelaere SL, Blaydon SM, Cruz AA, et al. Broad fascia fixation enhances frontalis suspension. Ophthal Plast Reconstr Surg. 2007;23:279–84.

第66章 眼睑成形术
Blepharoplasty

Shubhra Goel Cat Nguyen Burkat 著

任 慧 译

一、概述

随着年龄的增长，眼眶周围组织会发生组织病理学变化，导致组织弹性、张力下降和体积减小。在眼睑区域，这可能会表现为眼睑下垂，导致看上去外表疲惫，甚至视物模糊。眼睑成形术是最受欢迎的眼睑和面部年轻化整容手术之一。

眼睑成形术，无论是出于美观还是出于功能的目的，都是通过去除上睑或下睑多余的眼睑皮肤、多余的疝出的眼眶脂肪和肥大的眼轮匝肌来完成的。美容眼睑成形术的首要目标是恢复年轻而自然的眼睛。对于那些因医疗需要而行眼睑成形术的人来说，扩大上方视野和周边视野是他们的首要目标。

二、适应证

- 皮肤松弛［皮肤和（或）脂肪］导致视物模糊及上睑沉重（图 66-1）。
- 皮肤松弛［皮肤和（或）脂肪］，因年龄相关的变化，希望通过整形改善眼睑外观。
- 改善眼睑对称性。
- 改善眼睑走行及重睑的深度，如亚裔的眼睑。

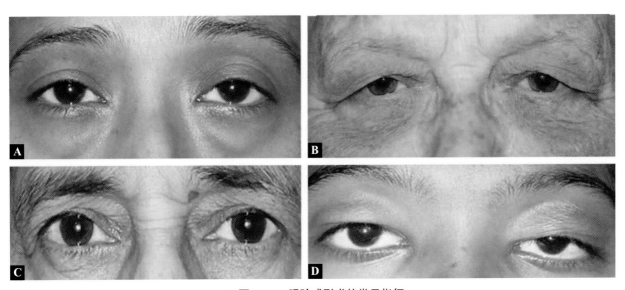

▲ 图 66-1 眼睑成形术的常见指征

- 下睑皮肤松弛（皮肤及／或脂肪）导致眼袋形成。

三、禁忌证

- 上睑或下睑皮肤前层缩短（继发于以前的手术、烧伤、激光或创伤）。
- 严重的干眼（图 66-2）。
- 严重的沟区畸形（创伤后、衰老、以前的手术）。
- 瘢痕性睑内翻或外翻。
- 下睑退缩。
- 不能因手术而停止的抗凝治疗。
- 不切实际的期望。

四、手术方法

（一）上睑成形术

1. 术前评估

- 除了常规的全身和眼科检查外，详细的眼周和面部评估也是必要的（图 66-3）。干眼症患者应测量泪河的高度或进行

Schirmer 试验。应该评估角膜是否有干眼的迹象，如点状角膜病变、瘢痕形成，也应该评估是否有睑裂闭合不全或角膜知觉减退。对于亚裔患者，应该记录内眦赘皮的存在，以及期望的重睑走行、高度和深度。与患者一起评估患者年轻时的照片也有帮助，这样更容易理解患者的期望值及该期望值是否合理。

- 眉毛的位置：眉毛和眼睑应该被认为是一个整体才能达到最佳效果。男性的眉毛通常在眶上缘的水平，走行平坦，而女性的眉毛通常比眶上缘高得多，呈尖顶或拱形。同样的，患者的旧照片可以更容易了解到其眉毛的自然走行。衰老首先会导致明显的外侧眉下垂和外侧皮肤堆积，因为外侧眉部软组织上附着的额肌肌纤维不足。严重的眉下垂会给人一种皮肤松弛的假象，这类患者应该通过提眉术而不是眼睑成形术来解决，因为这会进一步将眉毛向下拉入眼眶区（图 66-4）。如果皮肤松弛确实存在且合并眉下垂，可以通过相同或不同的切口进行联合提眉和眼睑成形术。

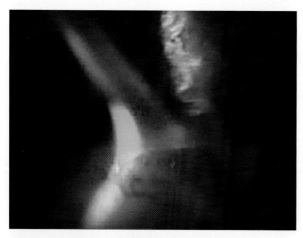

▲ 图 66-2　眼睑成形术的相对禁忌证

裂隙灯下测量半月皱襞处泪河高度＜0.2mm 提示可能存在干眼

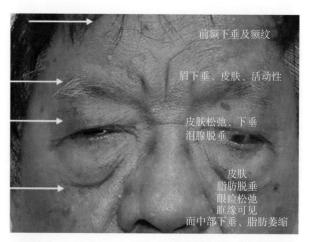

前额下垂及额纹

眉下垂、皮肤、活动性

皮肤松弛、下垂
泪腺脱垂

皮肤
脂肪脱垂
眼睑松弛
眶缘可见
面中部下垂、脂肪萎缩

▲ 图 66-3　术前评估，评估拟接收眼睑成形术患者的面部参数

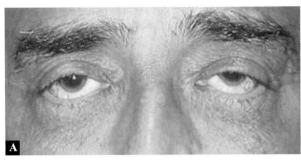
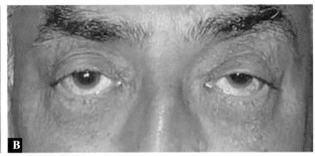

▲ 图 66-4 眉毛的位置及其与上睑皮肤的关系

男性，60 岁，双侧眉毛下垂，退行性上睑下垂，假性皮肤松弛

- 上睑皮肤：对上眼睑皮肤的评估是非常重要的，分别从内侧、中央、外侧测量从睫毛线到眉毛的距离（图 66-5）。应保留约 20mm 的上眼睑，以保证眼睑的正常功能和闭合。然而，每一次手术都应该根据患者的不同情况而定，有些患者的眼眶可能较小，只需要 16～18mm 的上眼睑皮肤[1-6]。首先应该采取保守的方法，术中可以要求患者睁眼和闭眼，评估是否可以安全地切除更多的皮肤，以获得更令人满意的结果。同样重要的是要注意皮肤的厚度、质地和弹性，因为可能需要告知患者，剩余皮肤的质地可能需要辅助程序，如化学换肤或激光磨皮来改善整体外观。在评估皮肤去除时，性别因素也很重要，因为男性激进地去除皮肤可能会导致外观女性化，反之，保留稍微多一点的皮肤将创造出男性典型的更自然的丰满和皮肤褶皱。保守地切除眼眶脂肪也可以最大限度地减少术后凹陷和眶上沟的出现。

- 眼睑的高度：双眼都需要记录睑缘到角膜反光点的距离。在一些患者中，实际的睑缘位置良好，只是表面有多余的悬垂皮肤，因此只需要行眼睑成形术。在其他患者中，睑缘明显接近瞳孔，而不是下垂的皮肤接近瞳孔造成功能性障碍。因此，无

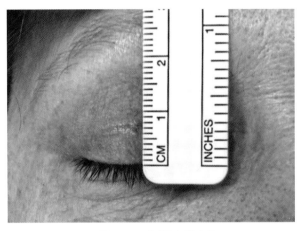

▲ 图 66-5 测量上睑皮肤

测量双侧重睑的高度。上眼睑皮肤的量是从眼睑边缘薄的眼睑皮肤到较厚的眉毛皮肤的交界处来测量的。这个交界处通常位于眉毛下方，被认为是皮肤厚度和颜色的过渡，颜色比眉毛皮肤浅

论是通过内入路还是外入路，上睑下垂矫正术都应该与眼睑成形术相结合。

- 眼睑的走行：理想情况下，眼睑应该有一个正的眼角倾斜，这样外眼角大约比内眼角高 2mm。外眼角也应该表现为尖锐的杏仁角，而老化的眼睑可能有一个圆形且变小的外眼角。

- 重睑：大多数女性的重睑线应该在睫毛线以上 9～12mm。而男性的重睑线则较低，一般在睫毛线上方 7～9mm 处。在亚裔患者中，重睑有时不太清晰且更低，在睫毛上方 4～6mm 处。如果有多个重睑线，可以选择最突出的折痕，保持两个上睑之间

的重睑水平对称。多余的重睑可以在眼睑成形术中切除[1-6]。

- 眶脂：上眼睑内眼眶脂肪脱出的程度应予以注意，并可按 1+～4+ 分级。内侧脂肪垫分级超过 2+ 的时候通常需要予以切除，因为它会显老。中央提上睑肌腱膜前脂肪垫需减少切除以维持自然的年轻饱满的外观。眼睑外侧的过分饱满可能继发于泪腺脱垂，需要在手术中将脱垂的泪腺重新悬吊到上眶缘下方（图 66-6）。

2. 手术技巧

- 根据性别、种族、重睑线的自然位置及考虑到双侧对称的原则，用手术记号笔及量尺标记出新月形的上睑成形术的切口（图 66-7）[1-6]。双侧上睑从上方皮肤切口到眉毛都需要保留 18～20mm 的皮肤。眼睑皮肤过渡到眉毛皮肤表现为皮肤变厚、

肤色变浅、毛孔增加，有时候眉毛皮肤的位置比眉毛下缘要低，在经常修剪眉毛的女性中尤其明显。

- 避免将皮肤切口向内超过上泪小点，向外侧到达更后的颞侧皮肤，这样可以防止皮肤形成一个厚边。同样，外侧皮肤切口不能超过或到达外眦角以下。

- 夹捏拟切除的皮肤可以帮助判断剩余皮肤的富足程度。假如夹捏后出现睫毛或睑缘的翻转或垂直向皮肤过紧，提示切除的皮肤过多。

- 眉下垂可以通过将外侧眉毛抬到理想的上眶缘的高度然后用尺子测量它移动的距离。手术中需要同时纠正眉下垂以防术后出现外侧皮肤松弛的情况。

- 双侧上睑局部用 2% 的利多卡因加 1:100 000 单位肾上腺素等体积混合 0.5% 布比卡因来进行麻醉。

- 患者面部进行常规消毒铺巾。

- 双侧眼表涂上眼膏后用角膜保护器盖住。

- 15 号刀片、CO_2 激光或者单极电刀头沿着先前的标记切开皮肤。对于容易出现瘢痕增生或色素增生的患者，如颜色深的皮肤，15 号刀片可以作为首选以减少组织损伤。

- 通常将皮肤和眼轮匝肌一起去除，假如担心术后眼睑闭合功能差可以只去除皮肤。此类患者包括特发性面神经麻痹史、干眼、泪膜不稳定或角膜暴露征象或者是没有明显的眼睑闭合不全但自动眨眼减慢的老年人。

- 假如术前存在明显的眶脂肪脱出，可以将眶隔切开以分离其下方的腱膜前脂肪垫。脂肪垫与下方提上睑肌复合体之间的

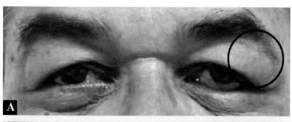
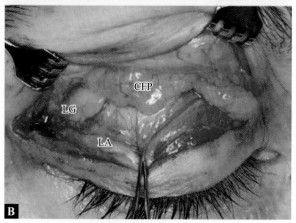

▲ 图 66-6　眼眶脂肪评估及其与泪腺的关系

A. 继发于泪腺脱垂的双侧上睑皮肤松弛伴外侧饱满；B. 解剖显示上睑内侧和中央脂肪垫（CFP）、外侧泪腺（LG）脱垂，以及下方的提上睑肌腱膜（LA）

细小联系需要用单极电刀仔细分离。根据术前脂肪脱出的程度需要进行脂肪垫切除时，脂肪需要用血管钳或镊子夹住进行保守的切除，切除的残端需进行烧灼止血后才能放开，以避免眶内出血。在切除和烧灼之前需要明确没有夹住重要的结构，如提上睑肌腱膜或肌肉。内侧脂肪垫呈淡黄白色、奶油状外观，而中央脂肪垫呈深黄色。

● 内侧脂肪垫仔细分离后进行热雕刻或切除，注意在将脂肪残端放回眼眶前需仔细止血。

● 上睑外侧饱满和下垂提示泪腺异常，因为解剖学上上睑外侧没有脂肪垫。泪腺呈现典型的粉红色、多叶状外观。在手术中未能认识到这一点可能会导致意外的泪腺切除，并可能导致术后出血或慢性干眼。另一方面，如果不矫正则可能会导致眼睑不对称、持续的外侧丰满，以及影响外观。

如果术前评估显示存在轻中度脂肪突出，脂肪垫通常可以被热雕刻，使用Ellman圆形球尖或单极Colorado尖端（横向平放），在完整的眶隔上扫一扫。这种手术入路减少了眼眶出血的发生或损伤眼睑后层结构的风险，并且需要的手术时间要短得多。但是，由于可能会发生眼睑退缩，

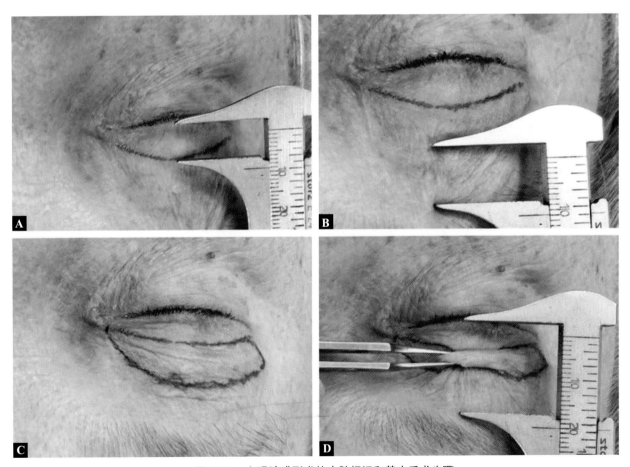

▲ 图66-7　上眼睑成形术的皮肤标记和基本手术步骤

A. 在皮肤上作标记以行上眼睑成形术，此为外科医生的视角，首先测量重睑，双侧对称；B. 从18～20mm减去重睑高度，其余部分从眼睑交界处到眉部皮肤测量；C. 用于眼睑成形的典型上眼睑皮肤标记；D. 上下标记线之间的皮肤挤夹测试证实，上眼睑皮肤保持18～20mm来保证正常闭合。测试时如果皮肤垂直向收紧或眼睑边缘外翻，表明皮肤去除过多

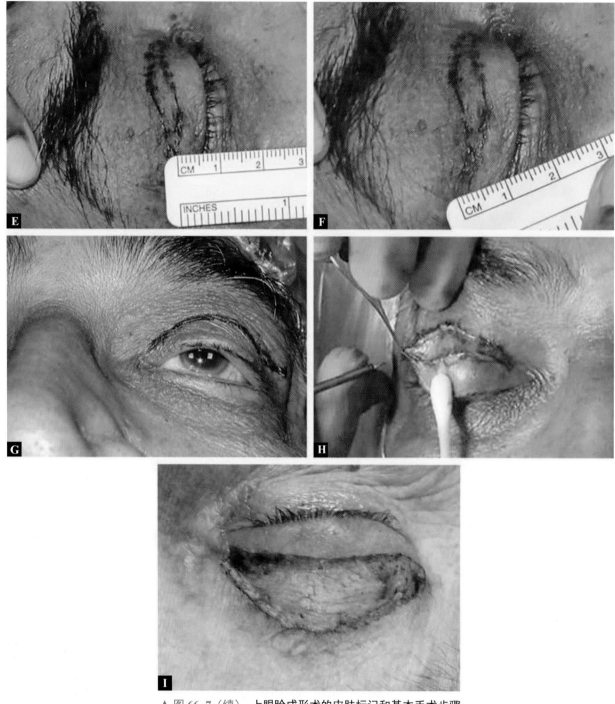

▲ 图 66-7（续） 上眼睑成形术的皮肤标记和基本手术步骤

E. 外侧皮肤标记和重睑线应略向下垂，其高度在外眦上方约 5mm 处，注意两侧对称；F. 如果合并眉下垂，可将外侧切口延伸与鱼尾纹混合在一起，使其距离外眦角约 10mm，可用于改善外侧皮肤的堆积；G. 内侧皮肤标记通常不应超过上泪小点，以避免出现厚边；H. 助手可以使用棉尖或镊子提供反作用力，以将皮肤边缘从切口上分开。这样可以最大限度地减少在眼睑成形术皮瓣移除过程中对皮肤边缘的热损伤，从而实现最佳愈合，减少瘢痕；I. 外科医生的视角，去除皮肤或肌皮瓣后，眶隔尚未打开，因此提上睑肌及其腱膜完好无损

因此应注意避免对眶隔进行过分的热灼伤。

用 7-0 薇乔埋线间断缝合眼轮匝肌层，再用 6-0 快速可吸收肠线连续或间断关闭皮肤切口。或者，尽管患者通常喜欢可吸收的缝线，但也可以使用不可吸收的 Prolene 或尼龙缝线来闭合切口，从理论上可以减少瘢痕增生。可吸收缝线也减少在诊室花费的时间且不会影响切口最终的外观，也使术后随访的时间更加弹性化。切口的闭合是从内侧到外侧进行的，因为如果存在任何猫耳朵畸形，都可以在外侧更好地处理（图 66-8）。

（二）下睑成形术

1. 术前评估

一般来说，下眼睑成形术的目的是消除多余的皮肤，平滑其下的肌肉，收紧支撑结构，塑造或重新布局下眶区，以融合眶缘区下眼睑和面颊之间的过渡（图 66-3）。除了在上眼睑成形术部分讨论的检查之外，其他需要评估的方面如下。

- 皮肤：有必要记录皱纹的数量、深度和位置。皮肤的肿胀程度、质地、色调及色泽差异，都应该考虑在内。眼睑花边或慢性眼睑水肿的存在表明可能有慢性炎症，并

可能在术后持续存在（图 66-9）。皮肤松弛的程度可以通过要求患者向上看或张开嘴来评估。这会使下眼睑皮肤处于拉伸状态，下睑任何多余的皮肤都可以被切除，而术后瘢痕性退缩或外翻的风险较小。

- 眼睑的位置：下睑缘应该在下方角巩缘或者在下方角巩缘下 1mm。需要记录术前存在任何下睑退缩，此时需要考虑进行外眦角拉紧，并在眶缘骨膜处进行缝合稳固睑板。

- 眼睑松弛：下睑回跳和牵拉试验有助于确定水平松弛的程度。平均而言，将下睑轻轻地拉开眼球，眼睑移位 4~5mm 是正常

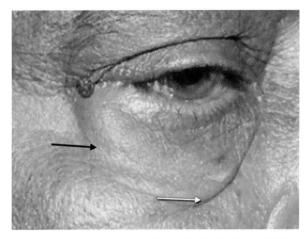

▲ 图 66-9 下睑花边（白箭）和外侧脂肪脱垂（黑箭）

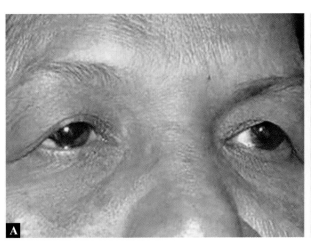

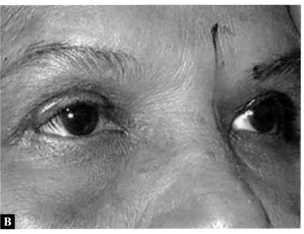

▲ 图 66-8 45 岁女性因为外侧皮肤下垂导致外侧视野受损后做了眼睑成形术。术后，患者上睑外侧皮肤堆积的情况和颞侧视野都得到了改善

的（图 66-10）。同样，如果下拉下睑后迅速松开，睑缘没有迅速回到眼表，这可能意味着松弛，应该在眼睑成形术中进行水平收紧手术。

● 脂肪脱垂或缺乏：在直立位需要关注下睑三个脂肪垫的位置和突出的量。如果患者仰卧，脂肪可能会回落，脂肪突起的程度就很难看到。脱出的眼眶脂肪也可以通过寻找下眼睑的饱满区域来发现，这些区域随着患者抬头而变得更加突出（图 66-11 和图 66-12）。过多的脂肪脱出可能需要去除。如果脂肪脱出适中而泪沟凹陷，那么应该考虑调整脂肪的位置，而不是去除脂肪，以缓和眼睑和脸颊的分界。术前应与患者讨论脂肪缺乏的问题，因为如果不同时增加下睑和眼眶沟的容积，结果将是次优的。如果有明显的外侧脂肪下垂，这部分脂肪需要先被去除，因为一旦其他脂肪垫先被处理好，外侧脂肪通常会缩回到眶缘后方，这会使再要找到它变得更加困难[1-4]。

● 其他考虑：彻底评估还应注意眦角的形状和位置，以及眼轮匝肌肥大或皱褶、下

方巩膜暴露和眼睑退缩、面部下垂、泪沟畸形、甲状腺相关突眼和眼眶负向量的存在。

2. 手术方法

下睑成形术包括几个方法。

● 经皮方法。

  ➢ 术前在直立位做好手术标记。嘱患者向上看来评估脂肪垫的情况（图 66-13）。

  ➢ 在局部麻醉渗透后（与上眼睑成形术相同），放置角膜保护罩，面部进行常规消毒铺巾。

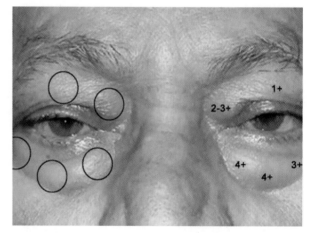

▲ 图 66-11　存在上下睑皮肤松弛和脂肪脱出的患者。圆圈标记出上睑（内侧和中央）和下睑（内侧、中央和外侧）脂肪垫的位置。左眼标记出脂肪垫脱出的分级

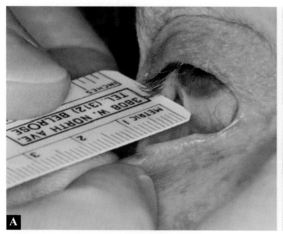
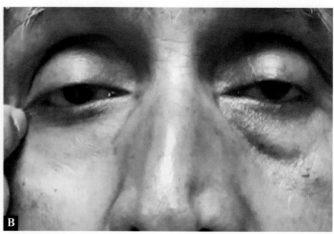

▲ 图 66-10　检测眼睑松弛程度
A. 下睑牵拉试验来定量下睑松弛的程度；B. 捏紧下睑皮肤来评估皮肤松弛程度和张力

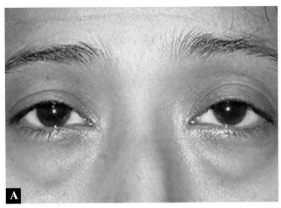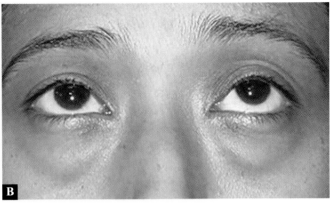

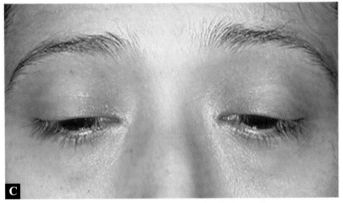

▲ 图 66-12 双下睑脂肪脱垂而没有明显皮肤松弛的年轻患者

请注意眼眶脂肪垫在上视时明显，而在平视或下视时不那么明显，而眼睑花边在不同眼位并没有变化

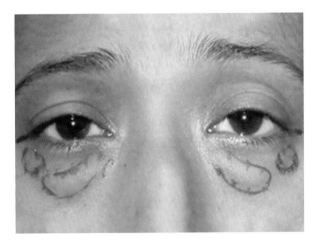

▲ 图 66-13 经皮下睑成形的手术步骤

术前在直立位标记出患者关心的部位

➢ 在睫毛下方 1～2mm 处做皮肤切口，轻轻向外弯曲 1cm 到达鱼尾纹。

➢ 分离出皮肤，带或不带眼轮匝肌。

➢ 严格止血很重要，要注意保护睫毛毛囊。减少睫毛下切口的灼伤以较少的瘢痕和睫毛损失。

➢ 在眶脂脱出明显的位置打开眶隔，分离出脂肪，将其从多层眶隔中游离出来，在基底部电凝然后用剪刀或单极电刀切除。脂肪团也可以重新分布，尤其是在中央或者内侧，为了给凹陷明显泪沟增加容积。

➢ 应避免过度解剖和操作眶隔，因为这可能容易导致中层瘢痕形成和眼睑退缩等并发症。

➢ 如果术前存在任何程度的下睑松弛，应进行外侧睑板固定术或外侧睑板条手术，以避免术后退缩和外翻。这可以结合用 4-0 或 5-0 缝线将眼眶外侧轮匝肌和（或）眼轮匝肌下脂肪层再悬吊到眼眶外侧缘的骨膜上。

➤ 多余的下睑皮肤和眼轮匝肌被重新分布并仔细切除。可以要求患者张开嘴来检查下眼睑皮肤是否有垂直条纹或眼睑向下移动，这表明皮肤切除过多了。一小条皮肤和睑板前轮匝肌切除对存在轻中度组织松弛的患者来说就可能足够了（图 66-14）。过分切除眼轮匝肌可能会导致眼睑边缘不稳定、外翻、眼睑闭合功能减弱或泪液泵功能下降。

➤ 外侧皮肤切除通常是向下倾斜的，应该与自然放松的皮肤皱纹融合在一起。

➤ 在眼轮匝肌明显增厚或明显的动态皱纹的情况下，可以保守地切除外侧眼轮匝肌，然后将其重新分布并固定在眶缘外侧的上颌骨上，以进一步平滑眼睑走行，同时也为眼睑提供额外的水平支撑。

➤ 睫毛下切口用 6-0 快速可吸收肠线、尼龙线或聚丙烯线连续或皮下间断缝合。

● 经结膜入路（图 66-15）。

➤ 初始标记、麻醉和铺巾步骤与上述经皮入路眼睑成形术相似。

➤ 这项技术是脂肪突出但没有明显皮肤松弛的患者的理想选择。或者，可以如上所述地进行经皮切开和多余皮肤切除，然后通过后入路进行脂肪切除。

➤ Desmarres 拉钩用来翻转下眼睑，Jaeger 睑板垫用来保护眼球，并提供温和的后方压力，使脂肪垫向前向结膜脱出。

➤ 内侧、中央和外侧三个下睑脂肪垫中的每一个都是通过结膜上一个 3～4mm 的小切口分离的。通过小切口，脂肪垫可以以最小的张力向前拉。可以感觉到细小的眶隔附着物，因此，脂肪垫的底部应该沿 360° 全周游离出来。一旦眶隔附着物完全被释放，通常可以看到更多的眼眶脂肪被脱出。这种完全释放脂肪垫底部的技术在进行脂肪重分布时特别重要，因为眶隔附件的不完全释放可能会导致隔层内的眼睑退缩或异常瘢痕。

➤ 如果愿意，脂肪垫可以在切除前夹紧。在松解前应控制和烧灼切除脂肪的残端，以避免眼眶出血。在使用电灼的任

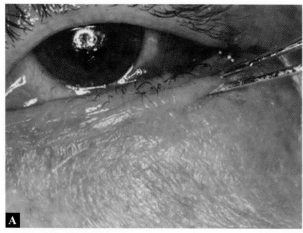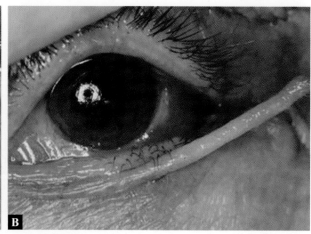

▲ 图 66-14　经皮入路下睑成形术的手术方法

该患者下睑皮肤松弛不明显，可切除一小条（用镊子或者止血钳夹起）睫毛下的皮肤。这样可以减少对眼轮匝肌和眶隔平面的分离，从而减少术后退缩或外翻的风险

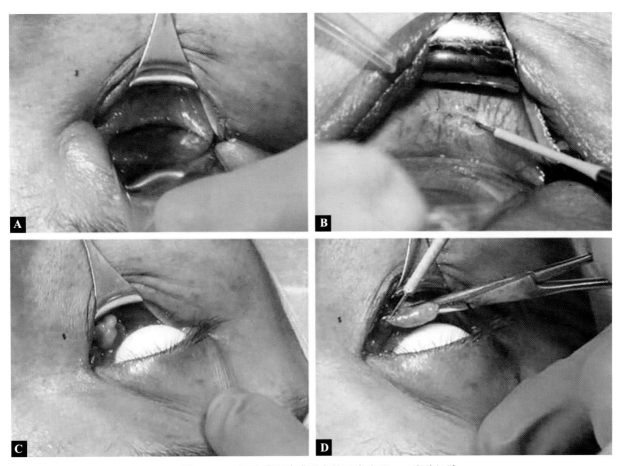

▲ 图 66-15　经结膜下睑成形术的手术步骤——脂肪切除

A. Desmarres 牵开器向下拉下眼睑，而 Jaeger 睑板垫保护眼球；B. 可以在睑板下方做 3mm 的小切口，以接近各个脂肪垫；C. 将眼球轻轻向后压有助于将脂肪垫向前突出通过切口；D. 用止血钳夹住脂肪，并烧灼切除脂肪，或根据需要将脂肪重新定位在眶缘上方（如有显示）

何时候都应尽量减少氧气，以避免产生火花。

➢ 脂肪永远不能在眶缘后方剥离。

➢ 外侧脂肪经常矫正不足，因此应该小心处理。

➢ 去除中央脂肪垫时，需要小心不要烧灼或损伤下斜肌。

● 联合方法：如前所述，眼眶脂肪可以通过经结膜入路去除，而皮肤和轮匝肌复合体通过经皮入路解决。这在理论上避免了眶隔平面的剥离，因此可以减少术后眼睑错位（图 66-16）。或者，轻微的皮肤松弛可以通过激光手术而不是皮肤切除来解决。

● 面中部辅助提升术：对于面中部或面部下沉的患者，最好将眼轮匝肌下脂肪或浅肌腱膜系统提升到眶缘外侧的骨膜上。颧眶韧带通常从眼眶下缘松开，以充分游离组织。面中部提升联合下睑成形术减轻了面中部的机械重量，这个重量可能会导致手术后的退缩和（或）外翻。同时，它提供了恢复颧弓和眼眶下缘容积的好处，从而最大限度地减少了泪沟畸形。

五、并发症

● 伴或不伴有视力丧失的球后出血。

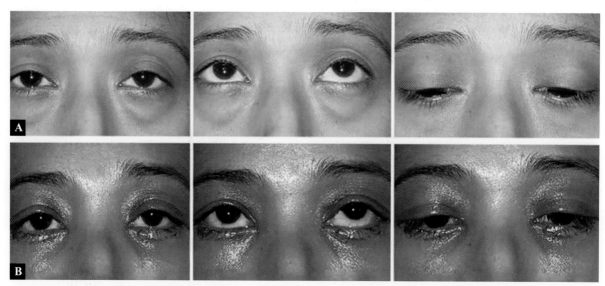

▲ 图 66-16　经结膜和皮肤入路联合眼睑成形术后 2 天的照片显示下眼睑袋的改善

- 感染。
- 不对称。
- 未完全切除多余组织，需要额外手术。
- 瘢痕增生或瘢痕充血。
- 皮肤切除过多导致睑裂闭合不全（一过性或永久性），瘢痕性上睑外翻，网状结构形成（切口太靠内侧）。
- 眼睑下垂（提上睑肌损伤）。
- 复视（上斜肌或下斜肌损伤）。
- 凹陷外观（过度去除脂肪）。
- 粟粒疹、缝线肉芽肿。

六、术后护理

- 至少 1 周内应避免剧烈活动、弯腰或举重。
- 有必要睡两个枕头（头部抬高约 45°）1 周。
- 手术后应立即开始冷敷，用浸泡在一碗冰水或一袋冷冻豌豆上的毛巾覆盖在湿纱布上。在最初的 48h 内，应尽可能在清醒状态下连续使用冷敷。
- 如果需要，手术区域应用温水和干净的棉签轻轻清洁。

- 应避免摩擦眼睑区域、额头或面部，以防止切口开裂。
- 应经常使用局部润滑眼药水，以防止干眼问题。
- 术后前几天不要为了镇痛而使用阿司匹林或布洛芬。
- 瘀血通常会在 2 周内吸收。
- 1 周后可恢复正常活动。
- 眼睑周围应避免化妆至少 1 周，之后可以使用淡妆，但应用温和的清洁剂小心移除，以避免切口开裂。
- 隐形眼镜可以在术后 1～2 周佩戴，在放置或取出镜片时要注意避免牵拉眼睑的手术区。

七、结论

上睑和下睑成形术对外科医生和患者来说都可以取得令人满意的结果。重要的是，要在术前确定患者的期望值，并确定可能导致术后并发症的预先存在的情况。细致、个体化的手术方法，结合适当的术后护理，可以取得很好的效果。

经验与教训

- 上睑成形术

  - 皮肤标记是在局部麻醉渗透之前用尖端细小的标记笔标记。因为麻药注射会扭曲眼皮组织。

  - 仔细比较两侧的重睑有助于术后的对称。

  - 合并问题的发现，如提上睑肌断裂、泪腺下垂和眉下垂，应同时处理，以达到最佳效果。

  - 在标记皮瓣时，要牢记性别和种族差异，这一点很重要。

  - 男性的眉毛通常沿着眶上缘更平、更低。

  - 在亚裔患者中，皮肤内侧标记应该与内眦赘皮混合在一起。重睑高度（4～5mm）更加自然的，以避免眼睑外观西方化（图 66-17）。

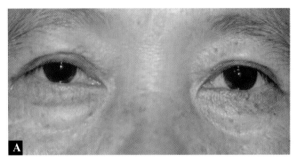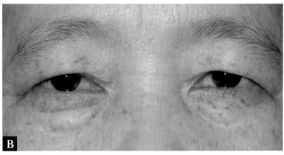

▲ 图 66-17　亚裔患者进行上睑成形术的术后和术前照片，需要注意维持一个窄的重睑

  - 亚裔人的眼睑应该避免过度切除眼眶脂肪垫，因为与大多数亚裔的整个眼睑沟自然丰满，眶上沟太深显得不自然。

  - 上眼睑皮肤的长度应该在 18～20mm，以避免术后睑裂闭合不全。

  - 内侧皮肤的切除应该偏保守，以避免出现网状改变和外翻。如果有必要，应该切除 Burow 三角，以解决内侧皮肤过度松弛的问题。

  - 如果合并眉毛下垂，可以从外侧另外切除 2～3mm 的皮肤。

  - 上方皮瓣切口的仔细标记应从眼睑到眉部皮肤的过渡处开始。过渡到眉毛的皮肤通常被认为是更厚、颜色更浅、毛孔更多，它可能比眉毛的下缘更低，特别是在女性，因为拔眉毛使其更低。

  - 如果皮肤挤压导致垂直条纹、上眼睑紧绷和（或）眼睑边缘和睫毛外翻，那么说明皮肤切除太多了。

  - 内侧皮肤标记不应延伸超过上泪小点，以避免出现网状改变。

  - 外侧皮肤标记不应延伸到较厚的颞部皮肤或低于眶外侧嵴。

  - 男性去除过多的皮肤和脂肪可能会导致凹陷、女性化的外表。稍微保留更多的皮肤会创造出更自然的皮肤褶皱和丰满感，这是男性的典型特征。

- 应避免猛烈拉扯或烧灼内侧脂肪，因为可能会导致滑车和上斜肌腱的永久性损伤。

- 禁止关闭眶隔。

- 下睑成形术

  - 去除眼眶脂肪时要保守，这一点很重要。在眶下缘脂肪重新分布往往比切除大量脂肪更可取。

  - 细致的止血至关重要。遵循钳夹，切割和烧灼技术是一个好方法。

  - 过多的外侧皮肤切除会导致外眦角扭曲、变圆和外翻，称为"外眦角综合征"。

  - 总是要重建一个锐利的外眦角，以避免外眦变圆或形成网状结构。

  - 在经结膜手术中，切口应位于下睑板下方4~5mm，即下睑缩肌与眶隔的下方融合点。切口太靠近睑板可能会有外周动脉弓的危险，但切口也该高于眼眶脂肪的水平，这样分离就会穿过联合筋膜，进入眼轮匝肌和皮肤，而不是脂肪团。

  - 在可能的情况下，首选经结膜入路，因为它可以减少下睑退缩、巩膜露白和术后眼睑外翻。如果有多余的皮肤，可以通过睫毛下入路或通过更保守的皮肤挤压来去除，这种方法仅仅去除皮肤而不带肌肉。对于某些特定患者可以进行激光皮肤操作而非手术，从而可以收紧轻微松弛的皮肤，改善皮肤的质地和颜色。

  - 内侧脂肪垫和中央脂肪垫之间的下斜肌应该始终保持不受干扰。

参考文献

[1] Spinelli HM. Atlas of aesthetic eyelid and periocular surgery. New York: Elsevier; 2004;Ch. 4:58–70.

[2] Spinelli HM. Atlas of aesthetic eyelid and periocular surgery. New York: Elsevier; 2004;Ch. 5:72–89.

[3] Hartstein ME, Holds JB, Massry GG. Pearls and pitfalls in cosmetic oculoplastic surgery. Berlin, Heidelberg: Springer; 2008;Part III:41–84.

[4] Hartstein ME, Holds JB, Massry GG. Pearls and pitfalls in cosmetic oculoplastic surgery. Berlin, Heidelberg: Springer; 2008;Part IV:129–50.

[5] Massry GG, Murphy MR, Azizzadeh B. Master Techniques in Blepharoplasty and Periorbital Rejuvenation. Springer– Verlag New York Inc. 2012;87–9.

[6] Massry GG, Murphy MR, Azizzadeh B. Master Techniques in Blepharoplasty and Periorbital Rejuvenation. Springer– Verlag New York Inc. 2012;159–73.

第67章 眉修复
Brow Repair

Shubhra Goel　Cat Nguyen Burkat　著

任　慧　译

一、概述

眉毛在脸部的功能和审美上都起着重要的作用。眉修复是眉下垂治疗的总称。眉下垂是指眉毛和（或）前额下垂，主要由与年龄相关的肌肉、皮肤和前额软组织退化引起。

重力和容积的损失进一步促成了这些变化。眉下垂还会导致眼睑上出现多余的悬垂皮肤。眉下垂和继发性眼睑皮肤松弛不仅会导致一种疲惫、悲伤或愤怒的表情，还会妨碍视野。

二、适应证

- 眉下垂导致继发性皮肤松弛和视野受限（图 67–1）。
- 眉下垂并伴有明显的上睑皮肤松弛。
- 颞侧眉下垂导致外侧皮肤堆积在睑缘，同时缩小了视野。
- 因瘢痕形成眉下垂（图 67–2）。
- 因面神经麻痹、重症肌无力、强直性肌营养不良、眼咽营养不良及慢性进行性眼外肌麻痹导致额肌瘫痪或无力。

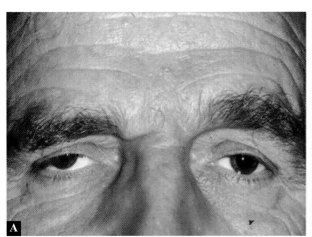
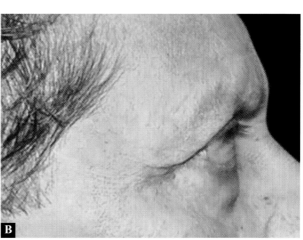

▲ 图 67–1　眉修复的功能适应证

A. 1 名 60 岁男子患有不对称性右侧眉下垂，导致机械性上睑下垂和视野障碍；B. 1 名 40 岁男子，其眉下垂至低于上眶缘，导致假性皮肤松弛

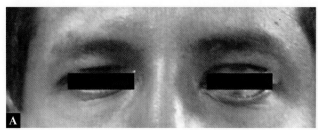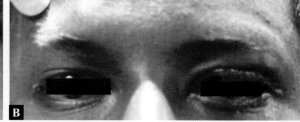

▲ 图 67-2　眉修复的功能适应证

A. 1 名 25 岁男子，表现为左眼睑退缩，右眉下垂和假性皮肤松弛进一步导致不对称性；B. 不对称性通过左上睑退缩矫正和模拟右眉提升来改善

● 眼轮匝肌的不自主收缩，在眼睑痉挛和面部肌张力障碍时把眉毛往下拉。

（一）解剖考量

眉毛在面部表情中扮演着重要的角色，它们的位置取决于升眉肌和降眉肌的相互作用。额肌是唯一一个抬升眉毛的肌肉，而降眉肌包括眉间肌复合体（皱眉肌、降眉间肌和降眉肌）和眼轮匝肌的眼眶部分（图 67-3）。

（二）局部地形学

眉头位于眶上内侧崚，眉体随着眶上骨缘，眉尾覆盖额骨外侧角突并延伸至颧额缝[1-4]。

理想的女性眉毛位于眶上缘上方约 1cm，眉毛最高处位于外眼角。相反，男性的眉毛通常更平坦更低，沿着眶上缘走行（图 67-4）。在术前评估中，眉毛高度和走行的正常变异及种族差异应始终考虑在内（图 67-5）。

三、评估

眉毛和上睑在上面部作为一个整体一起工作。即使眉毛位置看起来正常，每一位上眼睑皮肤松弛的患者都需要怀疑是否存在眉下垂。额肌慢性代偿性收缩引起的额部明显的横向皱纹可能预示着有潜在的眉下垂。检查时，应将手放在额

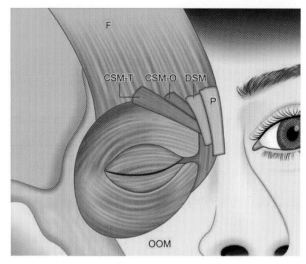

▲ 图 67-3　眉部肌肉——提眉肌

额肌提升中央和内侧眉毛。降眉肌：眉间肌复合体（皱眉肌 - 向下和向内压低鼻侧眉毛；降眉间肌 - 压低内侧眉毛；降眉肌 - 压低内侧眉毛；眼轮匝肌 - 向眼睑压低整个眉毛，包括外侧眉毛）。CSM-T. 皱眉肌 - 横向；CSM-O. 皱眉肌 - 斜向；DSM. 降眉肌；OOM. 眼轮匝肌；P. 降眉间肌；F. 额肌

头以抵消额肌的作用上，并要求患者闭上眼睛放松。当患者在不抬高额头的情况下轻轻睁开眼睛时，实际的眉毛位置就会显示出来。

除了彻底的眼科检查外，这些额外的参数可能有助于确定下一步的手术或非手术治疗[1-4]（图 67-6）。

● 发际线——高、低、脱发、男型秃顶、发型。

● 额头高。

● 额头横向皱纹。

● 额肌偏好或不对称。

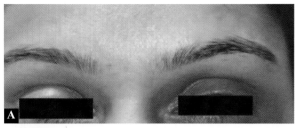

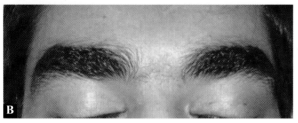

▲ 图 67-4　典型的眉部走行

A. 典型的拱形走行和较高的女性眉毛；B. 典型的平坦、较低和较粗的男性眉毛

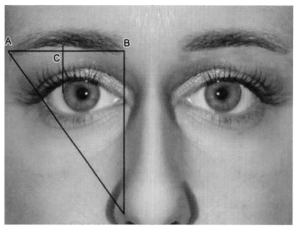

▲ 图 67-5　眉的地形图——眉毛从 B 点开始，位于一条与内眦角和外鼻翼垂直画的线上。A 点的眉尾位于一条从外眦角到外鼻翼的斜线上。眉毛的内侧和外侧通常位于同一水平线上。眉弓的顶点位于角巩缘 C 点上方的垂直线上

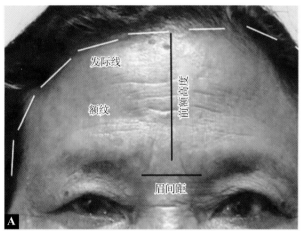

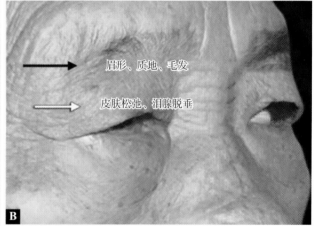

▲ 图 67-6　眉毛评估和测量

- 眉形、走向、对称性和皮肤厚度。
- 眉毛分布：拔除、变薄和文身。
- 眉毛活动度。
- 合并皮肤松弛和（或）眼睑下垂。
- 眼周脂肪脱垂 / 饱满。
- 泪腺脱垂。
- Goldman 视野（如有功能指征）。

眉下垂的测量

可以在手术前测量眉下垂，以帮助确定下垂的程度，从而确定最有利于个体的适当手术。眉下垂的量可以通过用一把直尺举到眉毛，然后把眉毛抬到想要的高度，并以毫米为单位测量这个距离（图 67-7）。

在测量眉下垂时，同样重要的是要注意额头的代偿程度，特别是额肌的收缩是否存在不对称。通常，一侧会有更明显的水平动态皱纹，或者患者会明显抬高一侧额头和眉毛。当患者被要求完全放松额头时，眉毛通常看起来更对称。这一临床观察是至关重要的，因为由于先前存在的

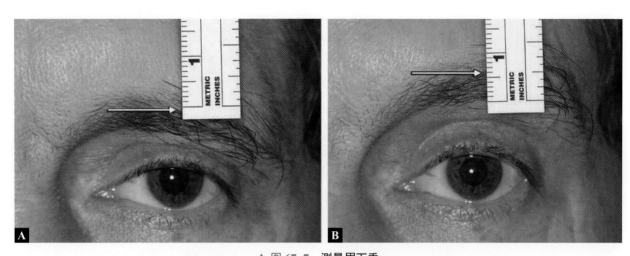

▲ 图 67-7　测量眉下垂

A. 将尺子的刻度 0 放在放松时眉毛的上缘；B. 眉毛被抬起，直到达到所需的位置

额肌偏好，手术中双侧眉毛抬起的量相等反而会在术后表现为不对称。因此，额头喜欢抬高较多的一侧应该手术抬高到较小的程度，以获得更理想的术后对称性。

四、术前准备

- 术前停用抗凝剂和抗炎药，除非医学上有禁忌证。
- 与患者沟通，包括对现实的期望、风险、潜在并发症、术后护理和恢复期的讨论
- 术前照片记录正面、侧面和侧 3/4 的外观（图 67-8）。

五、手术方法

关于提眉，有许多不同的手术和非手术方法可供选择，包括冠状提眉术、发际线提眉术、额中提眉术、颞部提眉术、眉上提起术、内路（经眼睑成形术）提眉术、内镜隆眉术和肉毒素隆眉术。文中（表 67-1）总结了每种方法的具体适应证、优缺点和常见并发症。一些常见入路的基本手术步骤如下 [1-4]。

- 额中部：这一手术可以用来提升整个眉毛，而不仅仅是外侧，通过使用原有的水平皱纹来掩饰切口。一条水平的多余皮肤和皮下组织要么在额部整条切除，要么在额头两侧不同高度做两个单独的切口予以切除。如果两个新月形皮片被移除，它们应该在中心足够重叠，以便内侧眉毛充分抬高。这个方法最适用于皮肤厚重的老年男性患者，或那些麻痹性眉下垂患者。对于皱纹少或不能接受可见瘢痕的患者来说，这个方法不太理想（图 67-9 和图67-10）。

- 眉上切口：此方法最适用于颞侧眉下垂且睑缘外侧有皮肤遮盖的患者。切口通常放在眉毛的中央到外侧 2/3 上，主要取决于外侧眉下垂的程度。位于外侧眉上方的静态或动态额部皱纹可以用来掩饰切口。内侧切口应止于眶上神经分布的区域，以避免术后麻木。理想状态下，皮肤内侧切口应该稍微向上倾斜，使之融入额部的静态张力线中，而不是朝下形成一个典型的新月形导致瘢痕更明显（图 67-11 至图 67-13）。眉毛很细且逐渐变细的女性可

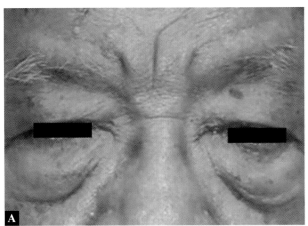
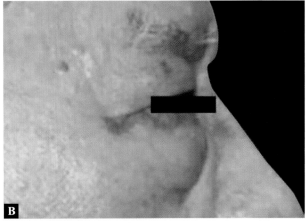
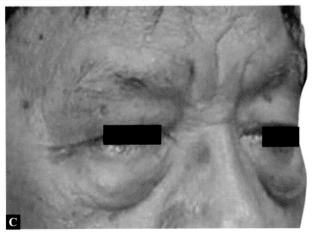

▲ 图 67-8　照片记录

A. 正面观；B. 侧面观；C. 侧 3/4 的外观

表 67-1　不同提眉技术概述

提眉技术	特定的指征	优　点	缺　点	并发症
冠状	• 中度至重度眉下垂伴有额部皱纹 • 发际线低或正常 • 额部组织中重度丰富	• 广泛的眉肌横断 • 直接切除多余的皮肤	• 额头发际线抬高 • 切口较长 • 前额感觉异常	• 脱发 • 不对称 • 皮肤坏死 • 永久性过矫 • 面神经损伤
发际线	• 中度至重度眉下垂伴有额部皱纹 • 高发际线 • 厚厚的额部组织 • 麻痹性额头和眉下垂	• 降低高发际线 • 直接切断眉肌 • 矫正内外侧眉下垂 • 平滑额头皱纹 • 直接切除多余皮肤	• 前额发际线前的瘢痕 • 脱发的男性不太合适 • 对于喜欢扎头发、不留刘海的患者不适合	• 血肿 • 脱发 • 可见瘢痕 • 皮肤坏死 • 额肌和面神经颞支损伤 • 额部感觉改变
内镜	• 发际线高度正常或偏低 • 患者希望瘢痕小 • 轻中度眉下垂 • 额部厚度轻中度	• 脱发风险更低 • 对感觉运动神经伤害最小 • 小切口 • 最小的瘢痕 • 快速恢复	• 昂贵的器械 • 学习曲线长 • 较少的直接暴露 • 不适合麻痹性额头和眉下垂	• 血肿 • 前额感觉改变 • 不对称 • 眼球损伤 • 面神经损伤 • 发际线抬高可能会造成不受欢迎的高额头外观

（续表）

提眉技术	特定的指征	优　点	缺　点	并发症
额中部	· 主要用于额头皱纹很深的男性 · 额头发际线稀疏的患者	· 操作简单 · 不需要特殊器械 · 将切口掩饰在额部皱纹内 · 内侧眉毛下垂也可以矫正	· 可能仍可见长的瘢痕	· 血肿 · 前额感觉改变 · 不对称
眉上	· 用于希望改善因眉下垂而功能受损的患者 · 眉毛浓密或眉上皱纹突出的患者 · 麻痹性眉下垂	· 简单 · 抬高程度显著，特别是固定在较高的额部骨膜上 · 易于接触眉毛 · 微创	· 外侧眉上方可见瘢痕 · 对于细眉毛不理想 · 不能纠正眉内侧下垂	· 眶上神经血管束损伤后感觉改变 · 脱发 · 不对称 · 抬高不足
内路（缝合）	· 接受眼睑成形术的患者 · 渴望微创矫正 · 轻中度外侧眉下垂	· 无明显瘢痕 · 简单快速 · 微创 · 不需要特殊器械	· 中度抬高 · 额部皱纹不能纠正 · 眉毛内侧下垂不能纠正 · 缝合固定点出现暂时性不适	· 抬高不足 · 可能出现眉毛凹陷
内路（使用可吸收植入物）	· 接受眼睑成形术的患者 · 渴望微创矫正 · 轻度外侧眉下垂	· 无明显瘢痕 · 简单快速 · 微创	· 植入物的成本 · 需要在骨上钻孔 · 皮肤薄的患者可以触摸到韧的植入物 · 对于眉毛组织浓厚的患者可能效果不佳	· 感染 · 可触及植入物 · 吸收缓慢可能导致植入物部位慢性疼痛和炎症 · 植入物移位 · 抬高不足 · 植入物表面皮肤侵蚀
肉毒素	· 适用于对手术不感兴趣的患者 · 轻度眉下垂	· 快速见效 · 无创 · 成本更低	· 效果维持时间短（数月）	· 抬高不足 · 扩散至邻近组织 · 上睑下垂

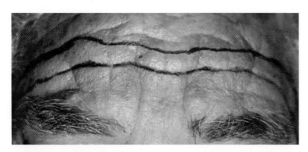

▲ 图 67-9　额中部提眉术的手术切口标记，标记在原先存在的皱纹里

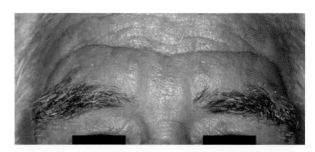

▲ 图 67-10　额中部提眉术后，注意手术瘢痕隐藏在皱纹中

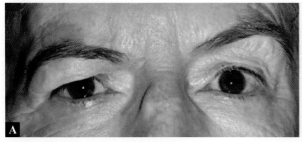

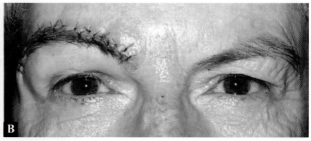

▲ 图 67-11　麻痹性右眉下垂的患者接受单侧眉上切口提眉术后

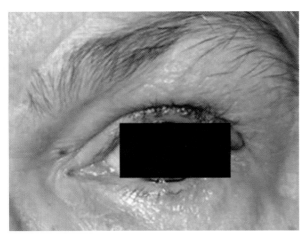

▲ 图 67-12　眉上全长切口矫正眉下垂后的瘢痕

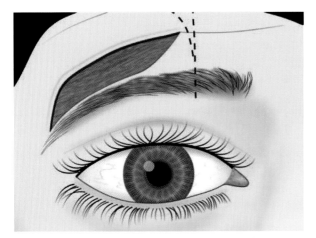

▲ 图 67-13　改良眉上切口矫正外侧眉下垂的切口，内侧切口逐渐向上与额部皱纹融合

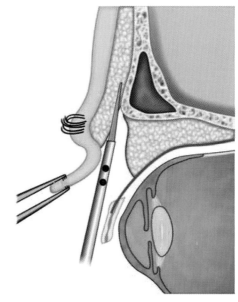

▲ 图 67-14　内路眉固定术的解剖平面，解剖应在眉部脂肪垫之后和骨膜之前进行

能不喜欢这种技术，因为切口不容易被眉毛覆盖。切口的下缘可以进一步固定到下面的骨膜上，以获得更明显的抬眉。

- 内路：通过重睑切口的内路眉固定术是微创的，在上睑成形术的同时不需要做额外的切口。眶隔前分离至眶上缘，可见弓状缘。然后在额骨骨膜上继续分离，在眼轮匝肌后脂肪垫下方，分离至眶缘上方约 2cm（图 67-14）。这个层面刚好在骨膜之上，所以相对是无血管的。眉毛的整个外侧半部应该被解剖，以便在外侧骨上形成一个足够的解剖腔。应注意触诊眶上切迹，以避免该区域的分离。将眉尾固定在

骨膜上的外侧韧带需要完全松开才能充分活动眉毛。然后在眉峰处用不可吸收缝线或者可吸收植入物将眉部脂肪垫缝合到眶缘上方 1.5cm 的骨膜上（图 67-15）。具体高度可以根据所需的眉毛高度进行调整。在许多老年患者中，眉尾也需要额外的支撑性缝线来抬高眉毛，因为眉毛的外侧部分不会接受任何代偿性的额肌抬高。如果这些患者的眉尾没有用缝线固定，眉毛的走行可能会出现不好看的尖峰或倒置的 V 形。

- 发际线：对于额部宽（一般＞ 6cm）和眉部明显下垂的患者来说，这种手术是最有益的。切口是手术成功的关键，切口恰好放在发际线的前面，呈不规则的 Z 字形，以最好地掩饰切口。长而直的切口通常在术后更为明显。切口是斜面的，以最大限度地减少瘢痕，避免对毛囊的损害。分离平面通常在皮下，因此不像冠状骨膜下入路那样出血少。然而，由于解剖较浅，手

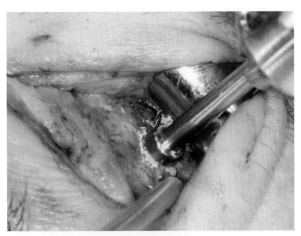

▲ 图 67-15　额骨钻孔以放置可吸收的植入物装置，用于内路眉固定术

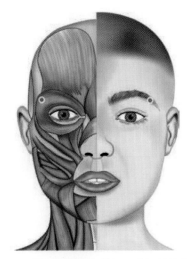

▲ 图 67-16　需要注射肉毒素进行化学提眉的位置（蓝点）

术后额部的皱纹往往会有较大的改善。一旦解剖完成，多余的皮肤就会根据需要优先去除。在这个手术中也可以根据需要减弱眉肌的力量。在这个平面分离时，细致的止血很重要，一些外科医生可能更喜欢使用凝血酶-纤维蛋白胶密封潜在的腔隙和减少出血。这个手术方法对于男性脱发患者或喜欢头发往后梳且没有刘海女性来说就不大适用了。

- 肉毒素：使用 A 型肉毒素（肉毒杆菌毒素）的化学提眉术对于轻度眉下垂的患者或那些希望推迟手术的患者来说是一种选择。肉毒素可以在特定的位置精确注射，以放松向下拉内侧眉毛的皱眉肌和降眉肌，以及向下拉外侧眉毛的眼眶外侧轮匝肌。肉毒素通常注射在眉毛下方，眶缘上方约 0.5cm，以避免上睑下垂。为了针对眼眶外侧轮匝肌，平均需要 2～4U 的肉毒素（图 67-16）。然后，抬高眉毛的额肌就可以不受对抗地发挥作用。预期效果可持续 ≥ 3 个月。

六、术后护理

- 清醒时应连续冷敷 2 天。
- 在 ≥ 1 周内应避免举重、弯曲、剧烈活动或锻炼。
- 头部应保持仰卧位抬高至少 1 周。
- 应避免摩擦面部或前额区域。
- 应在切口上涂抹抗生素软膏。
- 头发应该轻轻地洗，以免牵扯到额头和眉毛组织。

七、结论

做一个成功的提眉术手术需要对额部、眉毛和眼睑的完整解剖有透彻的了解。在进行任何手术或非手术矫正之前，了解患者的期望也很重要。有许多手术技术可以达到极好的美学效果，而且随着技术的进步和对衰老解剖学变化的更好理解，这些技术还在不断发展。

参考文献

[1] Albert DM, Lucarelli MJ. Clinical Atlas of Procedures in Ophthalmic and Oculofacial Surgery, 2nd edn. Oxford University press; Madison Avenue, New York. 2012:716–32.

[2] Fagien S. Putterman's Cosmetic Oculoplastic Surgery, 4th edn. New York: Elsevier; 2008.

[3] Nerad JA. Techniques in Ophthalmic Plastic Surgery. New York: Elsevier; 2009:140–50, 177–87.

[4] Dailey RA, Saulny SM. Current treatment for brow ptosis. Curr Opin Ophthalmol. 2003;14:260–6.

第68章 东亚人群的眼睑和眉部手术

Eyelid and Eyebrow Surgery in East Asians

Gangadhara Sundar 著

任 慧 译

一、眼面部手术中的种族考量：亚裔视角

地理上的亚洲西起土耳其，东至日本，北起亚洲的俄罗斯和蒙古，南至马来西亚半岛、印度尼西亚。亚洲总人口41亿，占世界人口的57%[1]，散居海外的亚洲人也分布在全球。不同地理区域之间有许多文化、社会和经济差异，亚洲人被细分为中东人、南亚人和东亚人。但从眼面部的角度来看，与南亚和西亚人群相比，东亚人群表现出独特的面部和眼眶周围解剖结构，南亚和西亚人群更类似于大多数外科医生熟悉的高加索人的解剖结构。因此，所有的眼面部外科医生不仅应该熟悉传统的眼面部解剖学、疾病谱，以及他们对各种外部干预的反应，而且还应该熟悉更复杂的、知之甚少的关于东亚人群的解剖学、病理学和愈合机制的知识。我们在此强调东亚人群的眼睑、眶周区域和面部的一些独特的解剖学考虑。东亚人包括以下国家的原住民及其散居在世界各地的人。这些国家包括中国、朝鲜、韩国、蒙古和日本。他们占亚洲人口的37%。因此，当务之急是在适当的背景和视角下使用各种术语，如亚洲和东亚。

二、总体考量

总体而言，面部人体测量和美的理想型在不同的种族和地理区域都有共同的原则。"黄金比例"分割（Φ，1∶1.618）是2500年前由古希腊人首次提出和记录的，它至今仍是所有生物理想形态和功能的共同基石。此外，面部各部分的对称和谐一直是吸引力和美感的标志[2]。有人提出，理想的人脸可以被平均地分为水平方向的五部分和垂直方向的三部分（图68-1）。这方面的证据可以追溯到几千年前，在印度吠陀经书中提到 Samudrika Lakshana[3]。

三、东亚人眶周解剖

东亚人的脸和眼睑的形状和结构有几个独特和特殊的考虑因素。这包括解剖和组织对手术创伤反应的明显差异，导致术后并发症和不可预见性的增加[4]（表68-1）。

四、总的面部考量

总体而言，与高加索人相比，东亚人与非洲人后裔非常相似，皮肤更厚，色素沉淀量增加，

无论肤色如何。这可能是由于同样的原因，它对紫外线损伤提供一定的保护，减少和延迟了年龄相关的变化和皮肤恶性肿瘤的发生。此外，由于相对缺乏情感的表达和面部微表情，动态和静态皱纹的程度远没有那么明显。然而，较厚的皮肤和增加的色素沉着相结合，容易导致机械、热损伤、自然或医源性损伤后炎症、瘢痕形成和色素沉着增加。这往往会导致激光或外科手术造成不希望看到的增生性瘢痕、色素沉积和（或）减

退[5-7]。因此，在开始各种表面处理之前，必须对各种皮肤类型进行充分的评估和分类。有趣的是，随着全球迁移和种族混血的发生，这些解剖学特征可能是微妙的，因此，当考虑有创和非侵入性手术时，应牢记个体的生物起源（表 68-2）。

五、眼睑：眶周考量

- 眉毛：一般来说，东亚人有一种眉毛稀疏的倾向，尤其是女性。此外，在休息和放松的状态下，眉毛自然会变得低平（图 68-2A）。由于上睑的特征（重睑缺失、上睑赘皮和睫毛下垂），额肌过度活跃很常见，甚至在年轻人中亦可见，因此常在年老后出现眉下垂（图 68-2B）。相对稀疏的眉毛和厚的富含皮脂腺的额部皮肤有瘢痕增生的倾向，尤其可能伤口闭合不良，使得在眉毛和额中部的隐藏切口变得困难，除非有浓密的眉毛或深深的皱纹。

- 上睑：上睑的解剖学考虑包括上睑几乎所有层面的脂肪增加[11]。这些层面包括眉下、皮下和睑板前平面，通常伴有睑板本身的浸润[12]。此外，大多数专家认为，眶

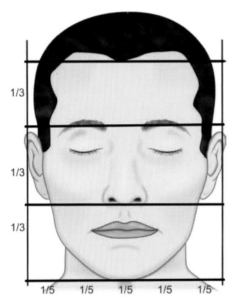

▲ 图 68-1　面部比例：西方人与东亚人的比例分别为 **1/3 和 1/5**

图中标注：1/3、1/3、1/3；1/5、1/5、1/5、1/5、1/5

表 68-1　**东亚人眼睑、眶周及面部的大体特征**

面部的大体考量	眼睑-眶周的考量
皮肤质地：更厚、皮脂腺更多	眉毛：较稀疏、位置偏低、眉下垂出现更早、睑裂更小、垂直向及水平向睑缘至角膜映光点的距离缩小、眼睑边缘圆钝、睫毛稀疏、更直更细
皮肤色素增多、炎症后出现增生的风险更大	上睑：睑板高度下降，重睑线无、低或者不明显，睫毛下垂，眼睑赘皮，各个组织层面脂肪增加
出现皱纹的倾向小：静态和动态	外眦角考量：更高、更靠前
炎症和瘢痕增生的概率增加	内眦角考量：内眦赘皮、生理性内眦间距过宽
患皮肤癌的概率下降	下睑的考量：眼睑赘皮、眼睑脊、睑缘圆钝
鼻梁短且低平	睫毛的考量：稀疏、直、在年轻人中更细

表 68-2　流行的皮肤类型及它们对光照、医源性损伤的反应及种族关系的分类 [8-10]

2a.Fitzpatrick 分类（1975 年）		
类型	特性	对光照的反应
I	灰白色	总是出现光损伤、很少晒黑
II	白色	经常出现光损伤、很难晒黑
III	中等、白到淡褐色	有时轻微光损伤，慢慢晒至淡褐色
IV	淡褐色、中等程度的棕色	偶有晒伤、很容易晒至中等程度的棕色
V	棕色、深棕色	极少有晒伤、很容易晒黑
VI	黑色、深棕色至黑色	从不晒伤、极易晒黑

2b.Lancer 种族分类（1998 年）	
地理位置	皮肤类型
亚洲及大洋洲背景	
中国、韩国、日本、泰国、越南、菲律宾、波利尼西亚	LES 4 类
非洲背景	
中非、东非、西非、厄立特里亚、北非埃塞俄比亚、中东西班牙系犹太人	LES 5/4 类
欧洲背景	
阿什肯纳齐犹太人、凯尔特人、中欧、东欧、北欧、南欧、地中海	LES 2、3、4 类
北美背景	
美洲原住民	LES 3 类
拉丁美洲/中美洲/南美洲背景	
中美洲、南美洲印第安人	LES 4 类

LES（Lancer 种族分级）类型的危险因素
　LES 1 类——极低风险
　LES 2 类——低风险
　LES 3 类——中等风险
　LES 4 类——较高风险
　LES 5 类——高风险

2c.Goldman 世界分类（2002 年）		
欧洲/高加索人	白色	• 苍白、不能晒黑、容易晒伤、无炎症后色素沉积 • 中等程度晒黑、很少晒伤、很少发生炎症后色素沉积 • 深度晒黑、从不晒伤、炎症后出现色素沉积
阿拉伯/地中海/西班牙人	浅棕色	• 苍白、不能晒黑、容易晒伤、无炎症后色素沉积 • 中等程度晒黑、很少晒伤、很少发生炎症后色素沉积 • 深度晒黑、从不晒伤、炎症后出现色素沉积
亚洲人	黄色	• 苍白、不能晒黑、容易晒伤、无炎症后色素沉积 • 中等程度晒黑、很少晒伤、很少发生炎症后色素沉积 • 深度晒黑、从不晒伤、炎症后出现色素沉积
印第安人	棕色	• 苍白、不能晒黑、容易晒伤、无炎症后色素沉积 • 中等程度晒黑、很少晒伤、很少发生炎症后色素沉积 • 深度晒黑、从不晒伤、炎症后出现色素沉积
非洲人	黑色	• 苍白、不能晒黑、容易晒伤、无炎症后色素沉积 • 中等程度晒黑、很少晒伤、很少发生炎症后色素沉积 • 深度晒黑、从不晒伤、炎症后出现色素沉积

隔在提上睑肌腱膜上的附着点要低得多，导致腱膜前脂肪向睑板前表面的较低位置突出，使上眼睑普遍饱满[13]（图68-3）。而在西方人的眼睑中，上眼睑通常有两个脂肪垫－中央和内侧，而东亚人中经常会遇到外侧脂肪垫。提上睑肌腱膜穿入皮肤的量有差异，因此导致重睑可有可无或者明显程度不同。一般来说，大约50%的东亚人没有明显的重睑（"双眼皮"），如果

有，也可能是单侧的[14]（图68-4）。当出现时，最常见的构型是鼻侧逐渐减弱的重睑（"内双"），它被埋在内侧内眦赘皮里。重睑缺失或不明显会导致上眼睑饱满、皮肤松弛、"睑板平面显示"减少。夸张的情况下会出现睑裂变窄，睫毛下垂伴有上睑内眦赘皮，以及昏昏欲睡、下垂的眼睑外观。由于大多数是发育性的，因此这些表现长期存在，这反过来会导致睫毛下垂，

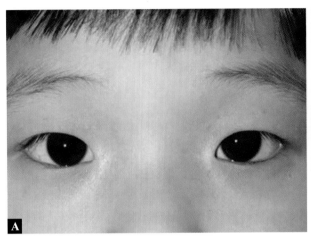
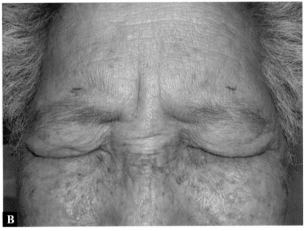

▲ 图 68-2 年轻人和老年人眶周表面解剖

A. 细长、稀疏、轻微弯曲的眉毛，额肌的作用让视轴不受阻挡；B. 注意眼眶上缘相对于眉毛的位置，表明严重的眉毛下垂

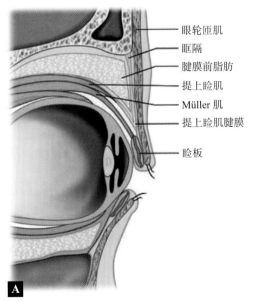
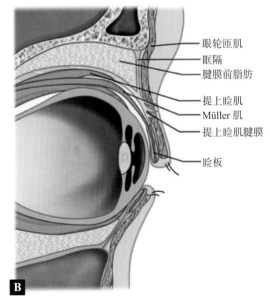

眼轮匝肌
眶隔
腱膜前脂肪
提上睑肌
Müller 肌
提上睑肌腱膜
睑板

眼轮匝肌
眶隔
腱膜前脂肪
提上睑肌
Müller 肌
提上睑肌腱膜
睑板

▲ 图 68-3 上睑解剖

A. 东亚上睑；B. 西方上睑

严重时会导致睫毛 - 角膜接触和角膜病变（图 68-5）。睑板的整体高度（8mm）也小于西方人的高度（10～12mm），这可能与眼睑的稳定性、睑板是否可用于切除和重建等有关。

- 下睑：下睑解剖与上睑相似，睑板高度降低，没有下睑皱褶，下睑比上睑更容易出现赘皮（图 68-6A）。此外，许多儿童和年轻人的中央和外侧都有皮肤皱褶，形成"脊状突起"（图 68-6B）。上睑和下睑的内眦赘皮导致睫毛下垂增多，除了引起角膜结膜病（图 68-6C）外，还会导致睫毛变

形、扭曲和折断（图 68-6D），这在角膜糜烂的原因中可能有临床意义。

- 外眦角：由于眼眶缘 - 外眦韧带的关系，外眦角可能比其他种族高，导致典型的蒙古族倾斜，在某些个体中可能会更夸张。在这类患者中，严重的皮肤松弛症常常合并眉毛下垂，导致外侧严重的皮肤堆积（图 68-7），通常影响视野，偶尔还会出现

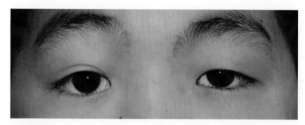

▲ 图 68-4 同一个人双侧重睑不对称且睑板平面显示不同

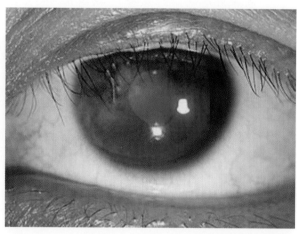

▲ 图 68-5 上睑内眦赘皮导致睫毛接触角膜和角膜病变

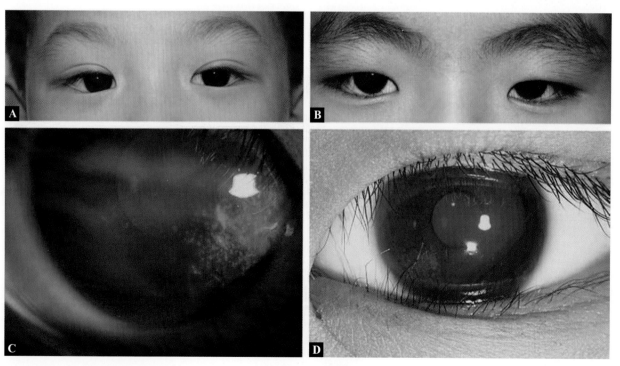

▲ 图 68-6 下睑

A. 上睑赘皮且有明显的皮肤褶皱；B. 下眼睑隆起；C. 睫毛与角膜接触，并伴有严重的角膜病变；D. 睫毛弯曲和折断

外眦角皮炎。

- 内眦角：一种相对常见且具有特征性的变异是内眦赘皮的存在。四种常见的类型包括：眉型内眦赘皮、睑型内眦赘皮、睑板型内眦赘皮和反向型内眦赘皮[15]（图68-8）。此外，皮肤厚度的增加及下面的软组织和组织张力使该区域的切口容易形成瘢痕增生和网状物，因此最好避免。通常情况下，可能需要切开内眦角来矫正眦距过宽、小睑裂综合征、外路泪囊鼻腔吻合术和内眦赘皮成形术。内眦赘皮和矮鼻梁的存在会导致面中部水平比例的扭曲（五分法则），从而导致生理性的眦距过宽（图68-9）。出于同样的原因，面中部鼻眶筛窦骨折引起的眦距过宽在这一人群中也不明显。

- 睑缘 - 睫毛考虑量：上、下眼睑横截面的后缘通常比高加索人更圆，因此容易导致睑缘的相对不稳定。这是内翻和内眦赘皮之间存在联系的原因之一，与外翻相比，内翻的发生率更高。由于东亚人倾向于有"油性"皮肤，皮脂腺的分泌更活跃，因此经常会导致睑缘的慢性炎症而引起睑板腺囊肿和倒睫。东亚人的睫毛也更细、更稀疏。如前所述，出现睫毛下垂、上下睑内眦赘皮和闭眼时睫毛接触眼球的情况并不少见，由于睫毛角膜接触，可能会有变形、受损的睫毛。

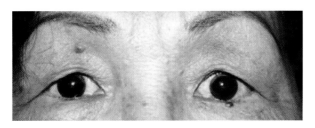

▲ 图 68-7　由于上睑皮肤松弛、外侧皮肤堆积、重睑缺失及额肌过度反应导致的眉下垂

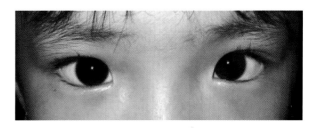

▲ 图 68-9　内眦赘皮及生理性眦距增宽及假性内斜视

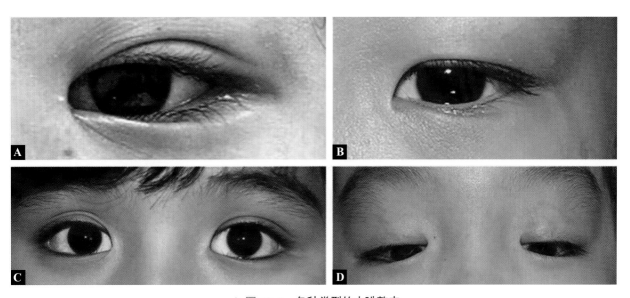

▲ 图 68-8　各种类型的内眦赘皮

六、亚洲人眼睑手术

常见的眼睑手术包括那些用于功能性或整形适应证的手术，在大多数情况下，这两种手术之间存在重叠。此外，由于眼睑和眉毛的相互作用和后果错综复杂且眉下垂是一种常见的情况，因此，提眉术也常需要被考虑到。眼睑手术的常见适应证包括：先天性畸形和发育不全，如单纯性和复杂性先天性上睑下垂；种族发育状况，如眼睑赘皮；外伤性，如眼睑 / 泪小管撕裂；炎症，如睑板腺囊肿；肿瘤，如良性和恶性；退行性疾病，如皮肤松弛、眼睑下垂和眉下垂。

虽然东亚人的眼睑手术的原则和概念可能与其他亚洲人和高加索人相似，但[16, 17]有一些需要特殊的考虑因素，下面应该强调一下。这些手术包括眼睑赘皮矫正、内眦赘皮矫正术和东亚人的眼睑成形术（重睑手术）。多年来，由于各种因素，内眦赘皮矫正术的美学适应证已经减少，例如，作为东亚人的一个明显特征，人们对内眦赘皮的认识和接受程度提高，以及与这些手术通常不可预测性大且瘢痕较多。

（一）总的考量

先天性上睑下垂

先天性上睑下垂可分为单纯性先天性上睑下垂（孤立性提上睑肌发育不全）和复杂先天性上睑下垂（Marcus Gunn 下颌瞬目综合征、双上转肌麻痹、先天性第Ⅲ脑神经麻痹、Duane 眼睑退缩综合征、小睑裂综合征等）[18]。在上述每一种情况下，各种影响都包括手术切口的位置，尤其是当患侧和健侧眼睑都没有重睑的情况下，以及制造出重睑的需求或期望，尤其是单侧先天性上睑下垂。单纯性先天性上睑下垂的评估和治疗原则如流程图 68-1 所示。

（二）一些治疗东亚人先天性上睑下垂的总的原则

将重睑与对侧相匹配。

- 如果对侧眼睑没有重睑：选择包括不形成重睑的单纯上睑下垂矫正（睑缘上方切口）或单侧上睑下垂矫正并形成双侧上睑重睑。

- 如果对侧眼睑有明显的重睑：矫正上睑下垂并形成对称的重睑。

（三）东亚人眼睑成形术（"双重睑术"）

这是所有东亚血统患者的共同愿望和常见的手术，具有功能性、美观性和社会性目标。该手术的目标是建立一个自然出现的重睑，以增加睑板平面显示，并最大限度地减少皮肤堆积，从而矫正睫毛下垂，最终不仅具有功能上的好处，而且还具有美学上的好处。从历史上看，它是在1800 年描述的，开放式技术比封闭式技术更受欢迎[19]。东亚人眼睑成形术的挑战在于重睑高度和对称性的预测、重睑的持久性和深度、管理患者的期望值。在此，我们将回顾一些较常用的技术，包括它们的缺点和优点。所有的手术都是从良好的术前评估、患者的愿望和期望，以及对现实期望的讨论开始的，包括对不希望出现的结果的潜在调整。

- 开放手术：这是由大多数眼面外科医生选择的手术，具有熟悉手术解剖、更容易预测结果与永久性眼睑折痕的优点。在局部麻醉下，可以采用额神经阻滞或皮下局部浸润，按术前计划切开重睑切口，并根据需要进行保守皮肤切除。通过眶隔的开口进行解剖，暴露出上睑板和提上睑肌

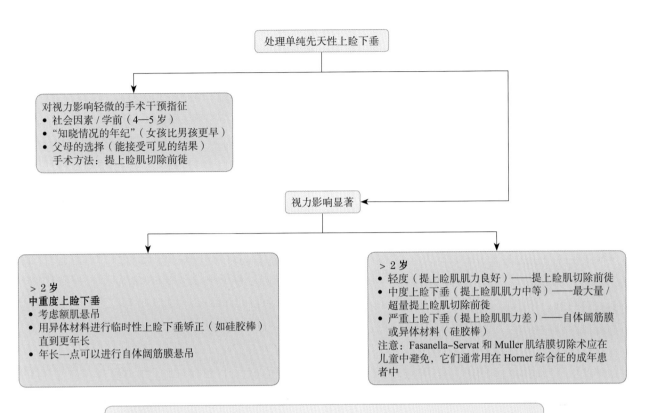

▲ 流程图 68-1　单纯先天性上睑下垂的处理

腱膜的下部。腱膜前间隙中的向下脱出脂肪被谨慎地修剪、止血。根据所期望的重睑（深度、动态性等），在眼睑内侧、中央和外侧放置延迟的可吸收缝合线（6-0 PDS），缝线先穿过切口下缘的眼轮匝肌再到睑板期望的高度或者到提上睑肌腱膜下缘或者两者都带上。然后连续缝合皮肤切口（图 68-10）。不同的技术包括单独将眼轮匝肌锚定到睑板下缘或提上睑肌腱膜下缘（图 68-11A），以及将重睑处的皮肤锚定到睑板或提上睑肌腱膜上（图 68-11B）。手术的目标是创造一种自然的、生理上和适合种族的动态重睑、睑板平面显示和睫毛下垂矫正（图 68-12）。虽然存在许多技

术[18, 19]，但为了重睑的永久性和对称性，开放式手术通常是首选的，尽管闭合式技术可能更简单、快速和性价比更高。

大多数患者以最小的并发症达到理想的效果[20-22]。结果的变化包括眼睑水肿和（或）炎症延长，以及重睑深度和高度的变化。如果患者选择得当、对称的手术技术、最小的医源性创伤和分离、使用非炎性缝线，避免术后早期干预，除非存在严重的过度矫正或矫正不足，则可以最大限度地减少这种情况的发生。

（四）成年人获得性上睑位置异常

这些包括伴有睫毛下垂的皮肤松弛、上睑下垂［真（提上睑肌腱膜断裂 – 退行性或隐形眼镜

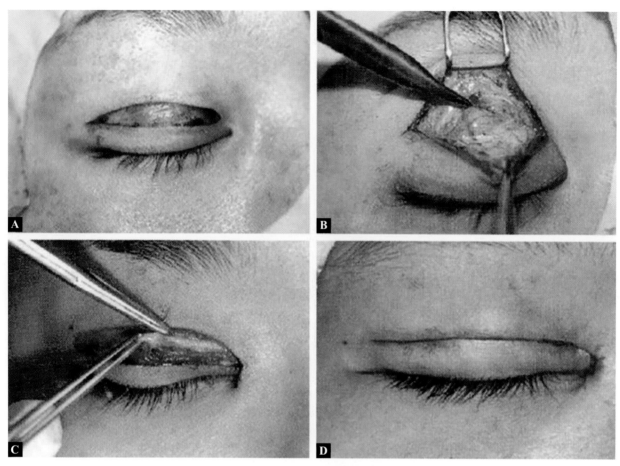

▲ 图 68–10　东亚人眼睑成形术

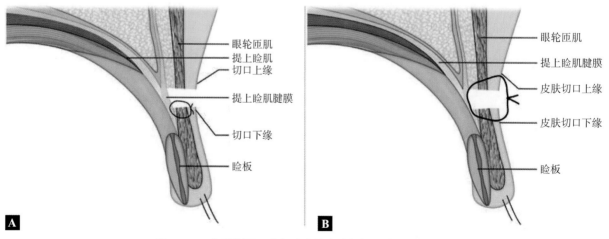

▲ 图 68–11　将眼轮匝肌或者重睑处皮肤与提上睑肌腱膜下缘锚定

诱发）或假性下垂（明显的皮肤松弛、外侧皮肤堆积伴眉下垂）]，以及继发于前述的慢性睑缘炎或者眼睑后层的炎症导致睑内翻有增加的趋势。此外，由于睑板高度的降低，大范围切除睑板 /

Müller 肌，如睑板 Müller 肌切除术（Fasanella-Servat 术式[23]）或结膜 Müller 肌切除术（Putterman 术式[24]）可能很困难，因此一些外科医生避免了这样的手术。

（五）矫正皮肤松弛的眼睑成形术

上睑成形术和下睑成形术的一般原则与西方患者有许多相似之处。这些措施包括保守的皮肤和脂肪垫切除，细致的止血，解决伴随的眉下垂，以及在适当的时候结合上睑下垂矫正。然而，不同之处包括：解决"外侧脂肪垫"问题，避免过度的脂肪操作以防止过度瘢痕和脂肪肉芽肿的形成，确定和创造术前与患者讨论的适当的重睑（图68-13），以及减少中年患者收紧下睑的需要（框68-1）。

下睑考量：一般来说，亚洲人恶性肿瘤发

病率较低，水平眼睑松弛程度较轻，尤其是东亚人。这些都是治疗成人眼睑位置异常和眼睑重建时需要考虑的重要因素。然而，由于睑缘圆整而导致的睑缘不稳定性增加，东亚患者容易出现下睑内翻，这比外翻要常见得多[25]。大多数患者没有严重的眼睑松弛，这有助于采用微创的外眦角操作技术，即通过小的外眦角切开术或通过上睑重睑入路进行外眦角成形术。另一种情况，特别是在儿童和年轻人中常见的是眼睑赘皮，尤其是下睑赘皮。

1. 眼睑赘皮矫正

眼睑赘皮是一种情况，其特征是眼睑前层骑跨在眼睑后层上，导致睫毛内翻，擦伤角膜和结膜（图68-14）。下眼睑比上眼睑更容易受累。在婴儿中，由于纤细的睫毛和缓慢隐匿的病情发作，它可能没有症状；但在学龄儿童中，随着睫毛变长变粗，症状更明显，导致反复出现的刺激、发红、分泌物增多、流泪或畏光。合并角膜病变的眼睑赘皮如不治疗也可能导致角膜瘢痕形成（图68-15）。

大多数患者可以用润滑剂和对症处理进行

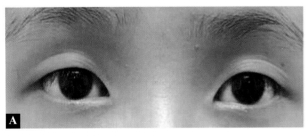
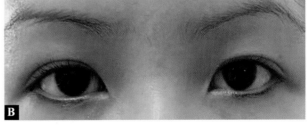

▲ 图68-12 外观自然与种族相符的重睑（术前和术后）

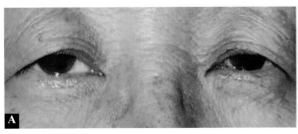
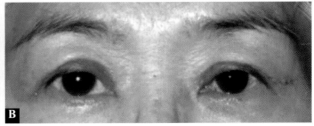

▲ 图68-13 上睑成形术术前和术后外观

保守治疗。然而，尽管接受了药物治疗，仍有症状持续或有角膜病变的儿童可能需要手术治疗，因此，在这一人群中，最常用的治疗方法是眼整形手术。虽然已经描述了各种技术，包括非

手术和微创手术技术，但最常见的手术是上眼睑和下眼睑的开放手术。下睑内眦赘皮矫正术采用改良的 Hotz 手术[26]。术前标记边界，睫毛下一块梭形赘皮连同其下的部分轮匝肌被切除，特别是在下睑内侧，以尽量减少矫正不足。6-0 可吸收薇乔缝线将切口两侧的眼轮匝肌固定在睑板前方，然后用 6-0 聚丙烯缝线连续缝合皮肤切口（图 68-16）。术后处理很少，拆线时间为 5～7 天，通常术后效果良好（图 68-17）。

上睑赘皮矫正与上述东亚眼睑成形术非常相似（图 68-10）。

2. 东亚人提眉术

提眉术是东亚人常见的手术。由于眉毛厚重及油性前额皮肤、儿童时期长期暴露在明亮的阳

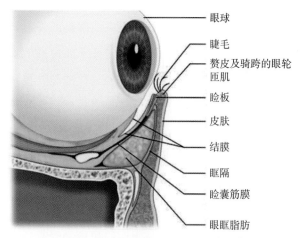

▲ 图 68-14　下睑赘皮导致睫毛接触角膜

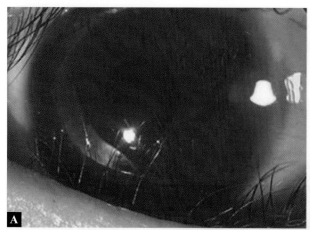
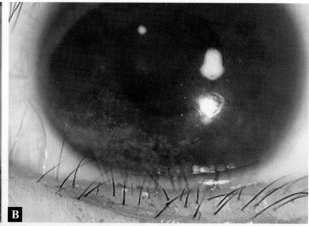
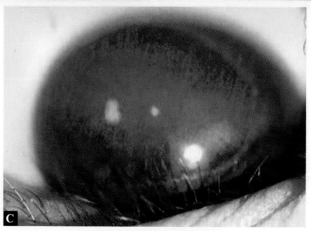

▲ 图 68-15　眼睑赘皮合并角膜病变
A. 轻度；B. 中度；C. 重度

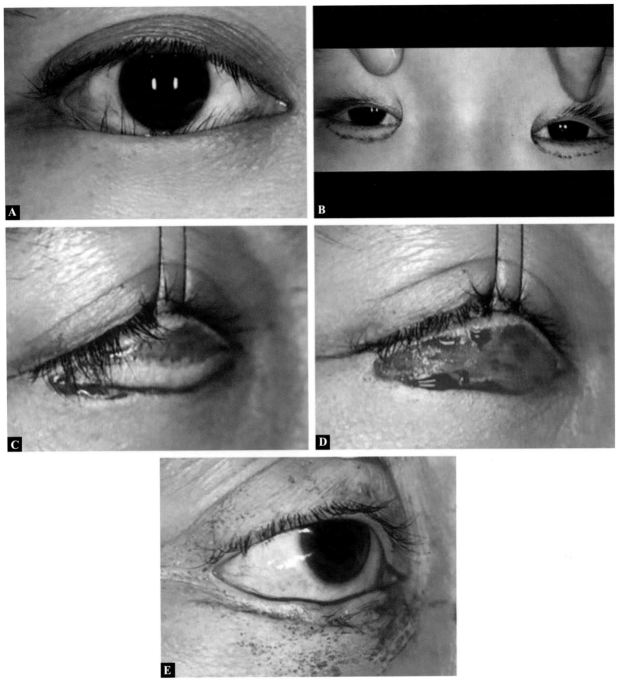

▲ 图 68-16　改良 **Hotz** 手术方法矫正下睑赘皮

光下会导致挤眼进而导致慢性和持续的伸缩肌收缩，以及慢性额肌过度活跃以克服睫毛下垂和眼睑赘皮，特别是在没有重睑或者重睑低、不明显的个体中，这种情况容易导致过早的眉下垂。在男性中，直接提眉是最常见的手术，因为眉毛更浓密，对可见瘢痕的耐受性更强，而且因为发际线后退的可能而无法隐藏发际切口。相比之下，

女性更容易关注潜在的可见瘢痕，因此更有可能进行毛发整形、内镜或非内镜额部和颞部提升。文中（框 68-2）列出了总的指南、临床考虑事项和提眉前需要考虑的因素。

3. 提眉术前的决策（总的指南）

轻度眉下垂：化学提眉术［肉毒素注射至降眉肌（眼轮匝肌）］、经眼睑眉固定术、经眼睑

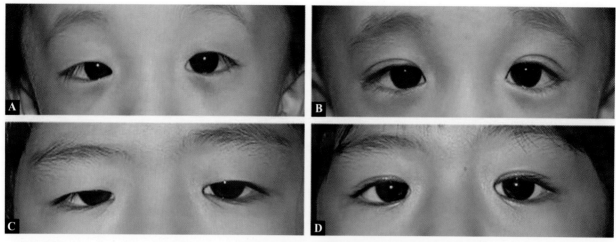

▲ 图 68-17　四个眼睑赘皮矫正术后的外观（术前和术后）

endotine 固定术、内镜（非切除）提眉术。

中至重度眉下垂：额头较短，头皮毛发良好 – 选择发际线后（发际线）提眉术（内镜提眉术和冠状提眉术）。

框 68-2　决定提眉术的标准
• 眉下垂的严重程度 • 性别 • 眉毛的密度 • 前额的高度 • 发际线：高度、浓密程度 • 脱发模式 / 倾向 • 前额皱纹的深度和位置 • 头发密度 • 伴随的上睑下垂 / 皮肤松弛 • 适合全身麻醉或局部麻醉 • 患者的喜好

高额头 – 选择眉毛到头发前（发际线）手术［发际线前 + 颞侧抬眉，前额中部眉提升（额头深层皱纹），以及直接 / 眉上切口提眉］。避免发际线后切口拉高额头。

上面部的潜在危险区域 [27] 在解剖过程中应牢记在心，术前应适当告知患者是额神经眶上支（V₁），通常出自眶上缘内侧的眶上切迹，面神经的额支支配额肌，以及前哨静脉（图 68-18）。应注意避免损伤这些神经，因为损伤可能是永久性

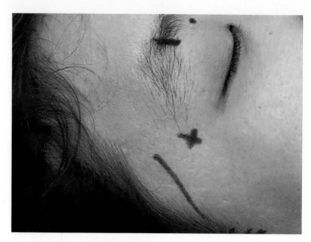

▲ 图 68-18　上面部危险区表现为眶上神经血管束（短线）、面神经额支走行（长线）、前哨静脉（X）

的，从而导致患者不满意 [28, 29]。

表 68-3 列出了每种技术的适应证、禁忌证、优缺点和并发症 [28]。

七、总结

出于功能和美容两方面的原因，眼睑和眉毛手术在东亚人中很常见。对解剖变异、病理、机械和热创伤的反应的细致理解和知识掌握，手术技术的控制使用，以及其他治疗方式和现实的期望，对于确保最佳的功能、美学和心理结果大有裨益。

表 68–3 各种提眉术

	指 征	禁忌证	优 点	缺 点	并发症
冠状（图 68-19）	浓密的头发，预计不会秃顶，女性，额头较短	秃顶——现有的，预期的，健康状况不佳，宽大的额头	立即隐藏伤口 / 瘢痕	切口大，要求全身麻醉，手术时间较长	脱发、眶上区感觉异常 / 麻木、额支麻痹 / 瘫痪
发际线（图 68-20）	宽阔的额头，浓密的发际线	后退的发际线，短小的额头	头发浓密的情况下发际线切口隐藏得好，操作速度更快，"危险区域"直观可见，全身麻醉或者局麻联合 MAC	伤口大，需要颞部切口进行颞侧眉提升术	眶上感觉异常 / 麻木、额支麻痹 / 瘫痪
额中部（图 68-21）	额中部明显的静态纹，高额头，男型秃顶	没有皱纹，患者不配合	更简单、快速、直接的方法，局部麻醉联合 MAC，危险区域直接可见	潜在可见瘢痕，需要做侧切口进行颞侧眉提升术	可见瘢痕（患者选择不当、伤口愈合不良、眶上感觉异常 / 麻木、额支麻痹 / 瘫痪）
直接 / 眉上切口提眉（图 68-22）	浓密的眉毛，不适合全麻的患者，患者选择	眉毛稀疏	局麻，更简单、快速、直接入路，无面神经额支损伤	潜在的可见瘢痕	可见的瘢痕（患者选择不当、伤口愈合不良、眶上感觉异常 / 麻木、额支麻痹 / 瘫痪）
内路眉固定术	患者不愿接受正规的提眉术，轻度 / 即将出现的眉下垂	中重度眉下垂	仅限眼睑成形术 / 上睑下垂切口	未实现眉毛提升	复发、手术失败、颞侧眉毛暂时性皱褶
颞侧提眉术	仅用于外侧眉下垂	不配合的患者，不能全麻的患者	出色的颞侧眉提升，隐藏的伤疤	无	面神经额支麻痹 / 瘫痪、脱发

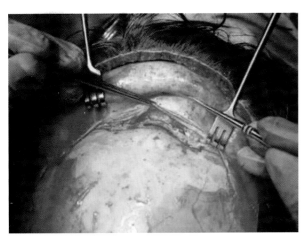

▲ 图 68-19 在冠状提眉术中松解弓状缘

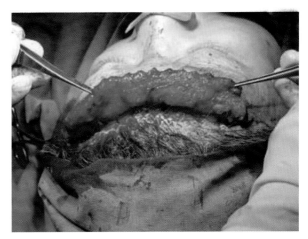

▲ 图 68-20 发际线提眉术

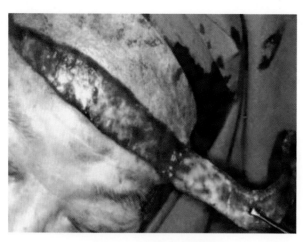

▲ 图 68-21　额中部提眉术

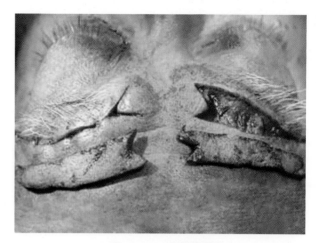

▲ 图 68-22　直接提眉术

参 考 文 献

[1] www.en.wkipedia.org/wiki/world_population

[2] Jefferson Y. Facial beauty: establishing a universal standard. Int J Orthodon. 2004;15:9–22.

[3] www.tamilandvedas.wordpress.com/2012/05/26/ scientific–proof–for–samudrika–lakshana/

[4] McCurdy JA, Jr. Considerations in Asian cosmetic surgery. Facial Plast Surg Clin North Am. 2007;15:387–97.

[5] Matory E, Jr. Ethnic considerations in Facial Esthetic Surgery. Philadelphia, PA: Lippincott–Raven; 1998. ISBN 0–7817–0292–5.

[6] Ranu H, Thng S, Goh BK, Burger A, Goh CL. Periorbital hyperpigmentation in Asians—an epidemiologic study and proposed classification. Dermatol Surg. 2011;37:1297–303.

[7] Chan HH. Effective and safe use of lasers, light sources and radiofrequency devices in the clinical management of Asian patients with selected dermatoses. Lasers Surg Med. 2005;37:179–85.

[8] Sachdeva S. Fitzpatrick skin typing—applications in dermatology. Indian J Dermatol Venerol Leprol. 2009;75:93–6.

[9] Lancer HA. Lancer ethnicity scale (LES). Lasers Surg Med. 1998;22:9.

[10] Goldman M. Universal classification of skin type. J Cosmet Dermatol. 2002:15:53–4.

[11] Jeong S, Lemke BN, Dortzbach RK, et al. The Asian upper eyelid—an anatomical study with comparison to the Caucasian eyelid. Arch Ophthalmol. 1999;117:907–12.

[12] Shen S. Medial pre–tarsal adipose tissue in the Asian upper eyelid. Ophthal Plast Reconstr Surg. 2008;24:40–2.

[13] Amrith S. Oriental eyelids—anatomical and surgical considerations. Singapore Med J. 1991;32:316–8.

[14] Seiff SF, Seiff BD. Anatomy of the Asian eyelid. Facial Plast Surg Clin N Am. 2007;15:309–14.

[15] Chen WP. Asian Blepharoplasty. Oxford, UK: Butterworth–Heinemann; 1995. ISBN 0–7506–9496–3.

[16] McCord CD. Eyelid Surgery—Principles and Techniques.

Philadelphia, PA: Lippincott–Raven; 1995. ISBN 0–7817– 0293–3.

[17] Fagien S. Putterman's Cosmetic Oculoplastic Surgery. 4th ed. Philadelphia, PA: Saunders; 2008.

[18] Sundar G. Pediatric oculoplastic surgery—a review. J Tamilnadu Ophthalm Assoc. 2009;47:13–9.

[19] Nguyen MQ, Hsu PW, Dinh TA. Asian blepharoplasty. Sem Plast Surg. 2009;23:185–97.

[20] Park JI. Asian Facial Cosmetic Surgery. Philadelphia, PA: Saunders Elsevier; 2007. ISBN 1–4160–0290–1.

[21] Chen WP. Upper blepharoplasty in the Asian patient 105–113. In: Fagien S, ed. Putterman's Cosmetic Oculoplastic Surgery. Philadelphia, PA: Saunders Elsevier; [2008] ISBN 978–0–7216–0254–7.

[22] Chee E, Choo CT. Asian blepharoplasty—an overview. Orbit. 2011;30:58–61.

[23] Fasanella RM. Surgery for minimal ptosis: the Fasanella– Servat operation 1973. Trans Ophthalmol Soc UK. 1973;93:425–38.

[24] Putterman AM, Urist MJ. Muller's muscle—conjunctival resection ptosis procedure. Ophthalmic Surg. 1978;9:27–32.

[25] Carter SR, Chang J, Aguilar GL, et al. Involutional entropion and ectropion of the Asian lower eyelid. Ophthal Plast Reconstr Surg. 2000;16:45–9.

[26] Sundar G, Young SM, Tara S, Tan AM, Amrith S. Epiblepharon in East Asian patients: the Singapore experience. Ophthalmol. 2010;117:184–9.

[27] Seckel BR. Facial Danger Zones—Avoiding Nerve Injury in Facial Plastic Surgery. St. Louis, MO: Quality Medical Publishing; 1994. ISBN 0–942219–59–7.

[28] Byun S, Mukovozov I, Farrokhyar F, Thoma A. Complications of browlift techniques: a systematic review. Aeshet Surg J. 2013;33:189–200.

[29] Almousa R, Amrith S, Sundar G. Browlift—a South East Asian experience. Orbit. 2009;28:347–53.

第 69 章　眼睑退缩的矫正
Correction of Eyelid Retraction

Richard L. Scawn　Jean-Paul Abboud　Don O. Kikkawa　Bobby S. Korn　著

任　慧　译

一、概述

眼睑退缩可能涉及上睑和下睑，通常根据相对于瞳孔中央垂直子午线上的角膜缘的相对距离的定义。精确的解剖学或数字定义是困难的，因为正常的生理变化，特别是因种族、近视和年龄不同会有不同[1-6]。然而，当下睑缘超过下方角巩缘暴露巩膜时，通常考虑存在病理性的下睑退缩（图 69-1）。正常的上睑位置在上方角巩缘以下 0.5～1mm。高于这个位置可能与疾病有关，任何高于上方角膜缘的退缩都可能是病理性的[1-6]。

眼睑退缩可能继发于局部、全身或中枢神经系统疾病[7, 8]。最常见的退缩原因是甲状腺相关眼病、美容眼睑成形术的意外结果，或眼睑肿瘤

切除术后。文中（表 69-1）列出了其他原因。

二、适应证

● 暴露性角膜炎，局部润滑和泪小点栓塞的保守治疗反应不佳或耐受性差。
● 外观上不可接受的眼睑退缩。

三、禁忌证

● 接受局部或全身麻醉的医学禁忌。
● 对特定间隔移植物材料的不良反应。
● 自体移植物供体部位的病变。

四、手术方法

（一）上睑退缩

上睑退缩手术通常在局部麻醉下进行（通常是在镇静的情况下），以使术中可以调整上睑的位置和走行[9]。降低上睑的高度有很多手术方法。最近一篇关于 Graves 眼病上睑退缩的综述列出了 50 多篇已发表的手术技术手稿，对于最佳的手术方法没有定论[6, 10]。我们不是分析每种技术的细

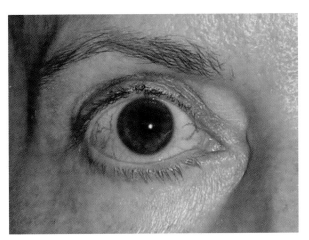

▲ 图 69-1　上下睑退缩暴露上下方角巩缘外的巩膜

表 69-1　上下睑退缩的病因

病　因	上睑退缩	下睑退缩
神经源性	• 中脑背侧综合征 • 对侧上睑下垂导致假性上睑退缩（由于 Hering 法则） • 动眼神经错生 • 眶底骨折伴眼球下沉，下睑缩肌营养不良且神经支配增加 • 拟交感神经滴眼液（如苯肾上腺素、阿普洛定）	• 眼轮匝肌无力（如面神经麻痹）
肌肉源性	• 甲状腺相关眼病 • 眼外肌术后（如上直肌后退） • 先天性眼外肌纤维化	• 甲状腺相关眼病 • 下睑肌肉松弛（如肉毒素注射、眼轮匝肌减弱） • 手术后（如下直肌后退）
机械性	• 眼睑位置异常 • 突眼（如严重近视、牛眼） • 眼睑前层缩短（如肿瘤、烧伤、手术后、皮肤病） • 术后（如上睑成形术、上睑下垂矫正术后、青光眼滤过手术后滤过泡高隆、巩膜扣带术） • 配戴隐形眼镜	• 突眼（如严重近视、牛眼） • 眼睑前层缩短（如肿瘤、烧伤、术后、皮肤病） • 戴隐形眼镜 • 术后（如下睑成形术、巩膜扣带术）

微差别，而是总结主要的方法。

（二）缩肌功能亢进和眼睑后层缺损占主要原因

1. 提上睑肌和 Müller 肌后退

这涉及提上睑肌和 Müller 肌肉从睑板附着处后退[6, 10-16]。做一个上睑重睑皮肤切口，然后通过眼轮匝肌分离到上方睑板边缘。使用 Westcott 剪刀、单极或高温电刀将提上睑肌和 Müller 肌从睑板和球结膜中分离出来，作为单独的结构或作为一个缩肌复合体。作者倾向于在眶隔下方进行缩肌复合体的分离，以最大限度地减少重睑的移位[17]。分离继续向上方进行，直到达到所需的眼睑高度，同时注意保持结膜完整（图 69-2）。在 Müller 肌肉和结膜之间用胰岛素注射器频繁地注射局部麻醉剂有助于组织的分离、止血并提高患者的舒适度[14]。非对称退缩矫正，如外侧扩张，需要在这些区域进行更加广泛的分离[6]。一些作者常规切开提上睑肌的外眦角，以帮助外侧扩张矫正[13]。

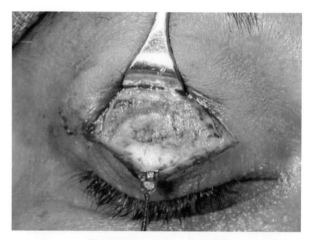

▲ 图 69-2　提上睑肌和 Müller 肌后退矫正上睑退缩

眼轮匝肌由两根或三根 7-0 polyglactin 910 缝线对齐缝合，皮肤用 6-0 快吸收肠线或者 6-0 聚丙烯缝线连续缝合。以前一直提倡在上睑板边缘和后退的上睑缩肌之间增加一个移植物，如硬腭或异体巩膜，但我们很少发现这一步是必要的[6]。

经结膜入路下降上睑是公认的，并取得了良好的效果。Müller 肌可以单独后退，也可以与提上睑肌结合，结膜没有必要进行缝合[6]。后路的支持者认为避免皮肤切口，不触及眼睑前层的结构，以备再次矫正[18]。前路的优点是易于同时进行眼睑成形术和控制重睑[15]。

2. 上睑全层后退（眼睑切开术）

这个手术包括上睑重睑皮肤切口、分离至眼轮匝肌、上睑缩肌至暴露上睑缘的结膜。然后切除内外侧的结膜，形成全层眼睑切开术[19]。这种手术需要较少的解剖，而且快速。然而，根据作者的经验，与提上睑肌和 Müller 肌后退术相比，这个手术所产生的眼睑走行更平坦。

3. 非手术方法

非手术方法包括透明质酸填充物、肉毒素和曲安奈德注射，在其他章节中和手术方法一起进行了评估。

（三）前层缺损占主要原因

由于前层缺损引起的暴露症状可能源于创伤、光化性损伤、皮肤癌切除，以及眼睑成形手术中过度切除皮肤，这个情况有时会因为同时进行提眉术而恶化。因为近期手术而症状加重的情况下，局部使用润滑剂和泪小点栓子通常就足够了，因为症状通常会在 6 个月后缓解。然而，如果这些措施都不成功，则需要进行前层修补术。如果主要病因是过高的抬眉，可以考虑逆转手术。

全厚皮肤移植

上睑的理想皮肤植片是对侧眼睑皮肤，但是对侧眼睑通常也有病变。或者，也可以使用耳后或上臂内侧皮肤[20]。做一个睫毛上切口[21]，松解任何可能存在的皮下瘢痕。其他作者提倡的采用睫毛上切口而不是重睑切口的理由有两个。睑板提供了一个稳定的平台，以最大限度地减少收缩，由于重睑将在移植物的上缘形成，因此可以准确地定位重睑[21, 22]。所需的移植物大小是通过将上眼睑向下牵引来确定的，以完整评估瘢痕。

供体皮肤被标记并用 Westcott 剪刀切除。避免用单极电刀烧灼切除以提高移植物存活率。将残留在皮片上的皮下脂肪或肌肉修剪掉，使皮片尽量薄，并减少其对植床的灌注需求。移植物用 6-0 聚丙烯或 6-0 快速吸收肠线固定。为了最大限度地减少血肿或浆液性液体产生的潜在空间，在中央移植物和下方眼轮匝肌之间放置锚定的 7-0 聚乳酸缝线（图 69-3）。

（四）下睑退缩

在下睑，退缩可能继发于相对的眼睑前层或后层不足或中层的挛缩。根据病因不同选择不同的手术方法。假如下睑退缩严重程度增加，则可能需要联合多种手术方法。

（五）后层或中层的收缩

1. 眦角成形术

眦角成形术，作为一种单独的手术，只能解决轻微的下睑退缩问题。然而，外眦角是一个重要的审美结构，因此眦角成形术在许多下睑退缩矫正过程中成为一个重要的方面。有多种优秀的技术。作者喜欢的一种方法是"快速条带法"的一种变体[23]。将外眦角切开 3～4mm，松解外眦韧带下支。根据下睑水平松弛的程度正比例地切

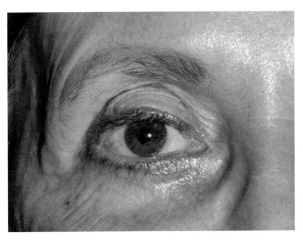

▲ 图 69-3　全厚皮片移植到上睑来解决眼睑前层的缺损

除一个三角形的全层眼睑组织。两条 5-0 多聚乳酸缝合线被用来将缩短的外眦角缝合到外眦韧带的上支上[17]。一些人主张在新的外眦角处通过上下灰线增加 6-0 多聚乳酸内酯缝合线来锐化外眦角[23]。

2. 下睑缩肌后退

用 Desmarres 拉钩翻转下眼睑，用单极电刀或 Westcott 剪刀在睑板下缘下方切开结膜。继续向下分离，使下睑缩肌从下睑板边缘松开。继续向穹窿分离，将眼轮匝肌从下睑缩肌的前表面松开[15, 17, 24]。下睑缩肌可以退回到下穹窿，而结膜切口不缝合或缝到眼轮匝肌下方。或者，可以在下睑板下缘和后退的下睑缩肌上方之间移植一个移植物。在眼眶减压和眼眶骨折修复中，简单的下睑缩肌松解是一种有用的辅助手段。

3. 脱细胞真皮基质矫正下睑退缩

如前所述，先进行下睑缩肌后退。有多种类型的同种异体脱细胞真皮可供选择，如 Dermamatrix（Synths，West Chester，PA，USA）、alloDerm（LifeCell，Bridgewater，NJ，USA）和 Enduragen（Stryker，MI，USA）[25-27]。标记脱细胞真皮，并将其切割成所需的大小和形状。根据我们的经验，1mm 的眼睑退缩矫正需要 2.5~3mm 的 Enduragen（数据未发表）。真皮移植物延伸了睑板的长度，在内侧和外侧端逐渐变窄，以确保平滑的软组织走行。真皮移植物用 6-0 快速吸收肠线固定在睑板下缘上方和下缩肌下方（图 69-4）。

4. 其他后层移植物

其他后板层移植物包括游离睑板结膜瓣、硬腭黏膜和异体巩膜[28-31]。硬腭黏膜用作下眼睑移植物已有近 30 年的历史。黏膜衬里有助于快速整合。作为一种自体移植物，避免了免疫性炎症或传染性疾病感染的风险[30]。然而，供体部位的

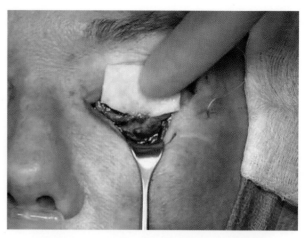

▲ 图 69-4 用脱细胞真皮基质矫正下睑退缩

发病率仍然令人担忧。真皮脂肪可以是一种有效的后层间移植物，特别是当眼睑退缩伴有容积不足时[32]。并发症包括表面角质化和毛发生长，后者发生在毛囊切除不当的情况下。我们使用钻石毛刺或 10 号 Bard-Parker 刀片机械地清除上皮和浅表真皮，以确保没有残留的毛囊（图 69-5）。

5. 单孔固定的方法悬吊颧眶和眼轮匝肌下眼眶脂肪

在提升和固定眼轮匝肌下脂肪（Soof）和面中部方面，已经描述了多种成功的方法[33]。我们提出一种方法[17, 34]。切开外眦并游离外眦韧带。在眶隔平面下方继续进行分离，直至到达外下侧眶缘。颧眶韧带采用单极电刀切割松解。在骨膜下平面并继续分离，以确保面中部外侧自由活动。暴露外侧眼眶缘骨膜，并使用高速钻头在预定的外眦角固定位置上方 2mm 处钻出一个单孔。一根 4-0 聚丙烯穿过切开的外眦韧带 2 次，其末端用斗牛犬夹子临时固定。另一条 4-0 聚丙烯缝合线以锁定方式穿过眼轮匝肌下脂肪，末端再次用牛头犬钳固定。4-0 聚丙烯线的卷曲环由外向内通过之前的骨孔与外眦韧带缝合线接合，然后向外抽出，从而将外眦韧带缝合线拉过骨孔。然后将眼轮匝肌下脂肪缝线绑在外眦韧带缝线上，大约在额颧缝水平的眼眶外侧缘上。

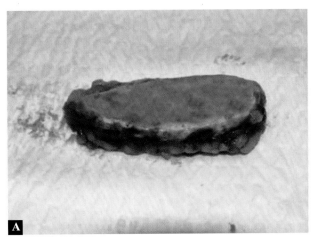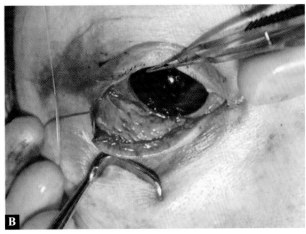

▲ 图 69-5　**A.** 去除上皮的真皮脂肪垫；**B.** 下睑退缩矫正联合真皮脂肪移植

6. 下睑牵引缝线

在术后早期组织水肿最严重的时期，从下睑到眉毛的临时悬挂（Frost）缝线是减少对内侧缝线牵引的有效辅助手段。穿过下睑灰线的 5-0 聚丙烯缝合线牢固地固定在眉毛上，形成垂直矢量力 [17]。这些线通常在术后第 1 周内拆除。应该使用垫枕来防止"豁开"（图 69-6）。

（六）前层收缩

全层皮片移植

下睑用穿过灰线的 6-0 丝线向上牵引，睫毛下皮肤切口切至眼轮匝肌水平。全层皮肤移植片按照"全层皮片移植"中的描述进行标记、调整大小、获取和削薄。全厚皮片的"超大号"移植是没有必要的。移植物用 6-0 快速吸收肠线或 6-0 聚丙烯缝线间断缝合。眦角成形通常是必要的，预防性眼轮匝肌下脂肪悬吊也可以进行以防止伤口修复过程中产生下垂。眼轮匝肌下脂肪用 5-0 薇乔缝线缝到眼眶外侧缘骨膜上。通过使用睑缘牵引缝线来预防术后早期的退缩。双针 6-0 聚丙烯（或丝线）通过下睑皮肤和灰线穿过垫枕，然后穿过上睑灰线，再穿过垫枕在眉上打结。或者，在术后退缩风险低的情况下，可以用 6-0 快

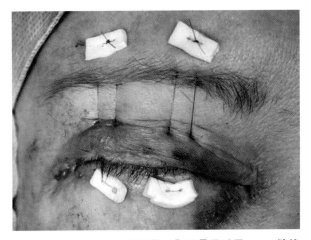

▲ 图 69-6　下睑植入移植物及颧眶悬吊后用 **Frost** 缝线固定下睑

速可吸收肠线将中央睑缘缝合，缝线大约 5 天就能吸收（图 69-7）。

五、术后护理

在手术室中，将抗生素 / 类固醇软膏涂在眼睛和皮肤切口上。这个药膏继续使用大约 2 周。眼罩只有在有牵引缝线的情况下才能使用，在这种情况下，眼罩将在第一次术后随访时被移除，而不需要使用药膏。前几天可以冰敷把瘀血降到最低。然而，如果术中进行了皮肤移植，则避免使用冰块来促进植片的灌注。一些患者觉得

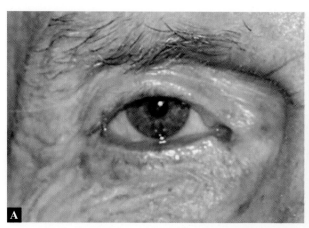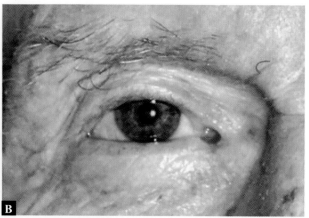

▲ 图 69-7　下睑全厚皮片移植术前和术后

冰敷很舒服，会持续 1 周或更长时间。接受移植物植入的患者需要口服抗生素。大多数患者不需要口服止痛药，温和的非处方药，如对乙酰氨基酚（扑热息痛），就足够了。接受钻孔固定的患者可在第 1 周口服中度止痛药（如对乙酰氨基酚 + 氢可酮）。硬腭黏膜移植的患者术后使用口服止痛片和消毒漱口水[30]。一些人主张在硬腭黏膜移植术后头几周使用硬腭闭塞器[30]。隐形眼镜通常用于改善后层移植片对眼表的刺激，特别是在接受硬腭黏膜移植的患者[28]。在硬腭黏膜移植中，角化的口腔上皮可能在受体部位化生为非角化上皮，尽管也有人证实角化持续存在[35, 36]。

六、并发症

- 上睑退缩矫正手术。
  - ➤ 上睑下垂（过矫）。
  - ➤ 欠矫。
  - ➤ 重睑抬高。
  - ➤ 不对称。
  - ➤ 植皮坏死。
- 下睑退缩矫正手术。
  - ➤ 外翻。
  - ➤ 伤口裂开。
  - ➤ 退缩。
  - ➤ 移植物供区病变。
  - ➤ 结膜水肿。
  - ➤ 后层移植物暴露。
  - ➤ 植皮坏死。

七、手术结局的科学证据

病因和手术技术的多样性使得眼睑退缩矫正手术的比较成为问题。一级证据很少，大多数发表的研究都是非病例对照研究。这里描述的用于上下睑退缩矫正的手术在多个病例系列中被很好地证实。作者之间存在技术差异，但核心原则一样。

在下睑退缩矫正中，即使是移植物的选择也仍然存在争议[30]。最大的单一外科医生手术的下睑退缩病例系列中得到的结论是，游离的睑板结膜瓣、硬腭黏膜和巩膜在所有原因导致的退缩中都是有效的，尽管硬腭黏膜是最受欢迎的材料[29]。脱细胞真皮是一种相对较新的眼睑移植材料[25]。在一个含有 14 个眼睑手术的研究中，前瞻性地比较了异种异体真皮和硬腭黏膜，发现它们的成功率相同；然而，在收缩眼袋的重建中，异种异体真皮比硬腭黏膜更容易收缩且匹配得差一些[26]。存在多种脱细胞真皮材料，随着经验的增加，将有可能改进对相对于硬腭黏膜的评估。

暂时性减少上睑退缩的非手术方法可以追溯到 20 世纪 60 年代，当时使用胍乙啶的肾上腺素能阻滞[6]。肉毒素和透明质酸填充也有被报道[10, 37]。对于希望避免手术的特定患者，这些技术可能是手术降低眼睑的临时替代方法。填充物下降眼睑的效果不大。虽然肉毒素是有效的，但是有报道了结果多变、一过性上睑下垂和复视[10, 38]。通过经结膜入路并仅用于退缩≤2mm

的患者改善治疗的预测性[37]。结膜下曲安奈德注射可以用于改善眼睑退缩[39]。一项关于结膜下曲安奈德注射的随机盲法研究显示，在 24 周结束时，新近发病的甲状腺相关眼病的上睑退缩有轻微到中度的改善[40]。有限的证据表明，曲安奈德在静止期、纤维期有显著的效果。由于甲状腺相关眼病的眼睑退缩手术通常被推迟到静止期，曲安奈德在上睑重建中的作用尚不确定，传统的手术方法仍然是主要的。

参考文献

[1] American Academy of Ophthalmology. Orbit Eyelids and Lacrimal System. San Francisco, CA: American Academy of Ophthalmology; 2007. Basic Clinical and Science Course; section 7.

[2] Day RM. Ocular manifestations of thyroid disease: current concepts. Trans Am Ophthalmol Soc. 1959;57:572–601.

[3] Small RG. Upper eyelid retraction in Graves' ophthalmopathy: a new surgical technique and a study of the abnormal levator muscle. Trans Am Ophthalmol Soc. 1988;86:725–93.

[4] Bartley GB. The differential diagnosis and classification of eyelid retraction. Ophthalmology. 1996;103:168–76.

[5] Harvey JT, Anderson RL. Lid lag and lagophthalmos: a clarification of terminology. Ophthalmic Surg. 1981;12: 338–40.

[6] Cruz AA, Ribeiro SF, Garcia DM, et al. Graves upper eyelid retraction. Surv Ophthalmol. 2013;58:63–76.

[7] Bartley GB, Fatourechi V, Kadrmas EF, et al. Clinical features of Graves' ophthalmopathy in an incidence cohort. Am J Ophthalmol. 1996;121:284–90.

[8] Bartley GB. The differential diagnosis and classification of eyelid retraction. Trans Am Ophthalmol Soc. 1995;93: 371–87; discussion 387–9.

[9] Putterman AM, Fett DR. Müller's muscle in the treatment of upper eyelid retraction: a 12–year study. Ophthalmic Surg. 1986;17:361–7.

[10] Kazim M, Gold KG. A review of surgical techniques to correct upper eyelid retraction associated with thyroid eye disease. Curr Opin Ophthalmol. 2011;22:391–3.

[11] Ceisler EJ, Bilyk JR, Rubin PA, et al. Results of Müllerotomy and levator aponeurosis transposition for the correction of upper eyelid retraction in Graves disease. Ophthalmology. 1995;102:483–92.

[12] Baylis HI, Cies WA, Kamin DF. Correction of upper eyelid retraction. Am J Ophthalmol. 1976;82:790–4.

[13] Harvey JT, Corin S, Nixon D, et al. Modified levator aponeurosis recession for upper eyelid retraction in Graves' disease. Ophthalmic Surg. 1991;22:313–7.

[14] Mourits MP, Sasim IV. A single technique to correct various degrees of upper lid retraction in patients with Graves' orbitopathy. Br J Ophthalmol. 1999;83:81–4.

[15] Tyers AG, Collin JRO. Colour Atlas of Ophthalmic Plastic Surgery. 3rd ed. Oxford, UK: Butterworth Heinemann Elsevier; 2008.

[16] Kikkawa DO. Histopathologic analysis of palpebral conjunctiva in thyroid–related orbitopathy (an American Ophthalmological Society thesis). Trans Am Ophthalmol Soc. 2010;108:46–61.

[17] Korn BS, Kikkawa DO. Video Atlas of Oculofacial Plastic and Reconstructive Surgery. Philadelphia, PA: Elsevier Saunders; 2011.

[18] Ben Simon GJ, Mansury AM, Schwarcz RM, et al. Transconjunctival Müller muscle recession with levator disinsertion for correction of eyelid retraction associated with thyroid–related orbitopathy. Am J Ophthalmol. 2005;140:94–9.

[19] Elner VM, Hassan AS, Frueh BR. Graded full–thickness anterior blepharotomy for upper eyelid retraction. Trans Am Ophthalmol Soc. 2003;101:67–73; discussion 73–5.

[20] Klapper SR, Patrinely JR. Management of cosmetic eyelid surgery complications. Semin Plast Surg. 2007;21:80–93. doi:10.1055/s–2007–967753.

[21] Shorr N, Goldberg RA, McCann JD, et al. Upper eyelid skin grafting: an effective treatment for lagophthalmos following blepharoplasty. Plast Reconstr Surg. 2003;112:1444–8.

[22] Verity DH, Collin JR. Eyelid reconstruction: the state of the art. Curr Opin Otolaryngol Head Neck Surg. 2004;12:344–8.

[23] Barrett RV, Meyer DR. The modified Bick quick strip procedure for surgical treatment of eyelid malposition. Ophthal Plast Reconstr Surg. 2012;28:294–9.

[24] Henderson JW, Relief of eyelid retraction—a surgical procedure. Arch Ophthalmol. 1965;74:205–16.

[25] Cole PD, Stal D, Sharabi SE, et al. A comparative, long–term assessment of four soft tissue substitutes. Aesthet Surg J. 2011;31:674–81.

[26] Sullivan SA, Dailey RA. Graft contraction: a comparison of acellular dermis versus hard palate mucosa in lower eyelid surgery. Ophthal Plast Reconstr Surg. 2003;19:14–24.

[27] McCord C, Nahai FR, Codner MA, et al. Use of porcine acellular dermal matrix (Enduragen) grafts in eyelids: a

review of 69 patients and 129 eyelids. Plast Reconstr Surg. 2008;122:1206–13.

[28] Patel BC, Patipa M, Anderson RL, et al. Management of postblepharoplasty lower eyelid retraction with hard palate grafts and lateral tarsal strip. Plast Reconstr Surg. 1997;99:1251–60.

[29] Oestreicher JH, Pang NK, Liao W. Treatment of lower eyelid retraction by retractor release and posterior lamellar grafting: an analysis of 659 eyelids in 400 patients. Ophthal Plast Reconstr Surg. 2008;24:207–12. doi:10.1097/ IOP.0b013e3181706840.

[30] Wearne MJ, Sandy C, Rose GE, et al. Autogenous hard palate mucosa: the ideal lower eyelid spacer? Br J Ophthalmol. 2001;85:1183–7.

[31] Swamy BN, Benger R, Taylor S. Cicatricial entropion repair with hard palate mucous membrane graft: surgical technique and outcomes. Clin Exp Ophthalmol. 2008;36:348–52.

[32] Korn BS, Kikkawa DO, Cohen SR, et al. Treatment of lower eyelid malposition with dermis fat grafting. Ophthalmology. 2008;115:744–51.

[33] Ben Simon GJ, Lee S, Schwarcz RM, et al. Subperiosteal midface lift with or without a hard palate mucosal graft for correction of lower eyelid retraction. Ophthalmology. 2006;113:1869–73.

[34] Oh SR, Korn BS, Kikkawa DO. Orbitomalar suspension with combined single drill hole canthoplasty. Ophthal Plast Reconstr Surg. 2013;29:357–60.

[35] Wobig JL, Loff HJ, Dailey RA. Vertical eyelid shortening. In: Levine MR, ed. Manual of Oculoplastic Surgery. 2nd ed. Boston, MA: Butterworth Heinemann; 1996:143–4.

[36] Weinberg DA, Tham V, Hardin N, et al. Eyelid mucous membrane grafts: a histologic study of hard palate, nasal turbinate, and buccal mucosal grafts. Ophthalmic Plast Reconstr Surg. 2007;23:211–6.

[37] Uddin JM, Davies PD. Treatment of upper eyelid retraction associated with thyroid eye disease with subconjunctival botulinum toxin injection. Ophthalmology. 2002;109:1183–7.

[38] Costa PG, Saraiva FP, Pereira IC, et al. Comparative study of Botox injection treatment for upper eyelid retraction with 6–month follow–up in patients with thyroid eye disease in the congestive or fibrotic stage. Eye (Lond). 2009;23: 767–73.

[39] Chee E, Chee SP. Subconjunctival injection of triamcinolone in the treatment of lid retraction of patients with thyroid eye disease: a case series. Eye (Lond). 2008;22:311–5.

[40] Lee SJ, Rim TH, Jang SY, et al. Treatment of upper eyelid retraction related to thyroid–associated ophthalmopathy using subconjunctival triamcinolone injections. Graefes Arch Clin Exp Ophthalmol. 2013;251:261–70.

第70章 眼眶手术的入路和方法
Surgical Approaches and Techniques in Orbital Surgery

Geoffrey E. Rose   David H. Verity   著

任 慧 译

一、概述

虽然眼眶手术在过去属于神经外科领域，但由于经颅入路的发病率较高，眼眶疾病的治疗现在属于眼科的一个专科，采用了更精细、更美观的方法，发病率更低。然而，侵犯到眼眶外（进入颅骨、翼腭窝或鼻旁窦）的疾病的治疗仍然需要神经外科、颌面部或头颈外科医生的共同努力。六种入路中的一种可以用于几乎所有的眶内手术，切口倾向于放置在原先就有的皮肤皱纹或结膜上。

二、眼眶手术的主要入路

虽然单一手术入路为大多数眼眶手术提供了很好的入路，但对于较大或弥漫性肿块、更广泛的创伤或眼眶多壁减压，可以考虑两个或更多个入路的联合。对于任何一种入路，可伸展皮肤的切口大小、相关眶组织的挤压和移位的难易程度及病变的深度决定了可视圆锥的范围，如浅表病变做一个较大的皮肤切口可以提供宽而优的可视圆锥，而同样的切口用来处理深部的球后空间则会使可视圆锥又长又窄，使得深处病变得观察有限（图 70-1）。

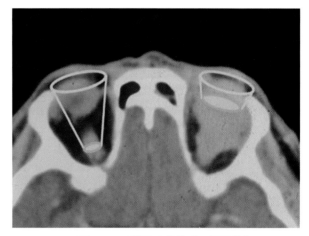

▲ 图 70-1 眼眶手术的"可视圆锥"

从一个用牵开器张开的表面切口（图中显示为黄色椭圆形），将会有一个"可视圆锥"进入深处，在勘探的极限可见有限的区域（绿松石椭圆形）。对于大小固定的皮肤切口和由此产生的圆锥体，浅表病变的可见区域将比位于深处的眼眶病变大得多

（一）上睑皮肤——重睑切口

上睑皮肤——重睑切口愈合后没有可见的外部瘢痕，可以方便地进入整个眼眶的上 2/3，如果需要的话，还可以通过一些额外的手段，向下到达眼眶底部。这个切口对切开或切除活检来说都是理想的，皮肤切口偏内侧可以达到鼻上的肿块，切口偏外侧则可以到达泪腺肿块或邻近外侧眶骨的病变（图 70-2A）。这个切口完全位于上睑松弛的皮肤张力线内，可以用 6-0 尼龙（在儿

童用 7-0 或 8-0 可吸收缝合线）连续缝合（图 70-2B），通常不需要任何深部缝合。

切开重睑和下方的眼轮匝肌之后，应该向上在眶隔前解剖，以避免损害下方的提上睑肌腱膜。一旦靠近肌锥外侧的腱膜前脂肪垫（因此没有提上睑肌腱膜），就可以打开眶隔，在眼眶脂肪内寻找病变。大多数肿块可以通过使用两个脑压板来定位，手持着它到眼眶深处，直到看到病变——这种定向寻找可以通过明智的触诊和从影像资料的研究中获得指引。在眶隔阻止组织向前扩散，可以在眶隔上开一个小孔，然后在进行适当的血管电凝后通过锐性分离打开。沿着眶顶生长的肿块最好是通过腱膜前脂肪垫向下移位来找到，而涉及上直肌或提上睑肌的肿块是通过腱膜前脂肪垫下方的平面到达。肌锥内的病变可以将上直肌和提上睑肌复合体向外侧或内侧牵拉，然后钝性分离肌锥内的脂肪来找到。

泪腺活检最好从眶部泪腺的外表面进行，而不是从睑部泪腺进行，后者通常没有发生病理改变，并且损伤后有发生干眼的重大风险。眶部泪腺活检的方法是沿着眶隔前平面向外至眶外上缘，然后将弓状缘分开约 2cm，使整个腺体向内下移动；切除一定大小的标本在这一区域相对安全，通过适当的止血，发病率较低。

在眶尖手术或切除血管病变后，建议通过眉毛进行负压引流，并在没有引流出液体后大约 12h 将引流管拔除。通常在眶尖、眶上裂或视神经旁手术后 10～12 天全身使用泼尼松龙 - 联合胃保护药物，泼尼松龙逐渐减量（从每天 1mg/kg 开始）。尼龙皮肤缝合线可以在手术后 1～2 周门诊复查时拆除，那时组织病理性学检查报告通常已出，然后可以讨论最终的处理方法。

（二）下睑 swinging 方法

除非需要通过睫毛下切口来切除过多的皮肤或矫正眼睑位置异常，否则下睑 swinging 皮瓣——其短小的外眦角皮肤瘢痕伪装在外侧皱纹里——已经有效地取代了所有直接经皮进入眼眶下 2/3 的入路。下睑 swinging 入路的范围与上睑重睑切口差不多，但是在眼睑内侧做一个水平切口——这个方法在上睑不可行，因为提上睑肌的功能太重要。游离外眦韧带下支后，下睑 swinging 皮瓣有两种，取决于下穹窿结膜切口的位置。

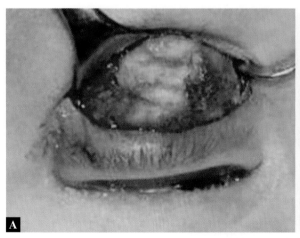
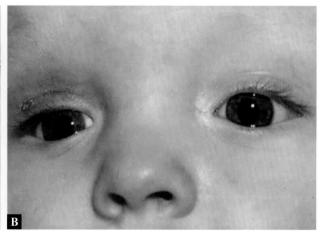

▲ 图 70-2　上睑皮肤——重睑切口

A. 上睑重睑切口可以很好地进入眼眶上 2/3 的病变，并可直接回到眶顶。插图显示婴儿的幼年黄色肉芽肿被完整切除；B. 切口自然倾向于闭合，很少需要深层缝合，愈合非常好，如图为同一儿童在术后 2 周时所示，切口用 7-0 可吸收缝线进行了闭合

内切口位于睑板下方 1mm 处的"高瓣"（通过结膜、下睑缩肌和眶隔）可到达眶隔前平面，而不会破坏眼眶脂肪。进入眶隔前平面是到达眶底和内侧壁的骨膜外间隙的理想途径（图 70-3A）——最适用于骨折修复、眼眶骨性减压（图 70-3B）或切除毗邻或涉及骨膜的肿块。对于高位皮瓣，结膜临时固定到上睑缘（使用 4-0 尼龙缝线）既保护了角膜，也使眶隔前平面向下分离到眼眶边缘操作更加容易。如果需要广泛接触眶内侧壁和眶底，可以将切口向内上方延伸至泪阜后，用 5-0 可吸收缝线缝合下斜肌以便稍后将其重新固定到它的起始处，然后将其切断。当在眶底分离骨膜时，最好使用电凝，然后将从眶

下管内侧边缘穿到眼眶的动脉分离开；如果不这样做，通常会导致麻烦的出血。高瓣的修复可以用 6-0 可吸收线缝合外侧的结膜切口，假如内侧切口延伸到泪阜后也予以缝合，然后缝合外眦韧带的下支（睑板和眼轮匝肌缝合到外眦韧带的上支和眼轮匝肌，皮肤对皮肤）。

"低瓣"的内侧切口在穹窿最深处，其长度根据所需视野的不同而不同；这个切口通过结膜和下睑缩肌进入肌锥外颞下脂肪，从而可以进入眼眶下部 2/3。肌锥外间隙的肿块可以被切除直到眶下裂的位置（图 70-3C）和肌锥内间隙（图 70-3D）可以通过分离下直肌和外直肌之间的纤维隔来进入。

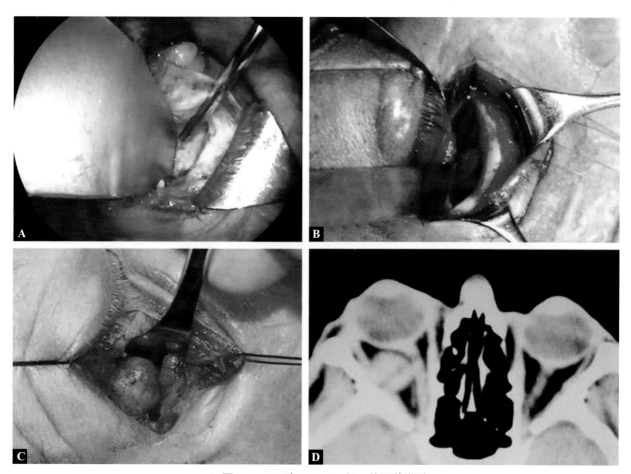

▲ 图 70-3　下睑 swinging 切口的两种类型

A. "高瓣""，切口恰好位于下睑板下方，可通过睑板前平面进入眶底；B. 良好的眶底和内壁减压通道；C 和 D. 相反，"低瓣"（内切口放在穹窿下方）避开了眶隔前平面，进入了肌锥外（C）或肌锥内（D）的间隙

（三）外眦入路

眼眶的外侧半部分可以通过外眦水平切开来到达，该切口能快速进入和闭合，并且不会损伤眼睑的稳定性。它特别适用于眶外侧壁肿块和弥漫生长肿块的活检（图 70-4A）。通过这个手术路径可以对肌肉、脂肪和泪腺进行活检。即使是从相对较浅的儿童眼眶中摘除较大的肿块，也可以使用外眦切开入路（图 70-4B）。单纯的外眦水平切开术提供了一个中等大小的菱形入口，但可以通过分离与眼眶外侧结节的筋膜连接，或通过部分结膜切开制作"低瓣"来扩大切口。

外眦切口可以通过 6-0 可吸收缝合线对齐眼睑边缘，然后对齐上下睑外眦韧带的上下支肌腱，缝合皮肤来闭合。

（四）外侧开眶合并移动骨壁

外眦入路到达眼眶深部的"可视圆锥"非常有限，虽然这个切口对活检来说已经足够，但对于安全切除眶尖病变来说可能太窄了；在这种情况下，眼眶外侧壁向外摆动可以通过扩大切口入口，缩短路径长度，从而显著增加可视圆锥（图 70-5A）。由于"低瓣"下睑 swinging 切口的优势，

骨摆动外侧开眶术现在使用得相当少，但它对切除泪腺多形性腺瘤（更宽的入口有助于分离腺体后极）和楔入眶尖的病变仍然很有价值。现代的方法利用了一个延长的上睑重睑切口（图 70-5B），而不是难看的延长的眉部切口，并通过将骨瓣外侧铰接在颞肌上来避免骨瓣的移除（和失活）（图 70-5C）。扩大的上睑外侧切口也为眼眶外侧壁减压术提供了很好的手术入口（图 70-5D）。

上睑重睑切口向下外侧皱纹方向延伸 1cm，暴露眶缘，外骨膜在距眶缘约 7mm 处广泛切开。然后，骨膜剥离越过眶缘，向后越过眼眶外侧壁，注意电凝任何穿过骨壁的血管。将眼眶外侧壁平行锯开，上方锯在颞浅缝的位置，下方锯在颧弓上方；颞肌向外侧剥离 1cm 以提供一个"铰链"，骨骼可以在其上向外摆动。钻孔放置在截骨处的两侧（以便以后缝合固定皮瓣），眼眶外侧壁的内侧在眶缘后约 1cm 通过凿骨使其变得薄弱。当用可延展的拉钩保护眼眶内容物的同时，将眼眶外侧壁向外骨折，锯齿状的骨缘被修剪，特别是向后，以增强进入眶尖的能力（图 70-5E）。然后，通过切开弓状缘（明显是骨膜的拐点）后面的骨膜，然后继续向后，朝向眼尖处切开，即可到达眼眶内容物。术后将骨瓣摆动

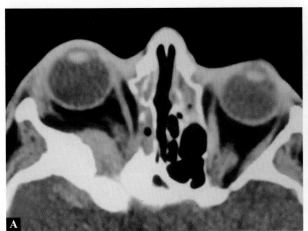
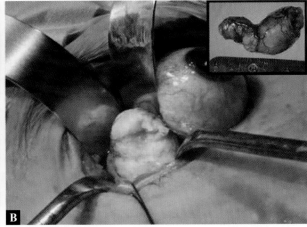

▲ 图 70-4 外眦入路

A. 外眦入路对沿着外侧眶壁生长的肿物来说是最理想的，如蝶骨翼脑膜瘤；B. 儿童眼眶的探查，如切除视神经的眶内段

回原位，用 4-0 可吸收缝线穿过钻孔固定（图
70-5F），骨膜用同样的缝线闭合，浅层组织分层
闭合。建议在眶尖手术后进行负压引流，引流管
可以安全地穿过眼眶边缘从外侧眉毛处穿出。

（五）经结膜泪阜后入路

经泪阜后入路进入眼眶，穿过基本上未受
干扰的泪囊，可以很好地进入眼眶内侧壁和下壁

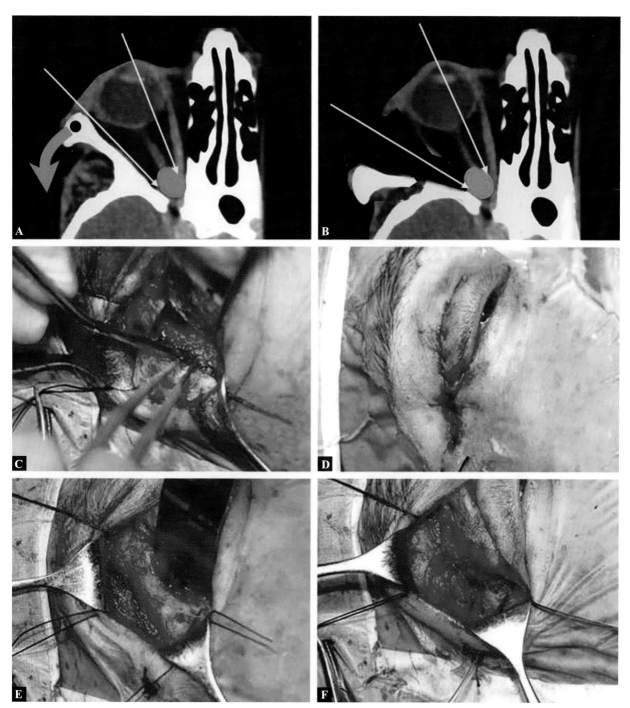

▲ 图 70-5　外侧开眶合并移动骨壁

A. 外侧开眶术中将眼眶外侧壁往外旋转能使"可视圆锥"加大，同时也缩短了到眶尖的工作距离；B. 当代外侧开眶切开术喜欢
将眶骨在完整的颞肌铰链上摆动（从而避免眼眶边缘失活），同样，将皮肤切口放在上睑重睑线上并向外侧延伸；C. 将骨骼在
颞肌上摆动使（D）易于复位，用 4-0 或 5-0 可吸收缝线固定；E 和 F. 用相同的缝线缝合骨膜瓣与颞筋膜

内侧、邻近的鼻旁窦，以及眼眶内偏向内侧的肿块。进入这些区域很快，闭合非常简单，切口没有留下明显的瘢痕。在压迫性视神经病变需要减压的情况下尤其有价值（图 70-6A）。

用 2-0 牵引线分开眼睑，结膜沿泪阜外侧缘打开，组织沿泪囊后筋膜后内侧平面打开。用 11mm 可延展牵开器保护泪囊，必要时暴露后泪嵴、从前方进入骨膜外平面，如行内侧壁眶减压术；眶内病变无须干扰骨膜。在骨膜外间隙内放置 16mm 宽的牵开器通常是暴露眶尖的最佳选择，而眶下壁的内侧半部分很容易通过同一切口到达（图 70-6B）。在泪阜的上下缘用 7-0 可吸收缝线关闭结膜切口。

（六）结膜环状切开

结膜环状切开术切口简单，闭合流程规范，但与眼睑入路的大切口相比，它倾向于提供有限的眼眶深部结构和倾斜的视角。虽然有限的视野

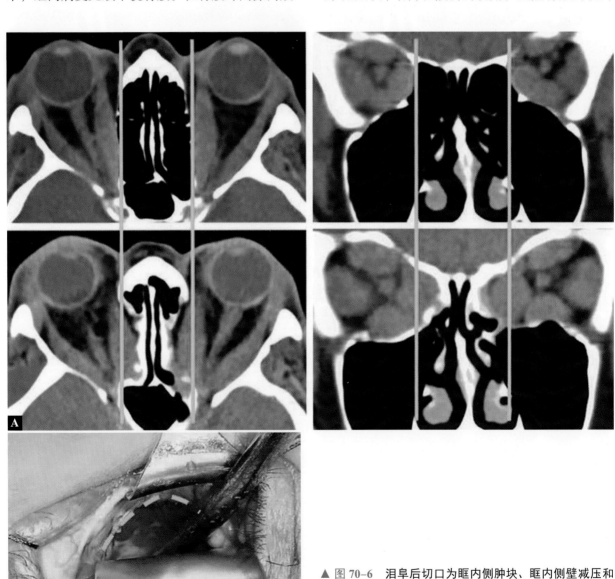

▲ 图 70-6 泪阜后切口为眶内侧肿块、眶内侧壁减压和眶下神经内侧的下壁减压提供了便利的路径

A. 甲状腺相关视神经病变患者在内壁和内下减压术前（上图）和术后（下图）的影像；B. 眶内壁通过泪阜后切口非常迅速地到达，泪后嵴用虚线表示

可能倾向于从眼眶深处进行不充分的、粉碎的或不具代表性的活检，但结膜环状切开对于探索沿着球壁生长的肿块还是有价值的。球旁肿物可以通过将结膜切口 120°～180° 联合放射状减压切口来找到，将 Tenon 囊适当开窗后还可以进入肌锥内间隙。

三、眼眶患者的术前准备

眼眶手术有很大的风险，其中一些风险，如失明或持续性复视，会对他们的日常生活和工作能力产生深远的影响；事实上，对某些职业来说，一只眼睛失明或复视是绝对有害的。因此，在决定最终处理之前，必须对眼眶疾病患者解释清楚各种治疗方案（包括只观察随访），并详细说明所有相关的并发症和风险。

虽然前部、赤道前眼眶手术发生严重并发症的风险较低，但仍有出现较小的并发症风险，如眶周感觉丧失（很少是完全或永久性的）、机械性眼球运动限制、眼睑变形或上睑下垂（伴有或不伴有睑裂闭合不全），以及眼球移位和运动受限。鼻上象限的手术有因滑车损伤而引起运动障碍的风险，应注意避免该结构及肌腱周围的滑膜鞘被严重破坏。

球后内肌锥内的手术有更大发生永久性视力丧失（但仍然只有少数病例）、持续性运动障碍需要进一步的手术矫正及持续性的上睑下垂或瞳孔散大的风险。由于进入泪腺后极的泪腺神经丢失，切除眶部泪腺内的肿瘤（如多形性腺瘤）或粘连在腺体后极的肿块（如眶深部皮样囊肿）往往会导致反射性流泪功能的丧失。需要告知患者在这个特定区域进行手术时可能会发生的这个并发症。

由于眶尖部神经血管致密，眼眶后 1/3 的手术——尽管尽一切努力减少由于组织处理而引起的炎症和由于透热造成的热损伤——经常在术后立即出现"眶尖综合征"，表现为明显的斜视和全眼球运动丧失、完全上睑下垂、瞳孔散大及眼眶周围感觉丧失。在大多数情况下，这些功能会在几个月后恢复正常，但通常在术后 8～12 周有显著改善。不幸的是，通常由球后缺血性视神经病变（在这个情况下视网膜或视盘没有可见体征）引起的严重术后视力损害几乎没有改善，并与晚期弥漫性视神经萎缩有关。

患者的术前准备还应包括手术前应避免使用的药物的指导，特别是任何抗凝剂或抗血小板药物；还应认识到许多食物，如生姜、大蒜、人参和银杏，可能会影响凝血，应在手术前几周避免食用。麻醉的类型取决于病变的位置和手术的范围：在许多情况下，局部麻醉足以进行眶前部组织的活检；局部麻醉结合深度镇静可以探查更深层次的病变，但眶尖部手术和涉及眶壁的手术通常需要全身麻醉并维持低血压。通过全麻降低血压可以减少处理组织的时间和减少血液中的炎性产物在组织中的积聚来促进更安全的手术，可以通过使用挥发性麻醉剂（如异氟醚或七氟醚）或使用异丙酚和瑞芬太尼的全静脉麻醉来实现。全静脉麻醉值得关注，因为它可以使患者顺利得从麻醉中恢复（高血压反弹较少），并且术后恶心和呕吐的发生率较低，这些都是眼眶手术后特别需要的。

四、术后护理的原则

在大多数情况下，术后视力的丧失几乎是由眶后 1/3 的动脉血管痉挛所致，在那里，视神经只有一条有限的穿过软脑膜的血管供血。这种动脉痉挛很可能是由几种炎性介质和游离的血液产物引起，或者是由于直接接触到视神经表面的血管所致。液体和炎症介质的堆积可以通过放置负压引流管（通常为 12h）、适度牢固的眼眶加压包扎及让患者处于半卧位来降低眼眶静脉压来减少。同样，术后应控制好血压，抑制术后咳嗽、干呕或劳累。对于除浅层眼眶手术外的所有手术，术中和术后都应该全身使用大剂量的糖皮质激素，以最大限度地减少血管渗漏和炎性介质的渗出——类固醇持续 10～14 天，剂量逐渐减少。对于手术时间长的、经鼻窦的或者有眼眶植入物的手术可以使用抗生素。

由于术后视力丧失的唯一可治疗原因是出血使动脉闭合，因此没有理由不加压包扎眼眶并监测瞳孔体征。动脉压出血是极其痛苦的，不容忽视，所以我们目前的治疗方案是监测眼眶手术后是否有严重或加重的疼痛，并在出现疼痛时对患者进行检查。如果患者眶压高，并伴有肉眼可见的突出、眼球运动受限和视力障碍，则应紧急重新开放眼眶探查的切口，并鼓励在麻醉下再次探查之前引流任何血肿，然后在麻醉下探查以确定

动脉出血的来源。

眼眶手术后，除剧烈运动和负重举重或拉伤外，患者可继续正常活动，限制时间约为 3 周。眼眶骨折修复后或眶内侧壁或眶底减压后，至少 2 周内应避免擤鼻涕和乘飞机。

经验与教训

- 在开始眼眶手术之前，有必要对眼眶的解剖有透彻的了解。
- 手术前必须向患者解释并发症，如上睑下垂、复视、视力下降或罕见的视力丧失，并应征得适当的同意。
- 患者的术前和术后照片及计算机断层扫描或磁共振成像和超声检查的文件是必不可少的。
- 通常需要多学科的方法，包括一个由眼眶病医生、神经外科医生、耳鼻喉科医生、放射科医生和病理学家组成的团队。

推 荐 阅 读

[1] Davies BW, Hink EM, Durairaj VD. Transconjunctival inferior orbitotomy: indications, surgical technique, and complications. Craniomaxillofac Trauma Reconstr. 2014;7:169–74.

[2] Marchal JC, Civit T. Neurosurgical concepts and approaches for orbital tumors. Adv Tech Stand Neurosurg. 2006;31:73–117.

[3] Markiewicz MR, Bell RB. Traditional and contemporary surgical approaches to the orbit. Oral Maxillofac Surg Clin North Am. 2012;24:573–607.

[4] Sia DI, Chalmers A, Singh V, et al. General anaesthetic considerations for haemostasis in orbital surgery. Orbit. 2014;33:5–12.

第71章 眼眶减压手术
Decompression Surgery

Robert A. Goldberg　Daniel B. Rootman　著

任　慧　译

一、眼眶减压的发展史

1890 年，眼眶减压的想法可以归功于普通外科医生 Julius Dollinger，他通过 1 年前 Kroenlein 描述的外眦入路到达眶外侧壁[1]。然而，由于难看的瘢痕，这种手术没有被广泛采用，直到近 40 年后，这个问题才再次被讨论。

1929 年，维也纳的耳鼻喉科医生 Oskar Hirsch 描述了移除眶底而不是眶外侧壁的手术。2 年后，美国神经外科医生 Howard C Naffziger 描述了一种经过前颅窝的眶顶减压手术。内侧壁在 1939 年由 Kistner 在筛窦切除术后第一次被移除，由此眼眶四个壁的减压被完成。Walsh 和 Ogura 后来在 20 世纪 50 年代末开创了经鼻窦的内侧和下壁减压[2, 3]。

在 20 世纪 80 年代，受过眼科培训的医生开始进行眼眶减压，首先是通过 Ogura 技术[4]，然后通过经眶入路进入眶底和内侧壁[5]。

经眼眶深外侧壁减压术由 Goldberg 等在 20 世纪 90 年代初推广[6]。该入路将 Anderson 和 Linberg[5] 早期开发的经眶入路与 MacCarty 等在 20 世纪 70 年代开发的蝶骨减压技术相结合[7]，不需要开颅手术。眼眶脂肪减压术几乎是在同一时间出现的，首先是 Olivari[8]，然后是 Trokel 等[9]。

随着时间的推移，眼眶的每个壁和软组织间隔都通过一系列的切口和入路一起和分别进行了减压。然而，这些历史传统继续贯穿着这些专业，从它们开始的地方开始。神经外科医生倾向于经颅入路，头颈部外科医生一般通过鼻窦，眼科医生则采用经眶入路。

二、解剖回顾

眼眶的骨性解剖可以根据构成其屏障的四个壁来概念化，眼眶内容物可能会脱出到与屏障相邻的结构里（图 71-1）。

额骨构成了眶顶的绝大部分，蝶骨小翼在后方贡献很小。紧挨着眶顶薄薄的额骨的是前颅窝。眼眶减压延伸到这个间隙通常是通过开颅手术进行的，但是，也可以通过经眶或额骨切开术进入该间隙。

内侧壁是四块不同骨的部分或全部的组成：上颌骨、泪骨、筛骨和蝶骨的小翼。这组骨是眼眶骨中最薄的，厚度只有 0.2mm。总体而言，内侧壁的长度为 45～50mm，平行的内侧壁之间的距离约为 25mm。

紧邻这些骨骼的是筛窦气房，在大多数情况下，这些气房延伸到蝶骨体的水平。然而，蝶

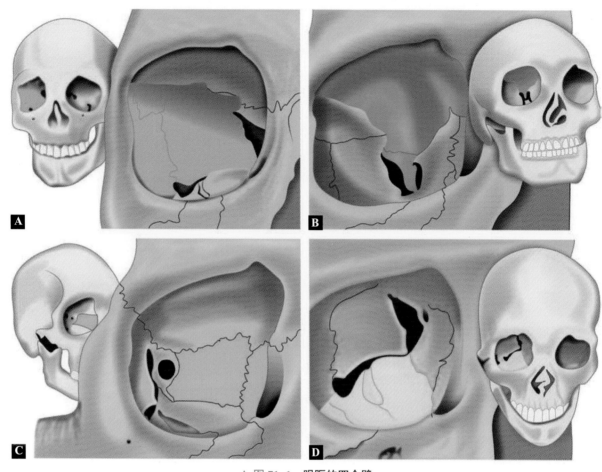

▲ 图 71-1　眼眶的四个壁

窦前壁在某些情况下可以延伸到眶尖之前。在这种情况下，可能需要打开蝶窦以完全减压眶尖。此外，上颌窦可能向上方延伸，使部分内侧壁气化。

　　额筛缝是一个重要的标志，它将眼眶顶与眶内侧壁区分开。沿着该缝可见筛前孔和筛后孔，并可见孔内穿行的筛前和筛后神经血管束。筛前孔距离眶缘约 24mm，而筛后孔位于筛前孔后约 12mm 处。视神经管一般位于筛后孔后方 6mm。这些结构必须在内侧壁减压过程中识别和处理（图 71-2）。

　　额筛缝在确定内侧壁减压术的范围方面具有特别重要的意义。这条缝是筛顶的内侧支点，超过这一点分离将导致侵犯颅内。

　　了解筛顶的个体化解剖结构也异常重要。筛

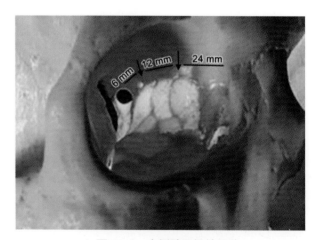

▲ 图 71-2　内侧壁及视神经孔

板这个三角形凹陷向后走行可以是平坦的，在这种情况下，它将垂直于额筛缝向后延伸（图 71-3）。它也可以与眶内侧壁在前方形成锐角，并深入鼻腔。在极端情况下，筛顶可能形成鼻腔内侧壁，毗邻眼眶后方。假如将其错认成筛窦气房会导致意外进入这个腔隙。

眶底主要由上颌骨形成，颧骨在外侧和腭骨在后方的贡献较小。眶顶呈三角形，内侧稍长，外侧稍短。

外侧的范围是由一条沿着眶下裂轴延伸的线来勾勒出。虽然眶下裂的前缘存在变异，但通常可以在眶缘后 15mm 处遇到。眶底为上颌骨前方和腭骨后方组成的范围。泪囊窝位于前内侧，下斜肌止点位于其底部。

眶底的骨性部分通常没有到达眼眶的最后端，呈锥形，腭骨的眶突在眶尖。该点仍在视神经管前方 8～10mm。上颌窦的后缘紧靠腭骨眶突，通常距眶缘 35mm。

这个解剖学的含义是，减压到邻近的上颌窦将遗留大约 10mm 的眼眶完好无损。扩大这个空间对于治疗眶尖拥挤的甲状腺眼病相关视神经病变至关重要。因此，为了完成眶尖部内下方的减压，应该去除腭骨的眶突。

在四个壁中，外侧壁是最复杂的，也可能是眼眶减压中最重要的。它主要由蝶骨的大翼、前部的颧骨和上方的额骨形成。同样，外侧壁的形状是三角形的，尖端分别由上方和下方的眶上裂和眶下裂勾勒出来。

外侧壁横跨颅底，与后方的颅内结构和前方的颅外间隙毗邻。此外，骨的厚度沿着外侧壁的长径变化很大。在前方，厚厚的眶缘是由额骨和颧骨形成。

沿外侧和上方眶缘，有一个明显的骨唇延伸到眶口。与下方和内侧不同，外侧壁的外侧和骨唇下方有相当大的眼眶容积。当试图进入眼眶的骨膜下间隙时，这一点很重要，因为外科医生必须小心地与眶缘成锐角而不是垂直于眶缘的角度进行分离（图 71-4）。在厚厚的眶缘后面，颧骨明显变薄，外侧壁中央留下一个薄似蛋壳的骨壁覆盖颞窝。眶中部下方和上方，外侧壁骨增厚。

侧壁的后部由蝶骨形成。该骨具有复杂的骨学结构，并与上方的前颅窝、后部的颅中窝、下方的颞下/翼腭窝和前部的颞窝保持联系。在蝶骨大翼内有两个主要的厚的骨松质区域：第一，上方从眶上裂尖端延伸，与额骨和颧骨前面较厚的骨段相连；第二，下方，在眶下裂周围骨再次增厚延伸到卵圆孔。

外侧壁手术需要深入了解眼眶和周围结构之间的解剖关系，以及骨厚度的变化。三维思维对于外侧壁减压手术、保持安全和最大限度地扩大容积至关重要。

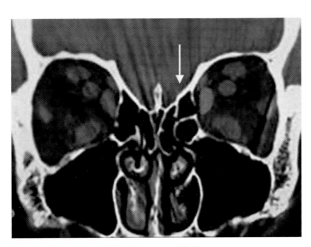

▲ 图 71-3　筛顶

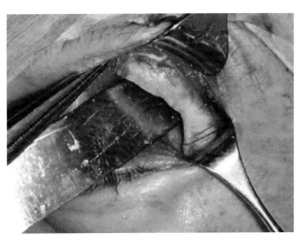

▲ 图 71-4　**眶缘的骨唇**

三、个性化手术康复："五个壁"的减压

在处理充血和毁容性突眼患者时，跳出一个明确的"一刀切"的策略是有益的。分级和动态的手术决策过程将使患者受益，因为它可以根据患者的充血和突眼情况量身定做手术方案，同时将手术并发症（包括连续斜视）的风险降至最低。

从历史上看，有五个壁可以减压：内侧、底壁、外侧、顶壁和脂肪。此外，每种方法的要素都可以进行定制和（或）组合，以提供分级的凸出度降低，同时平衡手术的激进程度。

一般说来，我们机构的减压手术顺序是从脂肪到微创下外侧壁，再到深外侧壁到内侧/底壁，最后在非常极端的情况下进入眶顶。当需要更大的凸度减少时，逐渐联合以上方法。

据报道，仅脂肪减压术可以减少 3～6mm 的眼球凸出度，术后新发斜视的发生率在 7%～8% [10-13]。去除的脂肪量可以分级，一些人建议可以切除多达 6.5ml [11, 12]。这种可变和适量的眼球突出度减少术可以为只需要少量眼球突出度减少的患者提供一种初始的、微创的选择，并且可以额外有效地减少充血。

将外下方的颧骨和上颌骨手工磨除联合脂肪减压可以加强这一手术效果 [14]。脂肪减压术也可以与任意骨壁减压相结合，在这种情况下将增加减压效果 [15-21]。

骨性减压的第一壁是有争议的。在我们机构，我们将深外侧壁作为初始治疗，通常也是唯一的治疗方法。这主要是因为理念上的原因。通过扩大眼眶后轴向的空间，深外侧壁减压术在解剖学上以合适的方式矫正了眼球突出。因此，允许眼眶内容物向后脱出，同时保持肌肉和脂肪间隔之间的水平和垂直关系。此外，眼眶保留薄层

骨壁保持了眼眶与相邻各解剖间隔之间的正常骨性区分，从而避免了眼眶与周围空间之间的异常沟通所引起的并发症（搏动、振荡、颞骨损耗、额窦阻塞等），从而避免了眼眶与周围空间之间的异常沟通所导致的并发症（脉动、振荡、颞骨损耗、额窦阻塞等）。从经验上看，有建议认为，眼球突出度降低应与其他方法相当，这样发生连续运动障碍和复视的概率可能会降低 [22]。

要减压的第二壁通常是内侧壁，通常包括底壁的后部。这是治疗甲状腺眼病相关视神经病变的一种特别有效的入路，这个位置减压可延伸至 Zinn 环，从而对拥挤的眶尖进行减压 [23-28]。通常，内侧壁与外侧壁相结合，即所谓的"平衡减压术" [21, 29-34]。

需要减压的第三壁通常是下壁前部，单纯下壁减压可能会导致较高的复视发生率 [35, 36]。这种三壁减压术通常用于存在暴露性角膜炎、充血和眼球脱臼的最严重的恶性突眼患者 [16, 37-41]。

最后，尽管顶壁减压是神经外科手术的主要切入点，但很少有必要，而且可能不会显著增加三壁加脂肪减压术所达到的凸出度降低 [42]。

总体而言，应根据患者的临床表现、美容和功能需求、骨骼和软组织解剖及外科医生的经验和偏好来个体化选择减压方式。灵活性和适应性是这一手术处理的非常理想的特征。

四、方法：微创、标准深外壁、扩大内侧/下壁后方减压术

（一）微创经结膜减压术

在轻度突眼、轻度充血和（或）眶缘自然突出的情况下（图 71-5），实施微创减压术可能是合理的。我们倾向于采用经结膜入路到达下壁，

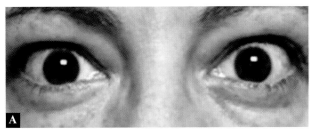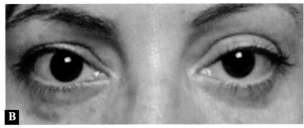

▲ 图 71-5　微创减压术前和术后

保守地切除颧骨体内的厚骨，并进行相应的上颌窦前外侧壁小块骨截除[14]。

这项方法具体操作为，在下睑板下方 4mm 处做一个经结膜切口，从外侧穹窿延伸到泪阜。在眶隔前平面继续分离，暴露眼眶下缘。在弓状缘后方切开骨膜。整个眶底暴露在骨膜下，向外侧延伸，露出眶下裂前方和外侧的颧骨体。

上颌骨外侧和颧骨体用 2～4mm 的锋利刮刀雕刻[43]。骨的去除位置应该包括下方颧骨的骨髓腔和覆盖在上颌窦上的一小部分眶底（图 71-6）。这种小的减压将打开眼眶前外侧，并可能使容积增加 1.0～1.5ml[43]。

然后沿外侧壁广泛打开骨膜，进行脂肪减压术。脂肪切除主要在下直肌和外直肌之间的间隙进行。在这个脂肪区域使用尖端钝的剪刀进行广泛的钝性分离，这样会破坏眶隔，使脂肪脱出。然后使用 10 号法式 Frazier 尖端吸引器吸住脂肪，将其向前拉。在某些情况下，仅用简单的吸力就足以取出；但是，通常需要在吸头底部进行少量切割。脂肪间隙内的小血管出血通常不是问题，通常可以通过冲洗和（或）注射含有局部麻醉剂的肾上腺素和（或）对眼球施加一些轻微的压力来解决。应始终使用双极电凝，必要时可配合抽吸和灌洗。

这种联合方法大约可以减少 2.5mm 的眼球突出度[14]。新发复视和（或）运动受限的风险最小。因此，对于只需要少量减压的患者来说，这是一

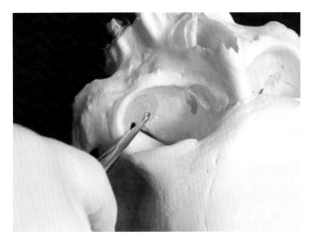

▲ 图 71-6　微创手术刮除眶底

个很好的方法，而且它可以用同一切口进行下睑退缩矫正或下睑成形术。

（二）经泪阜深内壁减压

内侧壁减压术是甲状腺眼病相关视神经病变的主要手术入路，在需要大量减少突出度的患者中也是深外侧壁减压的辅助方法。

切口设计为水平切开泪阜（图 71-7）。然后沿上、下穹窿延伸，在内侧结膜表面形成 180° 的宽口。然后，将 Stevens 剪刀放入泪阜下组织的中心，然后向内侧壁推进。可以触摸到泪后嵴。关键是要保持在泪后嵴的后方，以避免泪道系统受到损害。然后将剪刀张开（在此之前进行少量的切割），一个可伸缩的牵开器被推入这个空间中。创建这个从结膜表面到内侧壁的通道应该慎重地进行，以保持在一个平面上以便进一步解剖。

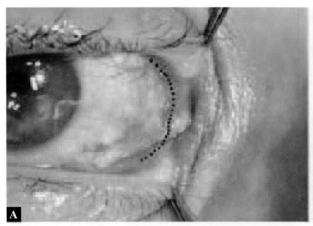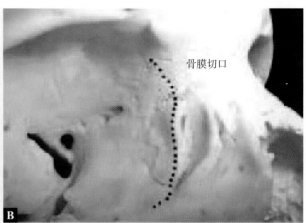

骨膜切口

▲ 图 71-7 经泪阜切口

然后用电刀切开骨膜，形成骨膜下平面。这个开口应该与宽的结膜开口对称，从眶顶延伸到眶底。这个宽大的开口将防止在以后的后部解剖中撕裂骨膜。

然后可以识别、烧灼和分离筛前神经血管束。从眶顶开始骨膜下解剖，从上方接近血管，是识别该动脉最容易的方法。筛前动脉和筛后动脉的连线标志着额筛缝，并可作为骨性分离的范围标记，以避免进入颅顶。此外，在内侧切开进入鼻腔时要小心，因为筛顶在这个位置可以向下延伸，看起来像筛窦气房。术前应在冠状面成像上评估筛顶的形态。

最初的骨性开口可以用任何钝头器械来创建，如吸引器的头部等。一旦进入鼻窦的开口被创造出来，一系列的 Takahashi 钳和咬骨钳就被用来扩张骨孔。筛骨纸板的去除可延伸至前组筛孔的水平或略在此标志的前面。筛骨纸板去除太靠前可能会增加眼球移位和斜视的风险，而不会提供明显的轴向突出度的减少。

在后面，蝶窦的前壁是通过感觉来识别的，因为这块骨头将比筛窦的壁更坚固。这一解剖标志指导了分离的后方范围。很少需要将减压术延长到蝶窦前壁之后；然而，关键是要去除深层的筛窦纸板，直到它与蝶窦前壁平齐。

然后，可以将底壁去除直到内侧壁截骨区的前缘。上颌窦的内侧壁也应该修剪到窦底。这在后方特别重要，因为上颌窦末端和腭骨眶突在后方（图 71-8）。应切除此骨以使减压空间连接成 180°，并允许眶尖内容物完全脱出到筛窦 - 上颌窦 - 翼腭窝。

然后骨膜被切开到截骨区的后部，用钝性剥离来分离任何纤维间隔，并允许眶内容物自由脱垂。在这一点上，下内侧和下外侧间隙的脂肪减压术可以强化这一过程。切口的闭合是用一条靠近泪阜的埋藏缝线。

（三）经眼眶经颅深外壁减压

对于凸度减少 2～5mm 为目标的病例，深外侧壁减压术是理想的。进入眼眶的入路是改良的重睑切口（图 71-9）。在切开皮肤和皮下组织后，钝性垂直剥离眼轮匝肌纤维到达眶上缘。这项操作将最大限度地减少出血，并且对整个眼轮匝肌的损伤较小。

对暴露的眼轮匝肌后脂肪进行锐性和钝性分离将暴露出眶缘，然后可以用棉签进行进一步的钝性清理。从眶中部到外侧的 Whitnall 结节下方，广泛暴露眶缘是至关重要的。

然后，可以用 15 号 Bard Parker 刀片或电刀在弓状缘前方 3mm 处切开骨膜。在整个暴露过程中要注意沿着眶缘的曲线。

然后用锐利的剥离子抬起骨膜瓣。紧随眶缘的急剧弯曲，以避免进入眼眶时脂肪溢出，这一点至关重要。稍后需要额外抬高朝向颞窝的骨膜以磨出泪腺窝。

然后使用轮胎熨烫技术以在手套中的方式提升眼眶边缘的骨膜，上下方都延伸至眶中部。这样可以在眶尖分离的时候释放骨膜瓣上的张力。

然后继续向后方分离，暴露出眶下裂和眶上裂的尖端。在大概一半的病例中，可能有一个小

的脑膜中动脉的回返分支从颅窝走行到眶上裂尖的正前方。如果这条血管明显并延伸到眶上裂，则可以在需要最大化外侧减压的情况下可以烧灼和切断它。

然后创建泪腺孔[43]。使用高速电钻将泪腺窝周围的眶缘变薄。骨质减少的区域是可变的，但通常会从 Whitnall 结节延伸到眶顶的 1/4 点，两端边缘变窄。眶缘变窄，泪窝的厚骨也被磨薄（图 71-10）。这种磨骨方式使后部眶骨更容易被看见，也方便器械进入，从而简化深部眶骨磨除。它还会使泪腺下垂，增加减压效果。

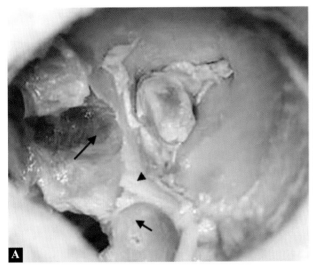
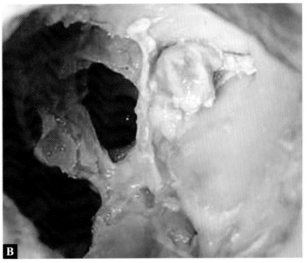

▲ 图 71-8　**A.** 内后方的支柱、腭骨眶突（箭头）、后组筛窦（长箭）和上颌窦后壁（短箭）；**B.** 去除后方的支柱，翼腭窝、后组筛窦和眼眶之间连接（注：后组筛窦去除后与蝶窦连接）

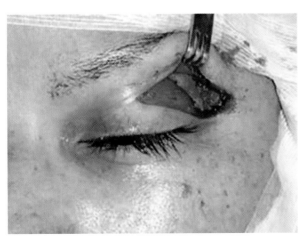

▲ 图 71-9　改良重睑切口

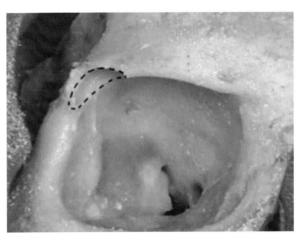

▲ 图 71-10　泪腺孔

下一个去骨的区域是在蝶骨大翼内发现的板障骨，紧靠眶下裂的上方。在眶下裂尖端前上方钻孔将进入这个空间。去骨可以继续进行，直到眶下裂完全显示出来。刮匙也可以用来使这个板障空间光滑。

打开眶下裂周围的板障骨，在横断面上可以看到板障河，从这个位置延伸到眶上裂前约5mm处。顺着这条线钻入蝶骨大翼内的第二个板障骨，它从眶上裂尖端向前延伸到颧额缝。这个区域的一部分可能涉及颧骨和（或）额骨的厚片（图71-11）。在钻出这条板障河之后，沿着骨性解剖的后缘可能会有一块骨性悬崖。移除这个壁架对于让组织脱垂到因磨骨创造出的空间中是很重要的。

最后，根据需要的减压量，可以去除眶下裂盆地。这个厚的皮质骨区域是安全的，根据外科医生的喜好，也可以从这个位置开始深外侧壁磨除。这块骨在颧骨体内围绕眶下裂的前端延伸。它可以磨除到暴露颊脂垫的程度，并可能部分延伸到上颌窦的外侧缘（图71-12）。应避免过多地伸展到上颌窦前，因为这可能会导致眼球下沉和斜视，而不会提供明显的凸出度减少。

最后，骨膜应切开回到骨性剥离区域。一个大的切开是可取的。进一步钝性地剥离眼眶脂肪将打破粘连，并允许软组织自由移动到后面的骨腔中。可以利用前面概述的脂肪减压方法在外下方进行额外的脂肪减压术。

止血需要彻底，然后如果需要的话，可以缝合眶缘上的骨膜和软组织。然后关闭皮肤切口。

（四）处理眼眶减压术中和术后早期并发症

围术期并发症在深外壁减压术中总体上是罕见的，但是，它们可以而且确实会发生。术中，应准备好处理骨骼或脂肪中的小静脉出血。如果能用标准的抽吸和冲洗技术直接确定出血的来源，就可以应用温和的双极电凝。如果出血弥散或在脂肪中难以找到，用含有局麻药的肾上腺素冲洗，然后用温和的压力加压通常可以解决渗出。骨蜡对板障中的血管出血有效，但应慎用，因为过量的骨蜡可能导致晚期肉芽肿。如果手术接近尾声时仍有一些弥漫性渗出，可以在手术后应用加压包扎。定期检查患者的术后护理对于监测眶腔综合征很重要。眼眶压力的升高应该用标准的针对眼眶出血技术来处理，包括外眦角松解术，极端情况下甚至栓塞。

如果在眼眶深外侧暴露少量硬脑膜，通常可以保守处理，特别是在没有脑脊液漏的情况下。

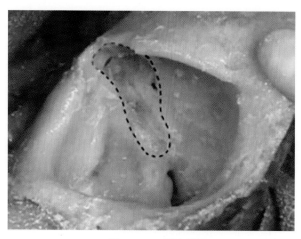

▲ 图 71-11 眶上裂河

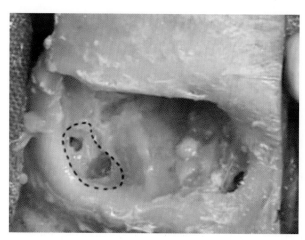

▲ 图 71-12 眶下裂盆地

如果硬脑膜被打开，在年轻患者中，小的渗漏通常可以用眼眶脂肪填塞，效果良好。广泛或持续的渗漏可能需要神经外科治疗，我们通常会闭合伤口，从麻醉中苏醒，并转至互补服务区。这允许在专门的神经外科手术室中进行神经外科评估、计划和护理。

参考文献

[1] Alper MG. Pioneers in the history of orbital decompression for Graves' ophthalmopathy. Doc Ophthalmol. 1995;89: 163–71.

[2] Ogura JH, Walsh TE. The transantral orbital decompression operation for progressive exophthalmos. Laryngoscope. 1962;72:1078–97.

[3] Walsh TE, Ogura JH. Transantral orbital decompression for malignant exophthalmos. Laryngoscope. 1957;67: 544–68.

[4] Baylis HI, Call NB, Shibata CS. The transantral orbital decompression (Ogura technique) as performed by the ophthalmologist: a series of 24 patients. Ophthalmology. 1980;87:1005–12.

[5] Anderson RL, Linberg JV. Transorbital approach to decompression in Graves' disease. Arch Ophthalmol. 1981;99:120–4.

[6] Shorr N, Baylis HI, Goldberg RA, Perry JD. Transcaruncular approach to the medial orbit and orbital apex. Ophthalmology. 2000;107:1459–63.

[7] MacCarty CS, Kenefick TP, McConahey WM, Kearns TP. Ophthalmopathy of Graves' disease treated by removal of roof, lateral walls, and lateral sphenoid ridge: review of 46 cases. Mayo Clin Proc. 1970;45:488–93.

[8] Olivari N. Transpalpebral decompression of endocrine ophthalmopathy (Graves' disease) by removal of intraorbital fat: experience with 147 operations over 5 years. Plast Reconstr Surg. 1991;87:627–41; discussion 642–3.

[9] Trokel S, Kazim M, Moore S. Orbital fat removal. Decompression for Graves orbitopathy. Ophthalmology. 1993;100:674–82.

[10] Chang M, Baek S, Lee TS. Long-term outcomes of unilateral orbital fat decompression for thyroid eye disease. Graefes Arch Clin Exp Ophthalmol. 2013;251:935–9.

[11] Richter DF, Stoff A, Olivari N. Transpalpebral decompression of endocrine ophthalmopathy by intraorbital fat removal (Olivari technique): experience and progression after more than 3000 operations over 20 years. Plast Reconstr Surg. 2007;120:109–23.

[12] Robert P-YR, Rivas M, Camezind P, Rulfi JY, Adenis JP. Decrease of intraocular pressure after fat-removal orbital decompression in Graves disease. Ophthalmic Plast Reconstr Surg. 2006;22:92–5.

[13] Wu C-H, Chang T-C, Liao S-L. Results and predictability of fat-removal orbital decompression for disfiguring Graves exophthalmos in an Asian patient population. Am J Ophthalmol. 2008;145:755–9.

[14] Ben Simon GJ, Schwarcz RM, Mansury AM, Wang L, McCann JD, Goldberg RA. Minimally invasive orbital decompression: local anesthesia and hand-carved bone. Arch Ophthalmol. 2005;123:1671.5.

[15] Chiarelli AGM, De Min V, Saetti R, Fusetti S, Al Barbir H. Surgical management of thyroid orbitopathy. J Plast Reconstr Aesthet Surg. 2010;63:240–6.

[16] Chu EA, Miller NR, Grant MP, Merbs S, Tufano RP, Lane AP. Surgical treatment of dysthyroid orbitopathy. Otolaryngol Head Neck Surg. 2009;141:39–45.

[17] Goldberg RA. Advances in surgical rehabilitation in thyroid eye disease. Thyroid. 2008;18:989–95.

[18] O'Malley MR, Meyer DR. Transconjunctival fat removal combined with conservative medial wall/floor orbital decompression for Graves orbitopathy. Ophthalmic Plast Reconstr Surg. 2008;25:206–10.

[19] Tieghi R, Consorti G, Franco F, Clauser LC. Endocrine orbitopathy (Graves disease): transpalpebral fat decompression in combination with 3-wall bony expansion. J Craniofacial Surg. 2010;21:1199–201.

[20] Unal M, Leri F, Konuk O, Hasanreisogˇlu B. Balanced orbital decompression combined with fat removal in Graves ophthalmopathy: do we really need to remove the third wall? Ophthalmic Plast Reconstr Surg. 2003;19:112–8.

[21] van der Wal KG, de Visscher JG, Boukes RJ, Smeding B. Surgical treatment of Graves orbitopathy: a modified balanced technique. Int J Oral Maxillofacial Surg. 2001;30:254–8.

[22] Goldberg RA, Perry JD, Hortaleza V, Tong JT. Strabismus after balanced medial plus lateral wall versus lateral wall only orbital decompression for dysthyroid orbitopathy. Ophthalmic Plast Reconstr Surg. 2000;16:271–7.

[23] Girod DA, Orcutt JC, Cummings CW. Orbital decompression for preservation of vision in Graves' ophthalmopathy. Arch Otolaryngol Head Neck Surg. 1993;119:229–33.

[24] Hallin ES, Feldon SE, Luttrell J. Graves' ophthalmopathy: III. Effect of transantral orbital decompression on optic neuropathy. Br J Ophthalmol. 1988;72:683–7.

[25] Jeon C, Shin JH, Woo KI, Kim YD. Clinical profile and visual outcomes after treatment in patients with dysthyroid optic neuropathy. Korean J Ophthalmol. 2012;26:73–9.

[26] Perry JD, Kadakia A, Foster JA. Transcaruncular orbital decompression for dysthyroid optic neuropathy. Ophthalmic Plast Reconstr Surg. 2003;19:353–8.

[27] Schaefer SD, Merritt JH, Close LG. Orbital decompression for optic neuropathy secondary to thyroid eye disease. Laryngoscope. 1988;98:712–6.

[28] Soares-Welch CV, Fatourechi V, Bartley GB, et al. Optic neuropathy of Graves disease: results of transantral orbital decompression and long-term follow-up in 215 patients. Am J Ophthalmol. 2003;136:433–41.

[29] Alsuhaibani AH, Carter KD, Policeni B, Nerad JA. Orbital volume and eye position changes after balanced orbital decompression. Ophthalmic Plast Reconstr Surg. 2011;27:158–63.

[30] Graham SM, Brown CL, Carter KD, Song A, Nerad JA. Medial and lateral orbital wall surgery for balanced decompression in thyroid eye disease. Laryngoscope. 2003;113:1206–9.

[31] Kacker A, Kazim M, Murphy M, Trokel S, Close LG. "Balanced" orbital decompression for severe Graves' orbitopathy: technique with treatment algorithm. Otolaryngol Head Neck Surg. 2003;128:228–35.

[32] Sellari-Franceschini S, Berrettini S, Santoro A, et al. Orbital decompression in Graves' ophthalmopathy by medial and lateral wall removal. Otolaryngol Head Neck Surg. 2005;133:185–9.

[33] Takahashi Y, Kakizaki H, Shiraki K, Iwaki M. Improved ocular motility after balanced orbital decompression for dysthyroid orbitopathy. Canad J Ophthalmol. 2008;43: 722–3.

[34] Unal M, Ileri F, Konuk O, Hasanreisog˘lu B. Balanced orbital decompression in Graves' orbitopathy: upper eyelid crease incision for extended lateral wall decompression. Orbit. 2000;19:109–17.

[35] Garrity JA, Fatourechi V, Bergstralh EJ, et al. Results of transantral orbital decompression in 428 patients with severe Graves' ophthalmopathy. Am J Ophthalmol. 1993;116:533–47.

[36] Tallstedt L, Papatziamos G, Lundblad L, Anggård A. Results of transantral orbital decompression in patients with thyroid–associated ophthalmopathy. Acta Ophthalmol Scand. 2000;78:206–10.

[37] Barkhuysen R, Nielsen CCM, Klevering BJ, Van Damme PA. The transconjunctival approach with lateral canthal extension for three–wall orbital decompression in thyroid orbitopathy. J Craniomaxillofac Surg. 2009;37:127–31.

[38] Cansiz H, Yilmaz S, Karaman E, et al. Three–wall orbital decompression superiority to 2–wall orbital decompression in thyroid–associated ophthalmopathy. J Oral Maxillofac Surg. 2006;64:763–9.

[39] Lee TJ, Kang MH, Hong JP. Three–wall orbital decompression in Graves ophthalmopathy for improvement of vision. J Craniofac Surg. 2003;14:500–3.

[40] McNab AA. Extracranial orbital decompression for optic neuropathy in Graves' eye disease. J Clin Neurosci. 1998;5:186–92.

[41] Pezato R, Pereira MD, Manso PG, Santos Rde P, Ferreira LM. Three–wall decompression technique using transpalpebral and endonasal approach in patients with Graves' ophthalmopathy. Rhinology. 2003;41:231–4.

[42] West M, Stranc M. Long–term results of four–wall orbital decompression for Graves' ophthalmopathy. Br J Plast Surg. 1997;50:507–16.

[43] Goldberg RA, Kim AJ, Kerivan KM. The lacrimal keyhole, orbital door jamb, and basin of the inferior orbital fissure. Arch Ophthalmol. 1998;116:1618–24.

第72章 内镜下眼眶手术
Endoscopic Orbital Surgery

Kelvin KL. Chong　Nicole C. Tsim　著

任　慧　译

一、概述

内镜手术使用光纤显微镜通过小切口或自然腔隙来诊断和治疗疾病。另一个密切相关的术语是微创手术（MIS），强调减少了对身体腔隙侵袭的优势。

内镜手术使用光纤照明、放大和实时图像捕获。这使得"锁眼"切口具有更好的美观性（皮肤伤口更短或没有），组织剥离减少（手术创伤更小），因此恢复更快[1]。内镜/腹腔镜手术现在被普通外科医生、妇科医生及耳、鼻、喉外科医生广泛使用。

微创手术是眼科研究发展的重点。然而，内镜眼眶手术最初是由鼻科医生采用的，其他眼科亚专业医生仍需迎头赶上。内镜在眼眶内使用的固有限制包括解剖学上的限制——限制在骨腔内，因此在创建光学腔（与腹部和骨盆腔相比）期间可能会发生压缩性邻近部位的损伤，没有充满液体的腔（与脑室和玻璃体腔相比），以及存在自由移动的眼眶脂肪模糊了内镜的视野。

到目前为止，内镜眼眶手术主要通过鼻旁窦到达内侧（筛窦）、眶下方（上颌）和视神经（筛窦、蝶骨），或者在内镜辅助眼眶切开术中通过骨膜下潜在空间到达眼眶的所有象限[2, 3]。

二、适应证

（一）眼眶减压：甲状腺相关眼病

眼眶减压的适应证包括甲状腺眼病相关视神经病变（DON）、眼球半脱位、充血性眼眶病、恶性眼球突出（暴露性角膜病变、眼压失控）和突眼。在内镜减压术中，筛窦在眶下壁内侧和（或）内壁之前被切除，而下壁的外侧部分可以通过经鼻窦或内镜下经结膜/睫毛下入路进入[3, 4]。内侧壁常用于甲状腺眼病相关视神经病变减压，而其他骨（下壁和外侧壁）和（或）脂肪去除的联合减压术则采用经鼻窦、经结膜或经皮肤入路用于上述指征。

（二）眼眶病变的活检或引流

当病变主要位于内侧、内下方和眶尖时，可分别考虑内镜下经筛窦、经鼻窦或经蝶窦入路，因为病变靠近窦腔[5]。术中神经导航可以更快地定位病变，限制手术范围，减少对邻近部位的损伤。

作为感染性鼻窦炎的并发症，内侧或下方的眶内骨膜下脓肿可同时行功能性鼻窦内镜手术（FESS）、去除筛骨纸板及切开眶骨膜引流脓肿[6]。

当眶内或眶周异物位于眶内侧或下壁时，通常在导航系统或荧光引导下，经鼻旁窦取出异物。

（三）眼眶骨折修复

眼眶骨折修复的手术指征为眼球明显内陷、眶组织嵌顿引起持续性复视或骨折面积较大（＞ 2cm [2]）。虽然经泪阜入路可以直接、快速地进入眼眶内侧壁，但假如骨折范围延伸到眶尖附近时可以使用内镜来提高可视度。经筛窦入路和经鼻窦入路都被报道用于修复内侧壁和下壁的骨折，而随后植入物的放置则需要眼眶手术路径。

（四）外伤性视神经病变

外伤性视神经病变是一种临床诊断，诊断基于急性视神经病变可归因于近期外伤史。影像学检查可能显示视神经管、蝶窦和眶尖骨折，伴或不伴有骨质碎片撞击神经。

因视神经水肿、血肿或骨质撞击而继发神经损伤的患者可能可以从视神经管减压术中受益。内镜视神经减压术可以单独使用，也可以与大剂量皮质类固醇联合使用。研究发现，外伤后 7 天内的早期手术与较好的预后相关。然而，迄今为止规模最大的临床试验［国际视神经创伤研究（IONTS）］并未显示视神经管减压术与保守治疗或全身皮质类固醇治疗相比有任何益处 [7]。在作者所在的研究所，在没有用药禁忌证的情况下，患者可以选择静脉大剂量注射甲基泼尼松龙，并根据具体情况进行手术评估。然而，潜在的危及生命和颅内并发症的风险，如颈动脉损伤、脑卒中、脑脊液漏或术后出血，必须与有效视力的潜在收益相平衡。

外伤性视神经病变手术减压指征

- 大剂量激素治疗 72h 后视力无改善。
- 激素治疗中进行性视力丧失。
- 进行性视力丧失，而大剂量激素使用禁忌。
- 视力丧失而 CT 扫描显示有骨折或血肿撞击视神经的征象。

三、内镜手术的禁忌证

- 相对禁忌证。
  - 内镜器械不足或内镜知识不足。
  - 患者眼眶周围解剖结构异常（先天性、创伤性、医源性）且没有相关的影像学检查。
- 绝对禁忌证。
  - 无法控制的出血倾向。

四、手术方法

与内镜鼻窦或眼眶手术一样，患者通常在全身麻醉和气管插管的情况下做好消毒铺巾。手术区域周围注射局部麻醉剂。用 2% 利多卡因和 1∶200 000 肾上腺素溶液对经泪阜的筛窦、上齿龈上方黏膜、结膜下或皮下浸润麻醉。将浸泡在表面血管收缩剂（如 5% 可卡因溶液）中的纱条、棉球或脑棉放入鼻腔内，以缓解黏膜充血和收缩血管。

（一）眼眶内侧壁减压

手术始于钩突切除和中鼻道开放（图 72-1 至图 72-3），然后使用切割钳和（或）动力器械（吸切器）移除前、中、后组筛窦气房 [4]。中鼻道开放可以预防眶组织脱垂后妨碍上颌窦的引流（图 72-4）。在切除最前上筛窦（鼻丘）时应保留额隐窝。颅底通过筛顶的出现和表面覆盖的骨的厚度来识别（图 72-5）。这样就做了一个完整的

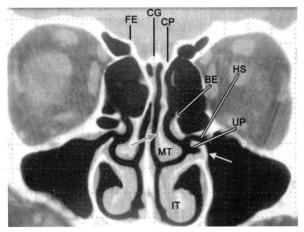

▲ 图 72-1　正常眼眶和鼻旁窦的冠状计算机断层扫描
中鼻甲（蓝箭）和钩突（黄箭）是经筛窦内侧壁减压术的重
要内镜下标志。BE. 筛泡；UP. 钩突；CG. 鸡冠；CP. 筛骨水平
板；HS. 半月形裂孔；FE. 筛顶；MT. 中鼻甲；IT. 下鼻甲

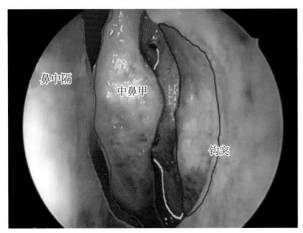

▲ 图 72-2　左鼻孔的内镜检查，内镜眼眶减压术开始时
的重要鼻内标志

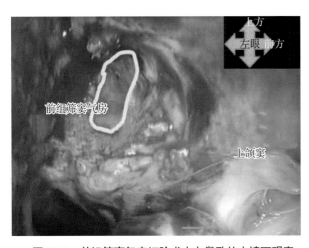

▲ 图 72-3　前组筛窦气房切除术中左鼻孔的内镜下观察

筛窦切除术，然后进入蝶窦，只留下筛骨纸板。
然后可以用 seeker 探头或骨膜剥离子将内侧壁击
碎，然后继续用 Blakesley 钳去除（图 72-6）。根
据病变的大小和位置和（或）所需减压的程度，
筛骨纸板可能会被切除至蝶筛交界处。眼骨膜在
这个阶段应该保持完好（图 72-7）。筛前和筛后
血管是额筛缝上界的标志（图 72-8）。

可以移除眶底的内侧部分，但应保留前方的
筛颌支柱以支撑眼球，防止出现术后眼球下移和
复视（图 72-9）。眶底内侧壁可以去除到眶下神
经（离子）附近。

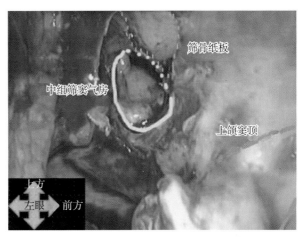

▲ 图 72-4　切除中组筛窦气房时的左鼻孔内镜下观察，
内侧壁（筛骨纸板）的一部分，以及上颌窦的顶端通过
窦口可以看到

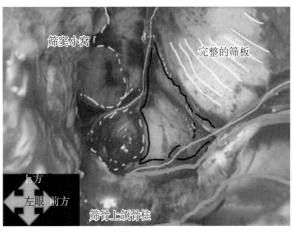

▲ 图 72-5　左鼻孔内镜下显示完整的内壁（右），颅底
显示筛顶（左上）和筛颌突（右下）

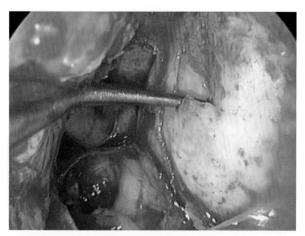

▲ 图 72-6　左鼻内镜下显示 seeker 探头开始去除纸板

然后用弯曲的镰状刀、弯曲的 18 号针或新月形刀从后向后前切开暴露的眶骨膜（图 72-10）。与内直肌平行的骨膜吊带可能有助于减少术后内斜视（图 72-11）。重新评估突出度以决定是否需要进一步的松解骨膜、去除骨和（或）脂肪（图 72-12）。

内镜下经筛窦眼眶减压术可以结合外侧（经皮肤）、下部（经鼻窦、结膜下、下睑 swinging）切口行骨性和（或）脂肪减压术，以适应不同的适应证（压迫性视神经病变或突眼或两者兼而有之）和凸出减少的程度（图 72-13）。

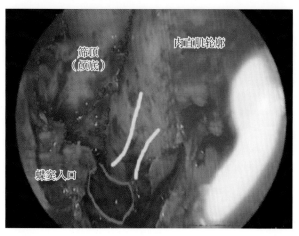

▲ 图 72-7　左侧鼻孔内镜下显示内侧眶骨膜和内直肌的轮廓

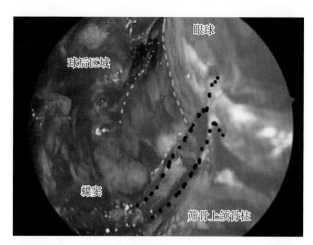

▲ 图 72-9　左鼻孔内镜下显示完整的内侧骨膜（黄色）和筛窦完整切除显示的眼球轮廓（蓝色），其后方边界为蝶窦入口（绿色），下方边界为筛颌突（黑色）

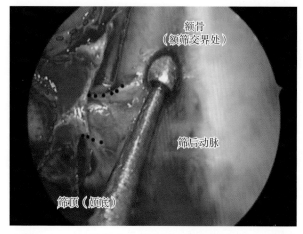

▲ 图 72-8　左侧鼻孔内镜下显示筛后动脉标记出额筛交界处

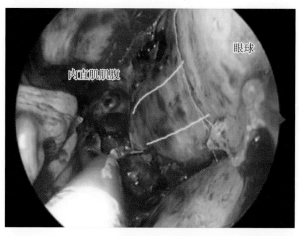

▲ 图 72-10　左鼻孔内镜下显示用弯曲的新月形刀片沿内直肌腹侧影（黄色）切开眼眶内侧骨膜

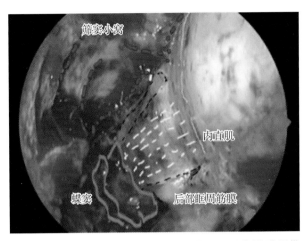

▲ 图 72-11　左鼻孔内镜下显示骨膜切开后的骨膜吊带（黄色虚线）和眼眶脂肪脱垂（黑色轮廓）

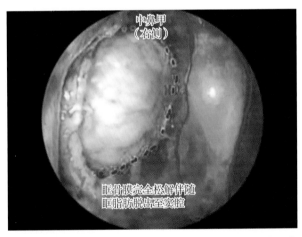

▲ 图 72-12　右侧鼻孔内镜下显示窦腔内脱垂的眼眶脂肪，骨膜完全松解（蓝色虚线），中鼻甲用红色勾勒出来

（二）视神经管减压——经筛窦或经蝶窦入路

对于需要手术治疗甲状腺眼病相关视神经病变的患者，视神经管的内侧部分可以通过筛窦或蝶窦在内镜下进行减压。在经筛窦入路中，切除完整的筛窦直到蝶窦入口，而蝶窦开口可以通过上鼻甲有或没有中线后部的骨性鼻中隔来辨认[4]（图 72-14）。一旦到达蝶窦，应确定视神经 - 颈内动脉隐窝和视神经 - 颈外动脉隐窝，并确定视神经管和颈动脉的位置，如果有的话，用导航系统进行确认（图 72-15）。在内镜下，使用长柄金刚钻磨开一个节段，通常是骨性视神经管的中间部分，并持续冲洗，以防止对下方视神经的热损伤（图 72-16）。一旦视神经管被磨得很薄，就用骨膜剥离子将剩余的骨从视神经和鞘膜中剥离或抬起。用 1mm 蝶骨咬骨钳机械地将视神经管的其余部分从眶尖向视交叉方向咬除（图 72-17）。应该检查视神经鞘是否有撕裂，特别是当有相关的神经管骨折时（图 72-18 和图 72-19）。如果需要，用镰状刀、新月形刀或弯曲的 18G 针切开整个视神经鞘和 Zinn 环，暴露出下方的软脑膜物

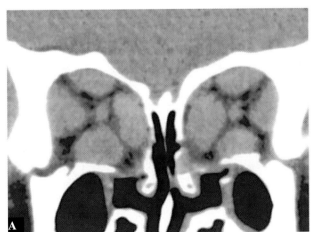

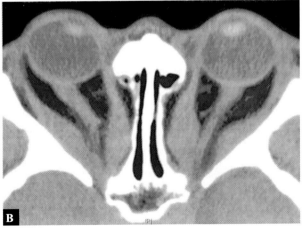

▲ 图 72-13　双侧内镜下内壁减压术治疗甲状腺眼病相关视神经病变患者的术后计算机断层扫描

A. 冠状位；B. 水平位显示筛窦完全切除，眼眶组织脱垂进入窦腔

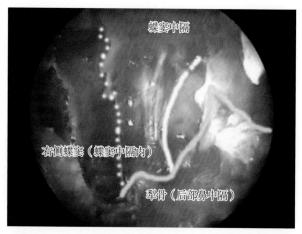

▲ 图 72-14 经蝶窦视神经管减压术中右侧鼻孔的内镜下观察

右侧蝶窦内的蝶内间隔用蓝色虚线突出显示，蝶窦间隔（中线）用白线突出显示，部分后部鼻中隔（犁骨）已被切除，用黄线突出显示

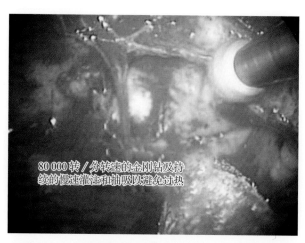

▲ 图 72-16 经蝶窦视神经管减压术中的左侧鼻孔内镜下显示，金刚钻以 80 000 转 / 分的速度磨除视神经管并持续冲洗，以避免下方的视神经过热

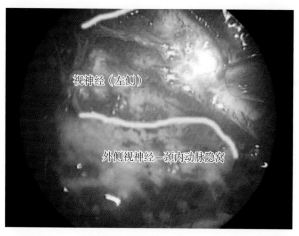

▲ 图 72-15 经蝶窦视神经管减压术中左侧鼻孔的内镜下观察

左侧视神经轮廓为黄色，视神经 - 颈外动脉隐窝亦被显示。在图的右下角可以看到颈动脉隆起

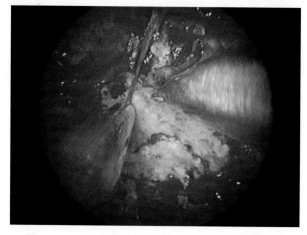

▲ 图 72-17 经蝶窦视神经管减压术中左侧鼻孔的内镜观察

一旦在视神经管的中部被钻出一个锁孔，就可以用 1mm 的咬骨钳机械地去除视神经管的内侧

质。切口必须是浅的，因为眶尖的内上象限有可能损伤靠下走行的眼动脉（图 72-20 和图 72-21）。

（三）鼻内经筛窦或内镜辅助经泪阜内侧壁骨折修补术

进行被动牵拉试验，记录内直肌的限制程度 [8, 9]。采用经筛窦入路需按前述行筛窦切除术。频繁的冲洗和对眼球的温和施压将有助于区分血块、骨碎片和脱垂的眼眶组织，后者应该保存下来。继续向后分离，直到暴露整个骨折范围。然后通过单独的泪阜切口放入植入物，如下所示。

如果考虑内镜辅助的结膜入路，则在皮肤和泪阜之间（泪阜前）、在泪阜后 1/3 的交界处（经泪阜），或用剪刀在结膜皱襞和泪阜（泪阜后）之间做一个曲线切口，并延伸到穹窿内。用一把尖头钝的 Steven 肌腱切除剪刀去触碰泪后嵴，并

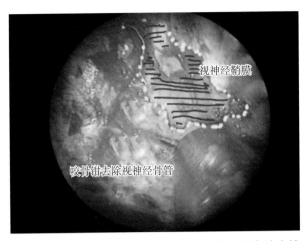

▲ 图 72-18 经蝶窦视神经管减压术中的左侧鼻孔内镜下观察

近距离观察一段已被去除骨质的视神经管（黄点），显示其下方的视神经鞘（蓝线）

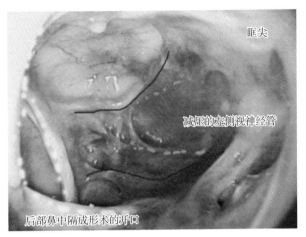

▲ 图 72-20 经蝶窦视神经管减压术后右侧鼻孔的内镜下观察

后鼻中隔成形术后观察，术后 1 个月视神经管减压开放区已黏膜化

骨块应取出，脱垂的眼眶组织应予以复位。可烧灼筛前、筛后血管。

不论用何种方法，外科医生都会决定放何种植入物（永久性 vs. 可吸收、光滑 vs. 多孔、合成 vs. 自体 / 同种异体），如薄型多孔聚乙烯板可以被切割成适当的大小和轮廓来适应任何骨性缺损。用 6-0 可吸收缝线闭合结膜切口之前，应再次进行被动牵拉试验。

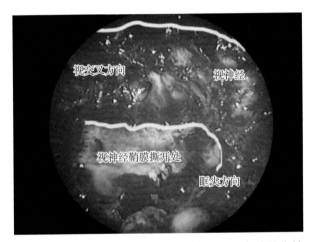

▲ 图 72-19 经蝶窦视神经管减压术中左侧鼻孔的内镜下观察

在手术结束时，视神经管的内侧部分从眶尖到视交叉已被完成去骨质。在这个病例中，由于其上的视神经管骨折导致神经鞘撕裂

在那个位置撑开剪刀，然后向后插入一个可伸展的牵开器。钝性分离暴露内侧骨膜，然后用单极电刀切开骨膜。将骨膜从眼眶内侧壁上剥离形成骨膜下腔。然后将一个 4.0mm 的 0° 内镜伸入骨膜下腔，在直视下进行操作。继续分离以暴露骨折的边界。助手可用伸展的牵开器和湿润的脑棉，轻轻地将眼眶内容物向外牵拉，并经常监测瞳孔大小（医源性眶尖受压的迹象）。不稳定的

（四）眼眶肿瘤切除

1. 肌锥外病变

主要位于眼眶内侧的病变可通过上述经鼻窦入路手术[1-3, 10]。切除筛骨纸板或骨膜开口的范围取决于病变的位置。导航装置有助于对病变进行鼻内定位，局限解剖范围。界限清楚的病变，如海绵状血管瘤，通常可以钝性地从脱垂的眼眶脂肪和内直肌中剥离出来。

2. 肌锥内病变

小的、完全位于肌锥内的病变可能需要暂时离断内直肌[10]。病变位于内直肌外侧且鼻腔内内直肌牵拉不够的情况下，可以考虑暂时离断内直肌。将钝的牵开器插入鼻腔内后方内直肌的

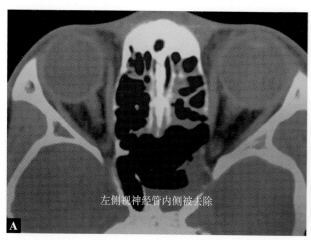
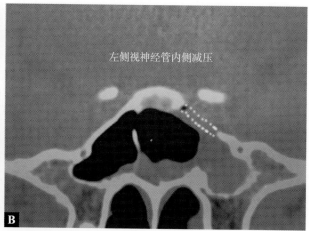

▲ 图 72–21　左侧经蝶窦视神经管减压术后眼眶 CT 扫描

A. 平扫；B. 冠状位，扫描显示内侧视神经管被去除（白色虚线）

下缘，将其向内上方牵拉，露出眶尖。或者，离断内直肌的牵拉可以通过经泪阜结膜切口，用细长的延展性牵开器或斜视钩进行牵拉，并使用三或四手的外科技术钝性地分离出病变。肿瘤切除后，离断的内直肌缝合回眼球上。内侧壁可以通过薄片 Medpor 骨片重建，类似于骨折修复。

（五）下方开眶 – 经鼻窦入路

在病变侧做上牙槽沟切口。进入骨膜下平面，当用切割钻头在上颌窦前壁造一个骨窗的时候应该辨认出并保护眶下神经，然后用咬骨钳扩大骨窗[11]。采用 0° 和 30° 内镜检查骨折，骨折后缘及眶下神经眶内部分和眶下裂清晰可见（图 72–22）。跟内壁骨折修复一样去除黏膜和碎骨片。然后可以通过结膜入路或下睑 swinging 入路插入选择的植入物（图 72–23 和图 72–24）。上牙槽切口用 4–0 薇乔（可吸收）缝线间断缝合。

上述入路可用于额外的眼眶下壁减压术（眶下神经外侧）或切除位于眶下方后部的病变。

五、操作机制

内镜眼眶手术的优点是通过鼻旁窦或骨膜

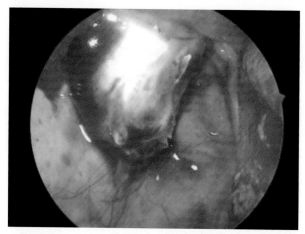

▲ 图 72–22　右侧爆裂性骨折的经鼻窦内镜下检查（伤后第 7 天）

眼眶组织脱垂、骨碎片、消退中的血肿和黏膜愈合的证据

下腔获得充分照明的、放大的视野。当从眼眶外（即通过鼻窦）进行解剖时，它还可以避免在深部牵拉期间对眶尖施加压力，这在视神经功能受损的情况下可能是有益的（如甲状腺相关眼病视神经病变）。

六、术后护理

患者采用反向 Trendelenburg 体位护理，以最大限度地减少静脉充血。他们应该经常在眼睛上冰敷，并被告知避免擤鼻涕，以防止气体进入鼻

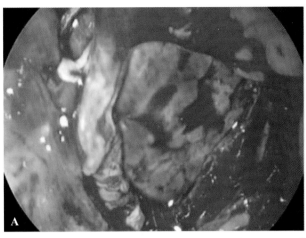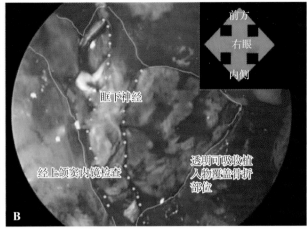

▲ 图 72-23　下方开眶 - 经鼻窦入路

A. 经鼻窦内镜下观察右侧爆裂性骨折复位后及可吸收（透明）植入物；B. 骨折范围为黄色，眶下神经为蓝色虚线。脱垂的眼眶组织被回纳，眶骨缺损被一层薄薄的透明可吸收植入物覆盖

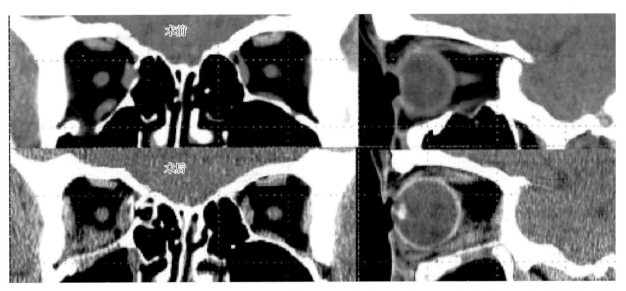

▲ 图 72-24　与图 72-21 和图 72-22 相同的一位患者术前（上）和术后（下）的 CT 扫描，冠状位（左）和矢状位（右）显示眼眶骨折复位，脱垂的眼眶组织重新复位，并用植入物修补眼眶缺损

窦时引起气肿。当鼻出血停止时，可以用温和的生理盐水冲洗，使用类似于功能性鼻内镜手术后护理用的局部鼻腔类固醇喷雾。应避免在 6 周内乘飞机旅行。术后可根据手术适应证（如甲状腺眼病相关视神经病变）及预期肿胀情况给予抗生素和全身类固醇。与标准眼眶手术一样，应监测视力和瞳孔反应。

七、特定的设备

在作者的研究所里，外科医生拿着内镜站在患者的右侧。在经蝶窦入路中，外科医生可以通过两个鼻孔进行双眼手术，并使用镜头支架。内镜显示屏应沿手术医生的视轴放置，而导航装置应位于患者头部。

大多数手术都是在 4.0mm，0° 内镜下进行的。斜镜（30°、45°、75°）有助于显示眼眶外侧、下壁前部（经鼻窦）或在眶上区切开术时显示额区。鼻内器械（如单极 / 双极电凝、电钻、咬骨钳）是长柄的，有护套以避免损伤黏膜。薄的、可延展的或长刃的牵开器在深部眼眶牵拉中也很重要。

八、并发症

一般并发症包括出血（鼻出血、球后出血）、感染（鼻窦炎、眼眶蜂窝织炎）、鼻泪道损伤、脑脊液漏，眼外肌、血管、动眼神经、睫状神经节和视神经损伤。下面是每个适应证的具体并发症。

- 眼眶减压术。
  - 复视。
  - 最常见的表现为单下壁减压＞内下壁联合前柱区切除术＞前柱区保留的内下壁减压术＞内外壁联合减压术＞单外侧壁减压术＞脂肪减压术。
- 眶下感觉减退（下壁减压）。
  - 眼眶骨折修复。
  - 永久性眼球内陷、复视、植入物相关并发症（移位、感染、植入物周围出血和纤维化）。
  - 外伤性视神经病变。
  - 颈动脉损伤——脑卒中和出血失控。

九、手术结局的科学证据

Cochrane 对甲状腺眼病眼眶减压术的综述表明，仅从两项随机对照试验中得出的结论有限[12]。由于所用方法的多样性，综述者不能建议对甲状腺眼病的眼眶减压术采取任何特定的干预措施。减少凸出度的技术是可比的。比较三壁减压术和甲基泼尼松龙冲击疗法治疗甲状腺眼病相关视神经病变，目前的非对照研究表明，通过去除内侧壁和外侧壁并去或不去除脂肪的平衡减压术可能是最有效的手术方法，且不良反应较少。

十、手术治疗选择中的地位

内镜及内镜辅助的减压、骨折修复、眼眶病变或异物移除的技术在文献中已有越来越多的报道。然而，眼眶外科医生应该意识到内镜在眼眶内使用的明显优势和固有局限性。另外，当代眼面外科医生应该习惯内镜手术，这通常建立在内镜泪囊鼻腔吻合术和前额提升术经验的基础上。最后，眼眶外科医生应该熟悉鼻窦，并在一定程度上熟悉颅内解剖，就像在眼眶内手术的鼻科或神经外科医生一样。

参 考 文 献

[1] Murchison AP, Rosen MR, Evans JJ, et al. Endoscopic approach to the orbital apex and periorbital skull base. Laryngoscope. 2011;121:463–7.

[2] Tsirbas A, Kazim M, Close L. Endoscopic approach to orbital apex lesions. Ophthal Plast Reconstr Surg. 2005;21:271–5.

[3] Prabhakaran VC, Selva D. Orbital endoscopic surgery. Ind J Ophthalmol. 2008;56:5–8.

[4] Pletcher SD, Sindwani R, Metson R. Endoscopic orbital and optic nerve decompression. Otolaryngol Clin North Am. 2006;39:943–58.

[5] Karaki M, Akiyama K, Kagawa M, et al. Indications and limitations of endoscopic endonasal orbitotomy for orbital lesion.

J Craniofac Surg. 2012;23:1093–6.

[6] Bhargava D, Sankhla D, Ganesan A, et al. Endoscopic sinus surgery for orbital subperiosteal abscess secondary to sinusitis. Rhinology. 2001;39:151–5.

[7] Levin LA, Beck RW, Joseph MP, et al. The treatment of traumatic optic neuropathy: the International Optic Nerve Trauma Study. Ophthalmology. 1999;106:1268–77.

[8] Wu W, Jing W, Selva D, et al. Endoscopic transcaruncular repair of large medial orbital wall fractures near the orbital apex. Ophthalmology. 2013;120:404–9.

[9] Han K, Choi JH, Choi TH, et al. Comparison of endoscopic endonasal reduction and transcaruncular reduction for the

treatment of medial orbital wall fractures. Ann Plast Surg. 2009;62:258–64.

[10] Wu W, Selva D, Jiang F, et al. Endoscopic transethmoidal approach with or without medial rectus detachment for orbital apical cavernous hemangiomas. Am J Ophthalmol. 2013;156:593–9.

[11] Ducic Y, Verret DJ. Endoscopic transantral repair of orbital floor fractures. Otolaryngol Head Neck Surg. 2009;140:849–54.

[12] Boboridis KG, Bunce C. Surgical orbital decompression for thyroid eye disease. Cochrane Database Syst Rev. 2011:CD007630.

第73章 眼眶爆裂性骨折
Orbital Blowout Fractures

Rakesh M. Patel　Allen M. Putterman　著

任慧　译

一、概述

眼眶骨折是由于眼眶受到钝伤造成的。通常，人们也担心并发的眼球损伤，因此，眼科通常是评估这些患者的最初地点。至关重要的是，眼科医生必须了解决定患者是需要手术修复还是观察的关键原则。

二、评估

检查眼眶外伤患者的第一步是评估眼球的损伤情况。这包括进行全面的眼科检查包括散瞳眼底镜检查。特别需要注意的是，必须仔细评估眼球是否有破裂或视网膜裂孔/脱离，因为这些需要紧急治疗，并优先于骨折手术。评估眼眶骨折的检查关键要素包括评估复视、眼球运动、眼球内陷、眼球下移、眶下神经感觉和可触及的眶缘后退。此外，应评估牙齿咬合不正或张口时的疼痛，因为这提示可能存在颌颧复合体骨折。

钝挫伤后眼外肌活动受限可能继发于眼眶软组织的出血和水肿，眼眶软组织或眼外肌在骨折部位嵌顿，或眼外肌麻痹。损伤侧的面中部、上唇和牙龈感觉减弱与眶下神经损伤相一致。眼球下沉可能是由于眶底骨折导致眼球下沉至上颌窦所致。

对于怀疑眼眶骨折的患者，CT对评估眼眶的骨性结构是有价值的。眼眶的冠状位和水平位都应该评估，以确定眼眶骨折的程度。偶尔，可能会通过MRI来评估在CT扫描上可能没有很好显示的骨折部位的软组织嵌顿。

三、病理生理学

根据定义，眼眶爆裂性骨折是指眼眶边缘完好无损的眼眶壁骨折。有两种重要的理论可以解释眼眶爆裂性骨折的发生原因。在流体动力学理论中，创伤性力量被传递到眼眶内容物中，从而增加眶内压。眼眶最薄弱的部分、眶底和内侧壁就会骨折[1]。上颌窦和筛窦就像一个压力阀，最终吸收了创伤的力量。在屈曲理论中，创伤性力量直接作用于眼眶边缘，并通过骨骼传递到较薄的眶壁，从而导致这些眼眶壁的骨折[2]。已有研究表明，这两种机制都可能在爆裂性骨折中起作用[3]。

四、手术指征

眼眶爆裂性骨折手术修复的适应证历来存在争议。许多人主张及早修复骨折，因为担心患者会出现眼球内陷和复视 [4, 5]。其他人则倾向于更保守的方法，因为通常可以在不干预的情况下自发改善 [6-9]。虽然随着成像方式的改进，决定是否及早修复骨折变得更容易，但肯定有一部分患者做出决定并不那么直接。我们在下面描述了我们在处理眼眶爆裂性骨折患者中的实践模式。

（一）早期处理

在眼眶骨折的患者中，有些临床迹象表明应该进行手术。早期手术的两个主要指征包括：①患者有严重的眼球内陷或下沉，这在外观上是不可接受的；②患者有严重的无法忍受的复视，随着时间的推移没有改善，被动牵拉试验阳性，

并且存在眼外肌嵌顿的影像学证据（图 73-1）[6]。对于这类患者，手术应该尽快进行，等待时间不应超过 3 周。如果没有上述表现，则应在接下来的几个月内观察这些患者 [6-9]。许多存在大范围眼眶爆裂性骨折的患者在早期检查时并没有上述表现。虽然知道一些医生会建议在这种情况下进行手术修复，因为担心患者随后会出现眼球内陷，但我们认为不能根据骨折的大小准确地预测患者是否会出现眼球内陷。因此，我们仍然主张观察骨折范围大而眼球内陷和眼球下沉的程度都很小的患者。

在儿科人群中，白眼爆裂性骨折伴下直肌嵌顿是一个完全不同的情况，需要不同的治疗策略 [10]。

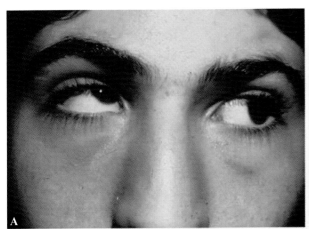
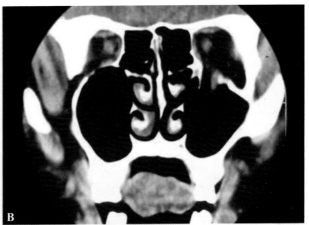
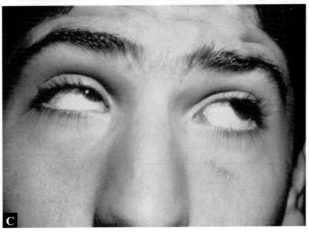

▲ 图 73-1　眶底骨折

A. 钝挫伤后左眼不能上转；B. 计算机断层扫描显示下直肌疝入眶底骨折处；C. 用超聚酰胺植入物修复眶底骨折后。注意到左眼上转功能的改善

1. 眼球内陷 / 下沉

眼球内陷在急性外伤早期比较罕见，因为眼眶组织通常是水肿的从而阻止了眼球的内陷。因此，需要在接下来的几周内密切随访患者，以确定患者是否出现了严重的眼球内陷，这是手术的适应证。患者眼球内陷的程度可以使用 Hertel 突眼计进行测量。

眼球下沉见于眶底大范围骨折，眼球沉到上颌窦。与眼球内陷一样，这一表现在眼眶组织肿胀的外伤早期可能并不明显，尽管有报道称外伤后严重的急性眼球下沉需要紧急修复 [11, 12]。我们再次随访这些患者，在接下来的几周内确定患者是否出现明显的眼球下沉。为了测量眼球下沉，我们将尺子的长边与双眼内眦角对齐，并注意尺子将眼球一分为二的位置。然后，医生可以评估一侧眼球是否相对于另一侧眼球发生了向下移位。

如果眼球内陷或眼球下沉出现较早，且患者不能接受，建议尽早手术修复骨折。为了及时进行评估，如果没有禁忌证，我们会让患者口服类固醇。这将加快眼眶水肿的消退，因此缩小了确定患者是否需要手术的时间窗 [13]。

2. 复视

另一个早期手术修复的主要适应证是无法忍受的复视。许多眼眶骨折的患者在早期都有复视。Putterman 等猜测这多数是由眶脂肪嵌顿在骨折区造成的水肿或出血引起的 [9]。Whitnall 先前指出，有垂直的纤维带将下直肌与下方的眼眶脂肪和骨膜连接起来 [14]。Koornnef 进一步阐述说，整个眼眶结缔组织和脂肪组织复合体在眼球运动中起着至关重要的作用 [15, 16]。正是这种下部组织可能卡在下壁骨折中，阻碍了眼球的充分运动，并在急性期导致复视。Putterman 等发现，随着时间的推移，这种复视经常会改善到不再对患者造成视觉干扰的程度 [9]。发生这种改善的潜在原因是眼眶脂肪水肿、出血的消退或眼眶脂肪的伸展。为此，我们再次在急性期处方类固醇药物，以帮助加速水肿和（或）出血的消退，以期解决复视 [13]。然而，如果复视真的是由眼外肌嵌顿引起，类固醇不太可能起作用而是需要进行手术治疗。

评估复视的一个很好的工具是被动牵拉和主动牵拉试验。这些测试有助于确定复视是麻痹性还是限制性。在滴注表面麻醉剂后，将浸泡在 4% 利多卡因中的棉尖涂抹在下方角巩缘 1min。然后，用一把有齿镊抓住这个位置的表层巩膜，然后将眼球朝上下转动。如果有运动困难，这可能表明有眼眶组织或眼外肌嵌顿，因此被认为是阳性的被动牵拉试验。主动牵拉试验是通过要求患者在用齿镊夹住表层巩膜的同时向上或向下看的方式进行的。如果镊子上有明显的拉力，这被认为是测试阴性。然而，如果钳子上有很小的拉力，测试就被认为是阳性的，患者可能有肌肉麻痹。对于内侧壁骨折且怀疑有嵌顿的，可以将 4% 利多卡因应用于鼻侧角巩缘，并再次以类似的方式进行主动 / 被动牵拉。

另一个必要的工具是 CT 扫描。眼眶冠状位成像对于评估眼外肌是否被嵌在骨折部位中特别有价值。如果眼外肌嵌顿在 CT 扫描上不明显，但仍有嵌顿的嫌疑时可以行 MRI 检查，因为它可以更好地显示骨折区域内的软组织疝（图 73-2）。

3. 处理

正是上述检查方法的结果决定处理的进程。如果患者有严重的复视，在外伤后 2～3 周的时间内使用类固醇没有改善，或者出现不可接受的眼球内陷或下沉时，提倡进行早期手术修复骨折 [6]。被动牵拉试验阳性、主动牵拉试验阴性、影像学证据显示眼外肌嵌顿，进一步支持了这一点。同

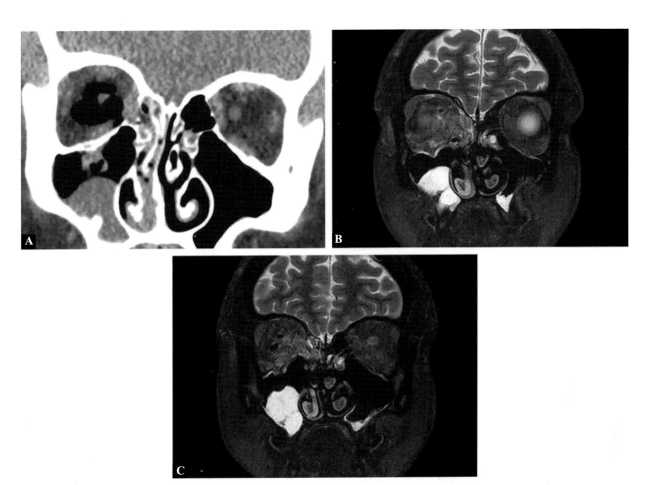

▲ 图 73-2　一名 33 岁的女性右眶钝伤后、患者表现为右眼不能上转，并且上视时被动牵拉试验阳性

A. 最初的计算机断层扫描仪显示为内侧壁骨折；B 和 C. 磁共振成像显示眼眶软组织疝到眶底骨折区域

时，如果复视确实改善或消除，而没有不良的眼球内陷和眼球下沉时，则有必要进行观察。被动牵拉试验阴性、主动牵拉试验阳性和没有肌肉嵌顿的影像学证据进一步支持了这一点。

4. 手术方法

如果要进行手术，我们更倾向于在全身麻醉下，采用外眦切开 / 松解术并经结膜分离到眶缘修复眶底骨折[6]。在骨膜下分离到达眶底后，确定骨折区域的整个边缘，并将眼眶内容物从骨折区域中释放出来[17, 18]。如果骨折缺损较大，则通常使用覆盖有硅橡胶的钛植入物，该钛植入物可以用钻孔和 4-0 聚丙烯缝线固定到眼眶下缘。

如果内侧壁骨折需要修复，可以采用两种主要的手术入路。经泪阜入路可充分暴露眶内壁而

不遗留瘢痕[18, 19]。Lynch 切口也可到达内壁，且暴露范围更大[20]；然而，它经常留下难看的瘢痕。我们选择的植入材料通常是硅橡胶或钛。

（二）晚期处理

眼眶骨折的后期治疗适用于复视的患者，其复视虽然最初有所改善，但并未完全消除，仍存在视觉障碍或出现令人不快的眼球内陷或下沉。我们发现从最初的外伤日期算起 5~6 周后，眼眶骨折手术的效果不尽如人意[6]。因此，在这些患者中，我们倾向于选择其他治疗方式来改善功能和（或）外观。

1. 眼球内陷 / 下沉

如果有明显的眼球下沉，则用与眼眶骨折

修复相似的技术放置定制的硅胶眶底植入物（图
73-3）[21]。植入物的厚度将取决于术前眼球下沉
的程度。通常情况下，植入物是前部 2～3mm 厚
逐渐过渡到后部 6～10mm 厚。如前所述，植入
物将固定在眶缘。

如果眼球内陷合并睑裂变窄和睑缘到角膜中
央反光点的距离 -1（MRD-1）减小，我们建议
进行 Müller 肌结膜切除术（MMCR）矫正上睑下
垂（图 73-3）[22, 23]。简而言之，在患者仰卧状态
下向上穹窿内滴入 10% 苯肾上腺素。大约 5min
后，如果患者的眼睑抬高到患者喜欢的合适水
平，就可以进行 Müller 肌结膜切除术。这将产生
一种错觉，即两只眼睛看起来对称，因此遮盖了

眼球内陷。

如果眼球内陷伴有正常的睑裂高度，但患者
上睑沟加深或下睑凹陷，可以行对称眼的眼睑成
形术来达到双侧对称的目的（图 73-4）。

对上睑可以通过去除皮肤、眼轮匝肌和脂
肪来实现，同时产生更高的眼睑折痕。对下睑可
以通过结膜下眼睑脂肪垫去除的眼睑成形术来完
成。这些技术将掩盖眼球内陷，为患者创造更令
人愉悦的美学外观。

2. 复视

平视和向下注视的阅读位置复视最令人烦恼
的。对于眼眶骨折造成令人烦恼的复视的患者，
其复视虽然最初有所改善，但并未完全解决，斜

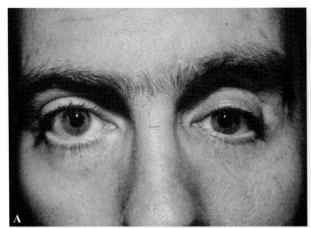
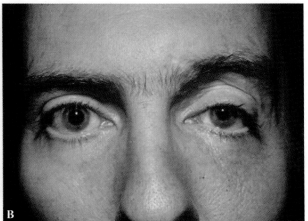
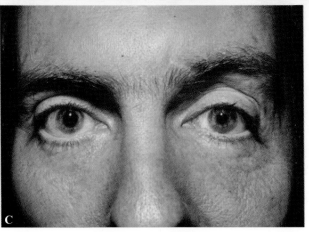

▲ 图 73-3　眶底骨折

A. 注意左侧的眼球下沉和上睑下垂；B. 用定制的硅橡胶眶底植入物后期修复骨折后，眼球下沉得到改善，但仍有上睑下垂；C. 左
侧 Müller 肌结膜切除术后

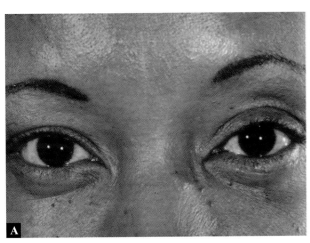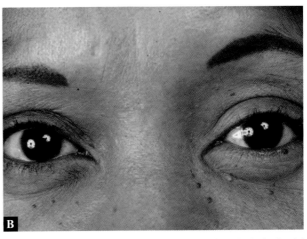

▲ 图 73-4　如果眼球内陷伴有正常的睑裂高度，但患者上睑沟加深或下睑凹陷，可以对侧眼行眼睑成形术来达到双侧对称的目的

A. 左眶底骨折，注意左眼球内陷和左上睑沟加深；B. 右上眼睑成形术后，注意上睑的对称性改善

视手术是首选。根据我们的经验，我们主要遇到眶底骨折需要进行这样的手术。手术的方法取决于斜视的类型，手术要在复视稳定之后进行。对于往下注视困难但往上看时被动牵拉试验阴性的患者，可以采用改良的反向 Knapp 术式，将内、外直肌在下直肌附着点后移位。如果往上看时被动牵拉试验阳性，则进行下直肌后退结合可调节缝线。几个月后，再进行改良的反向 Knapp 手术 [6]。我们发现，与后期修复眶底骨折相比，这在解决复视方面更为成功。

五、白眼爆裂性骨折

儿童白眼爆裂性骨折患者需要完全不同的治疗策略。这些患者通常很年轻，有轻微的外伤后外部迹象，在受伤后出现严重的运动障碍。Jordan 等描述了钝伤后白眼爆裂性骨折的诊断标准：①患者＜ 18 岁；②轻微的软组织损伤体征；③明显的活动受限；④无眼球内陷；⑤放射线扫描上无或仅有轻微骨折 [10]。对于这些患者，建议在 1～2 天内紧急进行手术修复（图 73-5）。如果患者还有严重的恶心和呕吐或有症状的心动过

缓，这可能表明存在继发于眼外肌嵌顿的眼心反射，可能需要紧急治疗 [24]。术中可以看到活门骨折，即折断的骨头折回到接近正常的解剖位置并伴有组织嵌顿 [25]。如果不及时进行修复，可能会导致肌肉缺血，进而引起永久性运动障碍 [26]。

六、结论

眼眶爆裂性骨折是一种常见的眼科疾病。通常情况下，什么时候需要手术，什么时候不需要手术是显而易见的。对于影像学上有嵌顿、复视没有改善、被动牵拉试验阳性的患者，建议在外伤后 2～3 周内或更早进行手术修复骨折。同样，对于存在不能接受的眼球内陷或下沉的患者，建议及早手术治疗。对于没有复视的患者和那些没有眼球内陷或下沉的患者，有必要进行观察。

然而，有一部分患者在决定是否手术时要困难得多。对于创伤后存在急性复视且正在改善的患者，需要进一步观察 1～3 个月。然而，如果复视在这段时间后不能完全消除，并且仍然存在视觉干扰，患者可以接受斜视手术。对于发展为晚期眼球下沉的患者，可放置硅橡胶眶底植入

物以抬高眼球。如果患者出现晚期眼球内陷，睑缘到角膜中心反光点的距离缩短，可以在患侧进行 Müller 肌结膜切除术。相反，如果眼球内陷伴随上睑沟加深或下睑凹陷，则可以进行对侧眼

眼睑成形术。最后，白眼爆裂性骨折是一个完全不同的病变，需要紧急治疗以防止永久性的运动障碍。

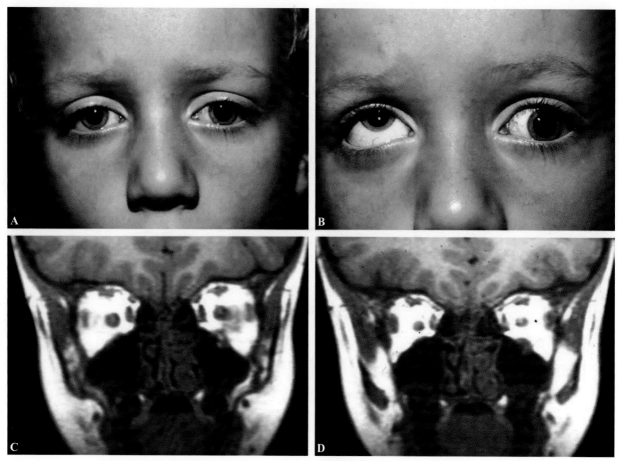

▲ 图 73-5　白眼爆裂性骨折

A. 患者平视时是正视；B. 患者左眼不能上转；C 和 D. 同一患者的磁共振成像。注意下直肌疝入左侧眶底骨折处

参 考 文 献

[1] B, Regan WR. Blow-out fractures of the orbit. Am J Ophthalmol. 1957;44:733–9.

[2] Fujino T, Makino K. Entrapment mechanisms and ocular injury in orbital blowout fracture. Plast Reconstr Surg. 1980;65:571–6.

[3] Warwar RE, Bullock JD, Ballal DR, Ballal RD. Mechanisms of orbital floor fractures: a clinical, experimental, and theoretical study. Ophthal Plast Reconstr Surg. 2000;16:188–200.

[4] Smith B, Converse JM. Early treatment of orbital floor fractures. Trans Am Acad Ophthalmol Otolaryngol. 1957;61:602–8.

[5] Converse JM, Smith B, Obear MF, Wood-Smith D. Orbital blow-out fractures: a ten-year survey. Plast Reconstr Surg. 1967;39:20–36.

[6] Putterman AM. Management of blow-out fracture of the orbital floor: a conservative approach. Surv Ophthalmol. 1991;35:292–8.

[7] Putterman AM. Late management of blowout fractures of the orbital floor. Trans Sect Ophthalmol Am Acad Ophthalmol Otolaryngol. 1977;83:650–9.

[8] Putterman AM, Allen M. Putterman on the subject of blowout fractures of the orbital floor. Ophthal Plast Reconstr Surg. 1985;1:73–4.

[9] Putterman AM, Stevens T, Urist MJ. Nonsurgical management of blow-out fractures of the orbital floor. Amer J Ophthalmol. 1974;77:232–9.

[10] Jordan DR, Allen LH, White J, Harvey J, Pashby R, Esmaeli B. Intervention within days for some orbital floor fractures: the white-eyed blowout. Ophthal Plast Reconstr Surg. 1998;14:377–90.

[11] Berkowitz RA, Putterman AM, Patel DB. Prolapse of the globe into the maxillary sinus after orbital floor fracture. Amer J Ophthalmol. 1981;91:253–7.

[12] Abrishami M, Aletaha M, Bagheri A, Salour SH, Yazdani S. Traumatic subluxation of the globe into the maxillary sinus. Ophthal Plast Reconstr Surg. 2007;23:156–8.

[13] Millman AL, Della Rocca RC, Spector S, Leibeskind AL, Messina A. Steroids and orbital blowout fractures—a new systematic in medical management and surgical decisionmaking. Adv Ophthalmic Plast Reconstr Surg. 1987;6:291–300.

[14] Whitnall SG. The anatomy of the human orbit and accessory organs of vision, 2nd edn. London, United Kingdom: Oxford University Press; 1932:300–16.

[15] Koornneef L. Current concepts on the management of orbital blow–out fractures. Ann Plast Surg. 1982;9:185–200.

[16] Koornneef L. Details of the orbital connective tissue system in the adult. Acta Morphol Neerl Scand. 1977;15:1–34.

[17] Smith B, Putterman AM. Fixation of orbital floor implants: description of a simple technique. Arch Ophthalmol. 1970;83:598.

[18] Garcia GH, Goldberg RA, Shorr N. The Transcaruncular approach in repair of orbital fractures: a retrospective study. J Craniomaxillofac Trauma. 1988;4:7–12.

[19] Shorr N, Baylis HI, Goldberg RA, Perry JD. Transcaruncular approach to the medial orbit and orbital apex. Ophthalmology. 2000;107:1459–63.

[20] Lynch RC. The technique of a radical frontal sinus operation which has given me the best results. Laryngoscope. 1921;31:1–5.

[21] Putterman AM, Millman AL. Custom orbital implant in the repair of late posttraumatic enophthalmos. Am J Ophthalmol. 1989;108:153–9.

[22] Putterman AM, Urist MJ. Muller's muscle–conjunctiva resection. Technique for treatment of blepharoptosis. Arch Ophthalmol. 1975;93:619–23.

[23] Putterman AM, Urist MJ. Treatment of enophthalmic narrow palpebral fissure after blow–out fracture. Ophthalmic Surg. 1975;6:45–9.

[24] Sires, Bryan S. Orbital trapdoor fracture and oculocardiac reflex. Ophthal Plast Reconstr Surg. 1999;15:301.

[25] Soll DB, Poley BJ. Trapdoor variety of blowout fracture of the orbital floor. Am J Ophthalmol. 1965;60:269–72.

[26] Smith B, Lisman RD, Simontan J, Della Rocca R. Volkmann's contracture of the extraocular muscles following blow–out fracture. Plast Reconstr Surg. 1984;74:200–16.

第74章　视神经鞘开窗术
Optic Nerve Sheath Fenestration

Nathan Abraham　Christopher I. Zoumalan　著

任　慧　译

一、概述

长期以来，视神经鞘开窗术（ONSF）一直被用作颅内压升高的外科治疗的一个选择。De Wecker 在 1872 年首次描述了 ONSF，它传统上被认为是治疗特发性颅内压增高（IIH）的有效手术策略[1-3]。在特发性颅内压增高中，ONSF 的好处之一是视力的改善，主要是同侧眼睛。头痛和视盘水肿的减轻也被注意到。此外，据报道，对侧眼睛也因整个脑脊液循环系统的过滤传导效应而受益。

二、适应证

ONSF 的主要适应证是用于 IIH，然而有几个病例记录了它在成功稳定或逆转由于视神经鞘出血、隐球菌性脑膜炎伴视盘水肿和颅内乳腺癌转移伴视盘水肿造成的视力丧失方面的有效性[4-6]。ONSF 尚未被证明是改善由于前部缺血性视神经病变造成的视力丧失的有效措施[7, 8]。最近的一项研究表明，与成人相比，ONSF 在儿童人群中同样有效[9]。

IIH，也称为大脑假瘤，主要见于 20—45 岁的肥胖女性，病因不明，需要以下诊断要素（Dandy 标准）。

- 颅内压升高的体征和症状（头痛、恶心、持续数秒的一过性视觉模糊、复视、头晕和呕吐）。
- 脑脊液压力升高（非肥胖者 > 200mmHg，肥胖者 > 250mmHg）。
- 正常神经影像学检查。
- 正常的神经学检查［视盘水肿和（或）脑神经麻痹除外］。
- 没有其他可识别的原因，如药物（包括维生素 A、四环素、口服避孕药、萘啶酸、锂、类固醇使用或停药）。

IIH 的常见症状是头痛、一过性视力障碍、颅内噪音（搏动性耳鸣）、闪光、球后疼痛、复视和持续性视力丧失[10-15]。

三、术前检查

对 ONSF 的评估应从彻底的眼科病史和体格检查开始，包括视力、色觉、瞳孔评估、眼球运动、视野检查和眼底镜检查，以确定视盘水肿（视神经肿胀）的存在和程度。全面的神经学检查也是有必要的，以寻找 IIH 中常见的局灶性神经缺损的迹象，密切关注脑神经缺损。急诊头部成像（计算机断层扫描和磁共振成像）对于排除包括硬膜静脉血栓形成和肿瘤在内的颅内病变是必要的和关键的，这两种病变都可以导致视盘水肿。需要腰穿来评估脑脊液成分和开放压力，还应该监测血压。

IIH 的治疗从药物治疗开始，首先是减肥、乙酰唑胺或呋塞米，如果需要的话，还有全身类固醇的使用。如果尽管采取了上述措施，视力损失仍然存在，应该考虑 ONSF。术前讨论应包括并发症的风险，因为 ONSF 是在非常接近视神经和眼眶内其他重要视觉结构的情况下进行的。由于 ONSF 不能治愈疾病，术后需要继续进行药物治疗。有双眼视力障碍的 IIH 患者应首先在受影响较严重的眼行 ONSF 手术。

四、外科技术

此手术推荐全身麻醉。根据患者的整体健康状况和外科医生的经验，局部麻醉可能是一个合适的选择。

器械

● 双极电凝。

● 开睑器。

● Westcott 剪刀。

● 眼科有齿镊。

● Jameson 肌钩（×2）。

● 双针 5-0 薇乔缝线，铲针。

● 4-0 丝线。

● 可延展牵开器。

● Schepens 眼眶牵开器。

● 棉棒。

● 长的神经外科枪刺样有齿镊和剪刀。

● 长柄 15° 刀片或超锋利刀片。

● 经蝶骨或 Bellucci 剪。

患者需仰卧位。围术期应避免使用抗凝药物，并应将门诊抗凝情况通知外科医生。

执行 ONSF 有多种方法和技术。本章重点介绍一种经结膜内侧眼眶切开术。这种方法的一个优点是有可能在鞘减压后获得视神经鞘活检。

全身麻醉后，眼睛和眼睑常规消毒铺巾。然后使用开睑器撑开眼睑，鼻侧角巩缘剪开球结膜并在两端放射状切开放松结膜，可以剥离至裸露的巩膜。识别内直肌并用肌钩分离。接下来，一根双针 5-0 薇乔缝线穿过内直肌的止点，并在肌肉的下部和上部进行锁定缝合。然后用 Westcott 剪刀将肌肉切断。4-0 丝线以平针的方式穿过肌肉残端，用作牵引线（图 74-1）。

如果需要止血，可以使用双极或针尖止血。眼球采用 4-0 丝线牵引缝合进行横向旋转。必须注意需要定期旋转球体，从而释放张力，避免缺血。使用可伸缩的牵开器仔细牵拉眼眶软组织有助于视神经鞘的正确暴露。暴露期间，脱垂的眼眶脂肪通常会遮挡视野，可以使用 Schepens 眼眶牵开器和棉签将其拉开（图 74-2）。

在达到充分暴露后，可以用标记笔勾勒出计划的切割点。切口点应在神经鞘的远侧，避免损伤神经本身。在距眼球 2~3mm 的地方切开可以

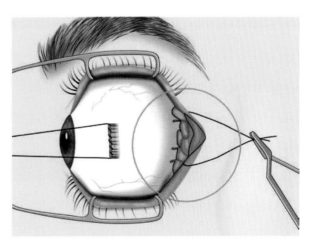

▲ 图 74-1　4-0 真丝缝合线以平针的方式穿过肌肉残端，用作牵引缝线

避免损伤血管供应，主要是通过睫状短血管丛。沿神经鞘的纵向切口可以用长的 15° 刀片或超锋利的刀片，类似于白内障手术中用于穿刺的刀片。切口的路径应该是向上和远离的方式，以避免损伤神经本身。

一旦切开视神经鞘，可以观察到液体流出，这表明脑脊液在高压下释放。切口的边缘应该外翻，用细齿神经外科钳和 Bellucci 剪刀将切口延长到 5～7mm（图 74-3）。同样，应注意操作保持在表面，下部刀片隆起硬脑膜和蛛网

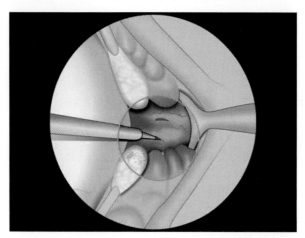

▲ 图 74-2　暴露期间，脱垂的眼眶脂肪经常会遮挡视野，可以使用 Schepens 眼眶牵开器和棉棒将其拉开

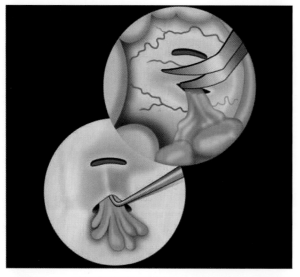

▲ 图 74-3　用细齿神经外科钳和 Bellucci 剪刀外翻切口边缘，将切口延长到 5～7mm

膜，以避免与深层组织接触。可以以相同的方式创建平行于第一个切口的第二个切口。上斜钩可以用来通过最初的切口抬高硬脑膜和蛛网膜，以辅助后续的切口。钩子的引入也将释放任何粘连。

另一种选择可能是切除切口之间的整个组织窗口。有时，如果病因有疑问，这可能用于活检目的。眼眶止血是用脑棉和棉棒完成的，如果需要的话，还可以进行轻微的双极烧灼。然后拆除牵引缝合线。用 5-0 薇乔缝线将内直肌重新连接到其止点，然后用可吸收的缝线重新对合结膜。

五、术后处理

术后即刻应避免抗凝药物的使用。全身抗生素应在术中使用，并持续通宵。如果需要，可以在围术期和术后第一夜给予静脉类固醇。术后几小时的视力监测和瞳孔检查至关重要。患者可能会入院观察一夜。1 周的抗生素 - 类固醇眼药水是标准的。如果需要，可以在个案的基础上给予逐渐减少的口服类固醇方案。恢复相对无痛，很少需要使用麻醉剂。术后 1～2 周应评估视神经功能，以确保正常愈合。视力和视神经功能的恢复通常是同时进行的，并且在术后最初几周迅速发生。

六、并发症

这些包括暂时性复视、突然失明（由于血管闭塞事件、神经直接损伤或出血）、导致视力丧失的眼眶或鞘内出血，以及副交感神经纤维受损导致的瞳孔异常。

经验与教训

- ONSF 在视力严重丧失、头痛轻微或没有头痛的患者中受到青睐。头痛在 ONSF 后有明显改善，但低于脑脊液分流术报道的改善程度。
- 轴索脱髓鞘可能是由于手术时的牵拉损伤造成的，可能会导致视力丧失；在某些情况下，轴索脱髓鞘可能会对大剂量的类固醇产生反应。

参考文献

[1] De Wecker L. On incision of the optic nerve in cases of neuroretinitis. Int Ophthalmol Cong Reps. 1872;4:11–4.

[2] Moskowitz B. Optic nerve sheath fenestration. In: Della Rocca RC, Bedrossian EH, Arthurs BP, eds. Ophthalmic Plastic Surgery: Decision Making and Techniques. 1. New York, NY: McGraw–Hill; 2002:291–4.

[3] Alsuhaibani AH, Carter KD, Nerad JA, et al. Effect of optic nerve sheath fenestration on papilledema of the operated and the contralateral nonoperated eyes in idiopathic intracranial hypertension. Ophthalmology. 2011;118:412–4.

[4] Muthukumar N. Traumatic haemorrhagic optic neuropathy: case report. Br J Neurosurg. 1997;11:166–7.

[5] Milman T, Mirani N, Turbin RE. Optic nerve sheath fenestration in cryptococcal meningitis. Clin Ophthalmol. 2008;2:637–9.

[6] Gasperini J, Black E, Van Stavern G. Perineural metastasis of breast cancer treated with optic nerve sheath fenestration. Ophthal Plast Reconstr Surg. 2007;23:331–3.

[7] Jablons MM, Glaser JS, Schatz NJ, et al. Optic nerve sheath fenestration for treatment of progressive ischemic optic neuropathy. Results in 26 patients. Arch Ophthalmol. 1993;111:84–7.

[8] Glaser JS, Teimory M, Schatz NJ. Optic nerve sheath fenestration for progressive ischemic optic neuropathy. Results in second series consisting of 21 eyes. Arch Ophthalmol. 1994;112:1047–50.

[9] Thuente DD, Buckley EG. Pediatric optic nerve sheath decompression. Ophthalmology. 2005;112:724–7.

[10] Berman D, Miller NR. New concepts in the management of optic nerve sheath meningiomas. Ann Acad Med Singapore. 2006;35:168–74.

[11] Goh KY, Schatz NJ, Glaser JS. Optic nerve sheath fenestration for pseudotumor cerebri. J Neuroophthalmol. 1997;17:86–91.

[12] Mauriello JA, Jr, Shaderowfsky P, Gizzi M, et al. Management of visual loss after optic nerve sheath decompression in patients with pseudotumor cerebri. Ophthalmology. 1995;102:441–5.

[13] Vanderveen DK, Nihalani BR, Barron P, et al. Optic nerve sheath fenestration for an isolated optic nerve glioma. J AAPOS. 2009;13:88–90.

[14] Wilkes BN, Siatkowski RM. Progressive optic neuropathy in idiopathic intracranial hypertension after optic nerve sheath fenestration. J Neuroophthalmol. 2009;29:281–3.

[15] Wall M, George D. Idiopathic intracranial hypertension. A prospective study of 50 patients. Brain. 1991;114:155–80.

第75章 眼眶植入物
Orbital Implants

Sima Das　Santosh G. Honavar　**著**

任 慧 **译**

一、概述

在失去一只眼睛后，各种各样的材料被用来作为眼眶植入物来恢复眼眶容积。眼眶植入物还赋予眼片动力，并与对侧眼保持对称性美观。眼眶植入物的历史可以追溯到 1885 年，当时 Mules 在摘除眼球后决定以玻璃球的形式植入"人造玻璃体"[1]。第二年，Frost 引入了类似的植入物，他在摘除眼球后将植入物放入 Tenon 囊中。从那时起，人们尝试了各种各样的植入物，从黄金、石蜡、玻璃，到"天然"的方法，如牛骨、丙烯酸、脂肪、橡胶、电线、丝绸和兔眼。根据所使用的材料类型、植入物的设计和植入技术，眼眶植入物可以分为以下几大类[2]。

- 非整合型（非孔型）和整合型（多孔型）植入物。
- 非整合型、半整合型、整合型、生物整合型和生物源性植入物。
- 埋藏和暴露的植入物。

植入物的选择因患者而异，也取决于外科医生的偏好和固定设备的可用性。所有的植入物都有各自的优点和局限性，没有明确的植入物可供所有患者选择。然而，理想的植入物应该符合以下标准[3]。

- 它应该和眼眶组织结合起来。

- 它应该是生物相容的，不应该引起任何排斥、过敏或炎症反应。
- 它不应该是可生物降解的。
- 它应该可以补偿眼球的体积损失。
- 不应该有任何与植入物相关的并发症，如感染、暴露和移位。
- 它应该能最大限度地发挥义眼片的能动性。
- 它应该会为眼眶增长提供刺激。
- 它应该是容易获得的、便宜的，并且易于使用的。

目前可用的眼眶植入物没有一种符合所有这些标准，寻找理想的植入物的工作还远未结束。经典的球形眼眶植入物一直是最有效、并发症最少的眼眶植入物，并且仍然是最常用的眼眶植入物。本章将概述常用的眼眶植入物和植入物技术的突出特点。

二、非整合型植入物

非整合型植入物表面光滑、无孔，不允许纤维血管长入其无机体内。眼外肌要么绑在植入物上，要么缝合到用于覆盖其中一些植入物的包裹材料上（图 75-1）。它们与义眼片没有直接的联系，它们通过结膜 – 义眼片界面的表面张力提供动力。

它们提供了很好的容积增加功能。当眼外肌覆盖在植入物前面时，也会传递一定的眼球运动。硅胶、丙烯酸和聚甲基丙烯酸甲酯（PMMA）是最常用的非整合型球形植入物[4]。球形植入物可以不包裹或包裹在自体巩膜、保存巩膜、自体阔筋膜、聚乳酸/聚羟基乙酸网状物和 Gore-Tex 薄片中放置在眼眶内[5, 6]。包裹材料有助于降低植入物术后暴露率。外科植入技术的改进也有助于降低这些植入物的暴露率。据报道，这些植入物的一个局限性是因覆盖在其上面的直肌收缩而导致它们的迁移。

三、整合型植入物

整合型植入物具有粗糙、多孔的表面，允许眼窝内的纤维血管组织长入其中，从而使植入物能够真正整合到眼眶组织中。整合使这些植入物更能抵抗迁移和暴露。还可以在这种植入物上钻孔以固定"钉子"或"柱子"，将它们连接到义眼片上，以增加运动性。羟基磷灰石和多孔聚乙烯是最常用的多孔植入物，如下所述。

（一）羟基磷灰石

羟基磷灰石植入物是 Perry 医生在 1985 年首

次提出的。植入材料是由磷酸钙形成的，磷酸钙通常存在于人类矿化的骨骼中，来自深海中发现的活珊瑚。羟基磷灰石无毒、无过敏、生物相容性好、不可生物降解。

多孔羟基磷灰石基质在植入眼眶软组织时被宿主纤维血管组织浸润[7, 8]。多孔植入物的血管化可以通过对比增强磁共振成像进行放射学评估。3 级或 4 级血管化（强化等于或大于眼眶缘）的植入物被认为是充分血管化的。这项评估在钻孔之前是必不可少的，因为确定中心无血管区很重要，而且已经证明血管化＞75% 的植入物在钻孔过程中往往会出血[9, 10]。孔结构和方向决定了血管化的程度，植入物的血管化不良可能导致暴露[11]。使用未包裹的羟基磷灰石植入物也与较高的表面暴露率有关。植入物粗糙的表面导致它侵蚀薄的结膜和 Tenon 囊。用合适的材料包裹植入物可以降低暴露率。眼外肌可以直接附着在植入物的包裹材料上，从而使植入物具有更好的运动性。用于这一目的的各种包裹材料有供体巩膜、自体组织（如阔筋膜）或合成材料（如薇乔网）。

暴露和感染是羟基磷灰石植入物最常见的并发症，尽管暴露可能更多地与外科植入技术和使用的包裹材料有关，而不是植入材料本

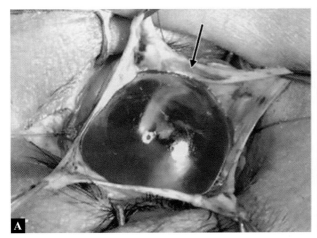
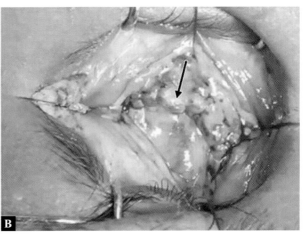

▲ 图 75-1　眼球摘除后，聚甲基丙烯酸甲酯植入物植入后部 Tenon 囊里

A. 后部 Tenon 囊在植入物表面缝合；B. 肌肉缝合到各自的穹窿

身 [11-13]（图 75-2）。不同文献报道的暴露率在 3%～7.6% [14, 15]。其他报道的与羟基磷灰石植入物相关的并发症包括导致迟发性暴露的结膜变薄和糜烂、眼眶出血、眼窝分泌物、化脓性肉芽肿形成和持续性眼窝疼痛。其他潜在的缺点包括植入材料的脆性，这阻碍了眼外肌的直接缝合，并使植入物的放置变得困难。

羟基磷灰石是眼窝美容修复的重要进展。然而，对羟基磷灰石使用局限性的更好理解已经大大降低了它的受欢迎程度。植入物的高成本及包裹材料、钻孔程序和钉子放置的额外成本导致了对降低成本和并发症的多孔植入物的研究。人工合成羟基磷灰石植入物的成本几乎是珊瑚羟基磷灰石的一半，当成本令人担忧时，可以作为上述材料的替代品。它目前有第三代版本。然而，人工合成羟基磷灰石植入物的并发症和相关问题与珊瑚植入物相似。

（二）多孔聚乙烯

1991 年作为眼眶植入物被引入，这是另一种整合型植入物材料，与羟基磷灰石相似，因为它允许纤维血管向内生长。然而，与羟基磷灰石植入物相比，多孔聚乙烯植入物的表面是光滑的。这一特性赋予的优点是，它们不需要额外的包装材料，并且更容易以最小的组织阻力植入它们。

此外，肌肉可以直接缝合到它们的表面，而且与羟基磷灰石植入物相比，它们的价格更低。更光滑的表面也减少了对表面结膜的刺激，从而减少了后期暴露的机会。多孔聚乙烯植入物有球形、卵形、圆锥形和堆积形 [16, 17]。为了减少结膜磨损，前表面可以由光滑的无孔表面制成，并在后面保留多孔表面，以允许纤维血管生长。

美国眼科整形与重建外科学会（ASOPRS）1995 年和 2002 年的调查表明，随着多孔聚乙烯植入物的引入，眼眶植入物的使用出现了从羟基磷灰石到多孔聚乙烯的转变 [18, 19]。这种转变的原因可能是多孔聚乙烯植入物更容易获得，成本更低，更容易植入。在 2002 年的调查中，还观察到大多数外科医生没有包裹植入物（59.8%）或使用活动钉（91.8%）。

关于这些植入物的各种并发症，如感染和暴露，也有报道。报道的暴露率从 3.7%～21.6%。比较羟基磷灰石和多孔聚乙烯植入物暴露速度的文献有限。Tabatabaee 等比较 198 枚包裹羟基磷灰石植入物与 53 枚未包裹的多孔聚乙烯植入物在眼球摘除一期植入后的暴露率，后者暴露率明显高于包裹的羟基磷灰石植入物（OR=7.97）[20]。

（三）生物陶瓷

在化学上，这种材料是氧化铝，与其他多孔

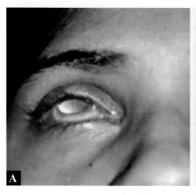 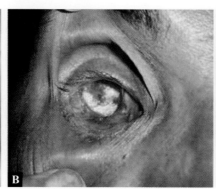 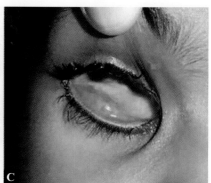

▲ 图 75-2　植入物暴露和移位

A. 聚甲基丙烯酸甲酯植入物暴露；B. 羟基磷灰石植入物暴露；C. PMMA 植入物在眼球摘除后向下移位

植入物相似。与其他合成植入物相比，它坚固耐用，易于制造，而且价格较低。它于 2000 年被美国食品药品管理局批准使用。Jordan 等在他们的系列中报道了阳性结果，暴露率为 9.1%[21]。

四、多孔植入物的包裹

各种材料，如异体巩膜和牛心包、自体组织（如阔筋膜）及合成材料（如聚乳酸网），已被用来在眼眶植入物进入眼眶之前将其包裹起来。

（一）异体巩膜

新鲜冷冻异体巩膜多年来一直是眼眶植入物最受欢迎和最成功的包裹材料[18]。它容易获得，使用方便，可以用 4-0 或 5-0 不可吸收缝线缝合到植入物上。然而，由于疾病传播的可能性，近年来它的使用有所减少[22]。其他加工过的异体组织，如人的心包、阔筋膜、硬脑膜和牛心包，也因类似的原因和高昂的成本而陷入争议。

（二）自体组织

自体组织包括阔筋膜、颞筋膜、耳肌复合体、心包和颅骨膜[23, 24]。主要优点是血管形成迅速，没有异物反应的风险。然而，它们需要在另一个部位进行额外的手术，延长了手术和恢复时间。供体部位的瘢痕是另一个问题，特别是在取阔筋膜的情况下。

（三）合成网

薇乔（polyglactin910）是用于包裹植入物的最常见的合成材料。合成网的优点在于容易插入和附着眼外肌。它有许多小孔，可以很好地形成血管。此外，它还消除了疾病传播的风险和对供体组织进行第二次手术的需要，从而降低了术后发病率。它容易获得，无抗原性，价格低廉。Jordan 等报道，薇乔网片在他们的系列中取得了良好的效果，只有 4 例结膜裂开[25]。另一种已被探索用于包裹植入物的材料是 GORE-TEX（聚四氟乙烯），尽管 Morax 等没有证明比未包裹的硅胶植入物更具优势[26]。

包裹材料通过减少组织牵拉使表面粗糙的植入物的植入变得更容易且提供体积增大，它在植入物的铲状表面上提供了屏障，尽管包裹在减少植入物暴露中的作用仍有争议[27]。它允许眼外肌在植入物表面上的精确固定，从而在理论上提高了植入物的运动性，并允许义眼片平稳移动。然而，包裹增加了手术成本，而且在使用捐献组织时，理论上存在疾病传播的风险。目前的证据表明包裹材料的使用有减少的趋势[19]。

（四）真皮脂肪移植

虽然真皮脂肪移植通常不被认为是一种传统的眼眶植入物，但它是一种很好的植入儿童无眼球结膜囊的材料，并且符合理想植入物的大部分标准。它是一种复合植入物，提供体积增大并扩张眼窝表面（图 75-3）。眼外肌可以缝合到移植物上，提供一定的运动量。它对儿童特别有利，因为它可以随着儿童年龄的增长而生长，从而允许骨性眼窝扩张[28]。由于它是一种自体材料，感染和暴露的机会很小。然而，脂肪萎缩会导致植入真皮脂肪移植物的成年人出现后期体积减小。移植物表面的分泌物和毛发生长有时也是与真皮脂肪移植物相关的其他问题。

五、多孔植入物的固定

钉子可以将眼眶植入物与义眼片耦合，从而增加义眼片的活动性，从而提高患者的整体美容

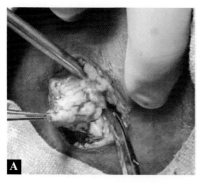
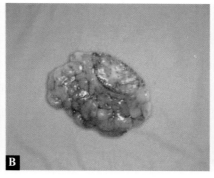
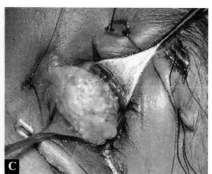

▲ 图 75-3　真皮脂肪移植技术
A. 取自臀部的真皮脂肪移植物；B. 修剪成合适的大小；C. 插入眼窝并缝合到结膜边缘

外观。虽然钉子确实改善了义眼片的运动性，但由于没有钉子就能获得满意的效果，因此并没有被许多外科医生广泛应用。在多孔植入物充分血管化后进行扎钉，血管化可以在增强 MRI 上得到证实。纤维血管内生可能在不同的个体中以不同的速率发生，并且植入物的无血管区可能增加植入物的暴露。钛钉系统目前是首选的，因为它们与早期使用的聚碳酸酯钉相比具有更好的生物相容性和更好的软组织耐受性[29]。

虽然钉子固定被认为能提供更好的义眼片运动性，但没有太多证据比较钉固定和非钉固定义眼片的运动性。再加上钉子大大增加了手术成本，需要重复手术，以及与钉子相关的并发症，如暴露、感染和肉芽肿形成，这些都是一些外科医生不喜欢钉住植入物的原因。此外，并不是每个患者都是合适的钉子置入者。65 岁以上的成人和儿童，或患有慢性衰弱疾病或胶原血管疾病的患者，他们可能不符合随访要求，也可能不能充分护理钉子，因此不适合放置钉子[30]。

六、植入物选择

寻找理想的眼眶植入物仍在进行中，外科医生对眼眶植入物的材料和设计几乎没有达成共识。大多数外科医生对球形植入物与其他形状的植入物、整合型植入物与非整合型植入物、包裹或未包裹植入物有自己的偏好，植入物的选择还取决于成本和是否计划扎钉。

在作者的实践中，在眼球摘除后，多孔植入物仅用于计划未来扎钉的患者。多孔聚乙烯仍然是多孔植入物的首选，前表面覆盖有巩膜帽的球形植入物用于缝合眼外肌。植入物的血管化在计划扎钉程序之前用 MRI 进行影像学检查。在未计划钉住的情况下，眼球摘除后将球形 PMMA 植入物插入肌锥内。适当大小的球形 PMMA 植入物也是眼球摘除后的首选植入物。真皮脂肪移植是兼有体积减小和结膜收缩的儿童无眼球结膜囊的首选方法。在血管受损、异体植入物暴露可能性较大的放疗后眼窝的重建中也是首选的方法。

七、科学证据：多孔植入物与无孔植入物哪一种更好

多孔植入物由于术后活动性好，一般比无孔植入物更受欢迎。但最近的一项审查显示，暴露比例总体上是可比的，并发症发生率没有显著差异。接受无孔植入物的患者的运动性数据很少，因此由于缺乏直接比较，无法就植入物材料对运动性的影响得出明确的结论[31]。

参考文献

[1] Sami D, Young S, Petersen R. Perspective on orbital enucleation implants. Surv Ophthalmol. 2007;52:244–65.

[2] Moshfeghi DM. Enucleation. Surv Ophthal. 2000;44: 277–301.

[3] Piest KL, Welsh MG. Pediatric enucleation, evisceration and exenteration techniques. In: Katowitz JA, ed. Pediatric Oculoplastic Surgery. New York: Springer; 2002:617–27, Chapter 32.

[4] Beard C. Remarks on historical and newer approaches to orbital implants. Ophthalmic Plast Reconstr Surg. 1995;11:89–90.

[5] Custer PL, Kennedy RH, Woog JJ, Kaltreider SA, Meyer DR. Orbital implants in enucleation surgery: a report by the American Academy of Ophthalmology. Ophthalmology. 2003;110:2054–61.

[6] Nunnery WR, John DNg, Kathy JH. Enucleation and evisceration. In: Spaeth G, ed. Ophthalmic Surgery: Principles and Practice. 3rd ed. Philadelphia, PA: Elsevier; 2003:485–507.

[7] Shields CL, Shields JA, De Potter P. Hydroxyapatite orbital implant after enucleation: experience with initial 100 consecutive cases. Arch Ophthalmol. 1992;110:333–8.

[8] Shields CL, Shields JA, Eagle RC Jr, et al. Histopathologic evidence of fibrovascular ingrowth four weeks after placement of the hydroxyapatite orbital implant. Am J Ophthalmol. 1991;111:363–6.

[9] De Potter P, Shields CL, Shields JA, Flanders AE, Rao VM. Role of magnetic resonance imaging in the evaluation of the hydroxyapatite orbital implant. Ophthalmology. 1992;99:824–30.

[10] Jamell GA, Hollsten DA, Hawes MJ, et al. Magnetic resonance imaging versus bone scan for assessment of vascularization of the hydroxyapatite orbital implant. Ophthalmic Plast Reconst Surg. 1996;12:127–30.

[11] Nunery WR, Heinz GW, Bonnin JM, et al. Exposure rate of hydroxyapatite spheres in the anophthalmic socket: histopathologic correlation and comparison with silicone sphere implants. Ophthalmic Plast Reconst Surg. 1993;9:96–104.

[12] Goldberg RA, Holds JB, Ebrahimpour J. Exposed hydroxyapatite orbital implants: report of six cases. Ophthalmology. 1992;99:831–6.

[13] Shields CL, Shields JA, De Potter P, Singh AD. Problems with the hydroxyapatite orbital implant: experience with 250 consecutive cases.Br J Ophthalmol. 1994;78:702–6.

[14] Oestreicher JH, Liu E, Berkowitz M. Complications of hydroxyapatite orbital implants. A review of 100 consecutive cases and a comparison of dexon mesh (polyglycolic acid) with scleral wrapping. Ophthalmology. 1997;104:324–9.

[15] Jordon DR, Gilberg S, Mawn L, Brownstein S, Grahovac SZ. The synthetic hydroxyapatite implant: a report on 65 patients. Ophthalmic Plast Reconstr Surg. 1998;14:250–5.

[16] Karesh JW, Dresner SC. High density porous polyethylene (Medpor) as a successful anophthalmic implant. Ophthalmology. 1994;101:1688–95; discussion 1695–6.

[17] Rubin PA,Popham J, Rumeldt S, et al. Enhancement of the cosmetic and functional outcome of enucleation with the conical orbital implant. Ophthalomology. 1998;105:919–25.

[18] Hornblass A, Biesman BS, Eviatar JA. Current techniques of enucleation: a survey of 5,439 intraorbital implants and a review of the literature. Ophthalmic Plast Reconstr Surg. 1995;11:77–86; discussion 87–8.

[19] Su GW, Yen MT. Current trends in managing the anophthalmic socket after primary enucleation and evisceration. Ophthalmic Plast Reconstr Surg. 2004;20:274–80.

[20] Tabatabaee Z, Mazloumi M, Rajabi MT, et al. Comparison of the exposure rate of wrapped hydroxyapatite (Bio-Eye) versus unwrapped porous polyethylene (Medpor) orbital implants in enucleated patients. Ophthalmic Plast Reconstr Surg. 2011;27:114–8.

[21] Jordan DR, Klap per SR, Gilberg SM, et al. The bioceramic implant: evaluation of implant exposures in 419 implants. Ophthalmic Plast Reconstr Surg. 2010;26:80–2.

[22] Tullo AB, Buckley RJ, Kelly T, et al. Transplantation of ocular tissue from a donor with sporadic Creutzfeldt–Jakob disease. Clin Exp Ophthalmol. 2006;34:645–9.

[23] Gayre GS, Debacker C, Lipham W, Tawfik HA, Holck D, Dutton JJ. Bovine pericardium as a wrapping for orbital implants. Ophthalmic Plast Reconstr Surg. 2001;17:381–7.

[24] Lee SY, Kim HY, Kim SJ, Kang SJ. Human dura mater as a wrapping material for hydroxyapatite implantation in the anophthalmic socket. Ophthalmic Surg Lasers. 1997;28:428–31.

[25] Jordan DR, Klapper SR, Gilberg SM. The use of vicryl mesh in 200 porous orbital implants: a technique with few exposures. Ophthalmic Plast Reconstr Surg. 2003;19:53–61.

[26] Morax S. Use of GORE-TEX (polytetrafluoroethylene) in the anophthalmic socket. Adv Ophthalmic Plast Reconstr Surg. 1990;8:82–7.

[27] Li T, Shen J, Duffy MT. Exposure rates of wrapped and unwrapped orbital implants following enucleation. Ophthalmic Plast Reconstr Surg. 2001;17:431–5.

[28] Tarantini A, Hintschich C. Primary dermis–fat grafting in children. Orbit. 2008;27:363–9.

[29] Salour H, Eshaghi M, Abrishami M, Bagheri A, Aletaha M. Complications of hydroxyapatite pegging: comparison between polycarbonate and titanium peg system. Eur J Ophthalmol. 2007;17:408–12.

[30] Jordan DR, Klapper SR. Surgical techniques in enucleation: the role of various types of implants and the efficacy of pegged and nonpegged approaches. Int Ophthalmol Clin. 2006;46:109–32.

[31] Wladis EJ, Aakalu VK, Sobel RK, Yen MT, Bilyk JR, Mawn LA.HYPERLINK "https://www.ncbi.nlm.nih.gov/pubmed/28899574" Orbital Implants in Enucleation Surgery: A Report by the American Academy of Ophthalmology. Ophthalmology. 2018 Feb;125(2):311–317.

第76章　结膜囊狭窄
Contracted Socket

Fairooz P. Manjanadavida　　Santosh G. Honavar　著

任　慧　译

一、概述

结膜囊狭窄被定义为不能放置或固定大小合理的义眼片的结膜囊。它可以是软组织收缩，导致穹窿缩短和（或）骨性收缩。Mustarde 将其分为真正获得性结膜囊狭窄和先天性发育不全结膜囊[1]。获得性结膜囊狭窄的原因包括手术方法不当、义眼座容积填充失败、义眼片不合适、术后结膜囊感染、辐射暴露、严重损伤并伴有大量软组织丢失。然而，它的严重程度各不相同。

根据 Krishna 的说法，软组织结膜囊狭窄的等级分为 0 到 V 级，取决于表面积丢失的严重程度[2]（图 76-1）。在获得性结膜囊狭窄中，除了表面收缩外，还有其他基本特征可以预测治疗结果。这些包括容积损失和结膜囊干燥度。因此，Krishna 分类修改后加入了这些基本参数（表76-1）。Tawfik 等根据结膜囊收缩的严重程度将其划分为 I～V 级[3]。对结膜囊进行分级对于计划适当的手术治疗是至关重要的。结膜囊狭窄管理中推荐的诺模图考虑了体积和表面积的损失。为了获得最佳的美容效果，必须解决这两个方面的问题（表 76-2）。除了眼眶软组织和（或）骨性收缩外，眼周畸形包括上睑沟畸形、上睑下垂、下睑位置异常和骨质生长不足的修复需要注意。

二、获得性结膜囊狭窄

（一）临床特征

- 义眼片移位。
- 睑裂狭窄。
- 下睑位置异常。
- 结膜瘢痕形成。
- 穹窿缺失。

（二）术前临床评估

对结膜囊进行初步的临床评估以计划适当的治疗是至关重要的。这些步骤包括外部评估、裂隙灯生物显微镜检查和照片记录。评估是在有无义眼片的情况下进行的。

- 有义眼片。
  - 眼睑位置。
  - 有无下垂。
  - 下眼睑外翻或内翻。
  - 水平眼睑松弛。
  - 上睑沟畸形。
  - 义眼片位置（尺寸过小 / 过大）。
  - 义眼片活动性。
  - Hertel 突眼计（用于评估眼球内陷的分级）。

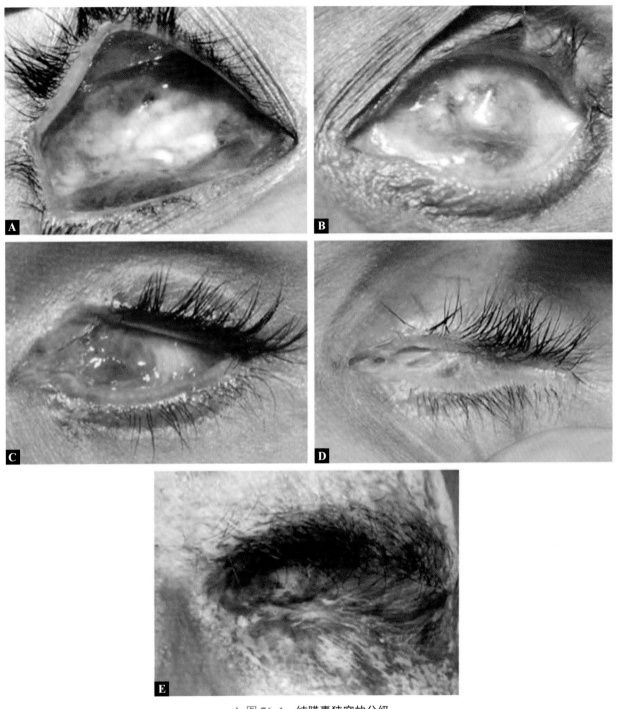

▲ 图 76-1　结膜囊狭窄的分级

A. I 级结膜囊狭窄伴下穹窿浅和倾斜；B. II 级结膜囊狭窄，表现为上、下穹窿浅；C. III 级收缩，4 个穹窿全部闭塞，容积丢失；
D. IV 级结膜囊狭窄，除 4 个穹窿均严重闭塞、容积丢失外，还伴有睑裂缩小；E. V 级结膜囊狭窄，难治性结膜囊多次手术失败
后复发

　　➢ 美容。

　　● 无义眼片。

　　　➢ 结膜表面和穹窿。

　　　➢ 植入物位置（中心 / 移位）。

　　➢ 植入物暴露。

　　➢ 植入物活动性。

　　➢ 有无分泌物。

　　➢ Schirmer 试验。

表 76-1　获得性结膜囊狭窄的改良 Krishna 分级

等　级	严重程度	表面损失	体积损失	Schirmer 试验（mm）
0 级	无	正常的眼窝，有深而成形的穹窿，无收缩	无	＞15
I 级	最低	下穹窿浅或倾斜	无	＞10～15
II 级	轻度	上、下穹窿均丧失	无	＞5～10
III 级	中等	下、上、内侧和外侧穹窿丧失	有	＞2～5
IV 级	严重	穹窿全丧失与睑裂缩小	有	0～2
V 级	非常严重	多次手术失败后结膜囊挛缩复发	有	0

表 76-2　结膜囊狭窄的管理方案

浅穹窿	表面损失	体积损失	管理方案
是	无	无	义眼片修改 FFS
是	+（轻度）	无	带结膜切开/网状切开的 FFS
是	++（中等）	无	带 AMG 的 FFS
是	+++（严重）	无	带 AMG 的 FFS
是	无	是	二次植入
是	是	是	DFG
是	是/干燥	是（严重）	带血管蒂移植物摘除义眼片

AMG. 羊膜移植；DFG. 真皮脂肪移植；FFS. 穹窿形成缝合

三、外科手术的适应证和目的

结膜囊狭窄手术的主要适应证是义眼片无法正常佩戴、频繁移位。主要目标是创建具有足够表面的穹窿，并恢复结膜囊的容积，以放置定制的义眼片，促进美观[3-7]。次要目标是恢复眼周解剖，以增强美容效果。

四、外科技术

结膜囊成形有多种手术方法可供选择。几种移植材料已经用于结膜囊成形，包括羊膜移植（AMG）、黏膜移植（MMG）、中厚皮片移植、自体真皮脂肪移植和带血管蒂肌皮瓣[7-13]。手术的选择完全取决于收缩的程度和类型。

（一）穹窿成形术

结膜囊成形的主要原则是创造一个深穹窿，以佩戴定制的义眼。缝线穿过上下穹窿。不可吸收缝线通过结膜穿过穹窿的预定部分。针穿过眶缘的骨膜，从眶下缘对应的皮肤面穿出。垫枕的放置是为了充分固定。类似的缝线沿眼眶下缘和上缘分别穿过中央、内侧和外侧。内下方缝线和外上方缝线分别从浅层通过，以防止泪器和泪腺受损。图 76-2 说明了该技术。大约在术后 2 周后拆除缝线。

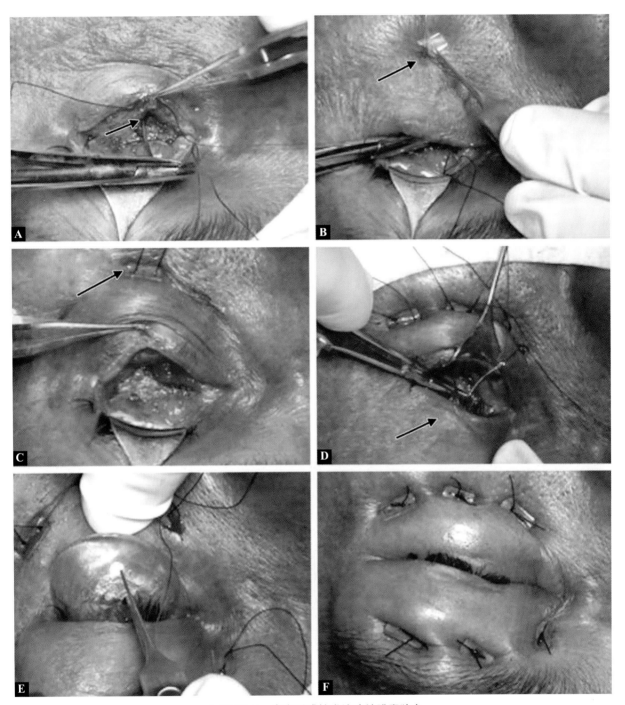

▲ 图 76–2　穹窿形成技术治疗结膜囊狭窄

A. 在睑板边缘下方标出预定穹窿，用 4-0 丝线的针从眼眶中央穿过结膜；B. 针出眶下缘，穿过骨膜并用垫枕固定；C. 缝线的另一端以类似的方式通过，用垫枕固定；D. 通过中、内、外侧缝线后，上穹窿以类似的方式固定，穿过骨膜，并将缝线固定在眶上缘；E. 放置适当大小的眼片；F. 上下睑的缝线交替系紧

（二）Ⅰ级结膜囊狭窄

当结膜囊狭窄比较轻微，下穹窿缩短而没有容积缩小的情况下，仅表面修复可以提供良好的结果。在某些情况下，由于义眼座迁移，下穹窿会消失或变浅。这可以通过更换迁移的义眼座来解决，最好是通过植入整合型植入物来解决，以将复发的风险降至最低。

实施的各种技术和手术步骤如下。

结膜切开/网状切开技术

这是修复表面和下穹窿的一种简单有效的方法。主要优点是愈合快，并能防止供体部位病变。但适应证是有限的。

- 技巧。
  - ➤ 结膜切口：水平切口从距泪小点 3mm 的外侧穹窿和内侧穹窿延伸而来。结膜从下面的瘢痕组织中释放出来，并通过中央线形切口移动。下穹窿成形缝线分为中央、内侧和外侧。放置大小适中的义眼片，确保其位于中心。
  - ➤ 结膜网状切开：类似于结膜切开技术，通过创建多个水平切口来扩大表面。在外侧穹窿做垂直切口，通过这个切口，结膜从下面的瘢痕组织中释放出来。剥离继续进行，直到整个表面从瘢痕组织中剥离出来，确保覆盖结膜的移动性。然后在相距 3～4mm 的结膜上做多个切口 [14]。松开下穹窿，穹窿成形缝线以类似于前面提到的方式放置。

（三）Ⅱ级结膜囊狭窄

上下穹窿均浅的结膜囊为Ⅱ级/轻度结膜囊狭窄。表面修复需要用合适的同种异体或自体移植物扩张表面。最常用的移植物包括羊膜和黏膜。

1. 羊膜移植

羊膜移植广泛应用于外伤或化学损伤后的眼表重建和结膜肿块的手术切除。同样，AMG 是一种公认的修复轻到中度结膜囊狭窄表面的有效技术 [8, 12]。它能促进正常结膜上皮的生长和迁移，并在更大程度上防止纤维化和瘢痕的形成。

- 技术：表面或植床为放置 AMG 做好准备。结膜囊从外侧到内侧水平切开，将健康的结膜从下面的瘢痕组织中钝性剥离。结膜松解后，按要求通过上下穹窿形成缝线，并捆扎紧。然后，对植床进行进一步的评估，并在表面上放置适当大小的 AMG。干燥表面后，应用纤维蛋白胶将羊膜固定到位（图 76-3）。放置义眼片，并进行睑缘缝合，1 周后取出义眼片。在表面完全上皮化之后，就可以放置定制的义眼片了。

2. 黏膜移植

黏膜取自口腔、颊部或鼻腔黏膜，是中度结膜囊狭窄和表面丢失的理想移植物 [9]。主要缺点是在干燥、放疗过的结膜囊中成功率有限。植床的血供对移植物的存活起主要作用，使其不适合严重收缩的结膜囊。移植的黏膜缺乏杯状细胞降低了其在干燥结膜囊中的成功率。

- 技术：如上所述，结膜的植床是通过从下面的瘢痕组织中释放健康的结膜来准备的。应仔细解剖，避免烧灼植床表面。穹窿形成缝线适当地放置在上方和下方。评估植床并进行测量。供体组织可从唇部、颊部或鼻部黏膜获取。由于移植物的大小可能会缩小，因此获取的组织偏大约

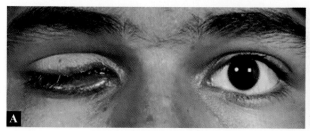
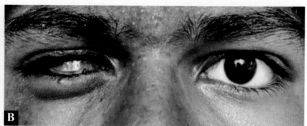

▲ 图 76-3　Ⅰ级结膜囊狭窄采用羊膜移植和下穹窿固定术矫正

30%。供体部位直接用间断的可吸收缝线闭合，移植物较小，或者羊膜可以用组织胶固定，以覆盖供体区域。这将降低发病率，增加舒适性，并促进快速愈合。将获取的移植物放在植床上，边缘用间断的6-0薇乔线缝合，然后用连续褥式缝合将移植物固定在植床上（图76-4）。放置合适大小的义眼片，睑缘缝合线于1周后拆除，完全愈合后定制义眼片。

（四）Ⅲ级结膜囊狭窄

4种穹窿的收缩均为Ⅲ级或中度结膜囊狭窄。目标是恢复表面和体积。选择包括 MMG 和真皮脂肪移植。前者只能实现表面恢复，但不能提供体积。在这种情况下，眼眶切开术和埋入式眼眶植入术建议与黏膜移植一起进行。脂肪转移到眼眶也可以增加体积。真皮脂肪移植在这种情况下是一种理想的方法[7, 10, 15]，因为它不仅增加了体积也扩大了表面积。

真皮脂肪移植

它是一种自体脂肪移植物，表面覆盖真皮，通过与表皮小心分离获取。其主要优点是恢复了容积和表面积损失。脂肪填充容积，覆盖的真皮为结膜提供表面，使结膜在真皮上上皮化并扩大表面。最理想的取材部位是臀部无毛区、髂前上棘交界处和股骨大粗隆附近。移植物失败的主要危险因素是放疗后的结膜囊和血供减少的严重结膜囊狭窄，使其在某些情况下不合适[16]。

- 技术：结膜囊按前述的方法准备，并放置穹窿成形缝线。用量尺测量植床后，供体部位额外扩大30%以防止移植物收缩。表皮通过皮下注射麻醉剂将表皮与真皮分开，达到橘皮样外观。表皮被仔细地解剖，并用15号 Bard Parker 刀或金刚磨钻去除。用11号 Bard Parker 刀切开更深的切口以获取移植物。供区用垂直褥式缝合

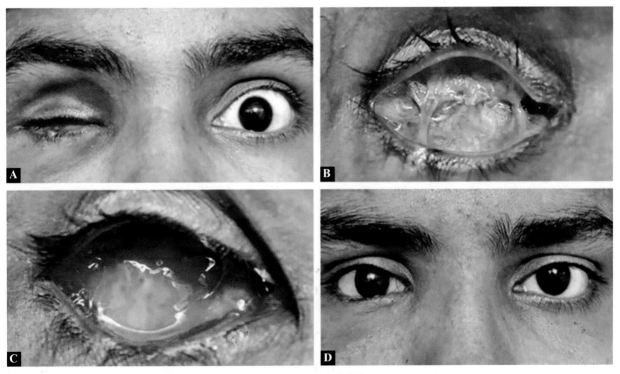

▲ 图 76-4　黏膜移植

A 和 B. 中度结膜囊狭窄，伴有穹窿浅和纤维条；C. 术后3周结膜囊外观；D. 在确保结膜囊完全愈合后6周放置定制义眼

层层封闭。将获取的移植物放在植床上，用 6-0 薇乔线 360° 间断缝合固定到位（图 76-5）。

必须注意移植物不要过大，因为它可能会影响移植物的结膜上皮化，导致中心坏死和移植物不存活。移植物完全结膜上皮化发生在术后 8～10 周。此后，放置定制的义眼片（图 76-6）。

（五）Ⅳ级结膜囊狭窄

这类结膜囊包括那些没有穹窿和睑裂缩小为一条窄缝的眼窝。这是一种表面积和体积都有损失的严重收缩。最常见的情况是，这些眼窝是干燥的，由于放疗或多次手术，留下了广泛的瘢痕。可以循序渐进地尝试用黏膜移植修复表面，然后用真皮脂肪移植物进行额外的表面积和容积扩大（图 76-7）。其他种类的移植已经被使用，包括中厚皮片移植、转位移植，以及需要眼整形、

颌面和颅面外科医生多学科团队合作的带蒂移植物移植。目的是提供一种带血供的移植物，以克服结膜囊缺少血供的问题。如果结膜囊植床微环境有足够的血管供应，中厚皮片移植效果良好。随着显微外科手术的出现，应用带蒂移植物，如颞动脉蒂皮瓣、前臂桡侧皮瓣、胸背动脉穿支脂肪组织移植物，重建严重的血管减少的结膜囊狭窄[13, 17]。血管吻合是颞浅动脉和（或）面动脉通过皮下隧道穿通到结膜囊完成的。胸背动脉穿支脂肪组织移植物的另一个优点是能使容积增大[17]。

（六）Ⅴ级结膜囊狭窄

这些是多次手术失败，软组织收缩非常严重的结膜囊。除结膜囊畸形外，伴随的眼睑畸形使睑裂完全闭合。通过手术提供足够的表面积和容积具有挑战性。定制的赝附体可以改善外观（图 76-8）。

结膜囊成形术后，可能需要注意眼周美容重塑。沟状畸形和眼睑畸形可能还需要手术修复才能获得良好的效果。最常见的是，上睑沟畸形见于无眼球的情况，是眼球摘除后眼窝综合征的一部分。上睑沟畸形可以用透明质酸填充物或脂肪转移来修复，并能在更大程度上恢复正常的解剖轮廓[18]。下睑畸形，如眼睑退缩或内翻，可以用移植物来矫正。患者自己的耳廓、硬腭或鼻中隔软骨，或保存下来的人类脱细胞真皮可用于此目的[19]。

骨性收缩可能需要扩大眼眶以改善美容效果。它可以通过截骨和垂直和水平扩张眼眶来实

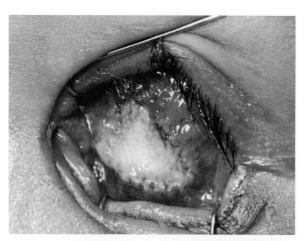

▲ 图 76-5 一名 6 岁儿童的真皮脂肪移植物放置在植床上

真皮边缘与结膜边缘贴合，6-0 薇乔线 360° 缝合

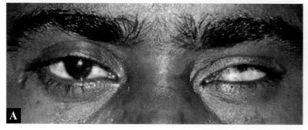
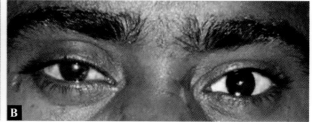

▲ 图 76-6 真皮脂肪移植 8 周后移植物结膜上皮化，安装定制义眼

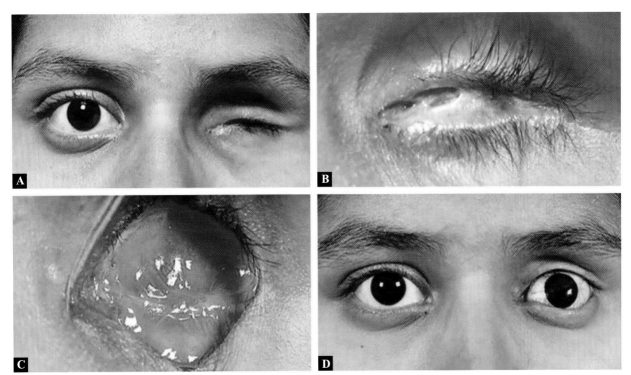

▲ 图 76-7　可以循序渐进地尝试用黏膜移植修复表面，然后用真皮脂肪移植物进行额外的表面积和容积扩大

A 和 B. 眼化学伤眼表重建术后结膜囊严重收缩、穹窿消失、睑裂狭窄；C. 表面积和容积分期扩大，黏膜移植，真皮脂肪移植，美容效果满意；D. 佩戴定制的义眼片改善外观

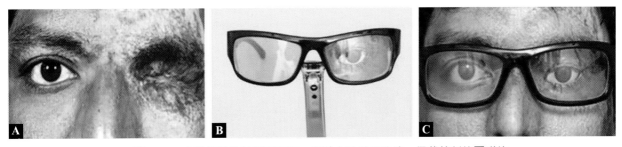

▲ 图 76-8　非常严重的结膜囊狭窄，多种方法难以治疗，佩戴特制的赝附体

现，就像先天性无眼球一样。眶骨的缺损被中厚颅骨移植所取代[20, 21]。

五、先天性结膜囊狭窄

该病属于由于眼球发育不良引起的骨性收缩和软组织收缩。它可以是无眼球或小眼球，因此对眼眶的生长没有刺激作用。遗传和环境因素在胚胎发育不良中起着关键作用[22]。眼球的存在对于眼眶的正常发育是必不可少的，如果没有眼球，就会导致严重的面部畸形。治疗的主要原则是尽快促进眼眶和软组织的正常生长。目的是达到眼眶生长，扩大结膜间隙和眼睑长度[23, 24]。

治疗需要逐步扩张软组织，然后刺激眼眶的生长和扩张。尝试用增大尺寸的系列丙烯酸眼片来扩张软组织，直到适合定制的义眼片[23]。在放置定制的义眼片之后，进行睑裂缝合以将其在一段时间内固定在适当的位置。为避免重复麻醉，也可使用氰基丙烯酸酯胶合上眼睑。系列丙烯酸义眼片的结果令人满意。水凝胶渗透扩张器已经被不同的作者用来实现结膜囊扩张，取得了令人鼓舞的结果（图 76-9）。在确保足够的表面膨胀之后，眼眶水凝胶膨胀器被放入眼眶。这可以通过结膜切口和植入来实现。据悉，该植入物可以扩大到原来体积的 30 倍[22-24]。可注射颗粒膨胀

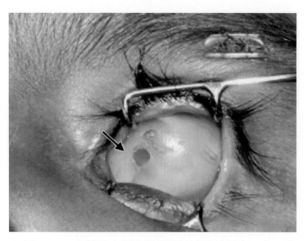

▲ 图 76-9　定制的水凝胶结膜囊扩张器放置在一名 1 岁儿童，用于软组织扩张，用外固定线将其固定在位并防止旋转

器已用于眼窝膨胀。这些小球是通过眼眶下缘经皮肤导入的[25]。但是已经观察到扩张器的下移，使其成为一种不太有利的技术[26]。最近发表了一项使用钛 T 形板的充气式硅胶球扩张器治疗先天性无眼球的初步结果，取得了满意的结果[27]。

真皮脂肪移植是一种理想的无眼球和小眼球自体植入物。它还有一个额外的好处，特别是对于儿童软组织扩张术后的眼窝重建（图 76-10）。根据文献报道，儿童真皮脂肪移植物的生长有诱导眶骨的正常发育的优点[7, 10, 23, 28-30]。除了供体部位的发病率外，相关的限制包括移植物萎缩和肥大，可能需要分别进行加强和部分切除。植入适当大小的真皮脂肪移植物对于儿童无眼球和小眼球来说仍然是有益的，理想的做法是在 3 岁之前进行。眼眶容积也可以通过外侧眼眶切开和植入物放置来恢复。在严重的骨收缩中，骨扩张是通过截骨和颅骨移植来实现的。

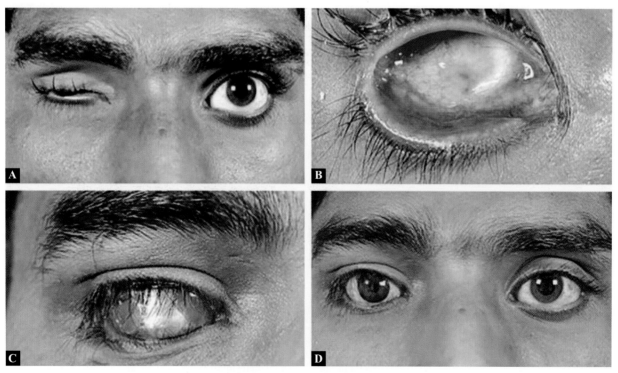

▲ 图 76-10　真皮脂肪移植

A 和 B. 青少年先天性无眼球症；C. 术后 6 周在义眼片后可见结膜化的真皮脂肪移植物；D. 术后 10 周，完全结膜化后安装定制义眼片

六、结论

结膜囊狭窄及其管理极具挑战性，其挑战性与狭窄的严重程度相关。进行细致的术前评估和分类对制定合适的手术计划是至关重要的。然而，近些年来，手术技术已经发展，使用各种基质移植物来增加表面积和容积。关键是要加深穹窿，将其固定在骨膜上来稳定义眼片。在轻度到中度结膜囊狭窄中获得令人满意的美容效果并不困难，而严重的狭窄需要高度熟练的多学科团队合作。先天性无眼球和小眼球要求尽早接受眼窝康复治疗，以防止严重的眼部和面部畸形。在先天性眼窝重建术中应设计和实施更保守的手术方法。

经验与教训

- 临床病史和细致的检查有助于制定管理计划。
- 分级包括表面积损失和容积损失。
- 结膜囊手术的原则是穹窿固定。
- 恢复并保留可用的结膜。
- 血管受损的结膜囊移植失败率高。
- 眼周美容改造被认为可以改善整体美容效果。
- 眼睑畸形可以通过义眼片修改在很大程度上得到矫正。
- 专业眼科医生可以帮助优化美容效果。

参考文献

[1] Mustarde JC. General principles and management of contracted socket. Orbit. 1986;5:77–80.

[2] Krishna G. Contracted sockets (aetiology and types). Ind J Ophthalmol. 1980;28:117–20.

[3] Tawfik HA, Raslan AO, Talib N. Surgical management of acquired socket contracture. Curr Opin Ophthalmol. 2009;20:406–11.

[4] Collin JR, Moriarty PA. Management of the contracted socket. Trans Ophthalmol Soc U K. 1982;102:93–7.

[5] Putterman AM, Scott R. Deep ocular socket reconstruction. Arch Ophthalmol. 1977;95:1221–8.

[6] Quaranta–Leoni FM. Treatment of the anophthalmic socket. Curr Opin Ophthalmol. 2008;19:422–7.

[7] Betharia SM, Patil ND. Dermis fat grafting in contracted socket. Ind J Ophthalmol. 1988;36:110–2.

[8] Bajaj MS, Pushker N, Singh KK, et al. Evaluation of amniotic membrane grafting in the reconstruction of contracted socket. Ophthal Plast Reconstr Surg. 2006;22:116–20.

[9] Nasser QJ, Gombos DS, Williams MD, et al. Management of radiation–induced severe anophthalmic socket contracture in patients with uveal melanoma. Ophthal Plast Reconstr Surg. 2012;28:208–12.

[10] Smith B, Bosniak SL, Nesi F, et al. Dermis–fat orbital implantation: 118 cases. Ophthalmic Surg. 1983;14:941–3.

[11] Björnsson A, Einarsson O. Repair of the contracted eye socket using a flap from the upper eyelid. Plast Reconstr Surg. 1984;74:287–91.

[12] Poonyathalang A, Preechawat P, Pomsathit J, et al. Reconstruction of contracted eye socket with amniotic membrane graft. Ophthal Plast Reconstr Surg. 2005;21:359–62.

[13] Li D, Jie Y, Liu H, et al. Reconstruction of anophthalmic orbits and contracted eye sockets with microvascular radial forearm free flaps. Ophthal Plast Reconstr Surg. 2008;24: 94–7.

[14] Xin W, Wei X, Yun–Ping L, et al. Meshed conjunctival incision technique: an efficient technique for contracted eye socket. J Plast Reconstr Aesthet Surg. 2013;66:688–92.

[15] Guberina C, Hornblass A, Meltzer MA, et al. Autogenous dermis–fat orbital implantation. Arch Ophthalmol. 1983;101:1586–90.

[16] Raizada K, Shome D, Honavar SG. Management of an irradiated anophthalmic socket following dermis–fat graft rejection: a case report. Ind J Ophthalmol. 2008;56:147–8.

[17] Koshima I, Narushima M, Mihara M, et al. Short pedicle thora–codorsal artery perforator (TAP) adiposal flap for three–dimensional reconstruction of contracted orbital cavity. J Reconstr Aesthet Surg. 2008;61:e13.

[18] Anderson OA, Tumuluri K, Francis ND, et al. Periocular auto-logous Coleman fat graft survival and histopathology. Ophtahl Plastic Reconstr Surg. 2008;24:213–7.

[19] Lee EW, Berbos Z, Zaldivar RA, et al. Use of DermaMatrix graft inoculoplasticsurgery. Ophthal Plast Reconstr Surg. 2010;26:153–4.

[20] Zhang R. Reconstruction of the anophthalmic orbit by orbital osteotomy and free flap transfer. J Plast Reconstr Aesthet Surg. 2007;60:232–40.

[21] Arvanitis P, Stratoudakis A, Alexandrou C. Secondary orbital implant insertion in an anophthalmic patient after orbital reconstruction. Orbit. 2007;26:275–7.

[22] Gonzalez-Rodriguez J, Pelcastre EL, Tovilla-Canales JL, et al. Mutational screening of CHX10, GDF6, OTX2, RAX and SOX2 genes in 50 unrelated microphthalmia–anophthalmia–

coloboma (MAC) spectrum cases. Br J Ophthalmol. 2010;94:1100–4.

[23] Quaranta–Leoni FM. Congenital anophthalmia: current concepts in management. Curr Opin Ophthalmol. 2011;22:380–4.

[24] Gundlach KK, Guthoff RF, Hingst VH, et al. Expansion of the socket and orbit for congenital clinical anophthalmia. Plast Reconstr Surg. 2005;116:1214–22.

[25] Schittkowski MP, Guthoff RF. Injectable self inflating hydrogel pellet expanders for the treatment of orbital volume deficiency in congenital micro–phthalmos: preliminary results with a new therapeutic approach. Br J Ophthalmol. 2006;90:1173–7.

[26] Tao JP, LeBoyer RM, Hetzler K, et al. Inferolateral migration

of hydrogel orbital implants in microphthalmia. Ophthal Plast Reconstr Surg. 2010;26:14–7.

[27] Tse DT, Abdulhafez M, Orozco MA, et al. Evaluation of an FAIROOZ Page 17/5/2014 clinical experience. Am J Ophthalmol. 2011;151:470–82.

[28] Heher KL, Katowitz JA, Low JE. Unilateral dermis–fat graft implantation in the pediatric orbit. Ophthal Plast Reconstr Surg. 1998;14:81–8.

[29] Tarantini A, Hintschich C. Primary dermis–fat grafting in children. Orbit. 2008;27:363–9.

[30] Mitchell KT, Hollsten DA, White WL, et al. The autogenous dermis–fat orbital implant in children. J AAPOS. 2001;5: 367–9.

第 77 章　眼球摘除术
Enucleation

Sima Das　Santosh G. Honavar　著

任慧　译

一、概述

眼球摘除术是眼科常用的手术之一，包括将整个眼球和部分视神经从眼眶中移除。眼球摘除可以被认为是最古老的眼科手术；1841 年，O'Ferrel 和 Bonnet 分别描述了他们的眼球摘除技术，其中包括分离 Tenon 囊和眼外肌及移除眼球 [1]。眼眶植入物的想法最早是由 Mules 和 Frost 提出的，他们建议使用空心玻璃球作为植入物 [2]。现代的眼球摘除技术是基于这些先驱奠定的基础。

眼球摘除手术作为一种治疗方式，主要适用于眼内肿瘤和终末期眼病。手术的目的是安全有效地摘除受影响的眼球，去除潜在的疾病病理，并提供良好的长期美容效果。多年来，人们对手术技术进行了各种修改，以实现这些目标。本章讨论标准眼球摘除术的适应证、技术和并发症。

二、适应证

眼球摘除术是原发性眼内恶性肿瘤的首选治疗方法，适用于眼内肿瘤不适用于任何其他形式的治疗，具有转移的可能，或者肿瘤已经导致眼球疼痛并丧失视力时。下面将讨论需要摘除眼球的指征 [3]（图 77-1）。

（一）眼内恶性肿瘤

视网膜母细胞瘤和脉络膜恶性黑色素瘤是最常见的两种需要摘除眼球的肿瘤。随着技术的进步，保留眼睛的技术已被证明对这些肿瘤的治疗越来越有效。然而，这些患者中的某些仍然需要摘除眼球。对于视网膜母细胞瘤眼球摘除术，必须将至少 15mm 长的视神经与眼球一起切除，才能完全切除疾病。为了达到这一目标，已经对标准技术进行了几次修改，包括从内侧切开视神经，并使用直剪刀切断视神经。

（二）眼外伤

严重眼外伤后摘除眼球的决定仍然存在争议。然而，在某些情况下，没有视力预后的严重外伤的眼球摘除可能是合理的，以防止可能的交感性眼炎对另一只眼睛的风险。虽然交感性眼炎的确切发病率尚不清楚，但据估计，某些病例系列中的发病率高达 3%～5% [4]。虽然在严重眼外伤后应始终尝试进行一期眼球修补，但在某些情况下，如严重外伤的眼睛没有视力预后，而且无法修复，只要患者有意识地理解手术的含义并征得同意，则建议进行一期眼球摘除 [5]。为了预防交感性眼炎，还可以在外伤后 2 周内作为二次手

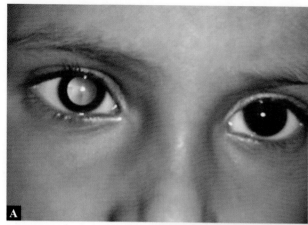
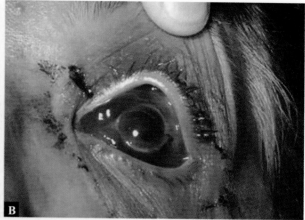
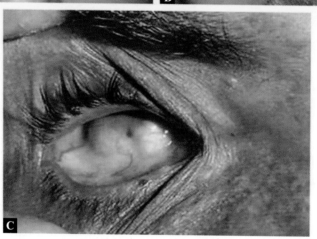

▲ 图 77-1　眼球摘除指征

A. 晚期眼内视网膜母细胞瘤；B. 外伤后眼球破裂，视力预后为零，眼球摘除术是为了防止交感性眼炎的发生；C. 疼痛萎缩的眼球，眼窝内体积减小

术进行眼球摘除 [6-8]。如果对侧眼出现交感性眼炎，发现尽早摘除受损的眼睛可以使交感性眼获得更好的最终视力 [3, 8]。

（三）疼痛的盲眼

外伤后疼痛的盲眼或任何终末期眼病，如新生血管性青光眼、葡萄膜炎和慢性视网膜脱离，是另一个眼球摘除的适应证。眼球摘除术保留给那些保守的止痛治疗方式无效的病例，如药物和睫状体冷凝疗法 [3]。

（四）失明的毁容眼睛

眼球摘除也适用于影响外观的盲眼，以恢复

患者的整体外观和形象。影响外观的失明萎缩眼球或眼球痨或可能隐藏潜在的恶性肿瘤，如脉络膜黑色素瘤 [9, 10]。这类怀疑有眼内恶性肿瘤的眼睛，由于介质混浊而不可能进行详细的评估，并且不能进行定期的超声或磁共振成像随访，最好是摘除眼球。

（五）先天性小眼球

先天性重度小眼球伴眼球收缩会阻碍眶骨的生长，造成眶骨发育不良 [11]。早期摘除和植入大型义眼座可刺激眼眶骨生长，恢复眼眶对称性。

三、眼球摘除手术

（一）术前评估

除了详细的眼科评估外，术前评估还应包括记录眼球摘除适应证和对侧眼的视觉潜力。必须与患者就手术的必要性和可用的替代治疗进行详细的讨论，并将现实的手术和美容效果告知患者。手术前应获得患者或法定监护人（对于未成年人来说）的书面知情同意。在眼内恶性肿瘤需要摘除眼球的情况下，应该在手术前做全身检查排除转移。任何系统性疾病，如高血压和糖尿病，在手术前都需要控制。抗凝药物，如阿司匹林，在手术前咨询医生后停用。

摘除错误的眼睛是眼科最具破坏性的并发症。因此，外科医生在开始手术前，通过复查病史和检眼镜评估，在手术前亲自识别正确的眼睛是绝对必要的。

（二）麻醉

眼球摘除术最好在全身麻醉下进行，球后注射利多卡因和肾上腺素，可以减少出血并提供术后舒适感。虽然球后麻醉可以提供足够的镇痛，但处理眼外肌可以刺激眼心反射，切断视神经会导致 Augenblink 现象，即给患者一种假象，认为他或她的被摘除的眼球并不是失明的[3, 12]。因此，在由于全身麻醉禁忌证而不得不在局部麻醉下进行手术的患者，应该确保充分的镇静。

（三）手术技术

传统的眼球摘除技术包括剥离结膜和 Tenon囊，剥离眼外肌，切断视神经，摘除眼球，并在肌锥内放置义眼座。传统上，眼外肌不是任其放松而是绑在义眼座上。这项技术已经做了几次改进，主要是为了增加义眼座和义眼片的活动性。作者目前采用肌肉结膜眼球摘除技术，眼外肌附着在各自的穹窿上，而不是覆盖在义眼座上[13, 14]。这项技术已经被发现可以使义眼座和义眼片活动性更好。以下是肌肉结膜眼球摘除术的步骤。

球结膜切开术和眼外肌离断术：用开睑器撑开眼睑，并靠近角巩缘 360° 切开球结膜。在视网膜母细胞瘤的情况下，可以做一个小的外眦切口，以便于插入眼球摘除剪，获得较长的视神经残端。可在结膜外下象限放射状切口球结膜，以促进眼球脱臼。后部 Tenon囊通过在每个象限的眼外肌间张开一把钝尖的肌腱切开剪刀来将其与巩膜分离。钩住眼外肌，通过钝性解剖将其与周围的 Tenon囊分开，并在止点后用 4-0 丝线缝合（图 77-2A）。一条 6-0 薇乔缝线在肌止点后 5～6mm 穿过肌腹。肌肉在两条缝合线之间切断。首先横断内直肌，然后依次横断下直肌、外直肌和上直肌。斜肌被钩住，从 Tenon囊分离并切断。下斜肌被夹住并使用双极烧灼器切割，以防止肌肉出血。

视神经切断术：轻轻牵引丝线，使眼球脱离眶缘。用开睑器轻轻地向下牵引穹窿有助于这一点。这种手法可以拉直视神经，并有助于获得较长的视神经残端。眼球不能自由脱位可能是由于结膜开口小或残留的眼外肌纤维或前部 Tenon囊粘连在眼球上。如果需要，可以用放射状切口扩大结膜切口。球体再次被仔细检查，以解剖出所有剩余的 Tenon囊。如果需要，可以识别和烧灼旋涡静脉。作者倾向于使用钝尖 15° 弧形肌腱剪从外侧切断神经。也可以用直的眼球摘除剪刀从内侧切断神经。在外直肌和眼球之间引入闭合式眼球摘除剪刀，拨动视神经、到达眶尖。然后将剪刀从尖端抬起约 2mm，以防止穿过眶上裂的结构受到损害。打开剪刀，神经牢牢地夹在剪刀之中，并一次性用力剪断视神经，同时保持对眼球的温和牵引。剩余的 Tenon 囊粘连可以钝性分离，取出眼球。止血的方法是用干燥的纱布在眼窝上用力按压几分钟。

在没有应用肌肉牵引缝线的情况下，可以使用弧形止血器抓住外侧直肌止点的残端，并在眼球上提供牵引。在"无接触"的眼球摘除技术中，不使用肌肉牵引缝线，而是将冷冻头贴着巩膜，以帮助提供牵引力[15]。在该技术中，在因眼内恶性肿瘤进行眼球摘除时，不对眼球施加直接压力。肿瘤通过栓塞转移扩散被认为是由于在摘除眼球时对眼球施加压力而发生的[16]。虽然还没有研究证明非接触技术在预防眼内脉络膜黑色素瘤转移方面的有效性，但当务之急是，在摘除含有恶性肿瘤的眼睛时，应该将对眼球的牵引力保持在最低限度。

义眼座的放置和闭合：作者认为球形聚甲基丙烯酸甲酯义眼座是眼球摘除后体积填充的首选材料。义眼座的大小取决于患者的年龄和眼轴长度。在成人中，一个 20～21mm 的义眼座可以很容易地放入，而不会对伤口闭合造成任何不必要的张力。确定后部 Tenon 囊的边缘（图 77-2B）。如果后部 Tenon 囊很薄、易碎或在解剖过程中意外破裂，可以通过眼外肌外膜进行识别。眼外肌外膜的后层是由后部 Tenon 囊形成的。肌锥内脂肪的位置也有助于识别后部 Tenon 囊。后部 Tenon 囊的边缘用镊子夹住，义眼座被尽可能远地推入眼眶的肌锥内（图 77-2C）。然后用 6-0 薇乔间断缝合后部 Tenon 囊（图 77-2D）。眼外肌通过预先放置的肌肉缝线穿过 Tenon 囊结膜复合体（图 77-2E）并缝合在各自穹窿的正下方（图 77-2E）。前部 Tenon 囊用 6-0 薇乔间断缝合，结膜用 6-0 薇乔连续缝合（图 77-2F 和 G）。在缝合结膜时应注意避免任何结膜边缘的内陷，这可能会导致以后植入

囊肿的形成，并防止义眼座磨损结膜。外露的肌肉缝线系在结膜表面，结需露出（图 77-2H）。将大小适中的 PMMA 义眼片放在结膜囊内，缝合睑缘，涂抹抗生素软膏，加压包扎过夜。

如因眼内肿瘤摘除眼球，应检查摘除的眼球有无肉眼可见的肿瘤向外延伸、巩膜变薄、轮廓不规则，有无硬结或血管，有无涡旋静脉扩张，视神经有无增厚、视神经鞘膜有无粘连或结节，以及视神经的长度。所有可疑的巩膜区域都应标上标记，以便病理学家从中获取切片。眼球在 10% 福尔马林中固定送去做组织病理学检查。

（四）肌肉结膜眼球摘除术的优点

- 义眼座更居中并减少移位机会。
- 由于肌肉收缩加深穹窿而增加义眼片的活动性。
- 使用 PMMA 义眼座时成本低廉。
- 由于在义眼座上稳当地缝合三层 Tenon 囊和结膜，降低了植入物暴露的机会。

四、术后处理

术后患者接受全身抗生素、止痛药和外用抗生素，以及类固醇眼药水。如果没有禁忌证，术后水肿明显时可给予短期全身类固醇治疗。1 周后拆除睑缘缝线，6～8 周后进行义眼片装配。

五、并发症

（一）术中和术后早期并发症

- 出血：虽然轻微的眼眶周围瘀斑和出血是术后常见的，但在眼球摘除术中大量出血是不寻常的。术前球后注射利多卡因和肾

上腺素有助于术中止血。视神经切断后视网膜中央血管的出血通常可以通过压迫来控制。很少需要使用烧灼，在靠近眶尖的部位使用时需要谨慎，以防止眼外肌和动眼神经受损。

● 眼外肌丢失：这可以通过精心缝合肌肉标签来预防。丢失的肌肉可以通过辨认前后Tenon囊之间的肌肉隧道来找回。

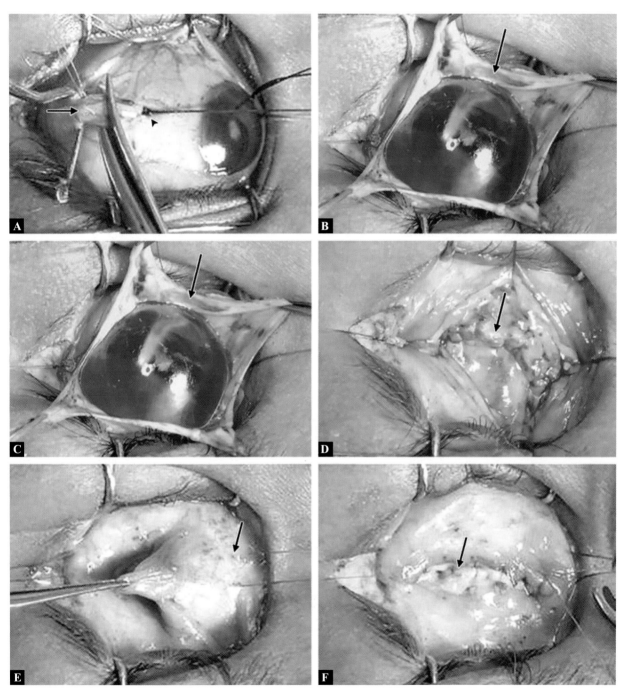

▲ 图 77-2　肌肉结膜眼球摘除术

A. 分离眼外肌，用 4-0 丝线和 6-0 薇乔缝线标记，并在缝线之间切开；B. 摘除眼球后确定后 Tenon 和肌锥内间隙；C. 在后部 Tenon 囊后的肌锥内植入适当大小的聚甲基丙烯酸甲酯义眼座；D. 关闭后部 Tenon 囊，6-0 薇乔间断缝合；E. 使用预先放置的 6-0 薇乔缝线，将直肌缝合在各自穹隆处；F. 前部 Tenon 囊闭合，6-0 薇乔间断缝合

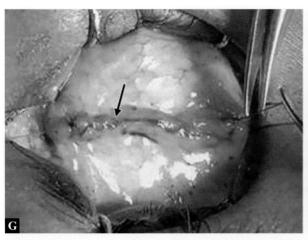
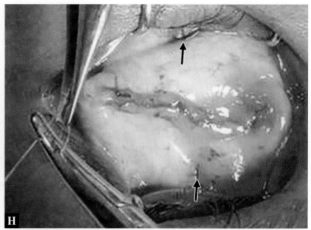

▲ 图 77-2（续） 肌肉结膜眼球摘除术

G. 用 6-0 薇乔连续缝合结膜切口；H. 外置肌肉缝线并切断

- 摘除错误的眼球：这是眼科最具破坏性的并发症，可以通过仔细检查病历、标记眼睛并在手术开始前确认要手术操作的眼睛来预防。
- 眼眶感染：眼球摘除术后发生眼眶感染并不常见。据报道，眼眶感染在使用多孔植入物时更为常见，可能需要取出植入物[17-19]。
- 眶尖损伤：在眶后部进行解剖以试图移除长的视神经残端或对眶后组织进行过度烧灼以控制术中出血时，可能会损伤眶尖的精细结构。动眼神经损伤会导致术后上睑下垂。
- 对视神经的过度牵引：这会导致视交叉牵拉和对侧眼术后视野缺损[20]。

（二）晚期并发症

晚期并发症通常以眼球摘除后眼窝综合征的形式出现，这是由于眼眶容积填充不足，植入了一个小的植入物[21, 22]（图 77-3）。遗漏眼眶骨折的无眼球眼窝也可导致眼球摘除术后眼窝综合征[23]。眼球摘除后眼窝综合征的特征包括上睑沟畸形、下睑外翻、下穹窿伸展和变浅，以及眼眶组织向下移位。

植入物暴露、移位和结膜囊狭窄是摘除眼球的其他晚期并发症（图 77-4）。植入物的移位可能是由于放置在肌锥内间隙以外的位置，或者是由于植入物上的肌肉鳞状重叠，如在传统的眼球摘除技术中那样[24]。义眼座向颞上方移位会对提上睑肌腱膜上方施加压力，导致上睑下垂。义眼座向下移位会导致下穹窿浅，义眼片不能稳定放置。

义眼座暴露可能发生在感染后，或由于伤口裂开，或由于放置过大的义眼座。早期暴露需要立即修补结膜囊，并用植片覆盖暴露区域。植入整合型义眼座后，义眼座暴露可能是由义眼座血管化缓慢及多孔植入物对覆盖的 Tenon 囊和结膜的侵蚀所致。植入多孔义眼座时使用包裹材料可以减少这种并发症[19]。裸露的多孔义眼座很少自发愈合[25]。暴露多孔义眼座可能需要用钻头移除义眼座的非血管化部分，并用植片覆盖暴露的部位。

六、义眼片装配

在手术后 6~8 周，可以将定制的义眼片安装到结膜囊中。在此之前，结膜囊内会保留一个

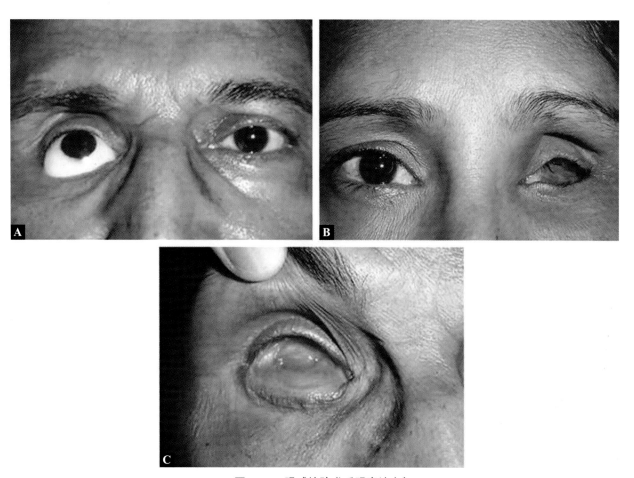

▲ 图 77-3　眼球摘除术后眼窝综合征

A.眼球摘除后眼窝综合征患者无法稳定放置义眼片；B.深上睑沟；C.浅下穹窿，下睑外翻，眼眶组织向下移位，因眼球摘除后眼窝容量填充不足

丙烯酸义眼片，以防止任何表面挛缩。义眼片应该足够大，以便对穹窿施加温和的压力和伸展，同时允许舒适地闭合眼睑。带有中心开口的义眼片更可取，因为它允许义眼片后面的分泌物排出。轻微的拱形可以防止结膜缝线受到不适当的压力，并促进更快的愈合。除了义眼片，患者还被建议使用防护眼镜，以防止对视力正常的眼睛造成任何意外伤害。患者也被建议避免参加接触性运动，因为这会带来眼睛受伤的风险。

七、结论

眼球摘除术是一种治疗方式，适用于不能接受其他治疗的眼内肿瘤，以及盲眼、疼痛和毁容眼睛的疼痛缓解和美容康复。摘除眼球的决定应该在与患者就现实的手术和美容结果进行详细讨论后做出。精细的手术技术，尽可能小的组织处理，温和地处理结膜，识别和保留眼外肌，并在肌锥内间隙放置适当大小的义眼座，对于创造适合义眼片装配的合适的容积和表面积充足的结膜囊是必不可少的。

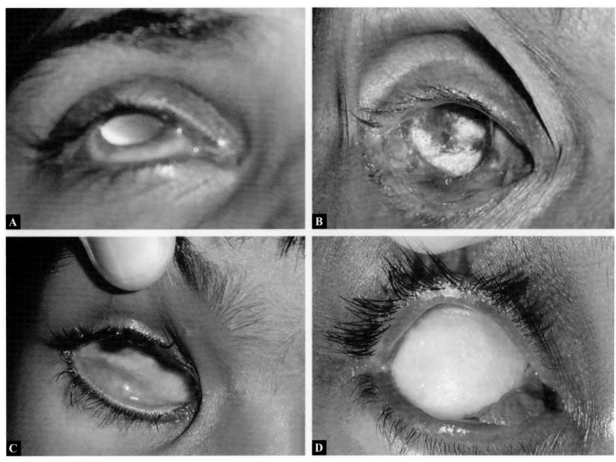

▲ 图 77-4　眼球摘除术并发症

A. 过大的聚甲基丙烯酸甲酯义眼座暴露；B. 羟基磷灰石植入物暴露并伴有慢性结膜囊感染和分泌物；C. 视网膜母细胞瘤患者摘除眼球后，义眼座下移导致下穹窿变浅，眼球摘除采用传统技术，眼外肌覆盖在义眼座上；D. 暴露过大的多孔聚乙烯义眼座，需要取出义眼座

参 考 文 献

[1] Jordan DR, Klapper SR. Surgical techniques in enucleation: the role of various types of implants and the efficacy of pegged and nonpegged approaches. Int Ophthalmol Clin. 2006;46:109–32.

[2] Mules PH. Evisceration of the globe, with artificial vitreous. Trans ophthalmol Soc U K. 1885;5:200–6.

[3] Moshfeghi DM. Enucleation. Surv Ophthalmol. 2000;44: 277–301.

[4] Hogan MJ, Zimmerman LE. Ophthalmic Pathology: An Atlas and Textbook. Philadelphia, PA: WB Saunders; 1962.

[5] Esmaeli B, Elner SG, Schork MA, et al. Visual outcome and ocular survival after penetrating trauma: a clinicopathologic study. Ophthalmology. 1995;102:393–400.

[6] Green WR. Uveal tract. In: Spencer WH, ed. Ophthalmic Pathology: An Atlas and Textbook. 4th ed. Philadelphia, PA: WB Saunders Company; 1996, vol. 3:1997–2039.

[7] Jennings T, Tessler HH. Twenty cases of sympathetic ophthalmia. Br J Ophthalmol. 1989;73:140–5.

[8] Lubin JR, Albert DM, Weinstein M. Sixty–five years of sympathetic ophthalmia: a clinicopathologic review of 105 cases

(1913–1978). Ophthalmology. 1980;87:109–21.

[9] Cysts and tumors of the uveal tract: diagnosis of malignant melanoma. In: Duke–Elder S, ed. System of Ophthalmology, Chapter 6. St. Louis: CV Mosby; 1966, vol. 9:896.

[10] Yanoff M, Fine B. Ocular Pathology. Hagerstown, MD: Harper & Row; 1975.

[11] Kennedy RE. Effects of early enucleation on the orbit in animals and humans. Trans Am Ophthalmol Soc. 1964;62:459.

[12] Munden PM, Carter KD, Nerad JA. The oculocardiac reflex during enucleation. Am J Ophthalmol. 1991;111:378–9.

[13] Shome D, Honavar SG, Raizada K, et al. Implant and prosthesis movement after enucleation: a randomized controlled trial. Ophthalmology. 2010;117:1638–44.

[14] Yadava U, Sachdeva P, Arora V. Myoconjunctival enucleation for enhanced implant motility. Result of a randomised prospective study. Ind J Ophthalmol. 2004;52:221–6.

[15] Fraunfelder FT, Wilson RS. A new approach for intraocular malignancy: the "no touch" technique. In: Jakobiec FA, ed.

Ocular and Adnexal Tumors. Birmingham, UK: Aesculapius; 1978:39–45.

[16] Zimmerman LE, McLean IW, Foster WD. Does enucleation of the eye containing malignant melanoma prevent or accelerate the dissemination of tumour cells? An unanswered question! In: Jakobiec FA, ed. Ocular and Adnexal Tumors. Birmingham, UK: Aesculapius; 1978.

[17] Jordan DR, Brownstein S, Rawlings N, et al. An infected porous polyethylene orbital implant. Ophthal Plast Reconstr Surg. 2007;23:413–5.

[18] Hong SW, Paik JS, Kim SY, et al. A case of orbital abscess following porous orbital implant infection. Korean J Ophthalmol. 2006;20:234–7.

[19] Tabatabaee Z, Mazloumi M, Rajabi MT, et al. Comparison of the exposure rate of wrapped hydroxyapatite (Bio–Eye) versus unwrapped porous polyethylene (Medpor) orbital implants in enucleated patients. Ophthal Plast Reconstr Surg. 2011;27:114–8.

[20] Tabatabaei SA, Soleimani M, Khodabandeh A. A case of auto nucleation associated with a contralateral field defect. Orbit. 2011;30:165–8.

[21] Steinkogler FJ. The treatment of the post–enucleation socket syndrome. J Craniomaxillofac Surg. 1987;15:31–3.

[22] Tyers AG, Collin JR. Orbital implants and post enucleation socket syndrome. Trans Ophthalmol Soc U K. 1982;102:90–2.

[23] Ataullah S, Whitehouse RW, Stelmach M, et al. Missed orbital wall blow–out fracture as a cause of post–enucleation socket syndrome. Eye (Lond). 1999;13:541–4.

[24] Allen L. The argument against imbricating the rectus muscles over spherical orbital implants after enucleation. Ophthalmology. 1983;90:1116–20.

[25] Custer PL, Trinkaus KM. Porous implant exposure: incidence, management, and morbidity. Ophthal Plast Reconstr Surg. 2007;23:1–7. Review.

第78章　眼内容物剜除术
Evisceration

Vikas Menon　著

任　慧　译

一、概述

眼内容物剜除术的历史可以追溯到大约 200 年前，Bears 在 1817 年将其用在一次并发暴发性出血的手术中。Noyes 报道了使用眼内容物剜除来治疗严重的眼内感染。随后，这种手术开始引起眼科医生的兴趣，因为它是一种适用于各种情况的有用的手术。Mules 在 1884 年引入了玻璃球，作为一种主要的植入物，用于在眼内容剜除后植入到巩膜壳中 [1]。

与眼球摘除术相比，眼内容物剜除术有一定的优势，因为它耗时较少，不需要解剖眼眶组织或肌肉，对正常眼眶解剖造成的干扰较小，迟发性脂肪萎缩或结膜囊狭窄的发生率较低，总体上导致更好的眼眶容积和更好的义眼片活动性。

二、适应证

眼内容物剜除术的主要指征是疼痛或毁容的盲眼睛，治疗的目的是减轻疼痛或进行适当的美容。需要眼内容物剜除的临床情况包括眼内炎、眼球痨、眼球葡萄肿、创伤性损伤和终末期青光眼。这些患者中有许多以前有白内障手术、穿透性角膜移植、青光眼手术或视网膜手术的病史 [2]

（图 78-1 和图 78-2）。

三、禁忌证

眼内恶性肿瘤的可能性是眼内容物剜除最重要的禁忌证，因为一旦打开这样的眼球，肿瘤就有扩散的风险。因此，有必要对每个患者进行全面的临床评估，辅以适当的影像学检查，如超声、计算机断层扫描、磁共振成像扫描，以排除恶性肿瘤。

尽管对标准技术进行了一些修改，如松弛性巩膜切开术或四瓣技术 [3]，在许多发育不良或眼球痨的眼球进行眼内容物剜除术后，仍有可能放

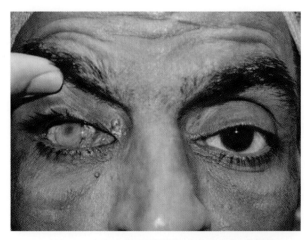

▲ 图 78-1　多次视网膜脱离手术后右眼球萎缩

置一个大小适中的义眼座，但极度缩小或小眼球最好用眼球摘除术来治疗，以避免影响体积填充。

需要对组织进行彻底的组织学检查的病例应该进行眼球摘除术，因为它为病理学家提供了完整的眼球和适当的解剖结构。尽管有报道称眼内容物剜除后发生交感性眼炎极为罕见，但在眼球严重破裂的穿透性外伤情况下，最好还是做眼球摘除术。有眼球震颤并需要摘除眼球的患者在眼内容物剜除后可能会有奇怪的义眼片活动，最好是摘除眼球。

四、手术技术

在进行手术之前，必须选择要使用的义眼座的类型和大小。多孔和无孔义眼座均可用于眼内容物剜除，但两者的优越性尚无明确的共识[4]。作者更喜欢使用无孔聚甲基丙烯酸甲酯球形义眼座，因为其并发症发生率低，易于获得，且成本较低。

义眼座的大小是手术计划中需要考虑的另一个重要因素。理想情况下，义眼座应该对眼窝中的总容量替换贡献 2.0ml。义眼座体积＞ 3.0ml 则过大，可能会在一段时间内导致继发性眼睑问题，如外翻和下睑松弛[5]。Kaltreider 和 Lucarelli

为计算义眼座的大小提供了一个有用而简单的公式。他们建议在眼内容物剜除术后使用直径为 AL-3mm 的义眼座，其中 AL 是正常眼的眼轴长度。有了这个公式，他们能够消除 85% 临床上不可接受的上睑沟畸形和眼窝内陷[6]。

到目前为止，关于能否将义眼座植入感染的眼睛还没有达成共识。许多人避免在感染眼做眼内容物剜除手术时放置植入物[7, 8]；其他人更喜欢在手术时一期放置义眼座，即使义眼座可能有很小的取出风险[9]。也有人描述延迟放置义眼座取得良好的结果[10]。

（一）麻醉

除有明显的全身麻醉指征外，大多数患者都可以在局部麻醉下进行眼内容物剜除术。局部麻醉的形式是球后注射利多卡因和 1∶100 000 肾上腺素和布比卡因。

（二）方法

用开睑器撑开眼睑，用 Westcott 剪刀进行 360° 结膜切开（图 78-3）。结膜和 Tenon 囊向后分离，直到直肌止点，甚至略高于直肌止点。然后用 11 号手术刀切开角膜缘，然后用剪刀全周剪开角巩缘以移除角膜（图 78-4）。角膜需要完

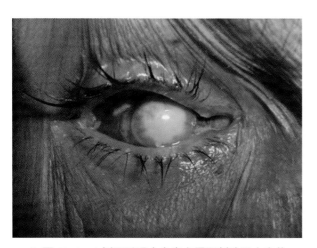

▲ 图 78-2　1 例严重眼内炎患者需要剜除眼内容物

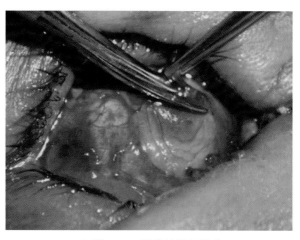

▲ 图 78-3　环状结膜切开术

全切除。摘除角膜后，用刮勺将葡萄膜组织与巩膜分离，并试图去除所有附着在巩膜壳上的葡萄膜组织（图 78-5）。然后用浸泡在无水酒精中的海绵清洁空巩膜杯的内侧，以去除任何感染性物质，并变性任何残留的葡萄膜组织。根据需要扩大巩膜开口后，在巩膜壳内放置 PMMA 球形义眼座（图 78-6）。可以进行松弛性后部巩膜切开术，以便放置更大尺寸的植入物。巩膜、Tenon 囊和结膜分别用 6-0 聚乳胶缝线缝合（图 78-7）。最好在结膜囊放置义眼片，并进行临时睑缘缝合，以防止在术后早期因水肿而使义眼片脱出（图 78-8）。

在使用多孔植入物的情况下，除了义眼座需要在生理盐水中浸泡一段时间以去除孔隙中的所

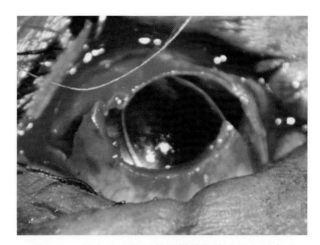

▲ 图 78-6　植入无孔聚甲基丙烯酸甲酯球形义眼座后巩膜缝合

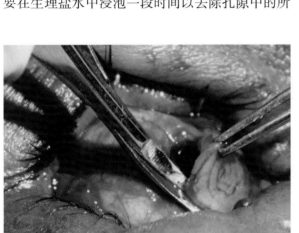

▲ 图 78-4　角膜去除

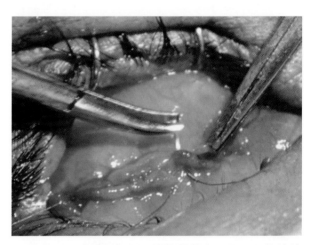

▲ 图 78-7　巩膜和 Tenon 囊分层缝合，用可吸收线缝合结膜

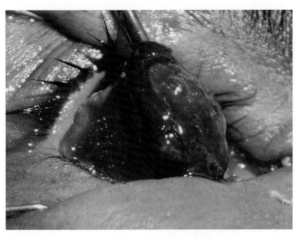

▲ 图 78-5　摘除眼内容物

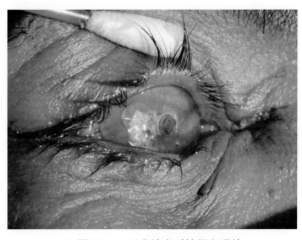

▲ 图 78-8　手术结束时放置义眼片

有空气外，所有的手术步骤都是相似的，并且必须进行后部巩膜切开术，以允许纤维血管长入。

五、术后处理

全身抗生素和镇痛药物服用5～7天。加压包扎，24h后拆除。一些外科医生喜欢把绷带压上3～5天。随后开始局部使用抗生素 – 类固醇滴剂，严重感染的眼睛在术后早期不能使用激素。睑裂缝合可在术后1周打开，6周后结膜囊通常可以放置定制的义眼片（图78-9）。

六、并发症

- 出血：通常发生在涡状静脉或残留的葡萄膜组织。
- 义眼座暴露：多孔植入物的这种并发症发生率高于非多孔植入物。在最近的一份出版物中，有报道称，多孔植入物未扎钉发生暴露的比例为7.7%，而扎钉发生暴露的比例为34.5%[11]。暴露需要用真皮脂肪或巩膜移植物覆盖裸露区域。在暴露面积很大的情况下，可以取出义眼座并二次植入义眼座。
- 植入物脱出：更常见于感染的眼睛和使用不成比例的大义眼座的病例。通常需要二次植入。
- 交感性眼炎：建议在摘除葡萄膜时完全去除葡萄膜组织，以预防交感性眼炎。幸运的是，这种并发症非常罕见。在过去的25年里，只有1例眼内容物剜除术后交感性眼炎的病例被报道，这反映了其罕见和治疗的进步[12]。
- 深睑板上沟：最常见的原因是容量填充不足或脂肪萎缩。
- 下睑松弛：这是由长时间使用重型义眼片造成的。
- 结膜囊狭窄：如今，如果做了适当的一期手术，这种情况很少见，但在严重创伤、化学伤或热损伤造成结膜囊过度纤维化的情况下仍可能出现。
- 其他：持续性疼痛、化脓性肉芽肿和感染。

> 经验与教训
>
> - 对于大多数需要减轻疼痛或更好美容效果的盲眼来说，眼内容物剜除术是一种安全而有效的手术。
> - 眼内恶性肿瘤是眼内容物剜除术的绝对禁忌证。手术前必须做所有必要的检查以排除恶性肿瘤，所有病例中摘除的眼内组织都必须做常规的组织病理学检查。
> - 义眼座应该能够在眼窝中提供足够的容量填充，并根据外科医生的经验和习惯进行选择。

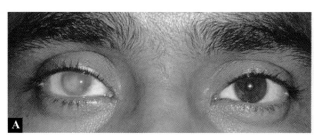
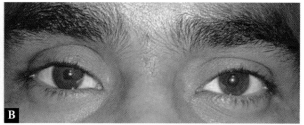

▲ 图78-9　眼内容物剜除术前和眼内容物剜除术后，义眼片佩戴良好

参 考 文 献

[1] Meltzer MA, Schaefer DP, Della Rocca RC. Evisceration. In: Della Rocca RC, Nesi FA, Lishman RD, eds. Smith's Ophthalmic Plastic and Reconstructive Surgery. St.Louis: CV Mosby; 1987;2:1300–7.

[2] Chaudhry IA, AlKuraya HS, Shamsi FA, et al. Current indications and resultant complications of evisceration. Ophthalmic Epidemiol. 2007;14:93–7.

[3] Sales–Sanz M, Sanz–Lopez A. Four–petal evisceration: a new technique. Ophthal Plast Reconstr Surg. 2007;23:389–92.

[4] Beard C. Remarks on historical and newer approaches to orbital implants. Ophthal Plast Reconstr Surg. 1995;11:89–90.

[5] Kaltreider SA. The ideal ocular prosthesis: analysis of prosthetic volume. Ophthal Plast Reconstr Surg. 2000;16:388–92.

[6] Kaltreider SA, Lucarelli MJ. A simple algorithm for selection of implant size for enucleation and evisceration: a prospective study. Ophthal Plast Reconstr Surg. 2002;18:336–41.

[7] Hughes WL. Evisceration. Arch Ophthalmol. 1960;63:60–4.

[8] Smith BC, ed. Ophthalmic Plastic and Reconstructive Surgery. St. Louis: CV Mosby; 1987;2:1300–7.

[9] Dresner SC, Karesh JW. Primary implant placement with evisceration in patients with endophthalmitis. Ophthalmology. 2000;107:1661–5.

[10] Shore J, Dieckert P, Levine M. Delayed primary wound closure: use to prevent implant extrusion following evisceration for endophthalmitis. Arch Ophthalmol. 1988; 106:1303–8.

[11] Jordan DR. Problems after evisceration surgery with porous orbital implants. Ophthal Plast Reconstr Surg. 2004;20:374–80.

[12] Griepentrog GJ, Lucarelli MJ, Albert DM, et al. Sympathetic ophthalmia following evisceration: a rare case. Ophthal Plast Reconstr Surg. 2005;21:316–8.

第79章 眶内容物剜除术
Orbital Exenteration

Sima Das　Santosh G. Honavar　著

任 慧 译

一、概述

眶内容物剜除涉及眼球和眼眶软组织结构的移除[1-3]。由此产生的畸形通常很严重，美容康复也很困难。因此，这种手术应该保留给危及生命的恶性肿瘤或感染。手术造成的畸形也会给患者带来社会和心理上的痛苦，因此，重建和美容康复应该是手术计划的一部分。

眶内容物剜除是被描述的最古老的手术之一。随着早期诊断技术的进步及眼眶和眼周肿瘤积极保眼治疗方式的出现，眼眶和眼周肿瘤目前很少进行眶内容物剜除手术，除非是作为最后的手段[4,5]。

二、适应证

眶内容物剜除术通常用于眼眶肿瘤、感染和畸形的治疗，这些疾病不适用于其他形式的治疗（图 79-1 和图 79-2）[2, 3, 6-14]。以下是眶内容物剜除术的主要适应证。

- 危及生命的原发性眼眶恶性肿瘤，如泪腺腺样囊性癌。
- 向眶内蔓延的眼内恶性肿瘤，如视网膜母细胞瘤和脉络膜恶性黑色素瘤。

- 眶周恶性肿瘤的眼眶侵犯。
  - ➢ 鼻窦癌。
  - ➢ 结膜鳞状细胞癌。
  - ➢ 眼睑恶性肿瘤，如皮脂腺癌、基底细胞癌和鳞状细胞癌。
  - ➢ 皮肤恶性肿瘤。
- 危及生命的鼻眶毛霉菌和其他真菌感染合并血管血栓导致组织坏死。清除坏死组织需要清创，并允许抗真菌药物穿透。
- 顽固性弥漫性眼眶炎症导致顽固性疼痛，保守治疗无效。
- 严重的眼眶挛缩，无法佩戴假体。
- 良性的情况。
  - ➢ 伴眼眶畸形的神经纤维瘤病。
  - ➢ 眼眶脑膜瘤和淋巴管瘤导致毁容性突眼。

三、分类

根据切除的结构数量，眶内容物剜除术可分为各种类型（表 79-1）[3, 15]。该手术是为具体患者量身定做的，选择的具体手术类型取决于通过检查眼眶和周围结构及计算机断层扫描和磁共振成像等成像结果确定的疾病程度。摘除可分为以下几种类型。

（一）前部眶内容物剜除

前部眶内容物剜除术是眼球摘除术的一种延伸形式，除眼球外，还切除数量不等的球结膜、眼睑结膜和眼睑后层。留下一个眼睑前层覆盖的浅窝。前部眶内容物剜除术适用于不能完全手术切除的晚期结膜恶性肿瘤。

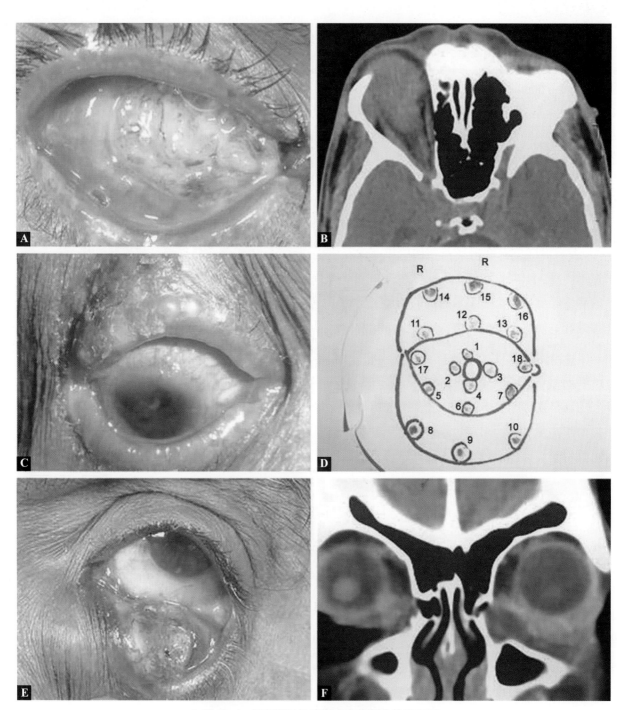

▲ 图 79-1　眼部恶性肿瘤眶内容物剜除的适应证

A. 晚期结膜鳞状细胞癌；B. CT 扫描显示肿瘤向眼眶蔓延；C. 皮脂腺癌表现为单侧弥漫性眼睑结膜炎；D. 结膜地图活检显示肿瘤弥漫性累及上下球结膜和睑结膜，所有 18 个活检部位均阳性，这位患者做了前部眶内容物剜除术；E. 下睑皮脂腺癌；F. CT 扫描显示肿瘤向眼眶下方蔓延

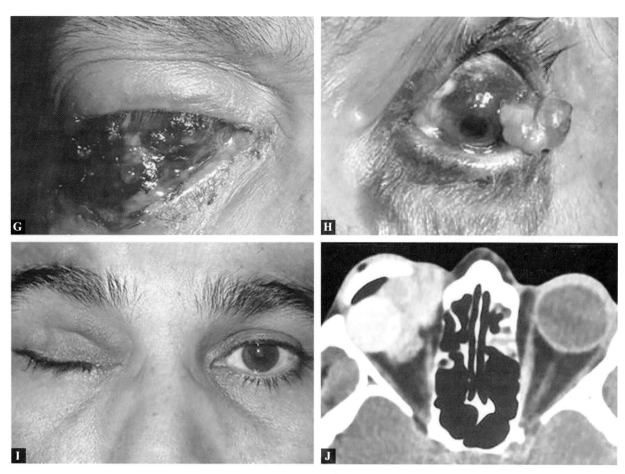

▲ 图 79-1（续）　眼部恶性肿瘤眶内容物剜除的适应证

G. 结膜恶性黑色素瘤累及眼眶，需行眶内容物剜除摘除肿瘤；H. 原发性获得性黑色素沉着症伴不典型的弥漫性结膜黑色素瘤，注意眼睑皮肤受累的 PAM 需要行不保留眼睑的眶内容物剜除术；I. 葡萄膜黑色素瘤在摘除眼球后出现眼眶复发；J. CT 扫描显示眼眶内侧复发的肿瘤伴有义眼座的侧方移位

（二）次全眶内容物剜除或保留眼睑的眶内容物剜除术

眼睑保留眶内容物剜除术适用于眼内肿瘤伴巩膜外侵犯、眼眶肿瘤、眼睑及眼表肿瘤仅累及结膜或结膜下组织，不累及眼睑全层。在这里，睑缘全层和其余的后层被切除，剩下的是眼睑前层即皮肤和数量不等的眼轮匝肌。摘除后腔隙的一期闭合是通过贴合残留的眼睑边缘来完成的。这项技术最早是由 Coston 和 Small 推广的 [1, 3]。这是作者在实践中最常用的技术。

1. 优点

● 愈合时间更快。

● 美容效果更好。

● 眶腔覆盖光滑的皮肤。

● 由于眼眶内衬皮肤，术后放射耐受性良好。

2. 缺点

● 肿瘤复发可能不能及早发现。

（三）全眶内容物剜除术或牺牲眼睑的眶内容物剜除术

该手术主要用于眼睑恶性肿瘤，侵犯眼眶或原发性眼眶或鼻窦恶性肿瘤，并累及眼眶皮肤。去除眼眶内容物，包括眶周和眼睑。该手术有时可以与根治性颅面手术或根治性鼻窦手术相

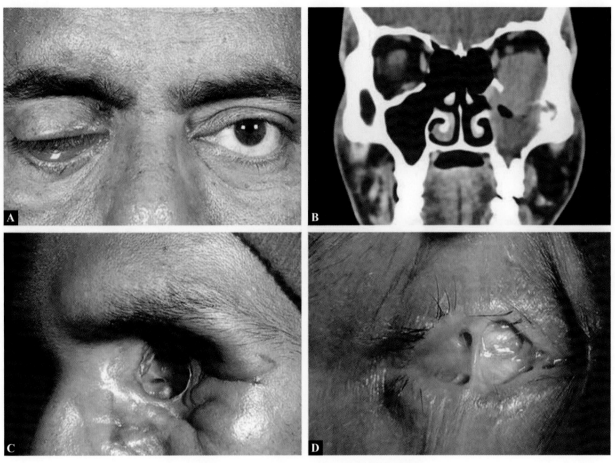

▲ 图 79-2　非肿瘤性原因眶内容物剜除的指征

A. 一名免疫缺陷的患者患鼻 - 眶毛霉菌感染，对保守治疗无效；B. 因烟曲霉导致的复发性鼻眶真菌性肉芽肿的计算机断层扫描表现；C. 这名患者曾接受扩大眶内容物剜除及上颌部分切除手术；D. 一名年轻患者化学伤后，结膜囊严重收缩，不能佩戴义眼片。这位患者在前部眶内容物剜除后安装眼眶假体进行美容康复

表 79-1　眶内容物剜除术类型

分　类	切除内容	保留内容	最终外观
前部眶内容物剜除术 / 扩大眼球摘除术	眼球、眼睑后层、结膜囊	眶周、眶后内容物	浅眼窝，眼皮不动
保留眼睑眶内容物剜除术 / 次全眶内容物剜除术	眶内容物包括眶骨膜、睑缘	眼睑前层，包括皮肤和一些眼轮匝肌	深眼眶，残留的皮肤和眼轮匝肌边缘缝合在一起，形成平滑的衬里
全眶内容物剜除术 / 牺牲眼睑的眶内容物剜除术	眼眶内容物、眶周和眼睑	裸露的眶骨，带或不带皮片移植	愈合完成后，可以安装眼镜底座或胶合假体
根治性 / 扩大眶内容物剜除术	解剖涉及鼻旁窦、面部、颌骨、腭部、颅底	额骨假如切除后替换，眶腔用吻合血管的肌皮瓣覆盖	眶腔内可以用肌皮血管瓣填充，也可以用颌面部假体与中厚皮片一起封闭腭部缺损

结合。裸露的眼眶可以通过自发性肉芽组织愈合，也可以用颞肌瓣、真皮脂肪移植或中厚皮片覆盖[16,17]。

1. 优点

- 肉芽组织的愈合通常会使眼窝变得更浅更光滑，这在外观上是更好的。
- 眼窝已打开，以检查是否有任何局部复发的迹象。

2. 缺点

- 开放眼窝需要更加密切的随访，并定期用凡士林纱布包扎，直到空腔完全上皮化。
- 愈合时间延长，特别是通过自发性肉芽愈合。
- 愈合不完全。
- 鼻眶瘘形成导致眼眶分泌物。
- 恶臭的眼窝，特别是如果用皮肤移植覆盖眼窝。
- 感染。

（四）扩大眶内容物剜除术

当眼眶原发性或继发性恶性肿瘤累及邻近骨骼和周围结构（如鼻旁窦和颞窝）时，需要扩大眶内容物剜除术。这是一项涉及眼眶外科医生、神经外科医生和颌面重建外科医生的多学科手术。其发病率和死亡率远高于其他类型的眶内容物剜除术。除了与其他类型的眶内容物剜除术相关的并发症外，暴露颅内内容物还与死亡和高发病率风险相关。最后的外观也非常差。

四、术前评估

术前对患者进行清除术的评估包括对转移性疾病的评估和区域淋巴结评估。疾病的程度决定了眶内容物剜除的范围。因此，应该适当地确定

和记录这一点。对于有远处转移的广泛性疾病，如果治疗是姑息性的替代治疗方案，如放疗或有限切除，可能更合适，应该与患者讨论。术前手术计划还应考虑重建方案，如使用区域皮瓣或游离移植物。如果病变广泛，局部复发的风险很高，最好做全眶内容物剜除，使眶腔敞开，以便尽早发现任何复发。由于眶内容物剜除术会造成相当大的面部毁容和心理痛苦，告知患者并制定现实的康复目标是非常重要的。在手术前获得书面知情同意，并充分告知患者术后面部畸形和眼睛失明。切除并不能保证完全治愈疾病；因此，需要强调术后密切随访，以发现任何肿瘤复发和转移[18,19]。切除通常在全身麻醉下进行。由于手术期间预计会失血，如有需要，应保留 1～2 个单位的血液以备输血。

五、手术方法

睑缘用 4-0 丝线缝合，线头留长。这有助于提供牵引力，在解剖过程中活动眼眶组织。手术的切口取决于所做的眶内容物剜除的类型。在保留眼睑的情况下，在距眼睑边缘约 4mm 的内侧和外侧眼角处做一个上睑重睑和睫毛下切口并连接（图 79-3A 和图 79-4A）。在牺牲眼睑的方法中，在眼球周围的眶缘上做皮肤切口，然后进行解剖，以达到眶缘上的骨膜（图 79-3B 和图 79-4B）。在眼轮匝肌下平面进行解剖，以到达眶缘骨膜（图 79-5）。其余的手术步骤在两种方法中都是相似的。

在眶缘周围 360° 切开骨膜，并用骨膜剥离子将其与骨分离（图 79-6）。眶骨膜与所有四个眶壁的骨相分离，直至眶尖。在眶内侧壁切断鼻泪管，外下方的眶下裂结构需要彻底将骨膜与骨壁分离。眶上下血管在分离眶骨膜的同时用双极

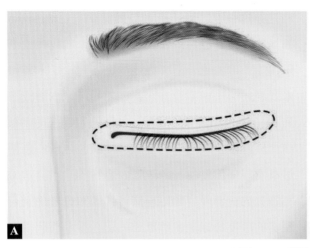
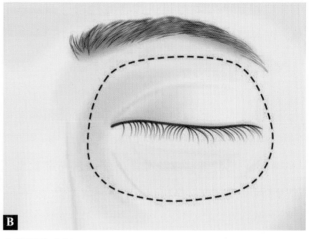

▲ 图 79-3　眶内容物剜除术切口

A. 在保留眼睑的手术中，切口是在上、下眼睑皱纹处切开，并保留眼睑前层；B. 在牺牲眼睑的手术中，切口是沿着眼眶边缘进行的

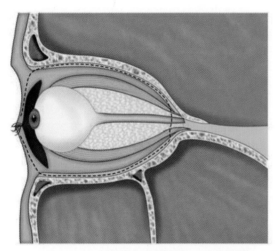
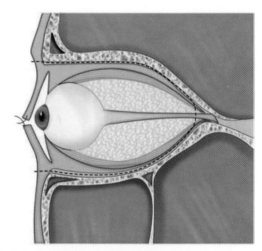

▲ 图 79-4　切口线和分离平面，显示了眶内容物剜除时组织切除的程度，虚线表示解剖平面

A. 保留眼睑眶内容物剜除手术中的剥离平面；B. 牺牲眼睑眶内容物剜除的剥离平面

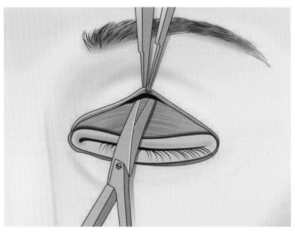
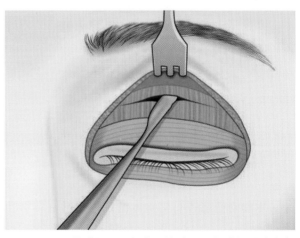

▲ 图 79-5　保留眼睑的眶内容物剜除术中在眼轮匝肌下平面内进行的解剖

▲ 图 79-6　骨膜切开正好在眶缘外，眶骨膜与眶壁分离

电凝烧灼，以避免麻烦的出血。重要的是，在将眶骨膜与眶骨分开时，不要破坏眶骨膜。在游离解剖眼眶内容物后，在眶尖处用钳子夹住组织。用眼球摘除剪刀切除眶尖组织，包在完整眶骨膜里的眼眶内容物被去除（图 79-7）。这一阶段会出现大量出血。立即用纱布填充空腔，并用手指用力按压几分钟。出血的血管可以在直视下夹住和烧灼。明胶海绵也可以留在眶尖组织上，以控制组织渗出。检查空腔是否有骨质破坏并将疾病扩展到周围结构，这可能需要进一步切除（图 79-8）。

一旦止血成功，重建方案就定下来了。在保留眼睑的手术中，眼睑边缘缝合在一起形成一个皮肤衬里的腔（图 79-9）。在不保留眼睑的手术中，空腔可以用蜡油纱布填充，通过肉芽愈合，也可以用中厚皮片覆盖。可能需要其他重建方案，如颞肌瓣或局部或远端皮肤肌瓣，特别是在骨壁被破坏的情况下，眼眶屏障的重建在功能上和美观上都变得重要。重建可以一期手术完成，但最好是二期手术进行，以便有一段观察期来检测肿瘤的复发。

六、术后处理

术后给患者开全身抗生素和抗炎药。伤口用消毒液清洗，涂抹抗生素软膏。保持严格的伤口卫生，以防止任何伤口裂开或感染。在保留眼皮的技术中，定期抽吸眶腔内积液，直到吸出量减少到 2~5ml[3]，这允许眶腔塌陷并促进更快愈合（图 79-10 和图 79-11）。

在牺牲眼睑的方法中，空洞通过肉芽愈合，每天需要用蜡油纱布包扎，直到空洞愈合。必须注意任何可能的肿瘤复发。愈合需要 6~8 周的时间，一旦腔内有光滑的上皮衬里，就可以考虑安装假体（图 79-12）。

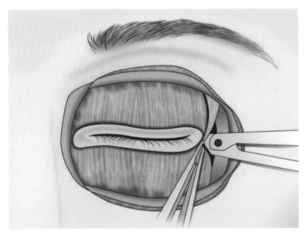

▲ 图 79-7　从所有眶壁分离眶骨膜后，用弯曲的剪刀切割眶尖处的组织

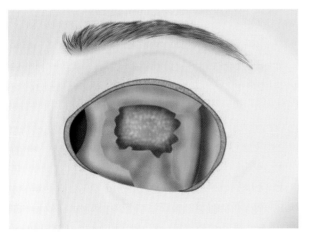

▲ 图 79-8　眶内容剜除术后骨性眼眶的外观，如果使用中厚皮片覆盖空洞，眼眶后部残留的软组织可提供血供

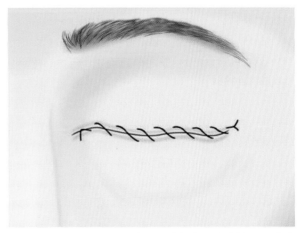

▲ 图 79-9　保留眼睑摘除后直接闭合眼睑边缘，形成皮肤衬里空洞

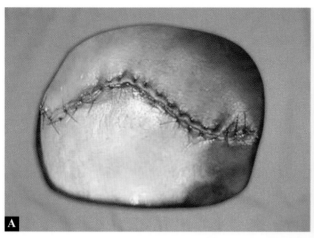
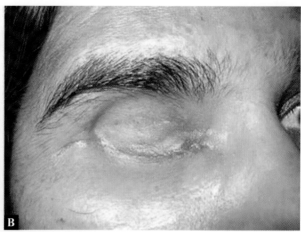

▲ 图 79-10 眶内容物剜除术后的空洞外观

A. 保留眼睑的眶内容物剜除后皮肤缝合后的外观；B. 术后 3 个月外观

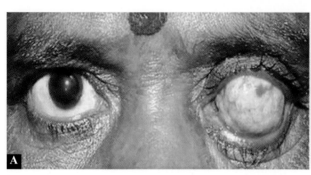
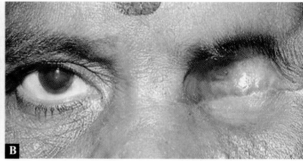

▲ 图 79-11 保留眼皮的技术

A. 1 例结膜鳞状细胞癌累及眼眶前部的患者；B. 保留眼睑的眶内容物剜除术后 3 个月，眼窝周围覆盖光滑凹陷的皮肤

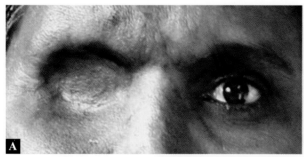
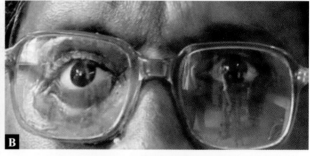

▲ 图 79-12 愈合需要 6～8 周的时间，一旦腔内有光滑的上皮衬里，就可以考虑安装假体

A. 皮脂腺癌患者接受部分眼睑保留的眶内容物剜除术后 6 个月的外观；B. 眶内容物剜除术后假体使外观可接受

七、并发症

术中并发症包括大量出血或脑脊液渗漏，在扩大眶内容物剜除中如果硬脑膜破裂可能出现脑脊液渗漏。在预计会出现这种并发症的情况下，需要神经外科团队参与进行扩大眶内容物剜除术。早期并发症包括感染、出血或皮瓣或植皮血供不足引起的伤口裂开。对眶内容剜除术后的眶腔进行放射治疗后，也可能发生皮肤破裂（图79-13A）。鼻眶瘘可在术后早期或晚期形成，可对患者造成功能上和美容上的影响。颞肌瓣在这些病例中可以作为二次重建选择。由于第 V 脑

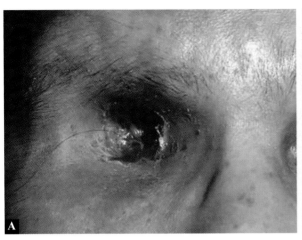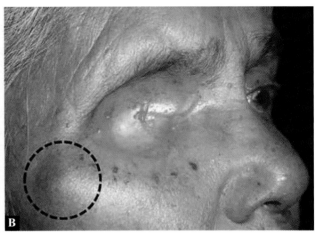

▲ 图 79-13　眶内容物剜除术后并发症

A. 因葡萄膜黑色素瘤眼眶浸润而行眶内容物剜除的眼窝放射治疗后出现皮肤破裂和瘘管形成；B. 结膜黑色素瘤眶内容物剜除后肿瘤复发（以虚线表示）

神经分支的损伤，摘除后额部和颊部麻木是常见的。它往往会随着时间的推移而减轻，患者需要在手术前被告知这一并发症。

切除后的肿瘤复发在术后第 1 年更为常见（图 79-13B）。所有摘除的眼眶组织都应该常规送去做组织病理学检查，以评估切缘是否有肿瘤。这有助于计划辅助治疗，如化疗或放射治疗。即使切缘没有肿瘤也不能保证肿瘤完全缓解，在局部浸润性肿瘤，如基底细胞癌或鳞状细胞癌的病例中，当所有涉及的组织都被切除并且在组织病理学上看到切缘阴性时，报道的复发率为 7%~10%[9, 17]。

眶内容物剜除本身并不能提高存活率。特别是在恶性黑色素瘤患者中，摘除可能有助于局部肿瘤控制，但不一定能提高生存率[19]。

八、假体装配

摘除后的假体安装可以在空腔完全愈合后进行。良好的骨支持和上皮化的软组织覆盖是为假体提供支持和计划骨整合型植入物所必需的。眼眶假体是定制的，可以安装在眼镜上，也可以用黏合剂或骨整合型植入物固定（图 79-12）。安装在眼镜上的假体可能会滑落，每次需要清洁眼镜时都必须将其移除。黏合剂或骨结合种植体固定消除了这一问题，可能是患者的首选。虽然可以使用瞳孔扩张眼眶假体，但在计划此类假体康复之前，需要与患者讨论一些问题，如成本高、无法移动眼睛或眨眼、皮肤刺激、需要经常清洗眼窝。

九、结论

眶内容物剜除术是一种根治性的、毁容的手术，具有非常特殊的适应证。近年来，由于肿瘤的早期诊断和敷贴放疗、化疗和放疗等替代治疗手段的出现，眼眶内容剜除率呈下降趋势。

最近的报道还表明，眼眶内容剜除术并不能保证疾病的完全缓解，也不能防止转移。因此，手术应限制在危及生命的肿瘤或感染，术后长期随访是强制性的，以检测局部复发和转移。眶内容剜除术后眼窝的康复是非常重要的，因为手术在心理上是令人痛苦的。适当的术前咨询，设定现实的目标和个性化的眼窝重建方法，对于提供满意的美容效果有很大的帮助。

参考文献

[1] Coston TO, Small RG. Orbital exenteration–simplified. Trans Am Ophthalmol Soc. 1981;79:136–52.

[2] Shields JA, Shields CL. Orbital exenteration. In: Shields JA, Shields CL, eds. Intraocular Tumors. A Text and Atlas. Philadelphia, PA: WB Saunders; 1992:40–2.

[3] Shields JA, Shields CL, Demirci H, et al. Experience with eyelid–sparing orbital exenteration: the 2000 Tullos O. Coston lecture. Ophthal Plast Reconstr Surg. 2001;17:355–61.

[4] Shields JA, Shields CL, Freire JE, et al. Plaque radiotherapy for selected orbital malignancies: preliminary observations: the 2002 Montgomery Lecture, part 2. Ophthal Plast Reconstr Surg. 2003;19:91–5.

[5] Meldrum ML, Tse DT, Benedetto P. Neoadjuvant intracarotid chemotherapy for the treatment of advanced adenoid cystic carcinoma of the lacrimal gland. Arch Ophthalmol. 1998;1163:315–21.

[6] Kennedy RE. Indications and surgical techniques for orbital exenteration. Ophthalmology. 1979;86:967–73.

[7] Pushker N, Kashyap S, Balasubramanya R, et al. Pattern of orbital exenteration in a tertiary eye care centre in India. Clin Exp Ophthalmol. 2004;32:51–4.

[8] Maheshwari R. Review of orbital exenteration from an eye care centre in Western India. Orbit. 2010;29:35–8.

[9] Nemet AY, Martin P, Benger R, et al. Orbital exenteration: a 15–year study of 38 cases. Opthal plast Reconstr Surg. 2007;23:468–72.

[10] Hargrove RN. Indications for orbital exenteration in mucormycosis. Ophthal Plast Reconstr Surg. 2006;22:286–91.

[11] Nithyanandam S. Rhino–orbito–cerebral mucormycosis. A retrospective analysis of clinical features and treatment outcomes. Ind J Ophthalmol. 2003;51:231–6.

[12] Viestenz A, Colombo F, Holbach LM. Orbital exenteration in therapy–resistant painful scleritis–associated inflammation of orbital soft tissues. Klin Monbl Augenheilkd. 2002;219:462–4.

[13] Jackson IT, Laws ER, Jr, Martin RD. The surgical management of orbital neurofibromatosis. Plast Reconstr Surg. 1983;71:751–8.

[14] Kwiat DM, Bersani TA, Hodge C, et al. Surgical technique: two–step orbital reconstruction in neurofibromatosis type 1 with a matched implant and exenteration. Ophthal Plast Reconstr Surg. 2004;20:158–61.

[15] Yeatts RP. The esthetics of orbital exenteration. Am J ophthalmol. 2005;139:152–3.

[16] Mauriello JA, Jr, Han KH, Wolfe R, et al. Use of autogenous split–thickness dermal graft for reconstruction of the lining of the exenterated orbit. Am J Ophthalmol. 1985;100:465–7.

[17] Ben Simon GJ, Schwarcz RM, Douglas R, et al. Orbital exenteration: one size does not fit all. Am J Ophthalmol. 2005;139:11–7.

[18] Esmaeli B, Ahmadi MA, Youssef A, et al. Outcomes in patients with adenoid cystic carcinoma of the lacrimal gland. Ophthal Plast Reconstr Surg. 2004;20:22–6.

[19] Blanco G. Diagnosis and treatment of orbital invasion in uveal melanoma. Can J Ophthalmol. 2004;39:388–96.

第80章　鼻泪管探查和冲洗
Nasolacrimal Duct Probing and Irrigation

Ashley Lundin　Cat Nguyen Burkat　Shubhra Goel　著

任　慧　译

一、概述

先天性泪道狭窄是儿童最常见的泪道系统问题之一，可导致溢泪并伴有或不伴有黏液脓性分泌物。先天性泪道狭窄最常见的病因是 Hasner 瓣膜完全或部分膜闭。其他不太常见的原因包括由于通道异常造成的骨性阻塞、鼻中隔偏曲或下鼻甲嵌塞[1-3]。成人泪道系统问题的主要原因是特发性或原发性获得性鼻泪管阻塞。据推测，原因不明的炎症会导致鼻泪道系统的闭塞性纤维化，导致阻塞和随后的溢泪[4-8]。探查和泪道冲洗仍然是先天性和获得性泪道狭窄治疗和诊断的金标准，并用于评估泪道引流系统的解剖和功能状态。

二、解剖

泪道系统的解剖可分为三个部分。

- 泪液的分泌。
  - 泪腺——反射与情绪性泪液分泌。
  - Wolfring 和 Krause 副泪腺——基础泪液的产生。
- 泪液的分布。
  - 眼睑——眨眼动作使泪液散布在眼球表面。
  - 泪膜——泪膜的复杂成分（黏液层、水样层、脂质层）有助于维持眼表的泪液。
- 泪液的排泄（图 80-1）。
  - 泪小点。
    - 泪小点直径 0.2～0.3mm，位于一个称为泪乳头的小隆起上。
    - 上泪小点比下泪小点更靠近内侧 0.5～1.0mm。
  - 泪小管。
    - 近端小管较短（2mm），垂直于眼睑边缘。远端泪小管水平移动 8～10mm，向泪囊内后方弯曲。在 90% 的人中，上

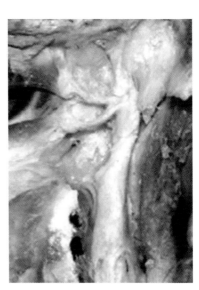

▲ 图 80-1　右侧泪液 – 排泄系统的尸体解剖

泪小管和下泪小管连接形成一个长度为 0～5mm 的泪总管（图 80-2）。然后，泪总管以＞45°的突然角度进入泪囊。当泪总管进入泪囊时，由其陡峭的角度形成潜在的黏膜瓣，称为 Rosenmuller 瓣。

➤ 泪囊。

◆ 泪囊位于眼眶前内侧的泪囊窝内（图 80-3）。

◆ 囊体及其顶端共长 12～15mm（前后径 4～8mm，宽 3～5mm）。泪总管的入口通常在泪囊底尖部以下 3～5mm。

➤ 鼻泪管

◆ 鼻泪管从泪囊向下延伸，形成近端骨内段（12～15mm）和鼻内段（5mm）（图 80-4）。鼻泪管向下有一个向侧面和后方的坡度，它顺应鼻侧壁的形状（图 80-5）。

◆ 鼻泪管远端在下鼻甲前下方进入下鼻道。

◆ 位于鼻泪管远端的 Hasner 瓣是一个黏膜瓣，可防止泪液和鼻黏膜分泌物回流到泪道系统[9, 10]。

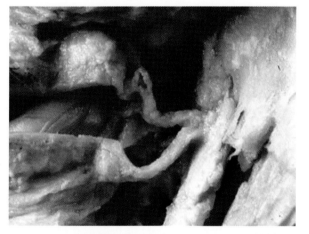

▲ 图 80-2　尸体解剖的近距离观，显示下泪小管较长，泪总管进入上方泪囊

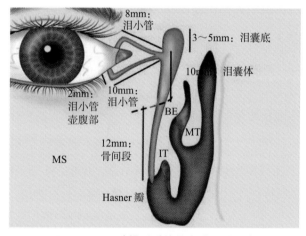

▲ 图 80-4　泪液排泄系统的大致尺寸示意图
BE. 筛泡；IT. 下鼻甲；MS. 上颌窦；MT. 中鼻甲

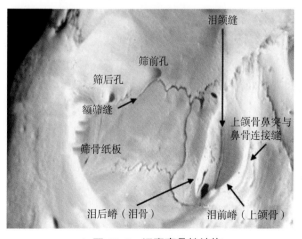

▲ 图 80-3　泪囊窝骨性结构

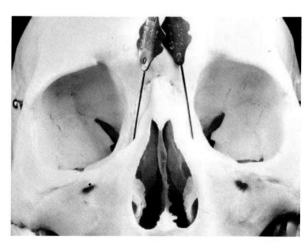

▲ 图 80-5　泪道系统内的探针显示鼻泪管沿鼻侧壁向下移动时，向鼻泪管的侧方和后方倾斜

三、适应证

流泪是泪液系统功能障碍的常见但非特异性主诉。它可能是几个因素引起的结果，包括泪液分泌增多，通常是由于眼睑炎症、干眼、角膜擦伤、结膜炎、角膜炎、睑外翻或内翻及倒睫引起的反射性流泪。溢泪，或泪水溢到脸颊上，常常继发于泪道引流系统的部分或全部阻塞。

先天性鼻泪管阻塞是出生后 2 年内最常见的流泪原因，通常继发于 Hasner 瓣膜闭锁，或较少见的情况下是由通道异常的骨性阻塞或鼻中隔偏曲而引起的。

相比之下，成人鼻泪管阻塞有多种可能的病因。

- 结膜松弛阻塞泪小点。
- 泪阜肥大。
- 泪点狭窄或错位。
- （外伤、医源性或药物引起的）泪道狭窄。
- 泪囊肿瘤或外伤。
- 特发性获得性鼻泪管狭窄（成人最常见的流泪原因）。
- 来自滞留异物的机械性阻塞（如泪点塞子）。

- 如果怀疑鼻泪管狭窄，则应进行鼻泪管探查和冲洗以确定流泪的病因。

（一）治疗适应证

- 原发性先天性泪道狭窄。
- 初次探通失败。
- 儿童慢性泪囊炎。
- 新生儿急性泪囊炎。
- 先天性泪囊囊肿（图 80-6）。

（二）诊断性检查适应证

- 原发性先天性泪道狭窄。
- 继发性先天性泪道狭窄。
- 初次探通失败。
- 部分获得性泪道狭窄。
- 成人流泪。

四、禁忌证

- 急性泪囊炎（图 80-7）。
- 急性泪小管炎（图 80-8）。

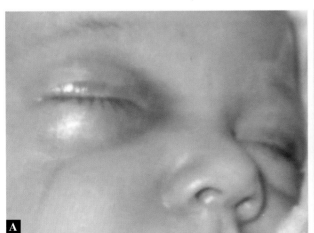
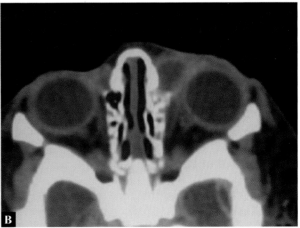

▲ 图 80-6　先天性泪囊囊肿，双侧
A. 临床照片；B. 计算机断层扫描显示双侧泪囊和鼻泪管囊肿

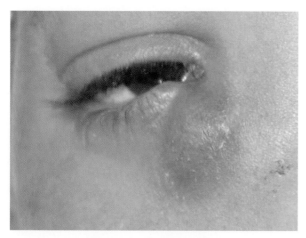

▲ 图 80-7　右侧急性泪囊炎

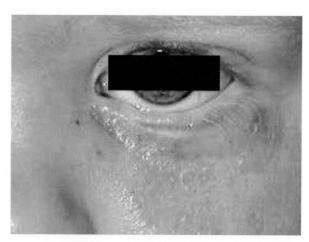

▲ 图 80-9　先天性泪道狭窄的临床照片，表现为左侧有分泌物和皮肤刺激

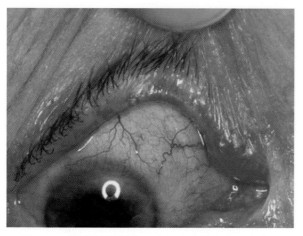

▲ 图 80-8　急性泪小管炎，右上眼睑边缘有红斑、水肿和压痛

五、鼻泪管探查冲洗时机的选择

关于鼻泪管探查和冲洗治疗先天性鼻泪管阻塞的适当时机存在重大争议（图 80-9）。

- Katowitz 和 Welsh[7] 在一项研究中报道，当探查在 13 个月前进行时，成功率为 96.4%。随着年龄的增长，成功率逐渐下降。
- Robb 报道，在 > 36 个月的儿童中，成功率为 92.6%[11]。
- Kushner[3] 报道，无论患者的年龄如何，单纯性先天性鼻泪管阻塞（涉及 Hasner 瓣膜的阻塞）的成功率均为 100%。在 18—

48 月龄患有复杂鼻泪管阻塞的儿童中，这一比例下降到 36%。

- Honavar 等注意到，24—36 月龄的儿童成功率为 97%，37—48 月龄的成功率为 75%，48 月龄以上的成功率为 42%[12]。
- Baggio[13] 等报道，当探查在出生到 7 个月大之间进行时，成功率为 91.3%。

关于鼻泪管探查和冲洗时机的普遍共识可概括如下。

- 12 个月前先天性鼻泪管阻塞采用保守治疗（泪囊按摩）。
- 如果保守治疗失败，考虑 12～18 个月时鼻泪管探通。
- 对于特殊情况（黏液囊肿、等待眼内手术的儿童、反复发作的泪囊炎和羊水囊肿），在 12 个月前探查可能是有益的。

六、器械

- 环境。
  - ➢ 大部分成人可在诊室内完成。
    - ◆ 手术室，假如计划其他手术，如硅胶插管、泪囊鼻腔吻合术。

➢ 儿童在手术室完成（如不足 9 个月可考虑在诊室完成）。

● 麻醉。

➢ 表面麻醉。

◆ 成人。

◆ 0.5% 丙美卡因或 0.5% 丁卡因滴眼液。

➢ 全麻。

◆ 儿童。

◆ 喉罩或者气管内插管。

● 器械（图 80-10）。

➢ 泪小点扩张器。

➢ 1ml 或 3ml 注射器。

➢ 生理盐水、蒸馏水或自来水。

➢ 银或金钝尖套管，21G 或 23G。

➢ 双头 Bowman 探针，尺寸 0-00 号。

七、外科技术

● 诊断步骤。

➢ 站在正在接受探查和冲洗的患者的一侧。

➢ 将 1 滴表面麻醉剂（0.5% 丙美卡因或 0.5% 丁卡因滴眼液）滴在眼球上。

➢ 泪囊上方进行指压检查黏液脓性反流。如果阳性，则证实鼻泪管狭窄和阻塞。

➢ 0-00 号 Bowman 探针可用眼膏润滑，便于通过。

➢ 用泪小点扩张器扩张上下泪小点。

➢ Bowman 探针首先垂直于睑缘进入 2mm（图 80-11），然后平行睑缘向泪囊推进，同时施加温和的反牵引，以避免泪小管的"手风琴折叠"，这可能导致假道（图 80-12）。

◆ 当探针到达泪囊内侧壁时，"硬性停止"表示至泪囊的泪道系统通畅。

◆ "软性停止"表示有泪小管狭窄或阻

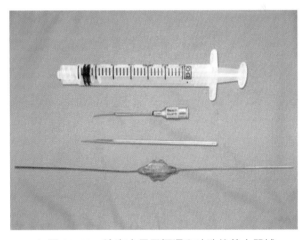

▲ 图 80-10 诊室内用于探通和冲洗的基本器械

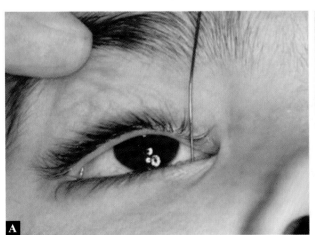

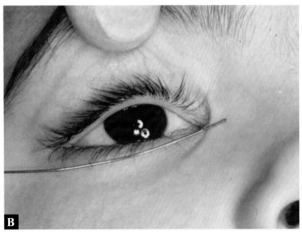

▲ 图 80-11 从近侧解剖学角度看

A. 垂直于眼睑边缘 2mm；B. 与眼睑边缘平行，朝内斜角略微向上或向下

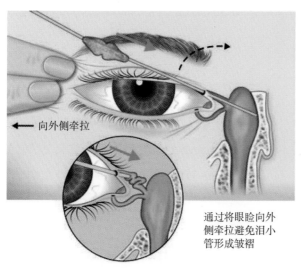

向外侧牵拉

通过将眼睑向外侧牵拉避免泪小管形成皱褶

▲ 图 80-12　向外拉眼睑，以避免泪小管的手风琴折叠，这可能会导致假道

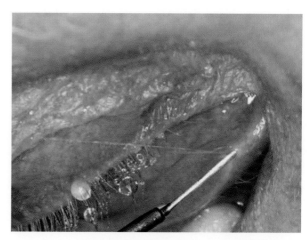

▲ 图 80-13　通过被冲洗的同一泪小点反流提示被冲洗的泪小管（下部）阻塞

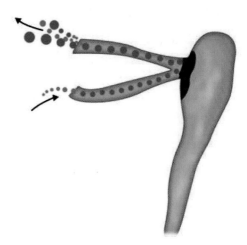

▲ 图 80-14　原理图（一）
通过对侧小点的反流仅提示泪总管梗阻

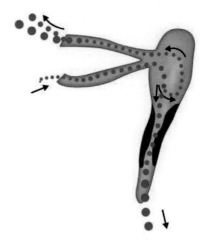

▲ 图 80-15　原理图（二）
冲洗液部分进入鼻腔，并伴有对侧泪小点的一定量的反流，提示泪道部分阻塞

塞，任何局灶性狭窄或阻塞的位置都可以通过测量 Bowman 探针从泪小点到软停止的位置记录下来。

➤ 一个钝的 21G 或 23G 套管，连接到一个 1ml 或 3ml 的注射器上，里面装满了无菌盐水或自来水，然后被穿入下泪小点和近端泪小管。1～2ml 的液体被冲洗到系统中，并将注意力转向内眦区，观察是否有可能的梗阻迹象。有关可能的结果，请参见下面的内容[14]。

◆ 通过冲洗侧泪小点反流表明同一侧泪小管阻塞（图 80-13）。

◆ 通过对侧泪小点反流提示泪总管或更远端结构的梗阻（图 80-14）。

◆ 泪囊扩张表明鼻泪管阻塞，冲洗液进入鼻腔表明有解剖学上的，但不一定是功能上的开放的管道系统。部分冲进鼻腔但伴有一定量的反流提示部分鼻泪管阻塞（图 80-15）。

◆ 注意：解释此测试结果时应小心。在存在功能性梗阻的情况下，它在解剖学上可能看起来是正常的。此外，泪道系统的冲洗是在远高于正常泪液流动的静水压力下进行的，当实际上存在部分功能性阻塞时，可能会显示出正常的结果。

- 治疗步骤（如先天性阻塞）。
  - 在诊室或手术室操作。
  - 鼻腔应用血管收缩剂，如 1% 盐酸羟甲唑啉，可用于减少出血。
  - 操作步骤与上述诊断性探查相同，直到沿泪囊内侧壁感觉到"硬性停止"为止。
    - 然后将探针垂直旋转，使外侧端平放在患者的额头上，探头与鼻泪管平行。然后，它被引导到鼻泪管下方，稍微向后偏下（图 80-16）。如果遇到阻力，请不要强行使用探头，因为这可能会造成假道。
    - 对于先天性泪道狭窄，Bowman 探针被推进到鼻泪管，直到当探针穿过 Hasner 闭锁瓣膜时有穿透的感觉。
    - 为了确认鼻子中是否存在 Bowman 探针，第二个 Bowman 探针进入鼻子，朝向后外侧，直到它接触到第一个（图 80-17）。
  - 如果需要，可以通过扩张泪道系统放置硅胶管。

八、术后处理

任何鼻泪道系统手术后，患者应被告知术后 1~2 天出现轻微鼻出血或血色泪水的可能，因此术后几天应避免锻炼和剧烈活动。如果需要，可以使用局部血管收缩剂，如 1% 盐酸羟甲唑啉，每天 2 次，持续 1 周，以减少出血。快速鼻出血不随压鼻减轻，应紧急检查，以评估可能需要填塞或烧灼的鼻内动脉出血。还应建议患者注意术后感染的体征，包括发热、内眦角红斑、内眦角疼痛加重及鼻前庭或内眦角黏液脓性分泌物。使用局部抗生素进行预防性抗感染并不是常规的适应证，但是如果担心术后感染，可以开始使用。对于先天性鼻泪管阻塞的儿童，也可以指导父母在探查和冲洗后继续泪囊按摩 1 个月。

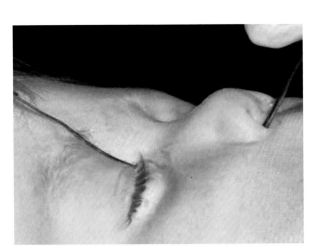

▲ 图 80-16　探针应该平行于鼻子，沿眉缘平放，以帮助定位鼻泪管的正确角度

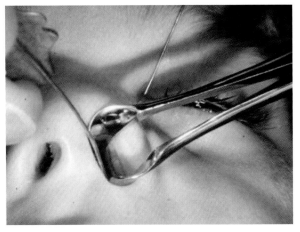

▲ 图 80-17　第 2 个 Bowman 探针可以轻轻地穿过鼻孔，指向后方，直到它接触到第 1 个探针，以确认第 1 个探针进入鼻子

九、并发症

- 出血。

- 感染。

  – 术后眶隔前蜂窝组织炎、急性泪囊炎。

- 产生假道——务必始终将探针的角度对准泪小管和鼻泪管的方向。

- 下鼻道瘢痕、泪小管窦道。

- 无法将探针通过鼻泪管。

- 继续流泪，需要额外的手术。

十、结论

在进行任何泪道系统手术之前，了解泪道系统解剖学是很重要的。鼻泪管狭窄和阻塞是儿童和成人的常见问题。鼻泪管探查和冲洗是一种有益的诊断和治疗工具。对于先天性泪道阻塞探查和冲洗的正确时机存在争议。

参考文献

[1] Jones LT, Wobig JL. The Wendell L. Hughes Lecture. Newer concepts of tear duct and eyelid anatomy and treatment. Trans Sec Ophthalmol Am Acad Ophthalmol Otolaryngol. 1977;83:603–16.

[2] Petersen RA, Robb RM. The natural course of congenital obstruction of the nasolacrimal duct. J Pediatr Ophthalmol Strabismus. 1978;15:246–50.

[3] Kushner BJ. Congenital nasolacrimal system obstruction. Arch Ophthalmol. 1982;100:597–600.

[4] Shermeatro C, Gladstone GJ. Adult nasolacrimal duct obstruction (Review). J Am Osteopathic Assoc. 1994;3:229–32.

[5] Hurwitz JJ, Cooper PR, McRae DJ, Chemoweith DR. The investigation of epiphora. Can J Ophthalmol. 1977;12:196–8.

[6] Joseph JM, Zoumalan CI. Lacrimal system probing and irrigation. Updated July 25, 2011. Available at http:// emedicine/ medscape.com/article/1844121–overview

[7] Katowitz JA, Welsh MG. Timing and initial probing and irrigation in congenital nasolacrimal duct obstruction. Ophthalmology. 1987;94:698–705.

[8] Hurwitz JJ. The Lacrimal Syst. 1st ed. Philadelphia, PA: Lippincott–Raven. 1996.

[9] Olver J. Colour Atlas of Lacrimal Surgery. 1st ed. Woburn, MA: Butterworth–Heinemann; 2002.

[10] Linberg JV. Contemporary issues in ophthalmology–lacrimal surgery, 1st ed. New York, NY: Churchill Livingstone, Inc. 1988.

[11] Robb RMS. Success rates of nasolacrimal duct probing at time intervals after 1 year of age. Ophthalmology. 1998;105:1307–10.

[12] Honavar SB, Prakash VE, Rao GN. Outcome of probing for congenital nasolacrimal duct obstruction in older children. Am J Ophthalmol. 2000;130:42–8.

[13] Baggio E, Ruban JM, Sandon, K. Analysis of the efficacy of early probing in the treatment of symptomatic congenital lacrimal duct obstruction in infants. Apropos of 92 cases. J Fr Ophthalmol. 2000;23:655–62.

[14] Nesi FA, Lisman RD, Levine MR. Smith's ophthalmic plastic and reconstructive surgery, 2nd ed. St Louis, MO: Mosby–Year Book Inc.; 1998.

第81章 外路泪囊鼻腔吻合术
External Dacryocystorhinostomy

Sima Das 著

任 慧 译

一、概述

泪道引流问题的外科手术在中世纪就已经存在，要么是脓肿引流，要么是摘除泪囊。直到 Toti 在 1904 年[1] 引入外路泪囊鼻腔吻合术之前，泪囊切除术一直被认为是治疗鼻泪管阻塞的首选方法。Toti 手术通过切除部分泪囊、骨和鼻黏膜在泪囊和鼻腔之间建立了一条通道，Dupuy-Dutemps 和 Bourguet 对这一技术进行了修改，通过近似黏膜瓣来创建上皮衬里的通道[2]。现代外路泪囊鼻腔吻合术（DCR）基本上与 Toti 最初描述的技术相同，但做了一些微小的修改。

虽然目前泪囊鼻腔吻合手术分为外路和内路两种，但外路仍然是比较其他引流方法结果的金标准。手术的目标是制造一个即便收缩后也足够大小的骨口，并确保黏膜衬里的吻合[3]。通过外路 DCR，这两个目标都可以充分实现，从而确保高成功率。

二、手术解剖

在计划对泪道引流通道进行任何手术干预之前，相关的手术解剖学知识是必不可少的[4]（图 81-1）。泪点垂直上、下睑走行约 2mm，然后平行于睑缘走行，最后汇合 1～2mm 形成泪总管。泪总管在内眦韧带水平，在泪囊底部下方 2～5mm 处开口进入泪囊。极少数情况下，泪小管可能会单独开口进入囊内。泪囊的垂直尺寸约为 10mm。它位于前、后泪嵴之间的泪囊窝内。泪前嵴由上颌骨的鼻突形成，是眼眶下缘的延续。这是识别泪囊和确定骨口边界的重要手术标志。泪囊窝后方以泪骨后缘为界，与筛骨纸板毗邻，泪后嵴是泪骨的后界，与筛骨纸板毗邻。这也是一个重要的手术标志物，因为创建骨孔的骨裂是从这个部位开始的。泪囊继续向下进入上颌骨，形成鼻泪管（NLD），开口于鼻前庭后 2～2.5mm 的下鼻道。泪囊窝位于中鼻道的侧面，因此，骨孔开口进入中鼻道。

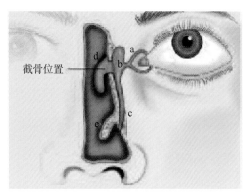

▲ 图 81-1 泪囊鼻腔吻合术中泪道引流通道、鼻腔和截骨位置的解剖示意图

a. 泪小管；b. 泪囊；c. 鼻泪管；d. 中鼻甲；e. 下鼻甲

713

三、DCR 适应证

泪囊鼻腔吻合术（DCR）是治疗泪液流出通道障碍的方法[5]。以下是选择 DCR 治疗的常见

情况（图 81-2）。

- 原发性获得性 NLD 梗阻导致症状性溢泪。
- 慢性泪囊炎导致症状性溢泪、分泌物和反复急性发作的泪囊炎。最好在泪囊炎急性

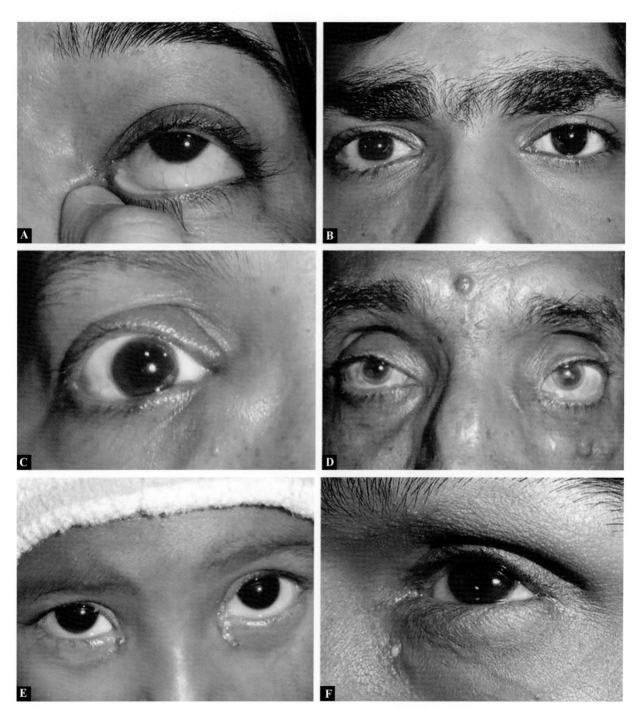

▲ 图 81-2　泪囊鼻腔吻合术适应证

A. 慢性泪囊炎，泪囊按压反流试验呈阳性；B. 成人原发性获得性鼻泪管阻塞，注意染料消失试验阳性；C. 泪液囊肿；D. 面部外伤后左侧鼻泪管阻塞，注意左侧内眦角变圆和泪囊肿大；E. 儿童先天性鼻泪管阻塞，探查未缓解，有反复急性泪囊炎病史；F. 先天性泪道瘘管并鼻泪管阻塞

发作后 4～6 周后再进行外路 DCR。

- 外伤、鼻部肿瘤切除等后继发性获得性 NLD 梗阻。
- 先天 NLD 梗阻不适于其他治疗，如探查和插管。
- 作为其他手术的辅助手段，如泪小管泪囊鼻腔吻合术或经结膜泪囊鼻腔吻合术和 Jones 管植入术。
- 泪道结石。
- 部分 NLD 梗阻或无张力泪囊导致症状性溢泪。

四、术前准备

对 DCR 患者的术前评估应包括全身疾病的详细病史，如高血压、糖尿病，以及任何改变凝血状态的药物的使用情况。在患者接受手术之前，良好的血压控制是必不可少的，以减少术中和术后出血。术前检测出血和凝血时间以排除任何出血因素。在咨询医生后，阿司匹林和华法林等药物可以在手术前暂时停止使用。任何鼻部病史或以前的鼻腔或泪道手术史都应该被详细询问，因为它与手术计划有关系。鼻内镜检查对于有鼻内病变的患者是必要的。术前 CT 扫描用于面部外伤、肿瘤切除后继发性获得性 NLD 阻塞的患者，或可疑鼻窦肿物病变的患者。泪道手术失败的患者可能需要做泪道造影术来寻找残留的泪囊[6]。

五、麻醉

大多数 DCR 病例可以作为门诊手术（图 81-3）在局麻下完成[7, 8]。焦虑的患者可能需要镇静。作者在临床实践中，对小儿患者或者少数

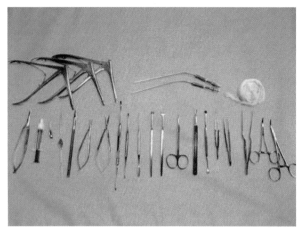

▲ 图 81-3　泪囊鼻腔吻合术中使用的器械

需要同时切除骨痂的外伤后 NLD 阻塞或拒绝在局麻下手术的成人患者，选择全身麻醉（GA）。首先用 10% 利多卡因鼻腔喷雾剂麻醉鼻黏膜。局部麻醉使用 2% 的利多卡因、肾上腺素和 0.5% 布比卡因的混合液。肾上腺素有助于血管收缩，减少手术中的失血。给药后等待 10～15min 有助于有效的血管收缩。在禁止使用肾上腺素的患者，麻醉用 2% 的利多卡因和 0.5% 的布比卡因混合使用。于三个部位注射麻醉药，使用 16mm26G 针头，每个部位注射 1.5～2ml[8]。

- 针穿过滑车正下方的，沿着眼眶内上壁进入肌锥外间隙阻滞供应泪囊的滑车下神经。
- 眶下神经阻滞是通过在眶下孔处的眶底骨膜上，在针头允许的最大深度进行注射。
- 切口部位局部浸润，注射深至泪前嵴上骨膜水平。对选定的患者注射静脉镇静药以减轻焦虑。儿童全身麻醉时建议使用带套囊气管导管。即使在全身麻醉的患者中，也要沿着切口部位进行肾上腺素和利多卡因的局部浸润，以最大限度地减少手术中的失血。中鼻甲区域的鼻腔填塞用 4% 利多卡因和 0.1% 羟甲唑啉浸泡的纱布块进行，用于鼻黏膜的麻醉和减少充血（图 81-4）。

六、手术步骤

（一）外路 DCR 手术切口

内眦角和鼻梁中点处的直切口或内眦角内侧 3mm 处的曲线切口是最常用的 DCR 切口，可提供足够的暴露量以形成骨性开口（图 81-5）。沿着泪沟的曲线切口可以很好地暴露泪囊，并且术后有很好的美容效果。作者目前的方法是使用泪沟切口，从内眦韧带水平以下延伸到眼眶下缘 10～15mm。睫毛下切口也能充分暴露手术部位，并具有良好的美学效果[9]。

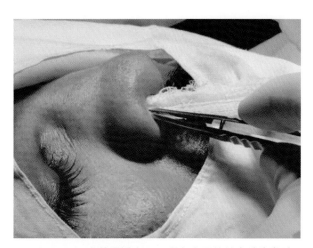

▲ 图 81-4　术前用浸有 4% 利多卡因的纱布填塞鼻腔

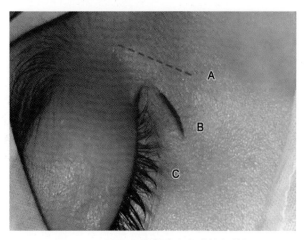

▲ 图 81-5　用于泪囊鼻腔吻合术的各种切口
A. 沿鼻根直切口，距内眦约 10mm；B. 泪沟切口；C. 下眼睑睫毛下切口

（二）泪囊剥离术

通过沿着切口的长径展开直的腱膜切开剪刀，钝性分离眼轮匝肌。使用骨膜剥离子或钝头吸引器套管剥离泪前嵴上的骨膜。在这个阶段的出血可以通过烧灼来控制。用骨膜剥离子将泪囊从泪前嵴分离，露出泪囊窝（图 81-6）。在大多数情况下，不需要切断内眦韧带，通过牵开器对伤口边缘进行牵引就可以获得充分的暴露。

（三）骨口形成

骨切开术始于泪骨和筛骨纸板的连接处，在该处骨下进行。在泪骨和鼻黏膜之间插入一个 1mm 或 1.5mm 的 Kerrison 咬骨钳，开始骨切开术（图 81-7）。在泪前嵴上方垂直向上 3～4mm 继续切开骨，直到有可能在骨头和黏膜之间轻松地放入咬骨钳。然后从泪囊窝的边缘向上和向下呈蘑菇状扩展（图 81-8）。咬骨钳应保持垂直于骨头，压力应施加在远离支点的咬骨钳手柄尖端附近，以便有效打孔。内眦韧带下方骨头的上缘最好用反向握持咬骨钳或 Citelli 反向咬骨钳来去除。完成的骨口范围在内眦韧带上方约 2mm，下方直到鼻泪管的上缘，后方包括纸样板，前方到泪前嵴前 3～4mm。超声波外科吸引器也可用于

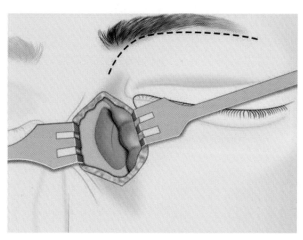

▲ 图 81-6　泪囊、泪前嵴和泪囊窝通过泪沟切口暴露

在 DCR 手术期间去除骨，同时附带软组织损伤最小[10]。

（四）黏膜瓣的制作和吻合

接下来制作黏膜瓣。泪囊瓣是通过将 1 号 Bowman 探针穿过其中一个泪小管插入泪囊，并将泪囊尽可能向后顶起。使用探针作为导向，在泪囊的内壁从泪囊底 - 鼻泪管做一个垂直切口，打开囊腔（图 81-9）。切口应在探针上方，以形成一个大的前瓣。黏液脓性分泌物从囊中排出，在这个阶段确认泪囊黏膜全层切开。切口用弯曲的 Castroviejo 剪刀向上和向下延伸，直到泪囊底

和鼻泪管的上端，并在切口边缘放松切口，形成泪囊前后瓣。只有在计划只缝合前瓣时才能切除后瓣。

通过沿着骨切开术边缘的上下骨边缘做两个垂直的全厚黏膜切口来打开鼻黏膜。两个垂直切口在下方连接，形成一个连接在泪前嵴上的矩形瓣（图 81-10）。鼻黏膜瓣残留的后缘被修剪。缝合前也要修剪前瓣，以防止吻合处瓣下垂。在这个阶段，可以通过部分鼻甲切除术来修整阻塞骨口部位的突出中鼻甲。用 6-0 可吸收线缝合鼻黏膜和泪囊前瓣（图 81-11）。皮瓣的对合应该是边缘对边缘，以防止吻合部位皮瓣下垂。缝合黏膜

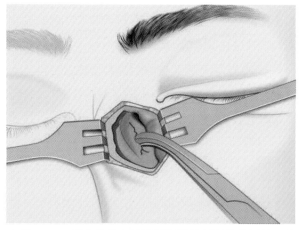

▲ 图 81-7　用弯曲的血管钳裂开筛骨纸板的薄骨片。骨切开就是从这个部位开始

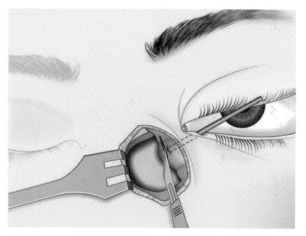

▲ 图 81-9　通过直的水平切口打开泪囊，请注意使用泪道探针顶起泪囊，以防止意外切割泪囊的内壁

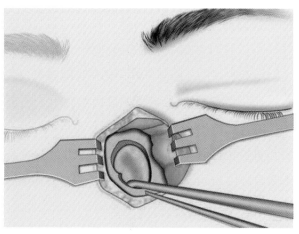

▲ 图 81-8　使用咬骨钳进行骨切开术，并延伸至泪前嵴上方 3～4mm 处

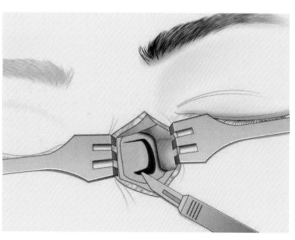

▲ 图 81-10　正在制作的矩形鼻黏膜瓣

瓣时可以将其悬吊在骨膜或眼轮匝肌上，防止黏膜瓣在吻合通道上下垂。

（五）缝合

用缝线间断缝合皮肤轮匝肌，去除鼻黏膜填充物，并进行泪道冲洗以确认液体的自由通过（图 81-12）。鼻腔重新填塞，包扎眼睛。

七、术后处理

术后，患者开始口服抗生素和镇痛剂 5 天。第 2 天取下眼睛的包扎，轻轻取下鼻腔的填塞，记录任何鼻出血。患者开始使用局部抗生素滴眼液。伤口用 5% 倍他定溶液清洗，缝线上涂抗生

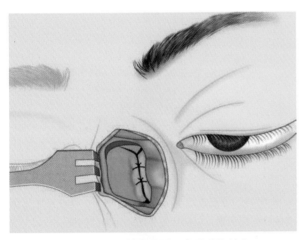

▲ 图 81-11　泪囊前瓣和鼻黏膜的缝合

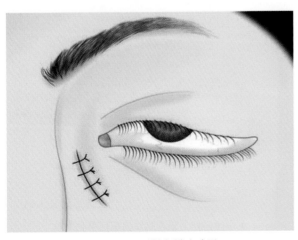

▲ 图 81-12　间断缝合皮肤

素软膏；收缩鼻腔血管的滴鼻剂和类固醇鼻腔喷雾剂的处方时间为 2～3 周。1 周后拆除缝线，并通过泪道冲洗检查吻合通道的开放。患者在术后第 1 周、第 6 周、第 6 个月及之后每年接受随访。

八、置管指征

在常规无并发症的 DCR 患者中使用置管是有争议的，因为置管诱导肉芽组织形成本身可能是吻合口闭合的原因。在作者的实践中，它适用于泪小管狭窄、黏膜瓣不足的纤维化泪囊、再次手术的 DCR 或手术中黏膜瓣缺失的病例。如果需要，通常使用双环状硅橡胶管。带有硅胶管的泪道探针穿过上下泪小管通过骨孔到达鼻腔，并在止血钳的帮助下从鼻腔取出。取出探针，系上多个手术结以将管子固定在鼻腔中，多余的硅胶管在鼻孔内被切断。黏膜瓣缝合，然后完成其余的手术。

九、抗代谢物的适应证

在常规外路 DCR 中使用辅助抗代谢物，如丝裂霉素（MMC），是有争议的。抗代谢物通过其抗纤维化作用发挥作用，从而减少吻合部位的瘢痕和闭合。据报道，术中使用不同浓度的辅助抗代谢药，最终吻合口尺寸更大，成功率更高 [11, 12]。然而，在简单的常规外路 DCR 中使用它们是有争议的。作者在术中使用丝裂霉素仅限于再次手术的 DCR 与广泛的软组织瘢痕 [13]。丝裂霉素（MMC）的浓度为 0.02%，在形成黏膜瓣后，将浸泡在丝裂霉素（MMC）中的脑棉放置在吻合部位 3min。注意避免脑棉接触切口的皮肤边缘，这可能导致术后切口部位形成皮肤瘘道。在 3min 结束时，取出棉状物，用无菌林格溶液彻底冲洗吻合部位，然后关闭黏膜瓣和切口。

十、DCR 并发症

DCR 的并发症可分为术中和术后并发症。出血过多是最常见的术中并发症。以下预防措施有助于减少手术中的出血。

- 可以通过良好的术前血压控制和给予抗焦虑药物和镇静（如果患者很焦虑）来减少出血。
- 只要允许，在用来局部浸润的局麻药利多卡因中加入肾上腺素。
- 小心切开切口，避开内眦静脉。
- 手术前使用鼻腔缩血管剂和严密的鼻腔填塞。术中出血过多有时可以通过更换鼻腔填塞来控制。
- 手术过程中使用良好的电凝器或射频烧灼器。
- 手术期间使用吸引管。
- 使用骨蜡来阻止骨中过多的出血或骨膜渗出。
- 如果需要，升高手术台的头端。

在大多数情况下，这些步骤将最大限度地减少手术中的出血。很少会发生筛前血管的意外损伤。这可能需要一个后部鼻腔填塞物来止血。为了避免这种并发症，骨口的上边缘不应向后延伸到筛骨纸板的前缘之后。

筛板损伤和脑脊液漏是一种罕见的并发症。这更可能发生在小儿 DCR，因为与成人相比，儿童有一个低的筛骨水平板，并且更容易在向上咬开骨时意外受伤。因此，在儿童，骨口的上边缘是有限的，直到内眦韧带的水平。DCR 手术后很少报道脑膜炎 [14, 15]。

手术过程中有时会出现黏膜瓣的丢失，这是由于在形成骨口时对鼻黏膜的损伤或在分离时对泪囊的损伤。在失去鼻黏膜瓣的情况下，泪囊瓣可以缝合到骨膜的边缘或眼轮匝肌。失去两个瓣需要在眼轮匝肌和软组织之间进行吻合。在这些情况下，泪道置管是优选的，以保持开口的通畅。

术后早期并发症包括继发性鼻出血、伤口感染、伤口裂开和过多的鼻结痂。继发性出血通常发生在第 4 天和第 10 天之间，约 3.8% 的患者出现继发性出血，通常可以保守治疗 [16]。过度的鼻部结痂可能需要内镜清洗，以防止鼻窦孔部位堵塞。

十一、特殊情况下的泪囊鼻腔吻合术

（一）泪囊鼻腔吻合术伴瘘管切除术

泪道瘘管可以是先天性的，也可以是急性泪囊炎和泪囊囊肿破裂后获得。获得性瘘管在 DCR 重建通畅后自然闭合，不需要单独切开瘘管。由于大多数瘘管开口位于泪囊的下外侧，因此可以设置用于 DCR 的手术切口，使得瘘管包含在切口中，并且随着皮肤切口的闭合而闭合。相比之下，先天性瘘管是一种上皮衬里的管道，需要分离和切除管道以防止瘘管的复发。这些情况下的 DCR 切口包括瘘管开口（图 81-13）。

将泪管探针插入瘘管，用作解剖和追踪瘘管直至其进入泪囊或泪小管系统的引导。切除切开的管道，并用 8-0 薇乔缝线封闭黏膜边缘。然后通过皮肤切口进行常规 DCR 手术。在瘘管与泪小管相通的情况下，与 DCR 一起进行泪道置管，以防止以后泪小管瘢痕和狭窄。

（二）儿童 DCR 的问题

应该记住某些解剖学上的差异，并且需要对

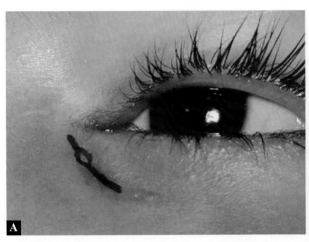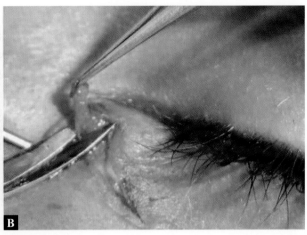

▲ 图 81-13　泪囊鼻腔吻合术切口
A. DCR 瘘管切除术病例中的先天性瘘管；B. 在进行 DCR 手术之前，瘘管被切开并切除

儿童的外路 DCR 技术进行相应的修改 [17, 18]。儿童的泪囊窝和泪前嵴没有很好的定义。因此，在确定骨切开的边界时可能会有一些困难。骨切开的上缘不应超过内眦韧带水平，因为儿童的筛骨水平板较低，在骨切开时可能会意外损坏。对于儿童来说，手术期间的失血应该保持在最低限度，因为他们的血量比成人少。虽然儿童伤口愈合较快，但切口长度应保持最小，不超过 2cm，以避免任何可见的瘢痕。如果计划同时进行内眦赘皮或眦距过宽修复术，DCR 可以通过相同的内眦赘皮切口完成。对于伴有颅面异常的鼻泪管阻塞患儿，术前最好进行一次计算机断层扫描，以排除潜在的骨解剖异常，并据此制定手术计划。不管孩子的年龄，如果术前没有进行过泪道探通，应该在手术开始前对所有孩子进行探通。虽然泪道探通术在小于 1 岁的幼儿中成功率最高，但据报道在 3—10 岁的儿童中成功率约为 75%；因此，在进行 DCR 之前，先试着探通一下是值得的 [19]。

十二、外路 DCR 的结果

外路 DCR 被认为是治疗泪道阻塞的金标准。

许多研究报道手术成功率高达 95%。然而，当染料试验定义的功能性成功也包括在成功标准中时，成功率下降到约 70% [20-22]。手术成功还取决于阻塞的类型和病因，泪囊后阻塞的成功率高于泪囊前阻塞 [21]。据报道，创伤后病例失败率较高。

骨口的大小和位置不合适、泪总管瘢痕、肉芽组织形成导致的造口部位收缩和纤维化仍然是手术失败的最常见原因 [23, 24]。通过制作适当大小的骨口、骨口适当放置在中鼻道附近并衬以黏膜瓣可以防止失败。失败也可能是由于"盲窝综合征"。此时，骨口存在且冲洗通常，但下方残留的小囊腔导致黏液脓性分泌物聚集并溢回结膜穹窿。如果需要对失败的外路 DCR 进行再次手术，可以在鼻内对骨切开部位进行翻修，切除过多的肉芽和瘢痕组织，并进行双泪小管插管 [25, 26]。

十三、总结

外路 DCR 是最常见的眼整形手术之一。目前实施的手术技术与大约 1 个世纪前描述的基本相同，只是稍作修改。如果操作得当，这项技术的成功率高达 95% 以上。许多外科医生现在更喜欢内路 DCR，而不是外路 DCR，据报道在有经验的人手里两者成功率相当。虽然内路的主要优点仍然是避免皮肤切口，但外路 DCR 的皮肤瘢痕并不持久，大多数患者也不认为是美容瑕疵 [27]。通过沿自然皮肤张力线使用小切口、隐藏在皮纹里和泪沟切口，可见瘢痕的风险大大降低。此外，其他优点，如需要简单和廉价的设备，手术时间短，成功率高，并能获得组织活检，使外路 DCR 仍然是治疗泪道阻塞和泪囊炎的黄金标准和首选手术。

参考文献

[1] Toti A. Nuovo metodo conservatore di cura radicalle delle suppurazioni cronicle del sacco lacrimale. Clin Mod Firenze. 1904;10:385–9.

[2] Dupuy-Dutemps B. Note preliminaire sur un procede de dacryocystorhinostomie. Ann Ocul Par. 1920;27:445.

[3] Ali MJ, Naik MN, Honavar SG. External dacryocystorhinostomy: tips and tricks. Oman J Ophthalmol. 2012;5:191–5.

[4] Yeatts RP. Lacrimal laceration. In: Roy FH (ed.), Master Techniques in Ophthalmic Surgery. Media, PA: Williams & Wilkins; 1995.

[5] Dortzbach RK: Dacryocystorhinostomy. Ophthalmology. 1978;85:1267–70.

[6] Francisco FC, Carvalho AC, Francisco VF, et al. Evaluation of 1000 lacrimal ducts by dacryocystography. Br J Ophthalmol. 2007;91:43–6.

[7] Kneževic′ MM, Stojkovic′ MŽ, Vlajkovic′ GP, et al. Pain during external dacryocystorhinostomy with local anaesthesia. Med Sci Monit. 2011;17:CR341–6.

[8] Ciftci F, Pocan S, Karadayi K, et al. Local versus general anaesthesia for external dacryocystorhinostomy in young patients. Ophthal Plast Reconstr Surg. 2005;21:201–6.

[9] Dave TV, Javed Ali M, Sravani P, et al. Subciliary incision for external dacryocystorhinostomy. Ophthal Plast Reconstr Surg. 2012;28:341–5.

[10] Sivak-Callcott JA, Linberg JV, Patel S. Ultrasonic bone removal with the Sonopet Omni: a new instrument for orbital and lacrimal surgery. Arch Ophthalmol. 2005;123:1595–7.

[11] Kao SCS, Liao CL, Jason HS, et al. Dacryocystorhinostomy with intraoperative mitomycin C. Ophthalmology. 1997;104:86–91.

[12] You YA, Fang CT. Intraoperative mitomycin C in dacryocystorhinostomy. Ophthal Plast Reconstr Surg. 2001;17:115–9.

[13] Yeatts RP, Neves RB. Use of mitomycin C in repeat dacryocystorhinostomy. Ophthal Plast Surg. 1999;15:19–2.

[14] Usul H, Kuzeyli K, Cakir E, et al. Meningitis and Pneumocephalus. A rare complication of external dacryocystorhinostomy. J Clin Neurosci. 2004;11:901–2.

[15] Seider N, Kaplan N, Gilboa M, et al. Effect of timing of external dacryocystorhinostomy on surgical outcome. Ophthal Plast Reconstr Surg. 2007;23:183–6.

[16] Tsirbas A, McNab AA. Secondary haemorrhage after dacryocystorhinostomy. Clin Exp Ophthalmol. 2000;28:22–5.

[17] Nowinski TS, Flanagan JC, Mauriello J. Pediatric dacryocystorhinostomy. Arch Ophthalmol. 1985;103:1226–8.

[18] Kropp TM, Goldstein JB, Katowitz WR. Management of pediatric lower system problems: dacryocystorhinostomy. Pediatr Oculoplast Surg. New York: Springer; 2002:325–36.

[19] Thongthong K, Singha P, Liabsuetrakul T. Success of probing for congenital nasolacrimal duct obstruction in children under 10 years of age. J Med Assoc Thailand. 2009;92:1646–50.

[20] Fayers T, Laverde T, Tay E, et al. Lacrimal surgery success after external dacryocystorhinostomy: functional and anatomical results using strict outcome criteria. Ophthal Plast Reconstr Surg. 2009;25:472–5.

[21] Delaney YM, Khooshabeh R. External dacryocystorhinostomy for the treatment of acquired partial nasolacrimal obstruction in adults. Br J Ophthalmol. 2002;86:533–5.

[22] Ben Simon GJ, Joseph J, Lee S, et al. External versus endoscopic dacryocystorhinostomy for acquired nasolacrimal duct obstruction in a tertiary referral center. Ophthalmology. 2005;112:1463–8.

[23] Konuk O, Kurtulmusoglu M, Knatova Z, et al. Unsuccessful lacrimal surgery: causative factors and results of surgical management in a tertiary referral center. Ophthalmologica. 2010;224:361–6.

[24] Welham RA, Wulc AE. Management of unsuccessful lacrimal surgery. Br J Ophthalmol. 1987;71:152–7.

[25] Orcutt JC, Hillel A, Weymuller EA Jr. Endoscopic repair of failed dacryocystorhinostomy. Ophthal Plast Reconstr Surg. 1990;6:197–202.

[26] Sharma V, Martin PA, Benger R, et al. Evaluation of the cosmetic significance of external dacryocystorhinostomy scars. Am J Ophthalmol. 2005;140:359–62.

[27] Olver JM. Tips on how to avoid the DCR scar. Orbit. 2005;24:63–6. Review.

第82章 鼻内镜下泪囊鼻腔吻合术
Endonasal Dacryocystorhinostomy

Jane Olver 著

任 慧 译

一、概述

内路泪囊鼻腔吻合术最早是由 Caldwell 在 1893 年描述的，目的是打开泪囊，将泪液排入鼻腔，以减轻鼻泪管阻塞引起的溢泪。1913 年，西方国家对鼻泪管上段进行了鼻侧切除术，进一步发展了内路 DCR 术。Toti 倡导了外路 DCR 方法，Dupuy-Dutemps 在 19 世纪早期用缝合的黏膜瓣发展了这种方法，这成为 20 世纪中后期外路 DCR 的基础。20 世纪 90 年代，随着 Hopkins 硬性内镜的出现，内路 DCR 再次出现，被称为鼻内镜下泪囊鼻腔吻合术。

外路 DCR 和鼻内镜下泪囊鼻腔吻合术实际上是有着相似目的的相同手术，但到达泪囊的入路不同，是从鼻外到鼻内。DCR 手术的目的，无论是通过外部皮肤切口方法还是通过经鼻内镜方法，都是沿着泪囊的整个垂直高度形成一个大的骨性和相应的泪囊开口，进入鼻外侧壁，泪液可以通过该开口不受阻碍地排出。不应有黏膜、骨碎片或贴近中鼻甲或鼻中隔，否则开口处可形成粘连和阻塞。

外路 DCR 有着良好的记录，并且快速有效，一直被认为是泪道手术的金标准。鼻内镜下泪囊鼻腔吻合术现在是 DCR 手术治疗鼻泪管阻塞溢泪患者的首选。全世界的眼科医生都在积极地接受该手术方法的培训。

二、DCR 分类

DCR 手术的定义：在泪湖、泪囊和鼻内侧之间创建一个新的开口，眼泪将通过该开口不受阻碍地流入鼻子，从而缓解流泪。

DCR 有几种不同的类型。

- 外路经皮肤切口。
- 带显微镜或头灯的内路。
- 鼻内镜（4mm 硬性内镜）。
- 鼻内镜和外路联合 DCR，鼻腔空间狭窄和鼻中隔突出或粘连，特别是复杂的再手术 DCR，通常在局部麻醉下，但也可以在全身麻醉下进行。它提供了所有选择，并允许从鼻子的外部和内部同时进行三维检查。
- 经泪道内镜（大约 1mm 的显微内镜）。
- 以上都可以用硅胶管置管。

还有两种其他类型的 DCR。

- 使用琼斯型玻璃管的经结膜泪囊鼻腔吻合。
- 使用硅胶管的泪小管 – 泪囊鼻腔吻合。在这一章中，鼻内镜下泪囊鼻腔吻合将被描述。

三、适应证

鼻内镜下泪囊鼻腔吻合的临床目标是缓解以下情况。

- 鼻泪管阻塞引起的流泪。
- 伴黏液囊肿的鼻泪管阻塞引起的黏液排出和反流。
- 由停滞的、非复发性感染的黏液囊肿和鼻泪管阻塞引起的急性泪囊炎。

鼻内镜下泪囊鼻腔吻合优于外路 DCR 的主要优点是避免了鼻侧的瘢痕。它也是精确的、微创的鼻内手术，因为新的功能性内镜鼻窦手术（FESS）仪器确保了鼻内的准确性。外科医生可以在手术过程中看到实际的伤口位置——鼻子内侧的位置，并使用内镜可视化技术监控手术后的愈合情况（图 82-1 和图 82-2）。

四、禁忌证

明显泪小管阻塞或缺失的患者，适合进行经结膜泪囊鼻腔吻合术。

患有其他原因引起的流泪的患者，如下。

- 分泌过多。
- 继发于眼睑位置异常或松弛的功能性溢泪。

五、手术目的和结果

（一）手术目的

外科手术的目的是在上颌骨和泪骨中切开骨或鼻造口术，并将泪囊的整个长度打开到鼻外侧壁中。这个大开口是为了让眼泪自由流入鼻腔。不应有任何骨或黏膜残余物或筛窦气房或中鼻甲堵塞开口。如有必要，还应进行鼻丘气房切除术和上鼻甲切除术（图 82-3 至图 82-5）。

如果开口过小，眼泪可能会断断续续地流出，无法承受额外的眼泪负荷，如在寒冷的天气或哭泣时。如果开口相对于泪囊底部过高，则可能会出现盲窝综合征，间歇性黏液和眼泪会反流到结膜囊（图 82-6 和图 82-7）。

（二）手术失败

手术失败主要是由于不同部位的瘢痕组织形成，最常见的是骨窗部。如果存在以下情况，则

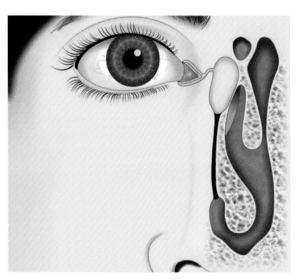

▲ 图 82-1　鼻泪管阻塞，泪囊囊肿

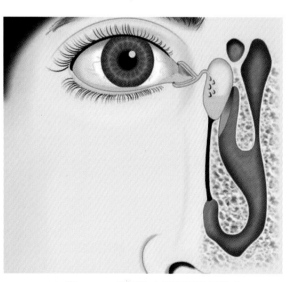

▲ 图 82-2　眼泪从大泪囊反流回眼中

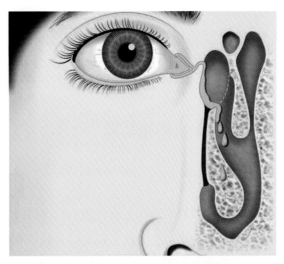

▲ 图 82-3　泪囊鼻腔吻合术开放口

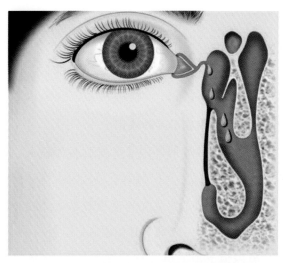

▲ 图 82-6　泪囊鼻腔吻合术后有失败风险的小开口

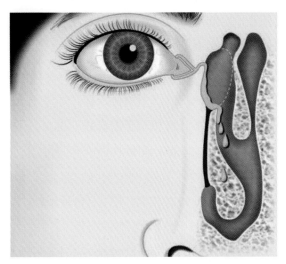

▲ 图 82-4　泪囊鼻腔吻合术开放口和前组筛窦

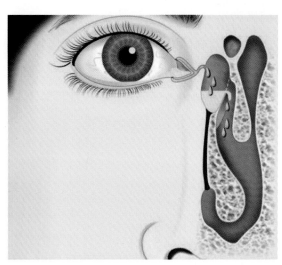

▲ 图 82-7　泪囊鼻腔造口术后小而高的开口和盲窝综合征导致泪液和黏液反流回结膜囊

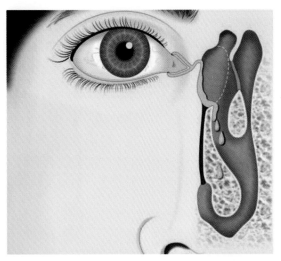

▲ 图 82-5　泪囊鼻腔造口术后开放口和前组筛窦及上鼻甲切除术

更有可能发生以下情况。

- 局部黏膜炎症。
- 未经治疗或复发的鼻内疾病。
- 骨窗太小。
- 泪道置管过紧。
- 残留的黏膜 / 微小的碎骨片。
- 邻近鼻甲的阻塞。

每次眨眼时，硅胶管摩擦鼻窦口黏膜愈合中的边缘，出现鼻窦内黏膜肉芽肿。这可能会导致开口堵塞，出现黏液排除和溢泪症状，随后会导致开口结疤和失败。虽然肉芽肿可以用局部类固醇滴剂进行药物治疗，但可能需要用硝酸银烧灼和手术切除。先前存在的息肉或复发的息肉或其他鼻部疾病也可阻塞鼻窦孔，使其功能不佳或导致失败（图 82-8 和图 82-9）。

由局部炎症、感染、过度创伤和黏膜损失引起的黏膜粘连可导致瘢痕覆盖泪总管开口、吻合口和残余泪囊内导致手术失败（图 82-10 至图 82-12）。

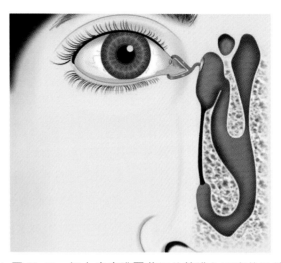

▲ 图 82-10　细小瘢痕膜覆盖泪总管进入泪囊的远端开口

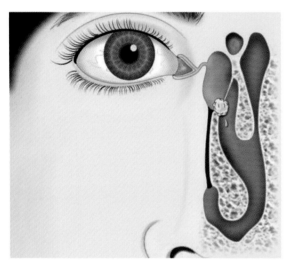

▲ 图 82-8　鼻窦肉芽肿导致眼睛和鼻子间歇性流泪和黏液排出

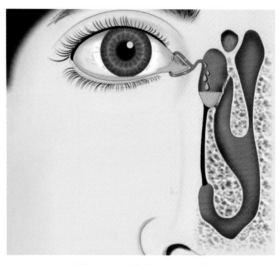

▲ 图 82-11　骨窗开口上的薄膜

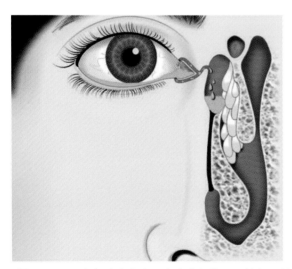

▲ 图 82-9　泪囊鼻腔吻合术后大小良好的开口被复发性息肉堵塞

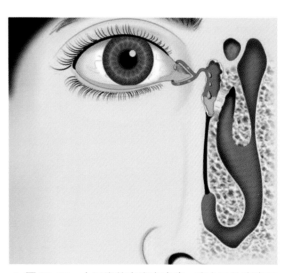

▲ 图 82-12　小泪囊伴有囊内瘢痕，吻合口处瘢痕厚

如果留下细小的薄骨残余物，如钩突或泪囊窝骨质，可能会出现不规则的愈合和泪液引流通道曲折，导致间歇性溢泪（图 82-13）。

瘢痕组织可能在异常弯曲的中鼻甲和吻合口之间形成，因为鼻甲黏膜非常靠近手术吻合口。术后肿胀会导致鼻甲和吻合口之间的粘连和瘢痕。类似的是，如果鼻中隔偏曲不能通过鼻中隔成形术解决，鼻中隔与鼻甲和吻合口之间可能会出现难以解决的瘢痕（图 82-14 和图 82-15）。

（三）手术成功

手术的成功是在移除硅胶置管（如果插入）后至少 3 个月主观和客观地衡量的。患者对流泪的意见和外科医生对泪道冲洗和鼻内镜检查的评估被用来衡量成功。成功率应该在 90%～95%。一个阳性的功能性内镜染色试验，将 1 滴 1% 的荧光素滴入结膜穹窿，在几秒钟内出现在鼻窦造口处，并沿鼻腔外侧壁向下排出，这表明吻合口功能正常（图 82-16）。

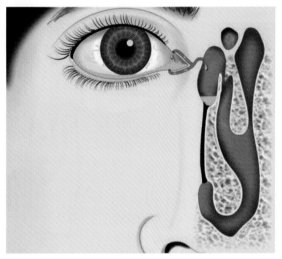

▲ 图 82-13　由于残留的黏膜或小碎骨片，骨窗开口小而高，通道曲折

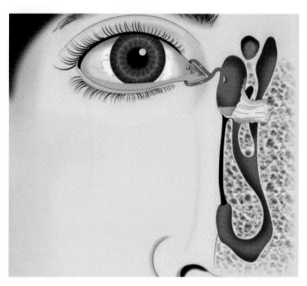

▲ 图 82-15　吻合口、中鼻甲和鼻中隔之间的厚瘢痕（粘连）

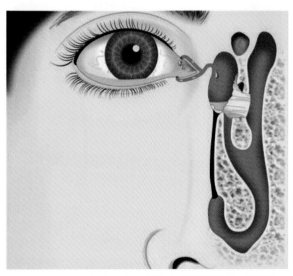

▲ 图 82-14　吻合口和中鼻甲之间的厚瘢痕（粘连）

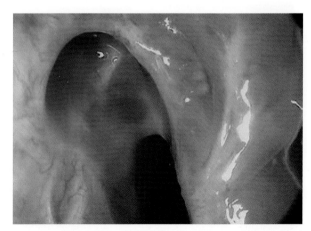

▲ 图 82-16　右侧功能性内镜染色试验阳性

（四）手术步骤

1. 准备：麻醉和鼻腔缩血管剂

手术可以在局部麻醉的情况下进行，如果仅使用骨钳切除上颌骨，而在仅使用机械器械，例如用于金刚钻磨骨和用于黏膜的微型振荡刀片的情况接受全身麻醉，因为此时需要大量的冲洗。即使患者处于全身麻醉状态，也应采用局部麻醉。如果不需要冲洗，可以在局部麻醉下进行外路和内镜下泪囊鼻腔吻合联合手术。

- 鼻黏膜
  - 用复方苯卡因鼻腔喷雾剂收缩血管。
  - 局部肾上腺素 1/10 000 浸泡填塞。
  - 局部麻醉注射 2ml 利多卡因和肾上腺素 1∶80 000。
- 泪囊上的皮下组织。
  - 4ml 0.5% 布比卡因、4ml 利多卡因与 1∶200 000 肾上腺素和 2ml 地塞米松的混合物 2～3ml。
- 眼表面。
  - 外用丙美卡因和丁卡因。

2. 手术器械

眼科器械：眼科器械，如弯曲的 Westcott 剪刀，用于中鼻甲前部切除术，以帮助完成鼻黏膜瓣。成角度的角膜刀对于打开泪囊也是很重要的。羟丙基甲基纤维素凝胶与 2% 荧光素混合，灌注到泪囊中，有助于在切割泪囊和制作泪囊瓣时观察内部。

功能性内镜鼻窦手术器械：最重要的是 Freer 剥离子和微型 Blakesley 镊子。还使用了美敦力 25° 金刚钻、3.5mm 振荡钻头、长柄 Bard-Parker 15 号刀片、鼻腔吸引器、Lusk seeker、1∶1000 肾上腺素浸泡的小神经外科脑棉、内镜除雾溶液、O'Donoghue 硅胶泪道引流管和 Nasopore 内部敷料。

3. 内镜鼻内手术步骤

右侧原发性鼻内镜下泪囊鼻腔吻合的照片：一旦鼻黏膜血管完全收缩，将内镜光聚焦到中鼻甲及其肩部的外侧壁前附着处（图 82-17）。使用一把 15 号长柄 Bard-Parker 刀片，从中鼻甲肩部上方 4mm 到中鼻甲下方至少一半的地方，制作一个 10～12mm 长的鼻黏膜瓣。不需要将泪道内窥镜的光源放在泪囊，因为将其从泪小管插入泪囊会损伤泪小管（图 82-18）。

出血应该很少，可以吸出或放置肾上腺素棉片几秒钟，既吸收血液又收缩鼻黏膜（图 82-19）。用 Freer 剥离子剥开黏膜瓣后，将鼻黏膜瓣折回到

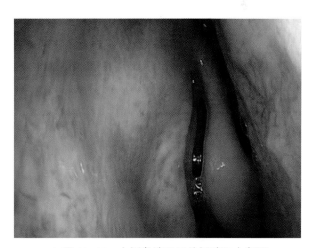

▲ 图 82-17　右侧鼻腔显示外侧壁和中鼻甲

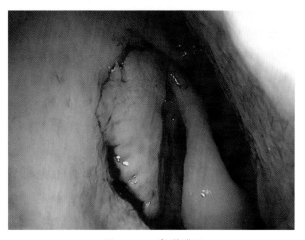

▲ 图 82-18　鼻黏膜切口

中鼻甲上方，露出上颌骨和泪囊嵴（图 82-20）。

用 20° DCR 磨钻在上颌骨上做鼻腔造口术。磨钻上面附有灌注和抽吸（图 82-21）。当上颌骨骨窗足够大时，整个泪囊的外表面暴露出来，用掺有 2% 荧光素的羟丙基甲基纤维素充胀泪囊。下图中，泪囊清晰可见（图 82-22）。也有一个小孔朝向泪囊的顶端，这是部分开放的前组筛窦鼻丘气房。

用 1.7mm 成角度的角膜刀向前打开泪囊，以形成一个大的后泪囊瓣，并露出带有泪总管开口的泪囊内侧（图 82-23）。当泪囊打开时，可以看到管腔内部和羟丙基甲基纤维素荧光素（图 82-24）。

轻轻地将后泪囊黏膜瓣向后推，使其边缘紧靠后方的鼻黏膜瓣边缘。这个泪囊的内部看起来水肿，可以看到泪囊内部荧光素染色的内层（图 82-25）。如有必要，以每分钟 3000～5000 转的速度，用 3.5mm 振荡金刚钻缩小鼻黏膜瓣（图 82-26）。如果需要，用 Kerrison 咬骨钳扩大骨口（图 82-27）。

将泪囊后瓣贴合鼻黏膜瓣，植入 O'Donoghue 泪道置管，然后打结。在切断多余的置管之前，将一半大小的 Nasopore 可吸收敷料放入吻合口。这有助于吻合口开放并减少术后出血。然后修剪管子，使其紧贴在鼻内（图 82-28）。

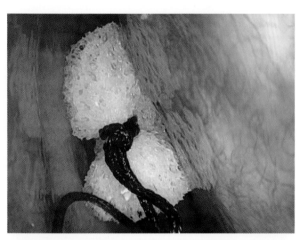

▲ 图 82-19 肾上腺素棉片使血管收缩并吸收少量血液

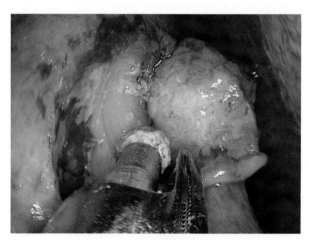

▲ 图 82-21 金刚钻磨除厚的上颌骨

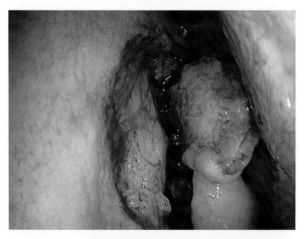

▲ 图 82-20 鼻黏膜瓣翻转到中鼻甲表面以保护鼻甲

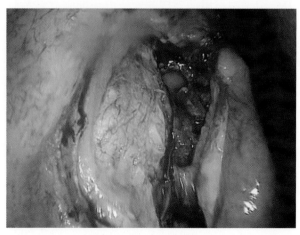

▲ 图 82-22 上颌骨骨窗，可见泪囊的外侧黏膜面，囊内充满了羟丙基甲基纤维素和荧光素

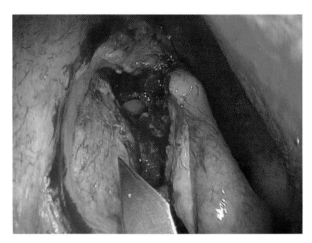

▲ 图 82–23　角膜刀准备垂直打开泪囊

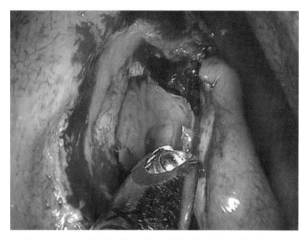

▲ 图 82–26　微型振荡刀片，精细修剪少量黏膜，提高边缘光滑度和贴合

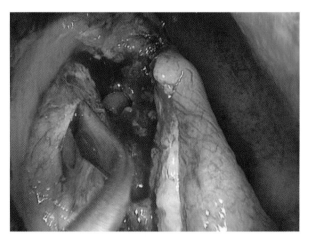

▲ 图 82–24　角膜刀部分打开泪囊，泪囊内的荧光素可见

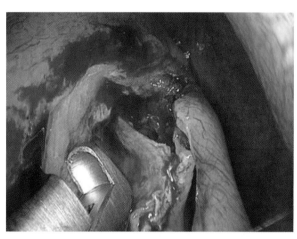

▲ 图 82–27　**Kerrison** 咬骨钳切除上颌骨前部

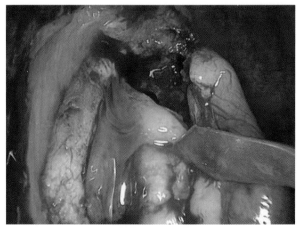

▲ 图 82–25　角膜刀将泪囊黏膜瓣翻转，朝向鼻黏膜瓣，该鼻黏膜瓣已被修剪以适合在没有缝线的情况下使黏膜 – 黏膜对位

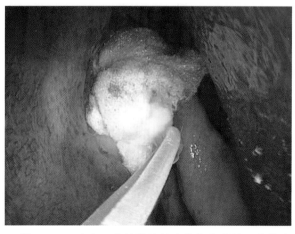

▲ 图 82–28　吻合口内的鼻腔填塞物包裹着从泪小管出来的 **O'Donoghue** 硅胶管

六、附加步骤

如果中鼻甲有明显的反常弯曲、向前移位或明显的泡状鼻甲，则进行前鼻甲部分切除术，或者如果有大的鼻丘气房，则进行中鼻甲前部部分切除或上鼻甲部分切除术，这两种手术都可以在鼻内镜下泪囊鼻腔吻合术中进行。鼻中隔成形术有时可能需要在鼻内镜下泪囊鼻腔吻合之前或同时进行。

七、争议

（一）硅胶泪道置管

通常使用泪道置管，放置 4～6 周。它们确实保持了泪总管开口打开，但如果留置时间太长，会在每次眨眼时摩擦骨窗边缘，从而导致骨膜肉芽肿。如果每次眨眼时都能看到置管在移动，这是一个很好的预测信号。

（二）丝裂霉素（MMC）

涂在骨膜上表面的丝裂霉素（MMC）会影响愈合，影响瘢痕的形成，并可能在具有强烈瘢痕倾向的病例中发挥作用，如加勒比黑人和创伤患者中。然而，同行评议的文献尚未确定。

（三）机械设备

机械设备是指鼻内的动力系统，这些工具确实能够到足够高的位置，并穿过上颌骨的最厚部分；然而，它们是昂贵的，并且由于用于清洗和冷却组织的灌注和所需的抽吸，患者必须接受全身麻醉。不同大小和角度的 Kerrison 咬骨钳可以获得与动力系统几乎相同的暴露，但有时不能打开泪囊上部，那里是上颌骨最厚的地方。

（四）费用

动力系统比简单的骨钳更贵。总体而言，内路 DCR 比外路 DCR 昂贵。

（五）全身麻醉

这一点已经在上文提到过，与内路 DCR 有关。

八、术后处理

外科医生和患者的承诺至关重要。

- NeilMed 鼻腔冲洗，每天 2 次，共 6 周；Flixonase 鼻腔喷雾剂，每天 2 次；氯霉素，每天 1 次。
- 5 天不剧烈擤鼻涕，2 周不游泳。
- 术后 1 周随访，吸出剩余的鼻黏膜敷料、任何结痂和血凝块并冲洗。
- 术后 3 周检查，重复鼻内镜检查，并决定何时取出置管。
- 大约 5 周取出泪道置管。

九、并发症

- 出血。
- 手术源性气肿（如果破坏筛板或擤鼻涕）。
- 在吻合口原位填塞时流泪。
- 肉芽肿。
- 结疤。

十、手术结果

手术的成功依赖于一个大的吻合口和整洁的手术，而不会有过多的术后炎症。失败的主要原因是肉芽肿和瘢痕组织。手术成功通过主观改善和客观泪道冲洗通畅及功能性内镜染色试验阳性来衡量。成功率为 84%～96%。

鼻内镜下泪囊鼻腔吻合和外路 DCR 的结果现在非常相似。大多数研究并未显示使用抗代谢药物对手术结果有显著改善。患者满意度高，与外路 DCR 相当。

十一、再次 DCR 手术

内镜 DCR 对初次失败的外部 DCR 和内镜

DCR 均取得了良好的效果。如果泪小管细长、功能障碍和明显的泪小管阻塞，需要准备 Jones 管。

经验与教训
- 骨窗大，没有小的骨头或黏膜碎片，可以联合使用外路和鼻内镜下泪囊鼻腔吻合。
- 频繁的器械进出损伤鼻黏膜，特别是进入鼻中隔并引起粘连。在太窄的鼻孔内操作。

推荐阅读

[1] Ben Simon GJ, Joseph J, Lee S, et al. External vs endoscopic DCR for acquired nasolacrimal duct obstruction in a tertiary referral centre. Ophthalmology. 2005;112:1463–8.

[2] Hii BW, McNab AA, Friebel JD. A comparison of external and endonasal DCR in regard to patient satisfaction. Orbit. 2012;31:67–76.

[3] Hull S, Lalchan SA, Olver JM. Success rates in powered endonasal revision surgery for failed dacryocystorhinostomy in a tertiary referral center. Ophthal Plast Reconstr Surg. 2013;29:267–71.

[4] Jutley G, Karim R, Joharatnam N, et al. Patient satisfaction following endoscopic endonasal dacryocystorhinostomy: a quality of life study. Eye (Lond). 2013;27:1084–9.

[5] Karim R, Ghabrial R, Lynch T, et al. A comparison of external and endoscopic endonasal dacryocystorhinostomy for acquired nasolacrimal duct obstruction. Clin Ophthalmol. 2011;5:979–89.

[6] Leong SC, Macewen CJ, White PS. A systematic review of outcomes after dacryocystorhinostomy in adults. Am J Rhinol Allergy. 2010;24:81–90.

[7] Minasian M, Olver J. The value of nasal endoscopy after dacryocystorhinostomy. Orbit. 1999;18:167–76.

[8] Moore WM, Bentley CR, Olver JM. Functional and anatomical results after two types of endoscopic endonasal dacryocystorhinostomy. Ophthalmology. 2002;109: 1575–82.

[9] Olver JM. The success rates for endonasal dacryocystorhinostomy. Br J Ophthalmol. 2003;87:1431.

[10] Zaidi FH, Symanski S, Olver JM. A clinical trial of endoscopic vs external dacryocystorhinostomy for partial nasolacrimal duct obstruction. Eye (Lond). 2011;25:1219–24.

第 83 章　泪点和泪小管手术

Punctal and Canalicular Surgery

David H. Verity　　Geoffrey E. Rose　著

任　慧　译

一、概述

泪点和泪小管闭塞有不同的病因（框 83-1、框 83-2 和表 83-1），即使在最有经验的外科医生手中，泪小管闭塞的手术预后也是谨慎的。泪泵的功能是动态的，依赖于解剖通畅和正常的泪泵生理，因此，解剖传导的恢复并不总是伴随着泪液流出的改善。这方面的主要例子是特发性面神经麻痹后似乎已经完全康复的患者。尽管泪小管结构正常，但泪小管和泪囊周围的眼轮匝肌纤维的不完全刺激仍然会导致令人烦恼的流泪症状，即使在没有眼睑无力或角膜暴露的情况下也是如此。本章的目的是概述处理泪点和泪小管闭塞的手术方法，并警告手术后症状可能不能缓解——这是由于泪道流出器需要结构和生理同时完整的前提条件。虽然泪小管损伤的处理在其他地方有全面的回顾，但手术原则与一期修复后进行泪小

框 83-1　泪点阻塞的原因

- 先天性泪点闭锁
- 医源性原因（见泪小管阻塞原因）
- 炎症原因
  - 泪湖淤滞伴泪道远端流出阻塞
  - 眼表炎症性疾病
    ◆ 药疹（如 Stevens-Johnson 综合征）
    ◆ 眼黏膜类天疱疮

框 83-2　泪小管阻塞的原因

- 先天性小管闭锁
- 感染
  - 慢性葡萄球菌眼睑炎
  - 眼周单纯疱疹病毒感染
  - 细菌性泪小管炎
- 全身性炎症性疾病
  - 眼黏膜类天疱疮 *
  - 药疹（Stevens-Johnson 综合征）
  - 扁平苔藓
- 医源性原因
  - 局部治疗
    ◆ 滴加防腐剂
    ◆ 丝裂霉素（MMC）†
  - 泪道置管和栓子（特别是泪小管内栓子）
  - 小儿泪道探查时损伤泪总管后壁
  - 化疗药物
    ◆ 氟尿嘧啶（5-FU）（包括 S1 化疗）‡
    ◆ 泰素：多西紫杉醇（TAxotere）和紫杉醇
  - 局部放射治疗 §

*. 黏膜类天疱疮中的泪小管阻塞是由结膜炎症的远处溢出造成的，并导致近端泪小管阻塞。然而，在这些患者及那些患有 Stevens-Johnson 综合征的患者中，由于结膜纤维化对杯状细胞功能和泪液通过泪道输送的影响，原发性溢泪并不常见

†. 一些作者主张在使用丝裂霉素（MMC）滴剂时暂时阻断泪小点以减少泪小管毒性。这带来了额外的好处，提高了药物在眼表的生物利用度

‡. 氟尿嘧啶（5-FU）是一种有效的 DNA 合成抑制药。S-1 是一种口服氟嘧啶类药物，由 5-FU 和两种 5-FU 代谢调节剂组成。大约 6% 的患者会出现泪小管上皮并发症，包括泪小点狭窄和局灶性或弥漫性泪小管狭窄。1/4 的此类患者将需要 DCR 并放置泪道置管

§. 为了控制肿瘤而对内眦角区域进行放射治疗，几乎总是合并泪小管闭塞

管手术时强调的原则是相似的，无论闭塞的最初原因是什么。

表 83-1　非泪小管阻塞的原因和大致发生率

原　因	发生率（%）
单纯疱疹病毒感染	8/23（35）
医源性原因	6/23（26）
瘢痕性结膜病 [†]	6/23（26）
化疗：氟尿嘧啶（5-FU）	2/23（9）
扁平苔藓	1/23（5）

*. 作者在 Moorfields 眼科医院 8 年来的工作量经验
†. 包括结膜纤维化的危险因素（如局部青光眼治疗或严重的慢性睑缘炎）

二、泪点手术

明显的泪点狭窄（图 83-1）对溢泪症状的贡献可能很难确定，并且可能被高估了，因为在没有其他溢泪原因存在的情况下，泪点成形术后的预后是有限的。作者认为，只有在解决了溢泪的其他可治疗原因，包括蒸发过强型干眼和眼睑位置异常后，才会考虑泪小点扩大。此外，由于泪点狭窄通常发生在鼻泪管狭窄或闭塞的情况下，所以泪点扩张后，在考虑正式的泪点成形术之前，应该进行泪道冲洗。这一点，以及泪囊鼻腔吻合术后极少发生泪点狭窄的观察表明，（由于远端流出阻碍）停滞和有毒性的泪湖导致了泪小点环的纤维性挛缩，在这种情况下，从逻辑上讲，应该首先解决远端流出道阻塞。

（一）泪小点扩张术

在需要扩大泪小点的情况下，可以通过对壶腹后壁进行"三剪"切除，使之与长径垂直，从而避免不必要的长或狭缝状泪点和泪小管扩大。如果是有结膜覆盖的闭合泪点，通常可以用斜边 19G 针在泪点的"山丘"上方切开来找回泪点。然而，请注意，在泪点预期位置上平坦的眼睑轮廓提示先天性闭锁，在这种罕见的情况下，泪点找回不太可能成功。在所有病例中，未能识别黏膜衬里的管腔表明有更广泛的泪小管阻塞，患者应该接受带逆行插管的开放性泪道引流手术。

（二）泪点闭锁

对于真正的眼干燥综合征（如干燥综合征或泪腺恶性肿瘤大剂量放射治疗后），应考虑永久关闭泪小管；如果完全泪液缺乏是确定的（如后一例），则可以在眼眶手术时进行关闭。在其他情况下，如果没有证据证明已经存在的泪小管阻塞，在考虑永久关闭之前，应该使用可取回的硅胶泪点栓子进行试验。请注意，千万不要使用永久性的泪小管内栓子，因为这可能会导致泪小管发炎和泪总管损伤（图 83-2）。由于手术的不可逆性和闭塞的不可预见性，术前应该进行最大限度的局部治疗。如果需要永久闭合，通常首先闭塞下泪小点。这可以通过在泪小管的水平部内进行热灼或用组织剪或羽毛刀片选择性切除壶腹的膜壁来实现。使用后一种技术时，用 7-0 可吸收

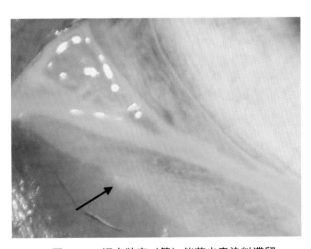

▲ 图 83-1　泪点狭窄（箭）伴荧光素染料滞留

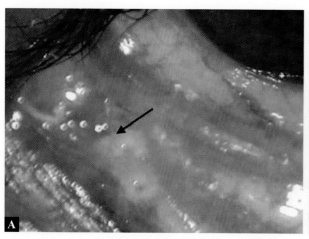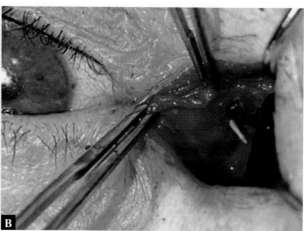

▲ 图 83-2　泪小管内栓子

A. 卡在泪小管中的栓子；B. 穿过泪总管后部侵蚀到泪囊中的不同栓子

褥式缝合穿过泪小点周围组织并在皮肤上打结，以降低自发再通的风险。无论采用哪种方法，都应该警告患者随后出现溢泪症状的风险，反之，泪小管可能会重新开放，关闭的方法破坏性越小，自发重新开放的风险就越大。

　　另一种可逆的方法（称为"泪点补片"方法）被提倡，声称比一些传统的技术有更好的长期闭合率。该手术包括切除位于泪小点（包括环的浅表部分）上的 2mm×2mm 的膜面组织，并在缺损区上放置球结膜补片。其他作者以移植物坏死的风险和严重干燥综合征中即使是最少量的球结膜丢失为理由，提出了一种包含泪小点的睑缘组织块的 180° 旋转移植（称为"泪点转换移植"），尽管确定其长期疗效的更大规模的研究结果仍在等待中。

三、泪小管手术

　　所有慢性泪小管炎都会导致继发性纤维化，泪小管引流功能降低，并增加溢泪的风险（图 83-3），尽管功能丧失的程度取决于原因，轻度的上皮炎症（如单纯疱疹）（图 83-4）引起的挛缩没有更深的上皮下炎症（如扁平苔藓累及泪小

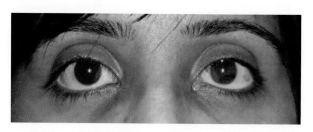

▲ 图 83-3　左眼荧光素染料滞留和泪小管狭窄引起的泪液"流出"症状

管）严重和广泛。自相矛盾的是，虽然细菌性泪小管炎通常表现为数月的慢性炎症，但这些患者在治疗后很少受到症状的困扰。这可能是由于结石和碎片扩大泪小管腔，在病情解决后泪小管横截面积没有明显减少。

（一）先天性副泪小管（先天性瘘管）的手术治疗

　　先天性泪道瘘管很少见，经常被遗漏，未能认识到泪水溢出是来自内眦韧带下方的开口，而不是从眼睑内侧端本身（图 83-5）。虽然有些人主张单独切除瘘管，但副泪小管的泪水反流是远端流出受阻的征兆。因此，瘘管最好的处理方法是进行标准的 DCR，并完整地切除瘘管，因为它与泪总管的交通是有关的。切除瘘管（类似组织的"袜子"）是用羽毛刀片直接或通过从 DCR 皮

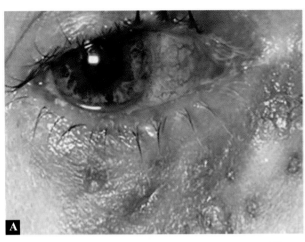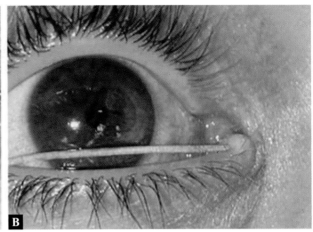

▲ 图 83-4　单纯疱疹

A. 原发性眼睑疱疹感染；B. 2mm 处的下泪小管闭塞（不同病例）

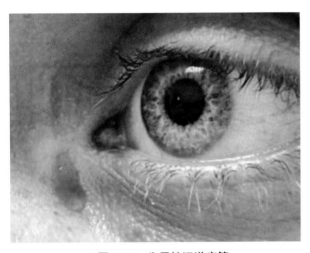

▲ 图 83-5　先天性泪道瘘管

肤切口垂直接近它来进行的（图 83-6）。切除瘘管上的组织（眼轮匝肌和皮肤）层层闭合以防止其重新开放，尽管这不应该在实施满意的 DCR 时发生。

（二）泪小管切开术治疗感染性小管炎

受影响的泪小管肿胀，伴有慢性、乳白色和黏液样分泌物，是细菌性泪小管炎的标志（图 83-7 和图 83-8），但不幸的是，这些症状经常被漏诊很长一段时间，被误诊为慢性结膜炎、睑板腺囊肿或鼻泪管阻塞，从而导致治疗不当和无效。通过用细剪刀进行 5～6mm 的泪小管切开，并使用放置在眼睑两侧的两个棉球将管腔内的碎片从内侧按摩到外侧，可以有效地治愈细菌性泪小管炎（图 83-9）。一些作者主张泪小管中切开，以保留泪小点环，另一些作者则建议在裂隙灯显微镜下在不打开泪小管的情况下挤出碎屑；后一种技术除了在最轻微的情况外，很可能在所有情况下都会失败，因为扩张的泪小管中隐藏了大的"结石"，或者碎屑顺行移位到泪囊中。

手术时必须清除所有碎屑，并且不能通过不适当的冲洗或探查将碎屑冲洗到远端，因为这有顺行传播感染的风险。术后短期外用氯霉素就足够了，因为大多数细菌对这种抗生素都很敏感；手术前或术后不需要外用青霉素治疗。纵行切口通常愈合时没有明显的缺陷，除了罕见的原发性泪囊感染外，症状复发通常表明初次手术时泪小管内碎屑排出不足。然而，有一点需要注意：临床医生应该检查泪小管栓子或支架的放置史，这些都会带来较差的预后，如果可能的话，应该在手术中取出。

（三）泪小管损伤

泪小管损伤的手术在其他地方有深入的报道，但是修复的主要原则总结如下。首先，不应

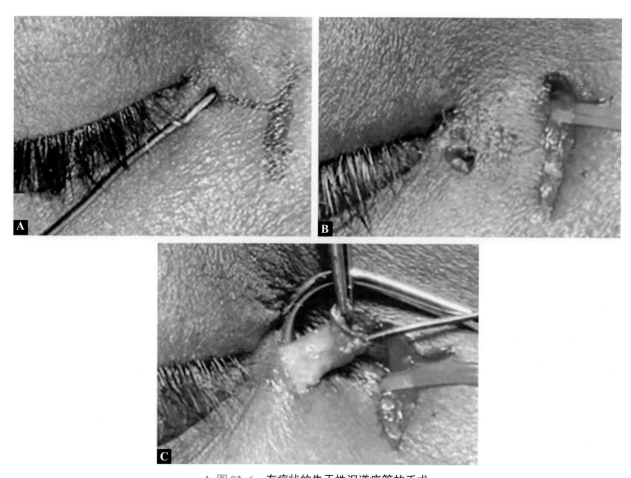

▲ 图 83-6　有症状的先天性泪道瘘管的手术

A. 泪囊鼻腔吻合术和与瘘管垂直的切口标记；B 和 C. DCR（完整）和单独副泪小管完整切除的不同病例

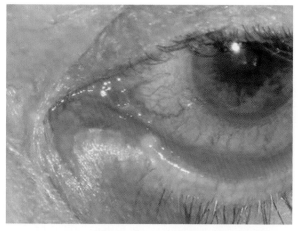

▲ 图 83-7　慢性小管炎，典型的乳白色分泌物

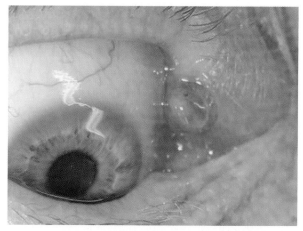

▲ 图 83-8　与慢性上泪小管炎相关的肉芽肿

孤立地考虑泪小管损伤，还应考虑其他局部结构的损伤。了解损伤原因，如果可能的话，将提醒临床医生注意残留异物的存在，或内眦角、鼻旁窦或颅腔的附带损伤。如有疑问，应进行影像学

检查。仔细检查 CT 上的软组织窗通常会发现残留的有机异物，这些物质通常在异物的边缘有轻微的强化。在没有更严重的损伤（如眼球或颅内创伤）的情况下，泪小管断裂，无论是下泪小管、

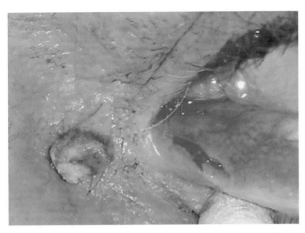

▲ 图 83-9　导管切开术可见碎屑和相关的"结石"

上泪小管，还是两者兼有的患者，可以在下一个常规手术时间安全修复，尽管最好在 48h 内修复。全身麻醉下的检查往往更容易，可以评估内眦韧带和泪小管损伤的程度，尽管早期用纤维蛋白渗出物封闭软组织裂伤可以掩盖相当广泛的损伤。在内眦韧带后支断裂的情况下，建议修复以最大限度地减少随后的内眦角前移（继发的"Centurion 综合征"），因为这往往会导致流泪症状，即使在泪小管通畅的情况下也是如此。采用经结膜泪阜后入路，将 5-0 可吸收或 4-0 聚丙烯缝线穿过泪后嵴上的骨膜和相应的睑板内侧或残留的肌腱组织，在修复任何泪小管断裂前应放置此类缝线。

识别泪小管远处断端的最佳技术仍然存在争议，这些技术包括使用猪尾巴探针，用黏弹剂冲洗泪小管，荧光素或空气通过未受伤的另一根泪小管，以及通过局部应用苯肾上腺素或肾上腺素收缩邻近的血管化组织——后一种方法显示远端泪小管为苍白的"环"（图 83-10）。在实践中，后一种动作是最有用的，尽管猪尾巴探针最近重新引起了人们的兴趣。根据作者的经验，在绝大多数病例中，及时使用手术显微镜进行手术、止血、仔细观察内眦区域的深处，再加上局部血管收缩，通常足以暴露出泪小管的远端表面。硅胶

支架，无论是缩短的单管状支架还是双管状支架，都应在组织闭合前插入。深处的 5-0 可吸收缝线用于修复内眦韧带后支，7-0 可吸收缝线缝合泪小管周组织。在这些缝合线被拉紧和打结之前，支架的远端首先被推进到远端泪小管的断端，从而既将泪小管表面的切断端重新结合在硅胶支架上（其起引导作用），又恢复内侧眼睑的后向量。支架放置 3～6 周后移除，长期预后反映了原始损伤的严重程度。

（四）近端和中段泪小管闭塞

泪道手术的预后取决于泪小管阻塞的位置和程度，广泛的或远端的泪小管闭塞预后最差，如扁平苔藓引起的长而严重的闭塞。初次泪道干预的成功与残留的健康泪小管的远端长度有关：由于近端和中段泪小管的阻塞时间较长，非常有限的残留远端泪小管（如果有的话）逆行泪小管吻合术会导致位于内侧的静态内眦假泪小点，即使在解剖学上是开放的，也很可能是无功能的。如果只有很短的近端阻滞，残留的健康泪小管仍然是泪液泵机制的活跃部分，症状控制往往更好。

虽然临床检查确定为完全性近端或中段泪小管阻塞，首选的治疗方法是外路 DCR＋ 泪小管逆行造口术：应避免一期放置泪小管旁路管，原因有三。首先，闭塞的程度不能在手术前确定，可能限于近端较短的长度，并有明显的健康泪小管残留。其次，DCR 绕过了鼻泪管内正常的生理阻力，从而降低了总的流出阻抗——与残余泪小管系统的状态无关。最后，即使患者可能需要二次旁路置管，一旦一期泪阜切除部位和内眦角组织愈合，在预先开放 DCR 术后，管子的稳定性也能达到最佳。

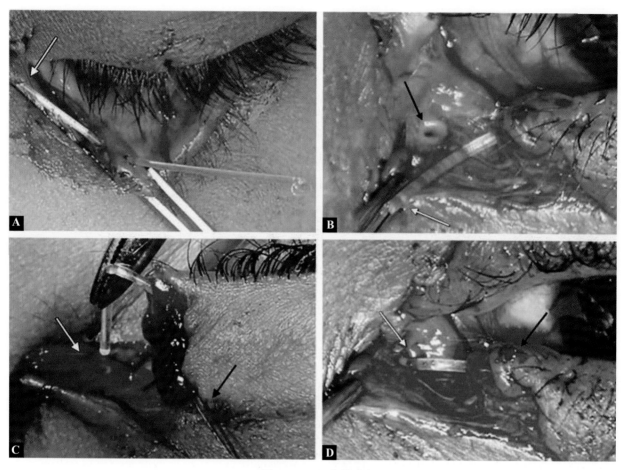

▲ 图 83-10　泪小管吻合

A. 放置单管状硅胶支架（箭显示未切开的末端）；B. 识别远端泪小管（黑箭）和缩短的硅胶支架（白箭）；C. 将支架插入远端泪小管（白箭和黑箭显示预先放置的缝线）；D. 通过支架"脚跟"（黑箭）将硅胶支架维持在胶原环中，并在远端泪小管内放置支架（白箭）

四、手术技术

（一）泪囊鼻腔吻合术伴逆行泪小管造口术

位于泪小管前 7mm 的阻塞应采用 DCR 逆行泪小管造口术。阻塞的范围是通过开放的泪囊逆行探查泪小管来确定的，因此应该警告患者，如果没有发现泪总管，可能需要一期放置玻璃泪小管旁路管。

手术需要进行大的骨切开，从而有助于形成尽可能大的软组织窗（泪液流动的阻抗最小），如果需要的话，还可以畅通无阻地放置泪小管旁路管。同样，在所有这些情况下都应该进行一期泪阜切除术，因为在泪阜切除床愈合的情况下，稍后放置旁路导管会更成功。

缝合黏膜后瓣后，在距其末端约 8mm 处用"1"G 的 Bowman 探针以逆行方式探查泪总管开口，弯曲角度为 80°。这个成角度的探条的末端轻轻地指向泪总管的开口，保持对泪囊前瓣的最小牵引力，以避免不必要的组织变形。沿着每个泪小管依次使探条尽可能向外侧通过，在覆盖探头尖端的泪小管壁上形成 1～2mm 的正方形窗口（或"假泪小点"）（图 83-11）。硅胶支架上的穿刺针类似地弯曲，以允许逆行插管最容易进入泪小管，从内部开口通向新的"假泪点"，穿刺针被收回并拉直。然后，通过相应的真泪小管或

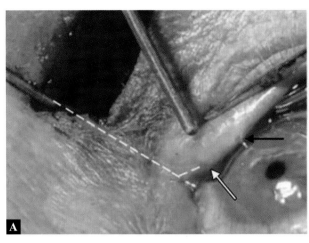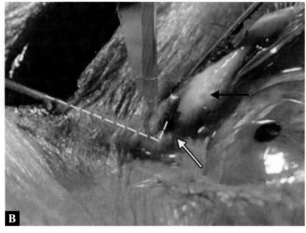

▲ 图 83-11　中段泪小管梗阻的逆行泪小管造口术

A. 显示"1"G Bowman 探针从内侧放置到近端上泪小管（虚线表示探针的路径，白箭和第二根探针标识泪小管中的探针尖端，黑箭标识自然泪小点）；B.假泪小点的创建，其中使用 E11 刀片在探针头端上方创建窗口（白箭）

"假泪小管"顺行插管，然后将管子绑在鼻腔里。

在仅存在泪总管的严重梗阻中，其侧端被打开进入泪阜切除床，并且如在仅可找回单个泪小管的情况下，返回端穿过同侧泪小管的纤维环并进入鼻腔；通过将 19G 针穿过组织，从而产生一条远离泪总管开口进入打开泪囊的轨道，使得返回鼻腔变得容易。请注意，在这种情况下不能使用单管支架，因为新的"假泪小点"没有固定环。

术后 7～10 天拆除皮肤缝线，3～4 周后拆除硅胶支架。虽然在没有健康的泪小点的情况下进行了"盲返"，但支架应该及早移除，以避免泪小管撕裂（所谓的豁开）。

（二）泪小管旁路管的放置

泪小管旁路管的放置也称为经结膜泪囊鼻腔吻合术，在没有任何功能性泪小管的情况下，需要放置琼斯管旁路管。虽然一些外科医生倾向于一期放置旁路导管，而另一些医生则主张在没有事先 DCR 的情况下放置（导管通过前筛窦直接进入鼻腔），但目前的作者仅极少进行此类导管的一期放置，且从未在没有事先 DCR 的情况下进行过一期放置。虽然有时适合一期放置，但二期放置通常更可取，因为在 DCR 和泪阜切除后愈合的内眦角床上的导管定位和稳定性得到了改善。

泪道旁路管在内侧泪湖和鼻腔之间起到导水管或泪道"桥梁"的作用，它用另一个尽管被截断了的动力系统取代了泪泵的一个动态部件——泪小管。眼睑移动，泪水向内侧扫入内眦区，相应的内眦角活动度，鼻腔内管开口上方的空气通道（在管内形成相对真空），以及吸气过程中产生的轻微亚大气压鼻压，都是动态过程。因此，应避免在没有事先做过 DCR 的情况下放置旁路管（导致刚性的固定管道）。

在一期置入 Jones 管时，先进行大的鼻切开术，然后缝合后黏膜瓣。手术是在全身麻醉下进行的，局部麻醉下的鼻腔血管收缩会产生非典型的宽敞的鼻腔，并可能导致旁路管的鼻腔定位错误。泪阜切除后，对泪阜床进行透热治疗，并使用 Nettleship 扩张器或泪小点 seeker 的尖端在内眦角和鼻腔之间形成一条轨迹，然后用双端（"牛角"）扩张器扩张该轨迹（图 83-12）。这种方法可以将管子精确地放置在内眦和鼻腔，比单独使用更宽头的"牛角"扩张器提供更好的控制力。

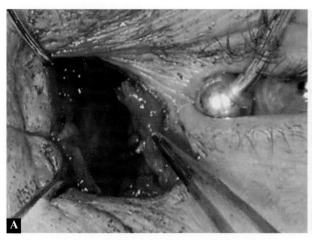
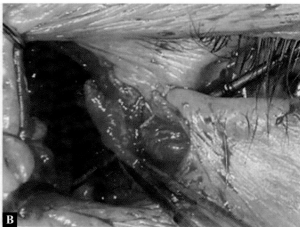

▲ 图 83-12　一期 Lester Jones 泪道旁路管的插入，显示将玻璃旁路管通过 Bowman 探针之前使用扩张器创建轨迹

选择合适的旁路管，其长度足以位于中鼻道，但不接触鼻中隔，并通过"1"号 Bowman 探针插入轨道。由于鼻端有细微的凸缘，放置导管需要用两个拇指指甲施加牢固的压力，助手轻轻支撑 Bowman 探针的末端。必须记住，使用任何其他装置对管端施加压力往往会使其破碎。为获得最佳引流效果，导管应直接进入下睑边缘黏膜皮肤交界处后面的内眦角，并向下定位 30°～40°，远端自由地躺在中鼻甲前面的鼻腔内（图 83-13）。吻合口既不应该位于太深的位置——这有可能导致表层巩膜侵蚀和炎症——也不应该位于太靠前，因为它将离泪湖太远。一期放置旁路管时，应放置 6-0 尼龙环缝线，使吻合口远离愈合的泪阜床。这样的缝合线穿过下睑，绕管颈 3 圈，然后回到眼睑表面，在那里将其绑在垫枕上，7～10 天后移除（图 83-14）。如果需要，给患者开为期 2 周的局部类固醇－抗生素联合用药和鼻腔缩血管剂。旁路管应允许生理盐水从结膜囊自由进入鼻腔（图 83-15）。

琼斯旁路管（图 83-16）的二次置入也是以类似的方式进行的，但除非进行了进一步的泪阜切除否则不需要环扎缝合，并使用鼻内镜来确认管端的位置。

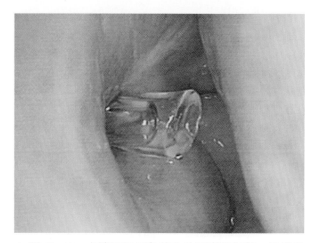

▲ 图 83-13　内镜下显示鼻腔内的泪道旁路管，远端位于中鼻道

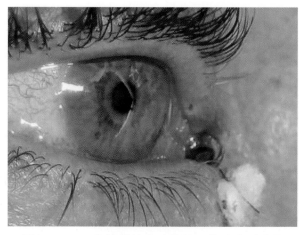

▲ 图 83-14　一期放置的旁路管用环状缝合系在棉质垫枕上

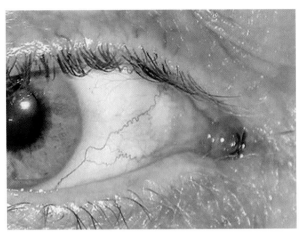

▲ 图 83-15 最佳旁路管放置位置，部分位于下睑缘以下，管口位于先前泪阜切除术产生的泪"坑"内

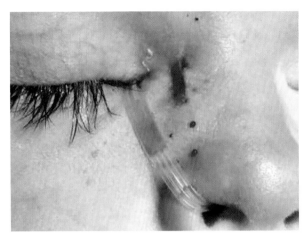

▲ 图 83-17 先天性泪道发育不全手术显示硅胶插管的多个"环"

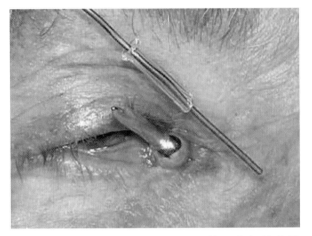

▲ 图 83-16 二期放置 Lester Jones 管，牛角扩张器到位，合适长度的 Lester Jones 管放置在 1 号探针上以供插入

（三）DCR 加多环泪管植入治疗泪道发育不全

非常罕见的完全性泪道发育不全病例，通常只有在儿童尝试 DCR 时才能发现，可以通过在泪阜切除部位和鼻腔之间制造一个大的瘘管来治疗。瘘管是通过放置硅胶插管的多个"环"来维持的（图 83-17），这个环在手术后大约 4 周被移除；硅胶支架不能太紧，以避免鼻缘的压力缺血。应该告知父母，如果症状持续到 9 岁或 10 岁以后，可能需要晚些时候放置旁路导管。

经验与教训

- 所有的泪小管炎都会不同程度地导致泪小管引流功能降低。
- 泪小管通畅并不意味着正常的动力功能。
- 感染性泪小管炎经常被误诊，并导致内眦角慢性分泌物，需要切开泪小管并清除所有感染的物质和碎屑。
- 原发性单纯疱疹病毒眼周感染可引起泪小管和泪总管上皮炎症，继发狭窄或闭塞。
- 相比之下，扁平苔藓会引起上皮下纤维化导致广泛的泪小管闭塞。
- 引起泪小管狭窄的其他原因包括化疗药物［如放射性碘、氟尿嘧啶（5-FU）、S1 化疗、丝裂霉素（MMC）和紫杉醇类药物］。
- 有症状的先天性副泪小管最好采用瘘管切除和正规的泪道引流手术。

- 完全性先天性泪道发育不全可以通过 DCR 和环形插管进行治疗，在成年早期很可能需要稍后放置泪小管旁路管。
- 泪点狭窄本身最好的处理方法是去除壶腹后壁（与标准的纵向"三剪"泪点成形术形成对比）。
- 近端和中段泪小管闭塞应采用 DCR、逆行泪小管造口术和硅胶置管治疗。
- 泪总管膜性梗阻的治疗包括 DCR、膜切除和顺行插管。
- 一期放置泪小管旁路管的唯一适应证是完全不存在所有远端泪小管和泪总管结构。
- 对于因近端或中段泪小管阻塞而行 DCR 逆行泪小管吻合术的患者，在一期泪道引流手术时应考虑泪阜切除术。
- 当一期放置泪小管旁路管时，应该在管的颈部周围放置一条临时的环状缝合线，因为这可以使管的边缘在上皮床愈合期间保持对表面的贴合。

推荐阅读

[1] Ali MJ, Honavar SG, Naik M. Endoscopically guided minimally invasive bypass tube intubation without DCR: evaluation of drainage and objective outcomes assessment. Minim Invasive Ther Allied Technol. 2013;22:104–9.

[2] Bourkiza R, Lee V. A review of the complications of lacrimal occlusion with punctal and canalicular plugs. Orbit. 2012;31:86–93.

[3] Chak M, Irvine F. Rectangular 3–snip punctoplasty outcomes: preservation of the lacrimal pump in punctoplasty surgery. Ophthal Plast Reconstr Surg. 2009;25:134–5.

[4] Chalvatzis NT, Tzamalis AK, Mavrikakis I, et al. Selfretaining bicaniculus stents as an adjunct to 3–snip punctoplasty in management of upper lacrimal duct stenosis: a comparison to standard 3–snip procedure. Ophthal Plast Reconstr Surg. 2013;29:123–7.

[5] Chatterjee S, Rath S, Roy A, et al. 20G silicone rod as monocanalicular stent in repair of canalicular lacerations: experience from a tertiary eye care centre. Indian J Ophthalmol. 2013;61:585–6.

[6] Durrani OM, Verity DH, Meligonis G, et al. Bicanalicular obstruction in lichen planus: a characteristic pattern of disease. Ophthalmology. 2008;115:386–9.

[7] Eiseman AS, Flanagan JC, Brooks AB, et al. Ocular surface, ocular adnexal, and lacrimal complications associated with the use of systemic 5–fluorouracil. Ophthal Plast Reconstr Surg. 2003;19:216–24.

[8] Esmaeli B, Golio D, Lubecki L, et al. Canalicular and nasolacrimal duct blockage: an ocular side effect associated with the antineoplastic drug S–1. Am J Ophthalmol. 2005;140:325–7.

[9] Esmaeli B, Hidaji L, Adinin RB, et al. Blockage of the lacrimal drainage apparatus as a side effect of docetaxel therapy. Cancer. 2003;98:504–7.

[10] Gogandy M, Al–Sheikh O, Chaudhry I. Clinical features and bacteriology of lacrimal canaliculitis in patients presenting to a tertiary eye care center in the Middle East. Saudi J Ophthalmol. 2014;28:31–5.

[11] Hussain RN, Kanani H, McMullan T. Use of Mini–Monoka stents for punctal/canalicular stenosis. Br J Ophthalmol. 2012;96:671–3.

[12] Joganathan V, Mehta P, Murray A, et al. Complications of intracanalicular plugs: a case series. Orbit. 2010;29:271–3.

[13] Khu J, Mancini R. Punctum–sparing canaliculotomy for the treatment of canaliculitis. Ophthal Plast Reconstr Surg. 2012;28:63–5.

[14] Kintzel PE, Michaud LB, Lange MK. Docetaxel–associated epiphora. Pharmacotherapy. 2006;26:853–67.

[15] Kopp ED, Seregard S. Epiphora as a side effect of topical mitomycin C. Br J Ophthalmol. 2004;88:1422–4.

[16] Liang X, Lin Y, Wang Z, Lin L, et al. A modified bicanalicular intubation procedure to repair canalicular lacerations using silicone tubes. Eye. 2012;26:1542–7.

[17] Liu B, Li Y, Long C, et al. Novel air–injection technique to locate the medial cut end of lacerated canaliculus. Br J Ophthalmol. 2013;97:1508–9.

[18] Madge SN, Malhotra R, Desousa J, et al. The lacrimal bypass tube for lacrimal pump failure attributable to facial palsy. Am J Ophthalmol. 2010;149:155–9.

[19] Naik MN, Kelapure A, Rath S, et al. Management of canalicular lacerations: epidemiological aspects and experience with Mini–Monoka monocanalicular stent. Am J Ophthalmol. 2008;145:375–80.

[20] Nam SM. Microscope–assisted reconstruction of canalicular laceration using Mini–Monoka. J Craniofac Surg. 2013;24:2056–8.

[21] Port AD, Chen YT, Lelli GJ Jr. Histopathologic changes in punctal stenosis. Ophthal Plast Reconstr Surg. 2013;29:201–4.

[22] Shahid H, Sandhu A, Keenan T, et al. Factors affecting outcome of punctoplasty surgery: a review of 205 cases. Br J Ophthalmol. 2008;92:1689–92.

[23] SmartPlug Study Group. Management of complications after insertion of the SmartPlug punctal plug: a study of 28 patients. Ophthalmology. 2006;113:1859.

[24] Soiberman U, Kakizaki H, Selva D, et al. Punctal stenosis: definition, diagnosis, and treatment. Clin Ophthalmol. 2012;6:1011–8.

第七篇

眼肿瘤手术
Oncology Surgeries

第 84 章　眼肿瘤
Introduction to Oncology Section

Bertil Damato 著

张艳青　译

眼肿瘤的治疗既包括手术切除，也包括特定的光热治疗、放疗及药物治疗。其中有些治疗也需联合手术操作，具体将在后面的章节中详述。

一、手术切除

一般来说，肿瘤切除是肿瘤治疗的主要方法（图 84-1）。原发性肿瘤切除的主要目的是延长生命。当然，有些疾病，如脉络膜黑瘤，对有些患者来说还不能确定如此（图 84-2）[1]。其他的治疗目的包括预防眼部疼痛及保存视功能。手术方法包括眼球摘除、眶内容剜除、结膜肿瘤切除、经巩膜虹膜切除术、虹膜睫状体切除术、脉络膜切除术及眼内肿瘤切除术。

有时肿瘤已经通过放射治疗稳定了，手术切除的目的是治疗或预防局部致死性的复发。这种复发是肿瘤放射性毒性引起的。

二、放射治疗

放射治疗可用于术前准备，预防肿瘤的种植（如"新辅助放疗"）；也可用于手术切除之后，预防局部肿瘤的复发（如"辅助放疗"）。放疗也可用于肿瘤切除以后的局部肿瘤复发治疗。

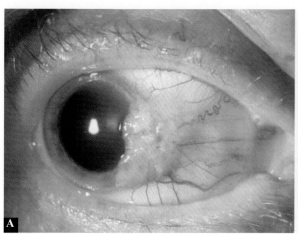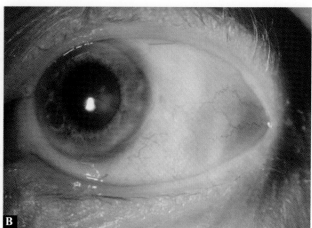

▲ 图 84-1　结膜鳞癌

A. 治疗前；B. 手术切除辅助敷贴放疗和局部 5-FU 眼药水化疗后

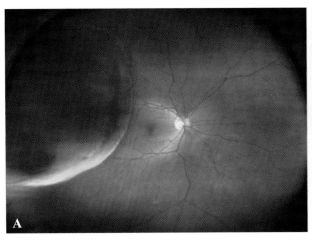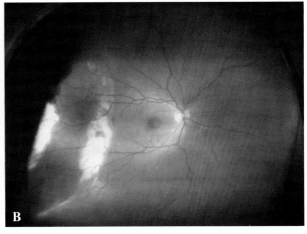

▲ 图 84-2　脉络膜黑瘤

A. 37 岁女性眼底照片，显示颞侧脉络膜黑瘤，底部 16.4mm，厚 8.4mm；B. 瘤体经巩膜切除以后辅助敷贴放疗以后的眼底外观照。尽管手术效果理想，但预后差，因为肿瘤为上皮细胞型伴 3 号染色体缺失。这在眼部诊断和治疗之前已提示转移导致的高致死率

放疗通常是唯一的治疗方法。在这种情况下，外科手术包括放射敷贴的植入和去除，质子治疗时钽标记物的植入，定向固定放射治疗时眼球的固定都是辅助放疗的手段（图 84-3）。

三、激光治疗

激光治疗在视网膜母细胞瘤的治疗中发挥着重要的作用，可以单独使用或结合化疗使用。

激光治疗也可用于破坏手术切除（如内路切除法）以后任何残余的瘤体，亦可用于内路切除或活检以后的视网膜光凝。

经瞳孔温热疗法既可用于原发肿瘤的治疗，也适用于减少脉络膜黑瘤放疗后的渗出。

一些涉及手术的化疗，如动脉内化疗和眼内注射，也会在此章中予以讨论。

四、冷冻治疗

冷冻治疗对于眼内肿瘤的治疗是有效的，如视网膜母细胞瘤、血管增生性肿瘤、Coat 病和视网膜血管母细胞瘤（即视网膜毛细血管瘤）。

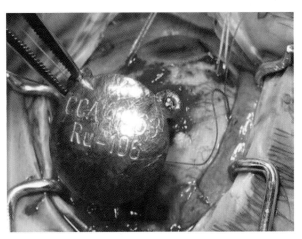

▲ 图 84-3　钉敷贴放疗

敷贴或质子治疗成功与否依赖于敷贴和标记物手术放置的技巧

冷冻治疗也用于结膜肿瘤局部切除以后的辅助治疗。脉络膜黑瘤内路切除以后补充冷冻，可用于封闭损伤的部位及破坏巩膜切除处的种植。

对于视网膜母细胞瘤，冷冻通过破坏血眼屏障，可有助于药物到达目标部位。眼内化疗以后，冷冻可用于预防注射部位的种植。

五、药物治疗

化疗已经成为视网膜母细胞瘤最重要的治疗

方法，包括系统性化疗、动脉内化疗、玻璃体腔注射及 Tenon 囊下注射。化疗治疗视网膜母细胞瘤常结合激光、冷冻和敷贴放疗。

系统性化疗也用于肿瘤转移和淋巴瘤。

玻璃体腔注射化疗药物，如甲氨蝶呤、美法仑、利妥昔单抗，对视网膜淋巴瘤有效。

局部化疗广泛用于结膜黑瘤、鳞癌和其他肿瘤。

使用眼内激素抗炎由来已久。虽然对于放疗后的黄斑水肿有效，但这种治疗方法已经主要被抗新生血管的药物代替。

消毒剂、抗生素、抗炎药物、缩瞳药和扩瞳药也常用于眼科手术。

六、心理干预

眼肿瘤会威胁患者的视力、引起疼痛、视物模糊，而且有些还会因为全身转移导致死亡[2]。这些又会引起患者的恐惧，情感需要也是需要医务人员关注的。

七、同意书的签署

任何治疗，都需要患者的知情同意，并做好书面记录。

对于非治疗性的潜在致命肿瘤（如"有可能恶化的脉络膜细胞瘤"，又称为"可疑的痣"）也需要签署知情同意书。以防止患者进展为转移性病变或其他并发症导致延误治疗[3]。

研究和教学使用组织也需要常规签署同意书。

不是所有的治疗机构都能提供所有的治疗方法，而且有些机构的许多方面还存在争议。为了做到真正的"知情"，患者需要被告知一些更先进机构的治疗方法和观点。

八、患者交流

许多患者提到当听到癌症的时候，他们的大脑就"关闭"了。许多年来，作者采用实时录音的方式记录当时就诊的情况，并发现这种方法能够加强交流，改善医患关系[4]。许多医生担心医疗法律的问题，但作者更担心患者忘记的东西而不是记住的东西。给患者打印的提示，以防止讨论中遗漏重要的问题。

九、多学科合作

作者印象中存在一种趋势，就是非眼肿瘤的眼科医生也倾向于治疗眼部的恶性肿瘤，如结膜黑瘤和视网膜淋巴瘤，因为这些肿瘤的治疗并不需要特殊的器械和设备。然而，给予患者充分的治疗比仅仅破坏肿瘤更重要。

例如，很多非眼肿瘤的眼科医生并不了解为了防止肿瘤种植的特别操作，但这常导致致死性的后果。而且，大部分视网膜淋巴瘤的患者死于颅内病变。因此，眼部恶性肿瘤的患者需要多学科的合作治疗，包括肿瘤医生、病理学家、放疗医生、基因学家及心理学家。

十、不确定情况的处理

有些肿瘤，如脉络膜黑瘤，眼部治疗对于生存率的影响还不确定。因此，对于还不确定的恶性肿瘤是观察、治疗还是活检很难抉择。专业医生需要选择个性化的最佳治疗，需要考虑到患者的个人需求、愿望和恐惧[5]。既不能强制患者，也不能完全按照患者的意愿。临床上，需要结合两种方法，个性化治疗。

经验与教训

- 眼部治疗只是患者整体治疗的一方面，需有全局观念。

- 知情同意告知时，需向患者讲明所有的治疗选择，而不是仅限于本机构可以给予的方法。

- 对于不治疗的情况，如果不签署知情同意书，如果出现并发症的话，可能引起不良后果。

参 考 文 献

[1] Damato B. Ocular treatment of choroidal melanoma in relation to the prevention of metastatic death—a personal view. Prog Retin Eye Res. 2018;66:187–99.

[2] Damato B, Hope–Stone L, Cooper B, et al. Patient–reported outcomes and quality of life after treatment of choroidal melanoma: a comparison of enucleation vs radiotherapy in 1596 patients. Am J Ophthalmol. 2018;193:230–51.

[3] Afshar AR, Deiner M, Allen G, Damato BE. The patient's experience of ocular melanoma in the US: a survey of the ocular melanoma foundation. Ocul Oncol Pathol. 2018;4:280–90.

[4] Ah–Fat FG, Sharma MC, Damato BE. Taping outpatient consultations: a survey of attitudes and responses of adult patients with ocular malignancy. Eye. 1998;12:789–91.

[5] Damato B, Heimann H. Personalized treatment of uveal melanoma. Eye. 2013;27:172–9

第85章 活 检
Biopsy

Bertil Damato　Sarah E. Coupland　Heinrich Heimann　Armin Afshar　Carl Groenewald　著
张艳青　译

一、概述

眼内肿瘤的活检常用于诊断及预测预后。

二、适应证

- 眼内或结膜肿瘤的诊断、临床检查不明确时。
- 鉴别脉络膜痣或脉络膜黑瘤时，长期监测观察外的另一种选择。
- 结膜色素性病变的诊断，如上皮内病变（如原发性获得性结膜黑变病/结膜黑色素细胞上皮内病变）和侵袭性黑瘤的鉴别[1,2]。
- 玻璃体炎症性病变和玻璃体视网膜淋巴瘤的鉴别诊断[3]。
- 临床诊断的确认，如脉络膜转移[4]。
- 眼内黑色素瘤的形态学分析和基因分型，利于预后的估测（图85-1）[5]。

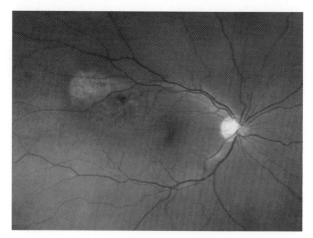

▲ 图 85-1　53 岁女性右眼颞上方脉络膜黑色素瘤活检术后

该病例使用 25G 玻璃体切割刀，做了经视网膜肿瘤活检，可见活检部位为肿瘤中央的暗色区域。肿瘤的最大基底直径为 9.5mm，厚度 2.0mm，无上皮细胞型，也没有 3 号染色体的缺失。根据肝脏的脉络膜黑瘤池（www.ocularmelanomaonline.org）多因素分析，显示转移的风险很小

重眼内出血的风险。

- 结节性结膜肿瘤，因为这样会增加肿瘤种植的风险。如果可行的话，更倾向于眼外活检。

三、禁忌证

- 怀疑或确诊的视网膜母细胞瘤，因为这样会增加肿瘤眼眶内种植或全身转移的风险。
- 抗凝治疗中，因为眼内肿瘤活检会增加严

四、术前准备

对于眼内肿瘤活检的病例，根据患者的年龄采用不同的扩瞳药来扩瞳。如果眼内活检是为了诊断或者是排除淋巴瘤，那么在活检前任何激素

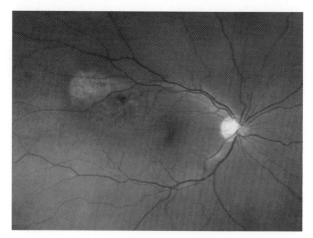

类的治疗应该尽可能长时间停止。

五、手术技术

（一）穿刺活检

1. 玻璃体活检

最好使用 25G 针头，巩膜三切口，无缝合玻璃体切割技术。三切口位于角巩膜缘后 4mm，包括灌注、导光和玻璃体切割头。

用 10ml 的注射器来吸取玻璃体样本，这个时候灌注是关闭的。允许眼球塌陷或者是挤压眼球，以维持高眼内压。注射器通过 T 管接在玻璃体切割头上，取样成功，即打开灌注。

2. 经视网膜活检

使用 25G 或 27G 玻切头，巩膜三切口，无缝合玻璃体切割技术或使用细针（25～30G）。

细针或玻璃体切割头避开大的血管，通过视网膜到达肿瘤的顶点。

当使用玻璃体切割头的时候，小速率切割，吸引开到最大。当把切割头从肿瘤上移除的时候发生出血，需要把眼内压升高，直到出血停止。大约 1min 以后再降低。如果再次出血，再重复前面的操作。如果肿瘤很薄，切割位于肿瘤的边缘，将切割刀头的方向朝向肿瘤的中心位置，切割后，周边的视网膜也就可以和肿瘤分离了。

玻璃体切除、内路激光光凝、眼内填充都不需要。

手术过程中需要使用显像系统，如非接触广角镜系统、角膜接触镜系统或双目间接检眼镜。

3. 经巩膜活检

使用 25G 或 30G 的针头直接穿过巩膜到达瘤体。针头后面预接一个 10ml 的注射器，并预先放好生理盐水。针头垂直穿过巩膜，以减少眼

球外肿瘤种植的风险，使用双极电凝或冷冻处理针道，也有利于减少这种风险。

小心针头不要刺入太深，如果没有渐进性的针头，可以用标记笔在针头的底部做出标记。一旦到达肿瘤的部位就可以用血管钳卡住。针头到达后可以旋转或左右移动切割瘤体或使用吸引以增加瘤体的取材量。过长的吸引时间并不能增加取材量，因为样本可能会在针管中发生凝结。

吸出物注射到统一的容器中，并在显微镜下观察，以保证足够的样本量。当样本被血液污染的时候观察很困难。需仔细区分肿瘤的碎片和微小的气泡。

（二）切开活检

1. 虹膜肿瘤

活检可以使用玻璃体切割刀或者是剪刀。当鉴别痣和黑瘤时，需要切除肿瘤的边缘及正常的组织。如果需要的话，样本量应该足够大，可以做免疫组化和基因检测。

2. 脉络膜肿瘤

如果没有损伤更小的方法，我的建议方案如下：通过透照法，在巩膜面标记出瘤体的边缘。用 15G 刀片做一个巩膜瓣。然后在深部做一个横行的切口，切口位于瘤体中央偏上的位置。使用 Essen 活检镊探入到瘤体内获取小的样本，然后冲进统一的样本盒内（图 85-2）。重复这个步骤，已取得足够数量的样本。如果有出血，马上用棉签将血拭去，防止肿瘤的种植。任何瘤体的碎片进入到巩膜床上都需迅速电凝处理。一般用胶水黏合巩膜板层瓣。有时可使用 6-0 薇乔缝线间断缝合 2 针，以保证巩膜片归位。

3. 结膜肿瘤

切开活检并不适用于结节性肿瘤，因为这种肿瘤可以用非接触原则完全切除以避免种植。显

微活检适用于弥漫性病变，如黑色素增多症、结膜黑色素细胞的上皮内瘤样病变、原发性获得性色素增多症或原位癌。手术操作时使用 spring 剪刀和有齿的显微镊子（图 85-3）。标本取材的形状应该是三角形或者类圆形，大概 4mm×2mm 大小。将样本放置在一个纸片上，小心不要压碎。多次取样，从正常结膜的部位开始。每一个样本都应放在独立的样本盒内，并且准确标记取材的部位。

（三）切除活检

1. 虹膜肿瘤

虹膜中央部位的病损或者是靠近瞳孔边缘的瘤体切除活检，需要做广泛的虹膜切除。后续还需要做虹膜成形，或使用人工虹膜或佩戴有色的

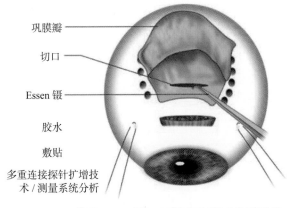

▲ 图 85-2　使用 Essen 镊经巩膜切开活检脉络膜黑瘤

角膜接触镜。如果肿瘤涉及房角，手术需要切除部分房角和虹膜。

2. 色素膜肿瘤

睫状体和（或）脉络膜肿瘤的切除（见第 91章和第 92 章）。

3. 结膜肿瘤

结膜肿瘤的切除活组织检查详见其他章节（见第 93 章）。

六、实验室检查

（一）外科医生和病理学家之间的联络

在将任何眼内样本发送到病理学实验室之前，建议弄清应该使用什么运输介质[2]。

是否必须送新鲜标本，需提前通知实验室。周末送检更应采取特殊预防措施。

所有标本必须附有要求表格，填写患者详细信息、临床病史和鉴别诊断。应该避免使用首字母缩略词。应提供联系电话以备实验室需要进一步的信息。

（二）标本到实验室的转运

抽吸活检应置于"软"固定介质中，如CytoLyt，以进行后续的形态学、免疫组织化学和

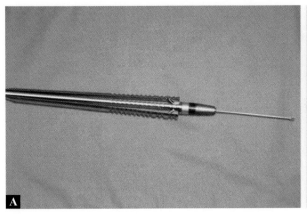

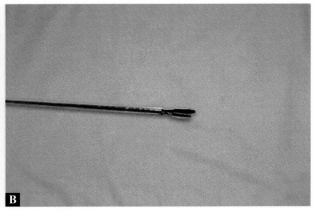

▲ 图 85-3　A. Essen 镊；B. 镊子头部

基因学检测。

切开活检可置于缓冲福尔马林中。如果是多个样本，则应放置每个样本在一个单独的容器中。

切除活检应置于缓冲福尔马林中。如果在样品上标记缝线，则必须在申请表上做出解释，便于病理学家了解肿瘤细胞是否延伸到特定的手术部位。建议每个样品也是平放在滤纸或一小块纱布上，使其保持平坦，福尔马林固定时边缘不会"卷曲"。

（三）实验室调查

光学显微镜可以观察细胞离心涂片和处理后的组织切片。传统的细胞形态学染色包括 May-Grünwald-Giemsa，标准的组织切片染色是 HE 染色。

特殊染色

- 高碘酸－席夫染色用于突出显示细胞中的颗粒特征，如细胞质颗粒，以及微生物的存在／不存在。
- Grocott 染色用于展示微生物，特别是真菌。
- Perl 铁染色。

免疫组织化学涉及许多细胞和组织的单克隆或多克隆抗体，以精确识别细胞类型。这涉及放大和可视化步骤，其中可以应用于新鲜和固定的组织。

使用的抗体根据不同的诊断会有差异，具体如下：

- 黑色素瘤的 MelanA、HMB45、MITF 和 S-100P。
- 癌类的全角蛋白及专门的细胞角蛋白。
- 泛 T 细胞标记物（CD2、CD3）。
- 淋巴瘤的 B 细胞标记物（CD20、CD79a 和 PAX5）。

- CD68 用于巨噬细胞。
- 增殖标志物，包括 Ki-67（MIB-1）和 PHH3（也称为 Ser10）。

基因学研究越来越多地应用于诊断和预后。

- 诊断：例如，聚合酶链反应将 B 细胞和 T 细胞受体的克隆分析分别用于眼部 B 细胞和 T 细胞淋巴瘤中。为了进行这种分析，DNA 首先从新鲜或固定的样本中提取并评估质量。
- 预后：葡萄膜黑色素瘤，染色体异常与生存密切相关，可用于预测预后。最常使用的技术如下。
  - 荧光原位杂交。
  - 微卫星分析。
  - 多重连接依赖性探针扩增。
  - 比较基因组杂交阵列。
  - 单核苷酸多态性阵列。
  - 基因表达谱。
  - 下一代测序，基于癌症的系统或专用于葡萄膜黑色素瘤的系统。

这些检测使用肿瘤细胞或提取的肿瘤细胞 DNA 或 RNA。在不同方面的使用有不同特异性和成本。强烈建议任何基因分析的解读都是基于形态学的发现。

七、术后处理

按常规使用抗生素及散瞳药和抗炎药。

八、特定器械

- 抽吸活检：25～30G 皮下注射针、25G 玻璃体切割刀。
- 经巩膜切口活检：Essen 镊子。

九、并发症

（一）术中并发症

- 标本不足，最有可能见于使用细针或玻璃体切割的抽吸活检，特别是如果肿瘤很薄（即 < 3mm）。样本量是否足够还取决于计划进行的测试的量。其他失效的原因包括运输试样到实验室的延迟、错误的转运介质、容器泄漏，以及在淋巴瘤的病例中预先的类固醇治疗。对于结膜活检，必须小心采取，不造成挤压伪影。

- 肿瘤种植最有可能发生于视网膜母细胞瘤，后果严重。种植也可能发生在结膜黑色素瘤活检和其他可能的结节性恶性肿瘤，如癌。眼外种植可发生于葡萄膜黑色素瘤经视网膜活检后。这种并发症尤其发生于侵袭性的肿瘤，在组织学上也表现出高度恶性、3 号染色体丢失和（或）2 类基因表达型。

- 眼内活检的其他并发症包括白内障、出血、眼内炎和孔源性视网膜脱离。

（二）术后并发症

- 葡萄膜黑色素瘤的巩膜外种植可以通过手术切除辅助冷冻的方法治疗。

- 其他并发症，如白内障、出血、眼内炎和孔源性视网膜脱离，以常规的方式治疗。

十、手术结局的科学证据

- 诊断活检用于确定肿瘤是否需要治疗、需要什么样的治疗、应该进行哪些检查，以及计划如何长期监测。

- 预后活检将指导患者咨询及眼部和全身随访的频率和持续时间。

十一、手术治疗选择中的地位

对于眼肿瘤活检的意见各不相同。对于疑似眼内转移，作者更倾向于首选活检，然而大多数情况下，只有系统的全身检查没有定论时，很多医生才会选择眼内活检。眼内转移的免疫组织化学或基因学分析决定了随后的治疗计划。例如，Her–2 阳性的乳腺癌转移和表皮生长因子受体（EGFR）突变的肺癌转移的治疗方案是不同的。

对于区分眼内痣和黑色素瘤，以及预测治疗后的葡萄膜黑色素瘤（如质子或敷贴治疗）的预后，是否活检也存在分歧。我们的经验表明，如果放疗后很快进行活检，可以获得可靠的基因信息[6]。

经验与教训
- 活检需要经验丰富的外科医生及高度熟练和装备精良的实验室团队，如经验丰富的眼科病理学家，致力于眼科病理学的生物医学科学家及分子技术人员。
- 手术和病理团队之间密切合作和沟通至关重要。
- 弄清样品介质和运输至关重要。样品在送往实验室之前最好先通知实验室，特别是一些困难的病例。
- 注意肿瘤种植，特别是结膜黑色素瘤。
- 视网膜母细胞瘤的活检是禁忌的。

参考文献

[1] Damato B, Coupland SE. Conjunctival melanoma and melanosis: a reappraisal of terminology, classification and staging. Clin Exp Ophthalmol. 2008;36:786–95.

[2] Coupland SE. Analysis of intraocular biopsies. Dev. Ophthalmol. 2012;49:96–116.

[3] Coupland SE. The pathologist's perspective on vitreous opacities. Eye. 2008;22:1318–29.

[4] Sen J, Groenewald C, Hiscott PS, Smith PA, Damato BE. Transretinal choroidal tumor biopsy with a 25–gauge vitrector. Ophthalmology. 2006;113:1028–31.

[5] Damato B, Eleuteri A, Taktak AF, Coupland SE. Estimating prognosis for survival after treatment of choroidal melanoma. Prog Retinal Eye Res. 2011;30:285–95.

[6] Hussain RN, Kalirai H, Groenewald C, et al. Prognostic biopsy of choroidal melanoma after proton beam radiation therapy. Ophthalmology. 2016;123:2264–5.

第86章 激光治疗
Phototherapy

Michael Seider　Bertil Damato　著
薛 康 译

一、概述

眼部肿瘤的光疗包括光凝、热疗和光动力治疗（PDT）。

二、适应证

（一）光凝

● 作为小的、直径不超过 4.5mm 的视网膜血管母细胞瘤的初始治疗[1, 2]（图 86-1），作为大的血管母细胞瘤冷冻治疗的辅助治疗。

● 视网膜母细胞瘤，如果肿瘤较小（即直径和厚度分别不超过 3mm 和 2mm）以及位于后极部（图 86-2）[3]，可作为初始治疗方法。对于更大的肿瘤，可作为化疗的辅助治疗（图 86-3）。

● 脉络膜黑色素瘤内切手术术中辅助治疗，以消灭巩膜床上的肿瘤残留[4]。作为脉络膜黑色素瘤的初始治疗手段，已被其他方法所替代。

● 较小的视网膜血管增生性肿瘤初始或辅助治疗。

● 增殖性放射性视网膜病变"全视网膜"（通常是区域性的）激光治疗(破坏缺血视网膜)。

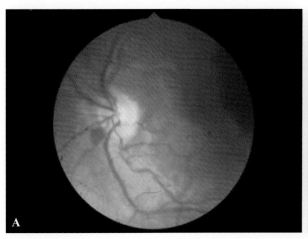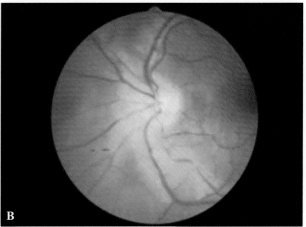

▲ 图 86-1　视网膜血管母细胞瘤

A. 光凝前；B. 光凝后（图片由 Damato B. Ocular Tumours: Diagnosis and Treatment. Oxford, UK: Butterworth-Heinemann; 2000.[5] 提供）

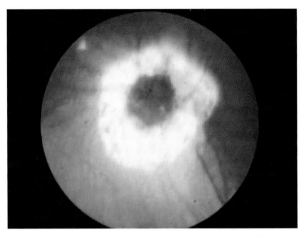

▲ 图 86-2 光凝后的小视网膜母细胞瘤（图片由 Dr John Dudgeon. Yorkhill, Glasgow. 提供）

（二）经瞳孔温热疗法

- 脉络膜黑色素瘤，厚度不超过 3mm，直径不超过 10mm 瘤体的初始治疗，如果其他方法不合适，以及患者接受局部复发风险增加[6]（图 86-4）。近距离放射治疗后辅助经瞳孔温热疗法可避免局部肿瘤复发（图 86-5）。脉络膜黑色素瘤放疗后补充 TTT 可以减少渗出，有助于暂时或永久改善视力，取决于是否伴有视盘及黄斑中央凹损伤而造成视力下降[7]（图 86-6）。

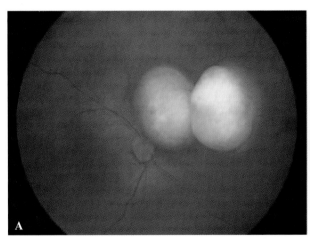
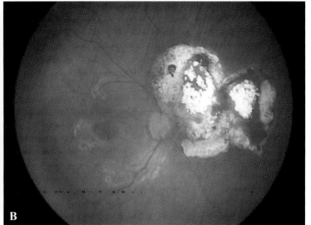

▲ 图 86-3 视网膜母细胞瘤
A. 化疗后；B. 二极管激光治疗后

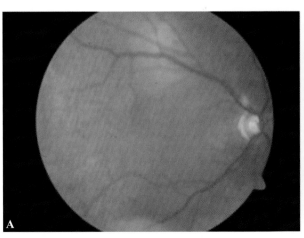
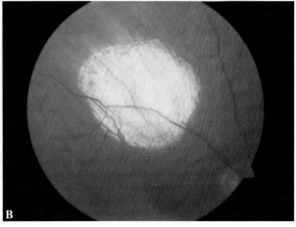

▲ 图 86-4 脉络膜黑色素瘤

A. 初始时；B. 经瞳孔温热疗法后（图片由 Damato B. Ocular Tumours: Diagnosis and Treatment. Oxford, UK: Butterworth-Heinemann; 2000.[5] 提供）

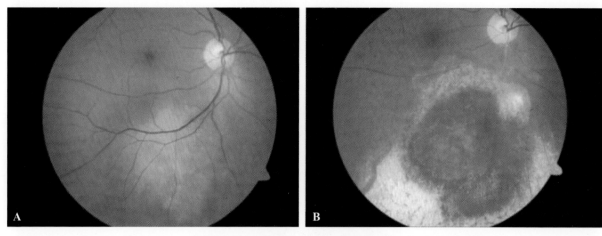

▲ 图 86-5　使用偏心定位钉敷贴和辅助近距离放射治疗脉络膜黑色素瘤

A. 治疗前；B. 治疗后。10 多年后，视力为 20/20

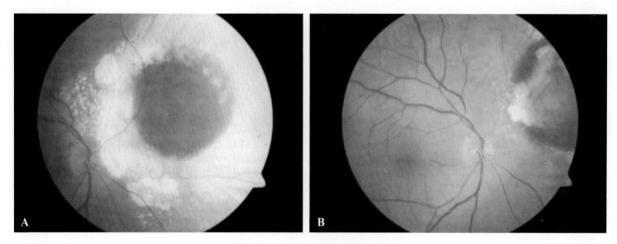

▲ 图 86-6　脉络膜黑色素瘤伴渗出

A. 钉敷贴放射治疗后显示渗出消失；B. 经瞳孔温热疗法后［引自 Damato B. Vasculopathy after treatment of choroidal melanoma. In: Joussen A, Gardner, TW, Kirchhof B, Ryan SJ (Ed). Retinal Vascular Disease. Berlin, Germany: Springer; 2007:582-91.[7]］

- 脉络膜转移癌，如果肿瘤较小的和位于后极的，而且患者可以接受局部复发的风险[8]。患者在治疗后会出现视野缺损症状。

- 在某些病例中，视网膜血管母细胞瘤可能治疗有效。但如果过度治疗，会引起严重的渗出反应[2]。

（三）光动力疗法

- 脉络膜血管瘤，可作为减少视网膜脱离和改善视力的治疗方法（图 86-7）[9]。虽然对局限性肿瘤最有效，PDT 也可用于一些弥漫性肿瘤，但可能需要多次治疗[10]。

- 血管增生性肿瘤，光动力治疗可避免冷冻治疗导致的玻璃体纤维化和视网膜前膜形成[11]。

- 在一些视网膜血管母细胞瘤病例中，可能有治疗反应[12]。

- 脉络膜黑色素瘤，如果放射治疗不合适或者不成功。PDT 治疗脉络膜黑色素瘤疗效是不明确的，所以这仍然被认为是研究性治疗方法（图 86-8）[13]。

- 放射治疗后渗出性脉络膜黑色素瘤[7]。

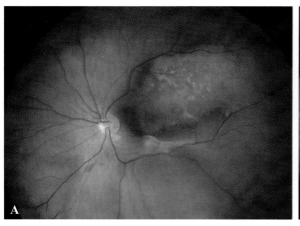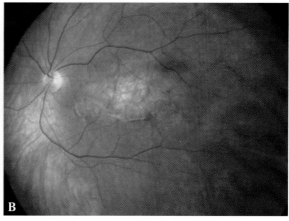

▲ 图 86-7　局限性脉络膜血管瘤

A. 光动力治疗前；B. 治疗后

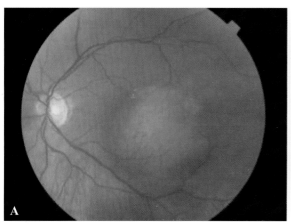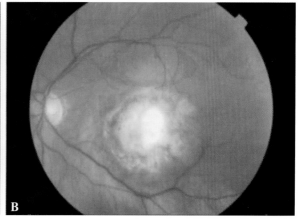

▲ 图 86-8　无色素性脉络膜黑色素瘤

A. 治疗前；B. 光动力治疗后

- 虹膜黑色素瘤放疗引起的复发性前房积血[14]。
- 葡萄膜转移癌，作为放射治疗的替代[15]。
- 脉络膜骨瘤，丧失视力前，使中央凹外肿瘤退缩[16]。

三、禁忌证

- 屈光介质混浊。
- 肿瘤因上方广泛视网膜脱离而显示欠清。
- 周边部、后段肿瘤。
- 肿瘤过大。
- 脉络膜骨瘤累及中央凹。

四、术前准备

常规药物扩大瞳孔。

五、手术技巧

（一）光凝

- 视网膜血管母细胞瘤：灼烧可以针对肿瘤本身，如果瘤体大，也可以用于供血/引流血管。对于小的病变，通常是可能的在一次治疗中控制肿瘤；对于较大的肿瘤，单次过度治疗可以引起严重的渗出、出血和视网膜牵引。

- 视网膜母细胞瘤：氩激光应用于间接检眼镜或手术显微镜来观察眼底。激光治疗可应用于全身系统化疗之前或之后以达到协同作用。需要 3～4 个周期"化学热疗"（4～6 周间隔）使肿瘤得到充分的控制（即不活跃的瘢痕或大部分钙化的肿块）[17]。光斑大小为 200～300μm，初始功率设定为 100mW 并逐步增加直到出现明显的反应，可能是小出血。作用于肿瘤本身的过大能量应被避免，因为这可能会使内界膜破裂，从而引起玻璃体种植。出血表明已经达到最大能量。多次重复光凝治疗后可发生局部的巩膜外扩张。

（二）经瞳孔温热疗法

- 脉络膜黑色素瘤：红外、3mm 的二极管激光应用于整个肿瘤表面及周围脉络膜 1.5mm 作为安全边缘。每次曝光时间为 60s。能量调整使覆盖在肿瘤上的视网膜 45s 开始变白。当靠近视网膜血管时，能量不应过大。TTT 每 2 个月重复 1 次，直到肿瘤完全萎缩。这可能需要 2～4 次治疗。在首次治疗后，视网膜萎缩，再次治疗时将不会变白，可应用首次治疗的能量参数。如果 TTT 被用来减少肿瘤放疗后渗出，除非怀疑肿瘤有活动性，否则不需要考虑安全边缘。

- 脉络膜转移癌：其治疗方式与黑色素瘤类似，除了如果肿瘤是无色素性的，视网膜变白的可能性较小。安全边缘应该至少 3mm，因为肿瘤边缘往往不清晰。

（三）光动力疗法

在大多数患者中，PDT 使用标准化的治疗方案，尽管也存在可选择的高剂量方案。

标准化治疗方案如下：维替泊芬以 6mg/m[2] 的剂量注射 10min 以上，在开始输注后的 15min 后，用 689nm 激光以 600mW/cm[2] 的能量对每个病灶进行 83s 的治疗，总能量密度为 50～100J/cm[2]。

- 脉络膜血管瘤：如果是局限性病变足够小，用一个光斑完全覆盖。否则需光斑重叠覆盖整个病灶的[18]。治疗的目标是减少 / 消除肿瘤渗出，而不是完全使病灶消退。

- 脉络膜黑色素瘤：肿瘤治疗时需要有广泛的安全边缘，因为肿瘤显微镜下的病灶范围可能大于肉眼可视下肿瘤的边缘。

- 脉络膜骨瘤：PDT 治疗参照标准化治疗方案。

六、作用机制

- 光凝提高组织温度超过 60℃，导致蛋白质凝固并且细胞立即死亡。

- TTT 通过升高温度至 45～60℃，持续约 60s，导致肿瘤细胞死亡。

- PDT 利用光激活光敏剂，从而释放无毒自由基，破坏邻近的肿瘤细胞，以及引起血管闭塞。

七、术后处理

- 术后立即行眼底彩照，有助于记录治疗后可见的反应。

八、专用设备

- 光凝：氩绿激光（532nm），间接检眼镜和眼科透镜（通常 20D 或 28D）或裂隙灯、操作显微镜附加装置。

- 经瞳孔温热疗法：二极管激光（810nm），间接检眼镜和眼科透镜（通常 20D 或 28D）或裂隙灯、操作显微镜附加装置。
- 光动力疗法：维替泊芬（Valeant Ophthalmics, Bridgewater, NJ, USA）、输液泵、裂隙灯上 689nm 激光装置。

九、并发症

- 当治疗不充分或肿瘤边界被低估时，会出现肿瘤复发或持续存在。
- 视网膜母细胞瘤使用过大激光能量时，可发生玻璃体种植播散。
- 热疗并发症，如下。
  ➢ 视网膜血管阻塞，可能伴有新生血管（图 86-9）。
  ➢ 如果能量过大，则引起视网膜牵引（图 86-10）。
  ➢ 虹膜灼伤，引起后粘连和白内障。
  ➢ PDT 治疗累及中央凹，可导致脉络膜萎缩和视力丧失[19]
- 可能发生光动力药物并发症[20]，如下。
  ➢ 注射部位水肿 / 疼痛 / 出血。
  ➢ 光敏反应（晒伤）。
  ➢ 输液引起的背痛。

十、手术结局的科学证据

（一）光凝

- 视网膜母细胞瘤通常对光凝有效，单独或联合化疗[21]
- 小脉络膜黑色素瘤可能对光凝有效，但局部肿瘤复发发生率高，存在新生血管、视

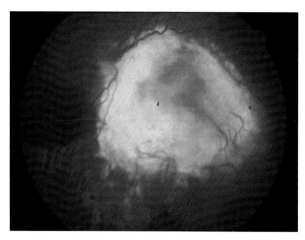

▲ 图 86-9　脉络膜黑色素瘤低能量长时间光治疗后血管阻塞、脉络膜新生血管和视网膜下出血

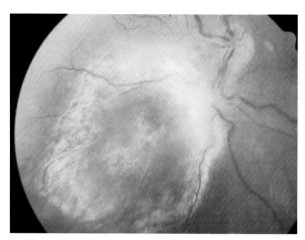

▲ 图 86-10　脉络膜黑色素瘤低能量长时间光治疗后视网膜牵引

网膜牵引和其他并发症[22, 23]。
- 小的视网膜血管母细胞瘤光凝后通常纤维化，但治疗可能需要重复几次[2]。

（二）经瞳孔温热疗法

- 视网膜母细胞瘤广泛使用 TTT 治疗，但通常不一定联合化疗[24-26]。同时静脉注射吲哚菁绿也可能增加对标准 TTT 反应欠佳的视网膜母细胞瘤激光能量的摄取[27]
- 脉络膜黑色素瘤如果很小，通常对 TTT 有反应，但有一个明显的复发率[6]

（三）光动力疗法

- 脉络膜血管瘤广泛应用 PDT 治疗，已经成为大多数中心的一线治疗[28]。这种治疗用于一些弥漫性脉络膜血管瘤也可能有效[10]。

- 无色素性脉络膜黑色素瘤 PDT 治疗已取得成功，但经验是有限的[13, 29, 30]。

- 脉络膜骨瘤可在 PDT 后消退，可用于防止中央凹受累[15]。PDT 对骨瘤引起的脉络膜新生血管膜也有效。

十一、手术治疗选择中的地位

- *初始治疗*：各种形式的光疗对经过筛选的小肿瘤有用，用以避免使用更有害的治疗方式，如放射治疗和局部切除。

- 辅助治疗：不同形式的光疗对放疗引起的并发症如黄斑水肿和复发前房积血有效。作为玻璃体腔注射抗血管生成药物的替代治疗。

经验与教训

- 恶性肿瘤需要很大的安全边缘，除非之前做过放疗。

- 在选择的适当病例中，出现并发症是因为能量过大或治疗疗程次数不足。

- 在治疗脉络膜血管瘤时，治疗的目标不是为了使肿瘤变平，而是为了消除/减少渗出。事实上，不需要治疗整个肿瘤，仅仅大部分瘤体即可获得这种效果。

参考文献

[1] [1]Palmer JD, Gragoudas ES. Advances in treatment of retinal angiomas. Int Ophthalmol Clin. 1997;37:159–70.

[2] Singh AD, Shields CL, Shields JA. von Hippel–Lindau disease. Surv Ophthalmol. 2001;46:117–42.

[3] Shields JA, Shields CL, De Potter P. Photocoagulation of retinoblastoma. Int Ophthalmol Clin. 1993;33:95–9.

[4] Damato B, Groenewald C, McGalliard J, Wong D. Endoresection of choroidal melanoma. Br J Ophthalmol. 1998;82:213–8.

[5] Damato B. Ocular Tumours: Diagnosis and Treatment. Oxford, UK: Butterworth–Heinemann; 2000.

[6] Shields CL, Shields JA, Perez N, Singh AD, Cater J. Primary transpupillary thermotherapy for small choroidal melanoma in 256 consecutive cases: outcomes and limitations. Ophthalmology. 2002;109:225–34.

[7] Damato B. Vasculopathy after treatment of choroidal melanoma. In: Joussen A, Gardner, TW, Kirchhof B, Ryan SJ, ed. Retinal Vascular Disease. Berlin, Germany: Springer; 2007:582–91.

[8] Puri P, Gupta M, Rundle PA, Rennie IG. Indocyanine green augmented transpupillary thermotherapy in the management of choroidal metastasis from breast carcinoma. Eye (Lond). 2001;15:515–8.

[9] Blasi MA, Tiberti AC, Scupola A, et al. Photodynamic therapy with verteporfin for symptomatic circumscribed choroidal hemangioma: five–year outcomes. Ophthalmology. 2010;117:1630–7

[10] Ang M, Lee SY. Multifocal photodynamic therapy for diffuse choroidal hemangioma. Clin Ophthalmol. 2012;6:1467–9.

[11] Blasi MA, Scupola A, Tiberti AC, Sasso P, Balestrazzi E. Photodynamic therapy for vasoproliferative retinal tumors. Retina. 2006;26:404–9.

[12] Papastefanou VP, Pilli S, Stinghe A, Lotery AJ, Cohen VM. Photodynamic therapy for retinal capillary hemangioma. Eye (Lond). 2013;27:438–42.

[13] Tuncer S, Kir N, Shields CL. Dramatic regression of amelanotic choroidal melanoma with PDT following poor response to brachytherapy. Ophthalmic surgery, lasers & imaging : the official journal of the International Society for Imaging in the Eye. 2012;43:e38–40.

[14] Trichopoulos N, Damato B. Photodynamic therapy for recurrent hyphema after proton beam radiotherapy of iris melanoma. Graefes Arch Clin Exp Ophthalmol. 2007;245:1573–5.

[15] Isola V, Pece A, Pierro L. Photodynamic therapy with verteporfin of choroidal malignancy from breast cancer. Am J Ophthalmol. 2006;142:885–7.

[16] Shields CL, Materin MA, Mehta S, Foxman BT, Shields JA. Regression of extrafoveal choroidal osteoma following photodynamic therapy. Arch Ophthalmol. 2008;126:135–7.

[17] Shields CL, Shields JA. Retinoblastoma management: advances in enucleation, intravenous chemoreduction, and intra–arterial chemotherapy. Curr Opin Ophthalmol. 2010;21:203–12.

[18] Tsipursky MS, Golchet PR, Jampol LM. Photodynamic therapy of choroidal hemangioma in sturge–weber syndrome, with a

review of treatments for diffuse and circumscribed choroidal hemangiomas. Surv Ophthalmol. 2011;56:68–85.

[19] Figurska M, Wierzbowska J, Robaszkiewicz J. Severe decrease in visual acuity with choroidal hypoperfusion after photodynamic therapy. Med Sci Monit. 2011;17:CS75–9.

[20] Verteporfin Roundtable P. Guidelines for using verteporfin (Visudyne) in photodynamic therapy for choroidal neovascularization due to age–related macular degeneration and other causes: update. Retina. 2005;25:119–34.

[21] Shields JA, Shields CL, Parsons H, Giblin ME. The role of photocoagulation in the management of retinoblastoma. Arch Ophthalmol. 1990;108:205–8.

[22] Shields JA, Glazer LC, Mieler WF, Shields CL, Gottlieb MS. Comparison of xenon arc and argon laser photocoagulation in the treatment of choroidal melanomas. Am J Ophthalmol. 1990;109:647–55.

[23] Foulds WS, Damato BE. Low–energy long–exposure laser therapy in the management of choroidal melanoma. Graefes Arch Clin Exp Ophthalmol. 1986;224:26–31.

[24] Shields CL, Palamar M, Sharma P, et al. Retinoblastoma regression patterns following chemoreduction and adjuvant therapy in 557 tumors. Arch Ophthalmol. 2009;127:282–90.

[25] Lumbroso L, Doz F, Levy C, et al. [Diode laser thermotherapy and chemothermotherapy in the treatment of retinoblastoma]. J Fr Ophtalmol. 2003;26:154–9.

[26] Abramson DH, Schefler AC. Transpupillary thermotherapy as initial treatment for small intraocular retinoblastoma: technique and predictors of success. Ophthalmology. 2004;111:984–91.

[27] Hasanreisoglu M, Saktanasate J, Schwendeman R, Shields JA, Shields CL. Indocyanine green–enhanced transpupillary thermotherapy for retinoblastoma: analysis of 42 tumors. J Pediatr Ophthalmol Strabismus. 2015;52:348–54.

[28] Elizalde J, Vasquez L, Iyo F, Abengoechea S. Photodynamic therapy in the management of circumscribed choroidal hemangioma. Can J Ophthalmol. 2012;47:16–20.

[29] Turkoglu EB, Pointdujour–Lim R, Mashayekhi A, Shields CL. Photodynamic therapy as primary treatment for small choroidal melanoma. Retina. 2018 Apr 13 doi: 10.1097/IAE.0000000000002169. [Epub ahead of print]

[30] Fabian ID, Stacey AW, Harby LA, Arora AK, Sagoo MS, Cohen VML. Primary photodynamic therapy with verteporfin for pigmented posterior pole cT1a choroidal melanoma: a 3–year retrospective analysis. Br J Ophthalmol. 2018 Dec;102(12):1705–10.

第 87 章　近距离敷贴放疗
Brachytherapy

Bertil Damato　Armin Afshar　Richard Jennelle　Jesse Lee Berry　Jonathan Kim　**著**

岳　晗　**译**

一、概述

近距离敷贴放疗是一种放射源位于治疗目标旁的放射治疗。大部分眼科的近距离敷贴治疗是在肿瘤附近放置一个斑块状的敷贴器进行的。目的是使肿瘤获得更高的放射剂量，同时减少对周围正常组织的损伤。

多种放射性的同位素可供使用：锶 –90、钌 –106、碘 –125 和钯 –103 [1–6]。

成功的近距离敷贴放疗主要取决于外科医生的手术技巧、放射剂量学的精确测定及敷贴器对于肿瘤定位的精确放置。

二、适应证

- 葡萄膜黑色素瘤：生长较快的小肿瘤、中等大小的肿瘤和睫状体黑色素瘤。在部分医疗中心，不适合局部切除的虹膜肿瘤也适用 [7]。肿瘤经 TTT（如"三明治疗法"）治疗后或局部切除后的辅助治疗 [8, 9]。

- 侵袭性结膜黑色素瘤和癌：切除术后的辅助治疗 [10]。

- 视网膜母细胞瘤：超过 4mm 厚度伴或不伴局限性玻璃体种植的首次或后续治疗 [11, 12]。

- 视网膜血管母细胞瘤：对光照疗法可能无效的大肿瘤 [13]。放射剂量需足以引起细胞膜和细胞器的损伤，从而引发组织放射性坏死。

- 血管增生性肿瘤：对光照疗法无效的首选或补救治疗 [14]。

- 脉络膜转移瘤：近距离敷贴放疗可以在几天内完成，避免了外放射持久的治疗周期 [15]。

三、禁忌证

- 脉络膜黑色素瘤：广泛而弥散的肿瘤；明显的眼外侵袭，除非瘤体是可切除的 [16]；视盘累及，除非已接受辅助的 TTT 治疗或已行有缺口的敷贴放疗 [17]；广泛而弥散的虹膜黑色素瘤。

- 视网膜母细胞瘤：肿瘤直径超过 18mm 和（或）厚度超过 8mm，接近视盘和或中央凹，广泛的玻璃体种植 [12, 18]。

- 结膜肿瘤：非侵袭性的肿瘤；肿瘤累及穹窿，除非已经使用过未加遮盖的碘敷贴器；对远距离放疗更方便的泪阜和睑板结膜肿瘤。

四、手术前准备

与其他手术相同，患者术前充分的咨询答疑是十分重要的，这包括近距离敷贴放疗的风险和收益，以及其他治疗手段的选择，如质子束放疗和立体定向放疗。

五、眼内肿瘤的手术技巧

这部分内容侧重介绍碘和钉的敷贴，两者是最常使用的敷贴器（图 87–1）。

（一）碘敷贴

1. 手术前检查

手术前检查包括广角眼底照相、眼超声、CT及 MRI。这些检查可以提供肿瘤大小和定位的信息（图 87–2）。

2. 散瞳

对眼内肿瘤常规进行术前散瞳。

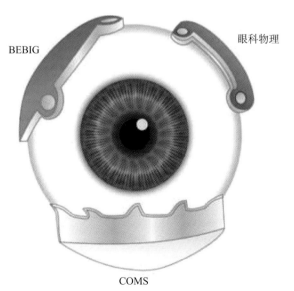

▲ 图 87–1　眼科物理学公司和 COMS 报道的钉敷贴器和碘敷贴器

BEBIG. 钉敷贴器；COMS. 眼黑色素瘤协作研究组（图片由 Dr Jonathan Kim et al., Children's Hospital Los Angeles, Los Angeles, USA 提供）

3. 麻醉

作者推荐进行全麻，至少在放置敷贴器时应采用。球后阻滞麻醉联合清醒镇静也可以使用，尤其适用于敷贴器的摘除。

4. 暴露

180° 的球结膜环形切开。

任何直肌或者下斜肌可能阻挡敷贴器植入时，应该在测量肌肉附着点距角膜缘的距离后，进行牵引或断腱。上斜肌比较薄，常常可被挤压，可用褥式缝合于敷贴器上。

角巩膜缘外 4mm，或者在离断的直肌附着点处，在巩膜上缝制 2 个牵引缝线。在一些情况下，如果没有离断肌肉，牵引缝线可以用来使眼球旋转。

在旋转眼球和分离眼眶组织后，去除巩膜表面组织，将巩膜暴露，注意不要损伤涡静脉及眼外蔓延的瘤体结节。

5. 植入放射性敷贴器

不同医生的手术方法有所不同。在一些治疗中心，标记肿瘤边界是第一步。通过经瞳孔或经眼部的透照法，在巩膜上标记出肿瘤的阴影区域，或者将光源置于瘤体附近，通过双目间接眼底镜下观察，标记肿瘤边界。对于较厚的瘤体，要格外注意避免因为透照倾斜导致的假阴影区域。透照器包括专用的设备（如 Mira, Uxbridge, MA, USA）和头端弯曲 90° 的玻切导光。如果瘤体是无色素性的（如血管母细胞瘤或转移瘤），透照法则无法进行，需要通过压迫法定位。

在洛杉矶儿童医院，瘤体的经线和距角膜缘每个方向的距离都可以通过建立眼部、瘤体和敷贴器的计算机模型得以计算。这些点通过一个环面轴向的标记和卡尺确认下来，并可用笔标记在巩膜上[19]。

然后，将敷贴器模板用可拆解的结缝在巩

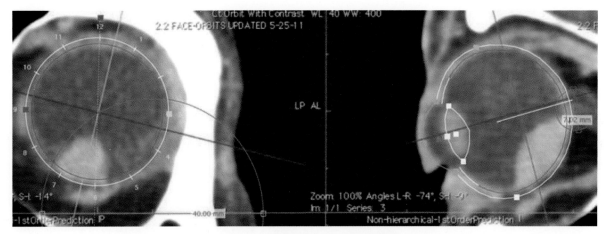

▲ 图 87-2　碘敷贴放疗的计算机模型

图片由 Dr Melvin Astrahan, Eye Physics, Los Alamitos, California, USA 提供

膜上。为了避免穿透巩膜，应在放置敷贴模板前先在巩膜上缝好缝线。敷贴模板的定位需要经过透照法或眼底镜下压迫法再次确认。去除敷贴模板，换成放射性的敷贴器。必要的话，可以通过术中 B 超核对敷贴器与肿瘤的位置关系，同时也可以确定敷贴器是否从巩膜表面倾斜，那么则需要褥式缝合。

6. 肿瘤活检

活检可以依据医生的习惯进行。经巩膜活检可以在移除敷贴模板后，在植入放射敷贴器之前进行。经视网膜活检可以在植入放射性敷贴器后进行，这样可以减少玻璃体积血和眼压降低，且便于操作。

7. 肌肉重新缝合和结膜缝合

使用永久缝线打结，将任何断腱的肌肉重新缝合在原附着点上，从而保证肌肉到角巩膜缘的距离与断腱前保持不变。如果敷贴器覆盖了原附着点，可将肌肉用悬吊线固定在巩膜前部，这样可以保证肌肉仍然覆盖在原附着点。下斜肌可不固定在巩膜上。结膜用可吸收缝线缝合，保证关闭切口，避免巩膜暴露，因为后者可能引起坏死。

8. 原位敷贴处理

术后将一个铅质的遮板放置在眼前。术后进行常规的抗生素眼药水滴眼。患者可以在家或者宾馆休息，直到移除敷贴器。

9. 移除敷贴器

打开结膜缝线，必要时分离肌肉缝线，暴露敷贴器，用新缝线缝合肌肉和原打结点。旧的缝线保留以防肌肉滑脱。如果是打活结的，则更容易解开。如果敷贴器遮盖了肌肉附着点，辐射会减缓伤口愈合，故许多人支持使用不可吸收缝线。

每个耳环的缝线和褥式缝合均需拆除，注意不要损伤巩膜。移除敷贴器，交给放射肿瘤代表进行检查，确保没有敷贴器的残留。用放射性测量仪器放在眼部检测，确保所有的残留都被移除。记录下移除敷贴器的时间。再次检查巩膜。任何断腱的肌肉再次缝合在原附着点，并保证固定在原来到角巩膜缘的距离处。下斜肌不必重新缝合，以避免产生扭转性复视。关闭结膜切口，注意避免巩膜暴露。

（二）钉敷贴

1. 手术前检查

用标准 A 超和（或）B 超精确测量肿瘤的基底直径和厚度，对测量肿瘤到视盘的距离也同样适用。

2. 散瞳

所有眼内肿瘤的患者均需扩瞳。

3. 麻醉

敷贴器的植入可在全麻下进行，以便于准确定位。有些医生推荐局部麻醉。依据放射安全规则决定敷贴放疗是在门诊还是住院进行。

4. 暴露

按照碘敷贴放疗进行。

5. 肿瘤标记

在利物浦，肿瘤的边界是通过经瞳孔和经巩膜的透照法确定。使用玻璃体切割的 20G 导光，尖端弯曲 90°（图 87-3A）。注意避免倾斜照射，这样会扩大瘤体的实际范围。

6. 放置模板

敷贴器模板和放射性敷贴器的形状和大小相同，目的是避免外科操作时对手术团队不必要的放射。当肿瘤比较靠后部时，Damato 倾向于使用偏心敷贴器，保证后部边缘与肿瘤的后部边缘一致[3, 20]。这有利于使肿瘤获得更高的放疗剂量，同时减少对视盘和黄斑的损伤。这种偏心的敷贴器只有当完全覆盖肿瘤时才会是安全的。本节将介绍保证我们手术精度的技巧。

用笔在巩膜上标记出需要放置的敷贴器的前部边缘。用敷贴器的直径减去肿瘤的最大基底直径，然后调整至完全覆盖瘤体。例如，肿瘤最大的基底直径是 9mm，而敷贴器的直径是 15mm，则巩膜上应标记出瘤体前部 6mm 的位置。如果要保证瘤体后部 2mm 的安全缘，则前部应该在瘤体前 4mm 处进行标记。

敷贴器模板用线缝在巩膜上，让模板的前界与巩膜上的标记对齐（图 87-3B）。模板的位置需经过透照法验证。用 20G 的直角光纤头对准模板后部的小孔照射，然后用双目间接眼底镜下观察后部边界（图 87-3C）。如果没有预留安全缘，这个光纤的光正好落在瘤体边界（日落征）。如果有 2mm 的安全缘，可以看到照射光点在瘤体后部的 2mm 处。

7. 经巩膜活检

经巩膜的瘤体活检与其他章节的描述相同（见第 85 章）。

8. 植入放射性敷贴器

放射性敷贴器可用固定模板的缝线固定。首先，将敷贴器放置在模板的缝线处，保证其前部与巩膜上的标记对齐。然后，将耳环的缝线打紧，保证敷贴器固定在原来的位置（图 87-3D）。

9. 肌肉重新定位

直肌按照碘敷贴的方法重新缝合固定。

10. 经视网膜活检

在这个阶段，可以进行经视网膜的肿瘤活检。因为此时玻璃体积血和眼压降低不会影响敷贴器的植入。

11. 缝合结膜

常规进行结膜伤口的缝合。

12. 移除敷贴器

敷贴器的取出按照本章节"原位敷贴处理"的部分进行。因为钉不会产生散在残留，因此不需要眼部放射仪器的检测。但是，在每次操作后，都应该将敷贴器交给放射肿瘤代表检查，排除其表面下可能存在的细微损伤。

六、作用原理

近距离敷贴放疗可以持续给予低剂量的放射，达到适形剂量分布，对周围正常组织损伤最小。钉和 ^{125}I 相反，是 β 射线发射体，可产生更具穿透力的光子。

敷贴器的作用取决于距离其中央表面的距

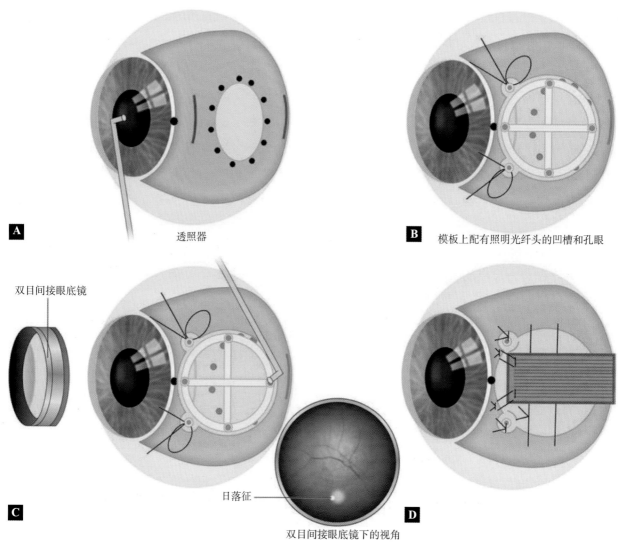

A　透照器

B　模板上配有照明光纤头的凹槽和孔眼

双目间接眼底镜

C

日落征

双目间接眼底镜下的视角

D

▲ 图 87-3　肿瘤标记和放置模板

A. 植入钉敷贴器的技巧，透照法；B. 由 Damato 设计的敷贴模板，其上配有照明光纤头的凹槽和孔眼；C. 用透照法确认模板的位置，用眼底镜观察"日落征"；D. 用放射敷贴器替换模板

离。在肿瘤的轴向上，这种电离的辐射可以影响肿瘤的 DNA，阻止肿瘤细胞增殖，并且诱导衰老和凋亡。越靠近敷贴器的表面，肿瘤获得的剂量越高，细胞膜破坏越多，诱导直接的细胞死亡越多。在很高的基底部的剂量下，尤其是钉敷贴放疗，还会常常出现血管闭塞，从而导致瘤体梗死。较低的辐射剂量会引起延迟的血管功能不全，伴随缺血和渗出，进而导致渗出、黄斑水肿、硬性渗出、视网膜脱离和可能的新生血管性青光眼（如"毒性肿瘤综合征"）。

七、术后处理

手术结束后，常规给予抗生素和散瞳眼药水。为防止术后疼痛，可以在结膜下局部注射长效麻醉药物。

术后随访设定为术后 4 周和第 1 年内每 3 个月 1 次，5 年内每半年 1 次，之后每年 1 次。肿瘤的退缩可能出现在治疗后的最初 3～6 个月。

术后应长期随访监测瘤体复发和放射引起的并发症。肿瘤的边界和厚度分别通过眼底彩照和超声检查监测。

常规进行心理支持和全身转移筛查[21-23]。

八、特殊装置

放射性敷贴器

- 碘敷贴：敷贴器的剂量和制定因治疗中心不同而不同。在 CHLA 和加州大学旧金山分校，放疗计划是由 Eye Physics 公司制定（Los Alamitos，CA，USA），这是第三方提供的医学物理学的咨询服务公司。剂量学是通过 Plaque Simulator™ 软件进行制定，设计者是 Eye Physics 公司的创始人、南加州大学 Keck 医学院的 Emeritus Melvin Astrahan 教授（美国放射协会博士）。碘敷贴器的生产、运输和废弃由 IsoAid 公司（Santa Barbara，California，USA）处理，它是第三方近距离放疗粒子供应商。敷贴器本身是浅碟形的，设计有或无针对视盘或角膜的凹槽，并有两个突出的耳环（图 87-4）。它由金（75%）、银（25%）和铜合金制成，厚度为 1.5mm，形状、大小和放置粒子插槽的数量依据每个患者的情况不同而不同。

每一个圆柱形的 ^{125}I 粒子 4.5mm 长，0.8mm 宽，包含由银质核心和 0.05mm 厚的钛囊包裹的一层 0.001mm 厚的放射性银碘夹层。典型的粒子长度是 1～6mCi/ 粒子。^{125}I 的半衰期为 59.4 天，可以释放 27～35keV 的光子。通常情况下，每个敷贴器可以负载 20～50 个粒子，每个粒子都可黏附在各自的凹槽中，并平行分布，防止周围的剂量分散（图 87-5）。

通常情况下，给予 70～100Gy 的总剂量，以

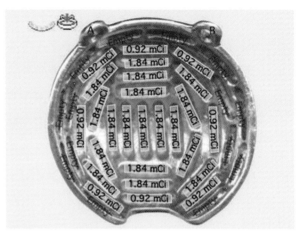

▲ 图 87-4　碘敷贴器的内侧（凹面）表面，上有粒子

图片由 Dr Melvin Astrahan, Eye Physics, Los Alamitos, California, USA 提供

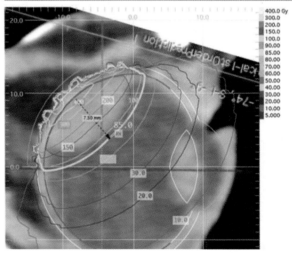

▲ 图 87-5　碘敷贴器的剂量是由 **Plaque Simulator™** 设计，这里展示辐射器的瞄准

图片由 Dr Melvin Astrahan, Eye Physics Los Alamitos, California, USA 提供

不低于 0.60Gy/min 的流量速度达到肿瘤顶端。敷贴器常常放置 5～7 天。保留 2mm 肿瘤边缘的安全距离（图 87-6）。每个敷贴器都是按照外科医生指定的预定时间进行植入和移除。

- 钌敷贴器：这种敷贴器外层是银壳（0.9mm 厚），一层 ^{106}Bu 涂在银壳的内表面，并由

一层 0.1mm 厚的银涂层封闭。钉的半衰期是 373.6 天，所以这种敷贴器可以在 1 年之中治疗许多患者。敷贴器可以分为各种形状和大小，设计有或无针对视盘或角膜的凹槽（图 87-7）。大部分敷贴器有两个耳环。剂量设计同碘敷贴器[24]。作者发明了一种系统，可用纸质图表预测敷贴器的位置[25]。

安全操作因不同国家、不同州及不同机构而不同，因此详细的描述在本章节不再讨论。简单地讲，为了避免员工的辐射，敷贴器模板受到了广泛的应用。任何可能受到辐射暴露的成员都需要接受专门的培训，并佩戴保护性的外衣、护目镜及放射量测定器。任何敷贴器都应在植入前和移除后检查是否有破损，是否有放射物质残留或丢失。应指导患者如何避免儿童、婴儿及其他人暴露于放射线中。例如，不允许怀孕的员工或者访问者接触经过治疗 1 个月以内的患者。避免辐射的告知说明应明确地张贴出来，以提醒员工和访问者。

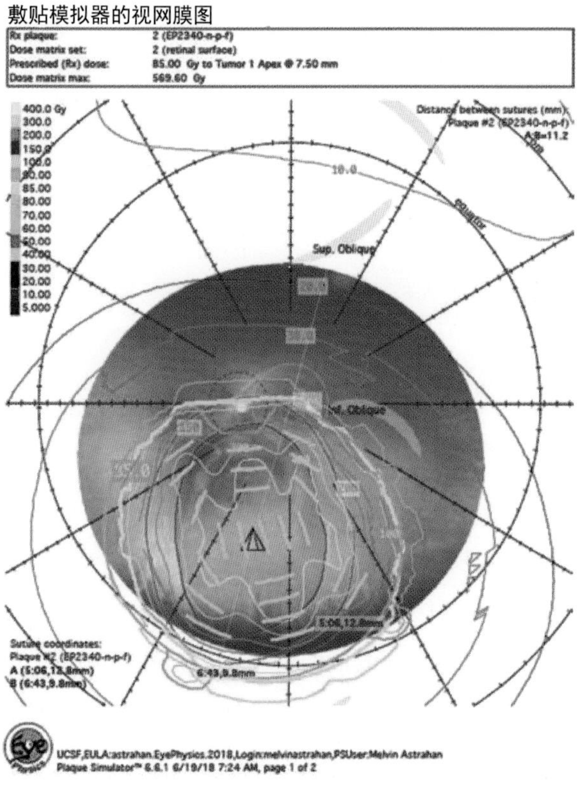

九、并发症

（一）术中并发症

由于超声和透照法操作不正确从而导致肿瘤定位不准确。

巩膜穿孔和视网膜撕裂：如果巩膜缝合太深，应采取褥式缝合封闭巩膜切口，并且眼内注入平衡盐溶液。冷冻或者双眼间接视网膜光凝术可避免视网膜脱离。

损伤钉敷贴器：特别注意避免划伤钉敷贴器内表面，保证避免粒子从敷贴器上脱落并残留于患者体内。

（二）术后并发症

近距离敷贴放疗术后产生的并发症同样也会出现在质子束放疗和立体定向放疗后。后者不同

▲ 图 87-6 视网膜图显示放射等剂量曲线与肿瘤、视盘和中央凹的关系

图片由 Dr Armin Afshar, UCSF; EyePhysics Plan by Dr Melvin Astrahan, Eye Physics Los Alamitos, California, USA 提供

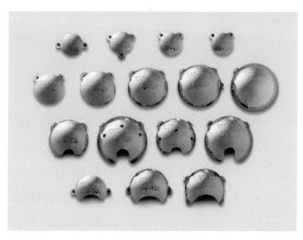

▲ 图 87-7 Bu 敷贴器，直径为 11.6～25.4mm

一些敷贴器因位于睫状体设计为新月形，一些为视神经设计一个凹槽。Bu 敷贴器的整体厚度是 1mm（图片由 Eckert & Ziegler BEBIG, Berlin, Germany 提供）

于近距离敷贴放疗，还会对眼外周围组织产生附带损伤。

- 肿瘤局部复发：这是主要的并发症。如果瘤体顶端没有受到足够的放射剂量，或者由于敷贴器放置不当，使瘤体边缘没有被覆盖（"地图性丢失"）[26, 27]，可以重新进行近距离敷贴放疗或质子束放疗。当出现广泛的局部复发或者累及视神经时，可采取眼球摘除术。肿瘤复发定义为超声检测肿瘤厚度增加 0.5mm 以上，或者眼底彩照发现瘤体明显扩大。放疗后短暂的肿瘤水肿，可继发于放疗后血管病变诱导性的出血，这种情况应予以排除。

- 继发性眼球摘除：眼球摘除的主要原因是局部肿瘤复发和疼痛性的新生血管性青光眼。

- 放射诱导的视网膜病变和黄斑病变：可最早出现在治疗后的 4 个月，高峰发病时间是 12～18 个月 [28]。黄斑病变的原因包括：①肿瘤累及黄斑；②高剂量放疗的附带损伤；③由于水肿或渗出引起的黄斑中央凹损伤。黄斑水肿或渗出的治疗，可以选择激光光凝术、光动力疗法或者玻璃体腔注射抗血管生成药物。玻璃体腔注射激素也是有效的，但会引起白内障和（或）青光眼。

- 放射诱导的视神经病变：可表现为视盘水肿、视盘旁出血、棉绒斑、渗出和（或）视盘苍白 [29]。视力预后往往令人失望。

- 虹膜新生血管化和新生血管性青光眼：[125] 碘近距离敷贴放疗后，虹膜的新生血管化与肿瘤的大小相关 [28, 30, 31]。理想的治疗方法虽然不确定，但广泛的视网膜光凝和眼内注射抗新生血管药物被认为有效 [32]。

- 毒性肿瘤综合征：这是一种假设，即残留的肿瘤内放射性血管性病变引发了缺血、

渗出，并诱导血管内皮因子产生，导致黄斑病变、视网膜脱离、虹膜红变和新生血管性青光眼 [28]。更常见于大肿瘤。

- 放射诱导的白内障：在较大的和靠近赤道前部的肿瘤中发病率最高。

- 持续性的复视：可通过佩戴棱镜、肉毒素注射和手术进行治疗。

- 巩膜变薄和穿孔：常常见于前部巩膜接收过高的放射剂量后，或者结膜伤口暴露了放疗后的巩膜。

十、手术结局的科学证据

当肿瘤较小或者远离视盘和中央凹时更容易保留视力 [3, 5]。放疗对视力和视功能的影响是 [125] 碘治疗的主要关注点。COMS 治疗的患者中，视力下降在基线水平上超过 6 行的患者占一大部分。在使用 Eye Physics 敷贴器后，由于改善了瞄准性，降低了对周围组织的附带损伤，从而改善了预后 [33]。如果肿瘤没有靠近视神经或中央凹，[106]Ru 近距离敷贴放疗可以很好地保留视力，除非可以偏心定位敷贴器（图 87-8）。与近距离放疗后视力下降相关的主要危险因素是初始视力降低、肿瘤体积大、邻近视盘和（或）中央凹及全身易感因素，如糖尿病。

COMS 报道 [125]I 近距离放射治疗的 5 年局部复发率为 10.3%。肿瘤复发的危险因素包括肿瘤厚度较大和肿瘤靠近中央凹无血管区 [106]。Ru 放疗术后肿瘤复发更常见于大肿瘤和靠近视盘的肿瘤。慎重地选择患者可以减少肿瘤复发的风险。

局部肿瘤复发与死亡率增加相关，但尚不清楚复发是转移性疾病的原因，还是肿瘤恶性程度增加的一个指标 [34, 35]。肿瘤快速消退是否意味着放疗后转移的风险更高一直存在争论 [36]。

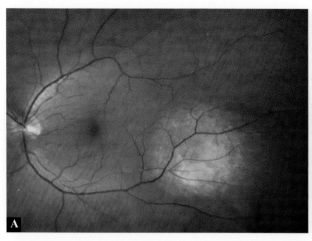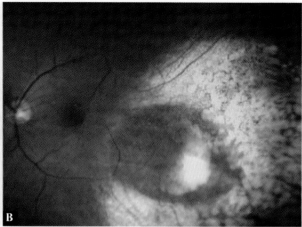

▲ 图 87-8　65 岁男性左眼脉络膜黑色素瘤

A. 肿瘤基底直径为 11.6mm，厚度为 2.7mm，活检证实为上皮细胞型黑色素瘤，患者接受了 20mmBu 敷贴治疗，位置偏心；
B. 手术 2 年多后，局部肿瘤控制良好，视力为 20/30

COMS 显示 ^{125}I 近距离放射治疗和眼球摘除术的患者死亡率没有显著差异 [4]；然而，患者数量和复发患者数量过少可使研究无法充分运用统计能力来确定差异 [37]。

十一、手术治疗选择中的地位

钉敷贴放射治疗在欧洲的应用比世界其他地方更为广泛，后者的碘敷贴治疗是首选。

在大多数治疗中心，近距离放射治疗是脉络膜黑色素瘤的首选治疗方法。敷贴近距离放射治疗和质子束放射治疗相比，质子束放射治疗的优点是剂量更均匀，更能保留靠近肿瘤的正常组织。质子束放射治疗可引起眼睑和泪小管的严重损伤，导致棘手的角膜炎和溢泪。

经验与教训
- 视盘旁的肿瘤近距离放射治疗很棘手，因为视力丧失和肿瘤局部复发的风险更大。
- 对于中央凹旁的肿瘤，偏心放置钉敷贴器可获得更好的视力预后。
- 局部肿瘤复发是比复视更严重的并发症。因此，任何妨碍敷贴器准确放置的眼外肌都应予以断腱。当断腱和重新固定肌肉时，通过测量肌肉"结到角巩膜缘"的距离来降低复视的风险。
- 本文描述了评估敷贴器植入准确性的不同方法，包括各种形式的透照法和超声检查。
- 近距离放射治疗意味着要准备好应对任何辐射引起的相关疾病。
- 结膜闭合不充分可能导致巩膜暴露，如果受到辐射，巩膜则可能会坏死和穿孔。

参考文献

[1] Missotten L, Dirven W, Van der Schueren A, Leys A, De Meester G, Van Limbergen E. Results of treatment of choroidal malignant melanoma with high–dose–rate strontium–90 brachytherapy. A retrospective study of 46 patients treated between 1983 and 1995. Graefes Arch Clin Exp Ophthalmol. 1998;236:164–73.

[2] Lommatzsch PK, Werschnik C, Schuster E. Long–term follow–up of Ru–106/Rh–106 brachytherapy for posterior uveal melanoma. Graefes Arch Clin Exp Ophthalmol. 2000;238:129–37.

[3] Damato B, Patel I, Campbell IR, Mayles HM, Errington RD. Visual acuity after Ruthenium(106) brachytherapy of choroidal melanomas. Int J Radiat Oncol Biol Phys. 2005;63:392–400.

[4] Collaborative Ocular Melanoma Study Group. The COMS randomized trial of iodine 125 brachytherapy for choroidal melanoma: V. Twelve–year mortality rates and prognostic factors: COMS report No. 28. Arch Ophthalmol. 2006;124:1684–93.

[5] Shields CL, Shields JA, Cater J, et al. Plaque radiotherapy for uveal melanoma: long–term visual outcome in 1106 consecutive patients. Arch Ophthalmol. 2000;118:1219–28.

[6] Finger PT, Chin KJ, Duvall G, Palladium–103 for Choroidal Melanoma Study Group. Palladium–103 ophthalmic plaque radiation therapy for choroidal melanoma: 400 treated patients. Ophthalmology. 2009;116:790–6, 796 e 791.

[7] Shields CL, Shields JA, De Potter P, Singh AD, Hernandez C, Brady LW. Treatment of non–resectable malignant iris tumours with custom designed plaque radiotherapy. Br J Ophthalmol. 1995;79:306–12.

[8] Bartlema YM, Oosterhuis JA, Journee–De Korver JG, TjhoHeslinga RE, Keunen JE. Combined plaque radiotherapy and transpupillary thermotherapy in choroidal melanoma: 5 years' experience. Br J Ophthalmol. 2003;87:1370–3.

[9] Damato B. Adjunctive plaque radiotherapy after local resection of uveal melanoma. Front Radiat Ther Oncol. 1997;30:123–32.

[10] Damato B, Coupland SE. An audit of conjunctival melanoma treatment in Liverpool. Eye. 2009;23:801–9.

[11] Abouzeid H, Moeckli R, Gaillard MC, et al. (106)Ruthenium brachytherapy for retinoblastoma. Int J Radiat Oncol Biol Phys. 2008;71:821–8.

[12] Shields CL, Mashayekhi A, Sun H, et al. Iodine 125 plaque radiotherapy as salvage treatment for retinoblastoma recurrence after chemoreduction in 84 tumors. Ophthalmology. 2006;113:2087–92.

[13] Bastos–Carvalho A, Damato B. Images in clinical medicine. Retinal hemangioblastoma in von Hippel–Lindau disease. N Engl J Med. 2010;363:663.

[14] Anastassiou G, Bornfeld N, Schueler AO, et al. Ruthenium–106 plaque brachytherapy for symptomatic vasoproliferative tumours of the retina. Br J Ophthalmol. 2006;90:447–50.

[15] Shields CL, Shields JA, De Potter P, et al. Plaque radiotherapy for the management of uveal metastasis. Arch Ophthalmol. 1997;115:203–9.

[16] Muen WJ, Damato BE. Uveal malignant melanoma with extrascleral extension, treated with plaque radiotherapy. Eye. 2007;21:307–8.

[17] Sagoo MS, Shields CL, Mashayekhi A, et al. Plaque radiotherapy for juxtapapillary choroidal melanoma: tumor control in 650 consecutive cases. Ophthalmology. 2011;118:402–7.

[18] Shields CL, Shields JA, De Potter P, et al. Plaque radiotherapy in the management of retinoblastoma. Use as a primary and secondary treatment. Ophthalmology. 1993;100:216–24.

[19] Berry JL, Kim JW, Jennelle R, Astrahan M. Use of the toric surgical marker to aid in intraoperative plaque placement for the USC eye physics plaques to treat uveal melanoma: a new surgical technique. Ophthalmic Surg Lasers Imaging Retina. 2015;46:866–70.

[20] Russo A, Laguardia M, Damato B. Eccentric ruthenium plaque radiotherapy of posterior choroidal melanoma. Graefes Arch Clin Exp Ophthalmol. 2012;250:1533–40.

[21] Damato B, Hope–Stone L, Cooper B, et al. Patient–reported outcomes and quality of life after treatment of choroidalmelanoma: a comparison of enucleation vs radiotherapy in 1596 patients. Am J Ophthalmol. 2018;193:230–51.

[22] Afshar AR, Deiner M, Allen G, Damato BE. The patient's experience of ocular melanoma in the US: a survey of the Ocular Melanoma Foundation. Ocul Oncol Pathol. 2018;4:280–90.

[23] Marshall E, Romaniuk C, Ghaneh P, et al. MRI in the detection of hepatic metastases from high–risk uveal melanoma: a prospective study in 188 patients. Br J Ophthalmol. 2013;97:159–63.

[24] Browne AW, Dandapani SV, Jennelle R, et al. Outcomes of medium choroidal melanomas treated with ruthenium brachytherapy guided by three–dimensional pretreatment modeling. Brachytherapy. 2015;14:718–25.

[25] Rospond–Kubiak I, Kociecki J, Damato B. Clinical evaluation of a paper chart for predicting ruthenium plaque placement in relation to choroidal melanoma. Eye. 2018;32:421–5.

[26] Jampol LM, Moy CS, Murray TG, et al. The COMS randomized trial of iodine 125 brachytherapy for choroidal melanoma: IV. Local treatment failure and enucleation in the first 5 years after brachytherapy. COMS report no. 19. Ophthalmology. 2002;109:2197–206.

[27] Damato B, Patel I, Campbell IR, Mayles HM, Errington RD. Local tumor control after 106Ru brachytherapy of choroidal melanoma. Int J Radiat Oncol Biol Phys. 2005;63:385–91.

[28] Groenewald C, Konstantinidis L, Damato B. Effects of radiotherapy on uveal melanomas and adjacent tissues. Eye. 2013;27:163–71.

[29] Kellner U, Bornfeld N, Foerster MH. Radiation–induced optic neuropathy following brachytherapy of uveal melanomas. Graefes Arch Clin Exp Ophthalmol. 1993;231:267–70.

[30] Summanen P, Immonen I, Kivela T, Tommila P, Heikkonen J, Tarkkanen A. Radiation related complications after ruthenium plaque radiotherapy of uveal melanoma. Br J Ophthalmol. 1996;80:732–9.

[31] Detorakis ET, Engstrom RE, Jr., Wallace R, Straatsma BR. Iris and anterior chamber angle neovascularization after iodine 125 brachytherapy for uveal melanoma. Ophthalmology. 2005;112:505–10.

[32] Bianciotto C, Shields CL, Kang B, Shields JA. Treatment of iris melanoma and secondary neovascular glaucoma using bevacizumab and plaque radiotherapy. Arch Ophthalmol.

2008;126:578–9.

[33] Berry JL, Dandapani SV, Stevanovic M, et al. Outcomes of choroidal melanomas treated with eye physics: a 20-year review. JAMA Ophthalmol. 2013;131:1435–42.

[34] Vrabec TR, Augsburger JJ, Gamel JW, Brady LW, Hernandez C, Woodleigh R. Impact of local tumor relapse on patient survival after cobalt 60 plaque radiotherapy. Ophthalmology. 1991;98:984–8.

[35] Damato B. Ocular treatment of choroidal melanoma in relation to the prevention of metastatic death—A personal view. Prog Retin Eye Res. 2018;66:187–99.

[36] Damato B. Predicting choroidal melanoma regression after brachytherapy. Ophthalmology. 2018;125:755–6.

[37] Damato B. Legacy of the collaborative ocular melanoma study. Arch Ophthalmol. 2007;125:966–8.

第88章 质子束放射治疗
Proton-beam Radiotherapy

Bertil Damato　Armin Afshar　Kavita Mishra 著

岳 晗 译

一、概述

质子束精准性非常高，最大限度地减少了对周围健康组织的附带损伤。质子只在停止运动的目标点上造成较大的组织损伤，而更深和更浅层的组织只会受到很少的电离损伤（即 Bragg 峰）。质子束放射治疗在全世界越来越多的中心得到应用。

二、适应证

- 脉络膜黑色素瘤：一些中心对所有脉络膜黑色素瘤采用质子束放射治疗，另外一些中心选择对不适合敷贴放疗的肿瘤采取这种方式（图88-1）[1, 2]。
- 虹膜黑色素瘤：质子束放射治疗比虹膜切除术的并发症率低，并且与近距离放射治疗相比，能提供更好的剂量学[3]。对于弥漫性虹膜黑色素瘤，一些中心选择整个眼前段进行质子束放射治疗，最远处可达锯齿缘[4]。
- 脉络膜血管瘤：质子束放射治疗对这些肿瘤有效[5]。然而，在许多中心，这种方式已被光动力疗法所取代。
- 结膜黑色素瘤：对于组织病理学上具有侵袭特征的病例，可作为切除的辅助手段，也可作为近距离敷贴放疗的替代方法，如肿瘤未累及球结膜[6]。
- 乳头旁的血管母细胞瘤：尽管保留视力的机会很小。
- 其他眼部肿瘤：一些质子中心，应用于部分脉络膜转移癌和结膜鳞状细胞癌的术后辅助治疗中。

三、禁忌证

- 广泛的葡萄膜黑色素瘤：如果出现肿瘤复发和毒性肿瘤综合征是不可接受的。
- 乳头旁的黑色素瘤：如果患者不接受视力丧失的高风险，或者可以使用其他治疗方法者，如眼内切除术。

四、手术前准备

对于脉络膜黑色素瘤，需要精确测量肿瘤的基底直径和肿瘤到视盘的距离。广角照片很有帮助。

为了在眼底镜下定位脉络膜肿瘤的边缘，散瞳是必要的。

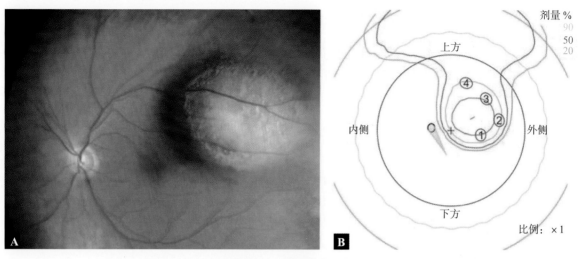

▲ 图 88-1　脉络膜黑色素瘤

A. 67 岁男性左眼颞上方脉络膜黑色素瘤，基底直径为 9.1mm，厚度为 2.8mm；B. 患者接受了质子束放射治疗，放疗在闭合上眼睑的情况下进行，这样可以避免睑缘辐射，从而防止上睑板结膜角化，后者可引起明显的眨眼疼痛。活检在放射治疗结束后进行，显示为混合细胞型。遗传学研究显示 6p 染色体获得，不伴有 3 号染色体丢失及 8q 染色体获得，因此提示较好的生存预后。放疗后 3.5 年，视力达到 20/20，瘤体稳定（图片由 Cyclotron Unit of Clatterbridge Cancer Centre, UK 提供）

五、手术技巧

（一）植入标记物

肿瘤通过透照法和（或）压迫法定位。Damato 设计了一种一次性透照器，通过钽标记物的孔眼发光，便于双目间接检眼镜进行肿瘤定位（图 88-2）（Altomed Tyne & Wear, NE35 9PE, United Kingdom）。在计算每个标记物到肿瘤边缘、彼此之间和到角巩膜缘的距离后，将 3～5 个钽标记物缝合到对应的巩膜上（图 88-3）。

（二）模拟

通过建立三维计算机模型眼，可完整的展示肿瘤、标记和质子束。这个模型是依据肿瘤和眼睛超声测量的尺寸、眼底摄影及钽标记物的放射学和术中定位而确定的（图 88-4）。对于虹膜黑色素瘤和结膜肿瘤，肿瘤定位基于彩色照片，不使用钽标记（图 88-5）。一些中心也使用三维成像，包括 CT 或 MRI。

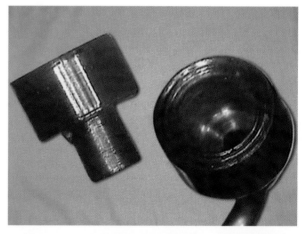

▲ 图 88-2　一次性直角光纤透照仪，正好可以固定在钽标记物上方，便于通过双目间接检眼镜在术中进行肿瘤定位

（三）治疗

不同中心的治疗方案不同。例如，在利物浦和旧金山加利福尼亚大学，质子束放射治疗分为四个部分，连续几天进行，总剂量分别为 53～70GyE 和 56GyE。在每次治疗中，患者被要求用治疗眼或对侧眼注视一个注视目标。用闭路电视摄像机监视眼睛的位置。一般来说，肿瘤连

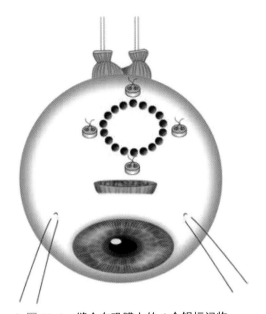

▲ 图 88-3　缝合在巩膜上的 4 个钽标记物
测量每个标记物到肿瘤边缘、彼此之间和到角巩膜缘的距离，以便制作眼睛的三维计算机模型

同 2.5mm 的周围健康组织和肿瘤远端 3mm 的安全边界一起被治疗。

六、治疗原理

与其他形式的放射治疗一样，质子通过电离 DNA 分子和细胞膜杀死靶细胞。由于 Bragg 峰的特点，质子辐射在一定深度停止，因此，在治疗过程中，减少了对健康正常组织的附带损伤。

七、术后护理

与其他治疗方法一样，局部抗生素和类固醇药物可在术后早期使用。

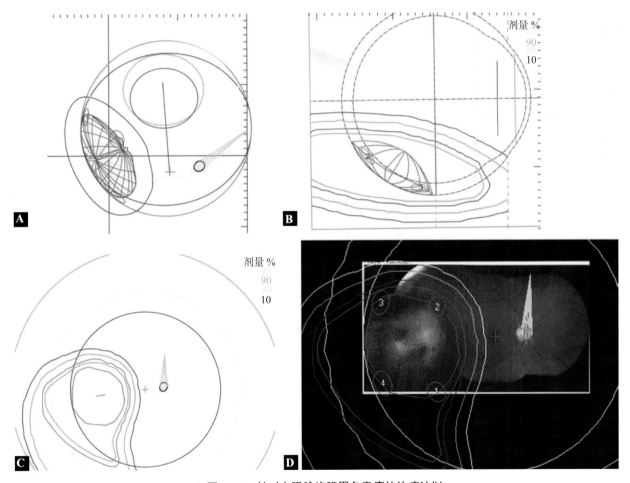

▲ 图 88-4　针对右眼脉络膜黑色素瘤的治疗计划
图片由 Radiation Oncology, University of California, San Francisco, USA 提供

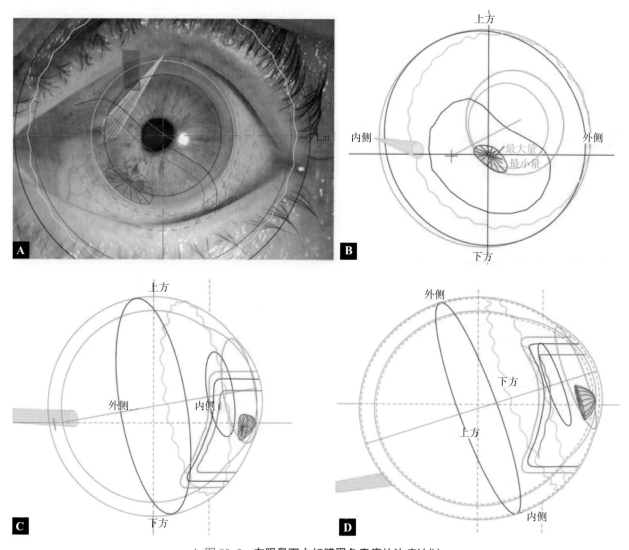

▲ 图 88-5　左眼鼻下方虹膜黑色素瘤的治疗计划

图片由 Cyclotron Unit of Clatterbridge Cancer Centre, UK. 提供

　　预后活检通常在放疗前进行，然而，在一些中心，活检在质子束放疗的最后 1 天进行，或在放疗后 1 周内进行，以避免任何肿瘤播散的风险，并防止任何出血干扰放疗。

　　对患者进行其他形式的治疗。

八、特殊设备

- 钽标记物。
- 透照器。
- 卡尺。

九、并发症

- 如果肿瘤延伸到视盘边缘的一个视盘直径内，最有可能发生视神经病变（图 88-6）[7]。
- 黄斑病变可由中央凹的直接附带损伤或受照射肿瘤的渗出引起[1]。
- 如果质子束累及晶状体，则可能发生白内障。
- 浆液性视网膜脱离在巨大肿瘤放射治疗后最有可能发生。切除照射过的肿瘤可以治疗。
- 新生血管性青光眼可由视神经病变或广泛

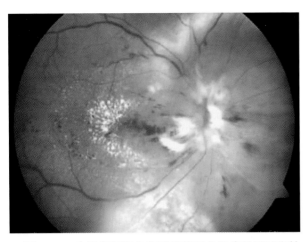

▲ 图 88-6 右眼鼻侧视盘旁脉络膜黑色素瘤经质子束放射治疗后产生放射性视神经病变和黄斑病变

渗出性视网膜脱离引起[8]。眼内注射抗血管生成药物后，如贝伐单抗，新生血管可趋于消退[9]。

- 角膜病变可继发于角膜缘干细胞衰竭或睑板结膜的角化化生。

- 局部肿瘤复发可能是由于未发现肿瘤外侧延伸或肿瘤定位不准确。边缘肿瘤复发最有可能发生在弥漫性的虹膜黑色素瘤和睫状体黑色素瘤（这就是在这种情况下提倡全前段放射治疗的原因）[4, 10]。

- 如果眼睑边缘不能回避质子束照射，则可能发生眼睑损伤。出现睫毛脱落，睫毛变白，睑结膜鳞状化生和角化，使每次眨眼都会引起疼痛性角膜擦伤。通过适当开大眼睑或通过闭合眼睑治疗眼内肿瘤，确保上眼睑边缘避免照射，可以减少这些问题的出现[11]。

十、手术结局的科学证据

与近距离放疗相比，质子束放疗具有较高的局部肿瘤控制率。这是因为计算机建模可以调整标记物放置时的小误差，从而减少对外科手术技术的依赖。此外，质子束放射治疗可避免在近距离放射中因剂量因素（如剂量率）导致的治疗失败。

尽管有 Bragg 峰，但介于中间的组织（如眼睑、结膜、角膜和晶状体）可能仍会接受高剂量的辐射，从而产生影响。最小化正常组织的放射剂量至关重要，可以通过放射计划的优化、凝视角度选择、适当的边缘设置、患者治疗调整和眼睑回避来实现。

当肿瘤靠近视盘和中央凹时，视力丢失往往是由这些结构的直接附带损伤所引起。当这些肿瘤受到的辐射很小或没有辐射时，如果发生视力损失，很可能是由于残留的辐射后肿瘤的渗液造成的。

新生血管性青光眼通常是由大体积的残余肿瘤和广泛的视网膜脱离所产生的血管生成因子引起，两者都是缺血性的。切除被放射的肿瘤，或者解决视网膜脱离，新生血管性青光眼就可以得以治疗[12]。

十一、手术治疗选择中的地位

在一些治疗中心，质子束放射疗法被认为是所有葡萄膜黑色素瘤的最佳保眼疗法。据报道，质子束放疗在肿瘤的局部控制、眼球保留和视觉保护等方面都取得了很高的成功。在其他一些治疗中心，敷贴放射治疗是首选治疗方法，只有在以下这些近距离放射治疗不太可能成功的情况下，才采用质子束治疗，即：①大的黑色素瘤；②小的、靠近视盘的后部黑色素瘤；③虹膜黑色素瘤。

对于大肿瘤，一些擅长局部切除的外科医生更推荐局部切除这种治疗方式，以避免毒性肿瘤综合征。其他一些医生认为质子束放射治疗是新的辅助治疗，可以在毒性肿瘤综合征发生之前，早期按计划进行眼内肿瘤切除术 [13]。

立体定向放射治疗与质子束放射治疗相比，常常导致正常组织获得更高的辐射剂量和更大的不良反应。

> **经验与教训**
> - 质子束放射治疗肿瘤具有精确的靶向性，在限制对健康组织的附带损伤的同时，提高局部肿瘤控制率。
> - 大多数复发是由于低估了肿瘤的范围。

参考文献

[1] Gragoudas ES. Proton beam irradiation of uveal melanomas: the first 30 years. The Weisenfeld lecture. Invest Ophthalmol Vis Sci. 2006;47:4666–73.

[2] Damato B, Kacperek A, Chopra M, Campbell IR, Errington RD. Proton beam radiotherapy of choroidal melanoma: the Liverpool–Clatterbridge experience. Int J Rad Oncol Biol Phys. 2005;62:1405–11.

[3] Damato B, Kacperek A, Chopra M, Sheen MA, Campbell IR, Errington RD. Proton beam radiotherapy of iris melanoma. Int J Rad Oncol Biol Phys. 2005;63:109–15.

[4] Konstantinidis L, Roberts D, Errington RD, Kacperek A, Damato B. Whole anterior segment proton beam radiotherapy for diffuse iris melanoma. Br J Ophthalmol. 2013;97:471–4.

[5] Zografos L, Egger E, Bercher L, Chamot L, Munkel G. Proton beam irradiation of choroidal hemangiomas. Am J Ophthalmol. 1998;126:261–8.

[6] Zografos L, Uffer S, Bercher L, Gailloud C. [Combined surgery, cryocoagulation and radiotherapy for treatment of melanoma of the conjunctiva]. Klin Monbl Augenheilkd. 1994;204:385–90.

[7] Kim IK, Lane AM, Egan KM, Munzenrider J, Gragoudas ES. Natural history of radiation papillopathy after proton beam irradiation of parapapillary melanoma. Ophthalmology.

2010;117:1617–22.

[8] Boyd SR, Gittos A, Richter M, Hungerford JL, Errington RD, Cree IA. Proton beam therapy and iris neovascularisation in uveal melanoma. Eye. 2006;20:832–6.

[9] Groenewald C, Konstantinidis L, Damato B. Effects of radiotherapy on uveal melanomas and adjacent tissues. Eye. 2013;27:163–71.

[10] Gragoudas ES, Lane AM, Munzenrider J, Egan KM, Li W. Long–term risk of local failure after proton therapy for choroidal/ciliary body melanoma. Trans Am Ophthalmol Soc. 2002;100:43–48; discussion 48–9.

[11] Konstantinidis L, Roberts D, Errington RD, Kacperek A, Heimann H, Damato B. Transpalpebral proton beam radiotherapy of choroidal melanoma. Br J Ophthalmol. 2015;99: 232–5.

[12] Damato BE, Groenewald C, Foulds WS. Surgical resection of choroidal melanoma. In: Ryan SJ, ed. Retina. 5th ed. London, UK: Elsevier; 2013, Vol. 3:2298–306.

[13] Bechrakis NE, Foerster MH. Neoadjuvant proton beam radiotherapy combined with subsequent endoresection of choroidal melanomas. Int Ophthalmol Clin. 2006;46:95–107.

第 89 章　立体定向光子束放射
Stereotactic Photon–beam Radiation

Martin Zehetmayer　著

岳　晗　译

一、概述

立体定向外照射是电离辐射从许多不同方向照射肿瘤。如果包含单一的放射组分，即为立体定向放射外科术；如果是被分割为几天进行，则被称为立体定向放射治疗。

二、适应证

葡萄膜黑色素瘤由于定位或者大小不适合做近距离敷贴放疗者。

三、禁忌证

- 特别大的肿瘤（12～14mm 厚度）。
- 已经出现不可控制的新生血管性青光眼者，最好选择眼球摘除术。

四、手术前准备

肿瘤的大小和范围由 CT 和 MRI 确定，以建立眼球和肿瘤的三维计算机模型。

五、手术技巧

（一）立体定向放射治疗

- 患者的脸部用一种热塑性塑料做成的面具固定（图 89-1）。
- 由闭路电视（CCTV）系统监测眼睛的位置，保证在 CT/MRI 描绘和放射治疗过程中，患者注视着固定的目标。
- 放射治疗用直线加速器（LINAC）进行，将一束辐射从多个方向依次照射肿瘤（图

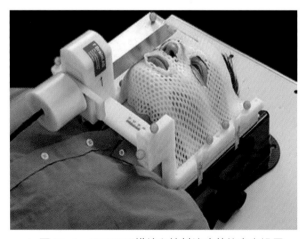

▲ 图 89-1　**CT/MRI 描绘和放射治疗前的患者设置**

患者的头部用热塑性面具固定。在面具的左侧，三个灰色球体保证三维定位和对齐。眼睛固定系统安装在患者面前，包括红外照明二极管、闪烁红光二极管和电视摄像机。患者被要求看一面 45°的镜子。所有设备均与 MRI 兼容

89-2）。

- 肿瘤边缘位于 12Gy 等剂量线内。在 7～10 天内分 5 个组分治疗，总剂量为 60Gy。
- 光束的形状通过微多叶准直器（静态场）或圆形准直器（弧形旋转）进行调整。
- 总剂量为 50～70Gy，在 5～10 天内分为多个（通常为 5 个）部分进行照射。
- 临床肿瘤的安全边缘设置为 2.0～2.5mm。

（二）立体定向放射外科术

- 患者的头部固定于坚硬的 Leksell 头架上。
- 眼球后注射麻醉剂以固定眼球，常常配合直肌缝合或吸引性隐形眼镜。

通常使用 Leksell 伽马刀或射波刀照射。伽马刀包含 201 个钴源，放置在围绕患者头部的金属半球装置中，以保证高度瞄准的放射束在肿瘤内会聚。射波刀是一种机器人引导的直线加速器。

- 总剂量为 25～40Gy，单次治疗，安全边缘为 1～2mm。

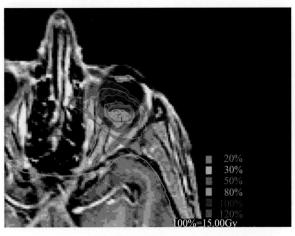

▲ 图 89-2　黄斑黑色素瘤的直线加速器治疗计划

六、作用机制

目的是在有限的周围正常组织的照射下，使高剂量的辐射聚集于肿瘤上。

七、术后处理

术后护理与其他形式的保守治疗一样。在最初的 3 个月内，建议使用局部的睫状肌麻痹药和抗炎药物。

八、特殊仪器

- SRT：直线加速器。通常是分组治疗。
- SRS：Leksell 伽马刀或射波刀。有不同的方法固定眼睛，通常是单组分治疗。

九、并发症

- 急性的影响很小。
- 局部肿瘤复发率低（5 年时约为 5%）。
- 长期的不良反应包括视神经病变、黄斑病变、白内障、渗出性视网膜脱离和新生血管性青光眼。长期的整体眼球保留率为 70%～75%（图 89-3）。

十、手术结局的科学依据

大多数眼睛会出现视力下降。渗出、白内障、新生血管或复发可能需要额外治疗。长期的总体眼球保留率为 70%～75%。一些眼睛可能在几年后因为难治性并发症而摘除，如新生血管性青光眼。与单组分放疗相比，眼球似乎更能承受分次放射剂量[1-8]。

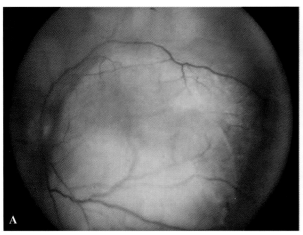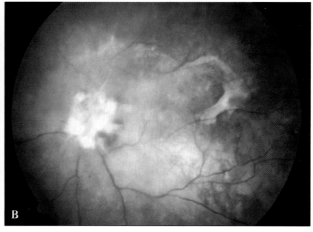

▲ 图 89-3　黄斑黑色素瘤

A. 立体定向放射治疗前；B. 放射治疗后 30 个月。局部肿瘤控制良好，但出现视神经病变伴渗出和新生血管

十一、手术治疗选择中的地位

当近距离敷贴放射治疗被认为不合适时，光子 SRS/SRT 正越来越多地被用作质子束放射治疗的替代方法。

对于体积较大的肿瘤，一些作者主张立体定向光子照射作为眼内肿瘤切除术前的新辅助治疗，以避免毒性肿瘤综合征的发生，同时尽量减少肿瘤在眼周和全身播散的风险。

经验与教训

- 与其他治疗方法一样，患者必须了解视力、局部肿瘤控制率和舒适度方面的可能结果。

- 与其他形式的放射治疗一样，患者应意识到，这种治疗旨在消灭眼内肿瘤，不会影响任何先前存在的全身转移。患者的理解应当记录在同意书中。

参考文献

[1] Zehetmayer M, Kitz K, Menapace R, et al. Local tumor control and morbidity after one to three fractions of stereotactic external beam irradiation for uveal melanoma. Radiother Oncol. 2000;55:135–44.

[2] Modorati G, Miserocchi E, Galli L, et al. Gamma knife radiosurgery for uveal melanoma: 12 years of experience. Br J Ophthalmol. 2009;93:40–4.

[3] Dunavoelgyi R, Dieckmann K, Gleiss A, et al. Local tumor control, visual acuity, and survival after hypofractionated stereotactic photon radiotherapy of choroidal melanoma in 212 patients treated between 1997 and 2007. Int J Radiat Oncol Biol Phys. 2011;81:199–205.

[4] Dunavoelgyi R, Dieckmann K, Gleiss A, et al. Radiogenic side effects after hypofractionated stereotactic photon radiotherapy of choroidal melanoma in 212 patients treated between 1997 and 2007. Int J Radiat Oncol Biol Phys. 2012;83:121–8.

[5] Muller K, Naus N, Nowak PJ, et al. Fractionated stereotactic radiotherapy for uveal melanoma, late clinical results. Radiother Oncol. 2012;102:219–24.

[6] Suesskind D, Scheiderbauer J, Buchgeister M, et al. Retrospective evaluation of patients with uveal melanoma treated by stereotactic radiosurgery with and without tumor resection. JAMA Ophthalmol. 2013;14:1–8.

[7] van den Bosch T, Vaarwater J, Verdijk R, et al. Risk factors associated with secondary enucleation after fractionated stereotactic radiotherapy in uveal melanoma. Acta Ophthalmol. 2015;93:555–60.

[8] Milano MT, Grimm J, Soltys SG, et al. Single– and multi–fraction stereotactic radiosurgery dose tolerances of the optic pathways. Int J Radiat Oncol Biol Phys. 2018 Jan 31. pii: S0360–3016(18)30125–1.

第90章 脉络膜黑色素瘤外切除术
Exoresection of Choroidal Melanoma

Bertil Damato **著**

韩宜男 **译**

一、概述

脉络膜黑色素瘤外切除术也被称为"部分脉络膜切除术""经巩膜切除术""眼球壁切除术"和"巩膜脉络膜切除术"。技术上有很多差异[1-5]。该手术的目的在于将肿瘤完整切除，并尽可能不损伤相邻的视网膜。外切除术可作为首选手术，或作为一种二次保眼手术，治疗局部肿瘤放射治疗后的复发或毒性肿瘤综合征。本章节重点介绍作者的方法，这些方法多数为作者自创的。

二、适应证

● 脉络膜或睫状体脉络膜黑色素瘤因肿瘤负荷和（或）广泛的渗出性视网膜脱离，被认为不适合任何形式的放射治疗（图90-1）。

● 患者因为职业原因或对侧眼视力差，有强烈保眼意愿。

● 放射治疗之后残余肿瘤体积大，伴有严重渗出性视网膜脱离，虹膜新生血管化和新生血管性青光眼（即"毒性肿瘤综合征"）[6]。

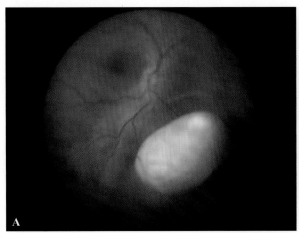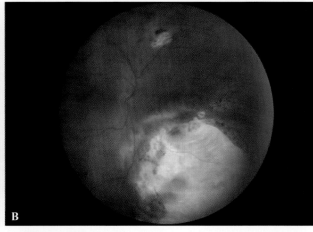

▲ 图 90-1　脉络膜黑色素瘤

A. 44 岁男性的右眼鼻下脉络膜黑色素瘤，测量基底约 11.9mm，厚度约 7.6mm；B. 术后外观显示一个手术缺损，平伏的视网膜和健康的黄斑。术后近 3 年，视力 20/30。生存预后良好，因为实验室检查显示肿瘤包含上皮细胞且无 3 号染色体缺失

三、禁忌证

- 肿瘤累及视盘和（或）超过 2 个终点的睫状冠。
- 弥漫性黑色素瘤。
- 大量眼外播散，除非可被完整切除 [7]。
- 视网膜被肿瘤穿透，如果接下来不可能进行视网膜复位术和内加压术。
- 系统疾病妨碍低血压麻醉（如脑血管疾病）。
- 在手术和麻醉技巧上缺乏经验。

四、术前准备

抗生素使用，常规扩瞳孔。

五、手术技巧

（一）暴露

修剪睫毛，用牵引缝线和开睑器将眼睑撑开。

作一 180° 结膜环形剪开（图 90-2A）。剪短任何跨越肿瘤的直肌和（或）斜肌。在分离任何直肌之前，测量并记录线结与角膜缘之间的距离。距角膜缘 4mm 处，在巩膜上作两条牵引线。

（二）肿瘤描述

肿瘤界限是通过经瞳孔和经巩膜透照确定的，使用一个 20G 的玻璃体切割导光，尖端预先弯曲90°（图 90-2B）。透照时注意避免倾斜，因会夸大肿瘤的范围。在巩膜上用笔标记肿瘤边缘。

（三）浅板层巩膜瓣

准备一板层巩膜瓣，基底向后（图 90-2C）。此瓣前部形状为多边形，以利于闭合时的位置固定，后部较宽，以便缩短放射状切口。皮瓣尽可能厚，以提供强度（图 90-2D）。巩膜表面切口距肿瘤边缘约 4mm。

任何涡静脉和长睫后动脉都可以通过双极电凝夹闭，包括到眼外和入巩膜部分的血管（图90-2E 和 F）。这种电凝在分离血管之前进行。

在此阶段可以重复透照以确认巩膜窗足够大且相对于肿瘤定位良好（图 90-2G）。

如果浅层板状巩膜无意中穿孔（即"纽扣孔"），立即用 8-0 尼龙线对缺损区行荷包缝合。如果不小心缝合了深层巩膜，导致肿瘤或葡萄膜组织开始从缺损处脱出，则用缝线关闭开口，或者用从褶皱上剪下的正方形覆盖。

如果打算行睫状肌切除术，前部巩膜切口在角膜缘沿线。完成浅层巩膜瓣制作后，在深层巩膜做一个部分厚度的切口，通过板层剥离将深层巩膜进一步分成两层，并向前延伸至周边角膜。这使得切除肿瘤累及的深层巩膜和周边角膜成为可能，同时在切口前缘留下一巩膜"裙"，防止渗漏。

（四）眼部减压

当肿瘤切除时，降低眼内压以防止视网膜从巩膜窗中脱出（图 90-2H）。眼部减压也有助于进入眼球赤道后区域。它可以在剥离浅层巩膜瓣之前或之后进行。采用角膜接触镜和手术显微镜照射，在距角膜缘 4mm 的地方进行单一巩膜切开术，通过有限的核心玻璃体切除术来实现减压。眼球正好在与肿瘤相反处凹陷而非充盈。

（五）睫状后短动脉的闭合

温和的双极电凝应用于肿瘤象限内毗邻视神经的睫状后短动脉。在进行电凝之前，先将血管从神经上抽离，以防止对神经本身的附带损害。电凝后用钝头弹簧剪刀将闭合的血管分开，露出残留的开放的血管。

（六）深层巩膜的切口

在肿瘤的两侧做深巩膜切开术（图90-2I）。用colibri镊钳夹住巩膜，用羽状刀片划开巩膜，刀片角度远离脉络膜，以免损伤相邻的葡萄膜组织。用钝头弹簧剪先沿肿瘤两侧外缘向后扩大切口，最后向前（图90-2J至L）。

随着巩膜切口的扩大，在脉络膜上进行温柔地双极电凝术以减少出血，尽管这有引起视网膜灼伤的风险。

（七）肿瘤切除

肿瘤切除是在低血压麻醉下进行的，如其他地方所述，将收缩压降低至50～60mmHg[8]。

在锯齿缘后方做一个葡萄膜开口，以保持平坦部睫状体上皮的完整性。这是通过使用两把Colibri显微有齿镊微钳轻抓葡萄膜，并拉伸中间的葡萄膜组织直到撕裂（图90-2M）。用深巩膜瓣作为把手，用左手将肿瘤从眼球中提起。当脉络膜与视网膜分离时，用弹簧剪刀将其剪除。

如果肿瘤切除的范围向前延伸到锯齿缘，保留睫状体上皮是很重要的，以防止视网膜渗漏和脱离。这是通过如前所述的，在锯齿缘后穿透葡萄膜，然后在剪除葡萄膜之前，从其上钝性剥离睫状体上皮来实现的（图90-2N和O）。如果有过多的视网膜从巩膜窗膨出，则进一步行玻璃体切除术（图90-2P）。接着继续行肿瘤切除（图90-2Q至S）。

手术区域内的积血都要在凝结之前擦除，注意不要触及视网膜。如果出血过多，则用吸血器将血液吸走，同样要注意不要损害视网膜。

如果肿瘤黏附在视网膜上，用15G Bard-Parker手术刀将粘连分开。这些粘连通常不可见，且位于视网膜与肿瘤表面明显的接触点之外约2mm处。

如果肿瘤侵犯了视网膜，用手术刀将肿瘤顶端"最高处削片"，并留在原位接受敷贴放疗。

如果肿瘤在视网膜上大量生长，则切除整个肿瘤，在视网膜上留下一个大的缺损，在切除结束后，通过适当的玻璃体视网膜手术进行治疗。

（八）关闭

一旦肿瘤被切除，更换新的器械即刻将巩膜瓣关闭。在切除区域后部楔入两个棉芯，压迫眼球，防止任何可能形成视网膜下血肿的潜在空隙，并压迫脉络膜血管，防止进一步出血（图90-2T）。

浅层巩膜瓣用8-0尼龙缝线间断缝合，先缝前缘，再缝两侧。

（九）眼球成形

一旦缝合好巩膜瓣，通过巩膜切口（之前用于眼内减压所做的切口），向眼内注入平衡盐溶液（图90-2U）。移除棉芯。注意不要使眼球过度膨胀引起伤口裂开。巩膜切口按常规方法缝合。

（十）辅助的敷贴放疗

在眼球修复后立即置入敷贴器，除非已行睫状体脉络膜切除术，后种情况下，应延迟敷贴放疗1个月以避免低眼压（图90-2V）。作者倾向于使用25mm的CCC钉敷贴器。首先，将一个透明模板（"仿制敷贴片"）插入并缝在巩膜的适当位置。在模板外表面距后缘预留的安全边缘处作第一个墨水标记，然后在之前的前缘位置作第二个墨水标记点（即距第一个墨水标记距离为相应的纵向肿瘤基底直径），从而完成模板定位。接下来，模板被放置在眼球上，使前面的墨水标记覆盖在之前的肿瘤前缘位置（巩膜瓣剥离之前所做的巩膜标记）。然后，模板用两个活结缝合在该位置。必要时，可通过眼科检查确认模板的位置。最后，将带放射性的敷贴器代替模板，用同样的缝线。大约 1 天后，当 100Gy 的剂量传递至 1mm 深时，敷贴器就被移除。

（十一）肌肉重新定位

斜肌保持游离不用复位。任何断开的直肌都需要缝合回它们原来附着处，或通过悬吊附着在前巩膜上，这样肌内结节到角膜缘的距离与断开前相同（图 90-2W）。

（十二）结膜关闭

结膜按标准方式闭合（图 90-2X）。

如果由经验丰富的外科医生进行，脉络膜肿瘤的切除大约需要 2h。

六、手术的作用机制

1 类 /3 号二倍体型黑色素瘤患者中，只有不到 5% 的患者在手术切除后发生转移。目前尚不清楚在没有成功的眼部治疗的情况下，有多少肿瘤会转化为 2 类 /3 号单倍体型并发生转移[9, 10]。

尽管成功切除了眼部肿瘤，但几乎所有 2 类 /3 号单倍体型黑色素瘤患者都出现了转移性疾病，因此手术主要的获益是保存了有用的眼睛[9, 10]。

什么是有用的眼睛因人而异。有些患者只需要保持一只舒适的和外观满意的眼睛就满意了，而另一些患者则需要保留有用的视力才觉得手术是值得的。

在有毒性肿瘤综合征的眼睛，手术切除了缺血和渗出的肿瘤组织，使视网膜立即得以复位，虹膜新生血管消退，并可能改善房水流出，使一些患者眼压恢复正常，即使他们不进行抗青光眼治疗[6]。

七、术后处理

在手术结束时，结膜下抗生素和类固醇注射与阿托品 1% 滴剂一起使用。给予全身抗生素，静脉注射或口服 1 周。口服类固醇，1 周后逐渐减少剂量。

患者保持姿势 24h，这样任何从手术缺损区边缘产生的血液都会从中央凹移除出去。

患者在普通眼科病房护理，并在肿瘤切除术后或敷贴器拆除术后 1 天出院。

大约术后 4 周，患者在肿瘤中心接受检查，评估手术的眼睛。根据眼部肿瘤的临床分期、组织学上的恶性程度和基因类型，患者被告知生存概率。有一款已经开发的在线工具，可对所有主要预测因子进行多变量分析，患者的年龄和性别也同时被纳入评估。

如果在初次切除时没有实施辅助的敷贴放疗，而肿瘤又表现为高度恶性或延伸到切除边缘，则可以在此时进行敷贴放疗。

进行长期监测亦作为葡萄膜黑色素瘤的其他治疗方式。常规进行心理支持和系统筛查转移性疾病。

八、特殊器械

（一）镊子

● 用于眼睑缝合的动脉镊。

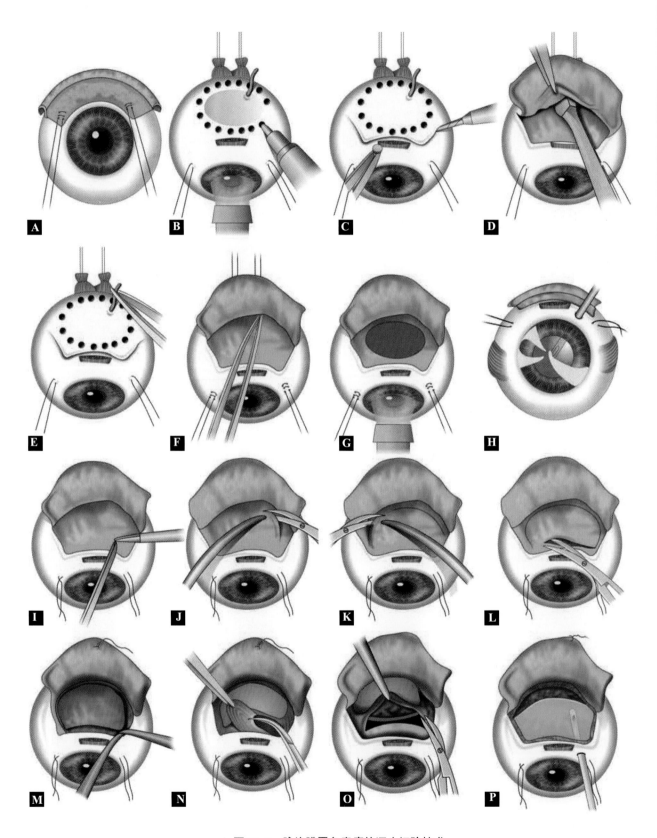

▲ 图 90-2　脉络膜黑色素瘤的逐步切除技术

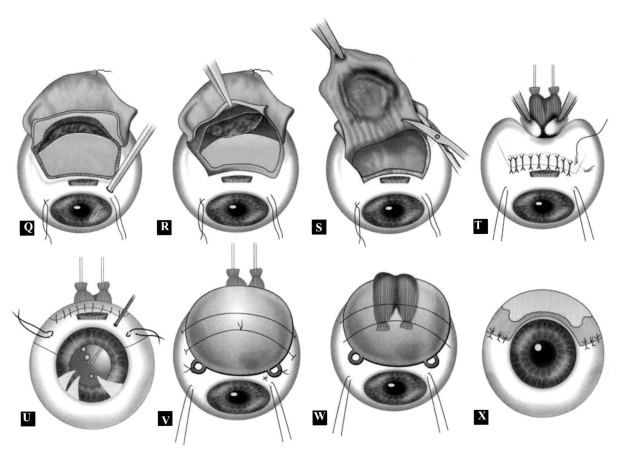

▲ 图 90-2（续）　脉络膜黑色素瘤的逐步切除技术

引自 Damato BE, Stewart JM, Afshar AR, Groenewald C, Foulds WS. Surgical resection of choroidal melanoma. In: Schachat AP, ed. Ryan's Retina. 6th ed. Vol 3. Philadelphia, PA: Elsevier; 2018:2591-600.

- Moorfields 镊，用于结膜。
- St Martin 镊，用于巩膜。
- 有齿 colibri 镊（2 个），用于巩膜瓣的闭合。
- 带凹切 colibri 镊（2 个），用于撕裂葡萄膜。

（二）剪刀

- 弹簧剪刀，用于结膜。
- 尖头剪刀，用于肌肉。
- 钝头弹簧剪刀，用于葡萄膜。

（三）刀片

- 羽毛刀片。
- 15G Bard-Parker 刀。
- 笛卡尔划痕器。

（四）缝线

- 6-0 薇乔缝线，用于肌肉和结膜。
- 8-0 尼龙缝线，用于巩膜瓣。
- 7-0 薇乔缝线，用于巩膜切开术。

（五）拉钩

- Fison 拉钩。
- 大拉钩。

（六）杂项

- Barraquer 线圈开睑器。
- Barraquer 持针器。
- Castroviejo 持针器。

- 两个斜视钩。
- Nettleship 扩张器。
- 90° 20G 导光，用于肿瘤边界的定位。
- 巩膜笔，用于标记肿瘤范围。
- 卡尺，在直肌断腱和缝腱时用于测量线结至角膜缘的距离。
- 双极电凝器。
- 20G 玻璃切割头。
- O'Malley 接触眼镜。
- 组织胶，以备在切除时肿瘤从深层巩膜瓣上脱离。
- 20ml 注射器、25G 针头和过滤器，用于眼内注射平衡盐溶液。
- 25mm 钉敷贴器，除非选择另一种形式的辅助放疗。

九、并发症

（一）术中并发症

- 皮瓣位置错位。
- 浅层巩膜穿孔。这需要荷包缝合，且敷贴辅助放疗应延迟至少 4 周，使穿孔得以愈合。
- 无意的深巩膜穿孔。这会导致在切开后巩膜时肿瘤或葡萄膜脱出。这个穿孔应该缝合或覆以从眼罩上剪下一块塑形。
- 玻璃体切除术中晶状体和（或）视网膜损伤。
- 灼烧后睫状动脉时损伤视神经。当把血管从神经上拉开时，应该关掉电源并应用电凝。
- 深层巩膜切开术中葡萄膜和视网膜穿孔。刮除巩膜时用刀片锋利的一面，方向远离

葡萄膜，可避免该并发症发生。
- 如果涡静脉被切开而又没有得到充分的双极电凝，可导致出血失控。
- 切除肿瘤时视网膜损伤。这需要在增殖性玻璃体视网膜病变发生之前立即进行玻璃体视网膜手术。该手术需要全玻璃体切除术，移除视网膜下血液，视网膜固定术和硅油填充。
- 脉络膜撕裂，因将肿瘤从眼睛取出时牵引过度所致。
- 驱逐性出血，非常罕见，除非没有在低血压麻醉的情况下进行取出术。
- 肿瘤切除不完全，可通过辅助敷贴放疗来治疗。
- 巩膜伤口裂开或渗漏。可通过运用间断不可吸收缝合和准备一个阶梯伤口边缘来避免。
- 敷贴块位置不正确。
- 肌肉复位不准确。
- 结膜伤口关闭不充分，伴有巩膜暴露。如果放射后巩膜暴露在外，可能发生坏死和穿孔。

（二）术后并发症

- 视网膜下血肿，如果涉及黄斑，可导致视力丧失。
- 玻璃体积血，通常表明有视网膜裂口，因此也是应立即进行玻璃体视网膜手术的指征。
- 孔源性视网膜脱离，如果在摘除术时没有发现视网膜裂孔并进行治疗，就会发生[11]。
- 局部肿瘤复发，自从使用足够大小的敷贴器（如 25mm 的大肿瘤）进行常规敷贴放疗以来，这种情况已经变得不那么常见

了。复发倾向于发生在未受辐射的区域，如在缺损区内、缺损区边缘，罕见者发生在葡萄膜的远端[12, 13]。

- 眼眶肿瘤复发非常罕见，除非进行了手术而没有辅助敷贴放疗。这种并发症通常发生于眼内复发没有被立即发现和治疗时。
- 由缺损区边缘或脉络膜撕裂伤处的新生血管化导致的盘状黄斑变性。
- 白内障，除非晶状体被辐射或手术器械或硅油损坏，否则很罕见。
- 晶状体半脱位，如果进行了广泛的睫状体切除术。
- 眼部张力减退，如果在初次睫状体切除时进行辅助敷贴放疗。
- 眼球痨很罕见，如果眼部张力减退和视网膜脱离得以预防。
- 复视，如果没有重新准确地接上直肌。

十、手术结局的科学证据

如果由经验丰富的外科医生在精心挑选的病例中进行手术，术中并发症是罕见的。

视力预后取决于肿瘤至中央凹的距离及并发症的避免，如视网膜下血肿、视网膜脱离和局部肿瘤复发[14]。

大约 90% 的患者保留了眼球。

将所有预测因素考虑在内的话，存活概率与其他保守疗法大致相同[15, 16]。复发肿瘤可表现出比原发肿瘤更高的恶性程度[17]。虽然没有数据支持，但这表明肿瘤局部复发可能增加转移的风险。

十一、手术治疗选择中的地位

由于该技术的复杂性，只有当肿瘤被认为不适合放疗，并且患者非常不愿意接受眼球摘除时，才会进行脉络膜黑色素瘤的外切除手术。

> 经验与教训
> - 应使用锋利的刀片将肿瘤与视网膜分离，这比钝性分离更安全。
> - 应避免宽大的安全边缘，这将导致并发症的增加，尤其在进行睫状体切除时。残余肿瘤采用辅助敷贴放疗治疗。
> - 在断开任何直肌前，应测量线结到角膜缘的距离，这将防止术后复视。
> - 术后玻璃体积血提示有视网膜裂孔和孔源性视网膜脱离的高风险。
> - 年轻患者的手术难度更大，因为低血压麻醉对防止出血的效果较差。相反，老年人不需要如此低的血压来控制出血。
> - 巩膜侵犯是有益的，因为在将肿瘤从眼外提起时，可以使用深巩膜瓣作为把手。
> - 浆液性视网膜脱离有利于肿瘤切除，因为它降低了视网膜损伤的风险。

参考文献

[1] Peyman GA, Gremillion CM. Eye wall resection in the management of uveal neoplasms. Jpn J Ophthalmol. 1989;33:458–71.

[2] Shields JA, Shields CL, Shah P, Sivalingam V. Partial lamellar sclerouvectomy for ciliary body and choroidal tumors. Ophthalmology. 1991;98:971–83.

[3] Char DH, Miller T, Crawford JB. Uveal tumour resection. Br J Ophthalmol. 2001;85:1213–9.

[4] Bechrakis NE, Petousis V, Willerding G, et al. Ten–year results of transscleral resection of large uveal melanomas: local tumour

control and metastatic rate. Br J Ophthalmol. 2010;94:460–6.

[5] Damato BE, Stewart JM, Afshar AR, Groenewald C, Foulds WS. Surgical resection of choroidal melanoma. In: Schachat AP, ed. Ryan's Retina. 6th ed. Vol 3. Philadelphia, PA: Elsevier; 2018:2591–600.

[6] Damato BE, Groenewald C, Foulds WS. Surgical resection of choroidal melanoma. In: Ryan SJ, ed. Retina. 5th ed. Vol 3. London, UK: Elsevier; 2013,:2298–306.

[7] Muen WJ, Damato BE. Uveal malignant melanoma with extrascleral extension, treated with plaque radiotherapy. Eye. 2007;21:307–8.

[8] Damato B, Jones AG. Uveal melanoma: resection techniques. Ophthalmol Clin North Am. 2005;18:119–28, ix.

[9] Damato B, Dopierala JA, Coupland SE. Genotypic profiling of 452 choroidal melanomas with multiplex ligation–dependent probe amplification. Clin Cancer Res. 2010;16:6083–92.

[10] Onken MD, Worley LA, Char DH, et al. Collaborative Ocular Oncology Group report number 1: prospective validation of a multi–gene prognostic assay in uveal melanoma. Ophthalmology. 2012;119:1596–603.

[11] Damato B, Groenewald CP, McGalliard JN, Wong D. Rhegmatogenous retinal detachment after transscleral local resection of choroidal melanoma. Ophthalmology. 2002;109:2137–43.

[12] Damato BE, Paul J, Foulds WS. Risk factors for residual and recurrent uveal melanoma after trans–scleral local resection. Br J Ophthalmol. 1996;80:102–8.

[13] Kim JW, Damato BE, Hiscott P. Noncontiguous tumor recurrence of posterior uveal melanoma after transscleral local resection. Arch Ophthalmol. 2002;120:1659–64.

[14] Damato BE, Paul J, Foulds WS. Predictive factors of visual outcome after local resection of choroidal melanoma. Br J Ophthalmol. 1993;77:616–23.

[15] Foulds WS, Damato BE, Burton RL. Local resection versus enucleation in the management of choroidal melanoma. Eye. 1987;1:676–9.

[16] Damato BE, Paul J, Foulds WS. Risk factors for metastatic uveal melanoma after trans–scleral local resection. Br J Ophthalmol. 1996;80:109–16.

[17] Bechrakis NE, Sehu KW, Lee WR, Damato BE, Foerster MH. Transformation of cell type in uveal melanomas: a quantitative histologic analysis. Arch Ophthalmol. 2000;118:1406–12.

第91章 虹膜睫状体切除术
Iridocyclectomy

Iwona Rospond-Kubiak Bertil Damato 著

韩宜男 译

一、概述

虹膜睫状体切除术已经进行了很多年[1-3]。这种技术并不是要求特别高，也不需要低血压麻醉。除切除受累病灶外，该手术还提供了整个肿瘤标本，以供诊断和预测。标准方法是术前扩大瞳孔，由前向后方向行虹膜睫状体切除术[4]。作者发现如果进行"从后向前"的方法，手术效果更好，即先收缩瞳孔，然后由后向前或圆周方向切除肿瘤[5]。

二、适应证

- 主要治疗累及周边虹膜、房角和（或）睫状体的黑色素瘤。
- 切除活检累及周围虹膜和（或）睫状体的未诊断的肿瘤。
- 治疗周边和（或）睫状体肿瘤（即"毒性肿瘤综合征"）治疗后所致的持续性葡萄膜炎。

三、禁忌证

- 累及虹膜、房角或睫状体超过 2 个钟点。
- 广泛传播或种植。
- 抗凝状态。

四、术前准备

用 1% 的毛果芸香碱收缩瞳孔。

五、手术技巧

（一）暴露

做 180° 结膜环形剪开，距角膜缘 4mm 处的巩膜作两对牵引线。

（二）肿瘤描记

肿瘤的界限是通过经瞳孔和经巩膜的透照法确定的，使用 20G 口径的玻璃体切割导光，尖端预先弯曲 90°。小心避免斜透，因为它夸大了肿瘤的明显范围。在巩膜上用钢笔标出肿瘤边缘和锯齿缘。

（三）浅板层巩膜瓣

准备一层状巩膜瓣，在前面铰接。其后侧为多边形形状（图 91-1A），以便于在闭合时附着。皮瓣尽可能的厚，以提供张力（图 91-1B 和 C）。巩膜表面切口超越肿瘤边缘约 4mm。

如有必要，浅层巩膜瓣延伸至角膜，直到通过角膜深部可以看到肿瘤的前缘。

（四）眼部减压

除非在肿瘤切除期间或之后玻璃体过度膨出，并且认为需要保留完整的玻璃体，否则不需要进行眼内减压。在距离巩膜大开口 2～3mm 处进行巩膜切开术，进行有限的玻璃体核心切除术。使用 O-Malley 透镜。不需要灌注和内照射。

（五）深层巩膜切口

用羽状刀片在肿瘤的两侧进行深层巩膜切开术（图 91-1D）。用弹簧剪刀将切口延伸，先沿着肿瘤外侧边缘，然后向后，最后向前至角膜内。

（六）肿瘤切除

这是在轻度低血压麻醉下进行的，将收缩压降低到 70～80mmHg，如其他地方所述[6]。

如果肿瘤同时累及虹膜和睫状体，葡萄膜开口作在周边虹膜。如果肿瘤完全位于睫状体内，这个开口作于平坦部之上。这是通过用有齿的 Colibri 镊抓住葡萄膜和用弹簧剪刀分离组织来完成的。通常保存睫状体上皮是不可能的，但只要切除没有向后延伸至锯齿缘就不会有后果。

葡萄膜切口先用钝头弹簧剪向肿瘤后方延伸，然后沿肿瘤前缘用细尖弹簧剪（如 Ong 剪刀）（图 91-1E）。约 1mm 的安全切缘就足够了。一些睫状体肿瘤可以被完整地从虹膜后表面剥离。

注意不要用任何器械接触晶状体。当肿瘤被切除时，手术时可以将肿瘤提起至眼外切除，这样就不需要将剪刀伸入眼内。

如果有玻璃体丢失，则进行有限但充分的开放式玻璃体切除术，直到伤口边缘没有玻璃体为止（图 91-1F）。

（七）关闭切口

肿瘤被切除后立即使用新的器械关闭巩膜瓣。如果一个完整的玻璃面从巩膜窗脱出，通过用像拉链一样的方式缝合巩膜瓣将其轻柔地推回眼内（即从角巩缘开始缝合，后一针靠近前一针进行连续缝合，直到再次到达角巩缘，巩膜瓣关闭）（图 91-1G）。用 8-0 尼龙线间断缝合。在角膜缘附近抽紧巩膜缝线时，要注意不要引起散光。

（八）眼球成形

如果有玻璃体丢失，可在距角膜缘 4mm、巩膜瓣外侧 2mm 处用 25G 针向眼内注射平衡盐溶液来重建眼的容积。

（九）辅助敷贴放疗

敷贴放疗应延迟 1 个月以避免眼球萎缩。如果肿瘤直径小于 10mm，我偏好使用 15mm 的 CCC 钉敷贴器，否则需要一个更大的敷贴器。大约 1 天后，当 100Gy 的剂量穿透 1mm 深度时，敷贴器就被移除。

（十）肌肉重定位

通常不需要将任何直肌断离。然而，任何离段的直肌都应被缝合到它们原来的插入处，因此肌内线结到角膜缘的距离与拔出前相同。

（十一）结膜缝合

结膜按标准方法缝合。

如果由经验丰富的外科医生执刀，虹膜睫状体切除术在 1h 内完成。

六、手术的作用机制

如果诊断不确定，虹膜睫状体切除术可提供

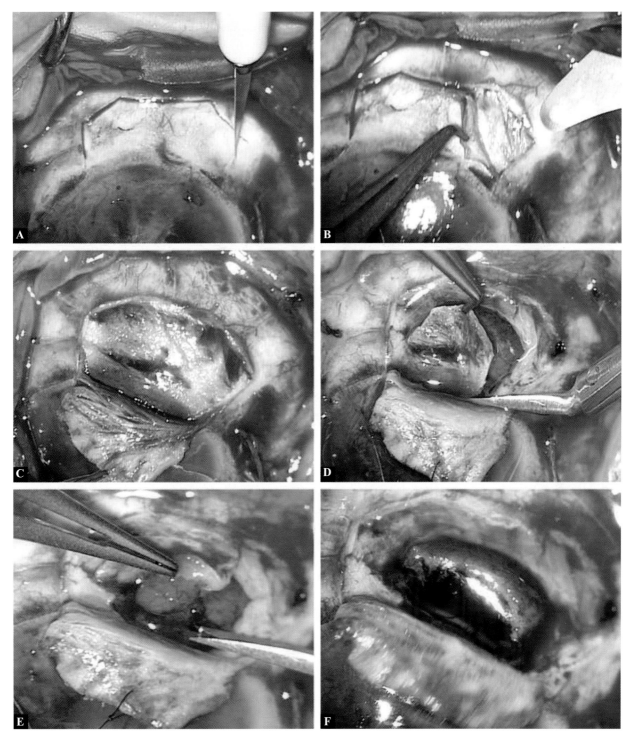

▲ 图 91-1 一位 76 岁的男性下虹膜肿瘤的虹膜囊肿切除术

肿瘤被证实为具有上皮样细胞和 3 号染色体缺失的黑色素瘤。术后 6 周，视力为 6/19。该手术包括以下步骤。A. 做巩膜切口以制备前面铰接的多面巩膜浅表皮瓣；B. 用 Desmarres 划痕器切开巩膜瓣；C. 巩膜瓣延伸至角膜，直到能看到肿瘤的前缘；D. 角膜深部分离，未触及肿瘤；E. 以深层巩膜为柄，按后前方或周向切除肿瘤；F. 根据玻璃体表面是否完好，将任何脱出的玻璃体推入眼内或通过开窗玻璃体切除术取出

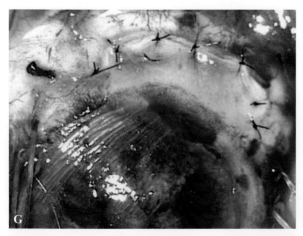

▲ 图 91-1（续） 一位 76 岁的男性下虹膜肿瘤的虹膜囊肿切除术

G. 巩膜用不可吸收尼龙线缝合，以防在未来几周内需要辅助敷贴放疗

充足的组织进行组织学和免疫组化检查。

如果黑色素瘤的诊断是毫无疑问的，虹膜睫状体切除术还可以提供组织进行基因研究，从而大大提高预测性 [7]。

黑色素瘤的切除是否能延长生命，取决于患者接受手术时转移是否已经发生。如果不进行治疗，目前尚不清楚有多少 3 号双染色体 /1 型黑色素瘤转化为 3 号单染色体 /2 型肿瘤。

放射治疗后，葡萄膜黑素瘤甚至腺癌都可引发"毒性肿瘤综合征"，切除受扰肿瘤能改善症状 [8]。

七、术后处理

在手术结束时，结膜下抗生素和类固醇注射与 1% 阿托品滴剂一起使用。

术后大约 4 周，患者在肿瘤中心接受检查，评估手术的眼睛。根据眼部肿瘤的临床分期、恶性肿瘤的组织学分级和肿瘤的基因类型，患者被告知生存概率。已经开发了一个在线工具，用于对所有主要预测因子进行多变量分析，同时也将患者的年龄和性别考虑在内 [9]。

如果肿瘤表现为高度恶性或延伸到切除边缘，如果在初次外切除时又没有实施辅助敷贴放疗，则可以在此时进行敷贴放射治疗。

对葡萄膜黑色素瘤的长期监测和其他治疗一起进行。

心理支持和对转移性疾病的系统筛查以常规的方式进行。

八、特殊器械

（一）镊子

● Moorfields 镊子，用于结膜。

● 有齿 Colibri 镊，用于巩膜（闭合时另备一支新的）。

（二）剪刀

● 弹簧剪刀，用于结膜。

● 钝头弹簧剪刀，用于葡萄膜。

● Ong 剪刀，用于虹膜。

（三）刀片

● 羽毛刀片，用于巩膜切开。

● 15G Bard–Parker 刀，用于清除巩膜表面。

● Desmarres 划痕器，用于巩膜瓣制备。

（四）缝合线

● 6-0 Vicryl 缝线，用于肌肉和结膜。

● 8-0 尼龙缝线，用于巩膜瓣。

● 7-0 Vicryl 缝线，用于巩膜切开术。

（五）拉钩

● Fison 拉钩。

（六）杂项

- 持针器。
- 90° 20G 导光，定位肿瘤边界。
- 巩膜笔，标记肿瘤范围。
- 卡尺，用于测量线结到角膜缘的距离，如果离断并重新缝合直肌。
- 双极电凝。
- 20G 玻璃体切割刀。
- 20ml 注射器、25G 针头和过滤器，用于玻璃体丢失时，向眼内注射平衡盐溶液。

九、并发症

（一）术中并发症

- 皮瓣位置错位
- 浅层巩膜穿孔。
- 不慎造成深巩膜穿孔，最可能发生在角膜缘部。
- 如果处理得当，玻璃体丢失似乎没有任何不良后果，甚至可能降低恶性青光眼的风险。
- 晶状体损伤，如果在剥离过程中，肿瘤没有从眼中提起切除。
- 肿瘤不完全切除，可通过辅助敷贴放疗治疗。
- 巩膜伤口裂开或渗漏，特别是用了敷贴放疗。
- 敷贴块位置不正确。
- 肌肉复位不准确。
- 结膜伤口关闭不充分，伴有巩膜暴露。如果放疗后巩膜暴露在外，可能发生坏死和穿孔。

（二）术后并发症

- 玻璃体积血，通常轻微，自行消退。

- 孔源性视网膜脱离，仅当切除延伸至锯齿缘后时可能发生。
- 局部肿瘤复发，如果对组织学上活跃或肿瘤延伸到手术边缘者进行辅助敷贴放疗，则这种情况很少见。
- 眼眶肿瘤复发极为罕见。
- 白内障，除非晶状体被辐射，或被手术器械或硅油损伤，否则非常罕见。
- 晶状体半脱位，如果进行广泛的睫状体切除术，即使保留了悬韧带的也可能发生这种情况。
- 眼部张力减退，如果在睫状体切除术时就进行辅助敷贴放疗。
- 眼球痨很少见，如果预防了眼球萎缩和视网膜脱离。
- 复视，如果直肌没有重新准确插入。

十、手术结局的科学依据

如果由经验丰富的外科医生在精心挑选的病例中进行手术，则很少出现术中并发症（图 91-2）。

最常见的问题是眼部张力减退，如果患者没有立即接受辅助敷贴放疗，通常可以用压力绷带解决。

二次眼球摘除是罕见的。

十一、手术治疗选择中的地位

如果保留了虹膜括约肌，并且需要切除的睫状体不超过 2 个钟点，则虹膜睫状体切除术效果是最好的。当肿瘤累及括约肌，或肿瘤呈弥漫性或广泛累及睫状体或房角时，放射治疗似乎更好，尽管尚未进行随机、前瞻性的研究[5, 10]。

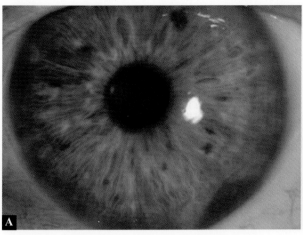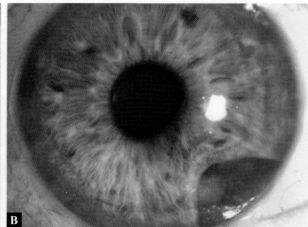

▲ 图 91-2　如果由经验丰富的外科医生在精心挑选的病例中进行手术，则很少出现术中并发症

A. 一位 78 岁女性左眼虹膜和睫状体黑色素瘤，术前拍摄；B. 局部切除 6 周后，视力为 20/30。肿瘤为梭形细胞，3 号双染色体黑色素瘤

经验与教训

● 术前瞳孔收缩更容易保留虹膜括约肌。

● 肿瘤用由后向前或周边切除的方向更利于保留眼球功能。

● 意外的深层巩膜穿孔很容易发生在角巩膜缘处，直接在肿瘤上方。

● 广泛的巩膜阶梯有助于在关闭时进行巩膜缝合。

● 延迟敷贴放疗 1 个月，以防止张力减退。如果肿瘤不是黑色素瘤，或者黑色素瘤的恶性程度较低且没有延伸到手术边缘，则不需要这种放疗。

参 考 文 献

[1] Memmen JE, McLean IW. The long-term outcome of patients undergoing iridocyclectomy. Ophthalmology 1990;97:429-32.

[2] Damato BE, Foulds WS. Cilary body tumours and their management. Trans Ophthalmol Soc UK. 1986;105:257-64.

[3] Daubner D, Prokosch V, Busse H, Stupp T. Long-term results of iridocyclectomy for iris tumours. Klin Monbl Augenheilkd. 2008;225:1045-50.

[4] Zografos L. Excision chirurgicale des tumeurs intraoculaires. In: Elsevier/Masson, ed. Tumeurs intraoculaires. Paris: Société Française d'Ophthalmologie et Masson; 2002:59-63.

[5] Rospond-Kubiak I, Damato B. The surgical approach to the management of anterior uveal melanomas. Eye 2014; 28:741-7.

[6] Damato B, Jones AG. Uveal melanoma: resection techniques. Ophthalmol Clin North Am. 2005;18:119-28.

[7] Damato EM, Damato B, Sibbring JS, Coupland SE. Ciliary body melanoma with partial deletion of chromosome 3 detected with multiplex ligation-dependent probe amplification. Graefes Arch Clin Exp Ophthalmol. 2008; 246:1637-40.

[8] Schalenbourg A, Coupland S, Kacperek A, Damato B. Iridocyclectomy for neovascular glaucoma caused by proton-beam radiotherapy of pigmented ciliary adenocarcinoma. Graefes Arch Clin Exp Ophthalmol. 2008; 246:1499-501.

[9] Damato B, Eleuteri A, Taktak AF, Coupland SE. Estimating prognosis for survival after treatment of choroidal melanoma. Prog Retin Eye Res. 2011;30:285-95.

[10] Damato BE. Treatment selection for uveal melanoma. Dev Ophthalmol. 2012;49:16-26.

第 92 章　脉络膜黑色素瘤内切除术
Endoresection of Choroidal Melanoma

Carl Groenewald　Bertil Damato　**著**

韩宜男　**译**

一、概述

脉络膜黑色素瘤的内切除术包括用玻璃体切割器逐块切除肿瘤。这可以作为首次手术或在放射治疗后进行。

二、适应证

- 当其他方法不太可能保存视力时，如放疗可能引起视神经病变或毒性肿瘤综合征（图 92-1），首次内切除术可用于视盘旁黑色素瘤。

- 二次内切术是为了治疗威胁视力的视网膜脱离或放射性脉络膜黑色素瘤（"毒性肿瘤综合征"）渗出。内切也可以作为局部复发肿瘤的有效治疗手段。

三、禁忌证

- 首次内切除术。
- 肿瘤累及超过视盘边缘的 6 个钟点范围。
- 肿瘤基底直径超过 10mm（并非所有人都

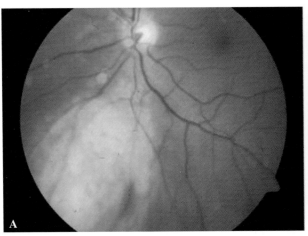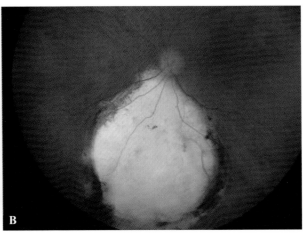

▲ 图 92-1　手术适应证

A. 一位 38 岁女性的左眼底鼻下方患有脉络膜黑色素瘤，基底直径 9.9mm，厚度 2.5mm；B. 术后照片显示手术缺损区，在其中心有一个小的视网膜缺损和一个健康的黄斑。术后 10 年以上视力为 20/30。肿瘤为混合梭形上皮型。尽管没有进行新辅助或辅助放射治疗，但没有证据表明肿瘤局部复发或播散

同意此禁忌）。

- 眼外肿瘤扩散。
- 广泛黑色素瘤。
- 睫状体受累。
- 肿瘤可以用争议较少的方法治疗。

四、术前准备

- 在硅油去除后的白内障手术中进行生物测量。
- 抗生素和扩瞳药是按传统方式使用。

五、手术技术

- 玻璃体切除术：按常规方式进行三通道玻璃体切除术。
- 肿瘤内切除术：用 23G 的玻璃体切割头穿过肿瘤顶端的视网膜将肿瘤切除。整个肿瘤并周围距离 1mm 的脉络膜一起被切除（图 92-2A）。

- 内激光光凝：手术缺损区使用内光凝治疗，以摧毁任何残余肿瘤。
- 视网膜固定术：进行液体 – 重水交换，用长笛针从缺损区中吸取液体（图 92-2B）。当视网膜变平时，在缺损区周围应用内激光烧灼以实现视网膜固定术。
- 重水 – 硅油交换：眼睛充满硅油以防止视网膜脱离和玻璃体积血。
- 对入口撕裂的治疗：在一些中心，使用冷冻头顶压眼球，以发现任何入口撕裂，并进行冷冻治疗。
- 巩膜切口的关闭：巩膜切口被缝合，在一些中心还会进行冷冻治疗，以防肿瘤播种。
- 辅助放射治疗：在所有病例或组织学和遗传学研究表明肿瘤是高度恶性时，都可以使用辅助敷贴放疗或质子束放射治疗。
- 结膜缝合：结膜按常规方式闭合。

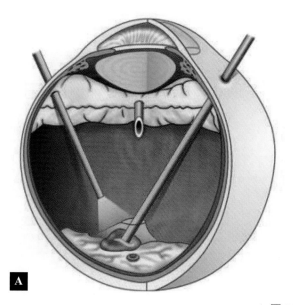
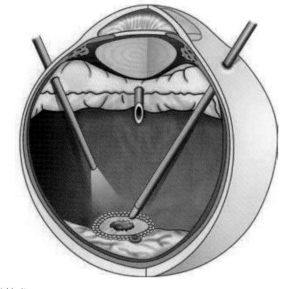

▲ 图 92-2　手术技术

A. 完成玻璃体脱离及全玻璃体切除术后，通过肿瘤顶端上方的视网膜孔将肿瘤切除，视网膜通过进行重水液 – 气体交换重新附着；B. 内激光光凝用于摧毁任何残余肿瘤并完成视网膜固定术，重水 – 硅油交换作术后填充，以防止视网膜脱离和出血

六、手术的作用机制

- 原发性肿瘤的切除是为了保护眼球和视力，可能防止转移性扩散。
- 二次切除放射治疗后的毒性黑色素瘤旨在消除渗出物和血管生成因子的来源[1]。

七、术后处理

- 患者保持姿势 1 天，使出血从中央凹移除出去。
- 12 周后当进行超声乳化手术时将硅油取出。

八、特殊器械

常规玻璃体切割设备。

九、并发症

（一）术中并发症

- 玻璃体切除术：包括玻璃体切除术常见的并发症，如晶状体接触和入口部位撕裂。致命的空气栓塞已有报道[2]。这可以通过使用重水而不是空气来压平视网膜来防止。
- 内切除术：主要并发症是肿瘤残留，特别是由于其位于健康的视网膜色素上皮下或巩膜内而不可见的肿瘤。肿瘤播散可能是不可避免的，但似乎很少导致肿瘤复发。出血通过升高眼压来控制。

（二）术后并发症

- 肿瘤局部复发率：与其他方式的复发率相似[3,4]。眼周的肿瘤播种是罕见的，但可能源自残留的葡萄膜肿瘤，如果没有及时发现和治疗[5]。残留的巩膜内肿瘤可向眼外扩散[6]。有些作者主张用新辅助放射治疗作为防止肿瘤播散的一种手段[7,8]。然而，鉴于肿瘤局部复发的罕见性，这种放疗及任何与其相关的医源性并发症对大多数患者都是不必要的。
- 孔源性视网膜脱离：这可能是由于入口部位的撕裂或由于手术缺损区周围的视网膜固定术不充分造成的。在没有孔源性视网膜脱离的情况下，增殖性玻璃体视网膜病变是很少见的。
- 眼部张力减退：如果内切除范围太大，可能会发生这种情况，除非有可能保留大部分缺损区上的视网膜。因为视网膜是相对防水的。
- 黄斑病变：如果缺损区延伸至中央凹附近，引起视网膜扭曲、黄斑切除或新生血管膜的形成，可能会出现黄斑病变。
- 玻璃体切除术的并发症：与其他玻璃体切除术的并发症相同，包括白内障、青光眼和眼内炎。

十、手术结局的科学证据

许多作者已报道了内切除术后的结果[3,4,9-12]。有人担心，逐块切除黑色素瘤会导致肿瘤眼周和全身扩散。然而，这些担忧大多是基于直觉，而不是结果分析[13]。眼部治疗对生存率的影响尚不清楚[14]。

十一、手术治疗选择中的地位

当放疗可能引起视神经病变时，内切除术是有用的。它也可用于放疗后的毒性肿瘤综合征的治疗。

经验与教训

- 在放疗可能引起视神经病变的情况下，内切除术可保护视力。
- 肿瘤播种是罕见的，除非残留的葡萄膜肿瘤没有被及时发现和治疗。这是由于缺失视网膜这个阻止经玻璃体肿瘤扩散的屏障。

参 考 文 献

[1] Damato B. Vasculopathy after treatment of choroidal melanoma. In: Joussen A, Gardner TW, Kirchhof B,Ryan SJ, (Eds). Retinal Vascular Disease. Springer: Berlin; 2007.pp. 582–91.

[2] Rice JC, Liebenberg L, Scholtz RP, Torr G. Fatal air embolism during endoresection of choroidal melanoma. Retin Cases Brief Rep. 2014;8:127–9.

[3] Damato B, Groenewald C, McGalliard J, Wong D. Endoresection of choroidal melanoma. Br J Ophthalmol. 1998;82:213–8.

[4] Garcia–Arumi J, Zapata MA, Balaguer O, Fonollosa A, Boixadera A, Martinez–Castillo V. Endoresection in high posterior choroidal melanomas: long–term outcome. Br J Ophthalmol. 2008;92:1040–5.

[5] Hadden PW, Hiscott PS, Damato BE. Histopathology of eyes enucleated after endoresection of choroidal melanoma. Ophthalmology. 2004;111:154–60.

[6] Damato B, Wong D, Green FD, Mackenzie JM. Intrascleral recurrence of uveal melanoma after transretinal "endoresection". Br J Ophthalmol. 2001;85:114–5.

[7] Bechrakis NE, Foerster MH. Neoadjuvant proton beam radiotherapy combined with subsequent endoresection of choroidal melanomas. Int Ophthalmol Clin. 2006;46:95–107.

[8] Schilling H, Bornfeld N, Talies S, et al. [Endoresection of large uveal melanomas after pretreatment by singledose stereotactic convergence irradiation with the Leksell gamma knife—first experience on 46 cases]. Klinische Monatsblatter fur Augenheilkunde. 2006;223:513–20.

[9] Kertes PJ, Johnson JC, Peyman GA. Internal resection of posterior uveal melanomas. Br J Ophthalmol. 1998;82:1147–53.

[10] Biewald E, Lautner H, Gok M, et al. Endoresection of large uveal melanomas: clinical results in a consecutive series of 200 cases. Br J Ophthalmol. 2017;101:204–8.

[11] Garcia–Arumi J, Leila M, Zapata MA, et al. Endoresection technique with/without brachytherapy for management of high posterior choroidal melanoma: extended follow–up results. Retina 2015;35:628–37.

[12] Konstantinidis L, Groenewald C, Coupland SE, Damato B. Long–term outcome of primary endoresection of choroidal melanoma. Br J Ophthalmol. 2014;98:82–5.

[13] Damato B. Choroidal melanoma endoresection, dandelions and allegory–based medicine. Br J Ophthalmol. 2008;92:1013–4.

[14] Damato B. Ocular treatment of choroidal melanoma in relation to the prevention of metastatic death—a personal view. Prog Retin Eye Res. 2018;66:187–199.

第93章 结膜肿瘤切除术
Conjunctival Tumor Excision

Nihal Kenawy　Sarah E. Coupland　Bertil Damato　著
韩宜男　译

一、概述

手术切除是结节性结膜肿瘤和一些弥漫性肿瘤的主要治疗方式。通常与辅助冷冻治疗、放疗和（或）局部化疗一起进行。

二、适应证

- 良性肿瘤：许多良性肿瘤有切除指征，最常见的是黑色素细胞痣和乳头状瘤。
- 恶性肿瘤：最常见的结节性肿瘤是黑色素瘤、鳞状细胞癌、皮脂腺癌和淋巴瘤。这些肿瘤的弥漫性上皮内对应物包括结膜上皮内黑色素细胞瘤、原位癌和皮脂腺癌佩吉特病样扩散，通常因过于广泛，不适合手术切除，往往可采用局部化疗和（或）放疗治疗。

三、禁忌证

- 淋巴管瘤和葡萄状血管瘤不作手术治疗。
- 广泛的上皮内黑色素细胞瘤是不可切除的。

四、术前准备

- 必须进行全面的结膜检查，并用彩色照片和手绘记录。检查上睑结膜和穹窿是很重要的。轻柔地将眼睑从眼球上拉开，通过双目间接检眼镜和 20D Volk 镜放大进行评估。肿瘤的位置和范围记录在结膜映射图上（图 93-1）[1]。

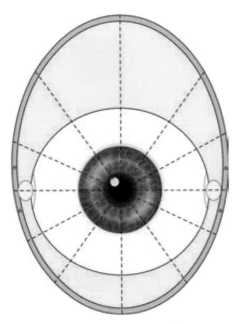

▲ 图 93-1　结膜映射

结膜图由 Damato 设计用于肿瘤定位，将结膜显示为一个平面。结膜被分成 4 个象限，结膜的中心是角膜，角膜缘、球结膜、穹窿、睑结膜、睑缘、皮肤在周边

- 触诊区域淋巴结。
- 如果怀疑有任何原发性或继发性眼内肿瘤则进行高频 B 超检查。
- 肿瘤分期遵照美国肿瘤联合委员会肿瘤淋巴结转移（TNM）系统（第 8 版）[2]。

五、手术技巧

局部麻醉对小肿瘤是足够的，特别是可能为良性者。对于不合作的患者、儿童和需要广泛切除的晚期肿瘤，需要全身麻醉。

（一）球结膜肿瘤

- 结膜切除部位和最小安全边缘用双极电凝标记。结膜下注射 2% 利多卡因和 1 : 20 万肾上腺素有助于手术和减少出血。酒精

灭活上皮后用 Bard–Parker 刀刮除角膜上皮刮除，以切除任何肿瘤的角膜扩散。用钝头弹簧剪切除肿瘤结节，使用无接触技术，避免肿瘤细胞的播散。这种方法不需要板层巩膜切除，相反，双相电凝适用于任何可疑的部位。保持严密的止血。标本安放在纸上，注意避免人为挤压（图 93-2）[1,3]。

- 最好避免用平衡盐溶液灌洗切除区域，以尽量减少因灌洗液播散肿瘤细胞[4]。
- 应注意避免在手术区域重复使用显微手术拭子，以防止细胞被带到非肿瘤区域。
- 使用一套拉动结膜的新器械和 7-0 可吸收缝合线进行伤口缝合。建议埋线，以避免线结末端带来的不必要的不适。
- 在广泛切除的情况下，可以使用可吸收缝合线缝合羊膜或黏膜移植物来填补缺

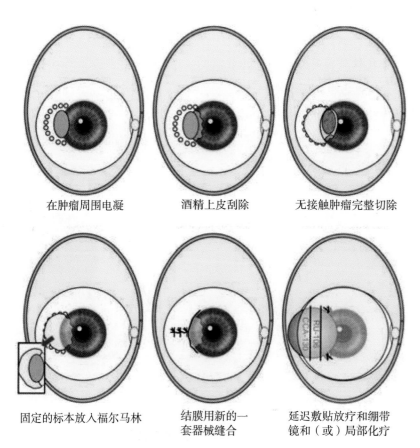

| 在肿瘤周围电凝 | 酒精上皮刮除 | 无接触肿瘤完整切除 |

| 固定的标本放入福尔马林 | 结膜用新的一套器械缝合 | 延迟敷贴放疗和绷带镜和（或）局部化疗 |

▲ 图 93-2 切除球结膜肿瘤

损[5, 6]，也可以从对侧眼颞上穹窿部取移植物。

- 如果要进行切除活检，则不需要用电凝标记肿瘤。剪断活检不需要缝合，除非长度超过 3mm。如前所述，使用新鲜的器械关闭切口。

- 在进行活检或切除前，转运介质或固定剂应得到病理学家的认可。有些标本的方位可能需要标记。

（二）穹窿部肿瘤

- 为了充分暴露感兴趣的区域，有必要在远离切除区域使用牵引缝线，并将眼球旋转远离肿瘤部位。

- 如前所述进行切除，愈合通常良好（图 93-3）。

- 一些作者建议广泛切除同时在巩膜床使用酒精，切除边缘采用冷冻疗法。

（三）泪阜肿瘤

泪阜肿瘤的切除方法如上所述，细微差别如下。

- 可能需要减少安全边缘。

- 保持结膜层面的剥离，注意不要穿透下面的筋膜，避免过度牵拉，以防止眶后脂肪脱出，从而导致眼球内陷、上睑下垂和复视。

- 关闭大的缺损可能需要移植物，以避免粘连，后者可能导致复视。

（四）结膜肿瘤伴眼眶扩散

- 眼眶内容物剜除术是原发性、恶性和侵犯眼眶的结膜肿瘤的治疗选择。如果眼睑没有被肿瘤侵犯，保留眼睑可以达到更好的美容效果和更快的康复。当无法行眶内容物剜除术时，应采用质子束放疗或外放疗[1, 4, 7]。

六、手术的作用机制

- 与其他地方的恶性肿瘤一样，结膜肿瘤的切除是为了减轻或避免局部病灶，同时防止侵犯邻近组织和转移。它还能对整个病变进行组织病理学评估。

- 切除肿瘤的结节部分并行局部化疗提高肿瘤控制率，但局部化疗仅对上皮内病变有效。

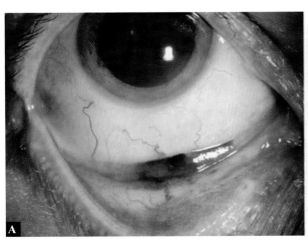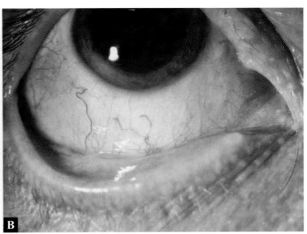

▲ 图 93-3　切除后愈合通常良好

A. 41 岁女性，右眼下穹窿部微侵袭性结膜黑色素瘤；B. 局部切除并局部使用两性霉素 C 后 4 个月的外观

七、术后处理

- 给予局部抗生素滴剂 1~2 周。如果切除部位靠近内侧角膜缘，最好使用局部软膏，以防止角膜凹陷的形成。
- 在长期使用局部抗生素的移植结膜中，可能需要戴角膜绷带镜或睑球环。
- 在残留黑色素细胞或鳞状上皮内疾病的情况下，使用化疗滴剂进行辅助治疗。如果化疗失败，建议行冷冻治疗。
- 如果组织学上有明显的深部浸润或不完全清除，或在选定的淋巴瘤病例中，可以进行局部放疗。
- 泪阜和穹窿部位的侵袭性肿瘤无法行敷贴治疗时，可选择质子束治疗作为辅助治疗。
- 恶性肿瘤治疗后，每 4~6 个月复查 1 次，持续 4~5 年，之后每年复查 1 次，以确保早期发现任何复发。

八、特殊器械

- 结膜活检：Clark 开睑器（用于充分暴露）、无齿镊（如 Moorfields 镊）和弹簧剪刀。
- 角膜刮除：将酒精棉签折叠并固定在钝头镊上，15G Bard-Parker 刀片。
- 将标本运送到实验室：能让标本平铺其上的无菌纸巾和标本盒（如细胞安全活检插入物），置于组织病理学容器中。
- 一套用于伤口缝合的新器械和 7-0 可吸收缝合线。

九、并发症

术后并发症是不常见的，特别是当采取适当的手术技术。可能的并发症如下。

- 感染。
- 出血。
- 伤口裂开。
- Tenon 囊肿。
- 化脓性肉芽肿。
- 广泛瘢痕。
- 粘连和睑球粘连导致限制性斜视。
- 肿瘤播散，可由切口活检或未使用一套新的器械缝合伤口。

十、手术结局的科学证据

- 整块切除是治疗局部肿瘤的方法（图 93-4 和图 93-5）。遵循上述原则，即可实现肿瘤的局部控制[1, 7-9]。作者已经展示，当适当的手术技术与辅助治疗（如不考虑深部组织学清除的敷贴放疗）相结合时，控制黑色素细胞疾病的成功率为 100%[1, 7, 10]。复发风险的增加与不完全切除有关，因此，最好避免在局部病灶进行切开活检，留下广泛播散的病灶[1, 11]。
- 质子束放射治疗已经替代眶内容剜除术，被报道能成功地控制广泛的、不能切除的肿瘤。这适用于不能进行广泛手术和不太可能完全切除的穹窿和泪阜肿瘤[1, 7, 12]。其他形式的放射治疗也是可以的。
- 对于有症状的皮样瘤和脉络膜骨瘤，可以进行简单的局部切除，但如果附着在深层组织上，可能需要进行角膜移植或表层巩膜剥离。

转移

- 如果没有辅助治疗，手术切除会增加复发的风险。因此，建议采用敷贴放疗和（或）

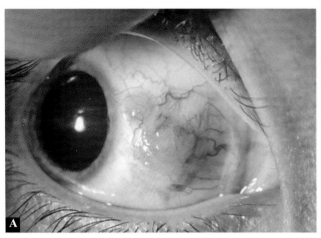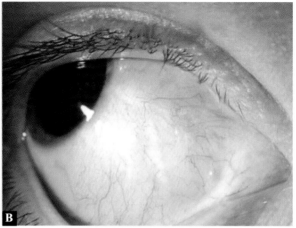

▲ 图 93-4 侵袭性结膜黑色素瘤

A. 26 岁女性，右眼侵袭性结膜黑色素瘤；B. 局部切除，钉敷贴放疗和局部使用两性霉素 C 后 6 个月的外观

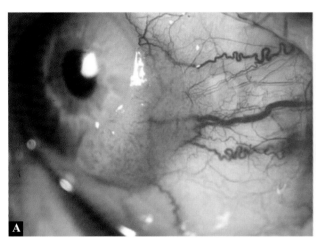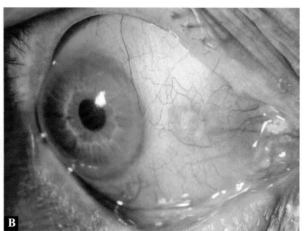

▲ 图 93-5 右眼鳞状细胞癌

A. 83 岁男性，右眼鳞状细胞癌；B. 局部切除，钉敷贴放疗和局部使用氟尿嘧啶（5-FU）治疗后 7 个月的外观

局部化疗[11, 13]。

- 疑似转移或高风险侵袭性黑素瘤（厚度 ≥ 2mm 的非角膜缘肿瘤）需要进行全身筛查[14, 15]。这通常包括全面的体格检查、胸片、肝功能检查和肝脏成像。在一些中心每 6 个月例行检查 1 次，持续 10 年[14-16]。

- 全身正电子发射断层扫描 / 计算机断层扫描的作用仍有争议，尽管报道其优于其他成像。PET 扫描的使用因高成本、非特异性和假阴性结果而受到限制[17, 18]。

- 前哨淋巴结活检检测区域淋巴结微转移的价

值尚不明确。这项技术需要特殊的专业知识，目前，对于患者的选择标准和应该在哪个阶段实施 SLNB 的证据还不清楚[17, 19-21]。

十一、手术治疗选择中的地位

- 据报道，切除时的手术安全边缘在 1～5mm[3, 22, 23]。为了降低因结膜缩短影响眼部功能的风险，我们不超过 3mm。

- 许多中心常规在术中进行手术切缘的冷冻[3, 11, 13, 24-26]。我们已经用冷冻疗法代替了近距离的钉放疗，局部化疗对肿瘤的局部控制率很高[1, 7]。

- 敷贴放疗已被证明在辅助治疗侵袭性结膜

黑色素瘤和鳞状细胞癌中是有益的。常规放射治疗在这类病例中效果较差，只用于局部切除术禁忌的情况[1, 27–29]。

经验与教训

- 整块切除是治疗大多数局部肿瘤的选择。这将恶性肿瘤的复发和医源性细胞播散的风险降到最低。

- 不要挤压标本，为便于组织病理学检查，应将上皮面朝上放置。

- 建议在手术前与病理学家讨论标本的最佳处理方法。

- 我们不提倡对巩膜组织进行表面切削，除非有明显的肿瘤浸润。

- 冷冻疗法在首次切除时不是必要的，但在结膜完全愈合或其他方法失败或不能进行时，可作为二次治疗。

- 内侧角膜缘区周围的切除术后最好用局部抗生素软膏，以防止角膜凹陷的形成。

- 推荐在涉及穹窿部位的结膜移植中使用睑球环，以避免收缩和粘连。

- 大多数恶性病变需要辅助敷贴放疗和（或）局部化疗，并且只能用于结膜完全愈合后。

参考文献

[1] Damato B, Coupland SE. Management of conjunctival melanoma. Expert Rev Anticanc. 2009;9:1227–39.

[2] Amin MB, Edge S, Greene F, et al. AJCC Cancer Staging Manual. 8th edn. New York: Springer, 2017.

[3] Shields JA, Shields CL, De Potter P. Surgical management of circumscribed conjunctival melanomas. Ophthalmic Plast Reconstr Surg. 1998;14:208–15.

[4] Shields CL, Shields JA. Tumors of the conjunctiva and cornea. Surv Ophthalmol. 2004;49:3–24.

[5] Dalla Pozza G, Ghirlando A, Busato F, Midena E. Reconstruction of conjunctiva with amniotic membrane after excision of large conjunctival melanoma: a long–term study. Eur J Ophthalmol. 2005;15:446–50.

[6] Paridaens D, Beekhuis H, van Den Bosch W, Remeyer L, Melles G. Amniotic membrane transplantation in the management of conjunctival malignant melanoma and primary acquired melanosis with atypia. Br J Ophthalmol. 2001;85:658–61.

[7] Damato B, Coupland SE. An audit of conjunctival melanoma treatment in Liverpool. Eye (London, England). 2009;23:801–9.

[8] Shields CL. Conjunctival melanoma: risk factors for recurrence, exenteration, metastasis, and death in 150 consecutive patients. Trans Am Ophthalmol Soc. 2000; 98:471–92.

[9] Shields CL, Shields JA, Armstrong T. Management of conjunctival and corneal melanoma with surgical excision, amniotic membrane allograft, and topical chemotherapy. Am J Ophthalmol. 2001;132:576–8.

[10] Fraunfelder FT, Wingfield D. Management of intraepithelial conjunctival tumors and squamous cell carcinomas. Am J Ophthalmol. 1983; 95:359–63.

[11] Shields CL, Shields JA, Gunduz K, et al. Conjunctival melanoma: risk factors for recurrence, exenteration, metastasis, and death in 150 consecutive patients. Arch Ophthalmol. 2000;118:1497–507.

[12] Wuestemeyer H, Sauerwein W, Meller D, et al. Proton radiotherapy as an alternative to exenteration in the management of extended conjunctival melanoma. Graefes Arch Clin Exp Ophthalmol. 2006;244:438–46.

[13] De Potter P, Shields CL, Shields JA, Menduke H. Clinical predictive factors for development of recurrence and metastasis in conjunctival melanoma: a review of 68 cases. Br J Ophthalmol. 1993;77:624–30.

[14] Cohen VM, Tsimpida M, Hungerford JL, Jan H, Cerio R, Moir G. Prospective study of sentinel lymph node biopsy for conjunctival melanoma. Br J Ophthalmol. 2013; 97:1525–9.

[15] Aziz HA, Gastman BR, Singh AD. Management of conjunctival melanoma: critical assessment of sentinel lymph node biopsy. Ocul Oncol Pathol. 2015; 1:266–73.

[16] Kenawy N, Lake SL, Coupland SE, Damato BE. Conjunctival melanoma and melanocytic intra–epithelial neoplasia. Eye. 2013;27:142–52.

[17] Esmaeli B. Regional lymph node assessment for conjunctival melanoma: sentinel lymph node biopsy and positron emission

tomography. Br J Ophthalmol. 2008; 92:443–5.

[18] Patel P, Finger PT. Whole–body 18F FDG positron emission tomography/computed tomography evaluation of patients with uveal metastasis. Am J Ophthalmol. 2012;153:661–8.

[19] Tuomaala S, Kivela T. Sentinel lymph node biopsy guidelines for conjunctival melanoma. Melanoma Res. 2008;18:235.

[20] Savar A, Ross MI, Prieto VG, Ivan D, Kim S, Esmaeli B. Sentinel lymph node biopsy for ocular adnexal melanoma: experience in 30 patients. Ophthalmology. 2009;116:2217–23.

[21] Tuomaala S, Kivela T. Metastatic pattern and survival in disseminated conjunctival melanoma: implications for sentinel lymph node biopsy. Ophthalmology. 2004; 111:816–21.

[22] Paridaens AD, McCartney AC, Minassian DC, Hungerford JL. Orbital exenteration in 95 cases of primary conjunctival malignant melanoma. Br J Ophthalmol. 1994;78:520–8.

[23] Shields JA, Shields CL, De Potter P. Surgical management of conjunctival tumors. The 1994 Lynn B. McMahan Lecture. Arch Ophthalmol. 1997;115:808–15.

[24] Jakobiec FA, Brownstein S, Wilkinson RD, Katzin HM.

Adjuvant cryotherapy for focal nodular melanoma of the conjunctiva. Arch Ophthalmol. 1982;100:115–8.

[25] Brownstein S, Jakobiec FA, Wilkinson RD, Lombardo J, Jackson WB. Cryotherapy for precancerous melanosis (atypical melanocytic hyperplasia) of the conjunctiva. Arch Ophthalmol. 1981;99:1224–31.

[26] Finger PT. "Finger–tip" cryotherapy probes: treatment of squamous and melanocytic conjunctival neoplasia. Br J Ophthalmol. 2005;89:942–5.

[27] Layton C, Glasson W. Clinical aspects of conjunctival melanoma. Clin Exp Ophthalmol. 2002;30:72–9.

[28] Stannard CE, Sealy GR, Hering ER, Pereira SB, Knowles R, Hill JC. Malignant melanoma of the eyelid and palpebral conjunctiva treated with iodine–125 brachytherapy. Ophthalmology. 2000;107:951–8.

[29] Lommatzsch PK, Lommatzsch RE, Kirsch I, Fuhrmann P. Therapeutic outcome of patients suffering from malignant melanomas of the conjunctiva. Br J Ophthalmol. 1990; 74:615–9.

第94章 冷冻疗法
Cryosurgery

Lazaros Konstantinidis　Bertil Damato　**著**

张艳青　**译**

一、概述

冷冻手术（也称为冷冻疗法）被广泛应用于治疗肿瘤。它通过制造冰晶破坏细胞膜，从而杀死肿瘤细胞。

二、适应证

（一）视网膜母细胞瘤

- 直径 2~3mm，厚 1~2mm 的赤道前肿瘤（图 94-1）[1, 2]。
- 局部视网膜下种植。

- 全身化疗病例，作为一种手段促进药物进入玻璃体腔。
- 玻璃体内注射化疗药物后，防止肿瘤播散到巩膜[3]。

（二）血管增生性肿瘤

冷冻治疗是有效的，但会加重纤维化以及视网膜前膜的形成[4, 5]。光动力治疗可以避免这个问题，在许多中心已取代了冷冻疗法[6]。

（三）视网膜血管母细胞瘤

和血管增生性肿瘤一样，冷冻手术是有效

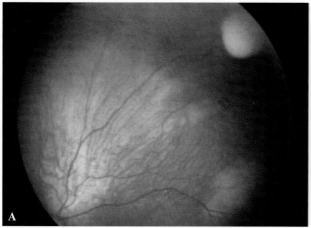
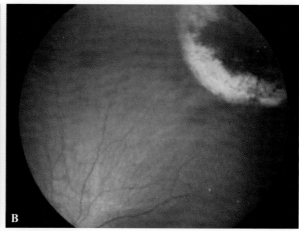

▲ 图 94-1　周边视网膜母细胞瘤

A. 治疗前；B. 冷冻后（图片由 T Hadjistilianou, Siena, Italy 提供）

的，尤其是对于肿瘤太大或位于视网膜最边缘的病例 [7]。冷冻疗法诱导肿瘤的血管阻塞，以及胶质增生和视网膜色素上皮纤维化 [8]。在一些中心，它已经被不太可能导致纤维化的治疗替代 [9]。

（四）Coats 病

如果激光光凝失败，可用于视网膜毛细血管扩张导致的视网膜脱离和（或）渗出 [10]。

（五）葡萄膜黑色素瘤

● 内镜或经视网膜或经巩膜活检术后，防止肿瘤播散到巩膜。

● 脉络膜视网膜色素上皮和 RPE 的经巩膜活检后，视网膜可能倾向于突向活检部位，有视网膜撕裂或夹持的风险。如果可视化是足够的，一些作者提出在术前几天或术中对计划的活检区域周边施行冷冻 [11]。

● 预防意外的视网膜脱离，如设置巩膜钽标记物或敷贴时巩膜穿孔和视网膜撕裂。

（六）结膜肿瘤

● 结膜结节性肿瘤如黑色素瘤，切除后作为辅助性治疗被应用，一些作者认为这样可以防止肿瘤局部复发 [12]。作者已经放弃了使用冷冻作为辅助治疗，更倾向于使用放疗和局部化疗 [13]。

● 结膜黑色素细胞上皮内瘤变伴有异型性（也叫原发性获得性异型性黑变病）已广泛使用冷冻治疗 [12]。但作者更喜欢局部化疗，似乎更有效而且低死亡率。但睑结膜疾病对冷冻反应更好，对局部化疗耐药 [13, 14]。

（七）RPE 的肿瘤

视网膜色素上皮癌导致的渗出，冷冻可以替代激光治疗 [15]。

（八）眼睑肿瘤

● 局部侵袭性肿瘤，如皮脂腺细胞癌术后的辅助治疗 [16]。

● 冷冻疗法也有用于眼睑肿物切除时没有安全切缘的恶性肿瘤 [17]。

● 不适合外科手术的患者 [17]。

三、禁忌证

● 视网膜母细胞瘤：冷冻对于大的瘤体、玻璃体种植及广泛视网膜下种植的病例成功率低 [1]。冷冻同时结膜囊下注射卡铂会增加眼部毒性。赤道后肿瘤的冷冻有可能导致视神经和黄斑损伤。

● 视网膜血管母细胞瘤和血管增生性肿瘤：一些作者因为纤维化的风险，认为如果其他方法可行，则冷冻禁用。

● Coats 病如果视网膜平伏或激光光凝成功，则不需要冷冻治疗。

● 结膜肿瘤：冷冻手术是否优于其他方法还没有共识。

四、术前准备

术前准备无殊。

五、手术技术

（一）眼内冷冻

冷冻治疗是用一个冷冻探头进行的，置于邻近肿瘤的巩膜外表面。

目标组织被冷冻并解冻 2 或 3 次。冻结持续到整个目标组织被冰冻。自然解冻，不用温水加速。

在眼内冷冻手术中，用双目间接检眼镜观察。

冷冻治疗可能需要重复几个疗程。事实上，过度的冷冻治疗会导致严重的并发症。尤其是在视网膜血管母细胞瘤，因为可能出现严重的渗出水肿 [7]。对于 Coats 病，如果可能的话，同时治疗不超过视网膜的两个象限（除非因为疾病进展青光眼迫在眉睫），并注意避免睫状体损伤。

对于 Coats 病，如果视网膜脱离严重，应先引流视网膜下液，以获得足够的视网膜血管冻结效果。

（二）结膜冷冻疗法

在眼外冷冻手术中，肉眼观察就足够了。一些作者建议使用结膜下温度探测器，但作者经验发现这是不必要的，因为当到达需要的温度时可以识别组织的外观（即结膜表现为固态白色的外观）。

治疗睑结膜和穹窿时，作者先用睑板腺囊肿的夹子反转睑板，然后用镊子抓住穹窿处的结膜，牵向角膜缘的位置，这样方便操作。

对球结膜进行冷冻治疗时，为了避免损伤眼内组织，有作者建议在结膜下注入空气，使眼球与冷冻头隔离。当冷冻治疗重复时，由于黏附的影响，这通常也是不可行的。

如果整个结膜需接受冷冻治疗，如对结膜黑色素细胞上皮内伴异型性的瘤变患者或原位黑色素瘤，一次治疗不超过 60% 的结膜。

六、治疗机制

膨胀的气体冷却，导致冰晶形成，从而破坏冰冻组织。冷冻手术可以使用封闭探头或喷向靶组织。

七、术后处理

如果可以预料到术后疼痛，那么需要镇痛，如视网膜母细胞瘤的患儿。

眼内肿瘤冷冻治疗后需进行监测，确保及时发现并治疗复发。

结膜冷冻治疗后局部应用抗生素和类固醇。通常几个月后活检，以确保肿瘤确实根除了。

八、特定器械

眼内冷冻手术使用二氧化碳，而结膜疾病，一些作者建议使用产生较低温度的液氮。

对于眼外肿瘤，通过使用封闭的探针或喷雾可以实现冷冻。温度探测器有被推荐用于结膜冷冻手术，以确保达到 −20℃ 的温度。

当进行结膜冷冻治疗时，作者用木签保护角膜。一支温水注射器，以防冰山冷冻不经意间牵扯到角膜，以使其迅速解冻。

九、并发症

眼内冷冻手术可能会出现以下情况。

- 肿瘤继续或复发。
- 黄斑水肿。
- 视网膜前膜形成。
- 视网膜牵引导致孔源性视网膜脱离，特别是伴有钙化的视网膜母细胞瘤 [18]。
- 增殖性玻璃体视网膜病变。
- 渗出性视网膜脱离。
- 玻璃体积血。
- 葡萄膜渗出。
- 白内障。
- 巩膜萎缩。

- 脉络膜视网膜萎缩。
- 眼睑肿胀。
- 视网膜毛细血管瘤的冷冻治疗可引起大量渗出和黄斑水肿，可能是暂时的[7]。

眼睑冷冻手术并发症如下。

- 肿瘤继续或复发。
- 眼睑肿胀。
- 皮肤变化，包括脱色素。
- 睫毛脱落。

十、手术结局的科学证据

目前关于冷冻手术疗效的文献很少，据作者所知，还没有死亡率的随机对照研究。

十一、手术治疗选择中的地位

对于视网膜母细胞瘤，冷冻对于小的、化疗后赤道前的肿瘤有效。它也有助于增强化疗药物进入视网膜和玻璃体的渗透性。

对于血管增生性肿瘤和视网膜血管母细胞瘤，冷冻手术可能作为其他方法的辅助治疗是有用的，但必须小心操作以避免引起不良反应。

对于血管增殖性肿瘤和视网膜新生血管，冷冻手术已被其他方法取代，如光动力疗法；对于结膜新生物，被局部化疗或放射治疗取代。

对于结膜肿瘤，局部化疗失败时，冷冻手术可以控制浅表病变。

冷冻已经应用于脉络膜黑色素瘤的治疗，但尚未得到广泛接受[19]。

经验与教训
- 冷冻治疗可以作为较小的赤道前视网膜母细胞瘤全身化疗的辅助手段。
- 赤道后的病变小心使用冷冻疗法，因为有视神经和中央凹受损的风险。
- 过量的眼内肿瘤冷冻治疗可能导致严重的眼部病变。
- 球结膜冷冻疗法可引起葡萄膜炎、低眼压和黄斑水肿。
- 睑结膜冷冻手术有助于控制化疗抵抗的浅表病变。
- 冷冻疗法可被认为是手术切除眼睑肿瘤后的放疗的替代疗法。

参考文献

[1] Shields JA, Shields CL. Treatment of retinoblastoma with cryotherapy. Trans—Pennsylvania Acad Ophthalmol Otolaryngol. 1990;42:977–80.

[2] Mendoza PR, Grossniklaus HE. Therapeutic options for retinoblastoma. Cancer Control. 2016;23:99–109.

[3] Konstantinidis L, Munier F, Damato B. Intravitreal Injections in ocular oncology. In: Ichhpujani P, Spaeth GL, Yanoff M (Eds). Expert Techniques in Ophthalmic Surgery. Jaypee Brothers Medical Publishers; New Delhi, India. 1st Ed. 2015:831–5.

[4] Heimann H, Bornfeld N, Vij O, et al. Vasoproliferative tumours of the retina. Br J Ophthalmol. 2000;84:1162–9.

[5] Manjandavida FP, Shields CL, Kaliki S, Shields JA. Cryotherapy–induced release of epiretinal membrane associated with retinal vasoproliferative tumor: analysis of 16 cases. Retina. 2014;34:1644–50.

[6] Barbezetto IA, Smith RT. Vasoproliferative tumor of the retina treated with PDT. Retina. 2003;23:565–7.

[7] Chew EY, Schachat, AP. Capillary hemangioblastoma of the retina and von Hippel–Lindau disease. In: Ryan SJ (Ed). Retina. Vol 3. Elsevier Saunders: New York; 2013;2156–63.

[8] Watzke RC. Cryotherapy for retinal angiomatosis: a clinicopathologic report. Doc Ophthalmol. 1973;34:405–11.

[9] Papastefanou VP, Pilli S, Stinghe A, Lotery AJ, Cohen VM. Photodynamic therapy for retinal capillary hemangioma. Eye. 2013;27:438–42.

[10] Shields JA, Shields CL, Honavar SG, Demirci H, Cater J. Classification and management of Coats disease: the 2000 Proctor Lecture. Am J Ophthalmol. 2001;131:572–83.

[11] Diana VD, Quan Dong Nguyen. Vitreous, retinal, and choroidal biopsy. In: Ryan SJ, ed. Retina. Vol 3. New York: Elsevier Saunders; 2013:2054–6.

[12] Jakobiec FA, Rini FJ, Fraunfelder FT, Brownstein S. Cryotherapy for conjunctival primary acquired melanosis and malignant melanoma. Experience with 62 cases. Ophthalmology. 1988;95:1058–70.

[13] Damato B, Coupland SE. An audit of conjunctival melanoma treatment in Liverpool. Eye. 2009;23:801–9.

[14] Kurli M, Finger PT. Topical mitomycin chemotherapy for conjunctival malignant melanoma and primary acquired melanosis with atypia: 12 years' experience. Graefe's Arch Clin Exp Ophthalmol. 2005;243:1108–14.

[15] Shields JA, Shields CL. Tumors and related lesions of the pigmented epithelium. Asia Pac J Ophthalmol (Phila). 2017;6:215–23.

[16] Shields JA, Saktanasate J, Lally SE, Carrasco JR, Shields CL. Sebaceous carcinoma of the ocular region: The 2014 Professor Winifred Mao lecture. Asia Pac J Ophthalmol (Phila). 2015;4:221–7.

[17] Silverman N, Shinder R. What's new in eyelid tumors. Asia Pac J Ophthalmol (Phila). 2017;6:143–52.

[18] Mullaney PB, Abboud EB, Al-Mesfer SA. Retinal detachment associated with type III retinoblastoma regression after cryotherapy and external-beam radiotherapy. Am J Ophthalmol. 1997;123:140–2.

[19] Wilson DJ, Klein ML. Cryotherapy as a primary treatment for choroidal melanoma. Arch Ophthalmol. 2002;120:400–3.

第 95 章　眼球摘除
Enucleation

Sachin Salvi　Naz Raoof　Bertil Damato　著
张艳青　译

一、概述

　　许多葡萄膜黑色素瘤、视网膜母细胞瘤及其他肿瘤由于原发疾病或并发症，需要做眼球摘除术。完整的眼球摘除（相对于眼内容物剜除手术），可以避免任何对眼内肿瘤的干扰。如果有任何眼外扩散，必须采取特殊措施确保肿瘤全部切除。在一些中心，摘除眼球的肿瘤样本也被采集后进行实验室检查。本章中，我们仅讨论肿瘤相关的眼球摘除，并阐述第一作者的首选技术。

二、适应证

（一）葡萄膜黑色素瘤

● 首诊眼球摘除的情况包括因为大的瘤体和（或）瘤体广泛累及视神经、睫状体、虹膜、房角或眼外组织，保眼治疗不太可能成功或无法保持有用的眼球[1]；也见于患者不愿接受保眼治疗的情况。

● 继发性眼球摘除包括保眼治疗不能控制的局部肿瘤二次复发，以及治疗的并发症，如视网膜脱离和新生血管性青光眼[1]。

（二）视网膜母细胞瘤

● 首诊眼球摘除的情况包括由于瘤体大小、范围或位置（如前段受累）不能保眼治疗。一些作者认为对于另一只眼睛健康的，单侧广泛种植的患者［国际视网膜母细胞瘤分期（IC），E 组］首选眼球摘除术。其他情况包括虹膜红变、肿瘤累及前房、肿瘤播散到平坦部、肿瘤累及视神经或眼眶、持续性视网膜脱离、视力预后不良。

● 继发性眼球摘除常针对持续性疾病或疼痛的并发症。对于分期为 D 期的视网膜母细胞瘤，这种情况发生率为 50%，分期靠前的发生率也可多达 10%。

（三）其他肿瘤

● 各种良性和恶性肿瘤可以引起广泛的眼部紊乱，作为一种预防性的保守治疗（如葡萄膜转移、视网膜血管母细胞瘤和脉络膜血管瘤）。

● 长期视力不佳的患者进展到眼球疼痛时，需行眼球摘除（而不是眼内容剜除），以防有隐藏眼内肿瘤的情况。所有病例术前需行 B 超扫描。

三、禁忌证

眼球摘除也有许多禁忌证，不同肿瘤之间及不同治疗中心会有所不同，但一些共同的原则应该遵守。

- 诊断不确定：眼球摘除可能会导致患者不满，除非患者接受这样的不确定性，并在病历中明确记录。如果临床诊断有疑问，谨慎起见，最好进行活检。

- 有替代治疗方案：如果有其他保守治疗方案应避免眼球摘除，患者还有可能保存视力。

- 关于治疗对患者生存的直观印象：许多葡萄膜黑色素瘤患者想象认为眼球摘除比保守治疗更安全。一些研究表明眼球摘除后的存活率并不比其他形式的治疗差[2]。对于类似大小的葡萄膜黑色素瘤，通过保守治疗实现局部肿瘤控制和眼球摘除，生存率是相似的。但是，局部治疗失败会增加死亡率[3, 4]。肿瘤复发是否是转移的原因，或仅仅是增加肿瘤恶性程度的指标尚不确定。作者认为临床医生应该尝试和患者沟通这些信息，以决定采取眼球摘除或保眼的治疗。

- 缺乏常规的眼球摘除的经验：与其他手术一样，如果操作不正确，可能会出现严重的并发症。

- 多学科支持不足：如前所述，眼部治疗只是患者治疗的一个方面，还涉及预后、心理支持和全身的检查，这需要不同专家的参与。

四、术前准备

术前准备与其他治疗相同。必须确保正确的眼睛被摘除。除了标准程序，如 WHO 外科手术安全清单，作者需在患者另一只眼睛封住并铺巾之后，双眼间接眼底镜检查脉络膜黑色素瘤。

对于视网膜母细胞瘤合并眼球炎的患者，一些作者建议全身化疗诱导肿瘤消退并软化眼球，从而减少眼球摘除过程中眼球穿孔的风险[5]。

对于葡萄膜黑色素瘤，人们的看法各不相同。一些中心建议眼球摘除手术前所有患者进行全身检查，而有的中心仅筛查高危患者[6]。

鉴别任何肿瘤有无眼外扩散都是必要的，可以借助于 B 超和 MRI，以确定手术方案（图 95-1）。

五、手术技术

结膜囊内滴 1 滴 5% 的聚维酮碘，以防止感染。

（一）传统方法

眼球摘除可以以常规的方式进行。简单地说，进行 360° 结膜切开，然后钝性分离所有象限的结膜和筋膜 Tenon 囊（图 95-2）。分离所有六条眼外肌（图 95-3）。用血管钳固定内直肌残端旋转球体，用剪刀切断视神经（图 95-4）。确保视神经的残端足够长，以确保肿瘤安全切缘，尤其是对于视乳头周围的肿瘤。尺寸球用于确定植入物的正确尺寸（图 95-5）。植入物植入时，可以使用薄膜或无菌手套的手指包裹植入物，防止 Tenon 囊向后拖动并防止接触睫毛和其他污染物（图 95-6）。直肌缝合到种植体上或在植入物前面彼此缝合，使用传统的肌肉缝合技术即可。在一些中心，下斜肌（或两个斜肌）缝合到植入物上赤道后面。Tenon 囊用 4-0 可吸收缝线关闭。结膜缝合用 7-0 可吸收缝线。结膜囊内置入眼片并涂抗生素眼膏。加压包扎 24～48h。

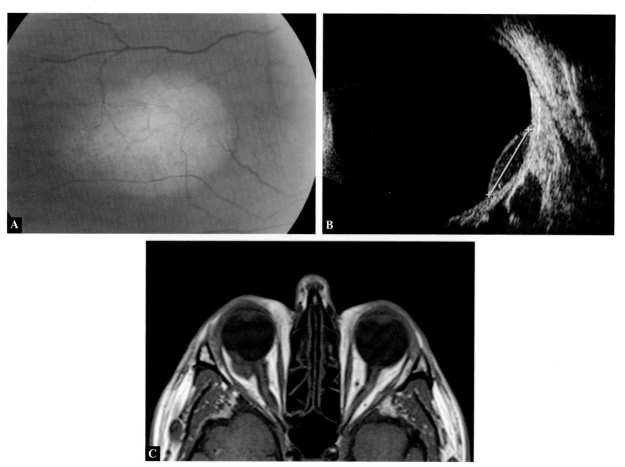

▲ 图 95–1　鉴别任何肿瘤有无眼外扩散都是必要的，可以借助于 **B** 超和 **MRI**，以确定手术方案

A. 右眼脉络膜黑色素瘤；B. B 超；C. MRI，检测有无眼外扩散

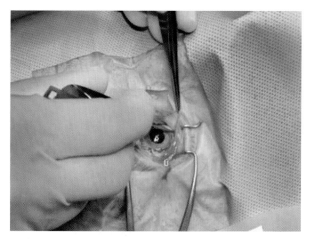

▲ 图 95–2　360° 结膜切开后，沿眼球壁分离结膜和 Tenon 囊

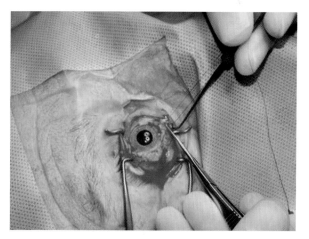

▲ 图 95–3　分离下直肌

（二）改良肌结膜技术

这种方法中，四个直肌缝合到对应的结膜囊附近的结膜上（而不是在植入物前方打结或缝合到植入物上），这也是作者的首选，作为改善义眼运动性的一种手段，可参阅文献 [7]。在这项技术中，最初根据常规技术进行眼球摘除。植入物植入眼眶之后，深部结膜囊以 5-0 薇乔间

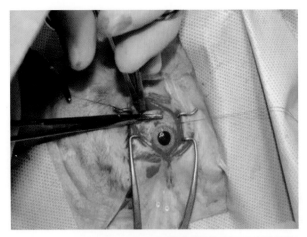

▲ 图 95-4　通过牵引内直肌残端将眼球拉向外侧，同时从内侧切断视神经。请注意，这个患者之所以采用眶内侧入路切断神经，是因为眼外扩散位于眼眶视神经的外侧

断缝合以防止植入物前移（图 95-7）。四个直肌的缝线（上直肌接近上穹窿，下直肌靠近下穹窿，内直肌靠近内眼角，外直肌靠近外眼角，分别在切口边缘外侧）通过相应的结膜囊穹窿到达结膜表面（图 95-8）。然后以 6-0 薇乔缝合前部筋膜，使得结膜边缘靠近彼此（图 95-9）。然后以 7-0 薇乔缝合线连续关闭结膜（图 95-10）。四个直肌的缝线在结膜上打结（图 95-11）。然后置入义眼片。通过皮肤向下睑注射含有 0.5% 肾上腺素的 Marcaine 3～5ml，以对手术部位加压。

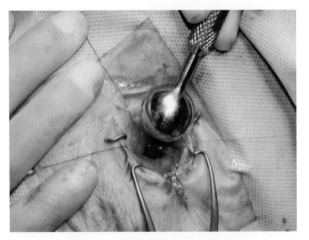

▲ 图 95-5　通过钢球测试植入物的大小

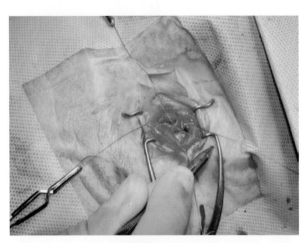

▲ 图 95-7　以 5-0 薇乔缝线在植入物前面间断缝合后部筋膜，以确保植入物完全覆盖

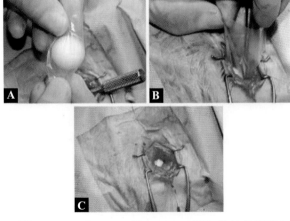

▲ 图 95-6　一个 22mm 的 Medpore 植入物被包裹在无菌手套的手指中植入，这样不会拖动 Tenon 胶囊向后，也避免植入物接触任何睫毛

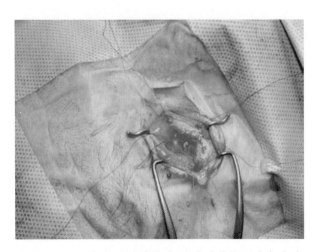

▲ 图 95-8　4 块直肌的缝线穿过结膜并靠近它们各自的穹窿

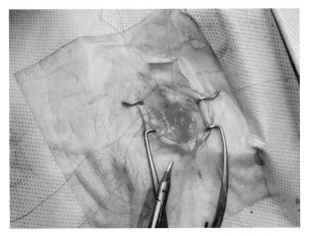

▲ 图 95-9　6-0 薇乔缝线间断缝合前部筋膜

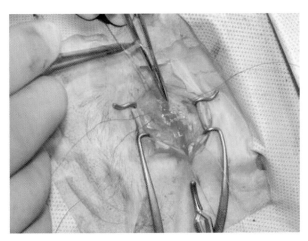

▲ 图 95-10　7-0 薇乔缝线间断缝合结膜

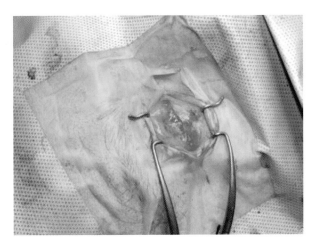

▲ 图 95-11　肌结膜结合技术中，4 个直肌缝合在结膜表面，因此肌肉牵引结膜和穹窿移动，从而有助于增加义眼的运动能力

当肌肉直接和结膜相连时，肌肉运动直接传导到结膜和穹窿的运动，从而改善了义眼的活动性。

（三）眼外扩散患者的治疗

术前需首先明确眼外扩散的大小和部位。手术过程中，应注意这个区域。如果扩散位于前段，如前所述睫状体黑色素瘤，结膜切开时应保留 2mm 的安全边距。在大面积结膜切除的情况下，需行羊膜移植覆盖缺损，以防止穹窿缩短。后段的眼外扩散，应注意不要破坏扩散周围的假包膜。分离眼球周围扩散象限的 Tenon 囊需仔细操作。切断视神经方位应选在远离扩散处的象限。眼球摘除后，检查确认周围的假包膜是否完整（图 95-12）。检查眼眶中有无肿瘤残留。如果怀疑有任何肿瘤残留，则应该采取眼眶组织进行活检。

为了减轻术后疼痛，可以术前或术后注射 0.5% 布比卡因。对于黑色素瘤，眼球摘除前注射可以预防眼心反射，如果与 1∶80 000 肾上腺素结合，可减少术中出血。对于视网膜母细胞瘤，优选眼球摘除后注射，避免任何穿孔眼球的风险。在婴儿中，注意过量布比卡因可引起心脏毒性。

对于视网膜母细胞瘤，尤其重要的是眼球摘除时视神经断端至少 12mm，且避免眼球破裂。眼球摘除时可以使用剪刀或圈套。已经表明，由圈套引起的任何挤压伪影都不会影响视网膜母细胞瘤是否扩散到神经的组织学检查。

如果后续还要化疗或放疗的话，应采取预防措施以避免伤口裂开。

可以与病理学家合作，在眼球摘除之后，但在浸入福尔马林之前，取材肿瘤组织，用于细胞基因学分析与研究。

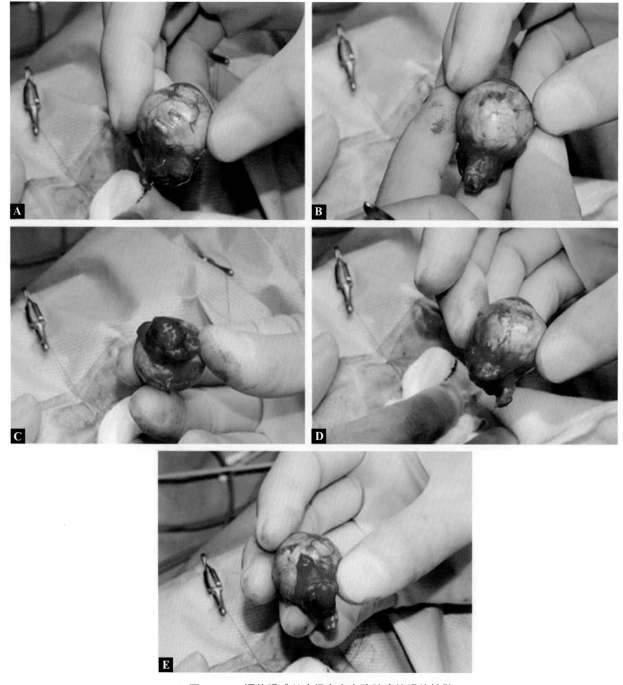

▲ 图 95-12 评估眼球以确保完全去除肿瘤的眼外扩散

六、治疗机制

眼球摘除的主要目的之一是防止肿瘤转移扩散。对于一些肿瘤，如视网膜母细胞瘤，这是非常有效的。葡萄膜黑色素瘤患者则很多继续发展为转移性疾病，因为肿瘤在任何早期阶段，在发现和治疗眼部肿瘤之前，就已经播散转移了[8]。以前有学者认为眼球摘除加速转移性死亡[9]。然而，这个假设大部分学者不认可，因为黑色素瘤眼球摘除前放疗的合作性研究提示不能提高生存率[10]。虽然具有影响力，但 COMS 的结果由于数据不足，尚无定论[11]。

七、术后处理

术后处理与其他眼部手术相似。术后加压包扎 24～48h，同时冰敷减少术后肿胀。避免在术后早期使用非甾体抗炎药。

八、特定器械

一些中心因为担心朊病毒而使用一次性眼球摘除器械。

九、并发症

并发症如下。

- 眼球破裂，肿瘤扩散到眼眶。
- 肿瘤切除不全，因为视神经断端长度不够。
- 偶尔，眼眶复发的视网膜母细胞瘤患者表现为摘除术后数月的眼眶蜂窝织炎。眼球摘除手术中肿瘤扩散至视神经的断端或眼外扩散的患者，应高度怀疑，紧急行 MRI 扫描。在这种情况下，尽管局部复发后预后不良，还是应行眶内容剜除。
- 其他并发症与同其他原因行眼球摘除的病例，包括眼球摘除后结膜囊综合征、种植体暴露、肉芽肿形成、下穹窿缩短、植入物的问题、下睑松弛和眼幻影综合征。

十、手术结局的科学证据

可以理解的是，大多数患者不愿意接受眼球摘除。然而，我们感到惊讶的是，绝大多数人术后的几周里都很愉快。老年人尤其如此，只要他们接受了永久性义眼。

作者的印象是，患者的幸福感受到咨询的极大影响。文化影响也很重要，在一些国家，失去了眼睛是很大的耻辱。

十一、手术治疗选择中的地位

眼球摘除在眼部肿瘤治疗中占有重要地位，既可作为首发的主要治疗手段，也用于缓解或预防保守治疗后眼部疼痛的并发症。

> **经验与教训**
> - 眼球摘除是一种有效的治疗原发肿瘤的方法，且对于一些患者优于保守治疗。
> - 正确眼别的眼球摘除术应通过以下方式确认：术前进行间接检眼镜检查。
> - 眼球摘除后的肌结膜结合技术可能有助于改善义眼活动度。
> - 术前应确定眼外扩散的情况，眼球摘除时以采取适当的措施。
> - 轻柔操作是手术成功的关键。

参 考 文 献

[1] Damato B, Lecuona K. Conservation of eyes with choroidal melanoma by a multimodality approach to treatment: an audit of 1632 patients. Ophthalmology. 2004;111:977–83.

[2] Collaborative Ocular Melanoma Study Group. The COMS randomized trial of iodine 125 brachytherapy for choroidal melanoma: V. Twelve–year mortality rates and prognostic factors: COMS report No. 28. Arch Ophthalmol.2006;124:1684–93.

[3] Vrabec TR, Augsburger JJ, Gamel JW, Brady LW, Hernandez C, Woodleigh R. Impact of local tumor relapse on patient survival after cobalt 60 plaque radiotherapy. Ophthalmology. 1991;98:984–8.

[4] Gragoudas ES, Lane AM, Munzenrider J, Egan KM, Li W. Long–term risk of local failure after proton therapy for choroidal/ciliary body melanoma. Trans Am Ophthalmol Soc.

2002;100:43–8; discussion 48–9.

[5] Aerts I, Sastre–Garau X, Savignoni A, et al. Results of a multicenter prospective study on the postoperative treatment of unilateral retinoblastoma following primary enucleation. J Clin Oncol. 2013;31:1458–63.

[6] Marshall E, Romaniuk C, Ghaneh P, et al. MRI in the detection of hepatic metastases from high–risk uveal melanoma: a prospective study in 188 patients. Br J Ophthalmol. 2013;97:159–63.

[7] Shome D, Honavar SG, Raizada K, Raizada D. Implant and prosthesis movement after enucleation: a randomized controlled trial. Ophthalmology. 2010;117:1638–44.

[8] Kujala E, Makitie T, Kivela T. Very long–term prognosis of patients with malignant uveal melanoma. Invest Ophthalmol Vis Sci. 2003;44:4651–9.

[9] Zimmerman LE, McLean IW, Foster WD. Does enucleation of the eye containing a malignant melanoma prevent or accelerate the dissemination of tumour cells. Br J Ophthalmol. 1978;62:420–5.

[10] Hawkins BS. Collaborative Ocular Melanoma Study Group. The Collaborative Ocular Melanoma Study (COMS) randomized trial of pre–enucleation radiation of large choroidal melanoma: IV. Ten–year mortality findings and prognostic factors. COMS report number 24. Am J Ophthalmol. 2004;138:936–51.

[11] Damato B. Legacy of the collaborative ocular melanoma study. Arch Ophthalmol. 2007;125:966–8.

第96章 结膜肿瘤的局部化疗
Topical Therapy for Conjunctival Tumors

Nihal Kenawy　Bertil Damato　著

张艳青　译

一、概述

局部化疗已被广泛接受用于治疗恶性和癌前结膜肿瘤，提供眼表高浓度的药物治疗，而无全身性不良反应。

二、适应证

（一）黑素细胞肿瘤

- 结膜黑素细胞上皮内瘤变（C-MIN），也称为原发性获得性结膜黑变病（PAM），是主要适应证。
- 侵袭性结膜黑色素瘤（CoM）的辅助治疗，如果存在 C-MIN 或湿疹样播散。

（二）鳞状细胞新生物

- C-SIN，包括原位癌。
- 侵袭性鳞状细胞癌（SCC）的辅助治疗。

（三）皮脂腺癌

- 皮脂腺癌的湿疹样播散或切除后的残留肿瘤。

三、治疗机制

（一）丝裂霉素

- 丝裂霉素是一种烷化剂，可导致 DNA 的交联和 DNA 合成的抑制。
- 高浓度下，MMC 还抑制细胞 RNA 和蛋白质合成[1]。

（二）氟尿嘧啶

氟尿嘧啶是一种抗代谢物。这是一个抑制胸苷酸合成酶的嘧啶类似物，是胸苷酸合成酶为胸苷合成所需的酶，可抑制 DNA 复制[2]。

（三）干扰素 α_2-β

干扰素 α_2-β（IFN-$\alpha_2\beta$，内含子）是一种细胞因子，直接抑制正常和肿瘤的细胞增殖。内含子下调癌基因表达，并诱导肿瘤抑制基因，这可能有助于抗增殖活性和 MHC-I 类的表达，增强免疫识别[3]。

（四）全反式维 A 酸

- 类维生素 A 与视黄酸受体结合，下调基质金属蛋白酶[4]。

- 干扰素和视黄酸的组合被证明具有抗增殖功能[5]。

四、应用技术

- 应使用一次性手套滴注滴剂，使用后必须丢弃。
- 滴剂使用前，保护眼睑和脸颊皮肤，可使用油膏类覆盖物，如凡士林。
- 通过下睑形成一个口袋，将 1 滴滴剂滴入下穹窿。
- 马上擦掉任何溢出在皮肤上的液滴，并立即用温水和肥皂洗净。
- 如果使用其他滴剂，至少间隔 5min，以防止稀释。
- 使用过的手套和所有其他废物（如用于滴眼液后擦拭眼睛任何纸巾）也可以放在一个特殊的容器中。
- 治疗完成后，容器应密封并放置在适当的容器中（如将其返回给诊所）。
- 液滴储存在冰箱中。
- 不建议在孕期使用滴剂，应该注意怀孕或正在母乳喂养的患者。
- 在局部化疗和治疗期后 3 个月，男性和女性都应避孕。

五、并发症

（一）丝裂霉素

- 短暂的不良反应包括伤口愈合延迟、结膜注射、结膜水肿和（或）角膜炎。
- 永久性不良反应很少见，主要继发于角膜缘干细胞缺乏，包括复发性角膜、上皮缺损、角膜血管翳和泪点闭塞，引起溢泪[6-9]。
- 白内障很少发生，可能是由眼内吸收引起[10]。

（二）氟尿嘧啶

- 很少，长期使用可引起角结膜炎。

（三）干扰素

- 浅表点状角膜病变，结膜注射，可能继发毛囊炎[11]。
- 据报道，结膜下注射时，有暂时性肌痛和发热[12]。

（四）视黄酸

- 局部使用时，可引起短暂性睑结膜炎或局部刺激[13]。

六、手术结局的科学证据

（一）黑色素细胞肿瘤

- MMC 用于治疗 C-MIN（PAM）有效，对 CoM 治疗的效果不确定。
- 广泛接受的使用的浓度为 0.02%～0.04%。2～4 个周期的局部化疗，治疗阶段持续 1～2 周，休息时间为 2～3 周。我们处方为每月使用 1 周，为期 4 个月[6, 9, 14-21]。
- IFN-$\alpha_2\beta$ 已用于一些病例，对侵袭前和侵袭性 CoM 取得了相当大的成功。对于最佳持续时间还没有达成共识，但是，完全消退和活检证实没有肿瘤是可接受的治疗终点。
- 剂量为 100 万 U/ml 的眼药水，每天 4～5 次，直至完全消退或重复 6 周的周期[22-25]。

（二）鳞状细胞新生物

- 5-FU 1%，IFN-$\alpha_2\beta$ 和视黄酸已用于治疗 C-SIN 和 SCC，与 MMC 相比，对眼表不

良反应小 [7, 11–13, 26–49]。

- MMC 0.02%～0.04% 已被用作切除和冷冻治疗后的辅助治疗 [37, 40, 41, 50]。

- 在少数情况下，MMC 已在术前应用于化学缩瘤。使用的浓度是 0.04%。每天 4 次，7～14 天滴眼，直到肿瘤消退，或发生眼部毒性也无效。

- MMC 0.4mg/ml 术中使用 3min，预防肿瘤切除后复发 [48]。

- 已证实局部 5-FU 1% 的治疗在有限的 C-SIN 病例治疗中有效 [28, 38, 39, 49]。

- 5-FU 1% 很少用于治疗原发侵袭性 SCC，而且，失败率很高，已有报道。因此，这种方法并不建议 [38, 49]。

- IFN-$\alpha_2\beta$ 是原发性 C-SIN 或复发病例切除后长时间随后的唯一的治疗方法。治疗方法为 100 万 U/ml 的眼药水，每天 4 次使用 [11, 12, 35, 43, 51]。

- 5-FU 1% 和 IFN-$\alpha_2\beta$ 的组合作为主要治疗对有限的一系列 CSCN 病例有效。需要更多的研究来确认这个结果 [52]。

- IFN-$\alpha_2\beta$ 也被用作结膜下病损周围注射（300 万 U/0.5ml），可与局部化疗结合或作为手术切除的替代治疗。

- 视黄酸 0.01% 也有报道每 2 天使用 1 次，可有效治疗 C-SIN，与 IFN-$\alpha_2\beta$ 联合使用，直到肿瘤消退 [13]。

- 结膜下雷珠单抗也成功用于难治性 SCC 的治疗，但其潜力优势尚证据不足 [53]。

（三）皮脂腺癌

- 局部 MMC 已被证明对于侵袭性肿瘤切除后残留上皮内病变是有效的局部化疗药物 [48, 54, 55]。MMC 0.02%～0.04%，使用周

期为 7 天，直到活检证实病变清除。

- 作为化学减瘤药物，局部 MMC 0.04%，每天 4 次，在手术前应用 4 周，以及术中应用 0.4mg/ml，单次 3min [48]。二次报道证实，通过联合切除术，术中局部 MMC 0.02% 持续 5min 及冷冻治疗，实现了复发性皮脂腺癌的完全消退 [56]。

七、手术治疗选择中的地位

（一）黑色素瘤

- MMC 主要用于治疗 C-MIN，而治疗 CoM 成功的证据不足。

- 作者机构中，MMC 用于经活检证实的 C-MIN 或作为侵袭性黑色素瘤切除后残余上皮内病变的辅助治疗取得了很高的成功率 [21]（图 96-1 和图 96-2）。

（二）鳞状细胞癌

- MMC 是鳞状上皮新生物中最广泛使用的化疗药物；然而，5-FU 1%、IFN-α2β 和视黄酸由于效果理想越来越受欢迎。长期结果尚不确定 [7, 11–13, 26–51]。

- 5-FU 1% 很少用作侵袭性鳞状细胞癌的主要治疗方法因为失败率很高，因此，根据现有的最佳证据，不建议在 SCC 治疗中单独使用 5-FU 1% [28, 49]。

- 作者采用 5-FU 1%，每天 4 次，使用 4 天，间隔 3 周，共 4 个周期，治疗 C-SIN 或 SCC 切除后残余上皮内病变（图 96-3）。

- 视黄酸 0.01% 也被认为是 C-SIN 的有效治疗。对 CSCN 的治疗效果，还需要进一步的研究 [13]。

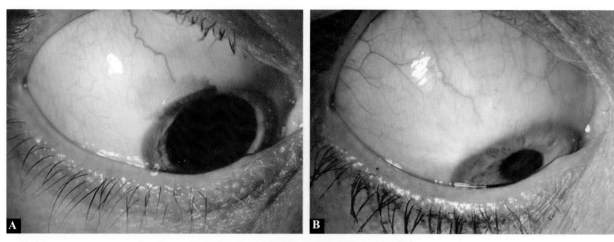

▲ 图 96-1　右眼结膜黑素细胞上皮内瘤变

A. 49 岁女性，右眼结膜黑素细胞上皮内瘤变（C-MIN）评分 4 分；B. 切除后 8 个月和局部 0.04% 丝裂霉素（MMC）治疗后外观

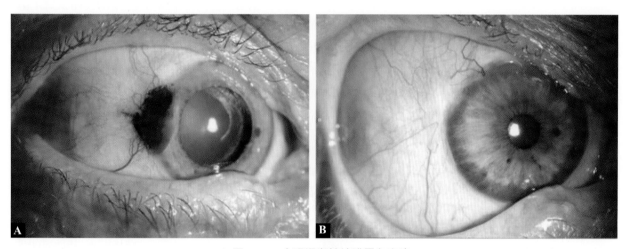

▲ 图 96-2　右眼浸润性结膜黑色素瘤

A. 72 岁女性，右眼浸润性结膜黑色素瘤；B. 切除、钌近距离放射治疗和局部 0.04% 丝裂霉素（MMC）治疗后 6 个月外观

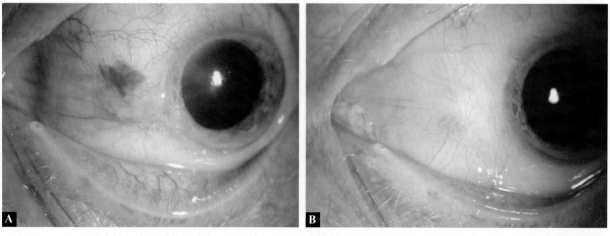

▲ 图 96-3　A. 46 岁女性，左眼鳞状细胞癌；B. 切除、钌近距离放射治疗和局部 1% 氟尿嘧啶（5-FU）治疗后 4 个月外观

（三）皮脂腺癌

- 皮脂腺癌的治疗选择是广泛的手术切除。
- 湿疹样病变延伸到结膜是公认的疾病过程的一部分，尽管可以绘制活组织检查图，要确定其程度仍具有挑战性，并需要局部辅助治疗。
- 局部 MMC 使用已被证明是侵袭性肿瘤切除后残余上皮内病变的有效辅助治疗[48, 54, 55]。

经验与教训

- 局部化疗药物最好在手术切除肿瘤后结膜完全愈合后再使用。
- 由于缺乏有力的成功治疗侵袭性病变的证据，化疗最好仅用于没有侵袭性的上皮内病变。
- 对于不耐高浓度的病例，可以使用较低浓度的 0.02%MMC，但复发风险增加。
- 还有人建议，在开始任何治疗之前，切除和保存部分角膜缘干细胞。治疗结束后重新移植角膜缘干细胞，可能有利于减少干细胞缺乏症，特别是较高浓度 MMC 治疗后。
- 辅助性局部类固醇，如氟米龙 0.1%，可以每天应用 4 次，以尽量减少化疗药物的不良反应。

参考文献

[1] McKelvie PA, Daniell M. Impression cytology following mitomycin C therapy for ocular surface squamous neoplasia. Br J Ophthalmol. 2001;85:1115–9.

[2] Longley DB, Harkin DP, Johnston PG. 5–fluorouracil: mechanisms of action and clinical strategies. Nat Rev Cancer. 2003;3:330–8.

[3] Ferrantini M, Capone I, Belardelli F. Interferon–alpha and cancer: mechanisms of action and new perspectives of clinical use. Biochimie. 2007;89:884–93.

[4] Uchida G, Yoshimura K, Kitano Y, Okazaki M, Harii K. Tretinoin reverses upregulation of matrix metalloproteinase–13 in human keloid–derived fibroblasts. Exp Dermatol. 2003;12:35–42.

[5] Marth C, Daxenbichler G, Dapunt O. Synergistic antiproliferative effect of human recombinant interferons and retinoic acid in cultured breast cancer cells. J Natl Cancer Inst. 1986;77:1197–202.

[6] Demirci H, McCormick SA, Finger PT. Topical mitomycin chemotherapy for conjunctival malignant melanoma and primary acquired melanosis with atypia—Clinical experience with histopathologic observations. Arch Ophthalmol. 2000;118:885–91.

[7] Frucht–Pery J, Rozenman Y, Pe'er J. Topical mitomycin–C for partially excised conjunctival squamous cell carcinoma. Ophthalmology. 2002;109:548–52.

[8] Khong JJ, Muecke J. Complications of mitomycin C therapy in 100 eyes with ocular surface neoplasia. Br J Ophthalmol. 2006;90:819–22.

[9] Kurli M, Finger PT. Topical mitomycin chemotherapy for conjunctival malignant melanoma and primary acquired melanosis with atypia: 12 years' experience. Graefes Arch Clin Exp Ophthalmol. 2005;243:1108–14.

[10] Midena E, Angeli CD, Valenti M, de Belvis V, Boccato P. Treatment of conjunctival squamous cell carcinoma with topical 5–fluorouracil. Br J Ophthalmol. 2000;84:268–72.

[11] Schechter BA, Koreishi AF, Karp CL, Feuer W. Long–term follow–up of conjunctival and corneal intraepithelial neoplasia treated with topical interferon alfa–2b. Ophthalmology. 2008;115:1291–6, 6 e 1.

[12] Vann RR, Karp CL. Perilesional and topical interferon alfa–2b for conjunctival and corneal neoplasia. Ophthalmology. 1999;106:91–7.

[13] Krilis M, Tsang H, Coroneo M. Treatment of conjunctival and corneal epithelial neoplasia with retinoic acid and topical interferon alfa–2b: long–term follow–up. Ophthalmology. 2012;119:1969–73.

[14] Finger PT, Milner MS, McCormick SA. Topical chemotherapy for conjunctival melanoma. Br Ophthalmol. 1993;77:751–3.

[15] Frucht–Pery J, Pe'er J. Use of mitomycin C in the treatment of conjunctival primary acquired melanosis with atypia. Arch Ophthalmol. 1996;114:1261–4.

[16] Shields CL, Shields JA, Armstrong T. Management of conjunctival and corneal melanoma with surgical excision, amniotic membrane allograft, and topical chemotherapy. Am J Ophthalmol. 2001;132:576–8.

[17] Rodriguez–Ares T, Tourino R, De Rojas V, Becerra E, Capeans C. Topical mitomycin C in the treatment of pigmented conjunctival lesions. Cornea. 2003;22:114–7.

[18] Yuen VH, Jordan DR, Brownstein S, Dorey MW. Topical mitomycin treatment for primary acquired melanosis of the conjunctiva. Ophthalmic Plast Reconstr Surg. 2003;19:149–51.

[19] Ditta LC, Shildkrot Y, Wilson MW. Outcomes in 15 patients with conjunctival melanoma treated with adjuvant topical mitomycin C: complications and recurrences. Ophthalmology. 2011;118:1754–9.

[20] Pe'er J, Frucht–Pery J. The treatment of primary acquired melanosis (PAM) with atypia by topical Mitomycin C. Am J Ophthalmol. 2005;139:229–34.

[21] Damato B, Coupland SE. Management of conjunctival melanoma. Expert Rev Anticancer Ther. 2009;9:1227–39.

[22] Herold TR, Hintschich C. Interferon alpha for the treatment of melanocytic conjunctival lesions. Graefes Arch Clin Exp Ophthalmol. 2010;248:111–5.

[23] Finger PT, Sedeek RW, Chin KJ. Topical interferon alfa in the treatment of conjunctival melanoma and primary acquired melanosis complex. Am J Ophthalmol. 2008;145:124–9.

[24] Garip A, Schaumberger MM, Wolf A, et al. Evaluation of a short–term topical interferon alpha–2b treatment for histologically proven melanoma and primary acquired melanosis with atypia. Orbit. 2016;35:29–34.

[25] Kikuchi I, Kase S, Ishijima K, Ishida S. Long–term follow–up of conjunctival melanoma treated with topical interferon alpha–2b eye drops as adjunctive therapy following surgical resection. Graefes Arch Clin Exp Ophthalmol. 2017;255:2271–6.

[26] Al–Barrag A, Al–Shaer M, Al–Matary N, Al–Hamdani M. 5–Fluorouracil for the treatment of intraepithelial neoplasia and squamous cell carcinoma of the conjunctiva, and cornea. Clin Ophthalmol. 2010;4:801–8.

[27] Shields CL, Demirci H, Marr BP, Masheyekhi A, Materin M, Shields JA. Chemoreduction with topical mitomycin C prior to resection of extensive squamous cell carcinoma of the conjunctiva. Arch Ophthalmol. 2005;123:109–13.

[28] Yeatts RP, Engelbrecht NE, Curry CD, Ford JG, Walter KA. 5–Fluorouracil for the treatment of intraepithelial neoplasia of the conjunctiva and cornea. Ophthalmology. 2000;107:2190–5.

[29] Karpova AY, Ronco LV, Howley PM. Functional characterization of interferon regulatory factor 3a (IRF–3a), an alternative splice isoform of IRF–3. Mol Cell Biol. 2001;21:4169–76.

[30] Chen C, Louis D, Dodd T, Muecke J. Mitomycin C as an adjunct in the treatment of localised ocular surface squamous neoplasia. Br J Ophthalmol. 2004;88:17–8.

[31] Stone DU, Butt AL, Chodosh J. Ocular surface squamous neoplasia: a standard of care survey. Cornea. 2005;24:297–300.

[32] Grossniklaus HE, Aaberg TM, Sr. Mitomycin C treatment of conjunctival intraepithelial neoplasia. Am J Ophthalmol. 1997;124:381–3.

[33] Akpek EK, Ertoy D, Kalayci D, Hasiripi H. Postoperative topical mitomycin C in conjunctival squamous cell neoplasia. Cornea. 1999;18:59–62.

[34] Hirst LW. Randomized controlled trial of topical mitomycin C for ocular surface squamous neoplasia: early resolution. Ophthalmology. 2007;114:976–82.

[35] Maskin SL. Regression of limbal epithelial dysplasia with topical interferon. Arch Ophthalmol. 1994;112:1145–6.

[36] Tseng SH, Tsai YY, Chen FK. Successful treatment of recurrent corneal intraepithelial neoplasia with topical mitomycin C. Cornea. 1997;16:595–7.

[37] Prabhasawat P, Tarinvorakup P, Tesavibul N, et al. Topical 0.002% mitomycin C for the treatment of conjunctivalcorneal intraepithelial neoplasia and squamous cell carcinoma. Cornea. 2005;24:443–8.

[38] Yeatts RP, Ford JG, Stanton CA, Reed JW. Topical 5–fluorouracil in treating epithelial neoplasia of the conjunctiva and cornea. Ophthalmology. 1995;102:1338–44.

[39] de Keizer RJ, de Wolff–Rouendaal D, van Delft JL. Topical application of 5–fluorouracil in premalignant lesions of cornea, conjunctiva and eyelid. Doc Ophthalmol. 1986;64:31–42.

[40] Wilson MW, Hungerford JL, George SM, Madreperla SA. Topical mitomycin C for the treatment of conjunctival and corneal epithelial dysplasia and neoplasia. Am J Ophthalmol. 1997;124:303–11.

[41] Rozenman Y, Frucht–Pery J. Treatment of conjunctival intraepithelial neoplasia with topical drops of mitomycin C. Cornea. 2000;19:1–6.

[42] Gupta A, Muecke J. Treatment of ocular surface squamous neoplasia with Mitomycin C. Br J Ophthalmol. 2010;94:555–8.

[43] Boehm MD, Huang AJ. Treatment of recurrent corneal and conjunctival intraepithelial neoplasia with topical interferon alfa 2b. Ophthalmology. 2004;111:1755–61.

[44] Holcombe DJ, Lee GA. Topical interferon alfa–2b for the treatment of recalcitrant ocular surface squamous neoplasia. Am J Ophthalmol. 2006;142:568–71.

[45] Sturges A, Butt AL, Lai JE, Chodosh J. Topical interferon or surgical excision for the management of primary ocular surface squamous neoplasia. Ophthalmology. 2008;115:1297–302, 302 e1.

[46] Karp CL, Galor A, Chhabra S, Barnes SD, Alfonso EC. Subconjunctival/perilesional recombinant interferon alpha2b for ocular surface squamous neoplasia: a 10–year review. Ophthalmology. 2010;117:2241–6.

[47] Kim HJ, Shields CL, Shah SU, Kaliki S, Lally SE. Giant ocular surface squamous neoplasia managed with interferon alpha–2b as immunotherapy or immunoreduction. Ophthalmology. 2012;119:938–44.

[48] Kemp EG, Harnett AN, Chatterjee S. Preoperative topical and intraoperative local mitomycin C adjuvant therapy in the management of ocular surface neoplasias. Br J Ophthalmol. 2002;86:31–4.

[49] Parrozzani R, Frizziero L, Trainiti S, et al. Topical 1% 5–fluorouracil as a sole treatment of corneoconjunctival ocular surface squamous neoplasia: long–term study. Br J Ophthalmol. 2017;101:1094–9.

[50] Frucht–Pery J, Sugar J, Baum J, et al. Mitomycin C treatment for conjunctival–corneal intraepithelial neoplasia: a multicenter experience. Ophthalmology. 1997;104:2085–93.

[51] Karp CL, Moore JK, Rosa RH, Jr. Treatment of conjunctival and corneal intraepithelial neoplasia with topical interferon alpha–2b. Ophthalmology. 2001;108:1093–8.

[52] Chaugule SS, Park J, Finger PT. Topical chemotherapy for giant ocular surface squamous neoplasia of the conjunctiva and cornea: is surgery necessary? Indian J Ophthalmol. 2018;66:55–60.

[53] Finger PT, Chin KJ. Refractory squamous cell carcinoma of the conjunctiva treated with subconjunctival ranibizumab (Lucentis): a two–year study. Ophthal Plast Reconstr Surg. 2012;28:85–9.

[54] Putterman AM. Conjunctival map biopsy to determine pagetoid spread. Am J Ophthalmol. 1986;102:87–90.

[55] Shields CL, Naseripour M, Shields JA, Eagle RC, Jr. Topical mitomycin–C for pagetoid invasion of the conjunctiva by eyelid sebaceous gland carcinoma. Ophthalmology. 2002;109:2129–33.

[56] Monai N, Tanabu R, Gonome T, et al. Intraoperative adjunctive mitomycin C and cryotherapy for recurrent conjunctival papillary sebaceous carcinoma. Case Rep Ophthalmol. 2018;9:221–6.

第 97 章　视网膜母细胞瘤的全身治疗
Systemic Therapy for Retinoblastoma

Laurence Desjardins　Christine Levy–Gabriel　Livia Lumbroso Le–Rouic

Nathalie Cassoux　Isabelle Aerts　著

薛　康　译

一、概述

本章将重点讨论视网膜母细胞瘤的全身化疗。全身治疗可在眼部肿瘤局部治疗之前、期间或之后。它可能是唯一的治疗方法，尽管适应证非常有限。

Rb 基因突变的患者有很高第二恶性肿瘤发生的风险，在这些患者中，化疗避免了外放射治疗。但其本身具有致突变性，因此全身化疗尽可能使用低剂量。

随着更为有效的药物的发展，全身化疗在眼内肿瘤的治疗中将发挥更为重要的作用。

二、适应证

（一）眼内肿瘤

- 黄斑肿瘤，作为避免或减少局部治疗的方法（图 97-1）[1]。
- 全身化疗联合局部治疗（图 97-1）[2, 3]。
- 如果存在眼球突出的表现，首先要进行全身化疗使肿瘤缩小和眼球软化，从而降低了眼球摘除时巩膜穿孔的可能，在眼球摘除后继续化疗至少 4 个周期[4]。
- 眼球摘除后，如果发现组织病理学危险因素，需要补充全身化疗以防止局部复发和转移[5,6]。
- 在双侧 Rb 中降低原发性神经外胚层肿瘤的发生风险（仍有争议）[7]。

（二）眼外期肿瘤

- 肿瘤眼外扩散至眼眶。
- 放射学显示视神经受累[6]。
- 全身转移[8]。

三、禁忌证

- 作为一般原则，如果恶性肿瘤局限于眼内，局部治疗能达到足够的效果且不增加发病率，全身化疗应被避免。
- 有些人认为，全身化疗是单侧巨大视网膜母细胞瘤患者的禁忌证（眼球摘除应作为治疗选择）。
- 我们认为所有 E 组的眼睛都应该接受眼球摘除。
- 也可能存在全身问题，需要减少或调整剂量。

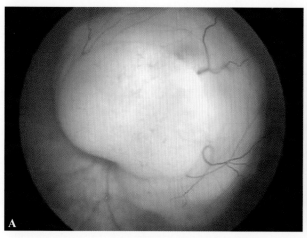 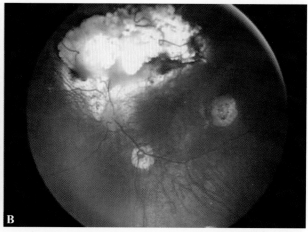

▲ 图 97-1　**A.** 治疗前的大视网膜母细胞瘤；**B.** 两个疗程卡铂和依托泊苷治疗后，进行热疗和局部治疗

四、检查评估

检查评估的目的如下。

- 对恶性肿瘤进行分期，以便选择治疗方式，同时更灵敏地评估对全身治疗的反应。

- 发现可能因全身化疗而加重的缺陷，如耳聋，卡铂会加重其病情。

五、技术

发现卡铂、长春新碱和依托泊苷治疗眼外期视网膜母细胞瘤有效，随后用于眼内肿瘤治疗。Lynn Murphree 率先使用全身化疗和热疗治疗视网膜母细胞瘤，热疗通过二极管激光到达肿瘤（化学热疗）[9]。自 1995 年以来，我们一直在使用化学热疗治疗眼内视网膜母细胞瘤，并取得良好疗效 [3, 10]。

- 化学热疗：静脉输入卡铂后 2～3h 后用半导体激光治疗。通常在此之前使用 2 个周期卡铂和依托泊苷以减少肿瘤体积，避免激光治疗使活的肿瘤细胞播散。

- 单独化疗：这可以治愈一些黄斑部的大肿瘤，但有较高的失败率 [1]。一些小肿瘤可能对化疗不敏感，因为它们的血管较少。我们使用 6 个周期卡铂、依托泊苷和长春新碱方案治疗这类黄斑肿瘤，希望避免破坏性的激光治疗，尤其是双侧黄斑累及的病例。

- 化学减容：治疗方案因中心而异。在 Curie 研究所，对于 B 期和 C 期的肿瘤，使用 3 个化疗周期的化学热疗（即单独使用卡铂和经瞳孔温热疗法）（图 97-2）。我们使用 2 个周期的卡铂和依托泊苷。一些中心对于 B 期的肿瘤使用 2 种化疗药物（即卡铂与依托泊苷或长春新碱），对于 C 期和 D 期的肿瘤使用全部三种化疗药物，进行 6 个周期的化疗方案，从第 3 个周期开始，进行局部治疗（图 97-3）。（对于双侧 D 期病例，大多数中心使用 6 个疗程的 3 种药物 + 局部治疗）。这种局部治疗包括化疗、冷冻治疗、敷贴近距离放射治疗和（或）玻璃体腔注射美法仑。

- 化学预防：具有组织病理学上转移的高危因素的患者（即视神经侵犯及广泛脉络膜侵犯）。一些作者推荐与化学减容相同的

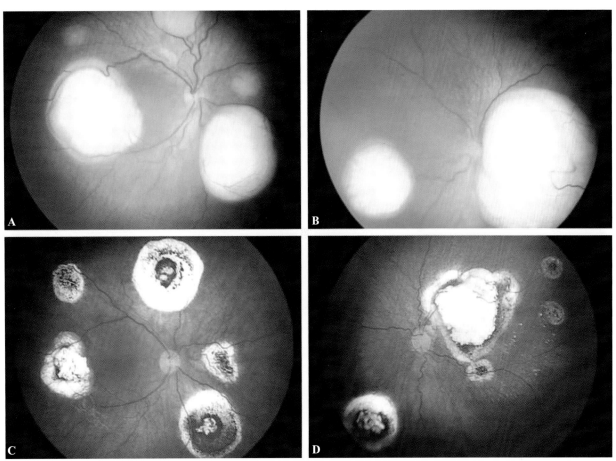

▲ 图 97-2　**3 个化疗周期的化学热疗**

A 和 B. 治疗前右眼和左眼黄斑区肿瘤；C 和 D. 6 个周期的三药方案化疗和局部治疗后

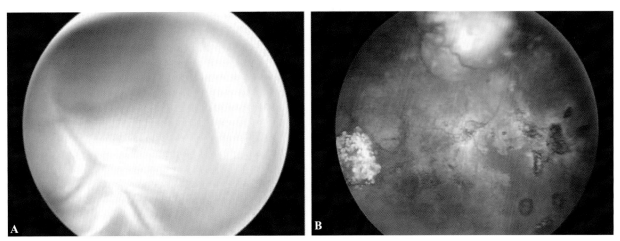

▲ 图 97-3　**6 个周期的三药化疗和局部治疗**

A. 治疗前 D 期视网膜母细胞瘤导致视网膜全脱离；B. 6 个周期的三药化疗和局部治疗后

化疗方案[11, 12]。

- 转移性疾病：大剂量化疗，如烷基化剂（硫替帕）、依托泊苷和卡铂，化疗后予以干细胞挽救。

六、患者监测

患者监测的目标如下。

- 确定由全身化疗引起的不良反应或并发症（如听力损伤）。
- 评估肿瘤对全身化疗的反应。
- 检测肿瘤的复发。
- 检测第二肿瘤的发生。

七、并发症

化疗可引起多种并发症[13]，具体如下。

- 脱发。
- 骨髓抑制。
- 黏膜炎。
- 肝毒性。
- 腹泻。
- 长春新碱引起的便秘。
- 长春新碱渗漏引起的组织疼痛。
- 神经病理性疼痛。
- 急性髓性白血病，依托泊苷治疗后，很少发生[14]。
- 第二原发恶性肿瘤。
- 卡铂治疗后听力损伤，很少发生[15]。
- 不孕症，极为罕见。
- 对依托泊苷载体或卡铂的过敏反应。
- 局部治疗失败，可能对动脉介入化疗有效。

八、手术结局的科学证据

- 黄斑肿瘤：单用化疗，报道成功率为 84%[1]。
- 化学减容：A 期至 D 期的保眼率分别为 100%、93%、90% 和 47%[16]。
- 如果肿瘤远离黄斑区，使用化学热疗可获得良好的视力预后[17]。
- 眼眶受累：新辅助化疗和术后补充化疗可能使患者行眼球摘除，而避免眶内容剜除。
- 转移性疾病：有令人鼓舞的生存率报道[18]。尽管可通过鞘内药物（如阿糖胞苷和拓扑替康）改善生存，中枢神经系统受累预后不良[19]。
- 高危患者的预防性化疗：视网膜母细胞瘤辅助化疗使视神经断端受累的患者的远处转移率从 75% 下降至 25%[20]。
- 预防原始神经外胚层肿瘤[7]。治疗预防效果尚不确定。

经验与教训
- 视网膜母细胞瘤的全身化疗及其他恶性肿瘤的治疗需要多学科协作。
- 任何进行全身治疗的中心，必须配备能够检测和治疗医源性疾病的设备。
- 全身化疗可避免外放射治疗，使用非激进的局部治疗，从而降低医源性并发症的发病率。
- 化疗可延迟伤口愈合，增加切口裂开风险。

参 考 文 献

[1] Gombos DS, Kelly A, Coen PG, Kingston JE, Hungerford JL. Retinoblastoma treated with primary chemotherapy alone: the significance of tumour size, location, and age. Br J Ophthalmol. 2002; 86:80–3.

[2] Shields CL, Mashayekhi A, Cater J, Shelil A, Meadows AT, Shields JA. Chemoreduction for retinoblastoma: analysis of tumor control and risks for recurrence in 457 tumors. Trans Am Ophthalmol Soc. 2004; 102:35–44; discussion 44–5.

[3] Lumbroso–Le Rouic L, Aerts I, Levy–Gabriel C, et al. Conservative treatments of intraocular retinoblastoma. Ophthalmology 2008; 115:1405–10, 1410 e1401–2.

[4] Bellaton E, Bertozzi AI, Behar C, et al. Neoadjuvant chemotherapy for extensive unilateral retinoblastoma. Br J Ophthalmol. 2003; 87:327–9.

[5] Honavar SG, Singh AD, Shields CL, et al. Postenucleation adjuvant therapy in high–risk retinoblastoma. Arch Ophthalmol. 2002;120:923–31.

[6] Aerts I, Sastre–Garau X, Savignoni A, et al. Results of a multicenter prospective study on the postoperative treatment of unilateral retinoblastoma following primary enucleation. J Clin Oncol. 2013;31:1458–63.

[7] Shields CL, Meadows AT, Shields JA, Carvalho C, Smith AF. Chemoreduction for retinoblastoma may prevent intracranial neuroblastic malignancy (trilateral retinoblastoma). Arch Ophthalmol. 2001;119:1269–72.

[8] Rodriguez–Galindo C, Wilson MW, Haik BG, et al. Treatment of metastatic retinoblastoma. Ophthalmology. 2003;110:1237–40.

[9] Murphree AL, Villablanca JG, Deegan WF, 3rd, et al. Chemotherapy plus local treatment in the management of intraocular retinoblastoma. Arch Ophthalmol. 1996; 114:1348–56.

[10] Levy C, Doz F, Quintana E, et al. Role of chemotherapy alone or in combination with hyperthermia in the primary treatment of intraocular retinoblastoma: preliminary results. Br J Ophthalmol. 1998; 82:1154–8.

[11] Kaliki S, Shields CL, Shah SU, Eagle RC, Jr., Shields JA, Leahey A. Postenucleation adjuvant chemotherapy withvincristine, etoposide, and carboplatin for the treatment of high–risk retinoblastoma. Arch Ophthalmol. 2011; 129:1422–7.

[12] Chantada G, Fandino A, Casak S, Manzitti J, Raslawski E, Schvartzman E. Treatment of overt extraocular retinoblastoma. Med Pediatr Oncol. 2003;40:158–61.

[13] Leahey A. Systemic chemotherapy: a pediatric oncology perspective. In: Ramasubramanian A, Shields, CL, ed. Retinoblastoma. New Delhi: Jaypee Brothers; 2012:81–5.

[14] Gombos DS, Hungerford J, Abramson DH, et al. Secondary acute myelogenous leukemia in patients with retinoblastoma: is chemotherapy a factor? Ophthalmology. 2007;114:1378–83.

[15] Jehanne M, Lumbroso–Le Rouic L, Savignoni A, et al. Analysis of ototoxicity in young children receiving carboplatin in the context of conservative management of unilateral or bilateral retinoblastoma. Pediatr Blood Cancer. 2009;52:637–43.

[16] Shields CL, Mashayekhi A, Au AK, et al. The International Classification of Retinoblastoma predicts chemoreduction success. Ophthalmology. 2006;113:2276–80.

[17] Desjardins L, Chefchaouni MC, Lumbroso L, et al. Functional results after treatment of retinoblastoma. J AAPOS. 2002;6:108–11.

[18] Kremens B, Wieland R, Reinhard H, et al. High–dose chemotherapy with autologous stem cell rescue in children with retinoblastoma. Bone Marrow Transplant. 2003; 31:281–4.

[19] Dimaras H, Heon E, Budning A, et al. Retinoblastoma CSF metastasis cured by multimodality chemotherapy without radiation. Ophthalmic Genet. 2009;30:121–6.

[20] Uusitalo MS, Van Quill KR, Scott IU, Matthay KK, Murray TG, O'Brien JM. Evaluation of chemoprophylaxis in patients with unilateral retinoblastoma with high–risk features on histopathologic examination. Arch Ophthalmol. 2001; 119:41–8.

第98章　视网膜母细胞瘤动脉内化疗

Intra-arterial Chemotherapy for Retinoblastoma

Steven Hetts　Bertil Damato　Doris Hadjistilianou　著

薛　康　译

一、概述

目前动脉内化疗（也称 IAC、超选择性 IA 化疗或眼科动脉化学手术）仅限于视网膜母细胞瘤（RB）。动脉内化疗治疗眼内视网膜母细胞瘤首先由 Algernon B.Reese 于 1954 年通过颈内动脉直接注射烷基化剂三乙烯三聚氰胺完成 [1]。视网膜母细胞瘤的局部化疗药物输送的想法由 Yamane 和 Kaneko 再次实施 [2]，他们描述这项技术为"选择性眼动脉灌注"（SOAI），使用微球导管置于眼动脉开口远端，直接将化疗药物注入眼动脉。SOAI 日本技术由 Abramson 和 Gobin 进一步发展为"直接眼动脉灌注" [3]。

动脉内化疗是一种很有前景的初始和挽救性治疗中晚期视网膜母细胞瘤的方法，特别对于原本需要眼球摘除的病例。

这项技术进一步推动了局部给药到眼部靶器官的趋势，并在眼科肿瘤学家和介入性神经放射学家之间建立了新的合作伙伴关系 [4-8]。

二、适应证

- 不能单独使用热烧蚀治疗或冷冻治疗的单侧或双侧晚期视网膜母细胞瘤的初始治疗，即国际视网膜母细胞分期 B、C、D 和（在某些情况下）E 期的病例。
- 全身化疗后的辅助治疗，可以联合或者不联合局部治疗。
- 严重玻璃体种植病例的玻璃体内化疗的辅助治疗 [9]。
- 保守治疗后不完全消退或复发的治疗 [10]。

三、禁忌证

- 前房侵犯。
- 继发性青光眼。
- 玻璃体积血。
- 虹膜异色。
- MRI 怀疑有筛板后视神经和巩膜侵犯。
- 眼外肿瘤。

四、术前准备

（一）眼科检查评估视网膜母细胞瘤的分期

- 全身麻醉下检查。
- 眼底摄影（RetCam）。
- 眼部超声检查（A 超和 B 超）。

- 在特定的病例中，光学相干断层扫描。
- 视网膜电图（ERG）。

（二）MRI 与磁共振血管造影

这一成像是为了排除眼外疾病和评估眼动脉的解剖状态，以便进行动脉内化疗计划（图 98-1）。

（三）系统性疾病的儿科评价

特别措施包括完整病史、一般体检、神经运动发育评估和畸形检测。检查淋巴结、肝脏和脾脏。必要时进行腰椎穿刺和骨髓活检。

每次手术前都要进行完整的临床检查和血液检查。每次手术后，可能需要支持治疗、止吐治疗和补液。在每个 IAC 周期结束时，应评估患者的短期和长期全身不良反应。

五、外科技术

动脉内化疗需要熟练的专家团队合作，包括眼科肿瘤学家、神经介入放射科医生、儿科麻醉师、儿科肿瘤学家、神经放射科医生、药剂师和专业护士。

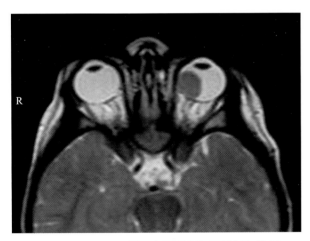

▲ 图 98-1　**MRI 显示左眼鼻侧视网膜母细胞瘤**
图片由 University of Siena, Ocular Oncology Service, Siena, Italy 提供

（一）全身麻醉

这是以传统方式管理。

（二）化疗输注

化疗输注具体如下。

- 穿刺股动脉（在每次正确的治疗中，左右侧交替进行）（图 98-2），并放置 3.3Fr 或 4Fr 护套。
- 静脉注射肝素是为了预防血栓形成，最初药物团状输入，然后每小时连续输注或团状输入，以在整个过程中保持激活的部分凝血活酶时间至少是正常值的 2 倍。
- 所有患者均使用非离子造影剂（如碘酰胺醇）。
- 然后用 1.5Fr 流动导向微导管和约 0.2mm 的微导丝对与治疗眼同侧的颈内动脉进行插管。
- 使用荧光造影和血管路径测绘，然后使用同一个微导管对颈内动脉的分支眼动脉进行超选择性插管。
- 进行动脉造影（数字减影或血管路径图）以确定微导管在眼动脉起始处的位置，以及造影剂在眼球的分布。
- 在 10～30min 内通过脉冲注射进行超选择性化疗输注，以避免流动和均匀的药物传递。如果注射超过一种药物，则不同的药物按顺序灌注，而非同时进行。
- 进行一侧血管路径图动脉造影，确认眼动脉血流顺行，排除手术相关并发症，如血管痉挛、栓塞或动脉剥离。
- 取出导管系统。
- 人工压迫股动脉止血。
- 患者恢复 6h 后可回家。

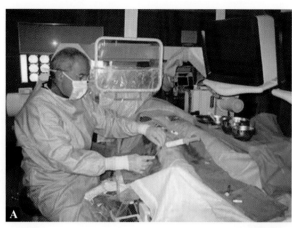 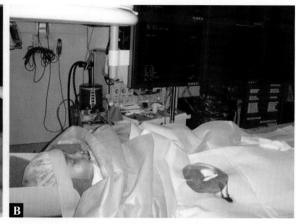

▲ 图 98-2　穿刺股动脉

A. 神经介入放射学中心；B. 股动脉穿刺和导管（图片由 University of Siena, Ocular Oncology Service, Siena, Italy 提供）

当眼动脉不能直接从颈内动脉插管时，还有其他治疗途径。虽然眼动脉通常从颈内动脉分支出来，但也可能从脑膜中动脉（MMA）经脑膜泪腺动脉（MLA）产生。在这种情况下，颈外动脉插管并将导管尖端插入 MMA 或 MLA 也是安全并可取得成功的[11, 12]。

在眼动脉起源于颈内动脉的患者中存在不利于直接微导管造影的位置或角度时，暂时性球囊闭塞颈内动脉床突以上，通过眼动脉起源处附近颈内动脉内的导管同时输注药物，有效且手术风险低[13, 14]。

动脉内化疗每 3～4 周重复 1 次。关于治疗次数的判定不是标准化的，而是取决于麻醉下的检查结果和治疗的反应。

（三）桥式化疗

桥式静脉 – 动脉化疗是治疗新生儿和婴幼儿视网膜母细胞瘤的一种有前景的方法。初始单药静脉化疗从 RB 诊断至达到可进行动脉化疗最低阈值标准期间，起到桥梁作用。3 个月以下的患者接受静脉注射卡铂治疗。这一策略允许在延迟动脉化疗同时，立即进行肿瘤治疗，进一步避免了对非常年轻的患者进行多药化疗的潜在毒性[15]。

（四）串联疗法

双侧视网膜母细胞瘤患者可以在一次介入治疗中同时治疗双眼。虽然每只眼睛可以使用不同的药物，以降低患者接受双倍剂量的单一药物时可能发生的全身并发症的风险，但目前大多数患者在双眼中接受相同的药物[16]。

六、作用机制

动脉介入化疗的目的是使用大剂量的美法仑或美法仑、卡铂和拓扑替康治疗肿瘤，同时在降低全身化疗不良反应风险。动脉介入化疗还避免了外放射放疗的风险，包括中面部挛缩畸形、白内障、放射性视网膜病变，以及避免生殖系突变患者中发生第二恶性肿瘤。在未来，将可能主动结合并清除动脉内注射的多余化疗药物。

有趣的是，在大多数情况下，动脉化疗的肿瘤反应相当显著，第一次介入后肿瘤立即缩小。补充局部治疗，通常包括激光治疗和（或）冷冻治疗，如果没有视网膜脱离情况下，在动脉化疗前可有效地增加血 – 视网膜屏障的通透性。

七、术后处理

- 儿科评估包括以下内容。
  - 在治疗后 8～10 天，进行包括血小板的全血计数，以监测骨髓抑制（尤其是中性粒细胞减少）。
  - 治疗期间病史、体重和身高测量。
  - 当多学科团队临床建议，行头颅和眼眶钆增强磁共振成像。
  - 每 3～4 周进行 1 次完整的眼科检查，包括 RetCam 数码照相、B 超，在某些中心，予以视网膜电图监测视网膜毒性[17]。

通过每次治疗后 3～4 周麻醉下的检查来评价治疗效果。有效性根据肿瘤缩小、消退、玻璃体和视网膜下种植的消失或钙化，以及有没有新的瘤体生长来评价。视网膜毒性可由视网膜电图结果评估。

八、特殊药物和设备

- 肝素。
- 美法仑。
- 拓扑替康。
- 卡铂。
- 脑血管造影设备，针对儿童病例，进行低 X 线剂量优化[18]。
- 1.5Fr 直径微导管。
- 约 2mm 微导线。

以下各节介绍了用于动脉化疗的三种主要化疗药物。

- 美法仑：这是一种烷基化剂，在视网膜母细胞瘤的动脉化疗中应用最广泛。
- 拓扑替康：这种拓扑异构酶抑制药已越来越多地应用于对单用美法仑无反应的严重肿瘤的动脉化疗。超选择性眼动脉输入拓扑替康可显著提高玻璃体腔药物浓度。
- 卡铂：这种烷基化剂已用于对美法仑和（或）拓扑替康无反应的肿瘤。它通常作为同时进行三药联合治疗的药物之一。

Gobin 等报道了三种化疗药物的剂量方案[7]。重复进行动脉化疗时，药物剂量根据以下条件进行调整。

- 患者的年龄和体重。
- 对先前动脉化疗的反应。
- 持续性玻璃体种植。
- 眼动脉的眼外大分支的存在[19]。

九、并发症

（一）暂时性

1. 眼部
- 眶上或滑车上动脉分布的眼周红斑（图 98-3A）。
- 额部脱发（图 98-3B）。
- 暂时性睫毛脱落，尤其是上眼睑内侧 1/3 处（图 98-3C）。
- 上眼睑水肿和红肿（图 98-3D）。
- 直肌炎症。
- 眼动脉狭窄。
- Roth 斑（图 98-4）。
- 黄斑出血（图 98-5）。
- 玻璃体积血。
- 视网膜小动脉栓塞。
- Purtscher 样视网膜病变伴毛细血管周围棉絮斑和散在的视网膜内出血（很可能是由于栓塞事件）。

大多数不良反应是暂时的。它们可能在第一

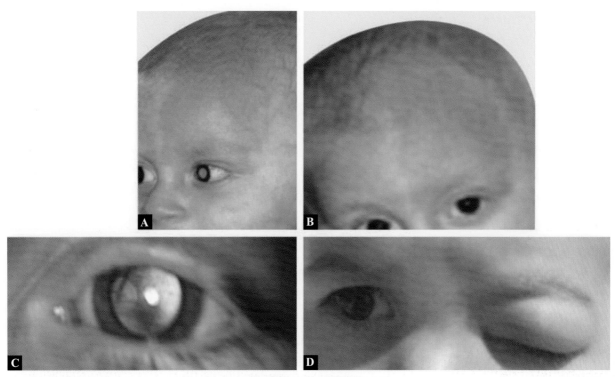

▲ 图 98-3 同侧眼睑

A. 额部皮疹；B. 脱发；C. 睫毛脱落；D. 眼睑水肿，这些都是暂时性的（图片由 University of Siena, Ocular Oncology Service, Siena, Italy 提供）

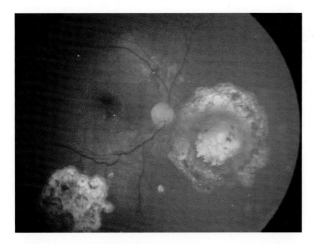

▲ 图 98-4 复发性视网膜母细胞瘤第一次动脉化疗后的 **Roth** 斑，肿瘤有显著的消退

图片由 University of Siena, Ocular Oncology Service, Siena, Italy 提供

次输注时更明显，而在随后的治疗周期中不太明显。血栓性事件的病因仍有争议，包括化疗药物的结晶和介入过程中引入的异物[20]。为了解决可能出现的美法仑结晶问题，通常在注入前，将该试剂通过 0.22μm 的过滤器。

2. 系统性

- 迷走神经反射引起的麻醉并发症，如支气管痉挛和心动过缓。
- 癫痫发作。
- 股动脉穿刺处血肿。
- 中性粒细胞减少和（或）贫血，特别是大剂量化疗。
- 脑缺血或梗死[21]。

（二）永久性

1. 眼部

- RPE 改变（斑驳）。
- 脉络膜阻塞性血管病变（图 98-6A）。这种萎缩可能由于内皮细胞的毒性作用、导管相关的血管壁损伤、化疗沉淀或异物栓塞。Munier 等报道了 13 只眼、29 次插管动脉介入化疗后的荧光素血管造影结果，其中 2 只眼（15%）发生脉络膜阻塞性血管病变，1 只眼（8%）在发生视网膜动脉栓塞[22]。在 2 例病例中，脉络膜阻塞进展为脉络膜萎缩。使用高分辨率荧光血管造影，Bianciotto 等记录到脉络膜区域性的弥漫性无灌注（图 98-6B）[20]。

- 上睑下垂（图 98-7A）。
- 斜视（图 98-7B）。
- 眼球内陷。

2. 系统性

动脉介入化疗的另一个问题是反复暴露于电离辐射的累积毒性效应。据报道，辐射剂量远远低于生殖腺、甲状腺和骨髓的毒性水平，但可能引起白内障[23]。即使是低剂量辐射，对有生殖系突变的视网膜母细胞瘤儿童也可能造成严重影响。因此，在动脉介入化疗过程中，需要谨慎使用荧光透视，并限制照射剂量。优化透视设备的设置也可以显著减少 X 线的剂量，任何治疗中心都应该针对婴儿进行程序优化[13, 18]。

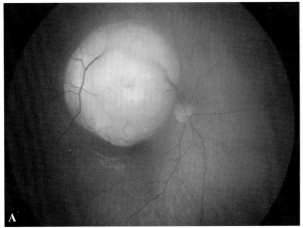
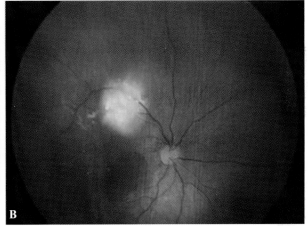

▲ 图 98-5　黄斑出血

A. 显示右眼 B 期视网膜母细胞瘤治疗前的眼底照片；B. 第一次介入化疗后肿瘤出现明显萎缩和钙化，黄斑出血在 1 周后吸收（图片由 University of Siena, Ocular Oncology Service, Siena, Italy 提供）

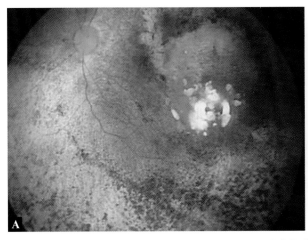
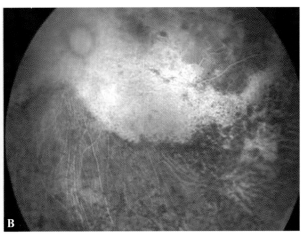

▲ 图 98-6　动脉化疗后脉络膜视网膜萎缩

A. 眼底彩照；B. 荧光素血管造影（图片由 University of Siena, Ocular Oncology Service, Siena, Italy 提供）

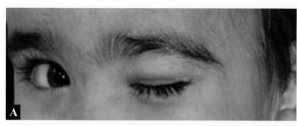 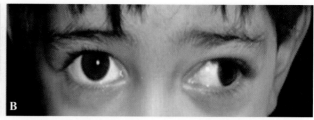

▲ 图 98-7　动脉内化疗的永久性并发症

A. 上睑下垂；B. 斜视（图片由 University of Siena, Ocular Oncology Service, Siena, Italy 提供）

十、手术结局的科学证据

几位作者报道了动脉介入化疗后的长期结果，总结如下 [24-27]。

- C 期或 D 期的肿瘤，肿瘤控制率 100%；E 期肿瘤，肿瘤控制率 80%（图 98-8）。
- 视网膜下种植的肿瘤控制率约为 50%，玻璃体种植控制约为 67%。
- 仅用介入化疗（即不加辅助治疗）大约可控制 30% 患眼的肿瘤。
- 部分视网膜脱离，100% 视网膜平伏；如果视网膜完全脱离，50% 视网膜平伏（图 98-9）。

- 动脉介入化疗作为初始治疗方案，保眼率约 70%。放疗和全身化疗失败后动脉介入治疗的保眼率约为 50%。
- 成功地局部控制复发肿瘤（图 98-10）。

十一、手术治疗选择中的地位

动脉内化疗保存了许多本应摘除的视网膜母细胞瘤患眼，同时避免了放射治疗和全身化疗导致的风险。

经验与教训

- 动脉内化疗选择性地将化疗药物注入眼动脉。
  - 最大限度地减少系统性吸收和药物相关毒性，如中性粒细胞减少、感染和继发肿瘤。
  - 减少住院治疗的需要。
  - 降低复发性视网膜母细胞瘤对动脉介入美法仑特异性耐药的风险，因为美法仑不应用于静脉化疗方案中。
  - 直接对肿瘤和种植进行大剂量化疗，从而提高生物效应，增加肿瘤控制率，降低复发率。
  - 所有这些都有助于显著降低晚期和难治性视网膜母细胞瘤眼球摘除率。
- 玻璃体种植是动脉介入化疗后眼球摘除最常见的指征。
- 缺乏对潜在转移性疾病的控制。
- 大多数不良反应是暂时性的，但脉络膜血管性疾病可能是永久性的，在某些情况下是进行性的。

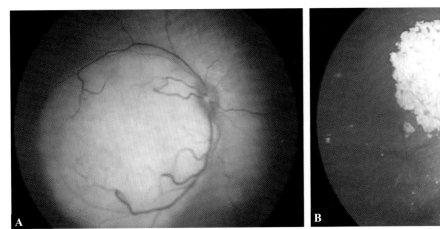
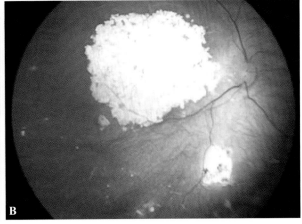

▲ 图 98-8　右眼黄斑区大肿瘤

A. 治疗前；B. 单次动脉化疗后（图片由 University of Siena, Ocular Oncology Service, Siena, Italy 提供）

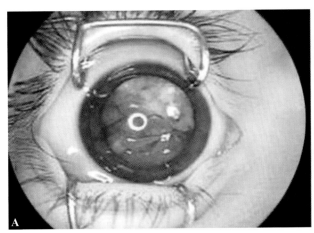
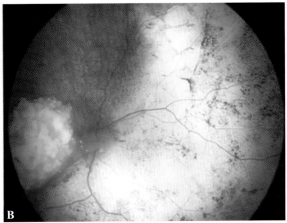

▲ 图 98-9　如果视网膜完全脱离，50% 视网膜平伏

A. 晚期视网膜母细胞瘤（Ⅴ期），治疗前视网膜完全脱离；B. 动脉化疗 3 个疗程后，肿瘤消退，视网膜平伏，脉络膜萎缩（图片由 University of Siena, Ocular Oncology Service, Siena, Italy 提供）

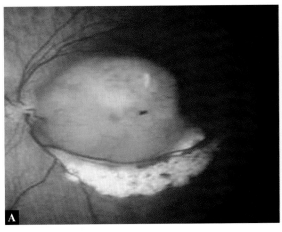
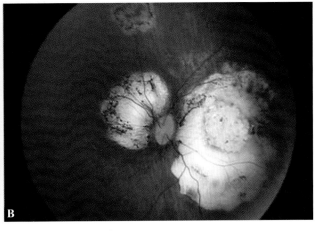

▲ 图 98-10　成功地局部控制复发肿瘤

A. 全身化疗和局部治疗后复发性视网膜母细胞瘤；B. 复发性肿瘤在动脉化疗 3 个周期后完全消退（图片由 University of Siena, Ocular Oncology Service, Siena, Italy 提供）

参考文献

[1] Reese AB, Hyman GA, Tapley ND, Forrest AW. The treatment of retinoblastoma by X-ray and triethylenemelamine. AMA Arch Ophthalmol. 1958;60:897–906.

[2] Yamane T, Kaneko A, Mohri M. The technique of ophthalmic arterial infusion therapy for patients with intraocular retinoblastoma. Int J Clin Oncol. 2004;9:69–73.

[3] Abramson DH, Dunkel IJ, Brodie SE, Kim JW, Gobin YP. A phase I/II study of direct intra-arterial (ophthalmic artery) chemotherapy with melphalan for intraocularretinoblastoma initial results. Ophthalmology. 2008;115:1398–404, 1404.e1.

[4] Shields CL, Ramasubramanian A, Rosenwasser R, Shields JA. Superselective catheterization of the ophthalmic artery for intra-arterial chemotherapy for retinoblastoma. Retina. 2009;29:1207–9.

[5] Peterson EC, Elhammady MS, Quintero-Wolfe S, Murray TG, Aziz-Sultan MA. Selective ophthalmic artery infusion of chemotherapy for advanced intraocular retinoblastoma: initial experience with 17 tumors. J Neurosurg. 2011;114:1603–8.

[6] Thampi S, Hetts SW, Cooke DL, et al. Superselective intra-arterial melphalan therapy for newly diagnosed and refractory retinoblastoma: results from a single institution. Clin Ophthalmol. 2013;7:981–9.

[7] Gobin YP, Dunkel IJ, Marr BP, Brodie SE, Abramson DH. Intra-arterial chemotherapy for the management of retinoblastoma: four-year experience. Archives of ophthalmology. 2011;129:732–7.

[8] Kaliki S, Shields CL. Retinoblastoma: achieving new standards with methods of chemotherapy. Indian journal of ophthalmology. 2015;63:103–9.

[9] Francis JH, Iyer S, Gobin YP, Brodie SE, Abramson DH. Retinoblastoma Vitreous Seed Clouds (Class 3): A Comparison of Treatment with Ophthalmic Artery Chemosurgery with or without Intravitreous and Periocular Chemotherapy. Ophthalmology. 2017;124:1548–55.

[10] Schaiquevich P, Ceciliano A, Millan N,et al. Intra-arterial chemotherapy is more effective than sequential periocular and intravenous chemotherapy as salvage treatment for relapsed retinoblastoma. Pediatr Blood Cancer. 2013;60:766–70.

[11] Klufas MA, Gobin YP, Marr B, Brodie SE, Dunkel IJ, Abramson DH. Intra-arterial chemotherapy as a treatment for intraocular retinoblastoma: alternatives to directophthalmic artery catheterization. AJNR American Journal of Neuroradiology. 2012;33:1608–14.

[12] Bertelli E, Leonini S, Galimberti D, et al. Hemodynamic and Anatomic Variations Require an Adaptable Approach during Intra-arterial Chemotherapy for Intraocular Retinoblastoma: Alternative Routes, Strategies, and Follow-up. AJNR American Journal of Neuroradiology. 2016;37:1289–95.

[13] Francis JH, Levin AM, Zabor EC, Gobin YP, Abramson DH. Ten-year experience with ophthalmic artery chemosurgery: Ocular and recurrence-free survival. PloS one. 2018;13:e0197081.

[14] Ammanuel S, Alexander MD, Damato B, et al. Improved procedural safety following protocol changes for selective ophthalmic arterial infusion of chemotherapy for treatment of ocular retinoblastoma. Interv Neuroradiol. 2018;24:345–50.

[15] Gobin YP, Dunkel IJ, Marr BP, Francis JH, Brodie SE, Abramson DH. Combined, sequential intravenous and intra-arterial chemotherapy (bridge chemotherapy) for young infants with retinoblastoma. PloS one. 2012;7:e44322.

[16] Abramson DH, Dunkel IJ, Brodie SE, Marr B, Gobin YP. Bilateral superselective ophthalmic artery chemotherapy for bilateral retinoblastoma: tandem therapy. Archives of Ophthalmology. 2010;128:370–2.

[17] Brodie SE, Paulus YM, Patel M, et al. ERG monitoring of retinal function during systemic chemotherapy for retinoblastoma. The British Journal of Ophthalmology. 2012;96:877–80.

[18] Cooke DL, Stout CE, Kim WT, et al. Radiation dose reduction in intra-arterial chemotherapy infusion for intraocular retinoblastoma. J Neurointerv Surg. 2014;6:785–9.

[19] Kondapavulur S, Cooke DL, Kao A, et al. Estimation of intra-arterial chemotherapy distribution to the retina in pediatric retinoblastoma patients using quantitative digital subtraction angiography. Interv Neuroradiol. 2018;24:214–9.

[20] Bianciotto C, Shields CL, Iturralde JC, Sarici A, Jabbour P, Shields JA. Fluorescein angiographic findings after intraarterial chemotherapy for retinoblastoma. Ophthalmology. 2012;119:843–9.

[21] De la Huerta I, Seider MI, Hetts SW, Damato BE. Delayed Cerebral Infarction Following Intra-arterial Chemotherapy for Retinoblastoma. JAMA Ophthalmology. 2016;134:712–4.

[22] Munier FL, Beck-Popovic M, Balmer A, Gaillard MC, Bovey E, Binaghi S. Occurrence of sectoral choroidal occlusive vasculopathy and retinal arteriolar embolization after superselective ophthalmic artery chemotherapy for advanced intraocular retinoblastoma. Retina. 2011;31:566–73.

[23] Vijayakrishnan R, Shields CL, Ramasubramanian A, Emrich J, Rosenwasser R, Shields JA. Irradiation toxic effects during intra-arterial chemotherapy for retinoblastoma: should we be concerned? Archives of Ophthalmology. 2010;128:1427–31.

[24] Venturi C, Bracco S, Cerase A, et al. Superselective ophthalmic artery infusion of melphalan for intraocular retinoblastoma: preliminary results from 140 treatments. Acta Ophthalmologica. 2013;91:335–42.

[25] Abramson DH, Daniels AB, Marr BP, et al. Intra-arterial Chemotherapy (Ophthalmic Artery Chemosurgery) for Group D Retinoblastoma. PloS one. 2016;11:e0146582.

[26] Shields CL, Alset AE, Say EA, Caywood E, Jabbour P, Shields JA. Retinoblastoma control with primary intraarterial chemotherapy: outcomes before and during the intravitreal chemotherapy era. J Pediatr Ophthalmol Strabismus. 2016;53:275–84.

[27] Shields CL, Manjandavida FP, Lally SE, et al. Intra-arterial chemotherapy for retinoblastoma in 70 eyes: outcomes based on the international classification of retinoblastoma. Ophthalmology. 2014;121:1453–60.

第 99 章　玻璃体腔注射
Intravitreal Injections

Christina Stathopoulos　Erika Marie Damato　Francis Munier　Bertil Damato　著
薛　康　译

一、概述

玻璃体腔注射越来越多地应用于眼部肿瘤领域。最常见的治疗方案是美法仑和拓扑替康治疗视网膜母细胞瘤，甲氨蝶呤、利妥昔单抗和美法仑治疗视网膜淋巴瘤，以及类固醇和抗血管生成药治疗放疗引起的并发症。

二、适应证

（一）视网膜母细胞瘤

- 持续性或复发性玻璃体种植（图 99-1）。
- 前房种植，与前房内注射同时进行。特别是玻璃体种植穿过前玻璃体侵犯前房的情况下，用于杀灭玻璃体腔种植[1]。
- 值得注意的是，玻璃体种植或活动性视网膜或视网膜下种植的原发瘤体必须与其他治疗同时进行，因为玻璃体内化疗对非玻璃体疾病的治疗无效。

（二）淋巴瘤

- 视网膜淋巴瘤，作为初始治疗，或当其他方法失败时的挽救治疗[2]。

（三）放射相关并发症

- 放射治疗后黄斑水肿、渗出性视网膜脱离和（或）新生血管性青光眼的治疗（如"毒性肿瘤综合征"）[3]。
- 对放射相关并发症高风险的患者进行预防性治疗[4]。

三、禁忌证

（一）视网膜母细胞瘤

- 注射部位存在种植，因为存在眼外扩散的风险。通过超声生物显微镜进行判定。
- 前房同时存在种植，除非根据 Munier 等描述同时进行前房内化疗注射[5]。
- E 期患眼，一般采用眼球摘除治疗，少数例外。

（二）视网膜淋巴瘤

- 眼或眼周感染。
- 未控制的眼压。

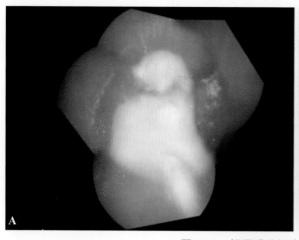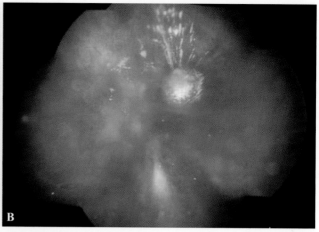

▲ 图 99-1　视网膜母细胞瘤玻璃体种植美法仑玻璃体腔

A. 注射前；B. 注射后

（三）放射相关并发症

- 抗血管生成药物。
  - 动脉血栓栓塞事件的风险增加（如近期中风或心肌梗死）。
  - 孕期或哺乳期，由于对婴儿的风险未知，虽然在三个病例中，没有出现胎儿并发症[6]。
- 眼内类固醇。
  - 严重青光眼。
  - 眼部感染，如单纯疱疹、痘苗、水痘、分枝杆菌和真菌，因为存在再次感染的风险。
  - 怀孕或哺乳，因未知的婴儿风险。

四、术前准备

术前准备与任何外科手术一样，具体如下。

- 知情同意。
- 瞳孔扩大。
- 眼部检查。
- 根据世界卫生组织的小型清单，确认患者身份、注射部位（带标记）和注射药物。

（一）视网膜母细胞瘤

进行超声生物显微镜检查以确保注射部位没有活跃的视网膜母细胞瘤、视网膜脱离和（或）玻璃体后脱离。如果存在玻璃体后脱离，为避免 4 级或 5 级毒性，不能在玻璃体后间隙注射[7]。

（二）视网膜淋巴瘤

在眼科治疗之前，视网膜淋巴瘤的诊断必须通过仔细的玻璃体活检分析确诊，如果最初没有成功，则可能需要重复检查[8]。

（三）放射相关并发症

荧光血管造影和光学相干断层扫描可用于显示新生血管、视网膜微血管改变及毛细血管无灌注的范围和程度[9]。OCT 有助于黄斑水肿的评估[10]。

五、技术

适用于所有玻璃体腔注射的一般原则包括：

- 无菌技术［例如，根据当地指南，如英国皇家眼科学院的指南，使用外科口罩、无菌手套，也可能使用无菌铺巾和开睑器（https://www.rcophth.ac.uk/wp-content/uploads/2018/02/Intravitreal-Injection-Therapy.pdf）]。

- 局部麻醉，儿童除外。表面麻醉通常是足够的，但如果使用大口径针头，可能需要结膜下注射麻醉。

- 用抗菌溶液（如聚维酮碘 5% 溶液或氯己定 0.1% 水溶液）冲洗 3min。

- 在成人中，无晶状体眼患者的注射部位距角膜缘 3.0～3.5mm，有晶状体眼患者的注射部位距角膜缘 3.5～4.0mm，避开水平经线。患者向注射部位的对侧注视。

- 用一个棉球或镊子来固定眼球，进针，瞄准眼球的中心。如果使用大口径针头，通过巩膜的阶梯式入路可以防止渗漏。

- 结膜应用镊子移位，以避免产生玻璃体直接至眼表的路径。

- 注射后立即确认具有手动视力。

- 注射后立即用检眼镜检查视盘灌注。

- 注射后 30min 进行眼压测定。

- 如果眼压高，可能需要根据高眼压的严重程度进行穿刺、乙酰唑胺或眼球按摩。

- 眼内炎和其他并发症的监测。如果患者出现眼睛疼痛或发红，应立即向眼科报告以获得书面指示、联系电话和建议。漂浮物没有任何意义，通常几天后就会消失。

（一）视网膜母细胞瘤

- 前房穿刺术：将房水从前房排出，以降低眼压，从而降低巩膜注射部位玻璃体渗漏的风险。用 34G 针头抽吸 0.1～0.15ml 房水（即与注射药物相同的量）。这个样本被送到细胞病理实验室进行分析，以排除肿瘤细胞的存在。另一种方法是通过手指按

压眼球几秒钟，按摩软化眼球。

- 玻璃体腔注射：根据患者年龄，使用 32G 或 33G 针头在距角膜缘 2.5～4mm 处进针 12mm，注射美法仑（20～30µg）或拓扑替康（20～30µg）。

- 冷冻疗法：在拔出针头的同时，将冷冻探头置于注射部位，并应用 3 次冻融冷冻疗法。

- 药物播散：用镊子抓住角膜缘的结膜，轻轻搅动眼睛 10～20s，将药物散开到整个玻璃体腔。

（二）视网膜淋巴瘤

- 甲氨蝶呤：400µg/0.1ml，在表面麻醉下，用 30G 针头在睫状体平坦部予以玻璃体内注射。甲氨蝶呤在诱导期每周注射 2 次，持续 4 周。接着每周注射，持续 1 或 2 个月作为巩固治疗，然后每月注射持续 9～12 个月作为维持治疗[11]。每次注射前都要进行前房穿刺，因为药物的眼外渗漏会引起疼痛和角膜病变。有些根据每次注射前穿刺中房水中白介素 –10 的水平调整眼部治疗（图 99–2）[2]。

- 美法仑：最近 Shields 等报道，两名患者每 4～8 周璃体腔注射 10µg/0.1ml 美法仑，治疗获得成功[12]。需要进一步的研究来证实这一发现。

- 利妥昔单抗：1mg/0.1ml，可单独使用或在化疗后立即再次注射[13]。

（三）放射相关并发症

- 抗血管生成药物：抗血管内皮生长因子药物，如贝伐单抗（1.25mg）或雷尼珠单抗（0.5～2.0mg），每月给药，使用 3 个月以

确定疗效。如果获益，那么抗血管生成剂在患者停止治疗前，继续使用几个月（图99-3）。

- 曲安奈德：醋酸曲安奈德（0.05ml 中含 2.0mg 或 0.1ml 中含 4.0mg）可单独使用或与抗血管生成药物联合使用[14]。

- 地塞米松植入物：该植入物（0.7mg）在眼球中，以提供类固醇的持续释放，每 4～6 个月重复 1 次[15, 16]。

六、作用机制

（一）视网膜母细胞瘤

玻璃体内化疗可在玻璃体中获得化疗药物的高浓度，视网膜母细胞瘤的玻璃体种植对全身或动脉内化疗相对不敏感。

（二）视网膜淋巴瘤

与视网膜母细胞瘤一样，玻璃体腔注射可以

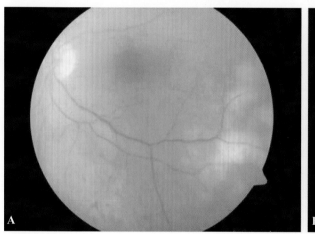
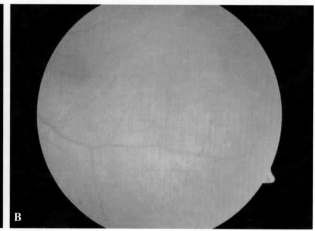

▲ 图 99-2　玻璃体腔注射甲氨蝶呤前后视网膜下淋巴瘤的沉积

A. 注射前；B. 注射后

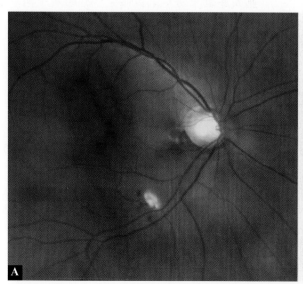
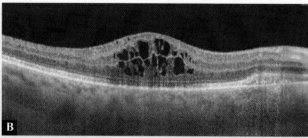
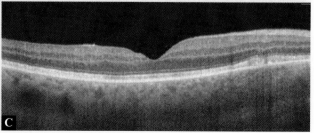

▲ 图 99-3　**A.** 一名 61 岁男子右眼脉络膜黑色素瘤，接受质子束放射治疗，经活检证实（注意活检瘢痕）；**B. 14** 个月后，出现黄斑囊样水肿；**C. 1** 次贝伐单抗注射后水肿消失

在玻璃体中获得高剂量的治疗药物浓度，提高疗效并直接作用于淋巴瘤肿瘤细胞。

（三）放射相关并发症

抗血管内皮生长因子和皮质类固醇药物减少血管渗漏和抑制血管生成[17]。

七、术后处理

（一）视网膜母细胞瘤

麻醉下每 7～28 天检查 1 次（根据病情的严重程度）以评估残留的玻璃体种植情况。重复注射，直到至少 1 次检查显示没有玻璃体种植或种植消退［无定形非球形种植和（或）钙化种植］[18]。云状玻璃体种植比球形或尘状种植需要更多的注射次数[19]。

（二）视网膜淋巴瘤

对治疗的反应评估如下。

- 量化玻璃体浸润（例如，葡萄膜炎使用 BIO 评分）。
- 通过 OCT、自发荧光成像和彩色眼底照片评估视网膜下病灶。
- 如果可行，测量房水 IL–10 水平。

（三）放射相关并发症

术后护理包括定期检查，以评估对治疗的反应，并确定任何医源性并发症或不良反应。测试如下。

- 青光眼的眼压测量（可能是由于虹膜红变或反复玻璃体腔内治疗引起的眼压升高）。
- OCT 评估黄斑水肿。
- 荧光血管造影评估后段新生血管和血管闭塞。
- OCT 血管造影评估黄斑血流灌注，从而评

估视力预后。

八、专用器械

- 27G 针用于曲安奈德，30G 针用于抗血管内皮生长因子，32G 或 33G 针用于 12～15mm 视网膜母细胞瘤的玻璃体内化疗，34 号针用于视网膜母细胞瘤的前房穿刺。
- 注射器。
- 开睑器。
- 结膜镊子。
- 卡尺。

九、并发症

玻璃体腔注射术的一般并发症（与正在治疗的疾病无关）如下。

- 眼内炎[20]。
- 白内障，由于治疗药物或如果针头接触晶状体。
- 视网膜脱离，如果针头穿透视网膜。
- 眼压升高，可导致视神经损伤[21, 22]。
- 玻璃体积血。

（一）视网膜母细胞瘤

- 椒盐状视网膜病变，最常见于注射部位，当不适当地注射在玻璃体后间隙或 Cloquet 管时，可延伸至后极。这是最常见的并发症，发生率为 0.8%～43%[23]。最好的预防方法是：①在注射前用超声记录前玻璃体状态；②进行前房穿刺，注射较低的药物浓度（最大 30μg）；③针头注射部位紧靠晶状体后面，远离球壁；④在手术结束时用镊子轻轻地晃动眼睛。

- 肿瘤的眼外扩散。如果技术正确，这种风险小于 0.1%[24]。
- 罕见的并发症，包括虹膜萎缩和低眼压，可能是由于注射技术［即用小于 12mm 的针头注射和（或）注射部位离角膜缘太近］、脉络膜视网膜萎缩、出血性视网膜病变、玻璃体积血和视网膜脱离。

（二）视网膜淋巴瘤

- 多次注射甲氨蝶呤后的角膜病变，可通过降低注射频率缓解[11]。
- 虹膜新生血管和新生血管性青光眼[11]。
- 葡萄膜炎，可通过类固醇激素治疗解决[11]。

（三）放射性视网膜病变

- 抗血管生成药物。
  - 动脉血栓栓塞事件（如脑血管意外、心肌梗死），尤其是高剂量贝伐单抗。
  - 葡萄膜炎，如果多次注射后发生免疫反应。
- 类固醇。
  - 青光眼。
  - 白内障。
  - 眼部感染（如单纯疱疹）的复发。

十、手术结局的科学证据

（一）视网膜母细胞瘤

几位作者报道了成功地根治了持续性和复发性玻璃体种植，挽救了本需要摘除的眼球。云状种植需要更密集的处理（平均 4 次注射），并且显示出比球状和尘埃状种植（分别需要 3 次和 2 次注射）更长的消退时间[19]。

（二）视网膜淋巴瘤

甲氨蝶呤治疗需要多次注射，在一些患者中会引起严重的并发症[11]。有证据表明，美法仑需要较少的注射次数，也能降低并发症[12]。利妥昔单抗注射也被证明是有效的，并发症很低[25]。

（三）放射性并发症

虽然有几位作者报道了对抗血管生成药物有很好的反应，但这种疗法的疗效因人而异。玻璃体腔注射类固醇激素对某些患者更有效，但更容易引起青光眼和白内障。

十一、手术治疗选择中的地位

（一）视网膜母细胞瘤

视网膜母细胞瘤的玻璃体腔内化疗大大加强了局部肿瘤的控制，保存了玻璃体种植患者的视力和眼球。

（二）视网膜淋巴瘤

在许多中心，玻璃体腔内注射治疗是视网膜淋巴瘤的首选治疗方法。旧金山加利福尼亚大学的 Damato 等提倡全身化疗和免疫治疗，对有大量玻璃体淋巴瘤浸润的眼睛进行治疗性玻璃体切除，对耐药病例保留眼部放疗或玻璃体内化疗（ARVO 壁报，2018）。

（三）放疗引起的并发症

眼内抗血管生成药物和（或）类固醇越来越多地被用于治疗或预防放疗引起的发病症，尽管患者之间结果差异很大。对于严重的渗出性和新生血管并发症，可能需要切除"毒性肿瘤"。

经验与教训

- 眼内注射需要完全无菌技术和充分的术后监测。

- 视网膜母细胞瘤患者需要采取特殊预防措施，以防止种植播散。

- 在视网膜淋巴瘤患者中，美法仑玻璃体内注射疗效似乎优于甲氨蝶呤，但仍需进一步研究。

- 放疗引起的并发症，玻璃体内注射的疗效因人而异。

参 考 文 献

[1] Munier FL, Moulin A, Gaillard MC, et al. Intracameral chemotherapy for globe salvage in retinoblastoma with secondary anterior chamber invasion. Ophthalmology. 2018;125:615–7.

[2] Pulido JS, Johnston PB, Nowakowski GS, Castellino A, Raja H. The diagnosis and treatment of primary vitreoretinal lymphoma: a review. Int J Retina Vitreous. 2018;4:18.

[3] Damato B. Vasculopathy after treatment of choroidal melanoma. In: Joussen A, Gardner TW, Kirchhof B, Ryan SJ, ed. Retinal Vascular Disease. Berlin: Springer; 2007:582–91.

[4] Kim IK, Lane AM, Jain P, Awh C, Gragoudas ES. Ranibizumab for the prevention of radiation complications in patients treated with proton beam irradiation for choroidal melanoma. Trans Am Ophthalmol Soc. 2016;114:T2.

[5] Munier FL, Gaillard MC, Decembrini S, Bongiovanni M, Beck-Popovic M. Intracameral chemotherapy (melphalan) for aqueous seeding in retinoblastoma: bicameral injection technique and related toxicity in a pilot case study. Ocul Oncol Pathol. 2017;3:149–55.

[6] Fossum P, Couret C, Briend B, Weber M, Lagarce L. Safety of intravitreal injection of ranibizumab in early pregnancy: a series of three cases. Eye. 2018;32:830–2.

[7] Aziz HA, Kim JW, Munier FL, Berry JL. Acute hemorrhagic retinopathy following intravitreal melphalan injection for retinoblastoma: a report of two cases and technical modifications to enhance the prevention of retinal toxicity. Ocul Oncol Pathol. 2017;3:34–40.

[8] Araujo I, Coupland SE. Primary vitreoretinal lymphoma—a review. Asia Pac J Ophthalmol (Phila). 2017;6:283–9.

[9] McCannel TA, Kim E, Kamrava M, et al. New ultra-widefield angiographic grading scheme for radiation retinopathy after iodine-125 brachytherapy for uveal melanoma. Retina. 2018;38(12):2415–21.

[10] Matet A, Daruich A, Zografos L. Radiation maculopathy after proton beam therapy for uveal melanoma: optical coherence tomography angiography alterations influencing visual acuity. Invest Ophthalmol Vis Sci. 2017;58:3851–61.

[11] Frenkel S, Hendler K, Siegal T, Shalom E, Pe'er J. Intravitreal methotrexate for treating vitreoretinal lymphoma: 10 years of experience. Br J Ophthalmol. 2008;92:383–8.

[12] Shields CL, Sioufi K, Mashayekhi A, Shields JA. Intravitreal melphalan for treatment of primary vitreoretinal lymphoma: a new indication for an old drug. JAMA Ophthalmol.2017;135:815–8.

[13] Ohguro N, Hashida N, Tano Y. Effect of intravitreous rituximab injections in patients with recurrent ocular lesions associated with central nervous system lymphoma. Arch Ophthalmol. 2008;126:1002–3.

[14] Shields CL, Demirci H, Dai V, et al. Intravitreal triamcinolone acetonide for radiation maculopathy after plaque radiotherapy for choroidal melanoma. Retina. 2005;25:868–74.

[15] Baillif S, Maschi C, Gastaud P, Caujolle JP. Intravitreal dexamethasone 0.7-mg implant for radiation macular edema after proton beam therapy for choroidal melanoma. Retina. 2013;33:1784–90.

[16] Russo A, Avitabile T, Uva M, et al. Radiation macular edema after Ru-106 plaque brachytherapy for choroidalmelanoma resolved by an intravitreal dexamethasone 0.7-mg implant. Case Rep Ophthalmol. 2012;3(1):71–6.

[17] Wolfensberger TJ, Gregor ZJ. Macular edema—rationale for therapy. Dev Ophthalmol. 2010;47:49–58.

[18] Munier FL. Classification and management of seeds in retinoblastoma. Ellsworth Lecture Ghent, August 24th, 2013. Ophthalmic Genet. 2014;35:193–207.

[19] Francis JH, Abramson DH, Gaillard MC, Marr BP, BeckPopovic M, Munier FL. The classification of vitreous seeds in retinoblastoma and response to intravitreal melphalan. Ophthalmology. 2015;122:1173–9.

[20] McCannel CA. Meta-analysis of endophthalmitis after intravitreal injection of anti-vascular endothelial growth factor agents: causative organisms and possible prevention strategies. Retina. 2011;31:654–61.

[21] Reis GM, Grigg J, Chua B, et al. Incidence of intraocular pressure elevation following intravitreal ranibizumab (Lucentis) for age-related macular degeneration. J Curr Glaucoma Pract. 2017;11:3–7.

[22] Zhou Y, Zhou M, Xia S, Jing Q, Gao L. Sustained elevation of intraocular pressure associated with intravitreal administration of anti-vascular endothelial growth factor: a systematic review and meta-analysis. Sci Rep. 2016;6:39301.

[23] Smith SJ, Smith BD, Mohney BG. Ocular side effects following intravitreal injection therapy for retinoblastoma: a systematic review. Br J Ophthalmol. 2014;98:292–7.

[24] Francis JH, Abramson DH, Ji X, et al. Risk of extraocular extension in eyes with retinoblastoma receiving intravitreous chemotherapy. JAMA Ophthalmol. 2017;135:1426–9.

[25] Larkin KL, Saboo US, Comer GM, et al. Use of intravitreal rituximab for treatment of vitreoretinal lymphoma. Br J Ophthalmol. 2014;98:99–103.

第八篇

眼外肌手术

Extraocular Muscle Surgeries

第 100 章　斜视手术原则
Principles of Strabismus Surgery

Ahmed Kassem*　　Aparna Ramasubramanian　　Deborah K. Vanderveen　**著**

刘　睿　译

一、概述

本章讨论斜视手术的一般原则。手术解剖学将在其他章节（见第 101 章）讨论，具体肌肉手术的细节在后面章节进行讨论。

二、术前评估

术前计划应包括眼科评估，囊括了视力、睫状肌麻痹后的视网膜检影、眼前节和眼底检查。详细的斜视评价对手术结果至关重要，但超出了本书的讨论范围。

（一）融合和立体视

测试注视行为是评估双眼功能的第一步。融合分级为一级——视网膜对应、二级——运动融合、三级——立体视觉。立体视觉最常用的测试是 Titmus 测试，但其他测试还包括 Lang 测试和 Frisby 测试。对于无立体视觉的患者，可以用 Worth-4 点法来评价融合功能和复视。

（二）单眼和双眼眼球运动

Ductions 指的是单眼眼球运动。仅做单眼运动评估会导致对肌肉亢进或不足评估的误导。因此，重要的是要和对侧眼配偶肌进行比较，也就是双眼运动检查。

（三）斜视度

斜视角度的精确评估非常重要。在大多数情况下，在术前至少获得两次测量结果。评估斜视角度的方法包括遮盖 – 去遮盖法、交替遮盖法、同时遮盖法和 Krimsky 法。测量应在包括远距和近距及九个主要眼位的斜视度。角膜映光法是一种通过观察角膜上反光点粗略估计斜视度的方法，但有助于评估 Kappa 角。在间歇性外斜视的病例中，遮盖试验可以评估总的斜视角大小。遮盖试验也可以用来暴露非共同性垂直斜视患者的垂直融合效应，方便进行手术规划。对于垂直旋转斜视患者，用间接检眼镜法评估眼底旋转也非常重要。主观描绘斜视的角度可以使用兰开斯特红绿测试或 Hess 和 Lee 屏幕测试。这些测试可以同时测量斜视度和主观旋转度，通常对有正常

* 与本章无任何经济利益关联，部分工作由"纽约防盲研究的无限制学会基金"资助

视网膜对应的复杂垂直旋转斜视患者使用。

三、斜视手术的麻醉

（一）全身麻醉

对于儿童，全身麻醉总是首选。斜视术后恶心和呕吐的风险较高，因此，建议常规使用止吐剂，最好避免使用增加恶心和呕吐的麻醉剂。这一点对于计划当天术后调整缝线的患者尤其重要。

（二）局部麻醉

球后麻醉或结膜囊下麻醉可以用于年长配合的患者。球后麻醉可以成功地麻醉眼眶前部和眼外肌，但 Zinn 韧带的区域不能完全麻醉，因此，在肌肉缩短术中采用局部麻醉，患者仍可能会感到疼痛。当使用局麻进行调整缝线时，需要足够的时间使得肌肉恢复作用。术后调整缝线需要对眼球运动进行充分的临床评估后进行。

（三）表面麻醉

表面麻醉很少用于斜视手术，但是对于非常配合的患者可考虑使用。表面麻醉允许患者在台上进行缝线调整。

四、被动牵拉试验

理想情况下，所有患者在麻醉后，术前均应进行被动牵拉试验。对于限制性斜视尤其重要。

（一）直肌

用有齿镊夹住角膜缘附近的结膜和表层巩膜，将眼球推动。或者使用两个有齿镊推动肌肉向内、向外、向上、向下移动以排除肌肉限制。

（二）斜肌

用一个 0.5 的有齿镊夹住鼻侧角膜缘后，考虑到如果已知任何异常的眼底旋转，应夹住眼球角膜缘实际上三点钟的位置。

然后将镊子向后和鼻上方移动，向后推动眼球，使得上斜肌肌腱处于拉伸状态。如果必要的话，再将镊子向颞侧同时向前移动，让眼球跨越拉长的上斜肌肌腱。上斜肌的紧张度最高用 4+ 来描述，正常上斜肌紧张度为 1.5+（图 100-1）。类似的操作同样在下斜肌上进行，将眼球向后和鼻下方推动。正常下斜肌的紧张度为 1+（图 100-2 和图 100-3）[1]。

五、斜视手术器械

外科医生应该使用他或她喜欢的器械用于斜视手术。常规的装备建议包括下列各项的组合（图 100-4）。

- 外科医生选择的开睑器。
- Steven 肌肉钩。
- Jameson/Green/Graefe 肌肉钩。
- Desmarres 牵开器。
- Bishop-Harmon 敷料镊：锯齿状。

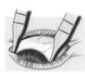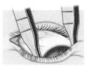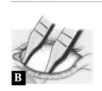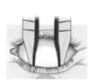

▲ 图 100-1　上斜肌被动牵拉试验

A. 正常眼上斜肌牵拉试验显示经过上斜肌腱时眼球前突；
B. 上斜肌腱松弛患者牵拉试验显示眼球滑入眼眶

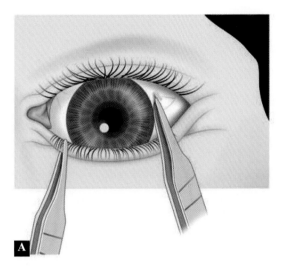
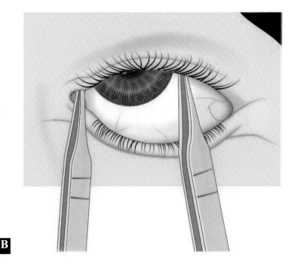

▲ 图 100-2　下斜肌被动牵拉试验

A. 抓住眼球角膜缘；B. 当眼球经过下斜肌肌腱时能觉到弹跳感

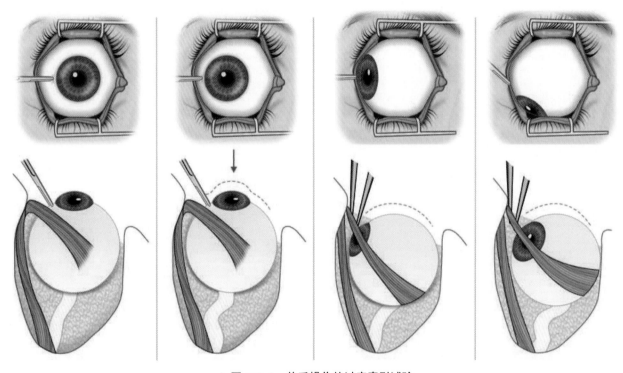

▲ 图 100-3　单手操作的过度牵引试验

- 2 把 Castroviejo 固定颞。

- Castroviejo 卡尺：20mm 量程。

- Stevens 肌腱切开剪刀：标准型、钝型、直型。

- Westcott 肌腱切开剪刀：钝型、弯型。

- 柔韧的不锈钢量尺。

- Castroviejo 持针器。

- 小弹簧镊：直、大、小。

- Halsted 蚊式钳。

不同种类的肌肉钩可用于优化手术技术。Guyton 设计了一种 S 形的肌肉钩，可被用于术中结膜穹窿切口，以保持小切口 [2]。在限制性斜视

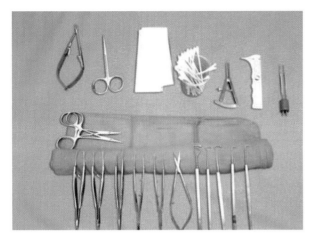

▲ 图 100-4　斜视手术器械

的病例中，巩膜穿孔的风险较高，可以使用带槽的肌肉钩来避免[3]。

对于手术量的测量，可以使用常规的卡尺或弯曲的卡尺从角膜缘测量。对于肌肉的大量后徙或 Faden 术式，歪曲的卡尺更有优势[4]。

手术医生应该充分利用开睑器，如 Desmarres 和 Barbie 开睑器，能够在垂直肌或斜肌手术及复杂手术时提供充分的暴露。

放大率：手术显微镜很少用于斜视手术，最常用的是外科手术放大镜。最常用的放大镜的放大倍率为 2.5 倍，更高的放大倍率将减少手术野和景深。

头灯：很少有需要使用头灯，除非手术医生不得不在一个孔径样空间进行操作，比如复杂的再次手术，需要向后分离或对于眼眶是深陷的患者。有些手术医生在下斜肌手术时常规使用头灯。

六、斜视手术的缝线和针具

（一）缝线

合成可吸收缝线最常用来固定肌肉。最常用的缝线是 Vicryl™（polyglactin 910）。编织缝线 3 周吸收 50%，56～70 天完全吸收。缝合线提供良好的张力支持，直到肌肉附着在巩膜上并引起最

小的组织反应。通常使用 6-0 薇乔线缝合肌肉，8-0 薇乔线缝合结膜。这种缝合线的主要缺点是，由于它是编织材料，尤其是 Tenon 组织能缠入缝线材料。

不可吸收缝线，如 5-0 或 6-0 Dacron 或 Mersilene 线，用于上斜肌折叠、Faden 术式及直肌移位术。Mersilene™ 聚酯纤维缝线是一种不可吸收的编织缝线，含 Poly（聚对苯二甲酸乙二醇酯）成分，而 Dacron 缝线是乙二醇和对苯二甲酸的聚合物。

5-0 或 6-0 的黑丝线用于术中做牵引缝线。

（二）针具

斜视手术所使用的针的种类取决于手术医生的偏好、不同眼睛的特性及所需缝线种类可以使用的针。穿行巩膜时，最好使用匙状或侧刃针。垂直刃针会造成穿透过深（如果向下进入）或形成奶酪切割线（如果向上穿出）。一项旨在确定斜视手术中常用的 S14、S24、S28 和 TG100 四种针穿行所形成巩膜隧道的超声生物显微镜剖面进行了研究[5]。针的设计对形成的巩膜隧道剖面有确切的影响，但是这些差异并不影响这四种针具在斜视手术中的普遍应用[5]。

七、切口

结膜切口能够充分暴露眼外肌，但同时产生最小的术后瘢痕。所有的切口都要经过结膜和 Tenon 囊后暴露裸露的巩膜。Mikhael 等对美国儿童眼病和斜视协会（AAPOS）会员进行关于斜视切口偏好的调查，报道表明角膜缘切口更偏好于术中暴露和低年资手术医生的示教[6]。另外，穹窿切口引起较少的术后疼痛和炎症，使得软组织愈合更快[6]。

（一）角膜缘切口

为所有直肌提供了良好的暴露，初学者容易操作。缺点是因为角膜缘结膜被破坏能导致可见瘢痕，需要仔细缝合。角膜凹陷的风险在角膜缘切口中更常见。一些手术医生喜欢对再次手术病例使用角膜缘切口。

（二）穹窿切口

这种切口是由 Marshall Parks 设计，是原发性斜视最常使用的手术切口。优点是切口隐蔽，引起最少的可见瘢痕。穹窿切口缝合被认为能降低眼前节缺血的发生。切口不是必须缝合，因此总体来说患者有更好的舒适性。

八、固定肌肉

合适的肌肉缝合是斜视手术成功的关键，可以避免肌肉滑脱和丢失。作者的操作技巧将在后面描述，尽管这些技术可以有很多改良（所有的手术医生在肌止端使用锁定咬合技术）。Jameson 肌肉钩轻柔牵引肌止端，用带有精细匙状双针的合成可吸收缝线（6-0 薇乔）距离肌止端 1mm 处穿过肌腱，形成一个包含中间 1/3 全层肌肉的

缝合。然后从肌肉中间进针经肌肉层间到肌肉边缘穿出。最后缝线向回穿过肌肉全层形成锁扣咬合（图 100-5A）。重要的是使深层肌肉组织一起形成一个肌肉全层的锁定咬合（图 100-5B）。建议只需大约肌肉边缘的 2mm 宽度形成锁扣咬合。做一个更大宽度的锁扣咬合会导致肌腱变窄。一些手术医生使用双套锁扣咬合，但在大多数情况下，这是不必要的。

九、巩膜进针

在肌肉后退或者肌肉缝合在原肌止端进行悬吊时，需要通过巩膜进针。巩膜进针长度需要最少 1.5mm 或以上，以及最少 0.2mm 的深度，以保持缝线的稳定和有效性。巩膜的两个进针点位置应该最适宜相距 10mm 以上，以确保有足够空间容纳肌肉，两个进针口必须与角膜缘平行。有些医生喜欢使用交叉缝针术。针应该朝着进针的方向前行，而不应强迫用力通过组织。重要的是，在巩膜层间进针时要看到针的行径，以确保进针不是很深。正如 S14 一样较大的针，能形成更深的行径，即使在巩膜深层也可以很容易观察到针的位置。作者的偏好是使用 S28、S29 或 RD-1 的针。缝线最后打成至少三个锁扣的外科结。

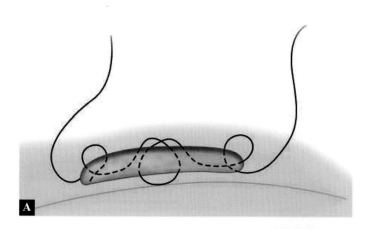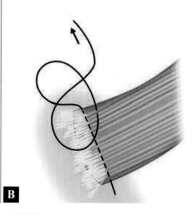

▲ 图 100-5　A. 直肌的固定；B. 固定肌肉的锁扣咬合

十、斜视手术作用机制

眼外肌的作用机制及手术对这些肌肉的效果还没有很好地被理解。目前认为斜视手术的作用机制遵循 Starling 法则。

肌肉后退改变肌肉长度，使得肌肉弹性和收缩力减少。类似的是，肌肉缩短也会增加肌肉的弹性和收缩力[7]。这个简单的手术机制解释是值得怀疑的，因为随着斜视的矫正，眼球转动发生改变，反过来改变了力 – 长度关系。这种现象被称为诱导的前移[8]。一个较新的概念评估了 pulley 在肌肉后退中的作用。这个新的理论假设直肌固定在眼眶 pulley 上，后退改变力的矢量[8]。

手术量和手术结果是可变的，取决于多个被部分理解的因素。手术因素包括术中肌肉拉伸量、术中出血、肌肉缝合、巩膜肌肉粘连、节制韧带的分离等。愈合过程也影响最终的结果，包括瘢痕的数量、粘连和结膜弹性。因此，手术量计算表只是一个指南，需要根据患者的特点和医生的手术技巧进行调整。Archer 认为术前偏斜可能确实在手术结果中起到比手术量更重要的作用，并且报道了随着术前斜视度的增加，对斜视手术的影响也越大。他把自己的观察结果归因于融合产生的适应机制、肌原纤维节适应或其他未知因素[9]。

参 考 文 献

[1] Guyton DL. Exaggerated traction test for the oblique muscles. Ophthalmology. 1981;88:1035–40.

[2] Guyton DL. A small–incision muscle hook for the Parks cul–de–sac approach for strabismus surgery. Binocul Vis Strabismus Q. 2005;20:147–50.

[3] Wright KW. Color Atlas of Strabismus Surgery: Strategies and Techniques. New York, NY: Springer. 110. 4th Edn. 2015.

[4] Scott WE, Martin–Casal A, Braverman DE. Curved ruler for measurement along the surface of the globe. Arch Ophthalmol. 1978;96:1084.

[5] Hussein MA, Coats DK, Harris LD, Sanchez CR, Paysse EA. Ultrasound biomicroscopy (UBM) characteristics of scleral tunnels created with suture needles commonly used during strabismus surgery. Binocul Vis Strabismus Q. 2007;22:102–8.

[6] Mikhail M, Verran R, Farrokhyar F, Sabri K. Choice of conjunctival incisions for horizontal rectus muscle surgery—a survey of American Association for Pediatric Ophthalmology and Strabismus members. J AAPOS. 2013;17:184–7.

[7] Porter JD, Baker RS, Ragusa RJ, Brueckner JK. Extraocular muscles: basic and clinical aspects of structure and function. Surv Ophthalmol. 1995;39:451–84.

[8] Kushner BJ. Perspective on strabismus, 2006. Arch Ophthalmol. 2006;124:1321–6.

[9] Archer S. Why strabismus surgery works: the legend of the dose–response curve. J AAPOS. 2018;22:1.e1–e6.

第 101 章　解剖基础
Anatomical Considerations

Richard L. Levy　Erica L. Oltra　著
邹蕾蕾　刘　睿　译

一、概述

熟悉眼眶和眼外肌解剖是斜视手术成功和安全的前提。眼外肌在眼眶内被结缔组织、神经、血管和脂肪包绕。在分离和操作眼外肌时，手术医生应始终牢记这些组织的关系。

眼球的位置由眶壁、6条眼外肌的走行和张力、结缔组织及周围的脂肪共同决定。两个眼眶长轴的夹角是45°，因此在没有任何眼外肌作用时，眼球处于外展状态。在正常清醒状态下，内直肌将眼球拉至原位，使视轴与矢状面平行，与眶轴呈23°角（图101-1）。在全麻状态下，当内直肌的张力性收缩消失时，眼位有时就会轻度外展。

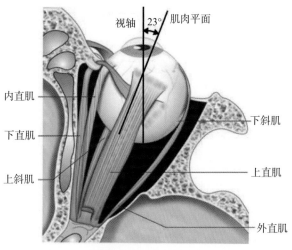

▲ 图 101-1　肌锥长轴相对于视轴向外呈 23°角

视轴　23°　肌肉平面

内直肌

下直肌

上斜肌

下斜肌

上直肌

外直肌

在做结膜切口之前，手术医生会检查眼位和眼外肌的张力。麻醉下眼位异常可能是由于眼外肌长度或张力的慢性变化所致。这些变化与患者临床表现相关，有助于手术方案的设计。

二、手术解剖

（一）结膜

结膜是富有弹性的透明膜，附着在眼球的前表面并延伸到眼睑内侧面。成人的结膜、Tenon囊和巩膜在角巩膜缘融合并向后延伸2mm。儿童的这个融合区较成人要小。在融合区域后，结膜和眼球表面组织连接疏松，直到结膜穹窿和眼睑部位，再次变得紧密。因为结膜富有弹性，可拉伸，斜视手术可通过小结膜切口实现足够的手术操作空间。但是老年患者结膜较脆，小切口斜视手术操作肌肉时容易引起结膜撕裂。同样，再次手术的患者，必须在手术开始时仔细分离结膜，充分暴露结膜下组织，避免后期的结膜撕裂。

（二）Tenon 囊和肌间隔

Tenon囊又叫眼球筋膜，是包绕眼球的一个致密的、白色的结缔组织膜。从角巩缘向后延伸至视神经。随着年龄的增长变薄、变透明。眼外肌从前部贯穿 Tenon 囊直到赤道，将它划分为前段和后段（图 101-2）。通常，Tenon 囊的位置和外观与结膜不同，很容易区分（图 101-3A）。如果有疑问，可进行灌注，Tenon 囊在切口处水化呈现为白色蓬松的突出组织（图 101-3B）。

后部的 Tenon 囊以眶内脂肪将眼球和眼外肌分开。脂肪粘连综合征是严重的眼外肌手术并发症。手术中如果破坏了眼球后部 Tenon 囊，使肌锥外的脂肪与巩膜相粘连，就会逐步出现限制性斜视。一旦发生脂肪粘连综合征，则预后差，很难恢复眼球的正常转动。因此，分离肌肉时应尽量靠近眼球，避免接触到脂肪组织。如果不小心弄破后部 Tenon 囊，一定要缝合，将所有可见的脂肪包裹起来。

肌间隔是一薄的筋膜，从穿过 Tenon 囊开始连接直肌，向前与前部 Tenon 囊融合（图 101-4 和图 101-5）。通常情况下，术中需要剪开这层膜以分离眼外肌。

（三）巩膜

巩膜厚度随位置的不同而不同（图 101-6）。角巩缘处巩膜厚度为 0.8mm [1]。直肌附着点前约 0.6mm [2]，直肌附着点后为 0.3mm [3]，在赤道部为 0.5~0.8mm [4]。后极部厚度大于 1mm [5]。医生的手术操作部位往往在巩膜最薄的区域。

（四）直肌

四条直肌起自眶尖部的 Zinn 环，向前止于眼球前部。直肌的止点在角巩缘附近形成一个虚

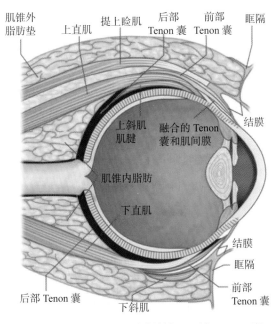

▲ 图 101-2　眼外肌分割前部和后部 Tenon 囊

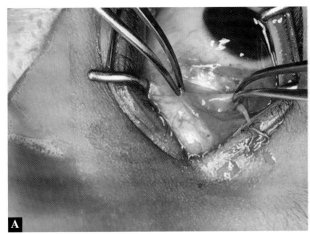

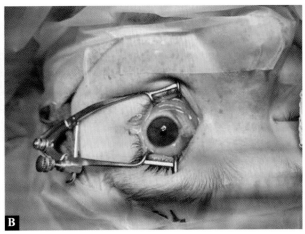

▲ 图 101-3　Tenon 囊

A. 结膜瓣下拉出的 Tenon 囊；B. 水化后，Tenon 囊疏松、呈白色，很容易与周围的结膜切口进行区分

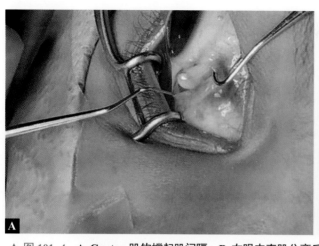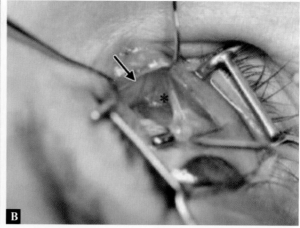

▲ 图 101-4　**A. Guyton** 肌钩撑起肌间隔；**B.** 右眼内直肌分离后，可看到节制韧带（星号），鼻侧暴露后部 **Tenon** 囊（箭）

拟的结构叫 Tillaux 螺旋。内直肌附着点距角巩缘最近，然后其余三条肌肉止点顺着 Tillaux 螺旋依次向后延伸，上直肌距离角巩缘最远（图 101-7）。

内直肌是使眼球内收的主要肌肉，前部 6～7mm 接触眼球。肌腱是最短的，只有 4.5mm。外直肌是眼球外展的主要肌肉，从肌止端向后有 10～12mm 接触弧接触眼球。与内直肌相比，外直肌的肌腱是最长的，有 7～8mm。在第一眼位，这些肌肉只提供一个水平的作用力。然而，当眼睛上转或者下转时，肌肉会产生垂直作用力。水平肌肉手术中利用这一点可解决小度数

的垂直偏斜。

下直肌功能主要是下转，同时还有外旋和内收的作用。眼球外转 23° 时，肌肉与肌锥长轴平行，下直肌只有下转的作用。下直肌和斜肌在下睑穹窿部及眼睑部组织紧密相连（图 101-8）。下直肌和下睑缩肌之间的联系可在肌肉眶面下直肌止端后 5mm 处识别为白色小带。这些小带与包裹下斜肌的眼睑筋膜囊相延续，向前融合形成 Lockwood 节制韧带。因此这个区域也被称为筋膜囊头部。通过下睑缩肌，这些连接结构可以导致眼睑下移。某些情况下，需要小心地分离这些连接，甚至将筋膜囊头部沿着肌肉重新缝合在特定位置，以便术后眼睑位置改变的风险最小化。在眶组织及眼外肌纤维化时，比如甲状腺眼病，即使进行很小心的分离，也可能出现下睑的退缩。

上直肌的主要作用是上转，此外还有内旋和内收作用。如下直肌一样，上直肌在眼球外展 23° 时只有上转的作用。和下直肌类似，上直肌、上睑提筋膜肌及上睑板之间也有筋膜连接，大量的肌肉缩短或后退时需要仔细的分离这些连接组织，避免上睑位置改变。

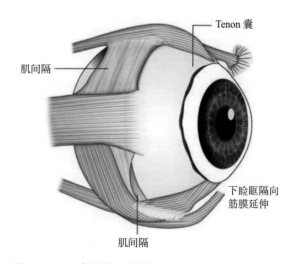

▲ 图 101-5　肌间隔是一层薄膜，向前与 **Tenon** 囊融合

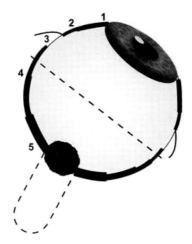
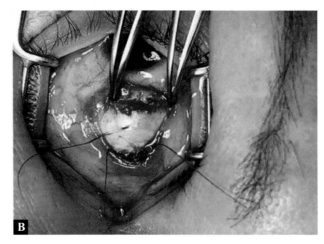

▲ 图 101-6　巩膜厚度

A. 巩膜厚度随部位不同而改变，图中标出了肌肉附着点巩膜厚度的骤变；B. 缝针穿行巩膜

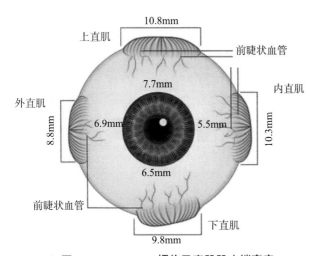

▲ 图 101-7　**Tillaux 螺旋及直肌肌止端宽度**

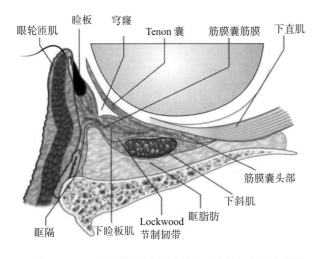

▲ 图 101-8　下眼眶结构矢状切面，展现下直肌和眼睑缩肌之间的关系

（五）上斜肌及肌腱

上斜肌起自 Zinn 环上方的眶尖部，向前向上沿着眼眶上内侧壁行走。常规斜视手术并不涉及上斜肌本身。在穿过滑车前，肌肉变为肌腱，然后向下方、后方，外侧行走。滑车是它的功能起点。上斜肌肌腱在上直肌鼻侧肌止端距鼻侧 2mm 和后方 5mm 的地方穿过 Tenon 囊。上斜肌经过上直肌的下方附着于眼球后部。在鼻上方分离上斜肌时，上斜肌看上去像一条绳索，其在上直肌下潜行，摸上去像个"隆起块"（图 101-9）。在上直肌下穿行后，肌腱散开成 7～18mm 宽度的半透明白色纤维（图 101-10）。

上斜肌前部肌腱纤维主要作用力为内旋，而后部纤维为第二第三作用力，分别为下转和外展。Harada-Ito 术或后 7/8 上斜肌断腱术，就是利用这个特点改变上斜肌不同部分的作用力。

上斜肌肌腱通过纤维带松散地与上直肌连接，这个纤维带有时被称为系带（图 101-11）。上直肌少量后退或缩短手术中，系带不会影响上直肌和上斜肌的作用，因此不需要松解。然而，在少量上直肌调整过程中，最好避免眼球下转使上直肌完全与上斜肌肌腱接触。同时要避

859

免将眼球压入眼眶深部，防止无意中缝合上斜肌肌腱，或松解的纤维或将部分肌腱与上直肌缝合。

对于大量上直肌后退缩短术及转位术，有必要识别和松解系带，以避免束缚效应。同样，当上斜肌颞侧肌腱需要改变位置或者在转位术中其他肌肉经过该象限时，应对系带进行松解。

（六）下斜肌

下斜肌源于上颌骨的骨膜，刚好位于眶缘后方，鼻泪管开口的颞侧。肌肉向外上后行进，经过下直肌下方附着于外直肌周围。该肌肉几乎没有肌腱成分，也有学者认为有 1mm 长度的肌腱。肌止端宽度大约是 9mm，范围为 4～15mm，后部覆盖于黄斑上（图 101-12）。

下直肌和下斜肌有一个共同的神经血管束穿过下直肌鼻侧缘下方。这个神经血管束非常重要，有以下几个原因：第一，它的神经支配瞳孔

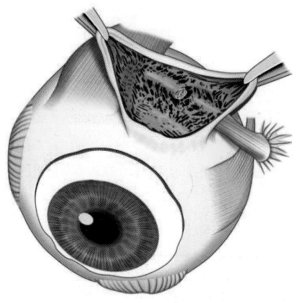

▲ 图 101-9 从鼻上方分离上斜肌时，上斜肌在上直肌下潜行，看上去如同一条绳索，触摸上呈"隆起块"。图中显示上斜肌去除筋膜鞘后的反折腱

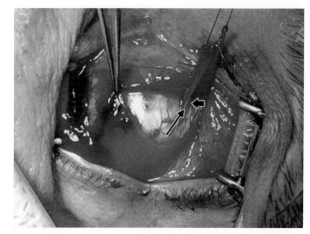

▲ 图 101-11 切断上直肌并向上反转后，图示连接上斜肌肌鞘小系带（细箭）及白色部分透明的上斜肌肌腱颞侧纤维（粗箭）

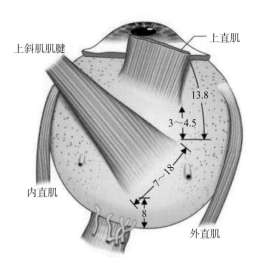

▲ 图 101-10 上斜肌腱的毗邻关系（**mm**）

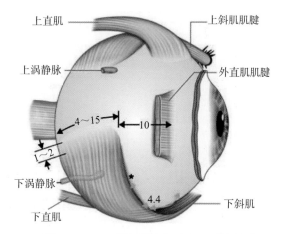

▲ 图 101-12 下斜肌的走行及与肌腱的关系
mm，星号处表示约 8mm 的后退量

括约肌和睫状体，下斜肌大量切除术可能导致永久性的瞳孔散大。这种并发症可以通过夹住肌肉观察瞳孔来避免，必要时需复位。第二，如果前徙下斜肌，神经血管束将成为肌肉的功能起点。大量前徙下斜肌将导致"J 畸变"，导致肌肉作用力的极大改变甚至影响眼球上转。第三，这一共同的连接组织束限制了经过"颞侧"路径的下斜肌的后退量；当下斜肌切除术对肌肉进行断腱时，它会退缩到下直肌的颞侧缘，并最终在此处附着到眼球上，相当于后退 13mm 的效果。因此若要消除所有下斜肌的作用力，需要从鼻侧路径根除下斜肌。

一般来说，下直肌的外侧缘可作为下斜肌复位的参考坐标。尸检研究证实，下斜肌约在下直肌止端后 4mm 处从下直肌下方穿过，但是这个估计值在不同的研究中有所不同。下直肌颞侧肌止端后 4mm 外侧 4.4mm 处为下斜肌沿其正常走行后退了约 8mm（图 101-11）。其他的后退量可以参考这个标志作为指南。将下斜肌止点靠近下直肌止端相当于将下斜肌前徙。

同时要注意，下斜肌的肌止端在外直肌下缘的上 2mm 处。外直肌手术过度向后操作可能会不经意地勾到下斜肌。

三、Pulley 系统

眼球通过复杂的结缔组织网来维持眼外肌肉与眼球的相对位置，稳定肌肉走行。这个网络内的特定结构现在称为 Pulley 结构。它的连续套筒结构在水平直肌肌止端后 6mm 处包绕肌肉。对 Pulley 结构的认识是一个逐步的过程。理论上 Pulley 是眼外肌的功能起点。调整 Pulley 的位置和张力可能对眼外肌的功能产生重要作用。影像技术的进展可以更直观地看到 Pulley 和相应的病理变化。

Pulley 的缺陷可能是某些类型斜视的病因。例如，直肌 Pulley 的异位可能导致非共同性斜视和假性斜肌功能障碍。随着年龄的增长和病理性改变，如眼轴的增长，也影响到 Pulley 结构。在轴性高度近视中，上直肌和外直肌之间的结缔组织可能变得松弛，导致眼球后极部从肌锥中脱垂形成固定性斜视。MRI 中可以看到直肌的异常走行（图 101-13）。

术中可以看到 Pulley 结构呈增厚的组织与球部直肌附着的后部 Tenon 囊相连（图 101-14）。

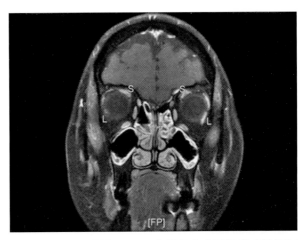

▲ 图 101-13　眼眶 MRI T_2 像显示高度近视患者结缔组织松弛，导致外直肌（L）与上直肌（S）肌腹移位

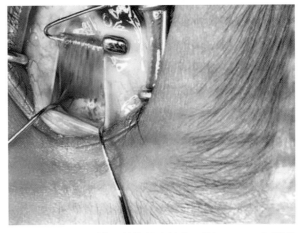

▲ 图 101-14　纤维肌性的袖套结构，即 Pulley，为附着于肌肉的增厚白色带状结构

在一些类型的斜视矫正中，可以仅对 Pulley 自身而不是肌止端进行手术来矫正。

四、眼外肌组织学

组织学上，眼外肌肉是随意肌、横纹肌，因此应归类为骨骼肌。然而，在神经纤维对肌纤维的支配上，神经纤维的数量是一般骨骼肌的 10 倍。因此，可以精细地准确控制眼球运动。

眼外肌包含不同的两层：内层，较深的一层即球层；外层，较浅表的一层，即眶层。球层的肌腱插入巩膜使眼球转动。眶层与上述结缔组织 Pulley 连接维持眼球位置和眼眶内的相对张力。

眼外肌纤维分为基于神经支配的纤维和富含线粒体的纤维。眶层的肌肉大多数（80%）是单神经支配纤维（SIF），少数是多神经支配纤维（MIF）。维持眼外肌的力量被认为主要依赖于眶层 SIF。另外的 20% 是由 MIF 构成，负责慢收缩。球层肌肉 90% 肌纤维由 SIF 构成。在球层肌肉中，超过 1/3 的肌纤维称为红色 SIF，因为该纤维富含线粒体。这些纤维是快速抽动和耐疲劳的。中

间的 SIF 占球层肌肉纤维的 1/4。最后，灰白色的 SIF 构成球层肌肉的另 1/4，具有低度耐疲劳的特性。剩下的 10% 由球层 MIF 组成，对刺激形成缓慢分级的，不传播的效应。从临床而言，SIF 最容易受运动神经和运动终板的去神经化影响，如注射肉毒杆菌毒素。

五、眼外肌的血供

眼外肌最重要的血供来自于眼动脉的肌支。外肌支供应外直肌、上直肌、上斜肌和提上睑肌。外直肌部分血供来自于泪腺动脉。内肌支是较大的一支，供应下直肌、内直肌、下斜肌。下斜肌和下直肌部分由眶下动脉供血。肌支形成伴随直肌的睫前动脉，每条直肌由 1～3 条前睫状动脉供血（图 101-15）。超过 3 条及以上的眼外肌手术可能引起前段缺血。

眼外肌中，静脉系统与动脉系统伴行，但在后部两个系统发生分离。肌小静脉汇入赤道后部的四条涡静脉（图 101-16）。它们通常出现在上下直肌的鼻、颞侧缘。涡静脉汇入眶上眶下静脉。

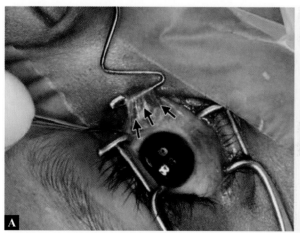
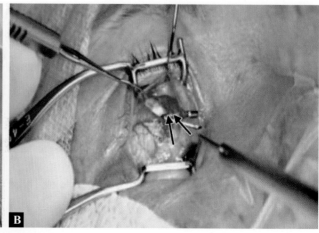

▲ 图 101-15 暴露于肌肉表面突出的前睫状动脉（箭）

A. 内直肌表面；B. 上直肌表面

六、肌肉的生长

婴儿的直肌比成人略小，在 20 个月时快速增长至成年的大小。与成人相比，新生儿的肌止端宽度平均窄 2.5～3mm。新生儿的肌止端到角巩缘的距离与成人相比要少 2mm（表 101-1）。

这个差距在 9 个月龄时减少到一半。到 20 个月时，经典的 Tillaux 螺旋可进行很好的估算。

新生儿斜肌止点的位置与大龄儿童及成人显著不同。例如，止端更集中，起点靠近水平子午线和后极。下斜肌止点的后缘起始于视神经周围 1mm 范围内，并向颞侧移位到成人的黄斑部。

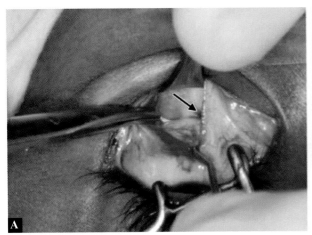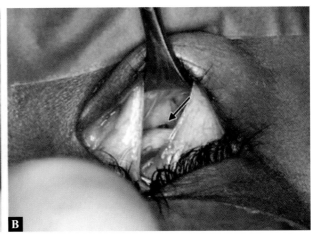

▲ 图 101-16 暴露同一患者不同眼的下涡静脉（箭）

A. 左眼；B. 右眼

表 101-1 成人及新生儿内外直肌测量的比较

参 数	MR（成人）	MR（新生儿）	LR（成人）	LR（新生儿）
长度	37.7	28	36.3	31.6
宽度	10.4	7.9	9.6	6.9
距角巩缘距离（肌止端中央）	5.7	3.9	7.5	4.8

MR. 内直肌，LR. 外直肌

参考文献

[1] Apt L, Call NB. An anatomical reevaluation of rectus muscle insertions. Ophthalmic Surg. 1982;13:108–12.

[2] Apt L, Call NB. Inferior oblique muscle recession. Am J ophthalmol. 1978;85:95–100.

[3] Christensen LE, Wright KW. Surgical anatomy. In: Wright KW, ed. Color Atlas of Ophthalmic Surgery. Philadelphia, PA: Lippincott; 1991.

[4] Clark RA, Ariyasu R, Demer JL. Medial rectus pulley posterior fixation is as effective as scleral posterior fixation for acquired esotropia with a high AC/A ratio. Am J Ophthalmol. 2004;137:1026–33.

[5] Demer JL, Clark RA, Miller JM. Heterotopy of extraocular muscle pulleys causes incomitant strabismus. In: Lennerstrand G, ed. Advances in Strabismology. Buren, Netherlands: Aeolus Press; 1999. pp. 91–4.

推 荐 阅 读

[1] Fink WH. Surgery of the Vertical Muscles of the Eyes. 2nd ed. Springfield, IL: Charles C Thomas; 1962.

[2] Guyton DL. Exaggerated traction test for the oblique muscles. Ophthalmology. 1981;88:1035–40.

[3] Helveston EM. Surgical Management of Strabismus: A Practical and Updated Approach. 5th ed. Ostende, Belgium: Wayenborgh Publishing; 2005, Chapter 2: Lecture:1–22.

[4] Last RJ. Wolff's Anatomy of the Eye and Orbit. 6th ed. Philadelphia, PA: HK Lewis & Co; 1968.

[5] Mims J, Wood RC. Bilateral anterior transposition of the inferior obliques. Arch Ophthalmol. 1989;107:41–4.

[6] Swan KC, Wilkins JH. Extraocular muscle surgery in early infancy—anatomical factors. J Pediatr Ophthalmol Strabismus. 1984;21:44–9.

[7] Taylor D, Hoyt CS. Pediatric Ophthalmology and Strabismus. 3rd ed. Edinburgh, Scotland: Elsevier Saunders; 2005:200–12.

[8] von Noorden GK, Campos EC. Binocular Vision and Ocular Motility: Theory and Management of Strabismus. 6th ed. St Louis, MO: Mosby–Year Book; 2002;38–49.

[9] Wright, Strube. Pediatric Ophthalmology and Strabismus. 3rd ed. Oxford University Press, Madison Avenue, New York, USA; 2012:86–98.

[10] Yanoff M, Duker JS. Ophthalmology. 3rd ed. St.Louis Mosby; 2009.

第 102 章　直肌后退术 *
Rectus Muscle Recession

Marielle P. Young　著

邹蕾蕾　刘　睿　译

一、概述

直肌后退术通过将直肌从眼球附着处断开并向后缝合到眼球上达到减弱肌肉力量的目的。与直肌缩短术相比，后退术是首选，因为手术可逆，而且患者在术后早期更容易耐受。可以通过穹窿切口或者角巩缘切口钩取直肌。

二、手术切口

（一）穹窿切口

穹窿切口的优点是它可以部分或者完全被眼睑遮盖。在角巩膜后 2～3mm、相邻两条直肌之间，剪开球结膜并向后延伸 5～6mm（图 102-1）。切口可选择做在靠近盲端 1mm 或 2mm 的球结膜侧，并平行于穹窿盲端做弧形的延伸[1]。内直肌和外直肌的切口通常在下方。做完结膜切口后，打开 Tenon 囊暴露巩膜。在同一象限用 Westcott 剪刀向后打开袋状切口，方便可视化操作和分离，使用一系列肌肉钩来钩取肌肉（如先用小的 Stevens 肌钩再用 Jameson、Guyton 或 Green 肌钩），在向后方钩取肌肉的时候应该紧贴巩膜（图 102-2）。肌钩跨越肌止端全长钩取肌肉时，球结膜在肌钩末端被拉伸。在肌钩末端下方切开钩取肌肉上方的肌间膜并暴露肌钩。

（二）角巩缘切口

斜视手术的角巩膜缘切口始于角膜缘组织。这个位置结膜和 Tenon 囊相融合[2]。角巩缘的环形切口在即将做后退的肌肉附近约 3 个钟点的长度。减张切口在直肌之间的象限垂直于角膜缘向后延伸 3～4mm（图 102-3）。如果做大量的后退，可能需要扩大切口。结膜和 Tenon 囊相融合的部分向后反折以暴露直肌。Graefe 和 Ameson 肌钩用于分离肌肉。

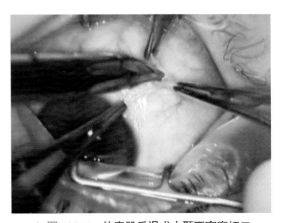

▲ 图 102-1　外直肌后退术中颞下穹窿切口

---

*. 本章配有视频，可参见文前补充说明，下载视频观看

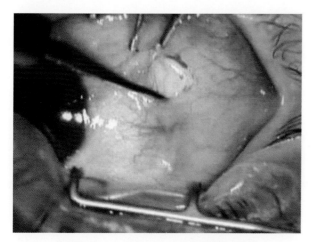

▲ 图 102-2　用 Stevens 肌钩分离外直肌

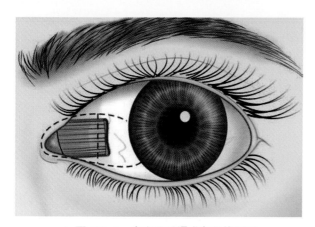

▲ 图 102-3　内直肌后退术角巩缘切口

三、肌肉后退术

用剪刀分离出黏附肌肉的结缔组织和 Tenon 囊。如果需要做大量的后退，沿着肌肉继续向后，将肌肉与肌间膜和韧带充分分离。剪掉 Tenon 囊可以更好暴露肌肉，但是 Tenon 囊如果大量剪除，会导致术后难看的瘢痕。

肌肉用肌钩钩出并用双头带铲形针的可吸收缝线缝合。肌肉缝合采用中央 1/3 全层缝合，用方结固定（图 102-4A）。两端缝线穿过肌肉并在肌肉两端打结固定（图 102-4B 和 C）。一些手术医生更愿意做一个中央环而不是中央结。

用 Westcott 剪刀将肌肉离断。肌肉要在巩膜附着处平整地剪下，这样术后更美观，并且在悬

吊后退病例中也更容易放置缝线。双极电凝或者低温烧灼进行止血后，肌肉可以向后回缩。从肌止端后缘用卡尺测量所需的肌肉后退量，然后用缝线穿过巩膜层间固定肌肉（图 102-5）。缝针可以用一种交叉剑的方式使得缝线在同一位置出针或垂直肌肉止端进针，避开肌止端后变薄的巩膜区域。如果使用第二种方法，需要用器械牢牢固定第一个方结以避免在打死结前滑脱。第三种方法是将肌肉两端缝线穿过原肌止端并将肌肉悬吊到所需的后退量。这种方法某种程度更安全，因为缝针在眼球前部，从而减少脉络膜和视网膜损伤的风险。如果肌肉两侧巩膜缝线的位置太近，中间的肌肉会松弛下垂，增加肌肉后退的效果，在决定肌肉的最终后退位置时需要考虑这一因素。

后退的量与术者及技术相关。表 102-1 为来自 David G Hunter 的著作《学习斜视：基于病例途径》，表格列出了内外斜视双眼肌肉的后退量。对于垂直斜视，后退 1mm 矫正 3PD。

临时的结或滑结可以代替方结，用于术后肌肉位置的调整。可用蝴蝶结或者滑结技术实现这种临时的结 [3]。可调缝线可调整后退量，用于限制性斜视、外伤、肌肉滑脱或者丢失、非共同性斜视，或长期的、复杂的斜视（见第 107 章）。

四、肌切开术

另一种用于削弱直肌力量的方法是边缘或 Z 形肌肉切开 [4]。蚊氏止血钳夹闭后，使用 Westcott 剪刀或者电灼器分别从上方和下方平行切断 70% 的肌纤维（图 102-6A）。重要的是先行远端肌切开。完成后肌切开后，肌肉被延长或减弱（图 102-6B）。边缘或 Z 形切开术后的再次手术可能是一个挑战。

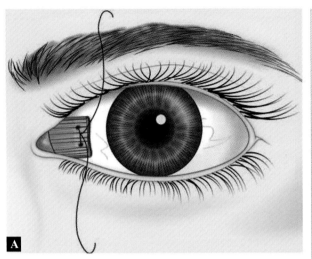 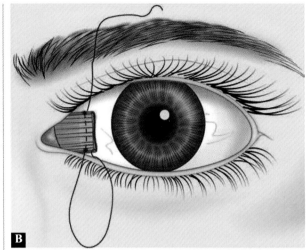

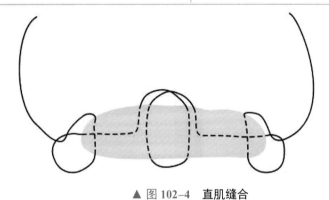

▲ 图 102-4　直肌缝合

A. 中央方结；B. 两端打结；C. 完成缝合后肌肉的样子

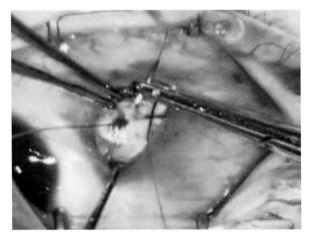

▲ 图 102-5　将肌肉用"交叉剑"缝线的方式附着在原肌止端，紫色标记肌止端中央及出针点

五、结膜缝合

斜视手术的最后一步是关闭结膜。如果手术采用穹窿切口，在肌肉缝合部位已经覆盖，

表 102-1　内斜视和外斜视肌肉后退量表

内斜视		外斜视	
双内直肌后退		双外直肌后退	
15Δ	3mm	15Δ	4mm
20Δ	3.5mm	20Δ	5mm
25Δ	4mm	25Δ	6mm
30Δ	4.5mm	30Δ	7mm
35Δ	5mm	35Δ	7.5mm
40Δ	5.5mm	40Δ	8mm
50Δ	6mm	50Δ	行退截术
60Δ	6.5mm	60Δ	行退截术

引 自 Cestari DM, Hunter DG, eds. Learning Strabismus Surgery: A Case-Based Approach. Philadelphia, PA: Lippincott; 2013: Appendix 1.

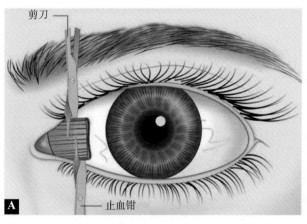
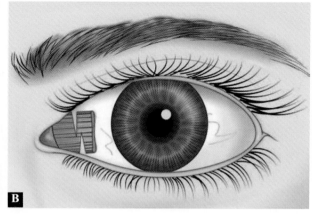

▲ 图 102-6　肌切开术

A. 用 Westcott 剪刀行肌肉边缘 70% 肌腹切开形成两个平行切口（一个上方，一个下方）；B. 拉长（或减弱）的肌肉

Tenon 囊也没有暴露的情况下，可以不缝合结膜。这在使用可调缝线时特别有用。如果切口确实需要关闭，8-0 可吸收缝线（如薇乔线）在结膜切口边缘缝合。如果手术采用角巩缘切口，可将结膜瓣两端在角巩缘处的浅层巩膜上间断缝合 2 针。

六、特别注意事项

为了避免产生非共同性斜视，或者不同注视方位产生不同的斜视度，后退术一般做双眼的后退或者单眼的退/截的方式来进行平衡。取决于哪条肌肉进行后退，还有以下因素需要考虑。

（一）内直肌

内直肌一般在角巩缘后 5.5mm。因为它靠近角巩缘比较容易辨认，但是术后瘢痕可能比较明显。当内直肌后退术后关闭结膜切口时，要注意不要缝到结膜皱襞上，或者缝合过紧导致活动受限。钩取直肌后要仔细检查上下方的肌止端，在做后退前确保肌肉钩全。上直肌、下直肌和外直肌由于与斜肌或者眼睑缩肌有联系，发生肌肉滑脱时相对容易找回，但是内直肌滑脱比较难找回。Plager 和 Parks 在一项研究中报道，上下外

直肌滑脱后找回率是 67% 而内直肌只有 10% [5]。

（二）上直肌

钩住上直肌时，重要的是要仅分离上直肌，要避免钩取部分或者全部上斜肌的纤维或者肌腱。无意钩取上斜肌可能导致术后限制性上斜视和内旋 [6]。从肌止端剪断上直肌后，要分离直肌和斜肌之前的系带连接。在垂直分离性斜视需要大量后退上直肌时，上直肌后部与提上睑肌相连的部分必须分离避免术后眼睑退缩。

（三）外直肌

与上直肌相似，钩取外直肌时要避免钩到下斜肌。肌钩不要过度扫过眼球太后的位置，或者用一些不同的肌钩连续勾取可以减少这种风险。同样，对于大量后退，后部的分离也很重要。

（四）下直肌

没有从下直肌上充分分离下睑缩肌可导致术后下睑退缩。下直肌后退术后容易发生迟发性过矫，但机制不明 [7, 8]。后退术中采用不可吸收缝线（如 Mersilene 线）或者"半调整"技术可减少该风险 [9, 10]。

（五）AV 型斜视

在没有斜肌功能不足的小度数 AV 型斜视中，内外直肌可解决上下转时的非共同性斜视。内直肌朝尖端移位（如在 V 征中下移），外直肌朝反方向移位（如在 A 征中上移）。肌肉移位的量可以达一个肌腱宽度，具体由斜视度数决定。但是这种移位可能导致加重旋转，需要特别小心。

七、Kestenbaum-Anderson 术式

先天性眼球震颤的患者会通过代偿头位找到一个眼球震颤幅度相对小的眼位（零点），以获得更好的视力。斜视手术包括后退术（Anderson 的贡献）和缩短术（Kestenbaum 的贡献）。手术通过将眼球往代偿头位的方向移位，尽量将"零点"接近第一眼位。如果患者同时存在斜视，那么斜视手术量可以和眼球震颤手术结合来同时解决这两个问题（表 102-2）。

经验与教训

- 儿童在斜视手术前需要先处理弱视，以获得最好的治疗效果。在弱视治疗具有挑战性的病例中，需仔细平衡弱视训练和手术时机，尽早获得双眼视。

- 先天性内斜视观察研究中发现，婴儿早期的内斜视常常自行消失，特别是在 20 周龄前发现及斜视度小于 40PD 的患儿，提示这些患儿需进行一段时间随访观察后再进行手术[11]。

- 手术量表格只是推荐量，术者需要根据自己的手术技巧和结果做出调整。

表 102-2　眼球震颤的手术量

面右转				面左转			
面转的度数	20°	20°～45°	45°	面转的度数	20°	20°～45°	45°
后退右眼内直肌（mm）	6	6.5	7	缩短右眼内直肌（mm）	7.5	7.75	8.5
缩短右眼外直肌（mm）	9.5	10.5	11.25	后退右眼外直肌（mm）	8.5	9	9.75
缩短左眼内直肌（mm）	7.25	7.75	8.5	缩短左眼内直肌（mm）	6	6.5	7
后退左眼外直肌（mm）	8.5	9	9.75	后退左眼外直肌（mm）	9.5	10.5	11.25

引自 Cestari DM, Hunter DG, eds. Learning Strabismus Surgery: A Case-Based Approach. Philadelphia, PA: Lippincott; 2013: Appendix 3.

参　考　文　献

[1] Parks MM. Fornix incision for horizontal rectus muscle surgery. Am J Ophthalmol. 1968;65:907–15.

[2] Von Noorden GK. The limbal approach to surgery of the rectus muscles. Arch Ophthalmol. 1968;80:94–7.

[3] Nihalani BR, Hunter DG. Adjustable suture strabismus surgery. Eye (Lond). 2011;25:1262–76.

[4] Von Noorden GK, Campos EC, eds. Binocular Vision and Ocular Motility: Theory and Management of Strabismus. 6th ed. St. Louis, MO: Mosby; 2002:597–8.

[5] Plager DA, Parks MM. Recognition and repair of the "lost" rectus muscle. A report of 25 cases. Ophthalmology. 1990;97:131–7.

[6] Kushner BJ. Superior oblique tendon incarceration syndrome. Arch Ophthalmol. 2007;125:1070–6.

[7] Sprunger DT, Helveston EM. Progressive overcorrection after inferior rectus recession. J Pediatr Ophthalmol Strabismus. 1993;30:145–8.

[8] Wright KW. Late overcorrection after inferior rectus recession. Ophthalmology. 1996;103:1503–7.

[9] Kerr NC. The role of thyroid eye disease and other factors in the overcorrection of hypotropia following unilateral adjustable suture recession of the inferior rectus (an American Ophthalmological Society thesis). Trans Am Ophthalmol Soc. 2011;109:168–200.

[10] Spielmann A. Association of fixed suspensions of the capsulopalpebral head of the inferior rectus muscle to minimize complications. In: Kaufmann H, ed. Transactions of the 21st Meeting of the European Strabismological Association. Giessen, Germany: GahmigDruck; 1993:175–180.

[11] Pediatric Eye Disease Investigator Group. Spontaneous resolution of early–onset esotropia: experience of the Congenital Esotropia Observational Study. Am J Ophthalmol. 2002;133:109–18.

第 103 章　直肌缩短术 *
Rectus Muscle Resection

Julius Oatts　**Sudha Nallasamy**　**著**

邹蕾蕾　刘　睿　**译**

一、概述

直肌的切除或缩短是用来"加强"肌肉最常见的方法。切除和其他缩紧过程不是真正的"加强"肌肉,而是改变长度张力曲线,产生绳拴效应,临床上不引起眼球运动的显著变化。

直肌切除通常伴随拮抗肌的减弱(之前的手术或本次手术)。这是因为仅仅缩短术可能效果较差或者技术上更加困难。与后退术相比,行缩短术的患者通常更加不舒服,肿胀和结膜充血更明显。此外,切除后的肌肉缝合到原肌止端后通常比肌腱更厚,可表现为隆起。彻底分离附着在肌肉上的组织非常重要,可防止不雅观的组织牵引。

直肌切除术中特别重要的是要确保缝线牢固地缝合到肌肉及巩膜上,因为缩短的肌肉复位到肌止端需要更多的张力,从而增加缝线断裂和肌肉无意滑脱的风险。

二、水平直肌缩短术

外直肌缩短术中,重要的是,需要确认下斜肌没有被无意地同时钩住。术中可以用大肌钩沿着外直肌部位的眼球表面尽可能向后滑动,以分离外直肌和下斜肌之间的连接。这个操作可以避免将下斜肌拉到前部导致其作用方向的改变。

三、垂直直肌缩短术

在行垂直直肌缩短前,必须要考虑到手术可能产生旋转和水平斜视。这点无论在确定最佳的手术方案还是在患者术前准备中考虑术后可能出现意外矫正结果时都是重要的。大量上直肌缩短可能导致内旋及上转时内斜(A 征)。下直肌大量缩短可能导致外旋和下转时内斜(V 征)。

此外,垂直肌肉缩短时要尽可能向后小心分离直肌和眼睑之间的连接。如果不能很好分离,上直肌大量切除可能导致上睑下垂。下直肌大量切除可能导致反向下眼睑下垂(上提)[1]。

上直肌缩短术中,分离上斜肌肌腱很重要,因为手术可能将上斜肌向前拉从而改变其作用力。当行下直肌缩短时,应避免使涡静脉破裂。涡静脉穿透巩膜位于下直肌止端后 8～12mm,在肌肉的内侧和外侧。涡静脉破裂会导致明显的出血,虽然通常可以加压控制出血。

---

* . 本章配有视频,可参见文前补充说明,下载视频观看

四、手术方法

通过穹窿切口行直肌缩短术，采用带 S-29 双头针的 6-0 薇乔缝线（图 103-1 至 103-6）。

作者偏向在所有年龄段的患者中均采用穹窿切口。与角巩膜缘切口相比，穹窿切口术后不适减少，瘢痕减少，有更好的外观。角巩膜缘的切口用于眼球存在大面积瘢痕或有植入物（青光眼手术植入物或巩膜扣带）时，以便更好地暴露术野。

行外直肌缩短术时，标准的结膜穹窿切口做在颞下穹窿部，在这个部位分离球结膜和 Tenon 囊。助手用有齿镊夹住靠近颞下角巩膜缘处的

球结膜和 Tenon 囊，并将眼球转向内上方。检查结膜，通过前睫状血管判断外直肌和下直肌的位置。将打开的钝 Westcott 剪刀顶住眼球，牢固地下压在两条肌肉间相对无血管的结膜上，闭合刀刃经结膜形成一个切口，必要时可扩大切口。接下来，用两个有齿镊（一个由主刀医生，另一个由助手拿着）在结膜切口下夹住并提起 Tenon 囊。然后术者使用钝的 Westcott 剪刀紧压眼球方向打开 Tenon 囊暴露巩膜。象限内可进行钝性分离确保暴露出裸露的巩膜。

接下来，直肌用小肌钩分离（如 Stevens 和 Graefe），紧随其后的是一个大肌钩（如 Jameson、Green 和 Guyton）。大肌钩转向角巩缘，以确保

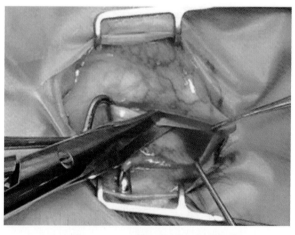

▲ 图 103-1　分离肌间隔和节制韧带

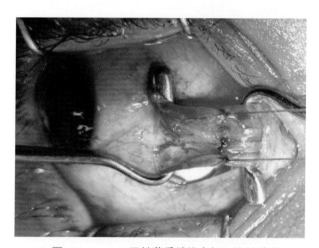

▲ 图 103-3　6-0 双针薇乔缝线在标记线处缝合

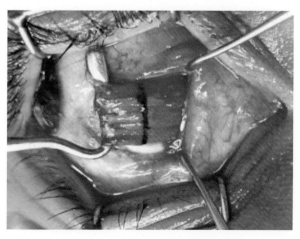

▲ 图 103-2　缩短术中肌肉缝线处标记

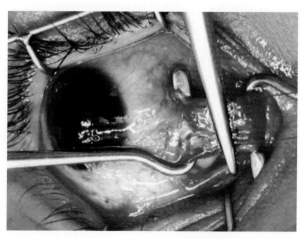

▲ 图 103-4　直钳置于缝线前部

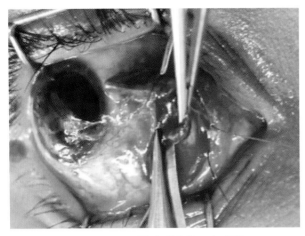

▲ 图 103-5 剪除剩余的肌肉残端

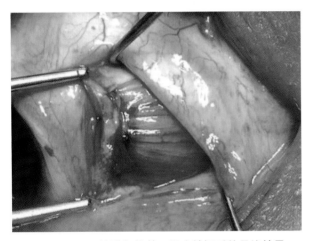

▲ 图 103-6 结膜复位前，肌肉缩短后的最终效果

钩全所有的肌纤维。接下来，用 Westcott 剪刀将肌止端和邻近巩膜的 Tenon 囊分离。沿着肌肉的眶面向后分离肌间膜和节制韧带（图 103-1）。在肌肉加强手术中，这是重要的一步。可以防止这些组织随着肌肉移动，影响术后外观。助手用两个肌钩从巩膜表面钩起肌间隔，尽可能接近肌肉向后分离，避免穿破脂肪（可能由于脂肪粘连综合征导致限制性斜视）。直肌表面组织分离干净后，用另一个大肌钩从相反方向从下面穿过肌肉并暴露需要切除的部分肌肉。用卡尺一端定位在肌止端大肌钩的后方，另一端用消毒的记号笔浸上染料后在需要切除的肌肉长度上进行标记（图 103-2）。通过从大肌钩后方开始测量，可以

使肌肉切除点（缝线前部）定位在肌止端后正确的距离。

在标记的肌肉中央用带有铲形针（如 S29、S14 和 RD1）的 6-0 双头可吸收缝线（如 polyglactin 910，Vicryl™）做一个小的全层缝线。缝线从中间穿出，在肌肉中央打一个方结锁定。其中一根针是在中央结上方叠瓦状穿过肌腹的半层厚度，从肌肉标记处的边缘穿出。接下来，在邻近半层厚度缝线的附近做一个全层肌腹厚度的缝合打结，并包含大约 2mm 宽度的周围肌肉组织。另一根针用同样的方法缝合剩下的另一端肌肉（图 103-3）。缝线和大肌钩一起被拉起，肌肉缝线前端用止血钳夹紧（小心避开缝线轨迹），停留 30～60s 进行止血（图 103-4）。移除止血钳，在该压痕的肌肉部位小心避开缝线后剪断肌肉。附着在原巩膜肌止端的残端肌肉用 Westcott 剪刀剪除。注意将残余的肌肉剪干净，以便术后保留最佳外观且肌肉更易于缝合到原处（图 103-5）。

原肌止端两端用锁镊固定（如 0.5mm Castroviejo 锁镊或 Moody 镊）。肌肉以"双剑"的方式穿过部分巩膜层间固定到原肌止端。两端的缝针应该从原肌止端后方尽可能靠外侧（靠近锁镊的位置）的位置进针，穿过肌止端脊前 1～2mm 的巩膜中央处出针。最好的情况是，如果两端的针几乎从巩膜同一个位置出针，使得肌肉更容易同原肌止端牢固贴合。重要的是，为了防止肌肉缩短术后常遇到的中央肌肉松弛，肌肉两端贴合到肌止端时要尽可能靠向外侧。尽管尽力而为，肌肉中间松弛还是存在，可以通过在肌肉中央位置进针，将肌肉拉向肌止端并打结固定的方式来减轻这一现象。

为了更好地将肌肉缝合到原肌止端处，助手可手持两个锁镊，将眼球往肌肉的方向拉，而主刀缓慢地、牢固地牵拉两端缝线前徙肌肉。缝线

需沿着巩膜缝线的方向牵拉以避免巩膜撕裂。

两头缝线用三重结系紧。如果出现其中一端的肌肉任意滑脱，将眼球再次向肌肉方向牵拉，轻轻将缝线向上拉并收紧三重结。随后再打两个单结，一个压在另一个上形成方结，修剪多余缝线。图 103-6 显示了结膜复位之前的最后效果。术毕，这个切口通常不需要缝合关闭。

表 103-1 和表 103-2 列出了内斜及外斜手术中双眼肌肉缩短的手术量指南。表 103-3 和表 103-4 列出了内斜及外斜单眼后退 - 缩短术的手术量指南。这些仅是基于作者个人经验的样表，应根据每个人的技术和经验做调整。

对垂直直肌，每切除 1mm，大约矫正 3PD 的斜视。

对于没有明显下斜肌亢进的 AV 型斜视［上下注视斜度相差 10PD（A 征）或 15PD（V 征）］，水平直肌的垂直移位可以消除这种现象。通常情况下，移位在双内外直肌后退时完成，但在单眼的水平退缩术中同样有效[2]。对于 A 征，无论是直肌后退还是缩短，内直肌都向上移位，外直肌

表 103-1　内斜视双外直肌缩短术的建议手术量（尤其是双内直肌最大量后退后的残余性内斜视）

内斜视（PD）	双外直肌缩短（mm）
15	3.5
20	4.5
25	5.5
30	6.0
35	6.5
40	7.0
50	8.0

表 103-2　外斜视双内直肌缩短的建议手术量（尤其是双外直肌最大量后退术后的残余性外斜视）

外斜视（PD）	双内直肌缩短（mm）
15	3.0
20	4.0
25	5.0
30	5.5
35	6.0
40	6.5

表 103-3　内斜视单眼后退 - 缩短术的建议手术量

内斜视（PD）	内直肌后退（mm）	外直肌缩短（mm）
15	3.0	3.5
20	3.5	4.0
25	4.0	5.0
30	4.5	6.0
35	5.0	7.0
40	5.5	7.5
50	6.0	8.0
60	6.5	8.5

表 103-4　外斜视单眼后退 - 缩短术的建议手术量

外斜视（PD）	外直肌后退（mm）	内直肌缩短（mm）
15	4.0	3.0
20	5.0	4.0
25	6.0	4.5
30	7.0	5.0
35	7.5	5.5
40	8.0	6.0
50	9.0	6.5

向下移位。同样，对于 V 征，无论后退还是缩短，内直肌都向下移位而外直肌向上移位。通常一半肌止端宽度的移位可以解决 20PD 内的 AV征，一个肌止端宽度移位解决更大的 AV 征。初始的偏斜越大，能解决的 AV 征就越显著[2]。

在单眼水平直肌后退缩短术中，如果患者合并小的垂直斜视，内外直肌的垂直移位可以解决垂直斜视。上斜视直肌向下移位，下斜视相反。内外直肌每上下移位 1mm 来解决 1PD 的垂直斜度有很高的成功率[3]。

水平和垂直肌肉的缩短术都有采用可调整缝线技术的报道[4]。这种技术特别适用于限制性斜视、二次手术或外伤、肌肉滑脱或者丢失及非共同性斜视。

五、"加强"的替代术式

（一）直肌前徙

当肌肉曾经做过后退术，需要加强肌肉力量时，可将直肌向角膜缘前徙。通常直肌前徙的同时会联合小量的切除。前徙和缩短的总毫米量大致等于单独做直肌缩短的切除量。前徙术的手术技巧和缩短术一致，除了将肌肉缝合到计划的新止端，而不是当前止端位置。

（二）直肌短缩（折叠）术

折叠术是用于直肌加强的替代方案。在复杂性斜视中，该术式很有用。因为其可轻易地通过在术后 1~2 天将缝线拆除，肌肉退回到它的原始位置而进行逆转。对于已行两条及以上直肌手术的患者，直肌折叠术尤其有价值。它可以保留前睫状动脉不受影响，减少前段缺血的风险[5, 6]。折叠术的另一个优点是相对安全，实质上没有肌肉丢失的风险。

直肌折叠术中，分离、清理、暴露待折叠直肌的远端，用双针不可吸收 5-0 或 6-0 缝线（如Mersilene™ 或 Ethibond™ 聚酯缝线）按前所述的直肌缩短术的方式进行缝合固定。折叠的量与需要缩短的量相同[7]。由于被折叠肌肉没有创面需要愈合，因此使用不可吸收缝线。缝合前识别前睫状血管非常重要，通过在缝针时穿过血管下的半层肌肉来仔细避开，并小心避免将血管包裹到线结中（图 103-7）。如果有必要，在打结时可以使用钝头器械分离每根睫状动脉。

缝线在肌肉拟定折叠的位置固定后，两头的针通过"双剑"交错的方式穿过前部的巩膜。进针的位置邻近或在肌止端两端的前部，从肌止端中央靠前 1~2mm 穿出针（图 103-8）。两头的针从同一点穿出可降低前睫状血管损伤的风险。接下来，用锁镊夹住肌止端两端邻近的巩膜并将眼球拉向需要折叠的肌肉的方向，牢固地拉动肌肉两端缝线将肌肉后部前移并折叠（图103-9）。因为并不牢靠，不建议肌肉和肌肉之间的缝合，其随着时间的推移会逐渐松解。相比之下，肌腱和肌腱之间的缝合，如上斜肌折叠，效果很好。

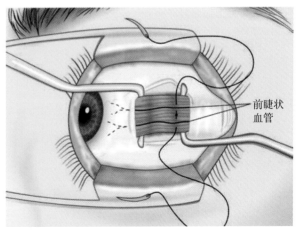

▲ 图 103-7　直肌折叠术中，缝线的轨迹要避开前睫状动脉以保留血供

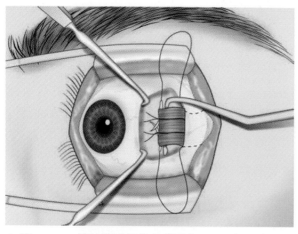

▲ 图 103-8 缝针穿过部分巩膜厚度以"双剑"交错方式出针，避开睫状血管分支

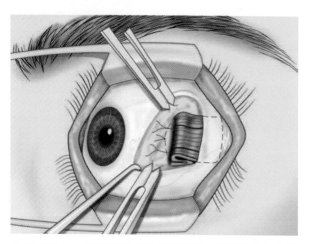

▲ 图 103-9 直肌折叠术的最终效果，折叠的肌肉在前徙肌肉之下

直肌折叠的部分在前徙肌肉的正下方会比在上方更加美观。如果折叠部分很小，并不总是容易做到。无论如何，折叠部分的小凸起会持续 6～8 周后变平。先打三重结，再打两个单结，形成叠加方结将折叠肌肉永久地固定在合适的位置。

（三）化学加强

有工作开始探索采用非手术的方式加强直肌力量。布比卡因是一种有肌纤维毒性的麻药。动物实验表明，后续修复可导致继发性肌肉肥大[8]。利用这个原理，尽管尚没有大量的连续病例，但有报道称可将布比卡因注入直肌以增强肌肉力量。如果要在临床实践中作为肌肉增强的替代方案，需要更多有关手术注射剂量及长期效果的信息[9]。

经验与教训

- 直肌切除术中尤为重要的是，缝线在肌肉和巩膜上都要牢固。因为缩短的肌肉缝合到肌止端会使张力增加，从而增加缝线断裂和肌肉意外丢失的风险。
- 大量垂直直肌切除术中，如果眼睑和肌肉之间的连接不彻底分离，可以导致眼睑位置的变化。
- 大量垂直直肌缩短，如果没有进行合适的设计，可能诱发旋转性复视和 AV 型水平斜视。
- 直肌折叠术是切除术的一个很好替代，可以用来保留前睫状循环。

参考文献

[1] Pacheco EM, Guyton DL, Repka MX. Changes in eyelid position accompanying vertical rectus muscle surgery and prevention of lower lid retraction with adjustable surgery. J Pediatr Ophthalmol Strabismus. 1992;29:265–72.

[2] Scott WE, Drummond GT, Keech RV. Vertical offsets of horizontal recti muscles in the management of A and V pattern strabismus. Aust N Z J Ophthalmol. 1989;17:281–8.

[3] Metz HS. The use of vertical offsets with horizontal strabismus surgery. Ophthalmology. 1999;95:1094–7.

[4] Nihalani BR, Whitman MC, Salgado CM, Loudon SE, Hunter DG. Short tag noose technique for optional and late suture adjustment in strabismus surgery. Arch Ophthalmol. 2009;127:1584–90.

[5] Park C, Min B, Wright KW. Effect of a modified rectus tuck on anterior ciliary artery perfusion. Korean J Ophthalmol. 1991;5:15–25.

[6] Wright KW, Lanier AB. Effect of a modified rectus tuck on anterior segment circulation in monkeys. J Pediatr Ophthalmol Strab. 1991;28:77–81.

[7] Chaudhuri Z, Demer JL. Surgical outcomes following rectus muscle plication: a potentially reversible, vessel–sparing alternative to resection. JAMA Ophthalmol. 2014;132:579–85.

[8] Hall–Craggs EC. Early ultrastructural changes in skeletal muscle exposed to local anaesthetic bupivacaine (marcaine). Br J Exp Pathol. 1980;60:139–49.

[9] Scott AB, Alexander DE, Miller JM. Bupivacaine injection of eye muscles to treat strabismus. Br J Ophthalmol. 2007;91:146–8.

第 104 章　Faden 术式
Faden Operation

Melanie Kazlas　著

刘　睿　译

一、概述

Cüppers 引入了一种斜视手术中独特的方法，称为 Faden 术式[1]。这一术式理论上适合治疗非共同性斜视，它在减弱手术直肌在其作用方向功能的同时，对该肌肉原在眼位功能或其他注视野的功能影响很小或没有影响。"Faden"在德语中的意思是线状物。由于大多数斜视手术都使用一种线缝合，Von Noorden 应用术语后固定技术强调了后置的缝线。这种术式的另一个术语是赤道后肌肉固定术，它强调肌肉与眼球在赤道后方形成粘连，这种粘连功能作为手术肌肉的一个新的止端。直肌作用于眼球的机械作用被减弱，类似产生了人为的麻痹效果。

二、作用机制

Cüppers 使用杠杆系统模型经典地描述了 Faden 术式的机械效应。位于赤道后方的缝线减少了肌肉和眼球之间的接触弧（图 104-1）。接触弧的减少导致肌肉在其作用方向施加的扭矩减少。扭矩是力产生绕轴转动程度的度量。扭矩等于矢径和力的乘积，这个矢径是从眼球的旋转中心到施力作用点的距离。应用后固定缝线将部分肌肉附着到眼球上，形成了直肌的一个新的功能性止端。矢径，又称为力臂，矢径减小，在作用力保持不变的情况下，相应的扭矩也减小。因此，需要额外的神经冲动去转动眼球，也就是说必须增加作用力。依据等量神经冲动的 Hering 法则，这种增加的神经冲动传递到对侧眼配偶肌，可以有助于形成共同性运动。

Clark 等在 1999 年对杠杆模型提出了质疑。他们用 MRI 显示了接受 Faden 手术的患者扭矩没有明显降低，产生相比几何模型预测更少的角移位。

三、适应证

（一）眼球震颤

正如许多开展手术创新的斜视手术医生一样，Cüppers 需要一个更好的途径来治疗他描述为眼球震颤阻滞综合征的一系列症候群（框 104-1）。因此，Faden 术式的最初适应证是眼球震颤阻滞综合征。1966 年 Cüppers 和 Adelstein 描述这种疾病的特征是早发的内斜视，假性外展神经麻痹，头转向注视眼，注视眼处于内收位时无眼球震颤，以及随外展振幅增加的眼球震

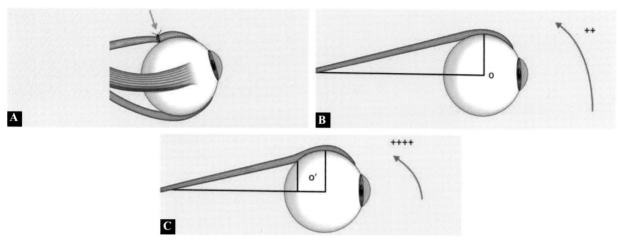

▲ 图 104-1　**Faden 术式示意图及作用机制几何模型**

A. 肌肉缝合到赤道后巩膜；B. 新的有效肌止端减少杠杆的力臂；C. 减少的杠杆力臂，引起肌肉转动需要更多的神经冲动

颤。理论上认为集合抑制了眼球震颤，而持续的集合张力诱导了内斜。Von Noorden 研究了该综合征，并描述了手术治疗策略，通常包括大量的双眼内直肌后退联合或不联合额外的 Faden 术。Reinecke 研究了 3 例有一眼器质性视力下降的患者，他怀疑是因为眼球震颤阻滞导致了斜视角波动的内斜视和轻微的头部转向以保持注视眼内展位。Reinecke 建议使用小量的双眼内直肌后退（3.0mm）联合 Faden 术式及外直肌缩短来改善头位和可变的内斜视[2]。

先天性运动性眼球震颤通常用 Kestenbaum 术式依据头位偏转的程度来分级每眼的手术量来改善头位。然而，依据头位偏转程度而进行 40% 和 60% 手术量的增量会导致术后眼球运动受限。Isenberg 在一项 9 例头部偏转角在 20°～35° 的无斜视婴儿型眼球震颤患者的病例研究中研究了这个问题。他展示了一个"经典加一"的 Kestenbaum 手术同时对后退的内直肌肌止端后 11mm 和外直肌肌止端后 13mm 采用 Faden 术式。平均随访 29 个月，78% 的病例术后头位改善，残留偏转小于 10°，无继发斜视。33% 的患者在联合 Faden 术式的后退肌肉的作用方向上出现轻度的眼球运动受限[3]。

框 104-1　Faden 术式适应证

斜视
- 非麻痹性
  - 先天性内斜视
  - 部分调节性内斜视
    - 高 AC/A 比
    - 集合过度
  - 间歇性外斜视
    - 高 AC/A 比
  - 垂直分离斜视
  - 水平分离斜视
- Duane 眼球后退综合征
- 麻痹性
  - 第 Ⅵ 对脑神经麻痹
  - 第 Ⅳ 对脑神经麻痹
  - 第 Ⅲ 对脑神经麻痹
- 限制性
  - 甲状腺相关眼病
  - 眶骨折
  - 巩膜扣带术后
  - 青光眼植入物术后
  - 白内障术后
  - 斜视术后
眼球震颤
- 眼球震颤阻滞综合征
- 伴有头偏转的显性隐性眼球震颤
- 伴有异常头位的特发性婴儿眼球震颤

（二）非共同性斜视

Faden 手术在治疗非共同性斜视时特别有用。第一眼位斜视可能很小，但是显著的非共同性可以导致功能注视方向如向下注视时出现复视。试图在未受累眼使用 Faden 手术来匹配受累眼的转动不足，双眼单视野在扩大的同时第一眼位不受影响。

（三）非共同性垂直斜视

1. 下直肌功能不足

眼眶爆裂性骨折或手术创伤可导致在向下注视时产生令人烦恼的复视，而其在原在位几乎没有垂直斜视。下直肌表现为肌无力，类似于肌麻痹。对侧正常眼下直肌进行 Faden 手术，可以限制健眼的下转，以匹配受累眼的下转，从而增加双眼单视范围。

2. 甲状腺相关眼病

甲状腺眼病中限制性斜视通常需要减弱紧张的下直肌。文献描述下直肌后退后迟发的过矫。在 Buckley 和 Meekins 发表的一篇论文中，7 位患有 Graves 病的患者在下直肌减弱术后发生过矫，通过对相对功能正常的下直肌使用 Faden 手术来矫正[4]。

3. 单眼的上转功能不足

单眼上转功能不足时，对侧上直肌行 Faden 手术的同时联合或不联合少量的后退，可促进术后的共同性。同样，一种罕见的斜视，即单眼下转功能不足，可以对非受累眼的下直肌行 Faden 手术联合或不联合少量的后退。

4. 抗上转综合征

下斜肌的前转位术用来治疗下斜肌功能亢进合并 DVD。有些手术医生会将同侧下斜肌前转位来治疗上斜肌麻痹。偶尔会诱发术后抗上转综合征，患者会在下斜肌手术的一眼内上转时出现复视。处理这种棘手的术后并发症时，行对侧上直肌的 Faden 手术可以改善复视。

5. Duane 眼球后退综合征

Faden 手术可通过对外直肌进行后固定缝线来治疗 Duane 眼球后退综合征中紧张的外直肌所致的眼球上射或下射。

6. 垂直分离斜视

这是先天性斜视的一种偶发症状，可能需要手术来改善双眼视或与他人的眼神沟通。不对称上直肌后退、下斜肌前转位或下直肌缩短的手术效果各不相同。Lorenz 的一项研究发现，仅上直肌 Faden 术可以有效地治疗小于 14PD 的单眼DVD[5]。对于较大的 DVD，Faden 术式联合少量的上直肌后退术，得到术后垂直斜度小于等于 9PD 的满意效果。然而，他们研究的局限性为回顾性研究和仅 2 个月的短期随访。

（四）非共同性水平斜视

1. 高 AC/A（调节集合 / 调节比）

Faden 手术已成功应用于高 AC/A 患者的治疗。如果在较大的患儿中双光镜片脱镜不成功，可以考虑 Faden 手术。Peterseim 和 Buckley 研究了 16 名连续接受 Faden 手术治疗高 AC/A 的调节性内斜视的儿童[6]。术前平均远距内斜视 8.8PD，平均近距内斜视 33PD，平均 AC/A 比值 7.4（梯度法）。术后平均远距内斜为 3.2PD，平均近距内斜为 10.3PD，平均 AC/A 比值为 2.9。术前 44% 患者有立体视，术后有立体视的为 70%。

间歇性外斜视通常表现出较低或正常的 AC/A 比值。对于那些 AC/A 比值较高的患者，尤其是当手术医生的目标是完全矫正远距离外斜视时，术后近距离内斜视发生的可能性很大。Brodsky 回顾了 6 例内侧直肌 Faden 术联合外直肌后退术来治疗的病例[7]。研究发现，远近距斜视度差异减小，但 AC/A 未发生变化。6 例中 5 例患者不再需要双光眼镜。

2. 第Ⅵ对脑神经麻痹

对侧内侧直肌可行 Faden 手术。根据 Hering

法则，内直肌的 Faden 术将增加内转所需要的神经冲动并传递到麻痹的外直肌，这一过程能最大化其功能，减少斜视的非共同性。

3. Duane 眼球后退综合征

伴发的非共同性水平斜视是 Duane 眼球后退综合征的一个标志，在该综合征中，第Ⅲ对脑神经的一个分支异常地支配外直肌。对于Ⅰ型 Duane，对侧内直肌的 Faden 手术可以扩大双眼单视野。

4. 第Ⅲ对脑神经麻痹

取决于麻痹的范围和累及的肌肉，第Ⅲ对脑神经麻痹可有很多临床表现。理论上，对侧外直肌的 Faden 术可以扩大水平双眼视野范围。然而，外直肌与眼球的接触弧相当靠后，为了缩短接触弧，Faden 手术伴随风险，需要在很后的地方——黄斑上的巩膜表面进行缝线。然而，Holmes 和 Leske 对 3 例对侧眼内转不足的患者行可调整缝线的外直肌后退联合 Faden 术，效果良好。

四、手术技巧

要进行 Faden 术，必须有很好的暴露。Faden 术使用角膜缘和穹窿部切口。节制韧带和肌间膜必须分离到预期缝线处后几毫米。建议使用手术显微镜或手术头灯（框 104-2）。使用牵引缝线或锁定镊最大限度地牵引眼球，以增加手术区域的暴露。选择和使用适当的牵开器将使 Tenon 囊和眼眶脂肪避开手术野，便于暴露和安全进针。大多数 Faden 手术是使用带有匙状针的不可吸收缝线。使用最安全的方法完成巩膜层间进针。依据手术肌肉的独特特点，术者确保能够向前进针、反向进针，或使用非优势手进行操作。可以在肌肉抓住之前或之后完成巩膜进针。通过肌肉缝线，尽可能后地固定 1/3 的肌肉。考虑使用能匹配眼球弧度的弯曲卡尺来测量肌止端向后的距

离。抓住部分直肌的另一种方法是用 Stevens 肌肉钩在肌肉想要抓住的位置上分离出裂隙，并在一个光滑的 Bishop–Harmon 镊的帮助下，向外牵拉肌肉钩。用带孔的 Gass 肌肉钩将缝合线从抓住的肌肉中穿过。用外科结将缝线的两端系紧，将肌肉固定到巩膜上。在肌肉的另一端重复这一过程。Faden 手术的一种变化包括切断直肌，在肌肉下肌止端后合适的巩膜位置进针，缝合中间 1/3 的肌肉，然后打紧缝线压在中间 1/3 的肌肉上。

为 Faden 手术选择的缝合材料必须能引起足够的反应，在眼球和缝合的部分肌肉之间形成牢固的粘连。在兔 Faden 手术模型的一项研究中表明，应用滑石粉或多西环素后，肌肉和眼球之间形成很强的附着力，使得手术无须缝合。Mersilene（编织聚酯线，带有长 8.0mm，1/4 弧长的 S-24 针）是 Faden 手术中最常用的缝线，虽然也有使用 Dacron、Supramid Extra、nylon，甚至是可吸收的薇乔线。Mojon 介绍了一种称为微创斜视手术的新技术，用于 19 名患者

框 104-2　Faden 手术的手术器械和装备

- 考虑手术头灯或手术显微镜
- 拉钩
  - 小 Desmarres 钩
  - Conway 钩
  - Helveston "Barbie" 钩
  - Fison 钩
  - Ribbon 钩
- 卡尺
  - 弧形
  - 可弯曲的塑料尺
- 持针器
  - 不带锁定装置的 Castroviejo 进行巩膜缝针
- 缝线（5-0 或 6-0）
  - 不可吸收（首选）
    - Mersilene 线
    - Dacron 线
    - Supramid Extra 线
  - 可吸收
    - 薇乔线

的直肌后固定术[8]。后固定缝线置于内直肌止端后 13mm、下直肌止端后 14mm 及外直肌止端后 15～18mm 处。他使用手术显微镜，在肌肉两端想要进行肌肉巩膜缝线的结膜上开了一个小钥匙孔切口。他认为这种方法减少了术后不适感和可见的充血，且和传统 Faden 术有相似的成功率。

Faden 手术可以和固定的直肌后退术联合使用。然而，对 Faden 手术的批评之一是，它很难与进行调整缝线的后退肌肉同时使用。最近的研究回应了这一批评。Hoover 报道了 7 例联合垂直肌可调整缝线及 Faden 术治疗非共同性垂直斜视的病例研究[9]。这些病例包括上斜肌麻痹、下斜肌麻痹和下直肌麻痹。所有患者在原在位和麻痹肌作用方向均有恒定的复视。在 Mersilene 后固定缝线及用薇乔固定后退肌肉的缝线上使用蝴蝶结可调整缝线。巩膜缝线放置在后退肌肉之前。Faden 缝线缝合在肌止端后平均 13mm 处。虽然复视的治疗是成功的，但是 Hoover 提醒到这种技术增加了患者的不适。在这项研究中，他调整了 7 名患者中的 6 名。为尽可能减少不适，他只在肌肉的一端使用 Faden 缝线，或者如果涡静脉很靠前，他把 Faden 缝线置于离断的直肌下，穿过中间 1/3 的肌肉，用蝴蝶结固定缝线，并在进行调整后将其打成永久结。

五、特定的并发症

报道显示 Faden 手术的某些并发症的发生率更高。由于技术上将缝线缝合在靠后的狭窄空间存在难度，理论上巩膜穿透或穿孔的风险会增加。Alio 和他的同事在一项对 187 只顺利施行 Faden 手术眼的研究中证实了巩膜穿通发生率的增加[10]。术前、术后、术后 2 周、4 周、3 个月行双目间接检影镜检查。其中 29 只眼，占

15.5% 的被检眼，在眼球肌肉缝合的区域显示出视网膜脉络膜的瘢痕。一只眼显示三角形的脉络膜局部缺血。未发现视网膜裂孔。这一发生率与 Isenberg 最近对眼外肌后退、缩短和 Faden 手术的研究形成了对照。他们对进行手术眼的连续研究显示，每条肌肉手术后巩膜穿透发生率为 4.3%，巩膜穿孔发生率为 1.9%。

所有斜视术后恶心呕吐发生率为 37%～80%。一项前瞻性的双盲研究旨在确定手术技巧对术后呕吐发生率的影响[11]。研究包括 120 名 2—12 岁由同一术者静脉麻醉下曾行斜视手术的儿童。记录包括围术期的眼心反射、手术方式、总手术时间和术后 48h 内呕吐的发生率。呕吐发生率在 Faden 组中为 53%，而在非 Faden 组中为 12%（$P < 0.05$）。围术期眼心反射发生率，静脉麻醉药的剂量及术后镇痛药物需求在两组间相似。与非 Faden 手术组相比，Faden 手术组的患者需要更长的手术时间，年龄和体重都更小（$P < 0.05$）。

六、类 Faden 术式

（一）Scott 术式

鉴于 Faden 术式的难度，Alan Scott 设计了一种和 Faden 类似效果的术式[12]。Scott 描述了一种退截术式，部分直肌将不发生作用，因此同传统的 Faden 术式类似，改变肌肉的功能性止点（图 104-2）。Scott 不是为了取代 Faden 术式，而是给术者选择在外直肌手术时联合此术式或者对临床原在位显著斜视的非共同性斜视选择行联合 Faden 的后退术。和肌肉缩短相比，眼位的变化对小量的肌肉后退更敏感。临床注意事项包括外直肌的最终位置至少在原肌止端后 13mm，内直肌在原肌止端后的 9～10mm 处。Freedman 等

研究了 12 例在一条肌肉上施行后退大于缩短的 Scott 术来治疗非共同性斜视的病例，包括非共同性的垂直和水平斜视、分离水平斜视、远 / 近距斜视不等[13]。5 名患者使用了可调整缝线的后退术，7 名患者使用定量的后退术。治疗后非共同性的变化在两组中都下降（以 PD 为单位）。12 个病例中有 8 个行外直肌 Scott 术。和传统 Faden 术相比，由于对其他直肌手术的样本量太少，还很难对 Scott 术的有效性进行评价。Freedman 等使用了比 Scott 在原论著中推荐量更小的缩短量，因为害怕对肌肉的长期功能产生未知的效果及过矫。

Lee 等研究了 22 例接受 Scott 术式治疗原在位斜视和伴有复视症状的非共同性斜视患者[14]。他们的研究证实了超过半数病例术后减少了非共同性同时扩大了双眼单视范围。需要强调的是，相比外直肌 Faden 术式，简单的 Scott 术适用于非共同性外斜视伴对侧眼内转不足。

（二）Pulley 手术

Demer 等利用 MRI 技术对眼外肌生物力学的认识一直在进行中。基于他们的研究，对 Faden 术式效果机制的传统解释进行了修正：巩膜后固定缝线产生了机械限制，阻止肌肉在 pulley 中的正常伸缩。基于这样的模型，提出了一种没有巩膜缝线风险的具有 Faden 效应的新的手术方法。通常直肌的 Pulley 位于眼球赤道附近。几何建模、尸体研究、高分辨率 MRI 和术中被动牵拉检查提示巩膜后固定缝线阻碍眼外肌在 Pulley 袖套中的伸缩式运动，产生机械限制，削弱肌肉在其作用方向的收缩。基于这一修正的 Faden 术机械原理的解释，他们发明了一种新的手术技术，称为"Pulley 后固定术"[15]。

Kowal 等回顾了 26 名调节性或部分调节性内斜合并集合过度的病例[16]。传统的双眼内直肌后退术旨在矫正戴镜后远 / 近距离斜视的平均值。同一台手术中同时行双眼内直肌的 Pulley 后固定缝线术（图 104-3）。平均随访 12.7 个月，所有病例的远 / 近斜视度的差异均有统计学意义的减少。在最后一次随访中，仅有 2 例过矫和 2 例欠矫。

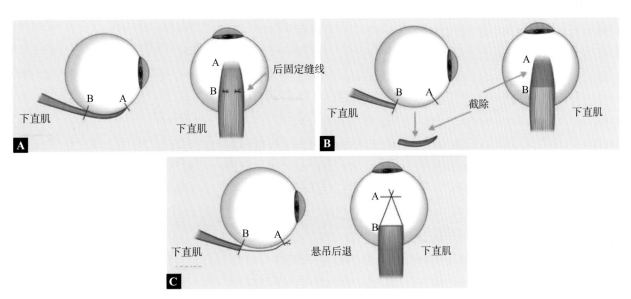

▲ 图 104-2　Scott 术式

A. Faden 术式，A 点示原肌止端，B 点为 Faden 手术部位，为新的有效肌止端；B. Scott 术式（退截术），A 和 B 点之间的肌肉被截除，肌肉后退到 B 点位置；C. Scott 术式（退截术），在截除肌肉后，可以将肌肉悬吊到所需要后退的位置处

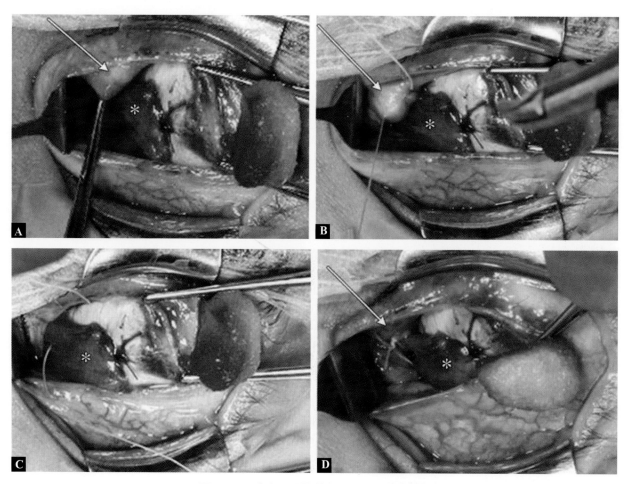

▲ 图 104-3　内直肌后退联合 **Pulley** 后固定缝线术

A. 内直肌的 Pulley（箭）用肌肉钩固定；B. 聚酯缝合线固定内直肌 Pulley，内直肌后退联合 Pulley 后固定缝线术；C. 缝线尽可能向后穿过内直肌肌腹；D. 缝线打结将 Pulley 固定在肌腹上。*. 代表内直肌（引自 Mitchell L, Kowal L. Medial rectus muscle pulley posterior fixation sutures in accommodative and partially accommodative esotropia with convergence excess. J AAPOS. 2012;16:12500.）

经验与教训

- Faden 术和类 Faden 术是一种有用的术式，能有效治疗儿童斜视相关的非共同性斜视及成人的麻痹性和限制性斜视。

- 在选择恰当的病例中，它能改善异常头位，扩大双眼单视范围。

- 鉴于后巩膜缝线的损伤，手术具有挑战性。但是如果仔细操作，并发症的发生概率低。

参 考 文 献

[1] Cüppers C. The so-called "Faden Operation" (surgical corrections by well-defined changes in the arc of contact). The Second Congress of the International Strabismological Association. 1976;395–400.

[2] Reinecke RD. Nystagmus blockage syndrome in the unilaterally blind patient. Doc Ophthalmol. 1984;58:125–30.

[3] Kang NY, Isenberg SJ. Kestenbaum procedure with posterior fixation suture for anomalous head posture in infantile

nystagmus. Graefes Arch Clin Exp Ophthalmol. 2009;24:981–7.

[4] Buckley EG, Meekins BB. Faden Operation for the management of complicated incomitant vertical strabismus. Am J Ophthalmol. 1988;105:304–12.

[5] Lorenz B, Raab I, Boergen KP. Dissociated vertical deviation: what is the most effective surgical approach? J Pediatr Ophthalmol Strabismus. 1992;29:21–9.

[6] Millicent M, Peterseim W, Buckley EG. Medial rectus Faden Operation for esotropia only at near fixation. J AAPOS. 1997;1:129–33.

[7] Brodsky MC, Fray KJ. Surgical management of intermittent exotropia with high AC/A ratio. J AAPOS. 1998;2:330–2.

[8] Mojon DS. Minimally invasive strabismus surgery for rectus muscle posterior fixation. Ophthalmologica. 2009;223:111–5.

[9] Hoover DL. Results of a combined adjustable recession and posterior fixation suture of the same vertical rectus muscle for incomitant vertical strabismus. J AAPOS. 1998;2:336–9.

[10] Alio JL, Faci A. Fundus changes following Faden operation. Arch Ophthalmol. 1984;102:211–3.

[11] Saiah M, Borgeat A, Ruetsch YA, Seifert B, Klainguti G.

Myopexy (Faden) results in more postoperative vomiting after strabismus surgery in children. Acta Anaesthesiol Scand. 2001;45:59–64.

[12] Scott A. Posterior fixation: adjustable and without posterior sutures. In: Lennerstrand G, ed. Proceedings VIIth Congress International Strabismological Association. Boca Raton, FL: CRC Press. 1995; pp 399–402 .

[13] Bock CJ, Buckley EG, Freedman SF. Combined resection and recession of a single rectus muscle for the treatment of incomitant strabismus. J AAPOS. 1999;3:263–8.

[14] Dawson E, Boyle N, Taherian K, Lee JP. Use of the combined recession and resection of a rectus muscle procedure in the management of incomitant strabismus. J AAPOS. 2007;11:131–4.

[15] Clark RA, Ariyasu R, Demer JL. Medial rectus pulley posterior fixation: a novel technique to augment recession. J AAPOS. 2004;8:451–6.

[16] Mitchell L, Kowal L. Medial rectus muscle pulley posterior fixation sutures in accommodative and partially accommodative esotropia with convergence excess. J AAPOS. 2012;16:125–30.

推荐阅读

[1] de Decker W. The Faden operation. When and how to do it. Trans Ophthalmol Soc UK. 1981;101:264–70.

[2] Guyton DL. The posterior fixation procedure: mechanism and indications. Int Ophthalmol Clin. 1985;25:79–88.

[3] Von Noorden G, Campos EC, eds. Binocular Vision and Ocular Motility: Theory and Management of Strabismus, 6th ed. St. Louis, MO: Mosby; 2001:574–7.

第 105 章　下斜肌手术

Inferior Oblique Muscle Surgery

Ankoor S. Shah　Aristomenis Thanos　Marissa H. Lynn　Mary–Magdalene Ugo Dodd　著

刘　睿　译

一、概述

下斜肌（IO）在内转时使眼球上转，同时产生外旋，这在眼对抗头位倾斜时的转动机制中发挥重要作用。典型的 IO 手术是减弱功能亢进的肌肉。也有 IO"功能不足"的增强手术，但这超出了本章范围和基本斜视手术技巧的范畴。

二、适应证

- IO 功能亢进伴随水平和（或）垂直的斜视，有或没有 V 征。
- 上斜肌麻痹，获得性或先天性。
- 垂直分离斜视。

三、禁忌证

上斜肌功能亢进是 IO 手术的禁忌证，因为 IO 手术减弱下斜肌会恶化原来病情。

四、手术技巧

几种类型的 IO 肌肉减弱手术的方式包括肌肉起始部的肌切除（眼眶底）、鼻侧入路的肌肉起始部肌切除 [1–3]、肌腱切开术 [4–8]、肌止端（巩膜）肌切除术 [1, 9–15]、后徙 [3, 16–22]、前转位 [24–25]、前和鼻侧转位 [26–28]、去神经化和摘除 [29]。每种术式的适应证取决于斜视的类型及手术医生的偏好。本章重点讲述肌腱切开术（或一些文献中引用为肌切除术）[30]、眼球肌止端的肌切除、后徙及前转位等基本 IO 手术。这些是现今最常见的 IO 手术方式。每种手术方式分离 IO 肌肉的方法是相似的，但是分离后的手术技术略有不同。

（一）IO 肌的分离

IO 的肌止端从眼球的颞下象限进行分离后手术。在无菌消毒后，过度的牵拉试验用于对 IO 的张力进行分级 [31]。用 0.5 的有齿镊抓住颞下角膜缘，向鼻上方转动眼球。在外直肌下缘和下直肌颞侧缘中间，垂直于角膜缘 4mm 处的结膜和 Tenon 囊作 7mm 长的切口（图 105–1A）。Westcott 剪刀被用来钝性分离象限内的结缔组织。一个小的肌肉钩穿过切口，与巩膜平行，向上钩住外直肌后，再将这个小钩子用大肌肉钩替换。带锥形针的 4-0 丝线经过结膜并穿过 Grass 肌钩上的孔。需特别小心，以确保针的方向总是远离眼球。这个肌肉钩能让手术医生向鼻上方旋转眼球以暴露眼球颞下象限。Gregory 等也描述了关于这一技术的另一种小幅改进[32]。

手术的下一步是在颞下象限确认下斜肌。使用 Conway 牵拉钩打开颞下象限结膜切口，然后用一个小的肌钩指向鼻侧，轻轻地下压颞下象限的巩膜。Conway 牵拉钩同时向后牵拉。一旦到达赤道，就可以看到穿过结膜切口从鼻侧到颞侧的粉色条带样的 IO 肌肉（图 105-1B）。将 Conway 牵拉钩向颞下方轻压使下斜肌离开球壁，应在颞侧后部肌间隔间看到涡静脉，在和前方的下斜肌之间形成一个三角形结构。接下来，用一小肌肉钩，使其顶端钩住下斜肌的后缘并将其提出切口（图 105-1C）。在这一步骤中必须小心避免撕裂涡静脉，侵犯眼眶脂肪，或劈裂 IO。一旦 IO 被分离，钩住外直肌的肌肉钩可以被移除。下一步将 IO 与肌间隔和眶脂肪分离出来。检查 IO 肌束后部的区域以确保整条肌肉被分离。如果发现有和肌束方向一致的红色肌纤维穿行，用另一把小肌肉钩把它们提到原来的小肌肉钩上。如果看到一个"白色三角形"的结缔组织结构，说明整条 IO 已经被分离（图 105-1C）。一旦所有的可见肌纤维都钩住了，Tenon 囊和眼眶下面的脂肪就用有齿组织镊从肌肉钩的顶端提起（图 105-1D）。肌间隔上小切口暴露小肌钩顶端，Jameson 肌钩平行置入，以确保 IO 不会滑脱。小肌肉钩和 Jameson 钩可以向两侧分离进一步将 IO 从肌间隔和 Tenon 囊分离出来。必须注意的是，不要对 IO 肌进行过度的牵拉，因为支配该肌肉的神经携带参与瞳孔收缩和调节的神经纤维束。过度牵拉可能会损坏睫状神经节[33]。

下一步将由拟定的 IO 手术的类型来决定的，将在随后的小节中进行概述。

（二）肌腱切断 / 肌切断术

肌腱切断术已经被许多作者描述用来矫正任何程度的 IO 功能亢进[4-7]。它和肌切开和肌切除大致是等效的，这些名称是基于 IO 没有真正的肌腱的观点而被 Dunlap 所沿用[30]。然而，后来对 IO 进行光学显微镜的观察，发现在 IO 附着于巩膜上的肌止端处有 1mm 长的肌腱[9]。

IO 的肌腱切断术从上文所述的 IO 的分离开始。沿着 IO 到其巩膜上的肌止端，在外直肌止端下缘的后 10~12mm。Jameson 肌肉钩抓住 IO 后轻柔地向颞侧行进，并钝性分离肌间隔后到达这个位置。用弯曲蚊式钳夹住 IO 的肌止端附近并使得弯头方向远离巩膜。用 Westcott 剪刀将肌腱从眼球上一点点切断。必须小心避免损伤巩膜、外直肌和眶脂肪。由于肌腱切断后，应该有很轻微的出血，但建议对钳上 IO 远端肌肉进行烧灼。肌腱和肌肉可以缩回到肌鞘内。

一旦肌肉被释放，过度牵拉试验用于确保整个 IO 肌肉已被切断。这一试验中的任何张力或"弹拨"提示巩膜的肌止端上仍旧有残余纤维连接，这将导致矫正不足。如果发生这种情况时，必须再次分离 IO 查找残留纤维。

（三）下斜肌切除术（在肌止端）

肌切除术用来矫正水平斜视相关的 IO 功能亢进，伴或不伴 V 征，单眼上斜视或上斜肌麻痹[1, 9, 14, 15, 18]。

肌切除术首先是进行如上所述的肌分离。向靠近外直肌后缘的肌止端方向分离肌间隔及附属组织。然后，肌鞘膜从肌肉上被提起，用 Westcott 剪向肌肉的巩膜止端方向钝性剥离肌鞘膜。暴露 8~10mm 长度的 IO 肌。直蚊式钳放置在 IO 肌靠近巩膜止端处，在向肌始端方向至少 5mm 处放置另一直蚊式钳。两个钳子之间的肌肉组织被切除，并在被切除的两个末端灼烧止血后释放钳子。两个切除的断端被释放和回纳（图 105-2）。

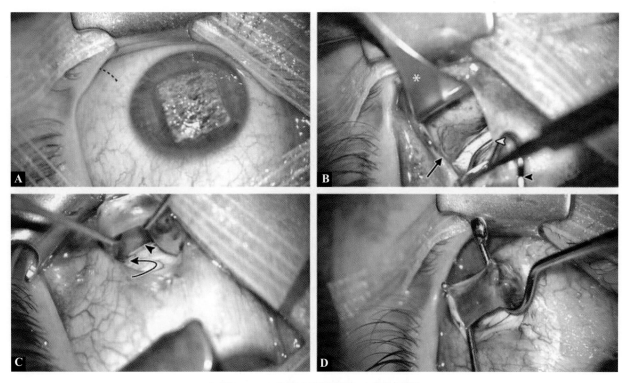

▲ 图 105-1　分离左眼下斜肌（术者视野）

A. 开睑器撑开眼睑。在下直肌和外直肌间做一个 7mm 长的结膜穹窿放射状切口（虚线）。B. 用一大肌钩钩住外直肌向鼻上方向转动眼球后（黑箭头），用 Conway 牵拉钩（*）打开颞下结膜切口。用一小肌钩轻压巩膜的同时（白箭头），Conway 牵拉钩向后向下轻压暴露粉色的条带 IO 组织（箭）。C. 用一小肌钩将下斜肌提出切口。一旦抓住肌肉后，用另一把肌钩向下轻度转动肌肉，暴露 IO 的后部区域来确认整条肌肉被钩住。可以看到一"白色三角"结构（箭头），提示没有肌纤维被遗漏。术者必须小心，肌钩不要损伤涡静脉。其分支在图中的颞侧可见，血管主体位于结膜下弯曲箭头所示的位置。D. IO 周围的筋膜组织用有齿镊小心去除并暴露肌肉纤维。图中肌止端的远端，在外直肌下缘巩膜止端后 10～12mm 巩膜的位置，向左钩住。用一大的末端为球形凸起的肌肉钩向右钩住肌肉，来防止在手术结束前 IO 从肌肉钩滑脱缩回到穹窿部。小心避免暴露下方的脂肪，否则可导致术后脂肪粘连和运动受限

过度的牵拉试验以确认整个 IO 肌被切除。此时，试验将提示没有 IO 肌的弹拨效应。任何残留的纤维都会导致矫正不足，需要重新分离并切除肌纤维。

（四）后徙术

IO 肌后徙术用于肌腱切开术和肌切除术相同的适应证 [16-20]。早期对 IO 肌后徙术的描述来自于 White [20]，Dunnington 和 Berrens 对 White1942 年论文 [20] 的评论及 Berens 等 [16] 的研究。在这些研究中，后徙的确切量并没有明确描述，但是 Berens 阐述了 3～7mm 的后徙的可行性。Parks 后来最开始详细描述了后徙量为 8mm [18, 19]，然后建议可以分级后徙为 10mm、12mm 和 14mm [21, 34]。仍旧有相当多争议的是，一些手术医生依据 IO 肌亢进的程度对后徙量进行分级 [22]。基于本章的目的，以及为了便于新手进行 IO 肌的手术，本节将重点讨论标准的 12mm 后徙术。

IO 肌后徙术首先是通过如前述的分离 IO 肌，向巩膜的肌止端处清理肌间隔和 Tenon 囊。将勾住 IO 肌的两个肌肉钩拉开，钝性分离肌鞘和肌间隔之间的附属组织。然后用有齿镊来提起距离肌止端约 5mm 的肌鞘，用 Westcott 剪刀暴露肌肉。肌肉鞘膜用 Westcott 剪刀向肌止端剥离。一

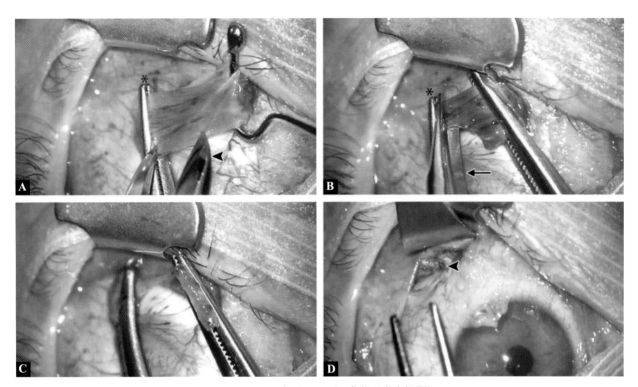

▲ 图 105-2 左眼 IO 肌切除术（术者视野）

A. 肌肉之前已分离并清除肌鞘，用蚊式钳（＊）夹住巩膜肌止端附近肌肉，卡尺（箭）向肌肉近端量取最小 5mm 的长度，放置直蚊式钳；B. 用剪刀（箭）剪去弯头蚊式钳和直蚊式钳之间的肌肉；C. IO 肌断端烧灼止血；D. 肌肉允许回缩进颞下穹窿的结缔组织（箭头示近端）

且整个肌肉的远端暴露出来，弯头蚊式钳放置在 IO 肌肉止端附近。肌肉从巩膜肌止端处切断，近端被烧灼止血。必须小心避免切除外直肌和未暴露的后部眶脂肪。进行一个过度的牵拉试验以确保所有的纤维都已切断。

IO 肌然后从肌止端后徙后缝合回巩膜。6-0 的两头带铲形针的 polyglactin 910 线交叠穿过肌肉的前和后 2/3 的肌肉，并在两端锁定（图 105-3A）。钩住下直肌，向上转动眼球，不要旋转、内转或外转眼球。否则用于后徙分级的标志，下直肌的外侧缘将会发生移位。在下直肌颞侧肌止端后 6mm，外侧 2mm 的巩膜上进行标记。IO 肌的前部鼻侧端缝线缝合于巩膜此处，针穿行的路径和肌肉的自然走行保持一致。然后，将 IO 肌的后部外侧端缝线穿过颞后方的巩膜，使得肌肉能适当地在眼球上伸展开来。两端缝线分别打结，

多余线剪去，在线结处留下 2mm 长的尾巴（图 105-3B）。重复一个过度的牵拉试验来确认肌肉已重新联结到眼球上。

（五）前转位术

施行前转位术可以达到抗上转的效果，特别对 DVD 或水平斜视合并显著 IO 功能亢进或上斜肌麻痹的病例有用[23-25]。由于此手术明显限制内转时上转，只有仅存在显著的不对称 IO 功能亢进或 DVD 时，才施行单眼手术。

T 前转位术的入路与前所述的肌后徙术非常相似，但是新的 IO 肌止端在下直肌颞侧止端的附近（图 105-4）。IO 肌止端在此位置不要被展开，因为它会产生更强的抗上转作用。相反，缝线两端应该彼此靠近，以保持新的 IO 止端"紧实"。如果极度亢进或 DVD，必要时同时进行下

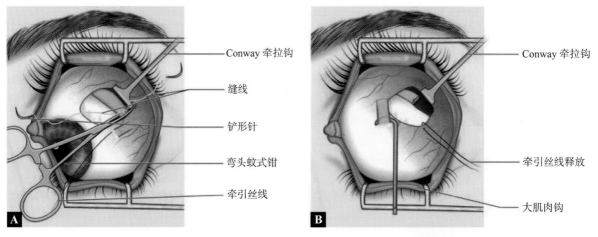

▲ 图 105-3　右眼下斜肌（IO）后徙术（术者视野）

A. 巩膜上 IO 肌止端附近被夹住后离断，用 6-0 的 polyglactin 910 缝线将靠近钳子的近端肌肉进行固定；B. 将肌肉的前鼻侧端缝线固定在下直肌外侧肌止端外侧 2mm 后 6mm 的巩膜上。后颞侧端缝线向后和颞侧进行固定，使得 IO 的肌止端在巩膜上按自然的走行张开

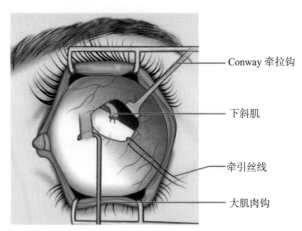

▲ 图 105-4　右眼下斜肌前转位术（术者视野）

钩住下直肌，眼球处于上转位。IO 缝合固定到下直肌颞侧止端的巩膜上。缝合到巩膜上的 IO 前端应保持紧缩状

斜肌的切除可以增强这种效果[35]。

（六）关闭结膜切口

一旦 IO 手术完成，用 8-0 Polyglactin 910 缝合颞下结膜切口。要小心地取出或复位任何脱出的 Tenon 囊。另外，如果有任何脂肪暴露，应该关闭覆盖在脂肪上的 Tenon 囊的缺损，以减少脂肪粘连的可能性。

五、作用机制

IO 的减弱术通过改变其与巩膜肌止端的位置实现。肌腱切开术和肌切除术将肌肉从巩膜肌止端处游离出来，并可以自由缩回。这两种手术被认为是"自我调节"，通过肌肉或其与下直肌间的筋膜联结来调控其残存的运动。IO 后徙术也有类似的功能。在这三种手术的每一种手术中，眼球上肌止端的后徙都减弱了外旋和上转力。这类似于直肌后徙术，后徙量越大，有效力量的减弱就越多。另外，IO 的前转位不仅减弱了外旋和上转力，而且限制了眼球的内上转，从而阻止了眼球的完全偏移。发生这种限制效应是穿过下直肌连接 IO 的神经血管束，因为没有弹性，限制了肌肉内收和上转运动[26, 36]。

六、并发症

（一）术中

● 巩膜穿通。

● 外直肌或下直肌受损。

- 出血。
- 撕裂。
- 挫伤。
- 眶脂肪暴露。
- 球后出血（涡静脉或肌肉本身）。

（二）术后（或者典型的术后发现）

- 黄斑下出血。
- 瞳孔散大。
- 睫状肌麻痹失去调节能力。
- 眶蜂窝织炎 / 感染。
- 脂肪粘连导致运动受限。

七、手术效果：临床证据

（一）肌腱切断术 / 肌切断术

肌腱切断术是相对简单和快速的手术，可用于任何程度的 IO 功能亢进[5-7]。Dyer 等报道了其在 43 例患者 45 只眼中的应用。所有的患者原在位表现上斜视，内转时同侧眼上斜加剧。上斜视在 5~40PD，手术效果与术前 IO 亢进程度直接相关，术前亢进越明显，术后的作用越强。45 只眼睛中有 41 只（91%）术后上斜视＜10PD，既没有过矫也没有再次手术（尽管随访时间没有报道）。Posey[7] 和 Dunnington[6] 也报道了这种术式的良好效果。

相比之下，一项对照的、通过 Park 评估 IO 离断（与 Dyer 肌腱切断术大致类似）和其他 IO 减弱手术的比较研究显示，大约 53% 的病例复发 IO 功能亢进，仅 43% 的病例 IO 功能亢进缓解[18]。此外，Dunlap 认为肌腱切断术是不可预测的，尽管没有提供数据来支持他的观点[30]。

目前，和其他 IO 减弱术手术相比，这一术式在临床上较少使用。

（二）肌切除术

肌切除术是另一个相对快速的用以减弱 IO 的术式[9]。Davis 等报道了他们 81 例患者 130 例手术的经验。他们包括水平斜视合并 IO 功能亢进、伴或不伴 V 征、单侧上斜视＜10PD 和单侧第Ⅳ脑神经麻痹的患者。所有 IO 功能亢进均分级为 3+ 或以上（0 为正常，4+ 为 25PD 或以上）。手术结果显示，130 人中有 119 人（91%）的 IO 功能亢进消失，6 人（5%）的残留 IO 功能亢进，4 人（3%）的 IO 功能不足（过矫）。无一例原在位引起垂直斜视。

Raoof 和 Burke 还报道了成功用 IO 肌切除术来治疗原在位上斜视≥20PD 的单眼 IO 功能亢进的小样本研究。17 例患者的原在位垂直斜视度平均减少了 4.1~26.5Δ，未发生过矫。但有 2 例（12%）的患者需要进一步垂直直肌手术[37]。

与 Davis 等报道的高成功率相比，Harcourt 和 Parks 的成功率都较低。Harcourt 等指出，68% 的患者手术具有良好的疗效，12.2% 的手术残留功能亢进，以及 19.9% 的术后出现功能不足（或过矫）[14]。Parks 的比较研究了 IO 肌切除术和后徙术，他选取了所有 IO 功能亢进的人群（轻度、中度和重度）。他发现肌切除术导致 49% 患者 IO 功能亢进肌的缓解，37% 的残留功能亢进，8% 功能不足，6% 的原在位下斜视[18]。然而，Parks 使用的是 8mm 长的肌肉切除术，而 Harcourt、Freedman 和 Davis 等采用的是 5mm 长的肌肉切除，因此，比较这些结果可能并不合理。

（三）后徙术

IO 的后徙术增加了复杂性，但效果已被系统地进行过研究[18]。Parks 对 444 例"轻度、中度和重度" IO 功能亢进的病例施行了该术式，结果显示 81% 的手术消除了功能亢进，15% 的术后残留功能亢进，4% 的术后功能不足。IO 后徙术的优点被认为可以矫正单侧上斜肌麻痹患者的侧方非共同性上斜视 [38]，考虑到 Parks 的发现，这一结果并不出乎意料。其他研究表明，IO 后徙术在上斜肌麻痹患者中是"自我调节"[39, 40]，正如肌切除术所声称的一样。然而，至少有一项研究表明，尽管其他测量指标如复视和内转位的亢进在两组患者中是相等的，但和后徙术相比，小于 15PD 的原在位上斜视的矫正在肌切除术中更加一致 [41]。

（四）前转位术

前转位术将 IO 的肌止端向前移动，以达到抗上转的效果。这一方法最初由 Elliott 和 Nankin 提出 [23]，Mims 和 Wood 显示其在治疗婴儿型内斜视上的疗效，这些患儿容易发展成 DVD [36]。他们把 IO 的肌止端固定在下直肌肌止端外侧缘前 2mm 处，而不是如前所述被 Parks [18] 及 Elliott 和 Nankin [23] 建议的肌止端处。经过这一轻微的调整，Mims 和 Wood 的研究显示，61 名接受婴儿内斜视手术和同时前转位术治疗 IO 功能亢进的儿童中，只有 1 名儿童发展成 DVD 需要进一步手术。这与一组 60 名有类似情况但未进行 IO 肌前转位术的儿童形成对比：其中有 9 个孩子后来发展成 DVD，需要进一步手术。因此，在 IO 肌肉前转位治疗的儿童中，似乎能预防发展成 DVD。其次，他们证实显著减少了 DVD 的程度，这 9 例患者的 DVD 从 8～25Δ 不等。他们对所有这些患者进行了 2 年多的随访。

下斜肌前转位术也被描述用于先天性上斜肌麻痹的患者。基于一项 45 例术前平均垂直斜视度 18Δ 的上斜肌麻痹患者的研究，Enz 和 Jaggi 建议 IO 前转位术作为一线治疗方案 [42]。术后 3 个月，垂直斜视度显著减少到 7Δ（范围 0～35Δ，$P < 0.001$），随访 1 年时为 6.1Δ。Hatz 还建议对于原在位垂直斜视度不超过 15Δ 的上斜肌麻痹患者，IO 前转位或后徙术都是有效的治疗选择 [43]。两条肌肉的手术应当保留用于更大垂直斜度的病例。

八、手术技巧在手术中的位置

有许多 IO 肌减弱的方法，最常见的技术如上所述。不幸的是，即使是熟练的斜视手术医生对于每个病例的手术方式选择也有很大的不同。因此，对于刚开始行斜视手术的医生，以下的指南可能是有用的。

肌腱切断术的过程是快速、简单、不出血，但它已经过时，因为其不可预测的特点。最好避免这种手术方式。

肌切除术快速、有效，疗效显著。值得注意的是，IO 肌肉功能的显著减弱或麻痹可能发生，且无法对 IO 肌进行再次手术来逆转这种效果。因此，这项技术可能最好用于 ≥ 10PD 原在位上隐斜或上斜视、≥ 3+ 的 IO 功能亢进（定义为 0 为正常，4+ 为显著的功能亢进和 25PD 的上斜视）或 3～4 级的上斜肌功能不足（再次定义 0 为正常和 4 为严重的功能不足）。如果患者有先天性斜视，最好避免这种手术方式，因为 IO 将来不能被进行前转位来矫正 DVD。

后徙术稍微复杂一些，但过度矫正的比例较低。这项技术的优点是，肌肉将来可以在被手术医生固定的位置处发现并进行额外的减弱或前转位治疗出现的 DVD。后徙术用于原在位 < 10PD 的上隐斜或上斜视、2～3+ 的 IO 功能亢进或 1～2 级的上斜肌功能不足的病例。

前转位术是限制内收时眼位上转的最有效方法。它具有显著的效果，在单眼上应避免使用。因此，它最好是保留用于双眼 DVD 或 IO 功能亢进的患者。

经验与教训

● 仔细分离颞下象限，以便容易地分离出 IO 肌和快速地在可视下进行操作。

● 损伤涡静脉、外直肌、下直肌或 IO 肌会引起显著的出血，导致 IO 的分离困难。

● 在后部 Tenon 囊不经意地形成破口，能引起眶脂肪脱垂，从而将来会因为粘连导致眼球运动受限。出现这种情况时应予修复。

● IO 术前及术中的过度牵拉试验是有用的，以确保完整的 IO 已被分离出来。一旦肌肉被切断，需要这一试验来确认没有残留的 IO 附着。

参考文献

[1] Rubinstein K, Dixon J. Myectomy of the inferior oblique; report on 100 cases. Br J Ophthalmol. 1959;43:21–8.

[2] White JW. Paralysis of the superior rectus muscle. Trans Am Ophthalmol Soc. 1933;31:551–84.

[3] Ludwig IH, Clark RA, Stager DR. New strabismus surgical techniques. J AAPOS. 2013;17:79–88.

[4] Brown HW. Surgery of the oblique muscles. In: Allen JH, ed. Strabismus Ophthalmic Symposium (I). St. Louis, MO: The C. V. Mosby Company; 1950:401–22.

[5] Dyer JA. Tenotomy of the inferior oblique muscle at its scleral insertion. An easy and effective procedure. Arch Ophthalmol. 1962;68:176–81.

[6] Dunnington JH. Tenotomy of the inferior oblique. Trans Am Ophthalmol Soc. 1929;27:277–96.

[7] Posey WC. Tenotomy of the inferior oblique muscle. Trans Am Ophthalmol Soc. 1915;14:65–88.

[8] Cruz FC, Robbins SL, Kinori M, Acera EC, Granet DB. Z-myotomy of the inferior oblique for small incomitant hypertropias. J AAPOS. 2015;19:130–4.

[9] Davis G, McNeer KW, Spencer RF. Myectomy of the inferior oblique muscle. Arch Ophthalmol. 1986;104:855–8.

[10] McNeer KW, Scott AB, Jampolsky A. A technique for surgically weakening the inferior oblique muscle. Arch Ophthalmol. 1965;73:87–8.

[11] Loutfallah M. The surgery of the inferior oblique muscle. Part III. Presentation of cases, comment, conclusions. Eye Ear Nose Throat Mon. 1950;29:678–86.

[12] Loutfallah M. The surgery of the inferior oblique muscle. II Surgical anatomy and operative techniques. Eye Ear Nose Throat Mon. 1950;29:613–21.

[13] Loutfallah M. The surgery of the inferior oblique muscle; clinical physiology and operative indications. Eye Ear Nose Throat Mon. 1950;29:543–50.

[14] Harcourt BAS, Freedman H. The efficacy of inferior oblique myectomy. In: Mein J, Moore S, eds. Orthoptics, Research and Practice: Transactions of the Fourth International Congress. London: Henry Kimpton Publishers. 1981; pp. 20–23.

[15] Schlossman A. Surgery of the inferior oblique. Eye Ear Nose Throat Mon. 1955;34:328–9.

[16] Berens C, Cole HG, Chamichian S, Enos MV. Retroplacement of the inferior oblique at its scleral insertion. Am J Ophthalmol. 1952;35:217–27.

[17] Benedict WL, ed. Recession of the Inferior Oblique Muscle. In: Society Transactions, New York Academy of Medicine, Section of Ophthalmology. Arch Ophthalmol. 1943; 29:1033–38.

[18] Parks MM. A study of the weakening surgical procedures for eliminating overaction of the inferior oblique. Trans Am Ophthalmol Soc. 1971;69:163–87.

[19] Parks MM. The weakening surgical procedures for eliminating overaction of the inferior oblique muscle. Am J Ophthalmol. 1972;73:107–22.

[20] White JW. Surgery of the inferior oblique at or near the insertion. Trans Am Ophthalmol Soc. 1942;40:118–26.

[21] Parks MM. Atlas of Strabismus Surgery. Philadelphia, PA: Harper & Row; 1983.

[22] Plager DA. Inferior oblique overaction. In: Plager DA, ed. Strabismus Surgery: Basic and Advanced Strategies. New York, NY: Oxford University Press, Inc.; 2004:40–5.

[23] Elliott RL, Nankin SJ. Anterior transposition of the inferior oblique. J Pediatr Ophthalmol Strabismus. 1981;18:35–8.

[24] Farvardin M, Nazarpoor S. Anterior transposition of the inferior oblique muscle for treatment of superior oblique palsy. J Pediatr Ophthalmol Strabismus. 2002;39:100–4.

[25] Jiffer AJ, Isenberg SJ, Elliott RL, Apt L. The effect of anterior transposition of the inferior oblique muscle. Am J Ophthalmol. 1993;116:224–7.

[26] Stager DR. Costenbader lecture. Anatomy and surgery of the inferior oblique muscle: recent findings. J AAPOS. 2001;5:203–8.

[27] Stager DR, Sr, Beauchamp GR, Stager DR, Jr. Anterior and nasal transposition of the inferior oblique muscle: a preliminary case report on a new procedure. Binocul Vis Strabismus Q. 2001;16:43–4.

[28] Stager DR, Beauchamp GR, Wright WW, Felius J, Stager D Sr. Anterior and nasal transposition of the inferior oblique muscles. J Am Assoc Pediatr Ophthalmol Strabismus. 2003;7:167–73.

[29] Del Monte MA, Parks MM. Denervation and extirpation of the inferior oblique. An improved weakening procedure for marked overaction. Ophthalmology. 1983;90:1178–85.

[30] Dunlap EA. Selection of operative procedures in vertical

muscle deviations. Arch Ophthalmol. 1960;64:167–74.

[31] Guyton DL. Exaggerated traction test for the oblique muscles. Ophthalmology. 1981;88:1035–40.

[32] Gregory ME, Hussin HM, Dutton GN. Inferior oblique recession: an efficient technique. Strabismus. 2011;19:57–8.

[33] Bajart AM, Robb RM. Internal ophthalmoplegia following inferior oblique myectomy: a report of three cases. Ophthalmology. 1979;86:1401–6.

[34] McKeown CA, Cavuoto K, Morris R. Inferior oblique surgery. In: Hoyt CS, Taylor D, eds. Chapter 85: Strabismus Surgery, Pediatric Ophthalmology and Strabismus. London: Elsevier Saunders.

[35] Snir M, Axer–Siegel R, Cotlear D, Sherf I, Yassur Y. Combined resection and anterior transposition of the inferior oblique muscle for asymmetric double dissociated vertical deviation. Ophthalmology. 1999;106:2372–6.

[36] Mims JL 3rd, Wood RC. Bilateral anterior transposition of the inferior obliques. Arch Ophthalmol. 1989;107:41–4.

[37] Raoof N, Burke JP. Isolated inferior oblique myectomy for vertical deviations of at least 20 PD in the primary position. J AAPOS. 2016;20:112–9.

[38] Hendler K, Pineles SL, Demer JL, Rosenbaum AL, Velez G, Velez FG. Does inferior oblique recession cause overcorrections in laterally incomitant small hypertropias due to superior oblique palsy? Br J Ophthalmol. 2013;97:88–91.

[39] Shipman T, Burke J. Unilateral inferior oblique muscle myectomy and recession in the treatment of inferior oblique muscle overaction: a longitudinal study. Eye (Lond). 2003;17:1013–8.

[40] Yoo JH, Kim SH, Seo JW, Paik HJ, Cho YA. Self–grading effect of inferior oblique recession. J Pediatr Ophthalmol Strabismus. 2013;50:102–5.

[41] Bahl RS, Marcotty A, Rychwalski PJ, Traboulsi EI. Comparison of inferior oblique myectomy to recession for the treatment of superior oblique palsy. Br J Ophthalmol. 2013;97:184–8.

[42] Enz TJ, Jaggi GP, Weber KP, Sturm V, Landau K. Inferior oblique muscle anteriorization in congenital superior oblique palsy. Klin Monbl Augenheilkd. 2014;231:386–9.

[43] Hatz KB, Brodsky MC, Killer HE. When is isolated inferior oblique muscle surgery an appropriate treatment for superior oblique palsy? Eur J Oph. 2006;16:10–6.

第 106 章　上斜肌手术
Superior Oblique Surgery

Christopher M. Fecarotta　　Jonathan H. Salvin　著

刘　睿　译

一、概述

　　Marshall Parks 曾将上斜肌功能障碍称为"运动障碍疾病最后有待攻克的堡垒"[1]。上斜肌是"罪魁祸首"，19 世纪时 von Graefe 曾把它称为"不可触碰"[2]。在 1946 年，Berke 描述了一种术式，在 Tenon 囊下的空间使用肌肉钩进行盲钩，将上斜肌拉入视野[3]。这个过程经常因涡静脉破裂后出血、Tenon 囊破裂后粘连综合征和永久性上睑下垂而变得复杂。在 1970 年，Parks 描述了他的技术，直接可见上直肌颞侧的上斜肌止端，鼻侧反折结膜钩取肌腱[4]。直视下的上斜肌手术已被广泛采用，使上斜肌手术更加安全，上斜肌的减弱和加强手术现已常规开展。

二、适应证

（一）减弱术

- 上斜肌腱切断术、后部肌腱切除术、缝线延长术（"鸡缝"）和延长条放置术是治疗上斜肌功能亢进的 Brown 综合征、A 型斜视和下斜肌麻痹的有效方法[5]。

- 上斜肌肌纤维颤搐也可以用减弱术进行有效治疗[6]。

- 其他不常用的用来减弱亢进的上斜肌术式包括上斜肌后徙、肌腱劈裂延长和 Z 形肌切开术。

（二）加强术

- 上斜肌折叠术可以用于矫正没有下斜肌功能亢进的上斜肌麻痹患者。

- 上斜肌折叠术对于先天性上斜肌麻痹和被动牵拉试验中肌腱松弛也是有效的[7]。

- Harada–Ito 术式是选择性用于有症状的外旋复视但无明显垂直偏斜的患者[8]。

三、禁忌证

（一）减弱术

- 双眼中央凹注视是一个相对禁忌证。术后外旋可引起难治性旋转复视[9]。后部肌腱切除术可以在双眼中央凹注视患者中小心地进行，因为在此过程中，控制旋转的前部纤维不受影响。

（二）加强术

● 既往的上斜肌手术因为术后形成瘢痕，使得上斜肌增强术变得非常困难。

四、减弱术的手术技巧

上斜肌减弱术通常经角膜缘后 8mm 结膜切口处的上直肌鼻侧缘进行[4]。在开始手术前，应做上斜肌腱的被动牵拉试验[10]。结膜切开后剪开 Tenon 囊，用肌肉钩分离上直肌。接着 Tenon 囊和结膜在上直肌止端处向颞侧反折，保护肌间膜完好无损。然后沿着上直肌的鼻侧缘放置 Desmarres 牵拉钩，可以直接看到上斜肌腱及其筋膜鞘。然后在筋膜鞘上做一个小切口，用两个小的 Steven 钩勾住上斜肌。然后，手术医生可以进行首选的减弱术式。一旦完成减弱术，在手术结束前应重复被动牵拉试验，以确认达到预期的解剖学的效应[10]。结膜用手术医生偏爱的缝线进行缝合。

断腱术：位于两个 Steven 钩之间的上斜肌腱被剪断并让其回缩。切断整个肌腱是很重要的，因为不完全的肌腱切断是造成残余上斜肌功能亢进的常见原因[11]（图 106-1）。

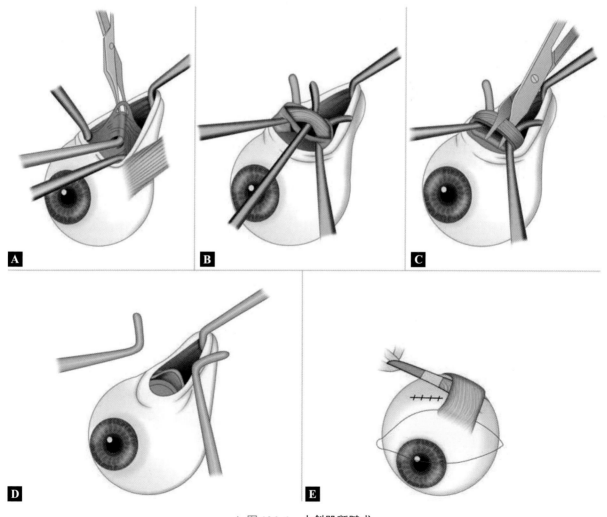

▲ 图 106-1　上斜肌断腱术

A. Tenon 囊被切开；B. 肌肉钩分离上斜肌；C. 用 Westcott 剪切断上斜肌肌腱；D. 肌腱、筋膜鞘和 Tenon 囊回缩；E. 关闭结膜切口

腱切除术：上斜肌腱在上直肌鼻侧下方行走。用两个止血钳夹住肌腱，并将止血钳之间的部分肌腱切除[5]。

缝线延长（鸡缝）：该术式包括使用缝线将切断的上斜肌腱的两端连接起来，以防将来手术需要。分离上斜肌腱后，通过近端放置不可吸收缝线。在第一个缝线的远端 2~3mm 处做一个类似缝线形成一个环状结构。然后在这两个缝线之间切开肌腱，缝线和上斜肌腱都自行缩回。缝线在此基础上临时打结，并在必要时进行调整，以达到所需的被动牵拉张力[5]（图 106-2）。

延长条放置（Wright 术式）：这一术式允许控制上斜肌腱的长度，因此减弱的程度可以根据需要进行定量。用不可吸收的双臂缝线放置在上直肌鼻侧 3mm 上斜肌腱处，前后两端锁定缝合。将另一不可吸收的双臂缝线放置前一缝线鼻侧 2mm 上斜肌肌腱处。然后在两根缝线之间切开肌腱。将一条 240 或 40 规格的视网膜条带，预先浸泡在抗生素中，然后测量到所需的长度，这取决于上斜肌亢进的临床所见以及被动牵拉试验，通常在 4~7mm。上斜肌腱上的双臂缝合线被分别缝合到条带的两端。修整多余缝线，用手术医生个人偏爱的缝线缝合 Tenon 囊和结膜[11]（图 106-3）。

五、加强术的手术技巧

分离上斜肌腱的方法与前述的减弱术相似，然而，大多增强术是在上直肌颞侧进行的。在开始手术前，应进行上斜肌腱的被动牵拉试验。结膜切口做在角巩膜缘后大约 10mm 处的上直肌颞侧。打开 Tenon 囊，用肌肉钩分离上直肌。Tenon囊和结膜经上直肌止端向鼻侧反折，保持肌间膜完好。然后沿着上直肌的颞侧缘放置 Desmarres牵拉钩，可以直接看到上斜肌腱及其筋膜鞘。在筋膜鞘上做一个小切口，用两个小 Stevens 钩勾住上斜肌。有的术者倾向于在肌腱下穿过 5-0 尼龙或丝线，去除缝针后，缝线穿过上斜肌腱下至上直肌颞侧。这一操作确保了整个上斜肌腱止端被囊括在接下来的术式中。然后，手术医生可以进行个人倾向的增强手术。结膜用主刀医生喜欢的缝线进行缝合。

上斜肌折叠术：用肌肉钩或折叠器将上斜肌腱上提至上直肌颞侧，用卡尺测量所需的折叠量。折叠的量取决于在被动牵拉试验中感觉到肌腱的松弛程度。由于折叠的是肌腱本身，所以测量时只需量取所需折叠长度的一半。褶式缝线将肌腱进行自身折叠。缝线用可松解的滑结打结。手术完成后，应再次进行被动牵拉试验，以确定所需的解剖效应。一旦达到想要的

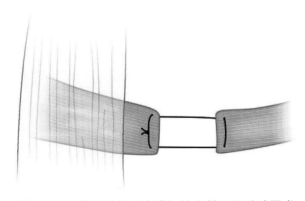

▲ 图 106-2　缝线延长（鸡缝）的上斜肌肌腱减弱术后外观

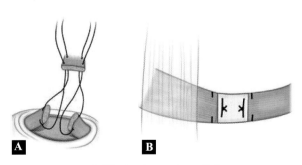

▲ 图 106-3　**Wright 术式**

A. 上斜肌在系紧硅胶带之前的外观；B. 植入延长条后的上斜肌减弱术后的最终外观

效果，滑结就会被永久地打紧。手术医生应注意避免过度收紧，因为可导致 Brown 综合征[11]（图 106-4）。

Harada–Ito 术式：切口沿圆周方向向颞侧延长。切开上斜肌腱鞘，切断与上直肌间的附着组织。用 Westcott 剪刀将肌腱从前端约 5mm 处纵向劈开。劈开并向后延伸到上直肌的中间部分位置。然后用 6-0 双臂缝线在肌腱前部的两端进行缝合锁定。前部纤维从眼球上切断。用肌肉钩分离外直肌到直接看到其上缘。然后，将上斜肌腱的前部纤维移位到外直肌上缘肌止端后约 8mm 的巩膜上[5]（图 106-5）。

六、术后处理

术闭，手术医生应在术眼的结膜穹窿处使用抗生素和类固醇的混合眼液或眼膏。一些手术医生还使用聚维酮碘和表面麻醉增加术后即刻的舒适度。没有必要在术眼上戴上眼罩。斜视术后恶心和呕吐常见，应在麻醉师的协助下进行处理。口服进食应缓慢进行。

一些手术医生会选择在手术后给患者局部使用抗生素 / 类固醇眼液或眼膏，而另一些则不会。大多数医生建议患者在斜视手术后至少 1 周内避免游泳或头部埋入水中，但淋浴和轻柔清洗眼周是可以的。尽量不要揉搓眼睛。第一次术后随访

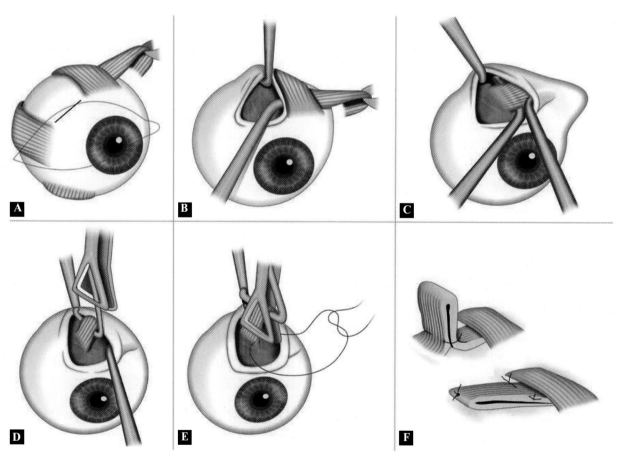

▲ 图 106-4　上斜肌折叠术

A. 上斜肌穿过滑车后在上直肌下行走；B. 反折结膜、Tenon 囊和分离上直肌；C. 分离上斜肌肌腱；D. 用折叠器折叠上斜肌；E. 折叠的肌腱处进行褥式缝合；F. 上斜肌折叠后的最终外观

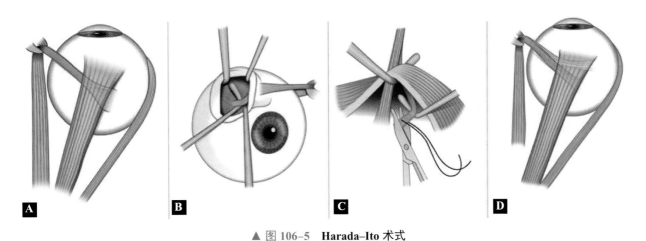

▲ 图 106–5 **Harada–Ito 术式**

A. 上斜肌肌腱外观：穿过滑车从上直肌下方穿行；B. 分离上直肌和上斜肌肌腱；C. 前部纤维缝线并用 Westcott 剪从眼球上剪断；D. Harada–Ito 术后上斜肌肌腱前部纤维转位后的最终外观

应在术后 1 周内进行，患者和（或）家属应了解感染的体征和症状。异物感、充血、结膜下出血、带血性的眼泪、眼睑结痂、轻微不适和视物模糊在斜视手术后的最初几天都是正常的。

七、并发症

所有斜视手术都有过矫或欠矫、眶窝蜂窝织炎、肌肉丢失或滑脱及眼内炎的风险。任何涉及巩膜缝线的斜视手术，如果不慎刺穿眼球，都有视网膜撕裂或脱离的风险。上斜肌手术增加了涡旋静脉破裂出血的风险。如果术者过分离上穹窿，可能会发生过度的纤维化、限制、眼睑水肿和上睑下垂；术中疏忽不经意破坏后部 Tenon 囊，可以导致脂肪粘连综合征。每一种上斜肌减弱或增强术都有可能产生其他独特的并发症。

（一）减弱术

上斜肌减弱术最常见的并发症是上斜肌的部分残留。不能完整分离出上斜肌肌腱可以导致过矫（欠矫）[9, 12]。为避免这一并发症，可以通过手术结束将患者从麻醉中唤醒前进行牵拉试验，并根据需要进行术中调整。有症状的上斜肌麻痹（过矫）是上斜肌减弱时的另一个常见的并发症[13, 14]。顽固性的外旋复视是其主要症状，可在手术后 2 年出现。有些手术医生选择同时减弱下斜肌，但这种选择并不能消除上斜肌麻痹的可能性。延长条的放置允许手术医生在矫正过度或不足的情况下重新进行调整。如果术中破坏了上斜肌的下方，延长条就会直接和巩膜发生瘢痕性粘连，造成向下注视受限。延长条放置的其他并发症包括上穹窿部的不适和较小概率的脱出。

（二）增强术

过紧的上斜肌折叠可导致医源性 Brown 综合征和内收时无法上抬[15, 16]。可以通过在折叠术后仔细做上斜肌牵拉肌试验，必要时进行调整来匹配牵拉试验的结果来避免这一并发症。在手术结束时，肌腱应轻度收紧，但如果出现过度收紧，术者应进行松解。如果术后出现明显的 Brown 综合征，手术医生应在术后立即将患者带回手术室，来修正折叠的量。如果折叠量不足，也会出现欠矫和残余上斜肌功能不足。很偶然的情况下，Harada–Ito 手术也会引起医源性 Brown 综合征[17, 18]。

八、手术方式在手术中的位置

上斜肌手术是任何斜视医生装备中的重要组成部分。如果不解决上斜肌功能不足或亢进的问题，许多类型的斜视就无法解决。这种类型的斜视包括上斜肌亢进的 A 型斜视、Brown 综合征和双侧上斜肌麻痹引起的有症状的外旋复视。手术技术的进步和细致的手术计划已经将之前试图改变上斜肌时所面临的灾难性并发症的风险降到了最低，而且正如 Marshall Parks 所说，上斜肌"不再是一个不可触碰的部分"。

经验与教训

- 上斜肌的作用包括内旋、下转和外转。上斜肌手术是使肌肉的作用减弱抑或增强，手术方式的选择取决于肌肉是亢进还是功能不足。
- 对上斜肌的手术操作应谨慎，因为对于没有上斜肌手术经验的医生来说，正确识别手术解剖结构可能是困难的。
- 上斜肌手术最常见的并发症包括欠矫残留或过矫。其他重要的并发症包括涡静脉破裂出血、过度分离引起的纤维化，以及因后部 Tenon 囊意外破裂导致的脂肪粘连。
- 上斜肌减弱手术包括腱切开、后部腱切除术、缝线延长和放置延长条。对于高级立体视的患者，减弱手术应谨慎进行，因为可能导致功能不足性外旋。
- 增强手术包括折叠术和 Harada–Ito 术。矫治过度的增强手术可导致医源性 Brwon 综合征，如果存在的话，应在术后即刻纠正。
- 手术医生应在手术开始和结束时对上斜肌进行如 Guyton 描述的术中上斜肌牵拉试验[19]。这项技术将最大限度地减少在减弱术中不能完整辨识整个上斜肌腱或在增强术后肌腱过紧的风险。

参考文献

[1] Plager, DA ed. Strabismus Surgery, Basic and Advanced Strategies: American Academy of Ophthalmology Monographs 17. Madison Avenue, New York. Oxford University Press; 2004:51.

[2] Von Graefe A. Cited by McGuire WP: Present concepts of surgery of the superior oblique muscles. Am J Ophthalmol. 1954;36:1237.

[3] Berke RN. Tenotomy of the superior oblique muscles for hypertropia. Arch Ophthalmol. 1947;38:605.

[4] Parks MM, Helveston EM. Direct visualization of the superior oblique tendon. Arch Ophthalmol. 1970;84:491.

[5] Lozano MJ, Rosenbaum AL, Santiago AP. Superior oblique procedures. In: Arthur L. Rosenbaum, Alvina Pauline Santiago, eds. Clinical Strabismus Management: Principles and Surgical Technique. Philadelphia, PA: WB Saunders Company; 1999:459–75.

[6] Brazis PW, Miller NR, Henderer JD, et al. The natural history and results of treatment of superior oblique myokymia. Arch Ophthalmol. 1994;112:1063.

[7] Plager DA. Tendon laxity in superior oblique palsy. Ophthalmology. 1992;99:1032.

[8] Finkelman SG, Mazow ML. Surgical management of excyclotorsion. Am Orthopt J. 1991;41:81.

[9] Parks MM. Management of overacting superior oblique muscles. Trans New Orleans Acad Ophthalmol. 1986;34:409.

[10] Plager DA. Traction testing in superior oblique palsy. J Pediatr Ophthalmol Strabismus. 1990;27:136.

[11] Wright KW. Color Atlas of Strabismus Surgery: Strategies and Techniques. 2nd edn. Wright Publishing. Torrance, CA. 2000:205–14.

[12] Frey T. Isolated paresis of the inferior oblique. Ophthalmic Surg. 1982;13:936.

[13] Crawford JS, Orton RB, Labow–Daily L. Late results of superior oblique muscle tenotomy in true Brown syndrome. Am J Ophthalmol. 1980;89:824.

[14] Eustis HS, O'Reilly C, Crawford JS. Management of superior

oblique palsy after surgery for true Brown syndrome. J Pediatr Ophthalmol Strabismus. 1987;24:10.

[15] Morris RJ, Scott WE, Keech RV. Superior oblique tuck surgery in the management of superior oblique palsies. J Pediatr Ophthalmol Strabismus. 1992;29:337.

[16] Saunders RA. Treatment of superior oblique palsy with superior oblique tendon tuck and inferior oblique myectomy. Ophthalmology. 1986;93:1923.

[17] Elsas FJ. Vertical effect of the adjustable Harada–Ito procedure. J Pediatr Ophthalmol Strabismus. 1988;25:164.

[18] Ohtsuki H, Hasebe S, Hanabusa K, et al. Intraoperative adjustable suture surgery for bilateral superior oblique palsy. Ophthalmology. 1994;101:188.

[19] Guyton DL. Exaggerated traction test for the superior oblique muscles. Ophthalmology. 1981;88:1035–40.

第107章 调整缝线 *

Adjustable Sutures

Bharti Nihalani–Gangwani 著

刘 睿 译

一、概述

斜视是一个难解之谜，眼球的偏斜是由于对双眼位置失去中枢的调控而导致。还没有方法可以重新调整大脑来校准眼位，取而代之的是用眼外肌手术来治疗这一神经学科的问题。这可能是斜视手术后无法预测结果的主要原因之一。为了寻找改善斜视手术的效果，一种可以在术后早期进行调整的方法应运而生。在初次手术后，有"第二次机会"来改变眼球的位置，这一概念对许多手术医生很有吸引力。大多数已发表的研究表明，在斜视手术中使用可调整缝线比使用传统斜视缝线有更好的短期成功率。最新改进的可调整缝线允许延迟调整，并为术后恢复期眼位满意的儿童和成人提供了"不调整"的选择。术后结果的改善及手术技术中增加的选项，使可调整缝线成为一个有吸引力的选择，甚至是在儿童病例中。

可调整缝线斜视手术首先于 1907 年由德国 Bielschowsky 在文献中描述[1]。1975 年 Jampolsky 第一次对现代可调整缝线技术进行演示[2]。可调整缝线技术的基本原理是用一个临时的或滑动的结将眼外肌肉固定在巩膜上。当患者从麻醉中苏醒后，对眼位进行检查。连接部位和肌肉之间的缝线长度可以缩短或加长，可以对清醒患者的眼位进行微调。

本章讨论了关于可调整缝线斜视手术的诸多方面。

二、适应证

理想的可调整缝线是那些标准斜视手术量表不适用的患者。它们对有术后复视风险的患者特别有用。Tripathi 等建议，可调整缝线实质上可用于几乎所有类型能配合的斜视患者[3]。

一些主要的适应证如下。

- 限制性斜视（甲状腺眼病、巩膜环扎）。
- 既往手术或外伤。
- 肌肉滑脱、丢失或者切断。
- 非共同性斜视（Duane 综合征、Moebius 综合征、重症肌无力或麻痹性斜视）。
- 任何长期的复杂斜视。
- 合并水平、垂直和旋转斜视。

"棉签"测试可以用来识别哪些患者能够配

---

*. 本章配有视频，可参见文前补充说明，下载视频观看

合调整过程。该测试包括用棉签或卷曲组织末端触碰未麻醉的鼻侧和颞侧球结膜。如果患者能够忍受这种操作，那么他或她应该能够耐受调整过程。

三、麻醉与镇痛

决定于手术医生的偏好，可调整缝线可以在全麻或局麻下进行。

（一）全身麻醉

除非有医学或麻醉方面的禁忌证，否则我更愿在全麻下做所有的斜视手术。全身麻醉可以评估麻醉下眼球的位置[4]，进行被动牵拉试验而不用担心不适，以及手术当日早期的缝线调整。推荐用静脉异丙酚诱导和短效静脉药物维持，如异丙酚或右美托咪定[5]。优先使用抗胆碱药、抗焦虑药和止吐药。应避免使用长效肌肉松弛剂，因为它们可能干扰术后调整。重要的是要避免使用旧的吸入麻醉剂，如异氟烷和氟烷，因为它们会导致术后恶心、呕吐和更多的镇静，这使得精确的术后检查几乎不可能。麻醉剂，如吗啡和阿片类镇痛药，因为有术后恶心和呕吐的风险应避免使用[6]。

（二）局部麻醉

局部麻醉可用于全身麻醉的禁忌的患者或不允许全身麻醉的门诊患者。当使用局麻时，应避免使用长效局麻药，如布比卡因。即使使用短效局麻药，如利多卡因，至少需要 5h 才能恢复眼球运动。当需要局部麻醉时，我倾向于在短暂的丙泊酚镇静下，Tenon 囊下注射 4% 利多卡因，以减少球后间隙的麻醉量。

四、手术技巧

（一）角膜缘对比穹窿部入路

我更喜欢穹窿入路，因为切口隐藏在眼睑下，它提供了极好的美容效果和患者的舒适度。角膜缘入路在手术和缝合调整中提供了广泛的暴露，但由于调整后很难用结膜覆盖缝合线，因此需要预先缝合结膜。与角膜缘入路相比，穹窿入路暴露有限，增加了手术和缝合调整的技术难度。

（二）肌肉再附着技术

有两种方法进行肌肉再附着（图 107-1）。

蝴蝶结技术：在穿过巩膜后，缝线被打结成一起形成一个单环蝴蝶结，就像鞋带一样。在调整过程中，松开蝴蝶结，调整肌肉的位置，再系紧蝴蝶结。一旦达到理想的眼位，蝴蝶结减去并转换为一个方结。

拉紧或滑动套索技术：缝线两端从巩膜隧道拉出，位置间距小于 1mm。用另外一截缝线用方

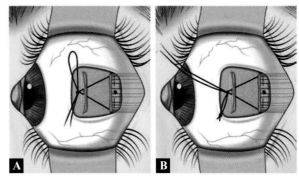

▲ 图 107-1 **肌肉再附着的两种方法**

A. 蝴蝶结技术：缝线像鞋带一样用蝴蝶结系紧；B. 滑动套索技术：用一段单独的缝线围绕端线两端形成套索（引自 Hunter DG, Dingeman RS, Nihalani BR. Adjustable sutures in strabismus surgery. In: Wilson ME, Saunders RA, Trivedi RH, eds. Pediatric Ophthalmology: Current Thought and a Practical Guide. Berlin Heidelberg, Germany: Springer;2009: 213-26. ）

结围绕两头端线形成套索。套索的末端打结并形成桶柄结构，以便于在调整期间滑动套索。

（三）调整的时机

可在术中或术后1小时～2周内进行调整。术中调整可以立即纠正术后的明显斜视，但不太可能进行更精细的调整，这需要患者保持警醒。调整的时机通常根据手术医生的偏好进行。我一般在术后1～3天内调整，避免术后5～6天调整，尤其对于儿童。

五、可调整缝线能增加成功率

数年以来，已经发表了许多关于可调整缝线的研究结果。讨论所有这些研究超出了本章的范围，然而，Nihalani和Hunter发表了一篇关于可调整缝线技术的深入述评[7]。大多数研究都比较了可调整缝线与既往对照的结果[3, 8-14]。

一些较新的研究比较了在同一机构、同一手术医生或同一组手术医生中使用可调整线和不可调整缝线的病例[15-17]。大多数发表的研究表明，可调整缝线在首次手术和复杂斜视中的优势。尽管对可调整缝线手术的效果仍存在持续的广泛质疑，但目前还没有针对这一问题的前瞻性、随机化的、对照研究的"金标准"[18]。

六、可选的及延迟调整缝线

在传统的可调整缝线手术中，无论患者是否需要调整，第二步都需要进行打结和修剪缝线末端。这就会特别关注儿童病例，因为他们在第二步都需要麻醉来进行缝线调整。可选的调整缝线技术不仅在儿童，而且在成人中看起来是合理的。因此，可调整缝线技术不断改进以满足这一

标准。Saunders和O'Neil[19]描述了一种调整缝线不需要打结的技术。在他们的研究中没有发生肌肉滑脱。随着这些令人鼓舞结果的发表，出现了各种传统可调整缝线技术的改进方式[20-28]。

术后愈合过程导致的粘连，阻止了对术后迟发斜视漂移患者的延迟调整。大多数目前的技术允许术后1～2周进行延迟调整，特别是老年病例。患者越年轻，肌肉就越早牢固地附着在眼球上。术后超过2天，如果没有手术室的镇静麻醉，通常是不可能对儿童进行调整。术后2周，由于担心正在分解的polyglactin 910缝线在肌肉重新附着到眼球前就发生断裂，因此不建议调整即使是尝试。各种材料和药物[29-31]正在动物模型中进行评估，来辅助术后长达5周的延迟调整，这看起来令人向往。然而，仍在等待在人体试验中评估其安全性和有效性。

七、笔者个人偏好的手术技巧

我在所有使用可调整缝线的成人和儿童斜视患者中使用Hunter等描述的短标记套索技术来调整缝线[32, 33]。

除非有禁忌证，否则所有患者都在全身麻醉下进行可调整缝线手术。与传统斜视手术一样，采用双臂6-0 polyglactin 910（Vicryl, Ethicon Inc., Johnson & Johnson, Somerville, NJ, NJ）固定肌肉，并从巩膜上离断。确认肌肉止端并用0.5 Castroviejo钳夹住。缝线的匙形针一个接一个用半层的深度穿过原肌止端。针以"V"形穿过。对于后退术，缝线巩膜进针处间隔1～2mm，但在出针处两端几乎接触。对于缩短术，这个"V"形的分开在进针处被扩大到3～5mm，但是出针时仍旧接近。

对于可调整的后退，使用标准的悬吊方法和手术量。对于可调整的缩短术，将切除额外

1～3mm 的肌肉。然后让肌肉可以悬吊相同的量。这允许在调整时，缩短的肌肉前徙或后退。这也避免了有时在肌止端附近出现不美观的肌肉残留。

重要的是把肌肉拉到原来肌止端位置。用一个单结将端线两端固定在一起，小心避免让任何一端肌肉不对称地向后滑动。单结上额外的缝线被切除。一段来自去除针头的 5cm 长的 polyglactin 910 缝合线（Vicryl，Ethicon Inc.，Johnson & Johnson）用于可调整缝线的套索（图 107-2A 和 B）。这段缝线置于在端线结下并缠绕端线 2 圈。然后打一个方结以确保一个紧密的套索，以防止意外的滑动。关键是套索应该尽可能地收紧。套索的两端用单结系在一起形成一个 5cm 长的套索。单结上多余的缝线进行修剪。套索向前或向后滑动到所需位置。如果端线在出针的地方几乎接触，套索被放置在确切地期望后退的量处（例如，套索位于出针处 5mm 为 5mm 的后退量）。如果端线在其出针时分开，则增加一个额外的"经验系数"（例如，如果端线在出针处相距 1mm，则套索位于 5.5mm 出针处相当于

5mm 的后退量）。

新的肌肉位置是通过测量它到巩膜肌止点的距离来确定的。在调整缝线时，如果需要，可以放置 5-0 涤纶（Mersilene，Ethicon Inc.，Johnson & Johnson）牵引缝线，以帮助在缝线调整时操控眼球和牵拉结膜。切除多余的 Tenon 囊组织以防止结膜囊肿或化脓性肉芽肿的形成。用生理盐水冲洗切口，抓住并切除突出的多余组织。结膜常规不缝合，因为小切口在眼睑力量的作用下可以自闭。如果结膜切口在手术中无意被扩大，可以用 6-0 快速吸收肠线或 8-0 polyglactin 910 线（Vicryl，Ethicon Inc.，Johnson & Johnson）缝合部分切口。即使切口部分被缝线关闭，切口必须保持足够大，以允许缝线调整。眼罩是不必要的，除非有上皮的缺损。选择使用抗生素 / 类固醇滴剂而不是软膏，以避免在调整时视物模糊。长缝线末端被折叠并用 1/2in（1in=25.4mm）长的免缝胶带贴在鼻子的内侧表面或外眦的外侧皮肤。

我在所有儿童患者和大多数成人患者中使用

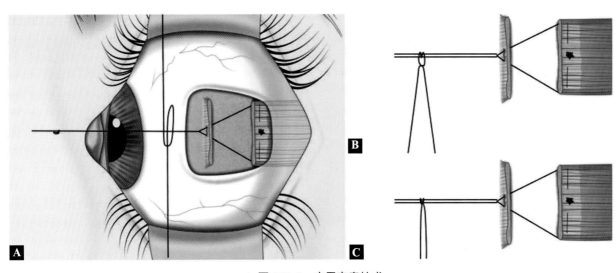

▲ 图 107-2　应用套索技术

A. 一段线置于端线下，环绕端线 2 圈；B. 用方结系紧；C. 套索的末端用单结系在一起〔引自 Hunter DG, Dingeman RS, Nihalani BR. Adjustable sutures in strabismus surgery. In: Wilson ME, Saunders RA, Trivedi RH (eds). Pediatric Ophthalmology: Current Thought and a Practical Guide. Berlin, Heidelberg, Germany: Springer; 2009:213-26.〕

可调整的短标记套索缝线技术[26]，其中端线和套索被剪成"短标记"并盘在结膜下（图 107-3）。不使用涤纶牵引缝线。在端线出针 3mm 的地方打一个单结，可以进行一个额外 3mm 的后退量。除了在非常复杂和再手术的病例中，我预留 5mm 长的端线这样可以进行更大的调整。在套索缝线的约 3mm 处也打一个单结，但是修剪成较长的线尾，以便在调整中和端线加以区别。这种操作减少了留在眼内缝线的数量，减少发生缝线肉芽肿的概率。

八、调整

全麻手术，术后 1~2h 在苏醒室进行调整。局部滴注丙美卡因，每隔 2~3 分钟至少滴 3 次。为了确保患者足够警醒，我要求患者在没有背部支撑的情况下坐在床边，双腿悬空。如果需要，戴上矫正眼镜来评估眼位。如果患者术前需要棱镜，应注意确保在调整过程中使用的眼镜没有棱镜。对于佩戴隐形眼镜的高度屈光不正患者，可通过使用表面麻醉后戴上隐形眼镜来进行调整过程。

首先，要仔细评估眼球转动和双眼运动。然

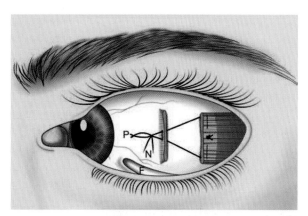

▲ 图 107-3　短标签套索缝线技术中显示穹窿切口（F）、修减的端线（P）和套索（N）埋藏于结膜下

引自 Hunter DG, Dingeman RS, Nihalani BR. Adjustable sutures in strabismus surgery. In: Wilson ME, Saunders RA, Trivedi RH, eds. Pediatric Ophthalmology: Current Thought and a Practical Guide. Berlin, Heidelberg, Germany: Springer; 2009:213-26.

后，在远距离和近距离进行遮盖试验。内斜视和上斜视矫正的目标是为了达到正位。唯一的例外是对上斜肌麻痹患者进行了下斜肌减弱术并伴有垂直肌后徙的患者需要欠矫。外斜视矫正的目标是过矫，使患者在远距离时出现复视（内斜 10~15PD），1/3 米的近距离时保持正位。

在恢复室的患儿静脉留置并保持禁食状态。我提前向麻醉师告知在恢复室调整可能需要镇静。对于儿童患者的缝线调整推荐使用异丙酚联合局部贝美卡因来镇静。一些幼儿在手术当天很难进行评估。我不尝试对这些儿童进行评估，而是手术结束后就送他们回家。我询问他们的父母关于孩子斜视的情况，并让他们在术后第 1~3 天给我发术后眼位照片。如果眼睛仍旧斜视的，我就让他们过来在禁食下接受评估，并计划在手术室镇静下进行缝线调整。

为了对套索进行调整，首先抓住端线，以避免意外滑动套索。为了收紧或者减少后退量，将端线向上拉动肌肉前移，同时要求患儿向肌肉方向注视（或者，如果患儿使用镇静药，使用牵引缝线将眼球转向肌肉）。这将套索缝线向上拉离巩膜。用持针器在套索前夹紧并固定端线，用另一持针器将套索向后朝巩膜滑动。放松或增加后退量，端线同样使用持针器拉向前牵拉，但此时持针器在套索后夹紧并固定端线。用第二个持针器抓住套索并向远离肌肉的方向滑动。一旦调整了套索，就松开缝线，当眼球稳定后，患者就会被要求向后退肌肉的方向或远离的方向注视。这将使得肌肉向后回缩，使套索结牢固地锁定在巩膜上（图 107-4）。

为了在完成调整后永久固定缝线，剪除远端端线上的单结以分开端线两头，然后缝线被牢牢地系紧在一起。注意不要在打结时拉起端线，因为这可能会改变肌肉的位置。对端线两头和套索

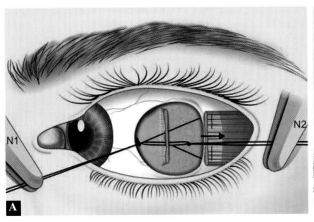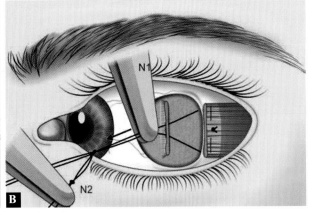

▲ 图 107-4　缝线调整技术

A. 为了收紧或减少后退量，端线用持针器（N1）夹在套索之前并固定，用另一持针器（N2）将套索向后朝巩膜滑动（箭）；B. 为了放松或增加后退量，端线用 N1 夹在套索之后并固定。用 N2 抓住套索并向远离肌肉的方向滑动（引自 Hunter DG, Dingeman RS, Nihalani BR. Adjustable sutures in strabismus surgery. In: Wilson ME, Saunders RA, Trivedi RH, eds. Pediatric Ophthalmology: Current Thought and a Practical Guide. Berlin, Heidelberg, Germany: Springer;2009:213-26.）

缝线进行修剪，去除聚酯牵引缝线。缝线盘在结膜下，通常用结膜覆盖缝线而不需要缝合。

　　手术当天采用不同的完成步骤，可以在术后长达 7 天后进行重新调整。取决于调整的预期量，在端线上的第二个单结的距离缩减为 3～5mm。套索缝线被修剪到 3～4mm 长度（短标签套索），同时单结上预留较长的线尾。去除涤纶缝线，缝线末端埋藏在结膜下。如果滑动套索用一个方结牢固打结的话，它通常不会在愈合期间发生移位。

　　至关重要的是，手术医生不应该忽视原始手术量并应该知道什么时候停止调整。应避免超过 2mm 的调整，除非在特殊情况下，如严重的限制性斜视。如果调整后眼位没有变化，可能是由于其他因素，如眼眶限制，没有必要进一步调整。

九、特殊情况

（一）上斜肌手术调整

　　可调节的上斜肌缝线间隔[33] 是 Knapp "鸡缝" [34] 和 Wright "上斜肌肌腱延长条" [35] 技术

的改进。该术式用不可吸收缝线分割上斜肌肌腱断端来允许对上斜肌的减弱量进行部分、可逆和术中调整。在进行了过度的牵拉试验和眼底旋转评估后，缝线允许术中来调整间隔的大小。可调节滑动套索的上斜肌减弱术和 Harada-Ito 手术 [36-38] 可以进行术后调整，并在小样本量的患者中显示了良好的效果（图 107-5）。

（二）半调整缝线

　　在调整和非调整缝线病例中，下直肌滑脱发生率在 7%～41% [39]。Kushner [40] 描述了一种"半可调"技术，该技术将肌肉更牢固地固定于眼球，从而减少肌肉滑脱的发生率（图 107-6）。该技术包括将肌肉的两端牢牢地缝合到巩膜上，并在肌肉中间放置可调整缝线。这一技术的缺点是，它限制了在调整时增加后退量的能力，这可以通过开始设定过矫的目标来加以克服。

（三）转位肌肉的调整缝线

　　Guyton [41] 开发了一种创新技术，用于外展神经麻痹的垂直肌移位术，减少了对同侧内侧直

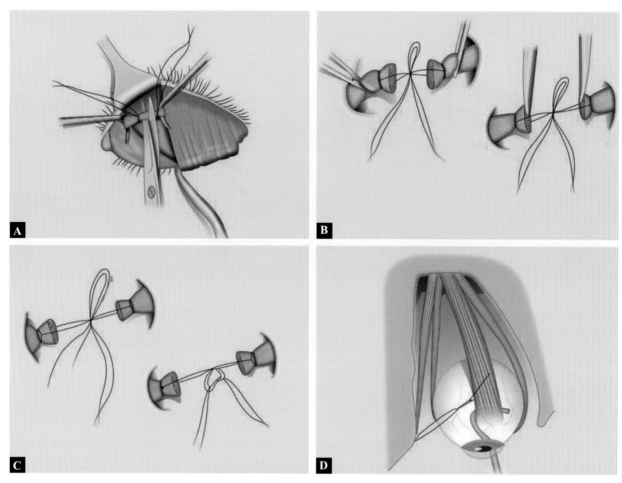

▲ 图 107-5　可调整上斜肌缝线间隔的手术技术

A. 暴露上斜肌肌腱并放置缝线；B. 系紧缝线，留出 2～8mm 的间隔；C. 剪去一对缝线将其穿过滑结后将滑结变成方结，然后用一永久性的方结固定缝线；D. 最终带有缝线间隔的上斜肌肌腱位置（引自 Suh DW, Guyton DL, Hunter DG. An adjustable superior oblique tendon spacer with the use of nonabsorbable suture. J AAPOS. 2001;5:164-71.）

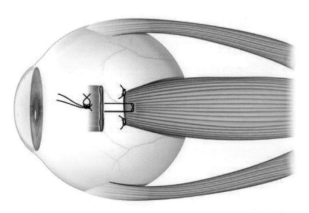

▲ 图 107-6　半调整缝线技术显示的是下直肌两端被牢固地固定在巩膜上，肌肉中间放置调整缝线（引自 **Kushner BJ. An evaluation of the semiadjustable suture strabismus surgical procedure. J AAPOS 2004;8:481-7.**）

肌后退的需求，也避免了 Foster 缝线。转位的肌肉被放置一个带套索的可调整的缝线。套索位于外直肌下方可对上直肌进行调整，利用外直肌上方的套索来调整下直肌。这项技术允许垂直肌肉在外直肌下方交叉来进一步外收紧垂直肌肉，从而增加外展力。

十、优点与缺点

优点

● 通过提供"二次机会"的精细对位来减少

再次手术的概率。

缺点

- 手术复杂需要更多的手术时间。
- 增加患者的焦虑。
- 眼内留存更多的缝线。
- 术后漂移。

十一、术后漂移

调整缝线后发生的术后漂移程度是不可预测的。Eino 和 Kraft [12] 发现内斜视和外斜视有相等的趋势向欠矫或过矫发生漂移。Isenberg 和 Abdarbashi [42] 发现，大多数外斜视患者普遍向欠矫方向漂移。在我们的短标签套索调整缝线的研究中 [26]，术后偏移在内斜视、外斜视和垂直偏斜的患者中均向欠矫方向漂移。平均垂直方向的欠矫漂移量小于平均水平漂移量。

十二、并发症

任何并发症，可以发生在斜视手术也可以发生可调整缝线的斜视手术。可调整缝线技术特有的并发症如下。

- 缝线调整时的迷走神经反应。
- 残留过多的缝线导致术后炎症加重。
- 缝线暴露。
- 可调整缝线结滑脱。

十三、结论

可调整缝线的概念在理论上有意义的，然而，由于难以检查和判断术后漂移，它尚未得到普遍接受，特别是在儿童病例中。大多数发表的研究表明，可调整缝线改善了成人和儿童手术效果。更新的技术允许在术后恢复期不需要调整的患者选择"不调整"，并允许在完成第一次手术和缝线调整之间有更长的时间。随着更多的时间来评估第一次手术的结果并进行修正，手术的精确性将进一步提高这一点似乎是符合逻辑的。这些发展将导致更多的手术医生至少在手术结果无法预测的复杂斜视患者中使用可调整缝线 [43]。

> **经验与教训**
>
> - 调整缝线技术为改善第一次斜视手术的效果提供"第二次机会"。
> - 常规斜视手术剂量不适用的患者是理想的适应人群。
> - 套索应当尽可能打紧来避免意外滑脱。
> - 确保患者在调整期间有足够的警醒。
> - 不要忽略初始的手术量，要知道何时停止调整。
> - 短标签套索技术儿童有用，因为对于术后满意的眼位可以避免使用镇静。
> - 调整缝线技术减少了再次手术的需要，但是增加了手术的时间和手术的复杂性。

参 考 文 献

[1] Bielschowsky A. Die neueren Anschauungen uber sen und Behandlung des Schielens. Med Klin. 1907;iii:335–6.

[2] Jampolsky A. Strabismus reoperation techniques. Trans Sect Ophthalmol Am Acad Ophthalmol Otolaryngol. 1975;79:704–17.

[3] Tripathi A, Haslett R, Marsh IB. Strabismus surgery: adjustable sutures—good for all? Eye 2003;17:739–42.

[4] Castelbuono AC, White JE, Guyton DL. The use of (a)symmetry of the rest position of the eyes under general anesthesia or sedation–hypnosis in the design of strabismus surgery: a favorable pilot study in 51 exotropia cases. Binocul Vis Strabismus Q. 1999;14:285–90.

[5] Cogen MS, Guthrie ME, Vinik HR. The immediate postoperative

adjustment of sutures in strabismus surgery with co–maintenance of anesthesia using propofol and midazolam. J AAPOS. 2002;6:241–5.

[6] Haynes GR, Bailey MK. Postoperative nausea and vomiting: review and clinical approaches. South Med J. 1996;89:940–9.

[7] Nihalani BR, Hunter DG. Adjustable suture strabismus surgery. Eye. 2011;25:1262–76.

[8] Rosenbaum AL, Metz HS, Carlson M, Jampolsky AJ. Adjustable rectus muscle recession surgery: a follow–up study. Arch Ophthalmol. 1977;95:817–20.

[9] Keech RV, Scott WE, Christensen LE. Adjustable suture strabismus surgery. J Pediatr Ophthalmol Strabismus. 1987;24:97–102.

[10] Wisnicki HJ, Repka MX, Guyton DL. Reoperation rate in adjustable strabismus surgery. J Pediatr Ophthalmol Strabismus. 1988;25:112–4.

[11] Leuder GT, Scott WE, Kutschke PJ, Keech RV. Long–term results of adjustable strabismus surgery for strabismus secondary to thyroid ophthalmopathy. Ophthalmology. 1992;99:993–7.

[12] Eino D, Kraft SP. Postoperative drifts after adjustable suture strabismus surgery. Can J Ophthalmol. 1997;32:163–9.

[13] Ogut MS, Onal S, Demirtas S. Adjustable suture surgery for correction of various types of strabismus. Ophthalmic Surg Lasers Imaging. 2007;38:196–202.

[14] Kraus DJ, Bullock JD. Treatment of thyroid ocular myopathy with adjustable and non–adjustable suture strabismus surgery. Trans Am Ophthalmol Soc. 1993;91:67–79.

[15] Awadein A, Sharma M, Bazemore MG, et al. Adjustable suture strabismus surgery in infants and children. J AAPOS. 2008;12:585–90.

[16] Zhang MS, Hutchinson AK, Drack AV, et al. Improved ocular alignment with adjustable sutures in adults undergoing strabismus surgery. Ophthalmology. 2012;119:396–402.

[17] Mireskandari K, Cotesta M, Schofield J, Kraft SP. Utility of adjustable sutures in primary strabismus surgery and reoperation. Ophthalmology. 2012;119;629–33.

[18] Hassan S, Haridas A, Sundaram V. Adjustable versus nonadjustable sutures for strabismus. Cochrane Database Syst Rev. 2018;3:CD004240.doi 10.1002/14651858. CD004240.pub4.

[19] Saunders RA, O'Neill JW. Tying the knot: is it always necessary. Arch Ophthalmol. 1992;110:1318–21.

[20] Eustis HS, Elmer TR Jr, Ellis G Jr. Postoperative results of absorbable, subconjunctival adjustable sutures. J AAPOS. 2004;8:240–2.

[21] Kipioti A, George ND, Taylor RH. Tied and tidy: closing the conjunctiva over adjustable sutures. J Pediatr Ophthalmol Strabismus. 2004;41:226–9.

[22] Engel JM, Rousta ST. Adjustable sutures in children using a modified technique. J AAPOS. 2004;8:243–8.

[23] Nguyen DQ, Hale J, Von Lany H, Harrad RA. Releasable conjunctival suture for adjustable suture surgery. J Pediatr Ophthalmol Strabismus. 2007;44:35–8.

[24] Hakim OM, El–Hag YG, Haikal MA. Releasable adjustable suture technique for children. J AAPOS. 2005;9:386–90.

[25] Coats DK. Ripcord adjustable suture technique for use in strabismus surgery. Arch Ophthalmol. 2001;119:1364–67.

[26] Nihalani BR, Whitman MC, Salgado CM, et al. Short tag noose technique for optional and late suture adjustment in strabismus surgery. Arch Ophthalmol. 2009;127:1584–90.

[27] Robbins SL, Granet DB, Burns C, et al. Delayed adjustable sutures: a multicentred clinical review. Br J Ophthalmol. 2010;94:1169–73.

[28] Budning AS, Day C, Nguyen A. The short adjustable suture. Can J Ophthalmol. 2010;45:359–62.

[29] Choi MY, Auh SJ, Choi DG, Chang BL. Effect of ADCON–L on adjustable strabismus surgery in rabbits. Br J Ophthalmol. 2001;85:80–4.

[30] Choung HK, Jin SE, Lee MJ, et al. Slow–releasing paclitaxel in polytetrafluoroethylene/polylactide–co–glycolide laminate delays adjustment after strabismus surgery in rabbit model. Invest Ophthalmol Vis Sci. 2008;49:5340–5.

[31] Lee MJ, Jin SE, Kim CK, et al. Effect of slow–releasing alltrans–retinoic–acid in bioabsorbable polymer on delayed adjustable strabismus surgery in a rabbit model. Am J Ophthalmol. 2009;148:566–72.

[32] Hunter DG, Dingeman RS, Nihalani BR. Adjustable sutures in strabismus surgery. In: Wilson ME, Saunders RA, Trivedi RH, eds. Pediatric Ophthalmology: Current Thought and a Practical Guide. Springer: Heidelberg, Germany;2009:213–26.

[33] Suh DW, Guyton DL, Hunter DG. An adjustable superior oblique tendon spacer with the use of nonabsorbable suture. J AAPOS. 2001;5:164–71.

[34] Jampolsky A. The Philip Knapp Lectureship [commentary]. J AAPOS. 1998;2:131–2.

[35] Wright KW. Superior oblique silicone expander for Brown syndrome and superior oblique overaction. J Pediatr Ophthalmol Strabismus. 1991;28:101–7.

[36] Goldenberg–Cohen N, Tarczy–Hornock K, Klink DF, Guyton DL. Postoperative adjustable surgery of the superior oblique tendon. Strabismus. 2005;13:5–10.

[37] Metz HS, Lerner H. The adjustable Harada–Ito procedure. Arch Ophthalmol. 1981;99:624–6.

[38] Nishimura JK, Rosenbaum AL. The long–term torsion effect of the adjustable Harada–Ito procedure. J AAPOS. 2002;6:141–4.

[39] Sprunger DT, Helveston EM. Progressive overcorrection after inferior rectus recession. J Pediatr Ophthalmol Strabismus. 1993;30:145–8.

[40] Kushner BJ. An evaluation of the semiadjustable suture strabismus surgical procedure. J AAPOS. 2004;8:481–7.

[41] Phamonvaechavan P, Anwar D, Guyton DL. Adjustable suture technique for enhanced transposition surgery for extraocular muscles. J AAPOS. 2010;14:399–405.

[42] Isenberg SJ, Abdarbashi P. Drift of ocular alignment following strabismus surgery. Part 2: using adjustable sutures. Br J Ophthalmol. 2009;93:443–7.

[43] Engel JM. Adjustable sutures: an update. Curr Opn Ophthalmol. 2012;23:373–6.

第 108 章 转位术
Transposition Surgery

Manoj V. Parulekar 著

邹蕾蕾 刘 睿 译

一、概述

"transpose" 这个词来源于中世纪英语 "transposen"，意思是转换；来源于古法语 "transposer"，意思是改变。转位斜视手术涉及改变眼外肌位置及作用方向，包括以下几个方面。

- 将水平直肌的肌止端沿着 Tillaux 螺旋向上或下转位到垂直直肌的肌止端。
- 将垂直直肌的肌止端沿着 Tillaux 螺旋向颞侧或鼻侧转位到水平直肌的肌止端。
- 斜肌的转位包括将上斜肌肌腱转位到内直肌肌止端或下斜肌的前转位。

本章的讨论限于全肌肉转位手术，其他章节会讨论水平或垂直肌肉的部分转位解决字母征（A、V、X 或 Y）斜视或小度数水平或垂直斜视（见第 102 章和第 103 章）和斜肌转位手术（见第 105 章和第 106 章）。

二、转位术的解剖基础及原理

四条直肌起点在眼眶眶尖处的 Zinn 环，肌止端沿着 Tillaux 螺旋。肌肉被肌间膜和 pulleys 结构的复杂系统连接。

如果直肌肌止端向一个特定方向移位，由于肌肉、周围组织和复杂的 Pulley 系统产生的黏滞力，会改变那个方向牵拉力的净矢量。这种效应在移位不到一半肌腱宽度时不显著，但是超过一半后会逐步增加。

这有两个作用。

- 静态变化——眼睛的静止眼位向转位的方向改变。
- 动态变化——增加转位方向的运动范围。

因此，水平直肌的垂直转位将改变垂直偏斜，扩大转位方向的垂直运动范围，垂直直肌的水平转位将影响水平偏斜和水平运动的范围。

因此转位手术的目的如下。

- 改善运动的范围。
- 扩大双眼单视区，将其移动到一个更常用的位置，如下方注视。

三、沿革

Hummelsheim 在 1907 年报道了外直肌麻痹后垂直肌肉的部分肌腱转位术。O'Connor、Wener 和 Berens 随后对该术式做了一些改变[1]。Carlson 和 Jampolsky 报道了部分肌腱转位的改良术[2]。Jensen 报道了直肌联结术。在该术式中，肌肉是劈开而不是切断，从而使眼前段缺血的风险降到最低[3]。然而，由于睫状血管被缝线压迫，该风险仍然存在。

完全肌腱转位术由 O'Connor 首次报道。手术会导致显著的垂直斜视。Rosenbaum 报道了一种可调整技术，将上直肌肌止端平行于外直肌长轴以减少缺血风险[4]。McManaway 等将肌肉沿着 Tillaux 螺旋转位。随后有报道采用肉毒杆菌毒素减弱内直肌[5]。Foster 报道将转位的肌肉用外侧缝线技术固定在巩膜以增强转位效果[6]。

四、适应证

当肌肉功能差或无功能导致眼球向某方向注视时运动严重受限，产生非共同性斜视时，可行肌肉转位术。手术的目的是改善第一眼位的偏斜或改善特定方向的运动范围，从而减少非共同性，或两者兼而有之。必须强调，手术可以改善但不能完全恢复麻痹肌肉的运动范围。常见的适应证如下：

- 麻痹性斜视
  - ➤ 外直肌麻痹——一条或者两条垂直直肌转位到外直肌肌止端，改善内斜视及受累眼的外展幅度（图 108-1 和图 108-2）。
  - ➤ 动眼神经麻痹引起的上斜视——两条水平直肌转位到上直肌的肌止端，改善垂直偏斜和上转幅度（Knapp 术）。

- 下直肌麻痹——尤其是眼眶爆裂性骨折后引起的。两条水平直肌转位到下直肌的肌止端，改善垂直偏斜和下转幅度（反 Knapp 术）。

- 神经异常支配（Duane 综合征或 Möbius 综合征）——如果外直肌基本无功能，垂直直肌的外侧转位可以增加外转幅度，使眼球转动到达或者超过垂直中线的范围，改善内斜视。

- 先天性神经支配功能不足（单眼上转不足）——这种情况下，患眼上转受限，第一眼位可伴有或者不伴下斜视，并伴随轻微的上睑下垂。

- 肌肉创伤（爆裂性骨折）、肌肉丢失（手术并发症），或通常影响内直肌和下直肌的先天性肌肉缺失。这些情况下，肌肉转位术可以恢复部分功能。

五、转位手术适应证评估

基于受累肌肉的残余功能，从而决定是否行转位术。这可以通过评估扫视运动的范围来决

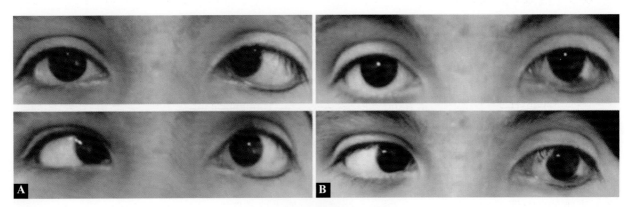

▲ 图 108-1 外直肌麻痹（左眼）

A. 左眼第 VI 对脑神经麻痹术前第一眼位和左转眼位；B. 左眼内直肌后退及上直肌颞侧转位后内斜及左眼外转改善

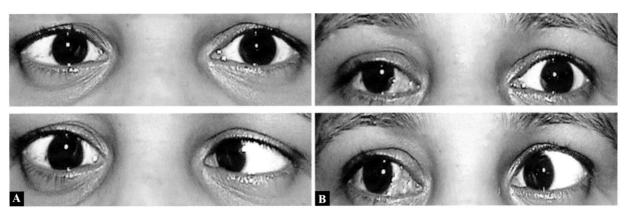

▲ 图 108-2 外直肌麻痹（右眼）

A. 右眼第Ⅵ对脑神经麻痹术前第一眼位和右转眼位；B. 右眼上下直肌颞侧转位，内直肌注射肉毒素后内斜及右眼外转改善

定。如果受累眼向着麻痹肌肉方向运动能过中线，可行标准直肌后退缩短术，转位手术并非必要。然而，如果眼球运动不能过中线，对于能配合的成人患者，可用主动牵拉试验来评估受累肌肉的残余力量。如果残余力量很小或者无力，应考虑转位手术。

重要的是，要确定被转位的肌肉有足够的功能，如第Ⅲ对脑神经麻痹，会同时影响水平及垂直直肌，若麻痹的肌肉行转位术会导致矫正不足。

六、手术技巧

垂直直肌的颞侧转位矫正外直肌的功能不足，方法如下述。类似的方法可以用于水平直肌的上转位（Knapp 术）或下转位（反 Knapp 术）。

术前做被动牵拉试验很重要，用来评估拮抗肌是否挛缩。如果麻痹肌作用方向运动受限，可用肉毒杆菌毒素注射到拮抗肌，使手术的效果最大化。

虽然 Moody 锁镊可以获得很好地暴露，我更喜欢使用 5-0 或 6-0 丝线在上直肌和外直肌间或者下直肌和外直肌间的颞上或颞下象限做牵引缝线，来进行最大的暴露。结膜切口做颞上或者颞下象限，平行于角巩膜缘后 7mm，易于分别勾住上直肌和外直肌，以及下直肌和外直肌。分离上直肌，双头 6-0 Polyglactin 缝线在肌止端后穿过肌腱缝合，然后从巩膜上剪断肌肉。仔细分离与之相连的上斜肌下肌间膜。然后上直肌沿 Tillaux 螺旋向外侧转位，缝合到角巩膜缘后 7mm，与外直肌肌止端相邻。

下直肌从颞下象限分离，重复类似过程，下直肌沿着 Tillaux 螺旋向上转位，缝到外直肌肌止端附近。

（一）增强的转位术

如果手术需要 Foster 增强缝合[7]，可采用 5-0 或 6-0 不可吸收缝线缝合，如 Dacron，将转位垂直直肌的外侧 1/4 与毗邻的外直肌边缘在 Tillaux 螺旋后 5~6mm 的巩膜上进行联结（见第 101 章）。

（二）可调整转位术

如果担心术后产生垂直斜视，可将上或下直肌分别在平行于外直肌上或下边缘后 1mm 处的新肌止端进行缝合[4]。与其他可调整斜视手术一样，缝合时系上一个滑结（见第 107 章），结膜不缝合，便于术后第 2 天调整。

如果术后有垂直偏斜，垂直直肌可做适当后退来矫正。如果有水平过矫，两条垂直直肌可后退相同量。

如果被动牵拉试验发现内直肌过紧，转位的同时可以内直肌注射肉毒杆菌毒素减弱其力量，或几个月后行内直肌后退术。

（三）Knapp 术

Knapp 术[7] 将内外直肌肌腱上转到无力的上直肌肌止端，以增加上转的幅度和（或）矫正下斜视。通常的指征有单眼上转不足，但其他适应证包括颅面综合征中的上直肌缺如、第Ⅲ对脑神经的上支麻痹和上直肌的创伤性损伤。

手术本身已经很有效，但同时可以结合 Foster 加强缝线来增强手术效果，矫正大角度的垂直斜视。

（四）反 Knapp 术

反 Knapp 术[8] 将内外直肌肌腱下转到无力的下直肌肌止端，以增加下转的幅度和（或）矫正上斜视。通常的指征有爆裂性骨折导致的下直肌创伤性损伤、单眼下转不足（双下转麻痹）、颅面综合征中的上直肌缺如、第Ⅲ对脑神经下支麻痹。

尽管该术式本身很有效，但可以联合 Foster 加强缝线增强效果来矫正大角度的垂直斜视。加强缝线可显著增加过矫的风险，需谨慎使用。

（五）单条直肌转位术

在外直肌功能不足而内直肌发生挛缩需要后退时，这种转位手术非常有用[9, 10]。该术式包括上直肌的颞侧转位，以及同侧内直肌可调整后退术。上直肌和外直肌肌腹边缘在肌止端后 8～12mm 用套环缝线联结。由于只有一条垂直直

肌转位，内直肌可安全的后退，不必担心发生眼前段缺血。后续的下直肌颞侧转位可以解决欠矫的问题。

（六）第Ⅲ对脑神经麻痹外直肌向鼻侧转位

这种术式可以用于第Ⅲ对脑神经麻痹。此时内直肌功能不足，外直肌失去对抗（功能亢进）[11]。外直肌从肌止端分离，沿长轴向后分割成两束经过中线：上半束沿上直肌下方穿过，下半束沿下直肌下方穿过。用（或者不用）可调整缝线将两条肌束固定在内直肌的上下边缘巩膜上。

七、并发症及处理

（一）过矫

外直肌麻痹的患者，垂直直肌颞侧转位术后早期过矫，可能由肉毒杆菌毒素引起的内直肌麻痹所致。如果未曾使用肉毒素对内直肌进行去神经化，可用上述的通过同时对两条垂直直肌进行等量后退的可调缝线方式来解决术后早期过矫。

迟发性的过矫可能是由于外直肌功能的恢复。可以通过需至少等待 6 个月再考虑手术来避免这一情况的发生。

（二）欠矫

内直肌功能不足时，垂直直肌转位到内直肌常常引起欠矫。这通常是由于外直肌无对抗或者挛缩，可通过将外直肌最大量的后退到功能性赤道后部，如角巩缘后 17mm，来尽可能减少欠矫量。将垂直直肌缩短可以加强转位效果。垂直直肌转位到外直肌很少发生欠矫，因为颞侧转位将垂直直肌拉伸，增加的肌张力增强了转位效果。

（三）垂直斜视

垂直直肌颞侧转位术中，可以有 1/3 的人出现垂直偏斜，常见是上斜视[12]。可以通过将上直肌后退 2mm 来最小化这种风险。

上述可调整缝线技术可用于矫正诱发的垂直偏斜。

（四）上睑下垂

垂直肌肉的颞侧转位可导致睑裂缩小和上睑下垂。这是因为颞侧转位导致垂直直肌紧张、上直肌和提上睑肌之间的附属连接，下直肌和眼睑的筋膜囊等组织被拉紧，导致上睑下垂和下睑的提升。

（五）前段缺血

如果两条及以上直肌同时从眼球离断，可有导致发生不高但被认知的前段缺血的风险。如果已行两条直肌的转位术，需减弱同侧拮抗肌，如外直肌麻痹中的内直肌，最好用化学去神经法（肉毒素）或至少在 3 个月，最好是 6 个月之后再行二次手术[13]。

（六）眼球运动受限

转位手术可能导致眼球运动向相反的方向受限。例如，颞侧转位将导致术眼内转受限。在某些病例中，这可能是令人满意的，可确保手术效果的长期稳定，但可能由于瘢痕和肌肉挛缩而进展，导致迟发性过矫。

> 经验与教训
>
> - 当一条或者多条肌肉功能不足时，转位手术有着显著的作用。它可改善眼球的运动范围，以及可以改善眼位。
> - 仔细的选择病例对成功的结果至关重要。
> - 转位术后可能发生前段缺血。因此，术前计划是必需的，可考虑化学去神经法。

致谢

感谢 Calvo Mackenna 医院（儿童医院）的 Eduardo Villaseca 博士及其员工，他同时还是智利圣地亚哥 Salvador 医院成人斜视科主任，为本章节提供了临床照片。

参考文献

[1] O'Connor R. Transplantation of ocular muscles. Am J Ophthalmol. 1921;4:838.

[2] Carlson MR, Jampolsky A. An adjustable transposition procedure for abduction deficiencies. Am J Ophthalmol. 1979;87:382–7.

[3] Jensen CDF. Rectus muscle union: a new operation for paralysis of the rectus muscles. Trans Pac Coast Ophthalmol Soc. 1964;45:359.

[4] Laby DM, Rosenbaum AL. Adjustable vertical rectus muscle transposition surgery. J Pediatr Ophthalmol Strabismus. 1994;31:75–8.

[5] McManaway JW 3rd, Buckley EG, Brodsky MC. Vertical rectus muscle transposition with intraoperative botulinum injection for treatment of chronic sixth nerve palsy. Graefes Arch Clin Exp Ophthalmol. 1990;228:401–6.

[6] Foster RS. Vertical muscle transposition augmented with lateral fixation. J AAPOS. 1997;1:20–30.

[7] Knapp P. The surgical treatment of double-elevator paralysis. Trans Am Ophthalmol Soc. 1969;67:304–23.

[8] Burke JP, Keech RV. Effectiveness of inferior transposition of the horizontal rectus muscles for acquired inferior rectus paresis. J Pediatr Ophthalmol Strabismus. 1995;32: 172–7.

[9] Mehendale RA, Dagi LR, Wu C, Ledoux D, Johnston S, Hunter DG. Superior rectus transposition and medial rectus recession for Duane syndrome and sixth nerve palsy. Arch Ophthalmol. 2012;130:195–201.

[10] Johnston SC, Crouch ER Jr, Crouch ER. An innovative approach to transposition surgery is effective in treatment of Duane's syndrome with esotropia [ARVOabstract]. Invest Ophthalmol Vis Sci. 2006;47:e–abstract 2475.

[11] Taylor JN. Surgical management of oculomotor nerve palsy with lateral rectus transplantation to the medial side of the globe. Aust N Z J Ophthalmol. 1989;17:27–31.

[12] Ruth AL, Velez FG, Rosenbaum AL. Management of vertical deviations after vertical rectus transposition surgery. J AAPOS. 2009;13:16–9.

[13] Keech RV, Morris RJ, Ruben JB, Scott WE. Anterior segment ischemia following vertical muscle transposition and botulinum toxin injection. Arch Ophthalmol. 1990; 108:176.

第 109 章　斜视手术并发症
Complications of Strabismus Surgery

Aparna Ramasubramanian　Ashwin Mallipatna　著

邹蕾蕾　刘　睿　译

一、概述

术中和术后的并发症是不可避免的，但幸运的是斜视手术后严重的并发症非常罕见。Bradbury 和 Taylor 分析了 24 000 例斜视手术的严重并发症，报道显示总体发生率是 1：400，临床效果不佳的为每 2400 台手术 1 例。最常见的并发症是眼球穿孔（0.08%），紧随其后的是肌肉滑脱（0.07%）、严重感染（0.06%）、巩膜炎（0.02%）和肌肉丢失（0.02%）[1]。

斜视手术后的并发症根据手术的类型及患者的特点不同而变化。术前向患者和家属详细讨论潜在的并发症很重要。在这一章，我们将讨论斜视手术可能发生的并发症，避免的方法和并发症的处理。

二、非眼部并发症

（一）眼心反射

定义为眼部肌肉牵拉引起 20% 的心率下降，伴有或不伴有节律障碍和窦性停搏[2]。这个反射的传入支是三叉神经眼分支，到达半月神经节，然后到三叉神经感觉主核，传出纤维经迷走神经[3]。基于研究人群、麻醉类型、眼心反射定义的不同，发病率为 14%～90%[4]。类似的反射有眼呼吸反射，可减少潮气量和呼吸频率。

1. 诱发因素

孩子由于高迷走神经张力，发生眼心反射的风险更高。其他诱发因素包括深度麻醉、麻醉类型、缺氧、高碳酸血症和酸中毒，推定认为内直肌牵拉诱发反射比其他眼外肌（EOM）更常见[5]。术后可调整缝线也可刺激诱发眼心反射。

2. 预防

建议肌肉的操作要温和。七氟醚及其迷走神经效应可减少眼心反射的发生。一些研究表明，利多卡因表麻可减少反射。阿托品或格隆溴铵预防给药可减少发生率，尽管在常规临床中使用是有争议的[4]。

3. 治疗

首先是立即停止手术操作。手术医生在处理肌肉时要打开监视器上声音警报，注意心率。同时有必要评估麻醉深度和排除碳酸过多或缺氧。心率通常在手术刺激暂停后恢复正常。迷走神经反射有疲劳效应，因此反复刺激可使心率变慢程度减轻。在复发性心动过缓或严重的节律障碍的情况下，可以给予阿托品或格隆溴铵。

（二）恶性高热

历史上曾认为，斜视是恶性高热的危险因素，但是在 Hopkins 的综述中否定了这种联系[6]。恶性高热是一种常染色体显性遗传疾病，因此，获得详细的家族史非常重要。有家族史的患者检测 ryanodine 受体的变异可能有用。恶性高热的最早表现是咬肌痉挛伴有潮气末二氧化碳的增加。其他症状包括心动过速、肌肉僵硬、体温升高（晚期体征）。治疗包括所有麻醉药物的停用、通气支持、身体降温和使用药物丹曲林。

（三）术后恶心和呕吐

术后恶心和呕吐是斜视术后主要并发症，导致不适，脱水，延长住院时间，增加住院费用。斜视手术后恶心、呕吐的发生率为 37%～80%[7]。恶心和呕吐的影响因素是年龄、手术类型、手术持续时间、使用麻醉类型、个人恶心和呕吐史。最常用的止吐药即地塞米松和昂丹司琼，联合使用比单独使用更有效[4]。

三、术中眼部并发症

错误的肌肉进行手术或术式错误

尽管医疗机构认证联合委员会（JCAHO）建立了减少手术错误的通用方案，但由于多条肌肉可在同一只标记眼完成，以及后退 / 切除术语常被混淆，手术肌肉错误仍可在斜视中发生。Shen 等调查了 517 名斜视手术医生，其中 33% 的医生自诉至少有一次眼别或肌肉做错或术式出错[8]。平均错误率是每 2506 台会有 1 台发生，下直肌是最常见的"错误肌肉"。在这个调查中，最常见的导致因素是斜视类型和（或）手术方式的混

淆（30%）、眼球旋转或解剖困难（17%）、注意力不集中和（或）分心（17%）。

1. 预防

避免手术肌肉或者术式出错的建议如下：

- 清楚地记录斜视类型和完整的手术计划，使手术室医生和其他工作人员都能看见。
- 与手术助手确认术前信息包括术前斜视度、手术的肌肉，以及行加强还是减弱术[8]。
- 位置标记，包括行后退还是缩短术。
- 眼球的对称性和旋转应该在手术前确认，避免无意勾错肌肉。
- 麻醉下做结膜切口前先用固定镊轻轻转动眼球，确认四条直肌的正常位置。眼球旋转过程中，我们可以通过观察肌肉的前睫状前血管而判断肌肉的真实位置，前睫状血管会随着眼球转动而结膜血管不会转动那么多。
- 对于面部畸形的患者，在术中确认眼外肌时要特别注意，因为肌肉可能发生钟点位置的位移或者肌止端发生轴性移位。在预计眼外肌解剖发生改变时，术前影像学检查有助于确认眼外肌的位置[9]。

2. 处理

一旦确认出错，必须进行矫正手术。如果缩短术做成了后退术，可以通过手术逆转，但是此时肌肉被永久地缩短，力量 – 长度关系也发生了改变。无论什么情况下，都需要充分告知患者和家属。

四、术中肌肉的并发症

（一）肌肉的滑脱 / 丢失

滑脱是肌肉向囊鞘内退缩，但囊鞘仍然附着

在眼球上。而肌肉丢失是指囊鞘失去了和眼球的黏附。原因包括术中不小心切断、缝线断裂、从肌肉钳滑脱，或者直接损伤，在既往有眼球肌肉手术、视网膜脱离手术史及老年患者中更为常见[10]。内直肌与其他肌肉没有连接，是最容易丢失的肌肉。上直肌和外直肌因与斜肌有连接，不太容易发生回缩。由于下直肌与下斜肌间可能的连接，其比内直肌略容易找回。

1. 预防

避免肌肉丢失的操作方法如下：

- 谨慎处理肌肉，特别是有外伤史或手术史的患者。
  - 确保肌肉全层缝合时包括足量的肌肉组织。
  - 谨慎行针，避免切断之前的缝线。
- 仔细地用方结系紧缝线。
- 烧灼时谨慎操作，以避免伤及缝线。
- 巩膜缝针要有足够的深度。
- 保存后部的 Tenon 囊，以避免丢失肌肉向后回缩[10]。

2. 处理

术中肌肉丢失后，在足够的照明和良好暴露下仔细检查手术部位。照明可用头灯或者手术显微镜灯光。弹性的开睑器可以提供更充分的暴露。丢失的肌肉通常附着在 Tenon 囊，因此双手交替抓起 Tenon 囊可使肌肉可见。切口冲洗也有助于区分粉色肌肉和白色鼓起的 Tenon 囊。当看到肌肉后，应用缝线穿过肌肉。

（二）牵拉成二综合征

牵拉成二综合征（pulled in two syndrome, PITS）描述的是术中直肌撕裂，通常在肌肉 – 肌腱结合处。原因可为术中肌肉张力过大，肌肉本身力量薄弱或者两者兼而有之。内直肌最常涉及，其次是下直肌[10]。PITS 的危险因素包括高龄、眼外肌病变（如癌症转移、甲状腺疾病和辐射）及既往眼外肌手术史[11]。PITS 发生后要及时分离出肌肉残端，做全层缝线并复位到巩膜上。

五、眼球穿孔

不同文献报道中，巩膜穿孔的发生率为 1%～3%[12, 13]。大部分穿孔难以识别，只有在常规行间接检眼镜检查时被发现。解剖上，巩膜在直肌肌止端后的厚度最薄，只有 0.3mm。眼球穿孔最常发生肌肉重新缝合到眼球上时。但是在任何步骤，包括肌肉断开、肌肉缝合或组织分离时都可能发生。后退术比缩短术更容易发生眼球穿孔[12]。危险因素包括近视、既往斜视手术、甲状腺眼病，后部巩膜缝线及手术经验缺乏。穿孔大多没有长期后遗症，但可引起 2% 的视网膜脱离、0.5% 的眼内炎和罕见的并发症，如玻璃体积血、脉络膜脱离、前房积血、晶状体脱位和眼球痨[14]。

（一）预防

- 在斜视手术时，使用小型放大镜或者显微镜，并保证足够的放大率和照明。
- 巩膜薄、再次手术患者和限制性斜视患者要格外谨慎。如果后部巩膜缝合困难，可采用更安全的悬吊后徙术。
- 巩膜缝合使用细的铲针，深度为巩膜的 1/3～1/2。头部锋利的切割铲针（S-24 针，Ethicon）容易发生巩膜穿孔[12]，因此，我更倾向于使用传统的底部锋利的切割产针（S-29 针，Ethicon）。
- 鉴于其抗张强度高，组织反应小，最为推荐的缝线材料是 6-0 的薇乔缝线[13]。

（二）处理

如果怀疑巩膜缝合过深，应在术中对患者做间接检眼镜检查。如果发现穿孔，处理是有争议的。传统上，推荐用冷冻疗法或激光光凝。但临床和实验研究已经证实，随访是安全的[15]。在所有患者中使用抗生素滴眼液。一些学者建议结膜下或者全身使用抗生素，以减少眼内炎的风险。这些患者在术后应严密随访有无感染和视网膜脱离。

六、巩膜损伤

斜视手术后巩膜损伤少见，但是在肌肉断腱，尤其是在限制性斜视和薄巩膜的患者中可能发生。术中肌钩轻轻牵拉肌肉，在肌肉断腱时保证术野清楚，可以避免巩膜损伤发生。所有患者应行间接检眼镜检查。小的损伤可以尝试直接缝合，但大的巩膜缺损常需要巩膜片移植[16]。

七、出血

斜视手术出血通常是轻微的，但可以干扰视线，影响缝合。再次手术中出血更常见。在美国和英国，术前常规局部使用去甲肾上腺素和稀释的肾上腺素。最近发现，局部使用溴莫尼定和阿可乐定可有效减少出血[17]。在手术过程中，光透热疗法可用于控制出血。下斜肌手术中，由于剪断肌肉或者损伤涡静脉，更容易出血。

八、术后并发症

眼睑改变

垂直直肌手术可导致明显的眼睑结构和外

形的改变。研究发现 91% 在上直肌后退术中出现上睑退缩，94% 行下直肌后退术后出现下睑退缩，行下直肌缩短术后下睑上抬伴随平坦[18]。Kushner 报道，下斜肌前转位导致睑裂变小及眼球上转时下睑畸形，特别是在垂直分离性斜视中联合上直肌后退时[19]。当下直肌后退量超过 4mm 时，将导致可见的下睑退缩，在甲状腺眼病患者中尤其需要关注。多种技术被用来最小化这些并发症，包括松解周围的节制韧带和筋膜附件，将筋膜囊头部前徙及筋膜囊头部完全分离[20]。

九、小凹

（一）巩膜小凹

发生在斜视手术后如果巩膜发生暴露。在结膜切除、完成角巩膜缘的可调整缝线术及做结膜牵引缝线来暴露时，可发生巩膜小凹[21]。过度烧灼也会导致这种并发症。确保结膜完全闭合可以避免这种并发症。治疗包括频点润滑剂，在难治性病例中，可以考虑结膜手术。

（二）角膜小凹

局部脱水引起的周边角膜腊肠样凹陷。据报道，这种凹陷出现在高频率的反复手术和采用角膜缘切口的转位术中[22]。确保良好的结膜闭合和将角膜缘的线埋入，可以避免这种情况的发生。这种疾病是自限性的，对润滑液和角膜绷带镜反应良好。

十、创伤并发症

（一）结膜囊肿

据报道，斜视手术后结膜囊肿的发病率为

0.25%[23]。结膜囊肿大多是小囊肿，但是大的结膜囊肿和眼眶囊肿也可出现，导致限制性斜视[24]。年轻人形成囊肿的危险因素包括丰富的Tenon 囊。由于术中 Tenon 囊牵引，结膜囊肿在后退术中更常见[23]。要避免结膜囊肿，关闭切口时应在结膜边缘缝合，不要让结膜卷到创口下。对于眼眶囊肿，在治疗前应采用影像学检查确定囊肿的范围。治疗包括热蚀或注射硬化剂，但在大多数情况下，手术切除是首选。

（二）缝线肉芽肿

随着现代可吸收缝线的出现，如聚乙醇酸（薇乔），缝线肉芽肿很少发生。但手术操作中仍然能发生，如后固定缝合或上斜肌折叠术中使用不可吸收缝线。理论上在可调整缝线术中，更多的缝线在眼中容易诱发炎症，但在临床实际中，并没有遇见。

（三）Tenon 囊脱出

脱出的 Tenon 囊会导致难看的瘢痕，并且使眼睛容易感染，可以通过小心缝合结膜及缝合前剪除创口 Tenon 囊组织来避免。如果术后发现，成人可在诊室里剪除多余组织，儿童可在手术室剪除。

（四）半月皱襞前移

这将导致内侧出现难看的红色瘢痕。在内直肌手术尤其是缩短术中，在结膜缝合前应该小心区分皱襞和结膜组织。

十一、屈光变化

关于斜视手术后屈光变化的报道各不相同。大多数研究发现水平肌肉手术的患者向顺规方向散光变化。垂直肌肉手术导致屈光变化的可能性

较低。虽然近视改变相对于其他等效球镜的变化更一致，但未见报道有持续性改变。屈光变化的机制也存在争议，但被认为继发于肌肉对巩膜的张力传递到角膜上所致[25]。大部分变化是短暂的，但是有一些屈光变化较持久，建议斜视手术后 3 个月再行睫状肌麻痹检影验光。

十二、感染

斜视手术后感染不是很常见，大多局限于浅表的组织。研究发现，术后使用抗生素并不改变感染的概率，因此，在大多数情况下，手术结束时可单独使用聚维酮碘预防感染[26]。再次手术和较大范围手术感染的风险较高，这些患者术后使用抗生素可能有益。

（一）结膜炎

通常是轻微的且有自限性。感染性结膜炎和缝合材料过敏反应很难区分。抗生素眼药水可有效治疗结膜炎，没有长期的后遗症。

（二）眶周感染

斜视手术后眶周感染罕见，但可以严重。Kivlin 和 Wilson 在 1995 年调研了 419 名小儿眼科医生，25 例患者被记录出现了眼眶蜂窝织炎[27]。在他们的报道中，金黄色葡萄球菌是最常见的致病菌，所有患者治疗后没有长期后遗症。眼眶蜂窝织炎更常见于未被发现的鼻窦疾病的儿童，通常表现为疼痛、眼睑肿胀和发热。大多数的患者口服抗生素无效，需要住院静脉注射抗生素治疗。眼眶影像学检查至关重要，可排除脓肿集聚及描述感染的程度。眼眶 CT 可显示肌肉附着点处的脓肿。脓肿为一个管状的、边缘强化的病变。通常伴随直肌增厚和巩膜轻度增厚[28]。及

时识别及治疗预后良好，对斜视手术的结果没有影响。

（三）眼内炎

斜视手术后眼内炎极其罕见，发病率约为1：185 000[29]。斜视术后眼内炎对眼球组织损伤及视力预后都很差，视力大于等于20/200的很少见。由于发病率很低，不需要常规的预防性使用抗生素。术前术后结膜囊内使用聚维酮碘可能有益[26]。如果术中巩膜穿孔，感染风险会提高。在这些患者中建议结膜下或者全身使用抗生素。

（四）坏死性巩膜炎

坏死性巩膜炎可能发生于所有眼部手术，斜视手术后很少报道。成人的自身免疫性疾病或甲状腺眼病中发生率更高，有报道儿童也可发生[30]。在全身使用类固醇或免疫抑制药治疗手术引起的坏死性巩膜炎前，需排除感染性病因。

十三、眼前段缺血

眼球前段，包括虹膜和睫状体，其血液供应来自前睫状动脉（约70%）和后睫状动脉（约30%）。前睫状动脉在眼外肌穿行，在内、上、下直肌中有两根血管穿行，在外直肌中有一根血管穿行。上和下斜肌无该血管，因此，斜肌手术无缺血的风险。由于存在广泛的侧支循环，斜视术后眼前段缺血（ASI）是罕见的，斜视手术中发生概率约为1：13 000[31]。

（一）危险因素

虽然临床ASI罕见，但亚临床病例发生率较高。在人荧光素血管造影研究中发现，水平直肌手术中虹膜的血液循环没有任何改变[32]，但垂直直肌手术中出现了颞侧血液循环的局部延迟。因此，两条垂直直肌手术和外直肌手术发生ASI的风险更高[33]。年龄的增长是ASI最重要的危险因素。儿童病例中鲜有报道。其他危险因素包括动脉粥样硬化疾病、甲状腺眼病、血液恶液质及颈动脉疾病[31]。直肌术后大部分血液循环障碍都是暂时的，侧支循环主要通过睫状后长动脉。虽然多个手术之间的安全间隔尚未明确，在行水平直肌术后，大多数手术医生建议等待6个月后行垂直直肌手术。

（二）临床特征

临床特征可以从轻微的前房闪辉到严重的缺血，导致最终的眼球痨。最常见的特性是角膜上皮水肿、前房细胞、角膜后沉淀物、低眼压、虹膜萎缩及瞳孔异常。晚期并发症包括虹膜红变、白内障和青光眼[32]。

（三）治疗

前段缺血的治疗包括局部和全身应用糖皮质激素。大部分轻度缺血几周内可自愈。严重病例可用高压氧改善循环[33]。

（四）预防

避免发生ASI的策略如下：

- 间隔3～6个月的分期手术。大多数ASI报道发生在同时行3～4条直肌手术的患者。有报道一些患者甚至在两条直肌手术后发生ASI，但是这些眼通常伴有高危因素，建议需谨慎。
- 如果斜视矫正需要对超过3条直肌进行手术，可考虑将肉毒杆菌毒素作为临时方案。

- 穹窿切口 ASI 的发生率更低，因为它保留了角巩缘的血液循环[34]。
- 术中使用显微手术保留睫状血管，避免切断血液循环[35]。

十四、斜视矫正效果

（一）过矫

欠矫和过矫是最常见的斜视手术并发症。虽然术前目标不同，欠矫和过矫的定义也不同，但大多数手术医生将手术成功定义为偏斜量在 10PD 之内。在某些情况下，如间歇性外斜视手术，手术目标是过矫，随时间的推移眼位达到正位。有报道过矫发生率介于 3%～38%[14]。过矫的原因有术前斜视度测量不准确、肌肉后退和挛缩肌肉缩短时的肌肉滑脱。仔细的术前检查可避免过矫，至少不同日子进行 2 次检查。可调缝线技术具备术后调整空间，在高危患者中应考虑使用。

（二）欠矫

欠矫比过矫更为常见，尤其是先天性内斜视，据报道发生率为 14%[14]。Schutte 等报道，大约有一半的再次手术患者是由斜视度测量不准确、手术方案的改变和手术不精确造成[36]。因此，仔细的术前评估和手术计划制定是至关重要的，可调整缝线也可以考虑。

发育障碍的内斜视患儿手术要谨慎处理。在一项研究中发现，双侧内直肌术中每 1 毫米后退都会产生更强的效应，而退截除术式并没有显示同样的效应[37]。Habot-Wilner Z 等报道，发育迟缓儿童单一斜视手术矫正内斜的成功率为 38%，2/3 的失败病例是欠矫[38]。对于已知有二次手术风险的患者，应在手术前给患者（或家长）进行合适的咨询。

（三）肌肉滑脱

肌肉滑脱会加强后退术的效果。它通常发生在肌肉缝合时未缝到肌纤维，只将肌肉筋膜缝合到肌止端。眼球运动时，肌肉纤维向后退缩到囊鞘中（图 109-1）。偶尔，一侧巩膜缝线撕脱，引起肌肉滑动的增加。当两侧巩膜缝线都撕裂，会引起肌肉丢失。临床上，患者会出现转动不足，出现受累肌肉相反方向的偏斜。这种并发症可以避免，术中需仔细缝合肌肉，确保巩膜缝线有适当的深度。治疗包括将含有肌肉的组织锚定，并把它前移到原计划肌止端之前的位置上。

（四）脂肪粘连

当斜视术中 Tenon 囊组织被破坏，眶脂肪暴露时，将导致脂肪粘连，产生限制性斜视。下斜肌手术最常见，导致第一眼位下斜视及内转时上转受限。术中需在直视下仔细勾取肌肉来避免发生。如果手术过程中脂肪暴露，缺损处应仔细的

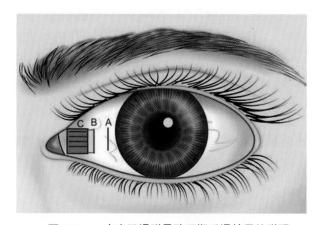

▲ 图 109-1　内直肌滑脱导致预期后退效果的增强

A. 原始肌止端；B. 仅有肌鞘缝合到预期的新的肌止端；C. 肌纤维在肌鞘中退缩后的位置

用可吸收缝线通过缝合 Tenon 囊组织来关闭。如果缺损较大，可以使用羊膜植片修补。

（五）复视

复视的发生取决于术前诊断，对于术后可能出现复视的患者术前做三棱镜耐受试验会有用。大部分术后复视都是暂时的，可在 6~8 周消失。尽管眼位正位，仍有 0.8% 的患者将有持续的复视[39]。治疗包括棱镜、手术或肉毒杆菌毒素。

> 经验与教训
> - 斜视手术并发症发生率为每 400 台手术中 1 台。
> - 欠矫和过矫是最常见的并发症，仔细的术前测量和手术规划可避免。
> - 肌肉并发症更常见于限制性斜视和甲状腺眼病，建议需特别警惕这些患者。
> - ASI 是一种严重的并发症，可通过识别危险因素和分期手术来避免。

参考文献

[1] Bradbury JA, Taylor RH. Severe complications of strabismus surgery. J AAPOS. 2013;17:59–63.

[2] Allison CE, De Lange JJ, Koole FD, et al. A comparison of the incidence of the oculocardiac and oculorespiratory reflexes during sevoflurane or halothane anesthesia for strabismus surgery in children. Anesth Analg. 2000;90:306–10.

[3] Dewar KMS. The oculocardiac reflex. Proc Roy Soc Med. 1976;6:13–4.

[4] Rodgers A, Cox RG. Anesthetic management for pediatric strabismus surgery: continuing professional development. Can J Anaesth. 2010;57:602–17.

[5] Ohashi T, Kase M, Yokoi M. Quantitative analysis of the oculocardiac reflex by traction on human extraocular muscle. Invest Ophthalmol Vis Sci. 1986;27:1160–4.

[6] Hopkins PM. Malignant hyperthermia: advances in clinical management and diagnosis. Br J Anaesth. 2000;85:118–28.

[7] Kuhn I, Scheifler G, Wissing H. Incidence of nausea and vomiting in children after strabismus surgery following desflurane anaesthesia. Paediatr Anaesth. 1999;9:521–6.

[8] Shen E, Porco T, Rutar T. Errors in strabismus surgery. JAMA Ophthalmol. 2013;131:75–9.

[9] Somani S, Mackeen LD, Morad Y, et al. Assessment of extraocular muscles position and anatomy by 3-dimensional ultrasonography: a trial in craniosynostosis patients. J AAPOS. 2003;7:54–9.

[10] Cherfan CG, Traboulsi EI. Slipped, severed, torn and lost extraocular muscles. Can J Ophthalmol. 2011;46:501–9.

[11] Wallace DK, Steven RV, Mukherji SK. Strabismus surgery complicated by "pulled-in-two syndrome" in a case of breast carcinoma metastatic to the medial rectus muscle. J AAPOS. 2000;4:117–9.

[12] Dang Y, Racu C, Isenberg SJ. Scleral penetrations and perforations in strabismus surgery and associated risk factors. J AAPOS. 2004;8:325–31.

[13] Morris RJ, Rosen PH, Fells P. Incidence of inadvertent globe perforation during strabismus surgery. Br J Ophthalmol. 1990;74:490–3.

[14] Larson SA, Petersen DB, Scott WE. Strabismus surgery complications: prevention and management. Comp Ophthalmol Update. 2003;4:255–63.

[15] Bagheri A, Erfanian-Salim R, Ahmadieh H, et al. Globe perforation during strabismus surgery in an animal model: treatment versus observation. J AAPOS. 2011;15:144–7.

[16] Awad AH, Mullaney PB, Al-Hazmi A, et al. Recognized globe perforation during strabismus surgery: incidence, risk factors, and sequelae. J AAPOS. 2000;4:150–3.

[17] Dahlmann-Noor AH, Cosgrave E, Lowe S, et al. Brimonidine and apraclonidine as vasoconstrictors in adjustable strabismus surgery. J AAPOS. 2009;13:123–6.

[18] Pacheco EM, Guyton DL, Repka MX. Changes in eyelid position accompanying vertical rectus muscle surgery and prevention of lower lid retraction with adjustable surgery. J Pediatr Ophthalmol Strabismus. 1992;29:265–72.

[19] Kushner BJ. The effect of anterior transposition of the inferior oblique muscle on the palpebral fissure. Arch Ophthalmol. 2000;118:1542–6.

[20] Liao SL, Shih MJ, Lin LL. A procedure to minimize lower lid retraction during large inferior rectus recession in graves ophthalmopathy. Am J Ophthalmol. 2006;141:340–5.

[21] Perez I. The "scleral dellen," a complication of adjustable strabismus surgery. J AAPOS. 2002;6:332–3.

[22] Fresina M, Campos EC. Corneal "dellen" as a complication of strabismus surgery. Eye (Lond). 2009;23:161–3.

[23] Guadilla AM, de Liaño PG, Merino P, et al. Conjunctival cysts as a complication after strabismus surgery. J Pediatr Ophthalmol Strabismus. 2011;48:298–300.

[24] Song JJ, Finger PT, Kurli M, et al. Giant secondary conjunctival inclusion cysts: a late complication of strabismus surgery. Ophthalmology. 2006;113:1049.e1–2.

[25] Bagheri A, Farahi A, Guyton DL. Astigmatism induced by simultaneous recession of both horizontal rectus muscles. J AAPOS. 2003;7:42–6.

[26] Koederitz NM, Neely DE, Plager DA, et al. Postoperative povidone-iodine prophylaxis in strabismus surgery. J AAPOS.

2008;12:396–400.

[27] Kivlin JD, Wilson ME Jr. Periocular infection after strabismus surgery. The Periocular Infection Study Group. J Pediatr Ophthalmol Strabismus. 1995;32:42–9.

[28] Brenner C, Ashwin M, Smith D, et al. Sub-Tenon's space abscess after strabismus surgery. J AAPOS. 2009;13:198–9.

[29] Simon JW, Lininger LL, Scheraga JL. Recognized scleral perforation during eye muscle surgery: incidence and sequelae. J Pediatr Ophthalmol Strabismus. 1992;29:273–5.

[30] Kearney FM, Blaikie AJ, Gole GA. Anterior necrotizing scleritis after strabismus surgery in a child. J AAPOS. 2007;11:197–8.

[31] Saunders RA, Bluestein EC, Wilson ME, et al. Anterior segment ischemia after strabismus surgery. Surv Ophthalmol. 1994;38:456–66.

[32] Hayreh SS, Scott WE. Fluorescein iris angiography. II. Disturbances in iris circulation following strabismus operation on the various recti. Arch Ophthalmol. 1978;96:1390–400.

[33] Oguz H, Sobaci G. The use of hyperbaric oxygen therapy in ophthalmology. Surv Ophthalmol. 2008;53:112–20.

[34] Fishman PH, Repka MX, Green WR, et al. A primate model of anterior segment ischemia after strabismus surgery. The role of the conjunctival circulation. Ophthalmology. 1990;97:456–61.

[35] McKeown CA, Lambert HM, Shore JW. Preservation of the anterior ciliary vessels during extraocular muscle surgery. Ophthalmology. 1989;96:498–506.

[36] Schutte S, Polling JR, van der Helm FC, et al. Human error in strabismus surgery: quantification with a sensitivity analysis. Graefes Arch Clin Exp Ophthalmol. 2009;247:399–409.

[37] van Rijn LJ, Langenhorst AE, Krijnen JS, et al. Predictability of strabismus surgery in children with developmental disorders and/or psychomotor retardation. Strabismus. 2009;17:117–27.

[38] Habot-Wilner Z, Spierer A, Barequet IS, et al. Long-term results of esotropia surgery in children with developmental delay. J AAPOS. 2012;16:32–5.

[39] Kushner BJ. Intractable diplopia after strabismus surgery in adults. Arch Ophthalmol. 2002;120:1498–504.

第 110 章 斜视的化学治疗 *
Chemosurgery for Strabismus

Mohammad Ali A. Sadiq 著

邹蕾蕾 刘睿 译

一、肉毒素

（一）概述

肉毒杆菌产生的 A 型肉毒素可使人体肌肉暂时性麻痹。Alan Scott 在 1973 年首次提出眼外肌注射毒素作为斜视手术的替代方法 [1]。这项技术的适应证一开始并不是很清楚，然而，随着使用的增加和研究的深入，对于特殊类型的斜视或特殊类型的患者，肉毒杆菌注射已经被证明是一种可行的有切口手术的替代方法。

（二）作用机制

肉毒杆菌毒素在横纹肌神经肌肉接头干扰乙酰胆碱的释放。毒素作用于单独的运动神经终端但不阻止神经冲动的传播。有人指出，毒素通过 5- 羟色胺对抗钙离子运输。钙离子耗竭后，终板不释放乙酰胆碱，肌纤维不能收缩，最终形成去神经化。3 个月后轴突再生。肉毒杆菌毒素引起眼外肌力量及线粒体密度的急性下降，但几乎不引起肌纤维直径和神经肌肉接头结构的改变。永久的治疗效果很可能并不在外周效应器水平引起永久的改变，相反会引起中枢神经系统的适应性反应 [2]。

（三）眼部适应证

1. 诊断
- 在斜视术前来评估术后复视 [3, 4]。
- 眼球后退综合征中，通过增加双眼单视野作为评估术后减少代偿头位和复视可能性的预测指标 [5]。
- 评估潜在的双眼视。

2. 治疗性
(1) 斜视相关的适应证如下。
- 有潜在双眼视功能的小度数和中等度数共同性斜视 [6, 7]。
- 有切口斜视手术术后过矫或欠矫的辅助治疗 [8]。
- 在麻痹性斜视中，如第 VI 脑神经麻痹 [9, 10]、上斜肌麻痹 [11] 和外伤性第 III 脑神经麻痹 [12, 13]，需减轻复视，并防止拮抗肌挛缩。
- 限制性斜视，如甲状腺眼病 [14, 15]。
- 先天性和获得性眼球震颤，球后注射肉毒素引起的振动幻视 [16]。
- 核间性眼肌麻痹 [16]。
- 会聚痉挛 [17]。

---

*. 本章配有视频，可参见文前补充说明，下载视频观看

(2) 非斜视相关的适应证如下。

- 肌肉痉挛，如睑痉挛、半侧面痉挛和 Meige 综合征[18, 19]。
- 甲状腺眼病引起的眼睑退缩[20-22]。
- 甲状腺眼病眶减压术失败后，压迫性视神经病变[23]。
- 通过提上睑肌内注射肉毒素形成化学性眼睑闭合，来防止暴露性角膜炎[24, 25]。
- 睑内翻矫正[26, 27]。
- 严重干眼症[28]。
- 眼睑不能闭合的失用症（眼睑痉挛失用症）[29, 30]。
- 限制性眼肌病变引起的高眼压[31]。
- 眼睑肌纤维颤搐[32, 33]。
- 泪腺分泌过多[34, 35]。
- 偏头痛[36]。

（四）禁忌证

- 对任何肉毒素制剂过敏。
- 结膜炎。

（五）手术方法

成人患者可在丙美卡因表麻下门诊注药。大多数孩子需要镇静。氯胺酮作为首选的麻醉，不会丧失肌张力，允许肌电图下直接注射。

1. 肉毒素注射前准备

肉毒素的临床疗效和安全性取决于恰当的存储，剂量的选择和适当的复活。肉毒杆菌毒素有很多剂型，如 onabotulinumtoxinA（Botox®; Allergan, Inc., Irvine, CA, USA）、rimabotulinumtoxinB（Myobloc®; Solstice Neurosciences, CA, USA）、abobotulinumtoxin（Dysport®; Ipsen, France）和 incobotulinumtoxinA（Xeomin®; Merz Pharmaceuticals, GmbH, Germany）[37]。由于来自不同类型的细菌株，互相之间的单位不能转换。

肉毒素（Botox®）每瓶 100U 或 200U，一次性使用。但是，如果冷冻，它至少能保持 3 个月的药效；如果冷藏，至少能保持 2 周的药效。震动和快速注射可使其灭活。肉毒素在真空干燥的小瓶中，使用时注入 0.9% 氯化钠注射液。用 5ml 的注射器抽出适量的稀释剂，慢慢注入小瓶中。轻轻旋转小瓶使肉毒杆菌与盐水混合。将略多于预计剂量的复活毒素吸入 1ml 注射器，然后连接到肌电记录仪的 27G 针头上，从注射器中排出气泡。

一些医生喜欢在没有肌电图指导的情况下注射。这要求医生除了对眼的解剖和眼外肌的位置有一定的了解，还要有较高水平的经验和技能及患者良好的配合[38-40]。此外，肉毒素能很好地沿肌肉迅速地扩散。

2. 使用剂量

根据斜视的程度，肉毒素的浓度范围为 2.5～7.5U/0.1ml（表 110-1）。斜视少于 20PD 通常注射 2.5U，20～50PD 注射 5U，大于 50PD 注射 7.5U，可单眼或双眼注射。

表 110-1 Botox® 推荐注射剂

斜视度	注射单位
< 20PD	2.5U，在 1～2 条肌肉上
20～50PD	5.0U，在 1～2 条肌肉上
> 50PD	7.5U，在 1～2 条肌肉上

3. 特殊仪器（肌电图）

当铁氟龙镀的电极针插入肌肉时，肌电图可放大肌肉的细胞外电位。电信号由铁氟龙镀的电极针的尖端所检测[41, 42]。放大器把电脉冲放大，使其通过机器的扬声器或耳机被听到。放大器信号被设计为过滤所有的背景噪音。铁氟龙镀的电极针通过线缆连接到放大器，地线连接患者的皮肤，通常在前额。

4. 直肌注射的方法

眼球用丙美卡因表麻，局部滴 2.5% 去氧肾上腺素收缩组织血管。棉签用丙美卡因浸透后置于肌肉 5～10s。铁氟龙镀 27G 单极针连接到肌电图 [41, 42]，从肌止端后 2.5mm 处穿过结膜。嘱患者向注射肌肉的反方向注视或者直视前方（取决于医生的偏好），针尖斜面远离巩膜，沿着肌肉的眶面方向进针，当听到高电平肌电图信号则证明针已进入肌腹。让患者缓慢注视肌肉作用的方向，然后将肉毒素注入肌腹。当注射缓冲液在肌纤维和电极针之间接触时，肌电图记录器信号减弱，针从眼球退出（图 110-1）。儿童麻醉下注药时，用有齿镊固定眼球及将眼球转向需要的位置。

5. 下斜肌注射的方法

眼球麻醉及点好 2.5% 去氧肾上腺素后，要求患者内转后向上注视（鼻上方）。注射针斜面远离巩膜，从颞下方角巩缘后 10mm 进入结膜。在 EMG 声音信号导引下，针向前推进 10mm 到下斜肌肌腹（图 110-2）。进入肌腹后将肉毒素注入，完毕将针从眼球退出 [11]。

全麻注射不用 EMG 引导，除非使用氯胺酮麻醉，因为其他麻醉药物会抑制肌电图记录的肌肉电反应的。

（六）矫正效果

注射肉毒杆菌毒素后，眼位变化和观察到的肌肉麻痹之间会有延迟。2～3 天后开始出现麻痹，5～6 天后（1 周）达到高峰，这时眼睛常常向反方向偏斜。因此，最大的效果出现在 1 周左右，之后逐步减少。麻痹效果维持 3～4 个月，如果需要可以重复注射。报道的个体注射最多次数为 68 次，且没有任何不良反应。随着注射间隔的不断延长，斜视度数随重复注射逐渐减小 [43]。

（七）术后处理

注射后，局部点抗生素 / 类固醇滴眼液，每天 3～4 次持续 5～7 天。一些医生提倡注射后让患者立即坐起来避免术后并发症。

（八）术后随访建议

根据注射效果，我们建议注射后 1 周、3 个月、6 个月进行随访（表 110-2）。

（九）并发症

● 上睑下垂。

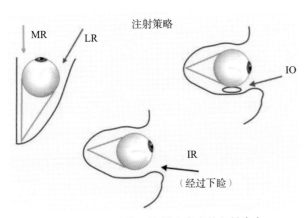

▲ 图 110-1　眼外肌注射肉毒素的入针方向
IO. 下斜肌；IR. 下直肌；LR. 外直肌；MR. 内直肌

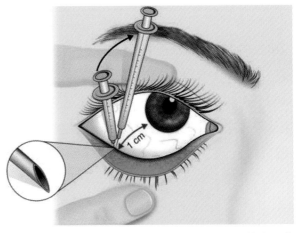

▲ 图 110-2　从前方展示下斜肌注射肉毒素，放大图为针尖斜面方向

表 110-2　肉毒素注射后建议随访方案

时　间	第 1 周	第 12 周	第 24 周
斜视度	斜视度变化最大（可能过矫）	斜视度变化减少	最终眼位（斜视度变化减少达最大量）
运动	向注射肌肉方向运动减弱	运动恢复	运动正常
并发症	可能上睑下垂	上睑下垂恢复	无上睑下垂

- 垂直斜视。
- 复视。
- 结膜下出血。
- 感染。
- 瞳孔散大（强直性瞳孔）[44]。
- 巩膜穿孔。
- 急性闭角型青光眼，被认为是睫状神经节的副交感作用导致的瞳孔散大[45]。
- 睫状神经节的深后眶效应引起调节不足[46]。
- 视网膜脱离[47]。

（十）肉毒素注射后效果

1. 小到中等角度的共同性斜视

研究表明，与手术矫正相比，双眼内直肌肌腹注射进行早期干预，长期可重建良好的运动和感觉融合[48-51]。Carruther 认为，对于没有潜在双眼视的患者，肉毒素的作用是无法与手术相比的[52]。但对于获得性内斜视的儿童，重复注射可增加成功率，很多患者至少获得周边融合。大角度的偏斜需要大剂量注射，然而并发症发生率也更高，如上睑下垂。

2. 手术辅助

二次手术中，肉毒杆菌毒素与手术同样有效。Tejedor 在一项前瞻性对比研究中表明，需要二次手术的婴幼儿型内斜视患儿中，67.8% 接受

再次手术的儿童和 59.2% 接受肉毒杆菌注射的儿童在 3 年随访中达到正位（P=0.72），表明两者具有相似的成功率[8]。

3. 第 Ⅵ 脑神经麻痹

肉毒杆菌毒素注射后眼位恢复正位的概率比自然恢复的高，尤其是在发病 6 个月之内，为 38%～70%，而自然恢复的概率为 12%～54%[53]。因此，在外伤、缺血、炎症和肿瘤相关的第 Ⅵ 对脑神经麻痹患者中，肉毒素已经被用于减弱其拮抗内直肌。然而，Holmes 等[54] 及 Lee[55] 等的前瞻性研究发现，肉毒素注射组和未治疗组有相同恢复率。尽管如此，肉毒素在减轻神经麻痹性斜视康复期时的复视发挥作用。

4. 第 Ⅳ 对脑神经麻痹

在第 Ⅳ 对脑神经麻痹的患者中，下斜肌化学去神经可迅速恢复双眼视并使症状得到长期的显著改善[11]。

5. 限制性眼肌病

在限制性的肌肉疾病中，Botox® 可对仍在进展中的斜视起作用，并推测如果在甲状腺眼病的急性期注射，它可能有助于阻止肌肉的纤维化。

Botox® 也被用来治疗限制性肌病引起的眼压升高[31]。这种 IOP 升高主要是上转时明显，很难通过局部药物治疗，偶尔需要眶减压术解决同时存在的血管堵塞问题。降压效果持续 2～4 个月，对于肥大的肌肉需要重复注射。

6. 先天性和获得性眼球震颤

多条直肌肌腹注射肉毒素已被用于治疗眼球震颤[56-59]。据报道，42.9% 的先天性眼球震颤合并内斜视的患者，注射后眼球震颤的振幅减少，50% 的外斜合并眼球震颤的患者振幅减少，在水平和垂直眼球震颤患者中这一比例为 28.6%[60]。多达 66% 的眼球震颤患者在球后注射肉毒素后视力改善[61-63]。然而，有症状的复视和上睑下垂在

球后注射中发生率更高[64, 65]。

7. 核间性眼肌麻痹

核间性眼肌麻痹（INO）是由于内侧纵束（MLF）损伤引起的内转受限。最令人不适的症状是复视，可以是水平、垂直或倾斜的。大多数患者由于 MLF 轴突功能恢复或者中枢适应机制，症状会减少或完全消失。一条或者两条外直肌行肉毒素注射已被用来治疗病史大于 6 个月的有症状 INO 患者。注射的效果是短暂的，所以可能需要持续注射来缓解症状。推测重复注射可延长药效，无症状间隔可能增加，需要更少的注射次数[16]。

二、布比卡因

（一）概述

白内障手术中，局部麻醉药物布比卡因如果进入肌肉，将会导致斜视。Alan Scott 成功地利用肌肉的这种反应来改善眼位，矫正斜视[66]。布比卡因在 2006 年首次用于治疗斜视。

（二）作用机制

实验动物的快肌纤维注射布比卡因，在几分钟内可使肌肉纤维出现即刻大量的变性。机制可能是肌浆网多余的钙离子进入细胞质，导致肌原纤维 Z 带分解[67]，而其他结构，包括基膜、卫星细胞和附近的神经和血管保持不变[68-70]。注射 2 天后卫星细胞被激活，肌肉在注射后的第 21 天左右达到注射前的大小和强度后开始再生[67, 71]。卫星细胞继续产生新的纤维，导致肌肉的持续肥大，肥大肌肉可维持长达 500 天[66]。眼外肌的持续增殖，重塑肌肉比以前有更强的收缩力、固有的弹性刚度和更加肥厚，进而最终影响眼位[72]。眼部肌肉的磁共振显示平均肌肉大小增加

为 5.8%～6.2%[73]。超声检查也同样发现肌肉厚度增加[74]。

（三）眼部适应证

1. 斜视相关的适应证

● 小到中等度数的共同性斜视。

● 治疗由麻痹肌肉引起的斜视。

● 当出现欠矫和过矫时，作为手术的辅助治疗。

● 作为肉毒素注射的辅助治疗，两种一起注射是单独使用布比卡因或肉毒素注射效果的 2 倍[72]。

2. 非斜视相关的适应证

● 眼部手术局部麻醉。

（四）禁忌证

● 限制性肌病，如甲状腺眼病，产生压迫性视神经病变和 IOP 升高。

（五）手术技巧

1. 布比卡因注射液的制备

现有布比卡因的浓度是 0.75%，所以需要制备斜视所需浓度的混合液。

2. 使用剂量

Scott 等发现，在共同性斜视治疗中，达到最好效果的布比卡因（混合液）的浓度为 3.0%、2.0%、1.5%。注射目标肌肉的药物容积为 2～4ml（表 110-3）[72]。

3. 仪器（肌电图）和注射方法

MRI 表明，布比卡因沿着肌肉扩散的能力不佳[75]，Scott 等提倡使用肌电图引导，将大部分布比卡因注射在肌肉后 1/3 处，其余注射在肌肉中间，使部分布比卡因沿针道向前部渗透，从而填充整个肌肉。

表 110-3 布比卡因的建议注射剂量

斜视度	布比卡因浓度（%）	布比卡因容积（ml）
< 20PD	1.5	1.5
20～30PD	2.0	2.5
> 30PD	3.0	3.0

（六）对眼位的影响

有报道认为，注射后 7 天由于注射肌肉欠矫、运动减弱，会导致即刻出现偏斜增加。随后眼球运动恢复，偏斜减小，在 33 天时斜视减少量达到最大。在注射 54 天后进行最后一次随访时，仍可维持之前的斜视度[66]。

（七）术后处理

在注射后，局部抗生素 / 类固醇眼药水点眼，每天 4 次，共 5 天。

（八）并发症

- 中度上睑下垂[66]。
- 结膜下出血[66]。
- 眼球活动受限[66]。
- 暂时性的垂直斜视[66, 72, 74]。
- 明显的肿胀和不适[72]。
- 球后出血[74]。
- 眼眶炎症[72]。
- 眼球穿孔。
- 视神经损害。

经验与教训
- 良好的眼外肌解剖知识是必要的。
- 避免注射上直肌，由于在所有患者中有引起上睑下垂的风险。
- 不对上斜肌进行注射，因为操作困难。

参考文献

[1] Scott AB, Rosenbaum A, Collins CC. Pharmacologic weakening of extraocular muscles. Invest Ophthalmol. 1973;12:924–7.

[2] Croes SA, Baryshnikova LM, Kaluskar SS, von Bartheld CS. Acute and long–term effects of botulinum neurotoxin on the function and structure of developing extraocular muscles. Neurobiol Dis. 2007;25:649–64.

[3] Rayner SA, Hollick EJ, Lee JP. Botulinum toxin in childhood strabismus. Strabismus. 1999;7:103–11.

[4] Khan J, Kumar I, Marsh IB. Botulinum toxin injection for postoperative diplopia testing in adult strabismus. J AAPOS. 2008;12:46–8.

[5] Dawson EL, Maino A, Lee JP. Diagnostic use of botulinum toxin in patients with Duane syndrome. Strabismus. 2010;18:21–3.

[6] de Alba Campomanes AG, Binenbaum G, Campomanes Eguiarte G. Comparison of botulinum toxin with surgery as primary treatment for infantile esotropia. J AAPOS. 2010;14:111–6.

[7] Tejedor J, Rodriguez JM. Long–term outcome and predictor variables in the treatment of acquired esotropia with botulinum toxin. Invest Ophthalmol Vis Sci. 2001;42:2542–6.

[8] Tejedor J, Rodriguez JM. Early retreatment of infantile esotropia: comparison of reoperation and botulinum toxin. Br J Ophthalmol. 1999;83:783–7.

[9] Owens PL, Strominger MB, Rubin PA, Veronneau–Troutman S. Large–angle exotropia corrected by intraoperative botulinum toxin A and monocular recession resection surgery. J AAPOS. 1998;2:144–6.

[10] Metz HS, Mazow M. Botulinum toxin treatment of acute sixth and third nerve palsy. Graefes Arch Clin Exp Ophthalmol. 1988;226:141–4.

[11] Bagheri A, Eshaghi M. Botulinum toxin injection of the inferior oblique muscle for the treatment of superior oblique muscle palsy. J AAPOS. 2006;10:385–8.

[12] Talebnejad MR, Sharifi M, Nowroozzadeh MH. The role of botulinum toxin in management of acute traumatic thirdnerve palsy. J AAPOS. 2008;12:510–3.

[13] Elston JS. Traumatic third nerve palsy. Br J Ophthalmol. 1984;68:538–43.

[14] Dunn WJ, Arnold AC, O'Connor PS. Botulinum toxin for the treatment of dysthyroid ocular myopathy. Ophthalmology. 1986;93:470–5.

[15] Lyons CJ, Vickers SF, Lee JP. Botulinum toxin therapy in dysthyroid strabismus. Eye (Lond). 1990;4:538–42.

[16] Murthy R, Dawson E, Khan S, Adams GG, Lee J. Botulinum toxin in the management of internuclear ophthalmoplegia. J AAPOS. 2007;11:456–9.

[17] Kaczmarek BB, Dawson E, Lee JP. Convergence spasm treated

with botulinum toxin. Strabismus. 2009;17:49–51.

[18] Arand M. [Ameliorating strabismus, preventing blepharospasm: botulinum toxin can do more than smooth wrinkles]. MMW Fortschritte der Medizin. 2008;150:16.

[19] Cohen DA, Savino PJ, Stern MB, Hurtig HI. Botulinum injection therapy for blepharospasm: a review and report of 75 patients. Clin Neuropharmacol. 1986;9:415–29.

[20] Uddin JM, Davies PD. Treatment of upper eyelid retraction associated with thyroid eye disease with subconjunctival botulinum toxin injection. Ophthalmology. 2002;109:1183–7.

[21] Salour H, Bagheri B, Aletaha M, et al. Transcutaneous dysport injection for treatment of upper eyelid retraction associated with thyroid eye disease. Orbit. 2010;29:114–8.

[22] Shih MJ, Liao SL, Lu HY. A single transcutaneous injection with Botox for dysthyroid lid retraction. Eye (Lond). 2004;18:466–9.

[23] Simonsz HJ, Vingerling JR. Botulinum toxin as adjunct for refractory compressive optic neuropathy in Graves' disease. Orbit. 1998;17:173–8.

[24] Ellis MF, Daniell M. An evaluation of the safety and efficacy of botulinum toxin type A (BOTOX) when used to produce a protective ptosis. Clin Exp Ophthalmol. 2001;29:394–9.

[25] Mackie IA. Successful management of three consecutive cases of recurrent corneal erosion with botulinum toxin injections. Eye (Lond). 2004;18:734–7.

[26] Deka A, Saikia SP. Botulinum toxin for lower lid entropion correction. Orbit. 2011;30:40–2.

[27] Christiansen G, Mohney BG, Baratz KH, Bradley EA. Botulinum toxin for the treatment of congenital entropion. American Journal of Ophthalmology. 2004;138:153–5.

[28] Sahlin S, Chen E, Kaugesaar T, Almqvist H, Kjellberg K, Lennerstrand G. Effect of eyelid botulinum toxin injection on lacrimal drainage. Am J Ophthalmol. 2000;129:481–6.

[29] Boghen D, Tozlovanu V, Iancu A, Forget R. Botulinum toxin therapy for apraxia of lid opening. Ann N Y Acad Sci. 2002;956:482–3.

[30] Piccione F, Mancini E, Tonin P, Bizzarini M. Botulinum toxin treatment of apraxia of eyelid opening in progressive supranuclear palsy: report of two cases. Arch Phys Med Rehabil. 1997;78:525–9.

[31] Kikkawa DO, Cruz RC, Jr., Christian WK, et al. Botulinum A toxin injection for restrictive myopathy of thyroidrelated orbitopathy: effects on intraocular pressure. Am J Ophthalmol. 2003;135:427–31.

[32] Jordan DR, Anderson RL, Thiese SM. Intractable orbicularis myokymia: treatment alternatives. Ophthalmic Surg. 1989;20:280–3.

[33] Sedano MJ, Trejo JM, Macarron JL, Polo JM, Berciano J, Calleja J. Continuous facial myokymia in multiple sclerosis: treatment with botulinum toxin. Eur Neurol. 2000;43:137–40.

[34] Hofmann RJ. Treatment of Frey's syndrome (gustatory sweating) and 'crocodile tears' (gustatory epiphora) with purified botulinum toxin. Ophthalmic Plast Reconstr Surg. 2000;16:289–91.

[35] Keegan DJ, Geerling G, Lee JP, Blake G, Collin JR, Plant GT. Botulinum toxin treatment for hyperlacrimation secondary to aberrant regenerated seventh nerve palsy or salivary gland transplantation. Br J Ophthalmol. 2002;86:43–6.

[36] Do TP, Hvedstrup J, Schytz HW. Botulinum toxin: a review of the mode of action in migraine. Acta Neurol Scand. 2018. doi:10.1111/ane.12906.

[37] Albanese A. Terminology for preparations of botulinum neurotoxins: what a difference a name makes. JAMA. 2011;305:89–90.

[38] Jankovic J. Needle EMG guidance for injection of botulinum toxin. Needle EMG guidance is rarely required. Muscle Nerve. 2001;24:1568–70.

[39] Sanjari MS, Falavarjani KG, Kashkouli MB, Aghai GH, Nojomi M, Rostami H. Botulinum toxin injection with and without electromyographic assistance for treatment of abducens nerve palsy: a pilot study. J AAPOS. 2008;12:259–62.

[40] Benabent EC, Garcia Hermosa P, Arrazola MT, Alio y Sanz JL. Botulinum toxin injection without electromyographic assistance. J Pediatr Ophthalmol Strabismus. 2002;39:231–4.

[41] Barbano RL. Needle EMG guidance for injection of botulinum toxin. Needle EMG guidance is useful. Muscle Nerve. 2001;24:1567–8.

[42] Shaari CM, Sanders I. Quantifying how location and dose of botulinum toxin injections affect muscle paralysis. Muscle Nerve. 1993;16:964–9.

[43] Gardner R, Dawson EL, Adams GG, Lee JP. Long-term management of strabismus with multiple repeated injections of botulinum toxin. J AAPOS. 2008;12:569–75.

[44] Speeg-Schatz C. Persistent mydriasis after botulinum toxin injection for congenital esotropia. J AAPOS. 2008;12:307–8.

[45] Corridan P, Nightingale S, Mashoudi N, Williams AC. Acute angle-closure glaucoma following botulinum toxin injection for blepharospasm. Br J Ophthalmol. 1990;74:309–10.

[46] Levy Y, Kremer I, Shavit S, Korczyn AD. The pupillary effects of retrobulbar injection of botulinum toxin A (oculinum) in albino rats. Invest Ophthalmol Vis Sci. 1991;32:122–5.

[47] Liu M, Lee HC, Hertle RW, Ho AC. Retinal detachment from inadvertent intraocular injection of botulinum toxin A. Am J Ophthalmol. 2004;137:201–2.

[48] Lennerstrand G, Nordbo OA, Tian S, Eriksson-Derouet B, Ali T. Treatment of strabismus and nystagmus with botulinum toxin type A. An evaluation of effects and complications. Acta Ophthalmol Scand. 1998;76:27–7.

[49] McNeer KW, Tucker MG, Guerry CH, Spencer RF. Incidence of stereopsis after treatment of infantile esotropia with botulinum toxin A. J Pediatr Ophthalmol Strabismus. 2003;40:288–92.

[50] Tengtrisorn S, Treyapun N, Tantisarasart T. Botulinum A toxin therapy on esotropia in children. J Med Assoc Thai. 2002;85:1189–97.

[51] Ruiz MF, Moreno M, Sanchez-Garrido CM, Rodriguez JM. Botulinum treatment of infantile esotropia with abduction nystagmus. J Pediatr Ophthalmol Strabismus. 2000;37:196–205.

[52] Carruthers JD, Kennedy RA, Bagaric D. Botulinum vs adjustable suture surgery in the treatment of horizontal misalignment in adult patients lacking fusion. Arch Ophthalmol. 1990;108:1432–5.

[53] Chuenkongkaew W, Dulayajinda D, Deetae R. Botulinum toxin treatment of the sixth nerve palsy: an experience of 5-year duration in Thailand. J Med Assoc Thai. 2001;84:171–6.

[54] Holmes JM, Droste PJ, Beck RW. The natural history of acute traumatic sixth nerve palsy or paresis. J AAPOS. 1998;2:265–8.

[55] Lee J, Harris S, Cohen J, Cooper K, MacEwen C, Jones S. Results of a prospective randomized trial of botulinum toxin therapy in acute unilateral sixth nerve palsy. J Pediatr

Ophthalmol Strabismus. 1994;31:283–6.

[56] Carruthers J. The treatment of congenital nystagmus with Botox. J Pediatr Ophthalmol Strabismus. 1995;32:306–8.

[57] Crone RA, de Jong PT, Notermans G. [Treatment of nystagmus using injections of botulinum toxins into the eye muscles]. Klin Monbl Augenheilkd. 1984;184:216–7.

[58] Leigh RJ, Tomsak RL, Grant MP, et al. Effectiveness of botulinum toxin administered to abolish acquired nystagmus. Ann Neurol. 1992;32:633–42.

[59] Repka MX, Savino PJ, Reinecke RD. Treatment of acquired nystagmus with botulinum neurotoxin A. Arch Ophthalmol. 1994;112:1320–4.

[60] Oleszczynska–Prost E. [Botulinum toxin A in the treatment of congenital nystagmus in children]. Klinika Oczna. 2004;106:625–8.

[61] Helveston EM, Pogrebniak AE. Treatment of acquired nystagmus with botulinum A toxin. Am J Ophthalmol. 1988;106:584–6.

[62] Ruben S, Dunlop IS, Elston J. Retrobulbar botulinum toxin for treatment of oscillopsia. Aust N Z J Ophthalmol. 1994;22:65–7.

[63] Ruben ST, Lee JP, O'Neil D, Dunlop I, Elston JS. The use of botulinum toxin for treatment of acquired nystagmus and oscillopsia. Ophthalmology. 1994;101:783–7.

[64] Thesleff S, Molgo J, Tagerud S. Trophic interrelations at the neuromuscular junction as revealed by the use of botulinal neurotoxins. J Physiol. 1990;84:167–73.

[65] Tomsak RL, Remler BF, Averbuch–Heller L, Chandran M, Leigh RJ. Unsatisfactory treatment of acquired nystagmus with retrobulbar injection of botulinum toxin. Am J Ophthalmol. 1995;119:489–96.

[66] Scott AB, Alexander DE, Miller JM. Bupivacaine injection of eye muscles to treat strabismus. Br J Ophthalmol. 2007;91:146–8.

[67] Hall–Craggs EC. Early ultrastructural changes in skeletal muscle exposed to the local anaesthetic bupivacaine (Marcaine). Br J Exp Pathol. 1980;61:139–49.

[68] Hall–Craggs EC. Survival of satellite cells following exposure to the local anesthetic bupivacaine (Marcaine). Cell Tissue Res. 1980;209:131–5.

[69] Nonaka I, Takagi A, Ishiura S, Nakase H, Sugita H. Pathophysiology of muscle fiber necrosis induced by bupivacaine hydrochloride (Marcaine). Acta Neuropathol. 1983;60:167–74.

[70] Komorowski TE, Shepard B, Okland S, Carlson BM. An electron microscopic study of local anesthetic–induced skeletal muscle fiber degeneration and regeneration in the monkey. J Orthop Res. 1990;8:495–503.

[71] Park CY, Park SE, Oh SY. Acute effect of bupivacaine and ricin mAb 35 on extraocular muscle in the rabbit. Curr Eye Res. 2004;29:293–301.

[72] Scott AB, Miller JM, Shieh KR. Treating strabismus by injecting the agonist muscle with bupivacaine and the antagonist with botulinum toxin. Trans Am Ophthalmol Soc. 2009;107:104–9.

[73] Scott AB, Miller JM, Shieh KR. Bupivacaine injection of the lateral rectus muscle to treat esotropia. J AAPOS. 2009;13:119–22.

[74] Hopker LM, Zaupa PF, Lima Filho AA, et al. Bupivacaine and botulinum toxin to treat comitant strabismus. Arq Bras Oftalmol. 2012;75:111–5.

[75] Capo H, Roth E, Johnson T, Munoz M, Siatkowski RM. Vertical strabismus after cataract surgery. Ophthalmology. 1996;103:918–21.

第九篇

开放性眼外伤
Open Globe Injuries

第 111 章　眼球外伤的评估和处理
Globe Injuries: Evaluation and Management

Rupesh Agrawal　Sumita Phatak　Parul Ichhpujani　著

陈君毅　译

一、概述

在世界范围内，眼外伤是造成单眼视力损害和失明的主要原因，无论是直接由创伤本身造成的，还是由于毁灭性的后遗症造成的，但其中大多数后遗症可通过及时和适当的处理加以避免。当我们看到在最具生产力的年龄段的人群中眼外伤，特别是开放性眼球损伤的患病率更高时，初始治疗的重要性就显得尤为重要。再加上在贫困和文盲人群中，眼外伤发生率更高，他们往往较少获得眼科护理服务。

在过去的几十年里，眼科已经逐渐分支为很多亚专业，在世界范围内眼科实践和培训的模式发生了重大转变。然而，眼外伤作为一个专门的专业，只在少数三级护理中心找到了一席之地，尤其是在像印度这样的发展中国家。对于眼球开放性损伤，最大的担忧是找不到原先的解剖标志，而修复这样一只眼睛并不是一项简单的任务，因为它涉及将眼睛恢复到尽可能完美的解剖结构，这本身就是一项精细而精确的任务。这种外科手术需要技巧、耐心和知识。最重要的是，它需要理解这些眼睛需要的优先级。

影响眼外伤治疗结果的因素包括外伤的性质、对眼组织的直接影响、有无眼内异物（intraocular foreign body，IOFB）和（或）感染。立即解剖修复眼球壁的完整性和外伤性眼内炎的预防和（或）治疗仍然是眼外伤治疗中的紧急目标。后遗症的处理需要多学科的合作，并在治疗计划中处于优先次序。

另外，隐蔽性眼球破裂伤是指在直肌附着点或其后处的外伤性巩膜破裂，在裂隙灯检查或眼底检查中由于玻璃体积血，看不到明确的破裂口。即使巩膜裂口 / 破裂位于穹窿结膜前面，也可能由于覆盖的较厚的筋膜囊、结膜下出血或球结膜水肿而被掩盖。在这种情况下，过度的外部压力可导致眼内容物通过破裂部位疝出。因此，即使有一点点怀疑，最好还是在麻醉下进行伤情评估。

二、眼球开放性外伤患者的评估

除非出现爆竹伤或化学伤等需要紧急眼部干预的情况，否则应在眼科创伤评估的同时必须评估患者的全身情况。评估过程的主要目的是获取患者的基本信息，以便决定患者是需要进行全身多专业创伤治疗，还是需要首先接受眼科的干预。评价应充分全面，以便在评价的基础上做出适当的治疗决定。但评价必须限于现有的有关资料，以避免延误病情的初步治疗。在全身检查之后，对受伤的眼睛进行详细的评估是至关重要的，这有助于确定治疗的优先次序，并有策略地计划治疗方案，可能是单次治疗，也可能是分阶段治疗。

眼科评估的直接目标是评估损伤程度并进行眼外伤评分（ocular trauma score，OTS）。

警告：书面记录和检查结果对于任何有创伤史的患者来说都是重要的证据，因为这些都是潜在的医学法律文书。因此，这一步骤对眼科医生和患者都具有同等的重要性。医生应该尽量详细列出每一个微小的组织损伤，因为它可能对最终的预后有影响。例如，轻微的虹膜嵌夹可能引发交感眼炎。

眼科检查

1. 病史

应该详细记录导致受伤的事件，因为它可以让外科医生对受伤的性质或程度有所准备，并且可以在到达手术室之前制订好治疗计划。最重要的病史是受伤后的时间，因为炎症的程度、继发感染的机会和交感眼炎的发展都取决于受伤后的时间。良好的病史对于眼内异物特别有用，它可以帮助详细了解异物的类型和大小，以及异物是单个还是多个。医生必须询问患者受伤时是否戴眼镜或隐形眼镜。植物性外伤史可能预示着严重感染。

2. 视力

确定伤眼和对侧眼的视力是至关重要的。如果由于某种原因眼科医生或急诊医生不能评估视力，应记录原因。必须了解患者伤前视力是否正常，或伤前是否有弱视或视力下降。重要的是，即使伤眼视力为无光感，也应该尝试修复该眼球，特别应关注葡萄膜组织。无光感并不是眼球摘除或眼内容剜除的适应证，因为在某些情况下，浓密的玻璃体积血和视神经挫伤可能会导致

患者不能感知光线。

3. 瞳孔

对瞳孔进行直接光反射和间接光反射检查和相对性瞳孔传入障碍（relative afferent pupillary defect，RAPD）检查是评估眼外伤的重要步骤之一。对于严重受损的眼睛，其瞳孔可能会变形或看不到，可以利用对侧眼的间接反射来检查伤眼视神经的完整性。同样，在钝性眼外伤的病例中，存在 RAPD 是除了视力低于正常之外，外伤性视神经病变唯一的临床指标。

4. 眼球运动

眼球运动在开放性眼球外伤中是绝对不能检查的，因为它会通过剪切力进一步加大组织损伤。运动试验的唯一指证是怀疑眼眶或脑神经损伤，如果存在开放性眼球外伤这也应推迟。直接的肌肉或脑神经损伤是罕见的，如果眼肌麻痹不能用眼附属器或眼眶损伤来解释，应咨询神经外科医生以排除颅内原因。在眼睑严重水肿、眼眶出血或患者缺乏配合等情况下，可能无法进行眼球运动试验。

5. 眼球

用手电筒和裂隙灯对眼睑、附属器、角膜和巩膜进行详细系统的检查，然后用间接检眼镜检查眼底。在任何情况下，都应该用拍照或画图的方式来说明受伤的类型和程度。

6. 外伤眼球的序贯检查及临床照片说明

(1) 眼睑：具体如下。

● 水肿、血肿 / 瘀斑、熊猫眼（图 111-1）。

● 撕裂伤：受累程度、全层或板层、泪小管受累和（或）眼缘受累（图 111-2）。

(2) 眼眶：具体如下。

● 眼球突出（图 111-3）或眼内陷，应排除眼眶骨折。

● 眼眶骨边缘：触诊捻发音、触痛。

(3) 结膜：具体如下。

● 结膜下肿块、空气或色素。

● 结膜下出血：需要向后部探查。

● 浅层巩膜组织。

(4) 巩膜：具体如下。

● 全层巩膜裂伤，伴或不伴葡萄膜组织脱垂（图 111-4）。

● 玻璃体脱出（图 111-4）/ 视网膜组织脱出。

● 隐匿性巩膜裂伤：结膜下出血、弥漫色素。

(5) 角膜：具体如下。

● 损伤程度：全层或板层裂伤，不要忘记寻找异物（图 111-5）。如果有疑问，使用 2%的荧光素进行 Siedel 试验可以帮助检测全层角膜裂伤。

● 如果有葡萄膜组织或玻璃体或晶状体物质堵塞伤口，此时进行 Siedel 试验可能是假阴性，任何嵌夹在角膜伤口的眼内组织都需要手术干预。

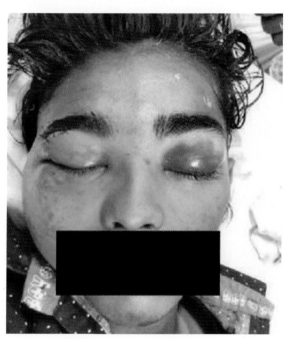

▲ 图 111-1 熊猫眼的照片

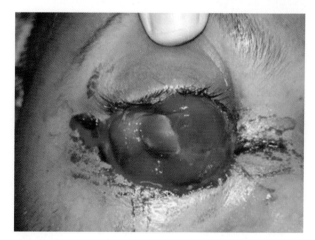

▲ 图 111-3 严重结膜下出血、结膜水肿和眼球突出

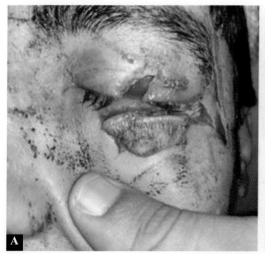

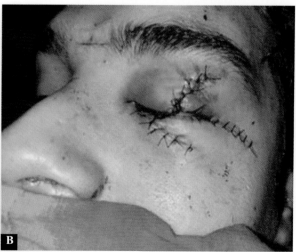

▲ 图 111-2 上、下眼睑裂伤的照片

A. 术前；B. 术后

- 伤口类型：星状、垂直状、不规则或干净的伤口边缘（图 111-6）。
- 相关组织脱垂：需要检查组织活力。如果脱垂的虹膜变色，无光泽，表面呈羽状，表明无活力，最好切除。

(6) 前房深度及其内容物：具体如下。

- 浅前房：开放性眼球外伤，外伤性白内障晶状体膨胀，甚至隐匿性巩膜裂伤。
- 深前房或深度不规则：房角后退或存在后部隐匿性巩膜破裂。使用 30° 照射的窄垂直裂隙对比观察双眼 6 点位的前房深度和虹膜构型。

- 前房积脓（图 111-7）、前房积血、外伤性葡萄膜炎、眼内异物、晶状体物质或悬韧带断裂后的玻璃体条索或晶状体囊膜破裂。若无可见角膜或巩膜裂伤（图 111-8），前房积血可能提示隐匿性后部破裂。AS OCT 有助于前房深度的评估。
- 虹膜：虹膜根部离断的钟点数（图 111-9）、括约肌撕裂伴瞳孔不规则、虹膜脱垂、虹膜穿孔（图 111-10）。

(7) 晶状体：具体如下。

- 前后囊完整或撕裂的外伤性白内障。

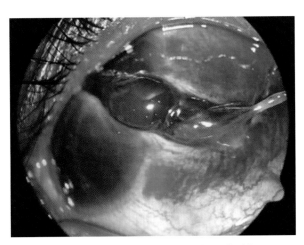

▲ 图 111-4　伴玻璃体脱出的角巩膜裂伤

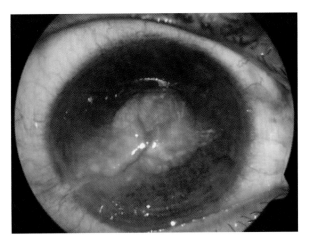

▲ 图 111-6　星形角膜裂伤合并外伤性白内障

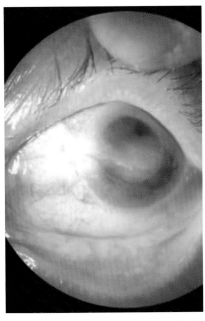

▲ 图 111-5　带层间异物的板层角膜裂伤

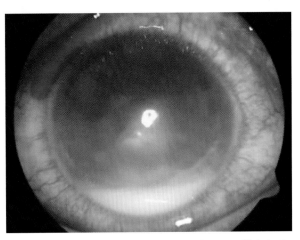

▲ 图 111-7　眼外伤患者的裂隙灯照片，显示前房积脓

- 晶状体物质可以是致密的（图111-11），也可以是松散的或絮状的（图111-12），在发生后囊破裂的情况下，晶状体物质可以与玻璃体混合。

- 晶状体位置：半脱位或脱位（图111-13）。在这种情况下，寻找脱位晶状体的位置是必要的。

- 后囊状态：尝试在裂隙灯下评估。在玻璃体腔内寻找晶状体物质、向后突出的晶状体物质或晶状体玻璃体混合物，这些都提示存在后囊破裂（图111-14）。在陈旧外伤性白内障，囊膜可出现钙化和纤维化

（图111-15）。

眼底检查：应尽早检查眼底有无外伤的眼后段表现，如视网膜震荡（图111-16）、玻璃体积血（图111-17）、视网膜裂孔和脱离、脉络膜破裂（图111-18）、黄斑裂孔（图111-19）、视神经撕脱等。玻璃体积血可能会遮挡后部破裂伤口。在轻微的玻璃体积血的情况下，眼底检查可以定位和识别眼内异物（图111-20）。玻璃体内有炎症和渗出提示可能发展为眼内炎。

房角镜检查：对于钝性眼外伤患者需要评估房角状态。然而，由于显而易见的原因，在开放性眼球外伤中，需要推迟进行房角镜检查。对于

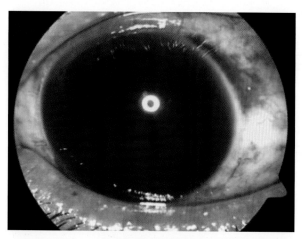

▲ 图 111-8　眼外伤患者前房积血的裂隙灯照片

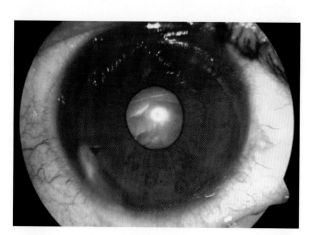

▲ 图 111-10　7 点位虹膜外伤性穿孔，一种眼内异物残留的征象

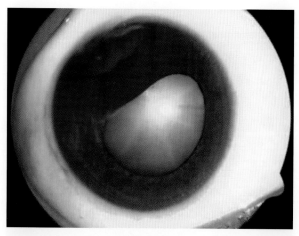

▲ 图 111-9　上方虹膜根部离断合并外伤性白内障的裂隙灯照片

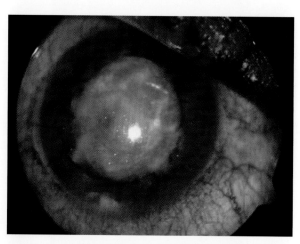

▲ 图 111-11　眼外伤患者的裂隙灯照片，前房内晶状体物质并伴有异物

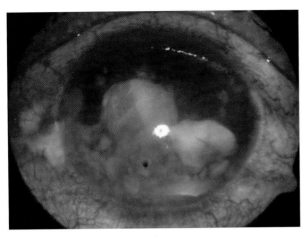

▲ 图 111-12　外伤后晶状体物质 – 玻璃体混合物的裂隙灯照片

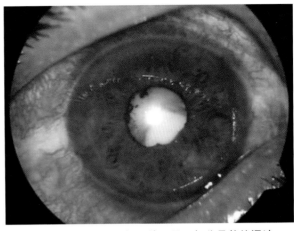

▲ 图 111-15　裂隙灯照片，显示部分晶状体混浊

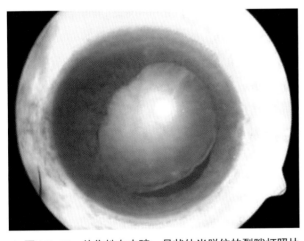

▲ 图 111-13　外伤性白内障，晶状体半脱位的裂隙灯照片

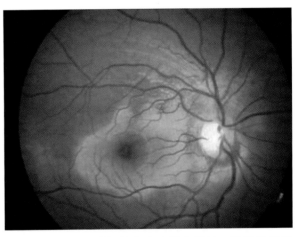

▲ 图 111-16　眼球钝挫伤患者眼底照片，显示后极部 **Berlin** 水肿

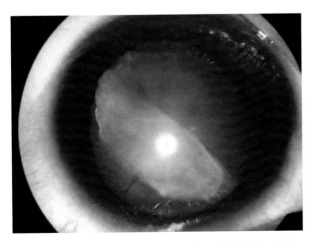

▲ 图 111-14　外伤后晶状体后囊膜破裂的裂隙灯照片

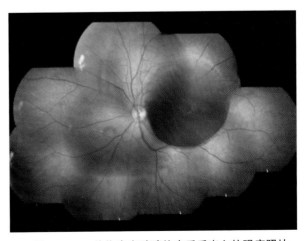

▲ 图 111-17　外伤患者玻璃体皮质后出血的眼底照片

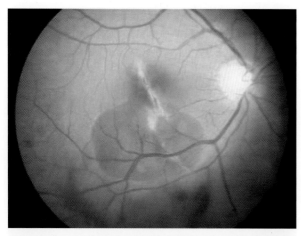

▲ 图 111-18　脉络膜破裂伴视网膜下出血的眼底照片，提示弹伤性视网膜炎

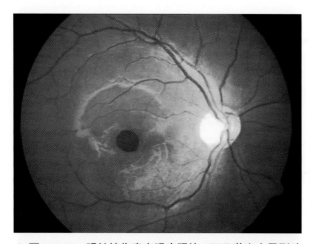

▲ 图 111-19　眼钝挫伤患者眼底照片，可见黄斑全层裂孔

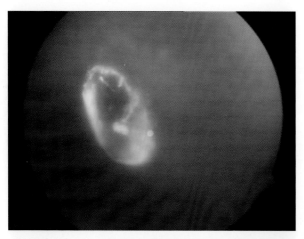

▲ 图 111-20　外伤患者眼底照片，显示有眼内异物

有前房积血的患者，应在前房积血完全吸收后进行房角镜检查，以防止发生前房再出血。在进行房角镜检查时，应注意寻找房角的损伤，是否存在房角后退（图 111-21），以及在可疑病例查找房角异物。

必要的其他辅助检查：使用轻柔的手法对眼睛进行超声检查，可用于评估眼后段的状态，并在可疑病例中定位异物（放射性可见或不可见异物）。一般对开放性眼球外伤患者禁用超声检查，但对一些创口较小的患者可选择性使用，以排除外伤性眼内炎。对于这种情况，必须在眼睑和内眦涂上大量的凝胶。如果计划采用玻璃体腔内注射抗生素的形式进行后段干预，并配合眼球开放性外伤的修复，最好排除睫状体或视网膜脱离。

CT 薄层扫描（1.5～3.0mm）可用于怀疑眼内异物的患者，以排除和定位放射性可见的眼内异物。对于疑似眼眶骨折或外伤性视神经病变的患者，它可用于评估眼眶壁 / 视神经管的骨壁状态（图 111-22）。在钝性眼外伤的病例中，CT 检查眼眶爆裂性骨折时，可能会发现眼球隐匿性破裂的征象，如眼球轮廓改变伴巩膜皱褶、眼球外壁皱缩伴不连续或眼球萎缩。

磁共振成像可用于鉴别植物性和木质异物，但怀疑有金属异物时禁用，磁控管可引起金属异物移位，造成进一步损害。

鉴别任何可能妨碍治疗的因素：感染——对于延迟就诊的患者应予以怀疑。必须检查伤口边缘是否有感染的迹象。如果出现不相称的疼痛、炎症和前房渗出物，应怀疑有感染。除非有其他证据证明，否则所有前房积脓患者均应按外伤性眼内炎治疗。在玻璃体积血的病例中，超声检查并不能确定玻璃体渗出物，但重要的线索是巩膜水肿和超声上的"T 型征"。对于疑似病例，应行创口刮片，如有可能，眼内液应送微生物学鉴

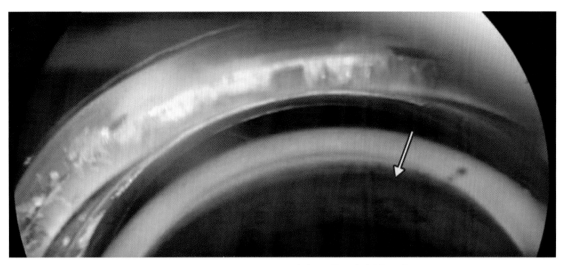

▲ 图 111-21　眼钝挫伤后房角后退的房角镜照片

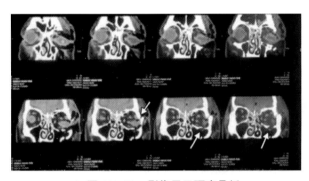

▲ 图 111-22　影像显示眶底骨折

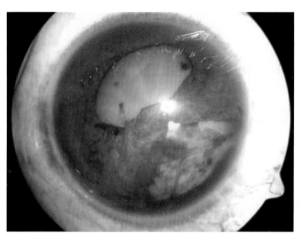

▲ 图 111-23　虹膜根部离断的裂隙灯照片，见破碎的虹膜组织和外伤性白内障

定，以便更好地处理病原体。需要注意的是，最好眼科医生亲自与微生物学家沟通，因为眼部样品量小，需要立即进行特殊处理。这将有助于减少假阴性的可能性。

交感性眼炎：可在伤眼受伤后数周至数年内出现。过度的葡萄膜损伤（图 111-23）、不规则缝合的葡萄膜组织脱出的伤口及开放性眼外伤超过 10 天都可能引发交感眼炎。因此，遵循以下初步创伤修复的手术目标是绝对必要的。医生不应对一个就诊时已经无光感的严重受伤眼球放弃修复。

眼外伤评分（ocular trauma score，OTS）：为预测开放性眼外伤患者的预后，Kuhn 等在 2002 年开发了一种预测眼外伤患者视力的预后模型。作者分析了来自美国和匈牙利的 2500 多例眼外

伤病例，并评估了 100 多个变量来确定这些预测因子。本质上，它是通过将特定的数值分配给六个变量来计算的：初始视力、眼球破裂、眼内炎、穿孔伤、视网膜脱离和相对传入瞳孔障碍（RAPD）。分数随后为 1~5 分为 5 个类别，1 是最低分，5 是最高分。与 OTS 评分为 1 的患者相比，OTS 评分为 5 的患者有更高的机会获得更好的最终视力结果，而 OTS 评分为 1 的患者最终视力结果较差的风险更高。新加坡 Tan Tock Seng 医院的眼科医生进行了一项独立研究，试图将研究对象按照相同的评分系统进行比较和分层。

他们的系列研究得分与国际 OTS 系统相当（表 111–1 和表 111–2）。建议眼科医生在临床中多应用 OTS，以协助创伤患者的预后判断。

OTS 在合并面部骨折的开放性眼球外伤患者中的应用也得到了验证。面部骨折的存在似乎不会影响 OTS 为 1 的开放性眼球外伤患者的视力预后。如果没有足够的数据来计算一个完整的 OTS，那么初始视力是最终视觉结果的最强预测因素。

三、初始治疗

没有两个病例是完全相同的，但无论眼外伤的程度或病因，以下的标准方案将有助于眼外伤患者得到最优化的解剖恢复和视觉结果。

治疗开放性眼球外伤的四个基本组成部分如下。

表 111–1　眼外伤评分：笔者的研究和 USEIR 眼外伤评分的头对头比较

眼外伤评分计算	
初始视力因素	**原始得分**
A. 初始视力分度	NLP=60 LP 到 HM=70 1/200～19/200=80 20/200～20/50=90 ≥ 20/40=100
B. 眼球破裂伤	−23
C. 眼内炎	−17
D. 眼穿孔伤	−14
E. 视网膜脱离	−11
F. 相对性瞳孔传入障碍（Marcus Gunn 瞳孔）	−10
总评分 = 原始分数的总和	

表 111–2　笔者研究的眼外伤评分和最终视力结果与美国眼外伤登记评分的比较

原始得分	眼外伤评分（OTS）		NLP（%）	LP/HM（%）	1/200～19/200（%）	20/200～20/50（%）	> 20/40（%）
0～44	1	笔者的研究	56	17	18	6	3
		USEIR	73	17	7	2	1
45～65	2	笔者的研究	19	23	25	23	10
		USEIR	28	26	18	13	15
66～80	3	笔者的研究	2	0	20	33	45
		USEIR	2	11	15	28	44
81～91	4	笔者的研究	0	6	0	28	67
		USEIR	1	2	2	21	74
92～100	5	笔者的研究	0	0	0	11	89
		USEIR	0	1	2	5	92

OTS 值越高，患者最终获得良好视功能的机会越大。OTS=5 时，89% 的患者最终视力优于 20/40，与 USEIR 的 92% 相似。同样，分数越低，最终视力结果越差。在 OTS=1 的患者中，笔者的研究中有 56% 的患者最终视力为无光感，而在 USEIR 中为 73%。USEIR. 美国眼外伤登记评分法；NLP. 无光感；LP. 光感；HM. 手动

- 防止对眼睛造成进一步的创伤。
  - 在最初的评估时，给受伤眼睛戴上坚硬的眼罩，即使仅仅怀疑眼球存在隐蔽性破裂。
  - 尽可能减少手术前的眼部操作。
  - 尽早进行手术，以防止眼内容物因咳嗽或打喷嚏而脱出。长时间低眼压会导致脉络膜渗漏，增加迟发性脉络膜出血的风险。
- 减少感染的风险。
  - 全身应用广谱抗生素。
  - 伤口尽早缝合。
  - 根据疾病控制和预防中心的建议，预防破伤风。
  - 如疑似感染，术后给予局部或眼内抗生素治疗。
- 防止对患者及其家人造成心理创伤。
  - 重要的是，患者和他 / 她的家庭是决策的组成部分。由于治疗结果是如此不确定，治疗医生应该主要是一个推动者，帮助他们了解开放性眼球外伤治疗的趋势、证据和风险。至关重要的是，医生不能给患者或家属造成更多的心理创伤，但同时也不能让他们对解剖或视觉结果抱有任何错误的希望。有必要讨论可能发生的短期和晚期并发症，可能需要多次手术来挽救眼睛，以及可能的最终视力不良预后。同样重要的是，获得患者和家属的书面（而不仅仅是口头）同意，以及患者对病情存在高风险知情同意，因为治疗结果和反应是不可预测的。OTS 评分可以为开放性眼球损伤患者和家属咨询时提供一定预后推测的依据。

- 减少对治疗医生和医院的法律问题。
  - 适当细致的文书和良好的围术期咨询是避免任何诉讼的关键因素。通常是不恰当的沟通或文件导致了医学法律诉讼，通过让患者参与治疗所有阶段的知情决策，可以很容易地加以防止。

四、手术修复

（一）眼球修复的目的

1. 首先

- 恢复解剖完整性。
- 实现水密闭合伤口。
- 预防感染。
- 恢复光滑且有功能的折射表面。
- 将眼球修复手术考虑为屈光性手术，而不仅仅是单纯的关闭创口。
- 减少瘢痕。

2. 其次

- 移除破裂的晶状体和脱出的玻璃体。
- 去除眼内异物（图 111-24）。
- 处理任何相关的眼内病变或损伤。

（二）初始眼球修复的治疗策略规划

手术的普遍真理是："第一，不造成伤害"。

根据损伤程度的不同，可以采取非手术或手术治疗。

1. 非手术治疗

小的结膜撕裂和细小的角膜自闭创口可考虑非手术治疗方法，必要时可借助组织黏合剂进一步加固。

氰基丙烯酸酯胶是一种组织黏合剂，可以提供持续几天到几周的黏合作用。

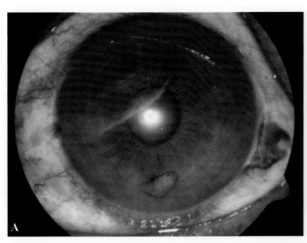 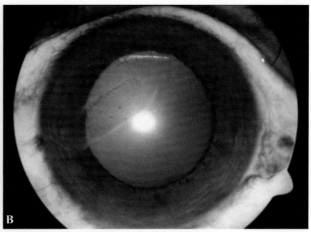

▲ 图 111-24　前房木质异物及取出异物后的照片

● 细小的倾斜、自闭角膜伤口：角膜绷带镜。

● 微小的全层角膜穿孔：氰基丙烯酸酯胶与绷带镜。

2. 手术治疗

对这些损伤的治疗是一个经过深思熟虑的过程，而不是对创伤的简单应对。任何程度的开放性眼球外伤都必须被重视，立即进行伤口修复，以改善眼睛的预后。及时、确切的关闭伤口对于儿童尤其重要，因为他们可能会因无意中揉眼而导致黏合剂或隐形眼镜支撑的伤口重新打开。

麻醉：所有开放性眼球外伤推荐全身麻醉，但对于较小的伤口可采用局部麻醉。患者应尽快为手术做好准备，并进行内科和神经外科评估。在手术准备时，一个重要的建议是确保患者禁食固体食物至少 6h，以保证全身麻醉的安全。麻醉应不会增加眼压，这可能发生在插管、拔管时，或由于麻醉剂的作用。虽然琥珀酰胆碱有一些优点，但它能收缩眼外肌，增加眼压。因此，在开放性眼球外伤中，不要使用去极化剂肌松药。面罩的外部压力也会升高眼压，所以在插管和摆体位时，应在眼睛上戴硬质眼罩。

眼睛准备：眼睛应该准备好并小心铺好手术巾。不应向眼球施加压力。用平衡无菌盐溶液冲洗伤眼以去除表面的异物。仔细检查伤眼以评估损伤程度。对于伤口较大的眼球，应避免使用开睑器，而选用缝线开睑。

（三）手术修补

1. 角膜裂伤

角膜裂伤用铲型针的 10-0 单丝尼龙缝线进行缝合。对于靠近视轴的伤口，可使用 11-0 单丝尼龙线（图 111-25 和图 111-26）。

缝合时，进针角度应始终垂直于创面边缘。

2. 角膜小裂伤，伴有浅前房或前房消失

使用 10-0 尼龙缝线直接缝合角膜创面，不要去干扰前房。前房若完全消失，可用生理盐水来恢复前房深度。

3. 不稳定伤口，伴浅前房或前房消失

● 伤口用生理盐水清洗。

● 用黏弹剂形成前房：黏弹剂可通过 MVR 刀片制作的侧切口进行注射。侧切口应该做在远离伤口 90°～180°的角膜缘。但在眼球完全塌陷的情况下，用黏弹剂从侧切口恢复前房可能比较困难，在这种情况下，黏弹剂需要通过角膜创口直接注射到前房，以部分或完全恢复前房深度。

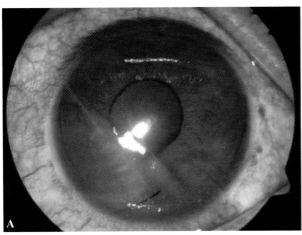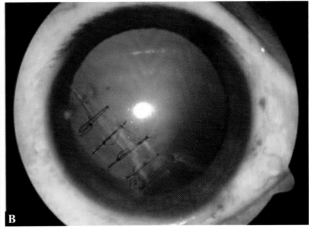

▲ 图 111-25　角膜撕裂伤修复的组合照片

A. 术前；B. 术后

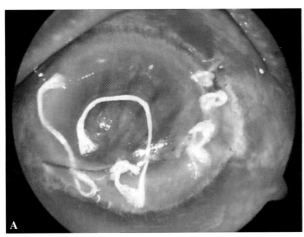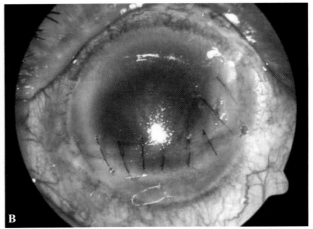

▲ 图 111-26　未遵循开放眼球损伤标准手术原则的角膜创口重新修复的组合照片

- 角膜创口应分段、间断缝合，每针缝线都应垂直于创口边缘。应先缝合垂直边缘的伤口，再缝合斜面的伤口，以达到良好的对合效果。角膜裂伤修复的最终目的是通过缝合使伤口水密，减少瘢痕，并重建原有无散光的角膜轮廓。

角膜缝合：角膜缝合可采用的策略很多。

角膜伤口累及角膜缘时，应先缝合角膜缘。正确地识别角膜缘和尽可能准确地对齐角膜缘是至关重要的，这将在随后确定角膜轮廓。如果角膜缘有张力，可能需要做结膜松解来放松角膜缘处伤口。此外，在每一步缝合中，应确保不使虹膜组织的任何部分嵌入角膜缘或角膜伤口中。

在对齐缝合角膜缘后，可以开始缝浅表临时间断缝合（对半法），以便对齐伤口边缘，随后，这些临时缝线可以逐渐用确定的深层缝合线代替。这些确定的角膜缝线大约 1.5mm 长，深达角膜基质约 90% 的厚度，且伤口两侧深度相等。过浅的缝合会导致伤口内部裂开，不对称或深度不等的缝合会导致伤口相互覆盖。应避免使用全层缝合，因为它可能成为微生物入侵眼内的管道。

对于未及时处理的伤口，缝合应该与伤口的内部等距，并在不过度紧张的情况下打结以最大化组织贴附。另外，水肿的伤口需要更长的缝合线来保证安全，因为一旦水肿消退，缝合线总会有松动的可能。此外，在水肿的角膜伤口，缝线有可能会切割角膜组织。

应避免在视轴区进行缝合。最好是尝试跨越视轴区。如果需要通过视轴区进行缝合，可以使用许多技术来减少瘢痕。靠近视轴的缝线应该更短、更浅表，相对而言周围的缝线应该更长、更深、更紧。更重要的是，非接触技术可以用于角膜伤口缝合，该技术需要在远离角膜伤口的部位固定眼球，缝针直接穿过角膜伤口而无须抓握伤口边缘。这将进一步减少组织损伤和视轴区的瘢痕。这项技术需要相当多的经验，如果不习惯无接触技术，建议用显微镊子轻轻抓握角膜伤口边缘，而不是盲目使用无接触技术，对眼球施加过度的压力。

对于星状伤口必须分段缝合，首先要确定伤口的每个边缘，并确保可能的解剖学对合。缝合必须从伤口周边开始向中心缝合。可以使用桥接缝合线。在创面中心附近可以采用荷包缝合，以确保伤口中心水密。如果组织水肿，可以用氰基丙烯酸酯胶和绷带镜来封闭伤口中央。有些情况下，可能需要考虑角膜移植，因为过度水肿可能造成缝线切割角膜组织或组织丢失。

打结一般采用 3-1-1 方法，剪短，并将线结埋在角膜远离视轴的一侧。

用干燥的纤维素海绵或 2% 的无菌荧光素检查伤口是否有渗漏。

（四）角巩膜裂伤

第一针缝线应缝合角膜缘，以获得眼球和伤口的解剖复位。使用 10-0 单丝尼龙线缝合角膜缘，在一些情况下，当角膜缘是陈旧伤口或者角膜缘伤口张力较大时，建议使用 8-0 尼龙线进行角膜缘锚定缝合。

缝好第一针后，任何虹膜脱垂或玻璃体脱垂都需要被处理。对于虹膜脱出，根据虹膜组织的活力，要么复位要么剪除。经验法则是任何脱出超过 24h 的组织都应该被剪除以避免感染。用黏弹剂形成前房，可有利于虹膜复位。使用虹膜恢复器，用扫的动作将虹膜组织送回前房，确保器械与脱垂虹膜至少有 90°。需要注意避免挤压组织。

如果存在玻璃体脱垂，可以使用干燥的纤维素海绵和 Vanna 剪刀或玻切头进行玻璃体切除。在此过程中，应避免对玻璃体的任何牵引。在初次伤口缝合术中，一般应尽量避免任何眼内手术。但如果前房内存在较多晶状体玻璃体混合物、玻璃体堵塞伤口，或有明显前房积血，应尽量在第一手术时清理前房。建议控制炎症并使伤口稳定后再进行其他眼内干预。

（五）巩膜伤口缝合

一旦角膜伤口确切缝合好，就需要探查巩膜伤口。这种探查是通过在角膜缘伤口处切开结膜来实现的。巩膜伤口用 8-0 尼龙或 7-0 薇乔缝线缝合。探查巩膜伤口范围应与缝合伤口同时进行，以减少眼球反复翻动。如果怀疑巩膜伤口向后延伸，可以做结膜切开和直肌牵引。轻柔地牵拉直肌有助于到达伤口的后缘。如果需要，可在肌肉附着点切断直肌，以缝合其下方的伤口，然后用 6-0 薇乔缝线重新复位肌肉。但如果伤口太靠后，最好不要缝合，因为勉强缝合伤口会加重损伤。

采用间断或连续的 7-0 薇乔缝线或 8-0 尼龙线缝合巩膜伤口。分节段探查并修补巩膜伤口，探查方向由前向后。这种方法有助于稳定眼睛，防止进一步的葡萄膜或玻璃体脱出。当出现葡萄膜脱出时，应将脱出的组织重新复位。对于有葡萄膜组织脱垂的伤口，巩膜缝合的首选方法是"拉链技术"，也就是巩膜创面从前端开始缝合，即角膜缘，间断缝合，并逐渐向后。打结后保留较长的线尾有助于作为牵引线，以帮助暴露后部伤口。除非是坏死的葡萄膜组织，否则绝不应该切除它，因为切除会导致较多出血并损害视网膜。玻璃体脱出的处理方法是使用纤维海绵和剪刀或玻切头进行玻璃体切除。手术的每一步都要小心防止医源性损害。紧密缝合并扎紧以达到水密的要求。

（六）吸除晶状体物质

对于前房内疏松的晶状体物质，需要将其吸除。如果是伤口较小，外伤性白内障可以在同一时间一并吸除。

外伤性白内障摘除和人工晶状体植入的时机众说纷纭。初次伤口缝合同时行白内障摘除具有明显的优势，如可控制炎症和避免前房内晶状体物质引起的眼压升高等。其次是有利于直接看到眼后段和视神经。同样，在儿童患者中，去除屈光介质混浊对于防止视力剥夺性弱视也是至关重要的。晶状体玻璃体混合物是增生性玻璃体视网膜病变的强刺激物，可引起视网膜牵拉，因此，对这类患者在初次手术时进行晶状体摘除和玻璃体切除是有益的。支持二期行白内障摘除术的人建议，在计划进行外伤性白内障摘除术之前，应控制好眼内炎症、确保良好的屈光介质清晰度和稳定的伤口。因为损伤很少局限于晶状体本身，也可能与悬韧带、后囊和眼后段损伤有关。二期白内障摘除具有足够的时间来评估眼内损害的程度，并据此制定手术计划（图 111-27 和图 111-28）。此外，如果炎症得到充分控制，二期白内障摘除术中人工晶状体植入可能会有较好的效果。二期手术还可以更好地计算人工晶状体度数。要知道外伤性白内障与老年性白内障的表现不同，应避免在初次缝合手术时植入人工晶状体，而应等到外伤后眼内纤维化稳定后再考虑。

因此，眼科医生需要了解患者损伤程度和可能的结果后，再做出独立的手术规划。

建议：对于成年人，不会形成弱视，手术的选择取决于白内障的状况。

如果前囊破裂严重，前房内有游离的晶状体物质，则可以一期行白内障摘除，通常不需要植入人工晶状体，一般可二期进行人工晶状体

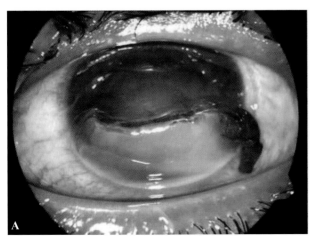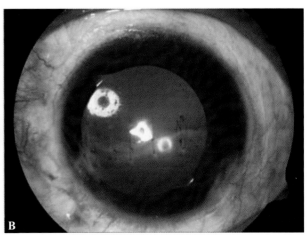

▲ 图 111-27　二期白内障摘除（一）

A. 角膜裂伤伴葡萄膜组织脱出伴角膜下缘水肿；B. 分次手术后最后的照片，患者对巩膜固定人工晶状体较为满意

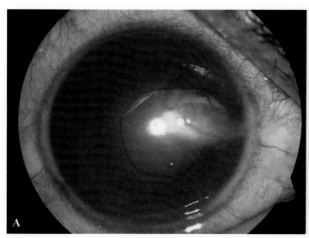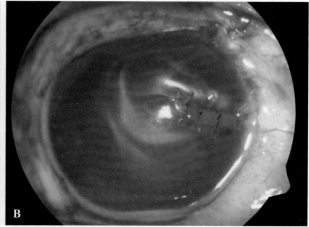

▲ 图 111-28　二期白内障摘除（二）

A. 角膜裂伤修复，并部分吸除晶状体物质；B. 术后患者出现严重前房炎症伴积脓

植入。存在晶状体玻璃体混合物的眼应行晶状体摘除联合前段玻璃体切除术，在吸除破裂晶状体及玻璃体时，应谨慎使用玻切头而不是单纯吸引。任何对玻璃体的牵引都可能导致视网膜裂孔。

眼后段有额外损伤的情况下，早期经扁平部晶状体切除和玻璃体视网膜手术是必要的。

对于晶状体囊膜完整的外伤性白内障，二期白内障摘除及人工晶状体植入术是最佳及最安全的手术方法。

只要有可能，在控制炎症、足够的角膜透明度和适当的人工晶状体度数计算后，尽量采取分次手术的方式。

（七）关闭切口

结膜用 8-0 或 9-0 薇乔线缝合。线结应埋到结膜下。在较大结膜切开的情况下，将结膜缝合固定在表层巩膜，可防止结膜退缩，避免暴露巩膜创面。使用生理盐水来形成前房。如果前房内有少量活动出血，可以用空气泡来填塞。一旦伤口缝合完成后，在拔除气管导管前要给术眼涂抗生素眼膏、眼垫覆盖，并戴眼罩。

（八）眼内异物取出

眼内异物可以在眼内、球壁内或在眼球外。它们可以是金属或非金属/植物性的，如木头。在没有护目镜的情况下，锤击或钻孔金属是眼内金属异物最常见的原因。异物可能嵌在角膜表面或基质中，当它以足够高的速度运动时，它可以穿入眼内。如果患者延迟就诊，那么表层角膜异物周围就会形成一个锈环。湿润的棉签、25G 皮下注射针头或 15G 刀片可以用来清除浅表异物。

小的金属异物如果位于眶尖部，若无眼眶内感染或视神经嵌顿，往往不需要取出，因为手术本身可导致视神经损伤、眼眶出血等严重并发症。

木制异物由于其有机性质和表面的孔洞，可以作为细菌的生长媒介，如果不及时清除，可能会导致感染。它们很脆弱，在移除时可能会破碎。因此，与金属异物相比，取出这种异物更具挑战性。

玻璃体切除术取出眼后段异物，需要使用磁铁或镊子通过扩大巩膜切开口或通过巩膜隧道取出。一些眼内异物可以从角膜切口用 25G 玻切头取出。

五、术后处理

在术后短期评估时，应仔细监测患者是否有感染迹象。疼痛、畏光、充血、流泪或视力恶化等都是提醒医生可能存在眼内炎的迹象。眼内感染可能表现为结膜充血、结膜水肿、角膜水肿和眼压升高，但不能仅依据这些征象诊断感染。超出预期的前房反应和玻璃体中的细胞最提示眼内炎。本章所示的术前和术后图片展示了开放性眼球外伤患者可能的结局。

开放性眼球外伤患者应进行长期随访，以确保其后遗症能及时发现并得到相应的治疗。还应指导患者如突然出现畏光或眼红应立即就诊。应该对他们进行交感眼炎或感染可能性的教育。在眼外伤患者的治疗中视力康复是任何创伤修复的一个重要方面，但它往往是最容易被忽视的部分。上述这些措施将确保创伤的眼睛得到最好的治疗结果。

六、总结

在急诊室经常见到角膜和巩膜裂伤，这些病例应该得到优先处置以使这些受伤的眼睛得到最优视觉结果。角膜和巩膜裂伤需要在缝合前仔细评估和计划。必须关闭眼球创口，使水密，恢复原有的解剖结构，并尽可能接近原始的功能。根据上述原则缝合角膜伤口，而巩膜伤口应仔细探查，并给予修补。接诊的眼科医生需要认识到，受损的眼睛并不是失去的眼睛，即使是严重眼外伤，也能得到最好的功能恢复。

推 荐 阅 读

[1] Agrawal R. Prognostic factors for open globe injuries and correlation of ocular trauma score at a tertiary referral eye care centre in Singapore. Indian J Ophthalmol. 2013;61:502–6.

[2] Agrawal R, Rao G, Naigaonkar R, Ou X, Desai S. Prognostic factors for vision outcome after surgical repair of open globe injuries. Indian J Ophthalmol. 2011;59:465–70.

[3] Agrawal R, Shah M, Mireskandari K, Yong GK. Controversies in ocular trauma classification and management: review. Int Ophthalmol. 2013;33:435–45.

[4] Agrawal R, Wei HS, Teoh S. Predictive factors for final outcome of severely traumatized eyes with no light perception. BMC Ophthalmol. 2012;12:16.

[5] Barkana Y, Belkin M, Kuhn F. Electromagnetic Injuries. Ocular Traumatology. Berlin: Springer; 2008:501–12.

[6] Boral SK, Das A, Sinha TK, Chakraborty D. New innovative approaches for difficult retained intraocular foreign bodies. Ophthalmologica. 2018;240:179–80.

[7] Chronopoulos A, Ong JM, Thumann G, Schutz JS. Occult globe rupture: diagnostic and treatment challenge. Surv Ophthalmol. 2018;63:694–9.

[8] Colby K. Management of open globe injuries. Int Ophthalmol Clin. 1999;39:59–69.

[9] Duke–Elder S, MacFaul PA. Injuries: Part 1. Mechanical Injuries. System of Ophthalmology. Vol 14. St. Louis: CV Mosby; 1972.

[10] Freeman HM. Examination of the traumatized eye. In: Miller D, Stegman R, eds. Treatment of Anterior Segment Ocular Trauma, Montreal. Medicopea; 1986:95–119.

[11] Gervasio KA, Weinstock BM, Wu AY. Prognostic value of ocular trauma scores in patients with combined open globe injuries and facial fractures. Am J Ophthalmol. 2015;160:882–8.e2.

[12] Guevara-Villarreal DA, Rodríguez-Valdés PJ. Posterior segment intraocular foreign body: extraction surgical techniques, timing, and indications for vitrectomy. J Ophthalmol. 2016;2016:2034509.

[13] Guly CM, Guly HR, Bouamra O, Gray RH, Lecky FE. Ocular injuries in patients with major trauma. Emerg Med J. 2006;23:915–7.

[14] Kuhn F. Classification of mechanical eye injuries. In: Kuhn F, ed. Ocular Traumatology. Berlin: Springer; 2008. pp. 13–6.

[15] Kuhn F. Clinical epidemiology, prevention and rehabilitation. In: Kuhn F, ed. Ocular Traumatology. Berlin: Springer; 2008. pp. 47–78.

[16] Kuhn F. Evaluation. In: Kuhn F, ed. Ocular Traumatology. Berlin: Springer; 2008. pp. 105–28.

[17] Kuhn F, Maisiak R, Mann L. The OTS: Predicting the final vision in the injured eye. In: Kuhn F, Pieramici D, eds. Ocular Trauma: Principles and Practice. New York, NY: Thieme Medical Publishers; 2002. pp. 9–13.

[18] Kuhn F, Mester V, Mann L, et al. Eye injury epidemiology and prevention of ophthalmic injuries. In: Kuhn F, Pieramici D, eds. Ocular Trauma: Principles and Practice. New York, NY: Thieme Medical Publishers; 2002 pp. 14–20.

[19] Kuhn F, Morris R, Mester V. Emergency management of ophthalmic injuries. In: Boyd S, Sternberg P, Recchia FM, eds.

Modern Management of Ocular Trauma. El Dorado, Panama: Highlights of Ophthalmology International; 2006 pp. 35–48.

[20] Kuhn F, Morris R, Mester V. Emergency management of ophthalmic injuries. Modern management of Ophthalmology International, Panama City; 2006. pp. 35–48.

[21] Kuhn F, Morris R, Mester V, Witherspoon CD. Terminology of mechanical injuries: The Birmingham Eye Trauma Terminology (BETT). In: Kuhn F, (Ed). Ocular Traumatology. Berlin: Springer; 2008. pp. 3–12.

[22] Kuhn F, Morris R, Witherspoon CD, Heimann K, Jeffers JB, Treister G. A standardized classification of ocular trauma. Ophthalmology. 1996;103:240.

[23] Kuhn F, Morris R, Witherspoon CD, Mann L. Epidemiology of blinding trauma in the United States Eye Injury Registry. Ophthalmic Epidemiol. 2006;13:209–16.

[24] Kuhn F. Open Globe Injury: A Brief Overview. Ocular Traumatology. Berlin: Springer; 2008 pp. 347–58.

[25] McGwin G, Hall TA, Xie A, Owsley C. Trends in eye injury in the United States, 1992–2001. Invest Ophthalmol Vis Sci. 2006;47:521–7.

[26] Pieramici DJ, Au Eong KG, Sternberg P, Marsh MJ. The prognostic significance of a system for classifying mechanical injuries of the eye (globe) in open–globe injuries. J Trauma. 2003;54:750–4.

[27] Rahman I, Maino A, Devadason D, Leatherbarrow B. Open globe injuries: factors predictive of poor outcome. Eye. 2006;20:1336.

[28] Sahin Atik S, Ugurlu S, Egrilmez ED. Open globe injury: demographic and clinical features. J Craniofac Surg. 2018;29:628–631.

[29] System of ophthalmology; Sir Stewart Duke Elder, Vol XIV, Injuries, Part 2, Non Mechanical Injuries St. Louis. C.V. Mosby.

[30] Thakker MM, Ray S. Vision–limiting complications in openglobe injuries. Can J Ophthalmol. 2006;41:86.

[31] Thevi T, Abas AL. Role of intravitreal/intracameral antibiotics to prevent traumatic endophthalmitis—Meta–analysis. Indian J Ophthalmol. 2017;65:920–5.

[32] Vachon, CA, Warner, DO, Bacon, RD. Succinylcholine and the open globe. Tracing the teaching. Anesthesiology. 2003;99:220.

第 112 章　睫状体解离的治疗 *
Management of Cyclodialysis

Kevin J. Warrian　著

陈君毅　译

一、概述

睫状体解离是睫状体与巩膜突的解剖分离。睫状肌纵行（经向）纤维从巩膜分离形成解离的裂口。重要的是，需要区分睫状体解离与房角后退之间的差异，后者是睫状体环形肌和纵行肌纤维之间的分离。睫状体解离由于房水从前房通过解离裂口进入脉络膜上腔而表现为异常的低眼压 [1, 2]。低眼压（IOP < 6.5mmHg）可能会自行缓解而表现为一过性，也可能是一个需要干预的慢性病程。有推测认为，房水具有抗增殖作用，并可能通过抑制伤口愈合而导致裂口持续存在[3]。

导致睫状体解离的原因包括创伤或手术。手术原因可分为医源性和计划性脉络膜上腔分流。公认的可以导致睫状体解离的手术包括一系列青光眼手术，也包括后房缝合 / 巩膜固定人工晶状体、前房人工晶状体取出、白内障手术、眼内药物植入和玻璃体腔注射 [4-10]。报道的手术后睫状体解离一般发生在眼前段手术后 6 个月内 [11]。此外，既往创伤后自行闭合的睫状体解离裂口可以通过眼前段手术重新开放 [12]。计划性的脉络膜上腔分流术在青光眼治疗中有很长的历史，在

20 世纪初流行了几十年 [13]。此后另外一些高级的手术方法使该手术逐渐过时并被放弃，直到各种可植入的装置被开发出来，以克服早期脉络膜上腔分流术降低眼压的缺陷。如今，脉络膜上腔引流装置包括外路手术，如 gold micro-shunt（GMS，SOLX Corp，Waltham，MA）、STARflo（iStar Medical，Isnes，Belgium） 和 Aquashunt（OPKO Health）。内路植入装置包括 Cypass 微型支架（Transcend Medical Inc.）和 iStent 脉络膜上腔分流系统 /iStent Supra（Glaukos Corp）。

医源性手术后脉络膜上分流或眼外伤后的分流会带来一系列潜在的急性和慢性并发症。最初的急性并发症包括角膜水肿、前房积血和葡萄膜炎。许多慢性并发症常常预示预后较差，包括角膜带状变性、浅前房、白内障形成、低眼压性黄斑病变、黄斑囊样水肿、脉络膜渗漏、视神经水肿和眼球痨。有些裂缝自发闭合而另一些却持续存在的原因，人们还没有很好的解释；然而，临床经验表明，睫状体分离范围越大，自发性闭合的概率越低。虽然作为眼部手术的意外并发症，睫状体解离的发生率还并不明确。据估计，眼外伤后的发生率约为 2% [14]。尽管临床经验和报道的发病

---

*. 本章配有视频，可参见文前补充说明，下载视频观看

率数字表明，睫状体解离是一种相对罕见的事件，但慢性病例中视力丧失甚至失去眼球的并发症，使本病的规范化治疗成为成熟眼科医生的必备技能。

二、评估

近期手术或外伤后发生持续低眼压应怀疑睫状体解离。在大多数与手术相关的病例中，诊断可通过房角镜检查直接看到瘘口。虽然磁共振成像已被用于研究和评估低眼压，但只有 OCT 和超声生物显微镜（UBM）在临床上提供实用的诊断成像[15]。如果屈光介质清晰，可使用眼前段 OCT 观察前房结构，以确定睫状体解离是否存在及其范围[16]。然而，对于许多手术后的病例和更多的眼外伤病例，评估就没有那么直接。由于患者的状态和配合眼部检查的能力，以及角膜水肿、前房积血和睫状体炎症或损伤引起的低眼压，对眼部损伤的评估可能会受到限制[17]。这些因素往往导致睫状体解离诊断的延误。此外，在眼外伤伴低眼压的情况下，出现前房很深及广泛的结膜下出血，此时应怀疑眼球破裂，并考虑寻找伤口并缝合。在这些情况下，使用柔和的闭眼式 B 超是观察眼球轮廓以评估其完整性的宝贵工具（图 112-1）。在角膜水肿导致前房可视性下降的情况下，可以考虑使用巩膜透照器，它可以显示与睫状体解离相对应的相对透照区域[18]。然而，无论病因或临床情况如何，UBM 仍然是临床上最适用的成像工具[19-21]。当角膜水肿或前房积血出现时，AS OCT 的成像质量受到限制，并且不能成像虹膜后方的结构，如睫状体，而 UBM 成像（35～100MHz）没有这些限制[22]（图 112-2 和图 112-3）。

一旦诊断确定，有关治疗的决策由以下几个因素指导。

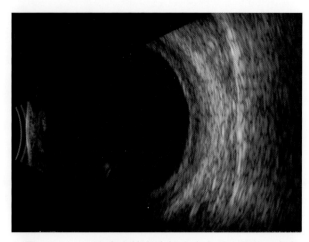

▲ 图 112-1 **35 岁患者被车库门击中左眼上侧的 B 超扫描图像**

视力为手动，眼部其他病变包括前房积血、晶状体脱位、外伤性白内障和玻璃体积血。眼压为 1mmHg，B 超显示眼球轮廓完整，但有脉络膜积液

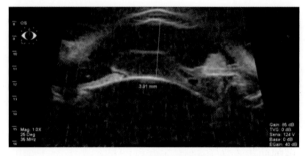

▲ 图 112-2 **图 112-1 所示病例的超声生物显微镜图像，显示较宽的睫状体解离，约 6 个钟点**

B 超检查发现明显前房积血、晶状体脱位、外伤性白内障及玻璃体积血

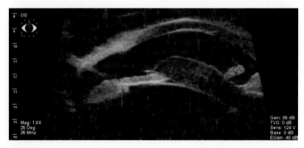

▲ 图 112-3 **图 112-1 病例的另一张超声生物显微镜图像，前房和脉络膜上腔沟通**

经过一段短时间的保守治疗，以防止手术时进一步眼内出血，患者受伤后 14 天接受了手术治疗

- 睫状体解离的持续时间和低眼压的情况。
- 解离的范围（钟点数）。
- 其他眼部病变。
- 既往治疗措施、日期及疗效。

睫状体解离的确切治疗时机尚不清楚。尽管一些患者在经历了多年低眼压后，治疗睫状体解离仍获得了良好的视力，但一般建议在 3 个月内进行治疗[23]。

三、非手术治疗

在确诊后，对于小于 4 个点钟的解离，睫状肌麻痹剂（1% 硫酸阿托品，每日 2 次）是主要的初始治疗方法[24, 25]。减少或停止类固醇使用也可以促进裂口愈合和关闭[25]。基于目前对关闭解离与最终视力的时限关系，可以先进行 6~8 周的药物治疗。然而，经过 1~2 个月的药物治疗解离仍不闭合，则可以考虑采取其他措施。可以考虑采用多种非手术方式来促进炎症反应，以帮助睫状体 / 脉络膜与巩膜产生粘连。

1980 年报道了氩激光治疗睫状体解离，并且一些后续报道证实了其有效性[25, 24]。激光参数设置一般为：200μm 光斑，时间 0.5s，用于激射巩膜、脉络膜 / 睫状体之间需要产生粘连的两个解剖表面。功率设置范围：巩膜 1.0~1.2W，脉络膜 / 睫状体 0.3~0.7W。激光应用应以重叠模式覆盖所有治疗区域。这一技术可以在表面麻醉下使用房角镜直视下进行，需要患者适当的配合。如果前房太浅，不能很好地观察解离部位，可在前房内注入黏弹剂，以促进激光作用于治疗部位。对于小于 1.5 个钟点的小裂口，这种方法侵袭性更小，而且与睫状体复位术同样有效[26]。

冷冻治疗被认为是一种促进炎症反应以关闭解离的方法[27]。氩激光治疗效果与组织色素水平有关，而冷冻治疗的优势是不仅对脉络膜和睫状体色素表面有作用，而且对无色素的巩膜表面也有作用。这种差异理论上比使用激光有优势。然而，目前还不清楚冷冻治疗是否比激光治疗有任何优势。冷冻可以是透结膜的方式或在手术中打开球结膜后进行治疗。冷冻的部位在角膜缘后约 3mm，温度设置为 -85℃，每个点冷冻时间为 30s。应重叠治疗整个解离范围。因为冷冻的组织效应会超出冷冻头的直径，作用到有液体间隔的睫状体组织，因此冷冻治疗是大多数临床医生的主要选择，可以作为外科手术的辅助治疗方法，也可以作为小于 4 个钟点小解离的单独治疗手段[27]。

透巩膜二极管激光是另一种刺激炎症促进粘连的方法[28, 29]。理论上，二极管激光的作用目标是脉络膜和睫状体内的色素细胞，而不是巩膜。然而，据报道，它是促进解离关闭的另一种有效方法，可以透结膜或手术切开结膜使用。据报道，激光参数包括：功率 2000mW，持续时间 1~1.5s，在整个解离区内重叠治疗。以类似的方式，离焦透巩膜 YAG 激光已成功地用于促进解离关闭。在角膜缘后 2~3mm，功率设置为 6J，照射两排，以引发足够的炎症反应[30]。

最后，有报道用玻璃体腔内注气作为冷冻治疗联合手段治疗睫状体解离，可以作为手术或非手术治疗的辅助治疗方法。在临床上，冷冻治疗联合玻璃体腔注射六氟化硫（SF6），并调整体位（使气泡朝向解离方位），在治疗 6 个钟点范围的睫状体解离中效果良好[31]。

四、手术治疗

（一）适应证

对于超过 4 个钟点的中到大范围解离，或对于药物或低侵袭性治疗（如激光和冷冻治疗）失败的病例，或需要手术治疗其他眼部病变的患者，通常把手术治疗作为首先考虑的方法[32]。

（二）手术选择

手术治疗最早由 Vannas 等于 1952 年报道[33]。从那时起，先后有很多方法得到了报道，目前的治疗方法如下。

- 外路。
- 内路。

决定手术和手术方法的选择可以由以下几个因素来指导。

- 外伤性解离合并广泛的眼部损伤可能需要紧急的外科治疗。在这种情况下，人们可以考虑在修复睫状体解离的同时处理其他病变，如外伤性白内障、晶状体脱位，或探查和修复疑似破裂的眼球。
- 在医源性病例中，初始可以选择药物处理，因为解离通常较小，可能不需要立即手术治疗。然而，对药物治疗和一次或多次门诊治疗，如对氩激光或冷冻没有反应的患者，可能需要手术干预来恢复和保存他们的视力。
- 对于晶状体透明的患者，最好的处理方法是采用外路手术，以保存他们的天然晶状体，减少潜在的眼内并发症，并保持年轻患者的调节能力。
- 人工晶状体或无晶状体眼患者可能更适合进行内路手术，因为对晶状体的损害较少或不需要担心。
- 已经持续数月的解离是手术治疗的指征，以努力降低由低眼压性黄斑病变引起的永久性视力丧失。

重要的是要认识到，由于睫状体解离在临床上相对罕见，目前还没有临床对照研究来提供最佳治疗策略的选择依据。由于缺乏临床研究证据来指导手术治疗的时机和适应证的选择，医生必须小心考虑手术修复的潜在并发症，包括眼内炎、晶状体损伤或移位、眼内出血、视网膜裂孔或脱离、前房积血与潜在的角膜血染、葡萄膜炎、黄斑囊样水肿及眼压升高等。当保守治疗失败或非手术治疗方案效果不佳的患者面临因睫状体解离而导致永久性视力丧失的风险时，最好的治疗方案可能是手术治疗。

（三）外路手术方法

1. 眼前段外垫压手术

在睫状体解离的患者，可以采用外垫压使巩膜与睫状体接触。所使用的植入物一般是硅胶[34]。

这种方法的主要优点是不进入眼内，避免了潜在眼内出血和（或）感染的风险。然而，这种方法有其固有的缺陷，包括异物感、外观不佳、导致散光和角膜凹陷。由于该方法中使用的植入物位置很靠前，患者可能难以耐受。为了解决这些问题，Portney 等提出将压陷材料置于巩膜瓣下，这种改变可能更容易被患者接受[35]。

2. 直接透热治疗

这种方法被报道后，人们发现该方法可能导致很多严重并发症，如晶状体损伤和巩膜变薄，因此临床上该方法被逐渐弃用[24]。分离结膜后，制作巩膜瓣，直接对睫状体进行透热，以促进其与巩膜的粘连[11, 36]。由于存在巩膜变薄的风险，这种方法被建议仅用于小于 4 个钟点的解离。在类似的方法中，可以制作部分或全层巩膜瓣，以促进冷冻对睫状体和脉络膜组织的作用，促进粘连。由于巩膜变薄的风险较低，无论透结膜治疗，还是巩膜瓣下治疗，冷冻疗法都在很大程度上取代了直接透热疗法[37]。

3. 睫状体复位术

直接缝合睫状体是修复睫状体解离的一种直接方法 [38, 39]。虽然这种手术的创伤性更大，但它通常可以确定的关闭解离裂口。传统的做法是制作全层巩膜瓣，并通过睫状体缝合以关闭解离的裂口。这种方法的附加改进包括将葡萄膜组织缝合到巩膜上。在这些操作之后，关闭巩膜瓣，并将结膜覆盖缝合到手术区域上。无论选择何种缝合技术，我们都建议进行细致的缝合，因为在许多情况下，解离关闭后经常会出现眼压升高，而这种眼压升高带来了理论上的风险，即如果手术平面缝合不确切，会导致睫状体解离的重新开放。在 29 例小于 4 个钟点的睫状体解离患者中，97% 的患者通过复位术成功地将裂口闭合 [39]。眼内出血、晶状体损伤、眼内炎和由于大范围巩膜切开所导致的眼前段缺血是这种手术的潜在并发症 [40]。关于最后一个问题，有报道，直接通过角膜、睫状体和巩膜作相互间隔 1mm 的多次间断缝合，也可以关闭解离裂口，这样可以避免大范围巩膜切开和眼前段缺血的危险性 [41]。

（四）内路手术方法

1. 睫状体复位术

睫状体复位术也可以通过内路，虹膜 / 睫状体和巩膜缝合来关闭睫状体解离裂口 [6, 42]。这可以通过角膜穿刺，用中空针和长针通过前房，使用双臂缝合来完成 [6, 43]。由于这种方法存在损伤自然晶状体的较高风险，因此应选择人工晶状体眼或无晶状体眼患者。这种内路方法的优点是两条缝线之间有一定长度，外科医生可调整该长度，以确保缝线包围裂口，同时还可以避免大范围的巩膜切开（图 112-4）。

2. 玻璃体切除术及辅助手术

在 1996 年 [40]，玻璃体切除术、冷冻疗法

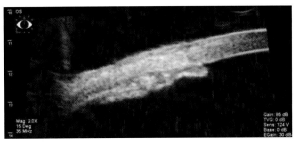

▲ 图 112-4　超声生物显微镜成像显示睫状体复位术、玻璃体切除术、冷冻治疗和 C_3F_8 气体眼内填塞后解离关闭。在解离关闭后，患者眼压上升至 43mmHg，使用局部降眼压药物充分控制

和眼内气体填塞首次被报道用来治疗睫状体解离 [40]。这种方法可以与其他手术相结合，在外伤并发眼部其他损伤的情况下可一并诊断和治疗。前房冲洗术、外伤性或脱位白内障的晶状体切除术、玻璃体积血或脱垂的清除，以及视网膜裂孔或视网膜脱离的治疗均可通过眼内手术进行。冷冻是最常与玻璃体切除联合治疗睫状体解离的，当然医生也可以考虑采用内镜睫状体光凝来帮助解离裂口关闭 [44]。眼内填塞的选择可以包括长效或短效作用的气体，但它们的使用在无晶状体眼是有点争议的，因为担心气体进入解离裂口内。在无晶状体眼中使用硅油填塞也会引起同样的担忧。最近一项非随机对照研究表明，睫状体复位术与玻璃体切除术联合填塞和冷冻治疗在关闭睫状体解离裂口方面同样有效，这些方法的选择可以根据是否同时存在其他眼部疾病，如玻璃体积血 [45]。

（五）其他技术

最后，很多病例报道使用了一些新的技术来关闭裂口。10-0 聚丙烯缝线固定囊袋张力环和张力段被报道用于治疗甚至 360° 的睫状体解离 [46-48]。对于并发性白内障，可联合白内障手术，以提高视力，避免重复前段手术后睫状体解离复发的风险。标准或大直径聚甲基丙烯酸甲酯

（PMMA）睫状沟固定也被报道为一种关闭裂口的手段[49, 50]。在这种方法中，需要旋转晶状体襻的方向来支撑睫状体解离区域，以促进解离的关闭。睫状沟内固定较大 PMMA 晶状体的潜在并发症包括葡萄膜炎 – 青光眼 – 前房出血综合征和黄斑囊样水肿。

五、讨论

睫状体解离是一种罕见的眼外伤或手术并发症。目前还没有对照临床研究来确定本病患者的标准治疗方法。然而，现有的文献可以提供本病的临床路径。值得注意的是，对于解离持续时间超过 1 年或 1 年以上的睫状体解离导致低眼压的患者，仍应给予治疗，因为有报道称，少数长期低眼压患者术后视力恢复良好[51]。这些罕见的例子并不支持这样一种观点，即低眼压对大多数患者来说都是良性的且病程可预测。在许多睫状体

解离病例中，不可逆视力丧失的病理生理原因与低眼压性黄斑病变所导致的巩膜、脉络膜和视网膜纤维化有关[23, 52]。虽然低眼压性黄斑病变导致永久性视力丧失的发病时间尚不确定，但一些证据可以从青光眼滤过术后低眼压的研究中得出。从这些文献中，建议在 3 个月内进行药物和外科治疗，以关闭解离裂口[23, 53-55]。虽然特殊情况可以作为例外，一般来说，对小于 4 钟点的小裂口，如果药物治疗 6~8 周无效，那么可以考虑其他门诊治疗措施，如激光或冷冻治疗。如果门诊治疗并没能关闭裂口，那么下一步应考虑外科手术干预。对于超过 4 个钟点的较大睫状体解离，或有眼部其他合并症需要手术干预的病例，那么初次手术治疗应选择最简单的方法来关闭裂口、避免功能减退和保存视力。手术方式的选择将取决于外科医生的偏好、晶状体的状况、解离的范围、既往治疗，以及有无眼部合并症。

参考文献

[1] Suguro K, Toris CB, Pederson JE. Uveoscleral outflow following cyclodialysis in the monkey eye using a fluorescent tracer. Invest Ophthalmol Vis Sci. 1985;26:810–3.

[2] Toris CB, Pederson JE. Effect of intraocular pressure on uveoscleral outflow following cyclodialysis in the monkey eye. Invest Ophthalmol Vis Sci. 1985;26:1745–9.

[3] Herschler J, Claflin AJ, Fiorentino G. The effect of aqueous humor on the growth of subconjunctival fibroblasts in tissue culture and its implications for glaucoma surgery. Am J Ophthalmol. 1980;89:245–9.

[4] Small EA, Solomon JM, Prince AM. Hypotonus cyclodialysis cleft following suture fixation of a posterior chamber intraocular lens. Ophthalmic Surg. 1994;25:107–9.

[5] Parnes RE, Dailey JR, Aminlari A. Hypotonus cyclodialysis cleft following anterior chamber intraocular lens removal. Ophthalmic Surg. 1994;25:386–7.

[6] Metrikin DC, Allinson RW, Snyder RW. Transscleral repair of recalcitrant, inadvertent, postoperative cyclodialysis cleft. Ophthalmic Surg. 1994;25:406–8.

[7] Maffett MJ, O'Day DM. Cyclodialysis cleft following a scleral tunnel incision. Ophthalmic Surg. 1994;25:387–8.

[8] Naumann GO, Kuchle M. Cyclodialysis following cataract

surgery. Ophthalmic Surg. 1995;26:168.

[9] Bohni SC, Howell JP, Schmid MK, Bochmann F. Cyclodialysis cleft after intravitreal injection of ranbizumab—diagnosis and management. Klin Monbl Augenheilkd. 2015;232:556–7.

[10] Gentile RC, Lewis JM, Puklin JE. Cyclodialysis complicating intravitreal ganciclovir implantation. Arch Ophthalmol. 1997;115:1204–5.

[11] Maumenee AE, Stark WJ. Management of persistent hypotony after planned or inadvertent cyclodialysis. Am J Ophthalmol. 1971;71:320–7.

[12] Mushtaq B, Chiang MY, Kumar V, Ramanathan US, Shah P. Phacoemulsification, persistent hypotony, and cyclodialysis clefts. J Cataract Refract Surg. 2005;31:1428–32.

[13] Barkan O. Cyclodialysis, multiple or single, with air injection—an operative technique for chronic glaucoma. Calif Med. 1947;67:78–83.

[14] Ding C, Zeng J. Clinical study on Hypotony following blunt ocular trauma. Int J Ophthalmol. 2012;5:771–3.

[15] Jeong JH, Jeoung JW, Moon NJ. Magnetic resonance imaging of cyclodialysis cleft before and after cyclopexy. J Glaucoma. 2017;26:e15–8.

[16] Mateo–Montoya A, Dreifuss S. Anterior segment optical

coherence tomography as a diagnostic tool for cyclodialysis clefts. Arch Ophthalmol. 2009;127:109–10.

[17] Marti P, Baenninger PB, Mueller TM, Bochmann F. Transient hypotony caused by traumatic ciliary body tear without cyclodialysis cleft. Klin Monbl Augenheilkd. 2014;231:374–6.

[18] Jewelewicz DA, Liebmann JM, Ritch R. The use of scleral transillumination to localized the extent of a cyclodialysis cleft. Ophthalmic Surg Lasers. 1999;30:571–4.

[19] Gentile RC, Pavlin CJ, Liebmann JM, et al. Diagnosis of traumatic cyclodialysis by ultrasound biomicroscopy. Ophthalmic Surg Lasers. 1996;27:97–105.

[20] Jurgens I, Pujol O. Ultrasound biomicroscopic imaging of a surgically reattached cyclodialysis cleft. Br J Ophthalmol. 1995;79:961.

[21] Park M, Kondo T. Ultrasound biomicroscopic findings in a case of cyclodialysis. Ophthalmologica. 1998;212:194–7.

[22] Nolan W. Anterior segment imaging: ultrasound biomicroscopy and anterior segment optical coherence tomography. Curr Opin Ophthalmol. 2008;19:115–21.

[23] Cohen SM, Flynn HW, Jr, Palmberg PF, Gass JD, Grajewski AL, Parrish RK, 2nd. Treatment of hypotony maculopathy after trabeculectomy. Ophthalmic Surg Lasers. 1995;26:435–41.

[24] Ormerod LD, Baerveldt G, Sunalp MA, Riekhof FT. Management of the hypotonus cyclodialysis cleft. Ophthalmology. 1991;98:1384–93.

[25] Joondeph HC. Management of postoperative and post–traumatic cyclodialysis clefts with argon laser photocoagulation. Ophthalmic Surg. 1980;11:186–8.

[26] Han JC, Kwun YK, Cho SH, Kee C. Long–term outcomes of argon laser photocoagulation in small size cyclodialysis cleft. BMC Ophthalmol. 2015;15:123.

[27] Krohn J. Cryotherapy in the treatment of cyclodialysis cleft induced hypotony. Acta Ophthalmol Scand. 1997;75:96–8.

[28] Saha N, MacNaught AI, Gale RP. Closure of cyclodialysis cleft using diode laser. Eye (Lond). 2003;17:527–8.

[29] Brown SV, Mizen T. Transscleral diode laser therapy for traumatic cyclodialysis cleft. Ophthalmic Surg Lasers. 1997;28:313–7.

[30] Brooks AM, Troski M, Gillies WE. Noninvasive closure of a persistent cyclodialysis cleft. Ophthalmology. 1996;103:1943–5.

[31] Ceruti P, Tosi R, Marchini G. Gas tamponade and cyclocryotherapy of a chronic cyclodialysis cleft. Br J Ophthalmol. 2009;93:414–6.

[32] Spiegel D, Katz LJ, McNamara JA. Surgical repair of a traumatic cyclodialysis cleft after laser failure. Ophthalmic Surg. 1990;21:372–3.

[33] Vannas M, Bjorkenheim B. On hypotony following cyclodialysis and its treatment. Acta Ophthalmol (Copenh). 1952;30:63–4.

[34] Mandava N, Kahook MY, Mackenzie DL, Olson JL. Anterior scleral buckling procedure for cyclodialysis cleft with chronic hypotony. Ophthalmic Surg Lasers Imaging. 2006;37:151–3.

[35] Portney GL, Purcell TW. Surgical repair of cyclodialysisinduced hypotony. Ophthalmic Surg. 1974;5:30–2.

[36] Barasch K, Galin MA, Baras I. Postcyclodialysis hypotony. Am J Ophthalmol. 1969;68:644–5.

[37] Tate GW, Jr, Lynn JR. A new technique for the surgical repair of cyclodialysis–induced hypotony. Ann Ophthalmol. 1978;10:1261–8.

[38] Demeler U. Refixation of the ciliary body after traumatic cyclodialysis. Dev Ophthalmol. 1987;14:199–201.

[39] Kuchle M, Naumann GO. Direct cyclopexy for traumatic cyclodialysis with persisting hypotony. Report in 29 consecutive patients. Ophthalmology. 1995;102:322–33.

[40] Helbig H, Foerster MH. Management of hypotonous cyclodialysis with pars plana vitrectomy, gas tamponade, and cryotherapy. Ophthalmic Surg Lasers. 1996;27:188–91.

[41] Chadha N, Lamba T, Belyea DA, Merchant KY. Indirect cyclopexy for treatment of a chronic traumatic cyclodialysis cleft with hypotony. Clin Ophthalmol. 2014;8:591–4.

[42] McCannel MA. A retrievable suture idea for anterior uveal problems. Ophthalmic Surg. 1976;7:98–103.

[43] Wang C, Peng XY, You QS, et al. Internal cyclopexy for complicated traumatic cyclodialysis cleft. Acta Ophthalmol. 2017;95:639–42.

[44] Caronia RM, Sturm RT, Marmor MA, Berke SJ. Treatment of a cyclodialysis cleft by means of ophthalmic laser microendoscope endophotocoagulation. Am J Ophthalmol. 1999;128:760–1.

[45] Xu WW, Huang YF, Wang LQ, Zhang MN. Cyclopexy versus vitrectomy combined with intraocular tamponade for treatment of cyclodialysis. Int J Ophthalmol. 2013;6:187–92.

[46] Yuen NS, Hui SP, Woo DC. New method of surgical repair for 360–degree cyclodialysis. J Cataract Refract Surg. 2006;32:13–7.

[47] Jing Q, Chen J, Tang Y, Lu Y, Jiang Y. Cionni–modified capsular tension ring for surgical repair of cyclodialysis after trabeculectomy: a case report. BMC Ophthalmol. 2017;17:196.

[48] Gupta S, Sagar P, Gogia V, Khokhar S, Dada T. Dual endotamponade for extensive long–standing cyclodialysis using sulcus–fixated Cionni ring and PCIOL. J Glaucoma. 2016;25:e284–7.

[49] Mardelli PG. Closure of persistent cyclodialysis cleft using the haptics of the intraocular lens. Am J Ophthalmol. 2006;142:676–8.

[50] Shentu X, Zhu Y, Tang Y Closure of a persistent cyclodialysis cleft using the haptics of a normal–sized intraocular lens Case Reports. 2011;2011:bcr.0720114555.

[51] Hwang JM, Ahn K, Kim C, Park KA, Kee C. Ultrasonic biomicroscopic evaluation of cyclodialysis before and after direct cyclopexy. Arch Ophthalmol. 2008;126:1222–5.

[52] Jampel HD, Pasquale LR, Dibernardo C. Hypotony maculopathy following trabeculectomy with mitomycin C. Arch Ophthalmol. 1992;110:1049–50.

[53] Costa VP, Arcieri ES. Hypotony maculopathy. Acta Ophthalmol Scand. 2007;85:586–97.

[54] Costa VP, Wilson RP, Moster MR, Schmidt CM, Gandham S. Hypotony maculopathy following the use of topical mitomycin C in glaucoma filtration surgery. Ophthalmic Surg. 1993;24:389–94.

[55] Nuyts RM, Greve EL, Geijssen HC, Langerhorst CT. Treatment of hypotonus maculopathy after trabeculectomy with mitomycin C. Am J Ophthalmol. 1994;118:322–31.

第十篇

眼科手术的实践

The Practice Of Ophthalmic Surgery

第113章 知情选择与知情同意
Informed Choice versus Informed Consent

George L. Spaeth 著

陈君毅 译

一、概述

"知情同意"原则：长期以来，人们普遍认为，在没有正当理由的情况下伤害他人是错误的。换句话说，每个人都被认为有权利保护自己的身体。"知情同意"原则就是基于这一普遍信念而产生的。具体地说，由于这与医疗保健有关，一般认为，在没有得到他人许可采取可能造成损害的行动的情况下，智力或情感上有能力的人不应该对他或她做任何可能造成损害的事情。

"知情同意"的必要性如下。

- 尊重患者个体的自主性[1-5]。
- 保护发起行动的人。"获得患者"的同意……体现了对患者自主权的尊重，并应有助于避免针对卫生专业人员的法律诉讼[6]。
- 帮助患者主动保护自己的健康。

许多研究表明，让患者参与他们自己的治疗会带来更好的结果[7-10]，而当患者了解并加入到他们自己的治疗中时，这样的结果会更好。医生通过他们的行为，通过提供建议、参与对话或传递他们对生活的热情来促进患者的健康。然而，行政程序，如以通常的方式取得"知情同意"，实际上可能导致健康状况恶化。本章将讨论知情同意的重要性，但将做一个细微的改变，表明我们真正感兴趣的是知情选择。

二、同意与选择

同意和选择并不完全一样。事实上，以通常的方式获得知情同意实际上可能有助于增加患者的潜在健康状况。

（一）临床场景

案例一：以一位有阅读障碍的患者为例，他认为他需要配一副新眼镜。医生发现其严重白内障，并解释手术的好处和风险，强调并发症是罕见的，手术的好处远超风险。然后，医生要求患者同意进行白内障摘除，并植入人工晶状体。患者要么同意要么反对，因为他只是想提高自己的阅读能力，所以在某种程度上受到了困扰。白内障摘除手术可能完全不是他所期望或想要的。在这一点上，一些患者会简单地遵从医生的建议。其他人可能会犹豫，想知道自己的阅读水平是否真的差到需要冒险做手术的程度，这甚至都不是他们去看医生的原因。要求患者"同意"白内障摘除术，将治愈过程的开始直接交到医生手中，这是医生的想法，医生会"做"这个工作。"同意"

一词强化了这种不平等的权力关系。

案例二：在一个稍微不同的案例中，一位知识渊博的患者患有葡萄膜炎，她已经通过互联网搜索知道治疗方法是可的松。医生告诉她，她还应该做梅毒、结节病和其他几种可能导致葡萄膜炎的疾病的测试。经过进一步讨论，患者"同意"使用可的松滴眼液，但"拒绝"进行梅毒和其他疾病的测试。在这里，患者对自己的眼睛状况非常了解，但被要求做一些她不愿意做的事情——检查"可怕的"疾病。她拒绝医生的建议，而他明智地获得了知情同意和知情拒绝。如果她的葡萄膜炎是由梅毒引起的，如果医生因为没有做适当的检查而漏诊，他就有疏忽大意的危险。医生还希望病历记录表明，患者被告知，由于接受可的松治疗，她可能会患上白内障和青光眼。

在第一个病例中，患者惊讶地发现他需要做手术。在第二个病例中，患者带着大量信息来到医生面前，但仍然把医生当作一个强大的权威，她要么同意，要么反对。两种情况都不存在合作关系。在这两种情况下，权力都没有从医护转移到患者身上。在这两种不同的情况下，医生的话会导致同意或拒绝。第二个患者没有听从医生建议的一个原因可能是医生把自己当成了一个权威人物，而不是一个关心患者的信息来源。他给人的印象是一个试图分发健康的"照顾者"，而不是一个试图帮助一个坚定独立的人，以一种让她感到自主和控制的方式来做决定的专家。

（二）知情同意的对话模式

Brody 深切地讨论了医生和患者之间不可避免的不平等，甚至在他所谓的"知情同意的对话模式"下[11]，Wear 文章也讨论了相似的问题[12]。即使医生的请求或建议（在这里，进行白内障摘除或治疗葡萄膜炎）应该受到欢迎，它的目标是使患者更好。但一个基本的担忧是诱发患者的一些想法。原因很简单，因为解决方案是由某些必然存在利益冲突的人提出的，而这个"其他人"可能会考虑到患者的利益，但这只是一个假设，而不是已证明的确定性。

同意意味着一种基于权力的关系。患者和医护人员的权力是不同的，但掌握所有权力的并不只是专业人士。他们可能很强大，因为他们知道更多关于疾病的病理生理知识和治疗方法；但患者的权力更大，因为他可以选择是否按照专业人士的建议行事。理想情况下，专业人士的态度和行动应该增强患者的力量。同意的患者会将一些权力和控制权交给专业人员，而在给予选择权的情况下，患者会保留自己的权力。无论专业人士的建议是出于何种善意，无论患者如何友好地默认他们的建议，如果使用了"同意"这个词，这仍然意味着专业人士处于控制权力的地位。

三、走向知情选择的范例

"选择"[13] 不同于"同意"或"拒绝"，它不一定与另一个人的建议有关。向就餐者描述菜单的服务员可以推荐牛肉和羊肉的主菜，他甚至可能补充说，他更喜欢牛肉。然后用餐者考虑了服务员的评论并做出选择，也许是吃牛肉。我们并没有说用餐者同意吃牛肉。有些服务员对菜单非常了解，可能会被视为权威；然而，用餐者并不"同意"或"拒绝"侍者的建议。在某些情况下，就餐者可能会要求服务员为他做出选择。但即使在这种情况下，用餐者仍然是自主行动，并选择让服务员做决定。

医疗专业人员可能会以类似的方式与患者沟通，让患者从"选择菜单"中做出选择，而不是对特定的建议表示同意。医疗保健专业人员不应该仅仅提供"菜单"，而应该对其进行注释，并补充说，他会建议（也许是强烈建议）某种选择。当患者选择时，专家被视为一个顾问，在某些方面比患者更有知识，是患者可以使用的信息来源，但让患者自己负责和控制，即使患者选择让专家来做决定。

四、重温病例场景

现在从"选择"而不是"同意"的角度重新考虑第一个病例，医生会解释白内障和白内障摘除术的性质，回答有关风险和好处的问题，并根据患者的需要和愿望调整讨论。然后他可能会这样说："我回答了你的问题了吗？我想确定它们都被回答了。"然后医生说："你想让我做什么？我认为你不会选择戴新眼镜，因为它们不太可能对你有帮助。但是你可以选择现在就摘除白内障，但这并不着急。"患者可能会回答："你有什么建议？"从医生那里可能会得到以下回答："你来找我是因为你不满意你的视力，你身体很好。白内障手术通常是成功的，而且这种手术很有可能会让你对自己的视力更满意。因此，你可以选择做这样的手术。如果是这样，我们将计划继续进行。"

对于患葡萄膜炎的女性患者，医生会给出详细的解释，并建议她有多种选择。可以进行检查，试图确定葡萄膜炎的原因；当然葡萄膜炎的病因通常找不到，所以检查也可能什么也没发现。然而，对于某些可能导致葡萄膜炎的疾病，如结节病和梅毒，存在有效的治疗方法，她可能会选择对这些疾病进行测试。基于上网搜索，这名女性已经知道治疗葡萄膜炎的常用方法是使用可的松，但她知道可的松会导致白内障和青光眼，于是她向眼科医生提出疑问，问他可的松治疗和葡萄膜炎哪个风险更大。眼科医生回答说，在他看来，葡萄膜炎的风险更大，然后解释了错过可治疗疾病的风险，如梅毒或结节病。他要做的就是帮助患者把她的选择按优先顺序排列，让她最有可能做出最优先的选择。因此，患者可以根据自己的选择，让医生指导治疗。

五、从医疗专业的角度来看

无论出于多么好的意图，专业人士对于他们的患者将会做出的选择并不会是非常可靠的判断[14]。当医生在心中建立了患者的治疗方案后，他们需要患者的正式、合法的同意（这通常是书面的）。此时医生成为一个权威形象，患者要么屈服（同意）或被迫反抗（拒绝），这时候医生所扮演的角色通常是患者不希望看到的。

专业人员通常被告知，他们必须与患者进行讨论，以获得"知情同意"，而且必须是书面的。但当需要知情同意书时，医疗专业人员会以某种方式对患者说："我知道我已经向你解释了情况，你也同意了，但我不信任你，所以我会要求你签署知情同意书。"

医疗专业人员需要获得知情同意以保护自己[15-17]，证明进行了讨论，并证明患者同意了专业人员的建议。获得书面同意是可以理解的，特别是在一个好打官司的社会。对被起诉的恐惧是如此之深，以至于获得书面同意的一个主要目的是相信它保护了卫生专业人员或管理人员。在这方面，医院的护士们被明确地告知，要在病历上有知情同意签字后才能进行任何手术。这显然不是为了保护患者，患者也能感觉到。此外，这种获得知情同意的方法并不会阻碍诉讼，保护作用也不大。虽然书面的知情同意在法庭上可能有一些帮助，但它不会产生信任或让患者感到被关心。

除非潜在的目的已经实现，特别是帮助患者做出知情的决定，患者相信这是对他或她的最佳利益，保护很少是由书面文件本身推进的。有些患者在签署这类表格时认识到表格的敷衍性质，如果他们满足于知道自己需要知道什么，他们就会在没有阅读的情况下签署表格。一些患者对"治疗记录"浪费了个人的时间表示了轻微的不满，还有一些患者对全球范围内某些形式的"真相倾销"（truth dumping）表示严重反感，这种做法只提到了可能出现严重问题的可能性，却没有正确看待这些问题。一些患者非常沮丧，认为这些表格的背后是医护人员希望隐藏的东西。当专业人士注意到患者的这种反应时，他们仍简单地去执行。这是非常错误的，即使患者在表格上签字，也不能达到向患者提供他们需要或想要的知识和保护专业人员的目的。要求医生提供书面的知情选择同样具有"保护目的"，但同时也让患者明白，选择接受治疗的是患者，而不是外科医生。

患者可能会选择不听从医生的建议。目前，这在病历上被记录为拒绝听从建议。"同意"的反义词是"拒绝"，"拒绝"的意思是"拒绝服从"，"拒绝"的人是说他不会做别人建议他做的事。例如，有些患者可能拒绝住院，甚至不顾医生的建议；

有些患者，如第二例，可能拒绝某种检查，如抽血。"拒绝"意味着违反建议，即使行动仅仅是"不同意"建议。当患者决定不听从医疗保健专家的建议时，最好说他们是"选择"不听从建议，而不是说他们"拒绝"。再说一次，"选择"这个词表明力量平衡对患者有利，患者正在进行他／她自己的疗程，而不是被更强大的医生引导进入那个疗程。

六、结论

在卫生保健方面，"选择"和"同意"之间的区别很重要。选择鼓励自主，而同意则是阻碍自主。恰当的患者护理的基本原则是增强患者的自主权，帮助患者掌握自己的生活，特别是与健康有关的生活。这不仅是哲学上和法律上的原因，也是因为自我护理对于达到健康状态至关重要，而健康状态毕竟是治疗的目标。谈论知情选择而不是知情同意将有助于消除医学中的家长式作风，而不会削弱保健专业人员提供帮助的意图，或以任何方式降低他们的能力。谈论知情选择而不是知情同意将强调人们需要对自己的健康负责，而且他们自己必须做出那些影响自己健康的决定。

参考文献

[1] Mayer KF. The process of obtaining informed patient consent. Nurs Times. 2002;98:30–1.

[2] Jenna JK. Toward the patient–driven hospital. Health Forum. 1986;29:52–9.

[3] Shendell–Falik N. Creating self–care units in the acute care setting: a case study. Patient Educ Couns. 1990;15:39–45.

[4] Lott TF, Blazey ME, West MG. Patient participation in health care: an underused resource. Nurs Clin North Am. 1992; 27:61–76.

[5] Meyer MJ. Patients' duties. J Med Philos. 1992;17:541–55.

[6] Furlong S. Self–care: the application of a ward philosophy. J Clin Nurs. 1996;5:85–90.

[7] McMurray MH. Seniors and self–care hemodialysis. J CANNT. 1995;5:13–4.

[8] Brody BL, Roch–Levecq AC, Gamst AC, et al. Selfmanagement of age–related macular degeneration and quality of life: a randomized controlled trial. Arch Ophthalmol. 2002;120:1477–83.

[9] Shoor S, Lorig KR. Self–care and the doctor–patient relationship. Med Care. 2002;40:II, 40–4.

[10] Benson H. Timeless Healing: The Power and Biology of Belief. New York: Simon & Shuster, Inc.; 1997.

[11] Brody S. The Healer's Power. New Haven: Yale University. Press; 1993.

[12] Wear SE. Informed Consent: Patient Autonomy and Clinician Beneficence in Clinical Medicine, 2nd ed. Washington, DC: Georgetown University Press; 1998.

[13] Webster's New World Collegiate Dictionary. 4th edition. Eds: Agnes M, Guralnik DB. Foster City, Calif: IDG Book World-wide, Inc., 2001;1205.

[14] Zweibel NR, Cassel CK. Treatment choices at the end of life: a comparison of decisions by older patients and their physicianselected proxies. Gerontologist. 1989;29:615–21.

[15] O'Connor RJ. Informed consent: legal, behavioral, and educational issues. Patient Couns Health Educ. 1981;3:49–57.

[16] Woody KJ. Legal and ethical concepts involved in informed consent to human research. Cal W L Rev. 1981;18:50–79.

[17] Lee S. Medical paternalism: informed consent. In: Lee S, ed., Law and Morals: Warnock, Gillick and Beyond. New York: Oxford University Press; 1986. pp 63–7, 95.

第 114 章　医学法律问题
Medicolegal Issues

George L. Spaeth　著

陈君毅　译

一、概述

医疗事故是一个重要的主题：对被起诉的恐惧影响了医生的行为，大多数医生从事所谓的防御性医疗；被起诉是一件不愉快的，甚至是改变人生的事情；医疗事故保险很昂贵；医疗机构设计其与患者和医生的关系，以减少法律问题；毫不夸张地说，每年都有数百万美元花费在试图避免、管理和解决与患者医疗相关的法律问题上。

在美国，本已糟糕的情况因监管的增加而变得更加复杂，如与《医疗保险便携性和问责法》（Health Insurance Portability and Accountability Act）有关的法规。新的综合规则大大加强了对患者隐私的保护，为个人提供了获取其健康信息的新权利，并加强了政府的执法能力。患者可以要求一份电子形式的电子病历副本。当个人用现金支付时，他们可以要求医疗服务提供者不要将他们的治疗信息与他们的健康计划与他人分享。最后的综合规则对如何将信息用于营销和筹资目的进行披露设定了新的限制，并禁止未经个人许可出售个人健康信息。

此外，任何对进行研究感兴趣的医生都必须花很多时间获得"认证"，然后必须谨慎地与机构审查委员会合作。虽然医生的工作就是照顾患者，这是一件很好的事情，但也有一些人渴望医生的行为能为患者、律师和法律公司带来一大笔钱。虽然该法律的意图显然不是不适当地使人们富裕，也不是造成太多行政和监管障碍，从而使患者的治疗变得更糟，但事实上，情况可能就是这样。然而，同样重要的是要记住，目前存在的非常不幸的情况在很大程度上是医生所作所为的结果。并非所有的医生都尽职尽责或能干。此外，具有讽刺意味的是，由于过于谨慎，医生制定的治疗标准是不恰当的。

本章将考虑两个完全不同的问题：①如何减少被起诉的可能性；②如果被起诉，如何减少被追究责任的可能性。很多关于医疗/法律方面的考虑都是针对后一个问题的[1-3]，但仅仅是在诉讼中被点名就会造成不愉快的后果。情绪压力是显而易见的[4-6]。即使在证明医生无罪的诉讼之后，他的声誉也可能受损。

二、防止被卷入诉讼

卫生专业人员与患者之间存在信任关系是避免在诉讼中涉及专业人员的最重要因素。信任的关系是诚实、关心、现实和积累的结果。避免因医疗事故而被起诉的第二种基本方法是确保患者有现实的期望。因此，提起诉讼往往是缺乏信任和未实现的期望的结果。这些期望可能是自然的或后天的。对一个人来说，期望从日常事务中得到好的结果是很自然的，比如分娩。当结果不是预期的，结果通常是愤怒、伤害和困惑，所有这些都会本能地触发针对愤怒、伤害或困惑的行动。很少有人认识到，即使是日常事件的结果也无法准确预测。每个人，也许是大多数的卫生专业人员——内科医生、外科医生、护士、药师——都需要记住，没有真正安全的药物，没有真正安全的手术。即使是测试也有不可避免的内在风险。"首先，不要伤害他人"的告诫是不幸的，甚至是错误的建议。伤害是不可避免的。导致伤害的行为的潜在利益证明了潜在伤害是可以容忍的。"首先，不要伤害他人"的意图显然是好的，但它导致了不切实际的期望。每一种行为都包含着伤害的核心。

显然，如果患者没有对风险和收益的合理理解，就无法做出合理的决定。治疗者不应该低估或高估风险或好处，但要承认，风险和好处都是近似值。在开始建立信任关系的时候，只要提及主要问题就足够了。给患者一个广泛的法律形式来解释风险和好处是无用的甚至是适得其反的，因为它可能被解释为主要是为了保护专业人员，而不是患者。实际上，这种解释通常是正确的。合理的、直觉的期望应该在适当的时候得到加强，同时温和地、但清楚地解释当不适当的时候是不适用的。

糟糕的治疗结果可能会引发诉讼，尤其是在意料的情况下。常规白内障摘除术的不良结果很可能导致患者不满意。考虑到这些想法，减少卷入法律诉讼中可能性的第二种方法是做好工作。无数的例子证明，医疗人员就像其他人一样，在准确评估自己的知识、技能和判断能力方面存在

差异。每位医疗人员应定期要求有资格的人对其进行评估。然而，只有当这种评估能够自由地进行时，这个制度才会起作用。在实际操作中，这个系统很少起作用，因为那些最有可能采取不当行为的人是那些最不希望得到现实、诚实评估的人。法律通常要求机构进行定期评估。通常情况下，这些只是"粉饰门面"，不太可能确定哪些人需要纠正或退出临床工作。尽管如此，所要求的"资格证书"的重要目的是界定哪些是必要的做法，并为采取行动提供法律基础。然而，这种认证并不能完全取代诚实的、批判性的自我评估，然后根据评估结果采取果断行动。然而，再重复一遍，"第 22 条军规"是那些需要评估的人不太可能提出要求，或者可能伪造信息，而那些不需要评估的人最有可能确保自己得到评估。

人们获得了许多期望。这种理解可能来自个人经历、朋友、宣传册、广告、互联网或治疗人员。其中，第一个和最后一个最能说明问题，即个人经历和治疗人员。一个有坏结果的人很可能——通常是有理由的——期待第二个坏结果，反之亦然。诚实而有说服力地解释第二次治疗（或第十次）的合理预期，要求了解新治疗的风险和收益，此外，要能够沟通这些考虑，尽管之前的治疗带来了一些问题。

治疗者通过语言和肢体语言传达的信息非常重要。不适当地减少潜在的问题是不明智的。夸大担忧同样有害，因为它可能会阻止患者选择需要的下一步治疗。

三、如果已经卷入诉讼，避免被判定为疏忽

这是迄今为止最好的方法。避免医疗过失的法律判决是采取行动而非不行动。一旦提起诉

讼，永久的损害已经造成，即费用增加，名誉损失，关系紧张或破裂，生活被打乱。即使诉讼被撤回或驳回，处理法律诉讼的不愉快也不会简单地消失，更不用说达成和解或做出有利于被告的裁决了。如果案件进入审判阶段，原告对胜诉的渴望会促使原告律师建立一个尽可能具有毁灭性的案件。被告应准备好被定性为不诚实、冷漠、无情和无能，因此，原告的生活以及其他人的生活被永久地毁灭了。律师的费用可能会根据判决的金额而定。每 5 年 1 次 500 万美元的判决将确保检察官有一个非常舒适的收入。

引发诉讼的因素列于框 114-1，减少医疗事故诉讼的可能性的因素如框 114-2 所示。

框 114-1　导致提起诉讼的因素

诉讼通常由不满的患者提起，患者不满的原因如下。
- 他们认为自己被贬低、误导、忽视、没有被倾听或气馁。
- 他们相信自己得到了意想不到的结果，或者他们的期望没有实现，或者他们的后续结果与预期的不一样。
- 他们认为他们的医生不称职。
- 他们听过别人的批评——其他医生、患者、朋友或亲戚，医生团队中不满意的工作人员或律师。
- 因为他们一开始就不满。

框 114-2　降低医疗事故诉讼发生可能性的因素

- 一个能产生信任的环境和经历。
- 能够有效地评估自己能力和局限的医生。
- 医生和工作人员能够倾听，尊重地对待他们的患者。
- 真诚关心患者的医生和工作人员。
- 在患者、工作人员和医生之间进行清晰、充分地沟通。
  - 准确、适当、完整、清晰的医疗记录。
  - 写给患者的关于检查和治疗的书面说明，注明日期。
  - 给患者的信件，总结他们的随访结果，并抄送给患者希望将信件发送给的其他相关方。

四、当对医生提起诉讼时，帮助他或她不被判断为疏忽的步骤

被告的律师，即为保险公司或医生工作的律师，主要关心的是他们的客户在被提起诉讼时不会被"定罪"。毕竟，医生永远不被起诉并不符合他们的最大利益。他们最感兴趣的是诉讼之后发生了什么。记住这一点很重要，因为律师、律师事务所和保险公司的建议，他们参与保护医生免受对他们不利的判决，可能并不能帮助阻止诉讼，并可能不是好的医疗。例如，许多被告的律师会这样说："如果你要一个测试，就下令进行。"这是一个糟糕的建议。只有当测试结果有助于确定治疗是否恰当时，才应命令进行测试。一些律师让自己随时准备着，并鼓励不满的患者提起法律诉讼。有些甚至试图让患者不满，以鼓励他们提起法律诉讼。当律师们相信，他们有合理的机会赢得一场有重大判决的官司时，他们就会越来越有兴趣代表客户。

无论医疗人员如何胜任工作，无论医生如何真诚地照顾患者，他们在职业生涯中的某个时候都有可能被起诉。因此，谨慎的做法是为这种情况做好准备，并以减少被追究责任或有罪的可能性的方式行事。当考虑医疗事故时，这些保护性的问题是最经常讨论的。他们是重要的；然而，应该经常指出，主要的努力应集中于避免提起诉讼。

在提起诉讼时，有助于防止被追究责任的做法见框 114-3。虽然它们经常被遗忘，也经常没有被遵循，但它们确实是不言自明的，不需要详细讨论。总之，简而言之，最好的方式避免承担医疗事故是避免被起诉，并避免被起诉的最好方法是成为一个值得信赖的、能干的、值得被尊重的医生。然而，即使是有能力和富有同情心的医生有时也被起诉，应谨慎地采取合理的步骤，如确保医疗文档是完善的，以及与患者的沟通是清晰和全面的。

框 114-3　在诉讼时有助于避免被追究责任的做法

记录好医疗文档。

- 要完整、适当、清楚。

- 如果没有按照标准程序进行，请与患者讨论，并在病历中注明患者已同意，最好让患者在病历上签字。

确保沟通是清晰和准确的。如有错误，应迅速而适当地纠正（旧的条目既不应被抹去，也不应使其难以辨认），签上更正者的名字并注明更正日期。

确保在病历中记下与电话或其他口头交流相关的日期、主题和建议。

确保所有授权的副本，包括建议的诊断程序和治疗，都准确和清楚地记录在病历中。

在记录中指出患者没有遵守预约，通知患者，并记录患者被告知错过了预约，并试图安排新的预约。

当患者通过信件、电子邮件或电话发起联系时，请确保记录表明谁做出了响应、何时做出响应及响应的结果。如果无法接触到患者，请清楚地说明为接触患者所做的努力。

在法律规定的时间内保留记录。

获得为个别患者定制的知情同意书。确保患者清楚，这样做的目的是帮助患者做出决定，而获得知情同意的主要目的不是为了保护医生。不要发表容易被误解，甚至理解为对患者不尊重的言论。无论患者是否明显能够或不能理解这个言论。

确保办公室里的每一个人——医生和工作人员——都尊重每一位患者。

- 永远不要"取笑"患者。

- 永远不要贬低患者，即使这些评论被认为是"私下"说的。

- 永远不要批评其他医生。

参 考 文 献

[1] Levinson W. Physician–patient communication. A key to malpractice prevention. JAMA. 1994;27:1619–20.

[2] Glabman M. The top ten malpractice claims [and how to minimize them]. Hosp Health Netw. 2004;78:60–2, 64–6.

[3] Pawlson LG, O'Kane ME. Malpractice prevention, patient safety, and quality of care: a critical linkage. Am J Manag Care. 2004;10:281–4.

[4] Couch CE, Thiebaud S. Who supports physicians in malpractice cases? Physician Exec. 2002;28:30–3.

[5] Wenokur B, Campbell L. Malpractice suit emotional trauma. JAMA. 1991;266:2834.

[6] Martin CA, Wilson JF, Fiebelman ND 3rd, et al. Physicians' psychologic reactions to malpractice litigation. South Med J. 1991;84:1300–4.

第 115 章　手术的伦理
Ethics of Surgery

George L. Spaeth　Parul Ichhpujani　著

陈君毅　译

一、概述

伦理学来自希腊词 ethikos，意思是"品格"[1]。它是哲学的一个分支，研究与人类行为有关的价值，包括行为、动机和目的。当我们谈到眼科的伦理学时，我们实际上是在谈论"应用伦理学"。

二、如何确定什么是"道德"

乍一看，判断外科手术是否合乎道德标准是一件容易的事。我们需要问的是以下几个问题。

问题 1：手术是否符合患者的最大利益？

如果是的话，那么这个手术应该是合乎道德的。然而，尽管这种同义反复有其道理，但这种思考外科手术是否合乎伦理的想法并非过于简单而毫无意义的。例如，事实上，如果从患者的最大利益考虑，新的外科手术再也不可能开展（如果外科医生是诚实的）[2]。由于这种手术的疗效尚未确定，因此不能确定这种手术是否符合患者的最大利益。那么，你如何定义"患者的最大利益"？

问题 2：由一个刚刚够格的外科医生在当地进行手术，还是让患者在非常不便的情况下长途跋涉由该领域公认的权威进行手术，哪个更好（更道德）？

外科医生就像棒球运动员，就像其他人一样，有些人比他人好。并非所有的外科医生都能胜任手术，更谈不上出色。

外科医生习惯用他们熟悉的方法进行手术，但他们想通过改良来获得更好的手术结果时，这真的"符合患者的最大利益"吗？也许是的，但也许不是。然而，外科医生并不知道这样做是为了患者的最大利益。他或她希望是这样，但不知道他或她是否正确。

问题 3：为了给一个患者提供"最好的治疗"而进行一个长时间的外科手术，而使得其他需要手术的患者因为不能被列入手术计划而不能接受手术，是合乎道德的吗？

这是一个公平的问题。在这种情况下，为了能够帮助更多的人，做充分的手术或者做稍微不充分的手术会更好吗？当时间和精力意味着其他人根本没有机会接受手术的时候，花费金钱和精力在能够得到最好结果的手术上是道德的吗？

问题 4：让没有经验的外科医生做手术，仅仅因为他们不做手术就没有办法让他们学习如何做手术来治疗未来的患者，这道德吗？

所有这些问题都很明显地表明，不能用简单的问题（"这是否符合患者的最大利益？"）来判断一项手术是否"合乎道德"。让事情更加复杂的是，所有的外科医生都有偏见。虽然一般外科医生都会在有把握的时候才进行手术，但医学史上充斥着医生不能很好地判断自己的能力的证据[3]。另外，现实情况是，外科医生想要养活自己和家人，并且意识到做手术是一个很好的赚钱方式。然而，外科医生也知道，让患者病情"变坏"是最容易被起诉、败坏名声、失去患者的方法之一。因此，无论患者是否真的需要手术，对于结果可能不好的患者，医生都不愿意进行手术。除此之外，一些外科医生真的很喜欢困难手术的挑战；这些人并不是完全厌恶风险，而是喜欢把自己置身于高度程序化和情感紧张的环境中。事情越不可能，他们就越想成为解决问题的人。

三、如何解决道德困境

尽管有这些复杂性，决定是否需要外科手术，该做什么手术，以及该由谁来做，并不是一项不可能完成的任务。正确解决问题的关键是要记住，每个人都是独一无二的，每个情况都是独一无二的，合适的方法如下。

- 认识到这种独特性。
- 要以患者能够真正理解的方式，全面地考虑风险和好处。
- 说实话。
- 尽可能地承认自己的偏见。

四、医学伦理原则

只要是真实地对待它们，医学伦理的三个基本原则就提供了强有力的指导[4]。

1. 手术会增加患者的自主权吗？
2. 这个手术是有益的还是有害的？

3. 手术是否公平，对这个患者公平，对所有患者公平？

五、确定手术的必要性

一个合乎道德的外科手术必须是必要的。"必要"的意思是，如果没有它，患者将会发展成残疾。因此，这种决定需要评估风险——但是什么风险？标准的风险因素实际上是无用的，除非它们总是在一个不正常的范围内。在考虑个体时，平均值和标准差没有帮助。没有办法准确地估计一个没有视野缺损和眼压异常的人发展为残疾的可能性。事情就是这么简单，这么令人不安。因此，如果目前不存在残疾，就必须确定损害的存在和损害的进展速度，并将其与可能继续的损害时间相匹配。这仍然是一个估计。如果不考虑所有这些因素，一个人甚至不能确定地估计一个人会发展成残疾的可能性。目前的风险计算器在这方面是无用的。

哪些发现总是不正常的？眼压 35mmHg 几乎总是与进行性青光眼性视神经损伤有关。眼压可以很好的确定患者的问题，已有研究表明，患者处在这一水平的眼压几乎肯定会导致青光眼的持续恶化和双眼眼压不对称（双眼间差异 > 5mmHg）。除了这三个因素，眼压的作用是非常难以准确预测的。

尚未发生明确青光眼损害的患者可以认为不太可能发生青光眼损害。矛盾的是，这些人承受的眼压超过正常极限的时间越长，视神经保持正常的时间越长，他们受损的可能性就越小。他们的视盘表现出它们不太可能受到损害。

杯盘比在确定是否可能发生渐进性视神经损害方面几乎没有用处。除非杯盘比为 > 0.8，否则它不能被认为是青光眼损伤的可靠指标。即使那些杯盘比为 0.9 的患者，即便他们有较大的视盘和没有盘沿缺损，也不可能是正常的。视盘损伤可能性评分（disk damage likelihood scale）的 6、7、8、9 或 10 分通常是病理的，表明视盘肯定已经受损。因此，推测起来，除非有一些改变，视神经将继续受损（图 115-1）。

变化率只能通过有效标记的积累来确定。视野可以是有效的，但它们是困难的，高度可变的，必须非常谨慎地解释。视盘结构改变往往更可靠，但是这种结构改变的价值取决于如何记录结构变化。在目前可用的技术中，视盘照相可能在这方面提供了最便宜和最可靠的帮助。

疾病继续发展的持续时间因疾病的类型而异。对于原发性青光眼，如闭角型青光眼和开角型青光眼，这通常意味着终身可能进展。通过考虑患者的一般健康状况、生活方式和家族史，可以相当准确地估计 5 年的寿命预期。年龄显然是一个考虑因素，但随着年龄的增长，这个因素变得越来越不重要。例如，一个健康的 90 岁老年女性有 97% 的机会活到 94 岁，有 85% 的机会活到 98 岁。相比之下，一个 50 岁的人超重、抽烟、有很强的家族史（男性死于 50 岁左右），并存在充血性心力衰竭，与前述 90 岁的老年女性相比，仅有大约 50% 的机会再活 4 年，再活 8 年的可能

性就更小了。另外，一名 25 岁的健康女性活到 94 岁的可能性不如前述 90 岁的女性，因为她还需要活 60 多岁。显然，根据预期寿命来治疗比根据死亡年龄要明智得多。

青光眼图对于描绘疾病的阶段、变化率和估计的剩余年限有相当大的帮助。除非一个确定个体已经在红色区域，或将在死亡前到达红色区域，否则很难平衡手术的风险（图 115-1）。

自主性：这种伦理信仰起源于希腊和罗马文化，拉丁语翻译是 Voluntas aegroti suprema lex，意思是自愿接受疾病治疗的最高意愿。

为了使外科手术合乎道德，它应该提高患者控制自己健康的能力。有些患者非常谨慎地学习他们需要怎样来照顾自己，然后根据这些知识采取行动。有些患者不知道他们需要知道的事情，而有些患者可能知道了他们需要知道的事情却不采取行动。外科手术不会教育患者，也不太可能导致行为的改变。然而，如果患者明白，当他们不接受外科手术就会残疾，他们可能会主动学习或改变生活习惯。当患者不学习或行为不当时，手术可以通过帮助保存他们的视力来增强他们的自主性。

仁慈/无恶意：仁慈的概念体现在这句话中，"患者的福祉是最重要的法律"或 Salus aegroti suprema lex，而无恶意最好的描述是这句话，"首先，不要伤害"，或拉丁语 "primum non nocere"。然而，在外科实践中，很多时候治疗会带来一些伤害的风险。在某些情况下，如果不治疗的结果将是严重的，那么承担风险是明智的，因为不治疗的风险也很可能造成伤害。因此，无恶意原则并不是绝对的。这是由主治医生来平衡的原则。这两种原则的作用叠加在一起，常常产生双重作用。

外科手术对患者有益。它们可以通过降低眼压至安全水平来保护视力，可以通过减少或消

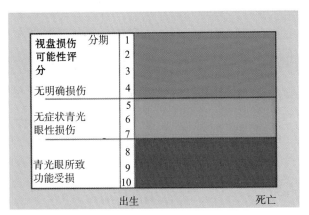

▲ 图 115-1　青光眼视盘损伤可能性评分

除对药物的需求来保护眼表或提高生活质量。然而，外科手术总是会造成一些伤害。即使在最好的医生和最好的情况下，不可预测性也不能完全避免。结果不能完全准确地预测。做过手术的眼睛可能在某些方面有所改善，但它们与手术前完全不同。患者和外科医生都必须诚实地面对这一现实，承认不可能不造成伤害地进行手术。患者有权决定他们愿意冒多大的风险来获得特定的好处。患者无法理性地做出决定，除非他们对利弊以及利弊的可能性有一个现实的认识。

总是有各种各样的选择，医生有责任确保患者知道他们有哪些选择。例如，尽管接受了最大量药物治疗，青光眼患者的病情仍不断进展，而且患者过分关注外表，需要知道引流管植入后可能引起眼肌功能异常，而改变她的外观。此外还有很大的可能性，在滤过性手术后，如小梁切除术，会造成眼睑下垂。因为患者迫切希望没有外观的变化，这样睫状体破坏性手术就可能成为治疗选择，因为这些手术对于外观的变化可能略低于小梁切除术或引流管植入术。

公平：在未来为患者提供医疗，需要把知识和技能传授给那些没有这些知识和技能的人。这是不可能做到的。一个眼科医生做他的第一次小梁切除术，即使在上级监督下，也不可能像他的第 5 次或第 50 次那样好。就像有些外科医生比其他医生更有能力一样，有些外科医生也比其他医生更善于监督。研究表明，处于学习阶段的外科医生的手术并发症发生率与督导有关，而与外科医生本人无关。

卫生资源不是无限的。花费在 X 上的金钱或时间对 Y 来说是无法获得的。医学界一直不愿承认梭罗的这句话的真实性，即"好的敌人是完美的"。如今，人们花费了大量的精力和资金，希望能够缩短白内障摘除手术的时间，提高视力。要完全合乎道德的使用资源是极其困难的。目前，标准超声乳化白内障摘除术或小切口白内障囊外摘除术的视力结果都很好，除非有其他原因导致视力下降，否则大多数患者的视力都能达到 20/20。那当然是足够好。负责的研究者将试图努力如何使这些结果更容易获得，并且经济上负担得起，而不是试图使视力达到 20/15。

六、总结

要使外科手术合乎伦理，它必须满足医学伦理的原则：①它是否以患者希望的方式增强了患者的自主权？②在对患者很重要的方面，它是利大于弊吗？③对患者和社会是否公平？

参考文献

[1] Veatch RM. A Theory of Medical Ethics. New York: Basic Books; 1981.
[2] Ethics Committee, American Academy of Ophthalmology. The Ethical Ophthalmologist: A Primer. San Francisco, CA: American Academy of Ophthalmology; 1993.
[3] Day SH. A structured curriculum on ethics for ophthalmology residents is valuable. Arch Ophthalmol. 2002;120:963–4.
[4] Engelhardt HT Jr. The Foundations of Bioethics. New York: Oxford University Press; 1986.

推荐阅读

[1] Shaarawy T, Sherwood MB, Grehn F. Guidelines on Design and Reporting of Glaucoma Surgical Trials. The Hague, Amsterdam, The Netherlands: World Glaucoma Association, Kugler Publications; 2009.